AF346569

PRINCIPALES PUBLICATIONS DE M. A. LAVERAN

Traité des maladies et épidémies des armées. Paris, 1875.

Nature parasitaire des accidents de l'impaludisme. Description d'un nouveau parasite trouvé dans le sang des malades atteints de fièvre palustre. Paris, 1881.

Articles : FROID, OREILLONS (*Dictionnaire encyclopédique des sciences médicales*).

Traité des fièvres palustres. Paris, 1884.

11583. — Imprimeries réunies, **A**, rue Mignon, 2, Paris.

NOUVEAUX ÉLÉMENTS

DE

PATHOLOGIE MÉDICALE

PAR LES DOCTEURS

A. LAVERAN
Médecin principal de 2e classe
Professeur à l'École de médecine
et de pharmacie militaire
du Val-de-Grâce

J. TEISSIER
Professeur de pathologie interne
à la Faculté de médecine de Lyon
Médecin
de l'Hôtel-Dieu de Lyon

TOME PREMIER

Maladies générales
Maladies du système nerveux et de l'appareil locomoteur

TROISIÈME ÉDITION REVUE ET AUGMENTÉE

AVEC FIGURES INTERCALÉES DANS LE TEXTE

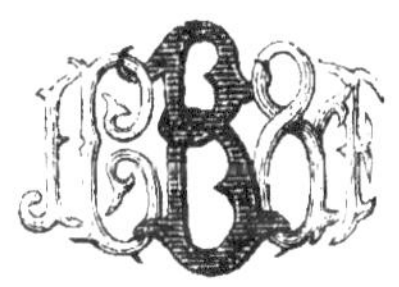

PARIS

LIBRAIRIE DE J.-B. BAILLIÈRE ET FILS

Rue Hautefeuille, 19, près le boulevard Saint-Germain

1889

PRÉFACE

La médecine est une science d'observation qui se complète
et qui se transforme sans cesse; on peut même prévoir qu'elle
n'arrivera jamais à être une science exacte, finie, au même titre
que la chimie, par exemple. L'organisme humain est un réactif
infiniment plus complexe et plus variable que les corps sur lesquels le chimiste expérimente; il se modifie avec le milieu où
l'homme est appelé à vivre. Des prédispositions morbides nouvelles sont le résultat des changements d'habitudes, de climat,
de régime, des influences héréditaires, etc. Telle maladie, très
fréquente à une époque, devient au bout d'un certain temps très
rare et finit même par disparaître, tandis qu'apparaissent des
états morbides nouveaux. Cette évolution constante de la pathologie explique et justifie le grand nombre de travaux dont la
médecine est l'objet; elle fait comprendre en particulier pourquoi les *Traités de pathologie* vieillissent rapidement.

Dans ces dernières années, beaucoup de maladies nouvelles
ont pris rang dans la science; de précieux moyens d'investi-
gation ont été mis au service du clinicien; la thérapeutique
s'est enrichie et les études histologiques ont considérablement
élargi le domaine de l'anatomie pathologique. Les médecins qui
ont suivi jour par jour ce mouvement scientifique n'éprouvent
pas le besoin de trouver ces acquisitions réunies et condensées

dans un même ouvrage, mais les commençants demandent à être mis rapidement au courant de la science.

En publiant ce livre nous avions eu pour but principal de faciliter leur tâche, et c'est à eux surtout que nous nous adressions. Le bon accueil qui a été fait à notre ouvrage nous montre que nous ne nous étions pas trompés dans nos prévisions et que nous avons fait une œuvre qui, à défaut d'autre mérite, a celui d'être une œuvre utile. Nous avons mis tous nos soins à tenir cette *troisième édition* au courant de la science ; beaucoup de chapitres ont été remaniés, d'autres, entièrement nouveaux, ont été intercalés en différents endroits.

Dans ces *Éléments de pathologie médicale*, nous nous sommes appliqués à faire la part des faits aussi grande que possible et à restreindre d'autant celle des théories : les théories passent, les faits restent. On peut dire d'une façon générale que la valeur d'un livre de médecine est en raison inverse du nombre de considérations théoriques qui y sont contenues. On lit et on lira toujours avec admiration le *Traité d'auscultation* de Laennec et le *Traité de la fièvre typhoïde* de Louis, parce que ces maîtres se sont contentés d'exposer simplement leurs magnifiques découvertes. Broussais, qui, dans ses ouvrages, a toujours subordonné les faits à sa doctrine, ne trouve plus, malgré son génie, que de rares lecteurs.

Les anciens, qui n'avaient entrevu qu'un coin du cadre nosologique, qui ne connaissaient ni l'anatomie, ni la physiologie, ni les lésions que la maladie produit dans nos organes, devaient nécessairement chercher à combler par des considérations théoriques les nombreux vides qui existaient dans la science ; les progrès accomplis dans l'étude de la pathologie et des sciences qui s'y rattachent ont diminué et diminueront de plus en plus l'importance des théories et des doctrines médicales ; dès aujourd'hui les faits précis bien démontrés sont assez nombreux pour qu'on puisse rejeter en partie la gangue des théories qui servaient autrefois à les souder entre eux.

La première partie de cet ouvrage est consacrée aux *maladies générales*, la seconde aux *maladies locales*.

Les *maladies générales* seront étudiées dans l'ordre suivant : fièvres simples, maladies miasmatiques comprenant les maladies typhoïdes, les maladies telluriques et les fièvres éruptives, maladies virulentes, maladies diathésiques, maladies dyscrasiques et cachexies de cause inconnue, intoxications.

La doctrine parasitaire, c'est-à-dire l'opinion qui attribue à la pénétration dans l'organisme de germes animés végétaux ou animaux l'origine de la plupart des maladies générales, a fait d'immenses progrès dans ces dernières années, aussi avons-nous accordé à l'étude des parasites et des microbes une plus grande place dans cette édition que dans les précédentes. Sans aucun doute il y a eu des exagérations ; on a voulu aller trop loin et trop vite dans cette voie si attrayante ; nous ne sommes pas de ceux qui déclarent, par une induction hâtive, que la plupart des maladies générales sont produites par des microbes, nous avons même conservé les vieilles dénominations de maladies miasmatiques et de maladies virulentes, au risque de paraître un peu arriérés ; mais tout en faisant des réserves, tout en déclarant qu'on ne doit pas se presser de généraliser, il faut reconnaître que la doctrine parasitaire compte déjà de très beaux résultats à son actif. Nous connaissons dès aujourd'hui les parasites du charbon, du typhus à rechute, de la tuberculose et du paludisme, et probablement aussi ceux de la fièvre typhoïde et du choléra, pour ne parler que des maladies dont nous aurons à nous occuper ici.

Avant d'aborder l'étude des maladies de chaque organe en particulier, nous avons consacré quelques pages à rappeler les notions anatomiques et physiologiques indispensables pour bien comprendre l'évolution des maladies de cet organe. L'élève qui entreprend l'étude de la pathologie après celle de l'anatomie et de la physiologie ne saisit pas tout d'abord les rapports, si intimes cependant, qui existent entre ces branches des sciences médicales ; l'histoire des maladies lui paraît être une chose nouvelle, sans lien apparent avec les notions qu'il a acquises sur la structure des organes et des tissus, ni même avec la physiologie telle qu'il l'a apprise dans ses livres. L'anatomiste et le physiologiste

ne se préoccupent pas, en effet, des applications à la pathologie
médicale des sciences qu'ils enseignent, ou, s'ils le font, c'est
d'une manière tout accessoire ; c'est au pathologiste que revient
le soin de faire ressortir les détails d'anatomie et les faits physiologiques qui offrent le plus d'intérêt au point de vue de
l'étude des maladies : tel fait, très secondaire en anatomie normale ou en physiologie, acquiert en pathologie une importance
très grande. Prendre pour base les notions déjà acquises dans
les cours d'anatomie et de physiologie, tel est, croyons-nous, le
but qu'il faut se proposer d'atteindre dans l'enseignement de la
pathologie ; au lieu d'être lancé tout d'un coup dans un pays
inconnu, l'élève possède ainsi de nombreux jalons pour se
guider dans cette étude difficile.

Nous avons dû insister sur les maladies du système nerveux
qui ont pris dans ces dernières années une importance exceptionnelle; non seulement ces maladies ont été mieux étudiées et
mieux décrites qu'elles ne l'avaient été jusqu'ici, mais aussi
leur fréquence s'est notablement accrue. C'est là un des nombreux exemples de ces modifications de la pathologie dont nous
parlions en commençant cette préface. On peut accepter comme
un axiome que le nombre des maladies du système nerveux est en
raison directe du degré de civilisation d'un peuple ; tous les voya-
geurs sont d'accord pour signaler la rareté de ces maladies chez
les peuples qui vivent dans un état voisin de l'état sauvage ; au
contraire, la pathologie du système nerveux prend de plus en
plus d'importance parmi les nations les plus civilisées de la
vieille Europe. A côté des progrès immenses qu'elle réalise, la
civilisation a, en effet, ses inconvénients, ses abus et ses dangers ;
l'alcoolisme, l'abus du tabac, la fureur des spéculations, la soif
de l'or, l'ambition surexcitée par les agitations politiques, l'existence fiévreuse des grandes villes, le manque de repos et de
sommeil, le travail hâtif de l'intelligence qu'on impose aux
enfants et aux jeunes gens, telles nous paraissent être les principales causes de cette prédominance des maladies du système
nerveux à notre époque.

Nous croyons devoir indiquer brièvement les modifications

nombreuses apportées à cette troisième édition afin de montrer
à nos lecteurs qu'un sérieux effort a été fait pour tenir ces éléments de pathologie au courant de la science, courant particulièrement rapide à notre époque et qu'il faut suivre sans toutefois s'y laisser entraîner. Dans un livre élémentaire comme l'est
celui-ci, un des principaux devoirs des auteurs est de ne pas
s'exposer à fausser l'esprit des commençants en leur présentant
comme démontrés des faits qui sont encore à l'étude, comme
vraies, des explications qui ne sont encore que vraisemblables.

Maladies générales. — Des chapitres nouveaux sur la varicelle et la rubéole ont pris place dans cette édition.

Les dernières recherches sur la rage et sur les microbes de la
fièvre typhoïde, du paludisme, du choléra, etc., ont été mises à
profit.

Maladies du système nerveux et de l'appareil locomoteur. —
La maladie de Friedreich, les pseudo-chorées, la myopathie
atrophique progressive, qui ne figuraient pas dans la précédente
édition ont pris place dans celle-ci. L'article rachitisme a été
considérablement étendu.

Maladies du cœur. — Addition de nombreux tracés cardio-
graphiques, tous originaux; exposé des recherches expérimentales et cliniques les plus récentes sur les bruits de galop et les
souffles extracardiaques.

Maladies des voies respiratoires. — Indication des conquêtes de la bactériologie dans le champ de la pathologie du
poumon; applications de ces notions nouvelles à l'étiologie de
la coqueluche, de la diphthérie, de la pneumonie, de la phthisie pulmonaire, etc. Le chapitre de la pneumonie a dû être de
ce fait complètement remanié.

Les *maladies du tube digestif* ont été aussi l'objet de modifications sérieuses; une large place a dû être faite aux études
modernes sur les acides de l'estomac, à l'histoire de la dilatation gastrique et aux auto-intoxications. L'anatomie du foie a
fait, dans ces derniers temps, le sujet de nombreux et importants travaux; elle a influencé par contre-coup toute la physio-

logie pathologique des cirrhoses ; les recherches les plus nouvelles concernant ce point intéressant de la pathologie ont été
soigneusement décrites.

Mais ce sont les *maladies du rein* qui ont dû subir les changements les plus fondamentaux, ces dernières années ayant été
fécondes en travaux de premier ordre, et ayant fait envisager
sous un jour différent les principales maladies du rein. Ici des
chapitres entiers ont été remaniés ; d'autres, comme l'article
relatif aux néphrites infectieuses, sont entièrement nouveaux.
L'albuminurie et l'urémie ont été envisagées d'une façon plus
complète et plus conforme aux enseignements de la pathologie
expérimentale. Les beaux travaux de Bouchard sur la toxicité
des urines, corroborés par un certain nombre d'expériences
personnelles, ont été exposés avec les développements que
mérite leur importance. Une part importante aussi a été attribuée, dans cette édition, à l'étude des albuminuries sans lésions
du rein, qui occupent de plus en plus une large place dans la
pathologie rénale actuelle.

Il paraîtra juste que chacun de nous assume la part de responsabilité qui lui revient dans l'œuvre que nous soumettons à
l'approbation du public médical : M. Laveran a écrit les chapitres consacrés aux *maladies générales* (sauf le saturnisme et
le diabète) et aux maladies du *système nerveux* ; M. J. Teissier a rédigé le reste de l'ouvrage, à savoir : *les maladies des
appareils respiratoire et circulatoire, du foie, des reins, de
l'estomac, du péritoine et de ses annexes.*

Août 1888.

NOUVEAUX ÉLÉMENTS

DE PATHOLOGIE MÉDICALE

PROLÉGOMÈNES

CHAPITRE PREMIER

MALADIES GÉNÉRALES ET MALADIES LOCALES. — PRINCIPAUX AGENTS MORBI-
GÈNES : MIASMES, VIRUS, POISONS, PTOMAÏNES, PARASITES. — DIATHÈSES. —
DE L'IRRITATION ET DE L'INFLAMMATION.

Le mot *maladie* est de ceux qui n'ont pas besoin d'être définis,
parce que tout le monde les comprend et que les définitions qu'on
en donne sont moins claires que les mots eux-mêmes.

La *pathologie* ou étude des maladies a été divisée de bonne
heure en *pathologie interne* et *pathologie externe*. La *pathologie
interne* s'occupe des maladies dont le siège est caché à nos yeux
et qui ne sont justiciables que de traitements internes ou du moins
dans lesquelles l'intervention chirurgicale est exceptionnelle, et la
pathologie externe, des maladies dont le siège est visible et qui
nécessitent l'intervention chirurgicale. Cette division est tout à
fait artificielle ; une même maladie, comme le cancer, relève tantôt
de la pathologie interne, tantôt de la pathologie externe, suivant
qu'elle siège à l'extérieur ou dans les parties profondes, de même
pour les anévrysmes, pour les abcès, etc. ; mais cette division, si
peu fondée théoriquement, a sa raison d'être dans les différents
modes d'exploration et de traitement qui sont applicables aux
deux classes de maladies et dans les aptitudes spéciales qu'elles
réclament du praticien.

L'étude de la pathologie interne comprend : 1° l'observation
clinique, c'est-à-dire l'étude des *malades ;* 2° l'étude théorique des
maladies dans les traités de pathologie interne qui résument sous

une forme concrète l'histoire de chaque espèce morbide, ou dans les monographies consacrées à une classe de maladies, à une maladie particulière, ou même à un point spécial de l'histoire d'une maladie.

Comme l'a dit Bordeu, *les maladies ne sont pas des êtres, mais des manières d'être;* par suite, les descriptions de la fièvre typhoïde ou de la pneumonie ne répondent à rien de réel, ce sont des abstractions, des êtres de raison. Mais on conçoit sans peine la nécessité de l'étude théorique des maladies : l'observation clinique est très limitée, très longue, les praticiens les plus âgés, les plus répandus n'ont pas observé toutes les maladies et ils n'ont été à même d'étudier que quelques variétés d'une même maladie, tandis que l'expérience de tous les siècles est résumée dans les traités de pathologie. Il est également impossible d'apprendre la médecine en se bornant à l'observation clinique naturellement très limitée, et de devenir un bon médecin en ne faisant qu'une étude théorique des maladies.

Le nosologiste ne décrit pas seulement les maladies, il les classe, et cette classification facilite singulièrement l'étude d'états morbides nombreux et complexes qui, réunis sans ordre et sans méthode, ne présenteraient à l'esprit qu'un tableau confus dont les commençants surtout auraient beaucoup de peine à saisir les lignes principales.

Le but principal d'une classification doit être de réunir les maladies qui, au point de vue de leur étiologie, de leur nature, de leur évolution, présentent les plus grandes analogies; de cette façon, le médecin a une première idée de la maladie qu'il veut étudier en voyant la place qu'elle occupe dans le cadre nosologique, de même que le botaniste connaît les principaux caractères d'une plante qu'il n'a jamais vue lorsqu'il sait à quelle espèce et à quel ordre elle appartient. Sans doute la classification des maladies est encore imparfaite et bien peu comparable aux admirables classifications des naturalistes, mais, telle quelle, elle rend de très grands services.

Parmi les maladies dont l'ensemble constitue la *pathologie interne,* les unes sont *localisées* dans tel ou tel organe, les autres, au contraire, comme les fièvres essentielles, n'ont pas de siège précis, ce sont des maladies *générales.*

Tantôt les maladies générales se développent sous l'influence d'agents morbigènes venus du dehors, *miasmes, virus, parasites, poisons;* tantôt elles résultent d'une prédisposition, d'une *diathèse* (διάθεσις) héréditaire ou acquise; tantôt enfin elles sont le résultat d'un vice général de la nutrition ou un désordre de l'hématopoïèse. Les miasmes et les virus donnent lieu à des maladies dont l'évolution est en général rapide, telles sont les maladies typhoïdes, les fièvres éruptives, tandis que les diathèses constituent des états pathologiques permanents.

On donne le nom de *miasmes* aux agents morbigènes qui se répandent dans l'air et qui sont la cause des maladies typhoïdes, des fièvres éruptives et des maladies telluriques. Autrefois on distinguait les *effluves* des miasmes, les effluves étant des émanations d'origine végétale, tandis que les miasmes étaient d'origine animale ; le mot *effluves* a été abandonné avec raison. Les *virus* se distinguent des miasmes par leur fixité et leur inoculabilité.

Il n'y a pas, du reste, de ligne précise de démarcation entre les maladies miasmatiques et les maladies virulentes ; certaines, comme la variole, sont à la fois miasmatiques et virulentes, c'est-à-dire transportables à distance par l'intermédiaire d'un miasme et inoculables à l'aide d'un virus.

Le mode d'action des miasmes et des virus sur l'organisme est bien différent de celui des poisons et des venins. Tandis que les poisons et les venins, introduits dans l'organisme à dose suffisante, donnent lieu, dès que l'absorption s'est effectuée, à des accidents plus ou moins graves, les miasmes et les virus ont une période de *latence*, d'*incubation ;* la maladie se prépare dans le silence. Les effets du poison sont certains et presque toujours les mêmes pour la même dose, quel que soit l'individu empoisonné ; au contraire, les effets des miasmes sont difficiles à prévoir. On ne peut pas dire si tel individu mis en contact avec des malades atteints de fièvre typhoïde ou de rougeole prendra ou ne prendra pas ces maladies ; il y a seulement des probabilités qui dépendent de l'âge, de l'acclimatement au milieu infecté, enfin et surtout des atteintes antérieures, car les maladies typhoïdes et les fièvres éruptives récidivent très rarement.

Les poisons agissent sur la plupart des espèces animales qui leur opposent seulement une force de résistance plus ou moins grande. Un premier empoisonnement par une substance ne confère aucune immunité contre un nouvel empoisonnement par la même substance, bien au contraire il constitue souvent une prédisposition (alcoolisme, saturnisme) ; au contraire les miasmes et les virus sont particuliers à une espèce ou à quelques espèces animales, et une première atteinte d'une maladie miasmatique ou virulente confère souvent l'immunité.

Les maladies miasmatiques et virulentes ont généralement une marche typique, régulière ; l'intensité des symptômes est variable, les complications diffèrent suivant les cas, mais l'évolution générale est la même. Si la maladie est une fièvre, comme la variole ou la fièvre typhoïde, elle prend place parmi les maladies à tracé thermique régulier ; si c'est une maladie à évolution lente, comme la syphilis, les accidents se développent dans un ordre constant qui permet de les diviser en primitifs, secondaires et tertiaires.

Il résulte des recherches de Chauveau que l'activité virulente réside dans les corpuscules solides qui se trouvent en suspension dans les humeurs virulentes.

On a émis depuis longtemps l'opinion que les agents dont l'introduction dans l'économie donne naissance aux maladies miasmatiques ou virulentes sont des êtres microscopiques, des parasites, mais la question n'est entrée dans une phase vraiment scientifique que depuis une trentaine d'années. Dans ces derniers temps on a voulu peut-être marcher trop vite dans cette voie, et il est incontestable que bien des travaux hâtifs ont paru sur les parasites de telle ou telle affection miasmatique ou virulente ; mais les beaux résultats qui ont été déjà obtenus excusent cet entraînement général et l'expliquent. Il est démontré dès aujourd'hui que le charbon, le typhus à rechute et le paludisme sont produits par des parasites qui s'introduisent dans le sang ; il est probable qu'à ces trois maladies on poura joindre bientôt la fièvre typhoïde. Le virus charbonneux, le miasme du typhus récurrent et le miasme palustre ne sont autres que des particules animées, des parasites. Peut-on en conclure sans plus attendre, que tous les virus et tous les miasmes sont de même nature que ceux de ces maladies ? Faut-il rayer les maladies miasmatiques et virulentes de nos classifications et les réunir aux maladies parasitaires ? Nous pensons que rien n'autorise une induction aussi hardie et qu'on ne pourra ranger la rage, par exemple, parmi les maladies parasitaires que quand on aura découvert le parasite qui donne naissance à cette maladie. Il est fort possible que le virus rabique soit d'une nature tout autre que le virus charbonneux.

On ne peut pas songer pour le moment à classer les maladies d'après leur nature parasitaire ou non parasitaire, car la science est en pleine évolution sur ce sujet, et les classifications que l'on essayerait d'édifier sur cette base risqueraient de se trouver inexactes au lendemain de leur publication. Pour tourner cette difficulté, quelques auteurs ont rangé sous la dénomination vague de maladies infectieuses toutes les maladies produites par un agent morbigène venu du dehors : miasme, virus, parasite, ou poison de nature organique.

Il y a beaucoup de confusion dans ce cadre des maladies infectieuses, outre qu'on y range sans aucun ordre des maladies extrêmement différentes, comme les fièvres palustres et la syphilis, l'accord n'est pas fait sur toutes les maladies qui méritent d'y figurer.

Il ne faut innover, croyons-nous, en matière de classification, que quand on peut espérer d'édifier quelque chose de définitif ; or, de l'aveu même de ceux qui ont préconisé cette expression de maladies infectieuses, il s'agit seulement d'un cadre d'attente dont il faudra faire sortir les maladies dont la nature parasitaire sera bien démontrée. Les expressions de maladies miasmatiques et de maladies virulentes, consacrées par l'usage, nous paraissent appelées à rendre encore de grands services ; nous les conserverons.

Les parasites microscopiques qui engendrent les maladies miasmatiques et virulentes, ou du moins un certain nombre d'entre elles, sont désignés dans la plupart des travaux récents sous le nom générique de *microbes*.

Les belles expériences de M. Pasteur ont puissamment contribué à faire avancer l'étude des microbes ; malheureusement, l'expérimentation qui est une source d'information si précieuse quand il s'agit de zoonoses (charbon, choléra des poules, etc.), perd une partie de son importance dans l'étude des maladies de l'espèce humaine ; on ne peut pas expérimenter sur l'homme lui-même, et les expériences faites sur les animaux ne donnent que des résultats nuls ou très sujets à caution, la plupart des maladies de l'homme n'étant pas transmissibles aux animaux.

L'observation doit ici avoir le pas sur l'expérimentation, et de fait c'est à l'observation que l'on doit la connaissance de toutes les maladies parasitaires découvertes jusqu'ici chez l'homme, depuis la gale et les teignes jusqu'à la trichinose, l'hématochylurie, le charbon, le typhus à rechute et le paludisme.

Il résulte des célèbres recherches de M. Pasteur qu'on peut à l'aide de certains procédés atténuer quelques-uns des virus les plus dangereux (virus charbonneux, virus rabique) et que les virus ainsi atténués peuvent être utilisés pour pratiquer des inoculations préventives. Les procédés d'atténuation des virus sont variables ; on a employé la chaleur, l'oxygène, la simple exposition à l'air, le passage du virus d'une espèce animale dans une autre espèce qui se montre moins sensible à son action sans y être réfractaire.

Les inoculations faites par M. Pasteur à l'aide des virus charbonneux et rabique atténués ont eu un grand retentissement. Le nom de *vaccins* a été employé à tort pour désigner les virus atténués qui servent aux inoculations préventives, l'étymologie du mot *vaccin* (de *vacca*) ne se prête pas à ce double emploi ; d'ailleurs on ne saurait identifier l'action d'un virus atténué à celle du vaccin proprement dit. Le vaccin n'est pas du virus varioleux atténué et il n'y a pas d'exemple que l'inoculation du vaccin ait produit la variole ; au contraire les virus atténués peuvent très bien se régénérer ; des précautions minutieuses sont indispensables pour que les virus atténués du charbon et de la rage ne se régénèrent pas à un degré suffisant pour rendre leur inoculation dangereuse. Nous aurons plus d'une fois l'occasion, dans le cours de cet ouvrage, notamment à propos de la rage et du charbon, de revenir sur cette question.

On a découvert dans ces dernières années des alcaloïdes qui prennent naissance dans les matières organiques en putréfaction et auxquels on a donné le nom de ptomaïnes. Il était naturel de se demander si ces substances ne jouaient pas un rôle important dans certains états pathologiques et si les microbes pathogènes n'agissaient pas en donnant lieu à la formation de ces principes toxiques.

Les ptomaïnes ont été bien étudiées par Selmi en Italie, par Gautier en France et par Brieger en Allemagne. On est arrivé déjà à isoler un assez grand nombre de ces alcaloïdes dont la formule chimique et les réactions sont connues. Telles sont la neuridine, la neurine, la muscarine, l'éthylène diamine, la gadinine (extraite de la morue putréfiée), la diméthylamine, la triméthylamine, la choline, la cadavérine, la putrescine, la saprine, etc. La neuridine dont la formule chimique est $C^5H^{14}Az^2$ est la plus répandue des ptomaïnes, on la trouve dans la plupart des tissus animaux en voie de putréfaction et même dans des substances organiques à l'état frais.

Les propriétés toxiques des ptomaïnes sont très variables. La neurine qui se rencontre dans la chair des mammifères en putréfaction et la muscarine qui se produit dans la chair des poissons putréfiés sont extrêmement toxiques. La muscarine trouvée dans la chair de poisson putréfiée est d'ailleurs identique avec celle qui existe dans l'*agaricus muscarinus*. On a comparé avec raison les empoisonnements par les ptomaïnes de la putréfaction à ceux qui sont produits par la jusquiame et son alcaloïde l'hyoscyamine ; les symptômes de ces deux empoisonnements présentent en effet une grande analogie.

Il serait prématuré de se prononcer sur le rôle plus ou moins important des ptomaïnes en pathologie, c'est là un nouveau champ d'études dont l'exploration est à peine commencée.

La présence d'alcaloïdes d'origine animale doués de propriétés toxiques a déjà permis d'expliquer les empoisonnements produits par les viandes, par la charcuterie et par la chair de poisson en voie de putréfaction (botulisme, ichthyosisme). Il est possible que les microbes dont la présence a été constatée dans un grand nombre de maladies agissent en produisant l'apparition d'alcaloïdes spéciaux.

Il se produit à l'état normal dans l'économie des ptomaïnes pour lesquelles on a proposé le nom de leucomaïnes ; ces leucomaïnes se trouvent en assez grande quantité dans les matières fécales et en très faible quantité dans les urines. La quantité de ptomaïnes renfermées dans les urines augmente beaucoup dans les maladies infectieuses, notamment chez les malades atteints de fièvre typhoïde.

Les accidents produits par la rétention des matières fécales, par les lésions rénales étendues s'expliquent en partie par le défaut d'élimination des ptomaïnes.

Brouardel et Boutmy ont indiqué la réaction suivante pour distinguer les ptomaïnes des alcaloïdes végétaux : les ptomaïnes donnent avec le ferricyanure de potassium en présence du perchlorure de fer, du bleu de Prusse ; réaction qui ne se produit pas avec les alcaloïdes d'origine végétale. Cette réaction est loin d'être commune à toutes les ptomaïnes ; d'après Brieger, elle ne se produit pas avec la choline, la neuridine et la putrescine ; de plus, la coloration ne constitue une indication utile que si l'on agit sur des produits très purs. La présence des peptones par exemple suffirait pour induire en erreur (Brieger).

La *diathèse* consiste en une prédisposition à telles ou telles manifestations morbides qui ne s'expliquent par l'intervention d'aucun agent extérieur bien défini ; la diathèse est transmise des parents aux enfants (diathèse héréditaire), ou bien elle est la conséquence des habitudes, du *modus vivendi* et d'autres causes dont l'action est lente et progressive (diathèse acquise).

Le mot *cachexie*, appliqué par quelques auteurs à un groupe morbide, ne désigne qu'un état général grave qui peut être l'aboutissant d'un grand nombre de maladies différentes.

La plupart des maladies locales sont de nature inflammatoire, et, quand on n'envisage que cette partie de la pathologie, on comprend facilement que Broussais ait pu songer à réduire la pathogénie à un seul élément : *l'irritation déterminant l'inflammation des tissus, des organes.* La classification des maladies de la moelle, par exemple, se confond presque avec la classification des myélites. Dans les maladies générales, au contraire, l'élément inflammatoire ne joue qu'un rôle accessoire, l'élément spécifique domine, et l'on s'étonne à bon droit qu'on ait pu prendre la fièvre typhoïde pour une entérite, ou la variole pour une dermite.

Qu'est-ce que l'inflammation ? Si nous voulions citer toutes les réponses qui ont été faites à cette question, il nous faudrait faire l'histoire des doctrines médicales depuis l'antiquité jusqu'à nos jours ; bien des définitions de l'inflammation ont été proposées, puis abandonnées tour à tour ; le dernier mot n'est pas encore dit, mais les progrès accomplis successivement dans la connaissance des phénomènes qui constituent le processus inflammatoire sont faciles à constater.

Les anciens avaient saisi surtout les caractères cliniques de l'inflammation, qui est définie et décrite par Celse en quatre mots : *calor, rubor, tumor, dolor* ; la chaleur des parties enflammées avait frappé de bonne heure les médecins grecs, d'où les noms de φλεγμονή, φλέγμα, φλεγμασία, φλόγωσις, de φλέγω, je brûle, d'où nous avons fait : phlegmon, phlegmasie, phlogose.

Après la découverte de la circulation du sang, on attribua un rôle important aux vaisseaux dans la production des inflammations. Pour Hoffmann et Boerhaave le sang refoulé dans les vaisseaux séreux et lymphatiques produisait des *obstructions* dont l'inflammation était la conséquence.

Avec Broussais et Andral les lésions vasculaires sont encore le principal signe anatomique de l'inflammation, dont l'hypérémie et la congestion constituent les premiers degrés. Broussais surtout tomba dans une véritable exagération en mettant sur le compte de l'inflammation des congestions passives ou même des imbibitions sanguines cadavériques, comme celles qui se rencontrent fréquemment dans les grosses artères.

Dès 1846, Küss, dans un remarquable mémoire sur *la vascularité et l'inflammation*, attaqua les théories régnantes et démontra que le rôle du système vasculaire dans le processus inflammatoire était très secondaire; l'inflammation est, dit-il, « un trouble de nutrition qui peut apparaître dans tout organe qui vit et se nourrit ».

Il est aujourd'hui démontré que des tissus dépourvus de vaisseaux et de nerfs peuvent s'enflammer, et par suite les théories de l'inflammation basées sur l'action des nerfs ou sur les troubles

vasculaires ne sont plus soutenables. Le tissu cartilagineux se
prête très bien à cette démonstration ; lorsqu'on irrite un cartilage chez un animal vivant, il est facile de constater, au bout de
quelques jours, que les noyaux des capsules sont en voie de prolifération ; les capsules se remplissent de cellules embryonnaires
et finissent par s'ouvrir au niveau de la surface de section du
cartilage. Des faits analogues ont été observés sur la cornée.

L'inflammation peut être définie : une suractivité morbide des
éléments cellulaires développée sous l'influence de l'irritation et
aboutissant tantôt à la destruction de ces éléments par suppuration, gangrène, élimination ou atrophie, tantôt à la formation
d'un tissu embryonnaire qui subit lui-même la transformation
fibreuse.

Le tubercule, le cancer, les gommes syphilitiques ont aussi
leur origine dans une suractivité des éléments cellulaires ; mais
cette irritation est de nature *spécifique* et les produits pathologiques ainsi développés ont des caractères qui ne permettent pas
de les confondre avec les lésions de l'inflammation simple.

D'après Virchow, l'inflammation a toujours son point de départ
dans une prolifération des cellules plasmatiques ou des cellules
épithéliales ; cette règle est trop absolue.

Les expériences de Cohnheim démontrent que les leucocytes du
sang peuvent filtrer à travers les parois des capillaires et contribuer pour une forte part à la constitution des néoplasmes
inflammatoires et du pus.

D'un autre côté, il est très probable que des éléments anatomiques autres que les cellules plasmatiques et épithéliales peuvent s'enflammer primitivement : dans l'atrophie jaune aiguë du
foie, les cellules hépatiques paraissent être le siège exclusif du
processus inflammatoire ; dans quelques altérations de la moelle
que l'on est convenu aujourd'hui de rattacher aux myélites, l'inflammation se caractérise surtout par des lésions des cellules
nerveuses.

D'après le siège anatomique primitif du processus, on peut diviser
les inflammations en deux groupes : *inflammations conjonctives
ou interstitielles* ayant leur point de départ dans le tissu conjonctif qui forme la gangue et pour ainsi dire le squelette de
tous les organes, et *inflammations parenchymateuses* qui débutent
dans les éléments spécialisés à telle ou telle fonction : cellules
épithéliales, cellules hépatiques, cellules nerveuses, etc.

L'atrophie jaune aiguë du foie et la néphrite épithéliale sont des
types d'inflammations parenchymateuses, tandis que la cirrhose

atrophique du foie et la néphrite interstitielle sont des types d'inflammations conjonctives.

On rencontre du reste très souvent dans le même organe des lésions inflammatoires du tissu conjonctif et du parenchyme, il est même de règle que les lésions de la gangue conjonctive retentissent sur les éléments situés au milieu d'eux.

Les éléments anatomiques sont d'autant plus sujets à l'inflammation qu'ils s'éloignent moins de l'état embryonnaire; les organes composés en grande majorité de cellules, comme le foie, les reins, les poumons, s'enflamment bien plus aisément que les tissus composés de fibres, comme les muscles et les tendons. Les cellules enflammées se tuméfient, deviennent globuleuses comme des cellules embryonnaires et, comme ces dernières, elles ont une grande tendance à se segmenter; leur vitalité s'accroît rapidement, les combinaisons chimiques s'activent et donnent lieu à la production d'un excès de chaleur. Ce qui se passe dans l'ostéite montre bien l'activité des cellules enflammées, car des éléments embryonnaires arrivent à détruire rapidement la substance osseuse la plus résistante.

Au point de vue de la rapidité de l'évolution du processus anatomique on divise les inflammations en *aiguës* et *chroniques*. Les inflammations chroniques ne diffèrent pas seulement des inflammations aiguës par leur évolution plus lente; beaucoup d'inflammations chroniques sont pour ainsi dire *chroniques d'emblée*, c'est-à-dire que, dès leur début, elles se présentent avec les caractères des phlegmasies chroniques et qu'elles ne passent pas par l'état aigu. Le rhumatisme articulaire chronique succède rarement au rhumatisme articulaire aigu; la pneumonie aiguë n'aboutit presque jamais à la cirrhose pulmonaire, etc.

Les différents modes de terminaison de l'inflammation aiguë par résolution, par suppuration, par gangrène, sont trop connus pour qu'il soit nécessaire d'y insister. L'inflammation primitive des cellules nerveuses paraît pouvoir se terminer par atrophie simple des cellules.

L'inflammation interstitielle chronique (cirrhose, sclérose) donne lieu à la formation de tissu fibreux qui enserre les éléments constitutifs des organes et finit par amener leur atrophie.

Nous avons vu plus haut que l'inflammation pouvait se développer dans des tissus dépourvus de nerfs, comme le cartilage; il n'en est pas moins vrai que le système nerveux exerce une influence manifeste sur la nutrition et qu'il peut, dans certains cas, provoquer des inflammations; nous aurons l'occasion de revenir sur ce sujet lorsque nous nous occuperons des maladies du système nerveux.

Les inflammations ou phlegmasies succèdent presque toujours à des *irritations*. Parmi les causes d'irritation les plus communes, nous citerons le froid ou plutôt les refroidissements et les fatigues ou l'abus fonctionnel; mais, pour que les causes morbides arrivent à développer telle ou telle maladie, il est nécessaire le plus souvent que l'organisme présente un *point faible*. Ceci demande quelques explications.

Un grand nombre de personnes sont réunies dans une salle de spectacle; en sortant de ce local fortement chauffé, elles sont exposées à l'air froid du dehors; toutes ces personnes vont-elles subir au même degré l'action du refroidissement, vont-elles prendre toutes la même maladie? Non; les unes supporteront parfaitement ce changement de température, les autres contracteront soit un coryza, soit une névralgie, soit une diarrhée.

Quand deux corps sont en présence dans de certaines proportions, le chimiste peut dire à coup sûr ce qui arrivera; le physicien calcule facilement les effets de la pesanteur; la lumière, le son, la chaleur, obéissent à des lois qui sont bien connues et que personne ne s'avise plus aujourd'hui de discuter, au moins dans ce qu'elles ont de fondamental. En médecine, au contraire, il semble qu'il n'y ait rien d'absolu, que des lois soient impossibles à établir parce qu'*une même cause peut produire des effets différents*. Pour expliquer cette anomalie, on a invoqué une prétendue *spontanéité* de l'organisme humain. C'est là un mauvais mot qui exprime une idée juste; l'organisme réagit d'une façon inconsciente contre les causes morbifiques, il ne *choisit* pas entre telle ou telle maladie, ce sont les influences morbifiques qui pénètrent par les points les plus vulnérables et qui s'en emparent: il n'y a pas de *spontanéité*, il n'y a que des *prédispositions morbides*.

Les corps sur lesquels agit le chimiste ont des propriétés bien définies qui ne varient pas d'un échantillon à l'autre, tandis que l'homme est pour les agents morbigènes un réactif essentiellement variable. Les prédispositions varient avec l'âge, le sexe, le tempérament, la constitution, les habitudes, la profession, les antécédents morbides, etc.

Hippocrate a dit: *Si quelque organe a souffert, c'est là que se fixe le mal;* on peut citer de nombreux exemples à l'appui de cet aphorisme. Il est fréquent de voir des malades qui ont à chaque refroidissement soit des angines, soit des coryzas, soit des laryngites, soit des pneumonies; si un malade rhumatisant ou goutteux a eu antérieurement quelque entorse, quelque blessure articulaire, c'est là que se localisera tout d'abord la goutte ou le rhumatisme.

L'activité d'un organe crée en sa faveur une évidente prédisposition : le rhumatisme se fixe sur les articulations qui travaillent le plus, l'endocardite rhumatismale se localise sur les points des valvules qui sont soumis aux frottements les plus répétés ; le foie est très susceptible dans les pays chauds, le poumon dans les pays froids, etc.

Au point de vue physiologique, l'homme est comparable aux animaux : les muscles se contractent, les glandes sécrètent par le même mécanisme chez lui et chez le lapin, par exemple ; mais au point de vue pathologique, il n'y a plus d'assimilation possible entre l'homme et les animaux. Chacun de nous a, en effet, ses aptitudes morbides, de même qu'il présente une physionomie particulière et facilement reconnaissable. Pour chaque malade le clinicien doit se livrer à une analyse nouvelle, interroger les antécédents morbides héréditaires ou personnels, scruter les habitudes, examiner la constitution et le tempérament ; aussi est-il certain que la médecine, tout en profitant des découvertes de la physiologie, restera toujours une science d'observation et qu'on n'arrivera jamais à reproduire des *maladies*, comme on reproduit une expérience de chimie.

Bichat et Broussais ont professé qu'il n'y avait pas de maladie sans lésion organique concomitante ; les recherches modernes tendent de plus en plus à justifier une assertion qui pouvait sembler très hardie à l'époque où elle a été émise ; les histologistes ont continué l'œuvre de l'école anatomo-pathologique française, dont Cruveilhier a été le plus illustre représentant. Dans l'état actuel de la science, l'étude de la structure histologique des organes à l'état sain et à l'état malade est aussi indispensable au médecin que la connaissance de l'anatomie topographique au chirurgien. On ne s'étonnera donc pas si nous consacrons quelques chapitres à la description succincte de la structure des différents organes, de même que les chirurgiens ont l'habitude de rappeler les traits principaux de l'anatomie normale d'une région avant de décrire les maladies dont elle peut être le siège.

Kuss. De la vascularité et de l'inflammation. Strasbourg, 1846. — Virchow. Pathol. cellulaire, quatorzième leçon. — Cornil et Ranvier. Manuel d'histologie pathologique, 1869, p. 70 ; 2ᵉ édit., 1882. — Verneuil. Influence des maladies constitutionnelles sur les maladies locales, commun. à l'Acad. de médecine, 1871 et suiv. —

HEURTAUX. Article *Inflammation*, in Nouv. Diction. de méd. et de chir. pratiques,
1874. — PICOT. Les grands processus morbides, 1876, t. I, p. 495. — HALLOPEAU.
Traité élémentaire de pathologie générale; 2ᵉ édit., Paris, 1887.—CORNIL et BABÈS.
Les bactéries, 2ᵉ édit., Paris, 1887. — BRIEGER. Microbes, ptomaïnes et maladies.
Trad. franç , Paris, 1887. — RINDFLEICH. Histologie pathologique, trad. par Gross
Schmitt, Paris, 1887.

CHAPITRE II

DE LA FIÈVRE. — DE LA THERMOMÉTRIE CLINIQUE

Hippocrate ne connaissait pas le phénomène du pouls; il appréciait le degré de la fièvre d'après la sensation de chaleur que donnait la peau des malades. Galien place en tète de sa définition de la fièvre l'*élévation anormale de la température du corps*, mais déjà il attribue une grande valeur aux qualités du pouls dont il décrit plus de trente variétés, Les mots πυρετός (de πῦρ, feu) et *febris* (de *fervere*, bouillir) témoignent à eux seuls de l'importance clinique que les anciens attribuaient à l'augmentation de chaleur du corps dans la fièvre.

Lorsque Harvey eut découvert la circulation du sang, on chercha à utiliser cette belle découverte au point de vue médical; l'accélération du pouls devint le principal symptôme de la fièvre pour Boerhaave et l'école iatro-mécanicienne, l'augmentation de la température fut regardée comme une conséquence de l'accélération du pouls et de l'exagération des frottements du sang contre les parois vasculaires.

Une analyse plus complète des phénomènes qui constituent l'état fébrile a ramené les auteurs modernes à voir dans l'élévation de la température du corps le principal signe de la fièvre, beaucoup d'entre eux définissent même la fièvre comme le faisait Galien : *une élévation anormale de la température*. Un épileptique en état de mal, un tétanique ne sont pas des fébricitants, cependant leur température s'élève beaucoup plus haut que dans bon nombre de maladies fébriles; un animal exposé en plein soleil ou enfermé dans une étuve s'échauffe peu à peu jusqu'à ce que mort s'ensuive, on ne peut pas dire qu'on lui a donné la fièvre. Si la définition précédente était seulement un peu trop compréhensive, on pourrait l'accepter en raison de sa simplicité et de sa brièveté, mais elle a un autre inconvénient, plus grave à nos yeux que le premier: elle donne une idée fausse de la fièvre. Le fébricitant n'est pas seulement un homme dont la température est supérieure à la normale et qu'on pourra guérir presque à coup sûr en lui appliquant la méthode réfrigérante, c'est un malade qui subit soit une phlegmasie, soit une pyrexie et qui n'est pas guéri quand on a fait tomber artificiellement la température de son corps à la normale. L'école iatro-chimique moderne n'est pas moins loin de la vérité, avec sa définition de la fièvre, que ne l'était l'école iatro-mécanicienne ; la fièvre ne dépend pas plus de l'élévation de la température du corps que de l'accélération des battements du cœur, ce sont ces symptômes qui dépendent de la fièvre.

Nous définirons la fièvre : *un syndrome clinique caractérisé par l'élévation anormale de la température, la suractivité des combustions organiques et l'accélération des battements du cœur.*

Le lecteur est ainsi prévenu qu'il ne doit voir dans l'élévation anormale de la température du corps qu'un symptôme de la fièvre, le principal à vrai dire. Si nous nous sommes arrêté un peu à cette définition de la fièvre, c'est qu'elle a une grande importance au point de vue de la pratique : une fois qu'un médecin s'est formé une idée de la fièvre, il subordonne sa thérapeutique à cette idée. Les auteurs qui définissaient la fièvre *une élévation anormale de la température* ont été conduits naturellement à la méthode des bains froids. Sous cette question de thérapeutique, il y avait une question de doctrine, comme l'a très bien dit M. Michel Peter ; la méthode de Brand a été la conséquence logique de la définition de la fièvre donnée par Wunderlich.

Nous étudierons successivement : les modifications de la température et du pouls chez les fébricitants, les troubles qui surviennent du côté de la respiration, du système nerveux, des organes digestifs et des sécrétions, enfin les altérations qui se produisent dans les tissus et qui constituent, pour ainsi dire, l'anatomie pathologique de la fièvre.

A. *Températures fébriles. De la thermométrie clinique.* — D'après Requin, c'est Swammerdam, médecin hollandais, qui appliqua le premier le thermomètre à la clinique. De Haën (1754), Bouillaud, Piorry, reconnurent l'utilité de ce procédé d'exploration, mais les premières recherches précises remontent à Gavarret (1839) et à H. Roger (1844-1845) ; le mérite de Traube et de Wunderlich est d'avoir compris qu'au lieu de prendre la température trois ou quatre fois dans le cours d'une maladie et de ne considérer que le degré d'élévation de la température fébrile, il fallait suivre jour par jour l'évolution de la fièvre. La thermométrie clinique est aujourd'hui entrée dans la pratique, et elle constitue une des sources d'information les plus précieuses au point de vue du diagnostic, du pronostic et du traitement des maladies fébriles.

A l'état normal, la température du corps varie suivant les régions et, pour une même région, elle subit de légères oscillations diurnes. D'une façon générale, on peut dire que la température du corps augmente des partie périphériques vers les parties centrales. Chez les animaux, c'est au niveau du foie et dans la veine cave inférieure qu'on observe les températures *maxima*; chez l'homme, la température des pieds et des mains dépasse rarement 35 degrés, la température axillaire est de 37 degrés en moyenne, celle de la bouche close est un peu supérieure à ce chiffre, et la température du rectum est de 38 degrés. Il est important, dans quelques cas particuliers, de connaître la température du rectum, mais dans la pratique on peut se contenter de prendre la température de l'aisselle; on fait généralement deux explorations, l'une le matin vers sept ou huit heures, l'autre le soir vers quatre ou cinq heures. A l'état normal, la température subit de légères oscillations diurnes; on a noté deux *maxima*, l'un vers neuf ou dix heures du matin, l'autre vers cinq ou six heures du soir; dans l'état fébrile ces oscillations augmentent d'étendue, la température du soir est en général bien plus élevée que celle du matin.

A l'état de maladie la température du corps peut s'élever au-dessus de la normale ou s'abaisser au-dessous. Wunderlich classe ainsi qu'il suit les températures fébriles et les températures inférieures à la normale, qu'il nomme des *températures de collapsus*.

Températures fébriles.

Léger mouvement fébrile........	38° à 38°,5.
Fièvre modérée.................	38°,5 à 39°,5.
Fièvre forte...................	39°,5 à 40°,5.
Températures hyperpyrétiques...	42° et au-dessus.

Wunderlich a observé dans un cas une température de 44°,75. Il est très rare de rencontrer des températures supérieures à 42 degrés.

Températures de collapsus.

Collapsus modéré...............	36° à 35°.
Collapsus algide...............	35° à 33°,5.
Collapsus léthal...............	33° et au-dessous.

La température minima observée par Wunderlich est de 32 degrés.

Pour rendre plus facile l'étude d'ensemble des oscillations thermométriques dans une maladie, on emploie un procédé graphique très simple : on établit le *tracé thermométrique* sur une feuille de papier disposée convenablement pour cet usage. Il suffira au lecteur de jeter les yeux sur un des tracés de cet ouvrage pour comprendre la manière dont on doit s'y prendre pour établir ces tracés et pour les lire : les chiffres placés au-dessus de la ligne horizontale supérieure indiquent les jours du mois ou de la maladie, ceux placés le long de la première colonne verticale indiquent les degrés de température. Les températures recueillies matin et soir sont notées dans les colonnes par des points que l'on relie ensuite par une ligne brisée.

Dans l'évolution de toute maladie fébrile, et par suite dans tout tracé thermométrique, on peut distinguer trois périodes : 1° une période pendant laquelle la température s'élève, *période d'ascension* ou *stade pyrogénétique* de Wunderlich ; 2° une période plus ou moins prolongée pendant laquelle la température se maintient à son maximum ou à des chiffres voisins : *période d'état, acmé, fastigium* (Wunderlich) ; 3° une période pendant laquelle la température s'abaisse pour revenir à la normale, *période* ou *stade de défervescence*.

Période d'ascension. — Lorsque la température s'élève en quelques heures ou dans l'espace d'un nycthémère, de la normale à son maximum, on dit que l'ascension est brusque ; c'est ce qui arrive dans la pneumonie, dans la fièvre éphémère, dans la variole, etc. Si la température s'élève graduellement, si la fièvre n'atteint son maximum de température qu'au bout de trois ou quatre jours, on dit que l'ascension est lente ; elle peut être continue, ou bien par oscillations ascendantes, comme cela arrive dans la fièvre typhoïde.

Le mode d'ascension de la température a une grande importance au point de vue du diagnostic. C'est ainsi qu'une température de 40 degrés observée le premier jour d'une maladie fébrile doit faire exclure presque à coup sûr l'idée de fièvre typhoïde (Wunderlich) ; malheureusement le médecin assiste assez rarement à cette période initiale, presque tous les tracés de fièvre typhoïde recueillis dans les hôpitaux commencent à la période d'état. On a un moyen indirect de se renseigner : quand la température s'élève brusquement, les adultes éprouvent en général un frisson violent qui fait défaut quand l'ascension est lente, ou qui est remplacé par de petits frissonnements.

Période d'état. — La période d'état peut être très courte : *fas-*

tigium acméiforme (Wunderlich), la défervescence suit de très près l'ascension; dans d'autres cas, la température, après avoir atteint son maximum, reste stationnaire pendant un, deux ou trois jours, *fastigium avec plateau;* enfin la période d'état peut se prolonger pendant un ou deux septénaires, elle présente alors, soit le *type continu,* dans lequel la température se maintient matin et soir à peu près au même degré, soit le *type rémittent,* dans lequel les températures du matin sont moins élevées que celles du soir, de sorte que le tracé de la période d'état présente une série d'oscillations plus ou moins étendues.

Période de défervescence. — La défervescence est rapide ou lente comme la période d'ascension. La défervescence rapide qui se fait en douze ou vingt-quatre heures a reçu le nom de *crise :* elle s'accompagne, en effet, assez souvent des phénomènes dits *critiques* par les anciens : sueurs, urines abondantes, herpès, etc.

Les défervescences lentes (*lysis* de Wunderlich) présentent, comme les ascensions lentes, deux variétés principales: tantôt la défervescence est progessive et *continue,* la ligne du tracé s'éloigne peu de la ligne droite; tantôt la défervescence affecte le *type rémittent* et se traduit sur le tracé par une ligne brisée à oscillations descendantes, ainsi que cela a lieu dans la fièvre typhoïde.

La défervescence est précédée quelquefois d'une ascension brusque mais très passagère de la température : *ascension pro-critique.*

Lorsque les maladies fébriles se terminent par la mort, on observe dans les dernières heures, tantôt une élévation brusque de la température, tantôt un collapsus.

Il importe de connaître les causes qui peuvent produire dans le cours d'une maladie fébrile, soit un abaissement, soit une élévation de la température, afin de se rendre compte des irrégularités apparentes que présentent les tracés thermométriques.

Causes principales d'abaissement de la température ou de rémission : hémorrhagies abondantes (épistaxis, hémorrhagies intestinales dans la fièvre typhoïde), évacuations alvines, sueurs abondantes, agents de la médication antipyrétique : saignée, digitale, sulfate de quinine, antipyrine, lotions froides, etc.; évacuation d'un foyer purulent, etc.

Causes principales d'élévation anormale de la température ou d'exacerbations : complications inflammatoires, rétention des matières fécales déterminant une espèce de septicémie intestinale, alimentation trop abondante (*febris carnis* des convalescents), émotions, fatigues, convulsions toniques, etc.

Quelques auteurs, prenant la thermométrie comme base d'une classification des maladies fébriles, ont rangé ces maladies en trois groupes : maladies à type très rapide, à type rapide, à type traînant. La régularité plus ou moins grande avec laquelle s'accomplit l'évolution d'une maladie est sans contredit un caractère bien plus important, bien plus capable de servir de base à une classification, que la durée de cette maladie. En adoptant le principe de la classification proposée par Wunderlich, on peut diviser les maladies fébriles en *typiques* et *atypiques*. Dans la classe des maladies typiques ou à évolution régulière rentrent les fièvres essentielles ou *pyrexies ;* les inflammations ou *phlegmasies* constituent la deuxième classe, il n'y a d'exception que pour la pneumonie et l'érysipèle, dont la marche est *typique ;* mais de l'avis de la plupart des auteurs, ces maladies se rapprochent beaucoup des fièvres essentielles par leurs autres caractères, on peut donc dire que l'exception confirme la règle.

En somme, la thermométrie conduit à séparer les *pyrexies* des *phlegmasies ;* c'est là une distinction classique qui n'avait pas échappé à la sagacité des anciens. Après avoir donné les signes de la fièvre éphémère, Galien ajoute : « Pour les autres fièvres, les unes dérivent des phlegmasies, les autres des humeurs, celles qui dérivent des phlegmasies ne sont que comme des symptômes tenant aux parties enflammées et la maladie reçoit son nom de l'organe souffrant, par exemple la péripneumonie, la pleurésie, etc.; celles qui proviennent des humeurs sont appelées fièvres par cela même, et elles ne sont pas des symptômes, mais des maladies. » (Littré, art. FIÈVRES, *Diction. en* 30 *vol.*)

B. *Troubles de la circulation.* — Le caractère le plus remarquable du pouls fébrile est l'*accélération ;* le nombre des pulsations s'élève à 100, 120, 140 par minute.

Si la fréquence du pouls était toujours en rapport avec l'acuité de la fièvre, il serait plus facile de s'en rapporter à ce signe qu'à l'élévation de la température, car on a plus vite fait de compter le pouls que de prendre la température, malheureusement les causes d'erreur sont très nombreuses : le nombre normal des pulsations varie d'un individu à l'autre, la moindre émotion, l'approche du médecin, l'action de s'asseoir ou même de se retourner dans le lit, accélèrent le pouls du fébricitant. De plus, dans certaines maladies fébriles comme la fièvre typhoïde, le pouls peut présenter une fréquence à peine supérieure à la normale, alors que la fièvre est très vive et que le thermomètre marque 40 degrés; dans la méningite franche il y a même ralentissement du pouls.

Si le médecin ne doit pas s'en rapporter exclusivement aux caractères du pouls, il ne doit pas non plus sacrifier cette source d'information à l'exploration thermométrique. Dans certains cas de fièvres graves, le thermomètre placé dans l'aisselle donne une température normale ou même un peu inférieure à la normale; cependant le pouls est petit, irrégulier, accéléré, et il montre ainsi le danger, tandis que l'exploration thermométrique isolée pourrait inspirer une dangereuse sécurité.

Le pouls fébrile est *dicrote, bis feriens*, il donne au doigt appliqué sur l'artère la sensation d'un double choc, et le phénomène se traduit très nettement au sphygmographe par une double pulsation.

C. *Troubles de la respiration.* — Il y a presque toujours un rapport exact entre la fréquence du pouls et celle de la respiration; au lieu de 12 à 16 inspirations par minute, on trouve chez le fébricitant 20, 30, 40 inspirations. Les complications pulmonaires, si fréquentes dans les fièvres, exagèrent nécessairement la difficulté de l'hématose pulmonaire, mais la fièvre par elle-même est une cause d'accélération de la respiration, attendu que la dépense d'oxygène est plus considérable et que l'acide carbonique est formé en plus grande quantité qu'à l'état normal. Les recherches de Liebermeister ont démontré que, à toutes les périodes de la fièvre, *l'exhalation d'acide carbonique est sensiblement proportionnelle à l'intensité de la chaleur fébrile;* de là la nécessité d'une activité plus grande dans les phénomènes d'échange des gaz du sang, phénomènes qui se passent, comme on le sait, dans les poumons.

D. *Troubles du système nerveux.* — Le système nerveux souffre chez le fébricitant et ses plaintes se traduisent par des douleurs : céphalalgie, douleurs lombaires, et par des phénomènes d'excitation cérébro-spinale : délire, stupeur, convulsions.

Les symptômes nerveux varient du reste avec l'âge. Chez l'adulte on voit en général survenir un *frisson* plus ou moins violent au moment où la température du corps s'élève, surtout si la période d'ascension est très rapide : l'enfant frissonne peu, mais la période de frisson est souvent remplacée chez lui par des convulsions; chez le vieillard les phénomènes réactionnels manquent ou sont très peu marqués, aussi les maladies fébriles sont-elles souvent méconnues.

E. *Troubles des organes digestifs et des sécrétions.* — Les troubles des organes digestifs dépendent en grande partie de ceux des glandes annexes, c'est pour cela que nous rapprochons les troubles des organes digestifs de ceux des sécrétions. La salive manque, la bouche est sèche, les malades sont tourmentés par une soif ardente ; si la stupeur est assez marquée pour que la sensation de soif ne soit plus perçue ou pour que le malade n'ait plus l'énergie suffisante pour humecter sans cesse sa muqueuse buccale et pour la nettoyer, la langue se sèche, se durcit, se fendille ; les mucosités entraînées d'ordinaire par la salive s'accumulent sur la langue, sur les dents, sur les gencives, elles noircissent en se desséchant et constituent les *fuliginosités*.

Le suc gastrique fait également défaut, d'où l'*anorexie;* les sucs intestinaux, la bile, ne viennent plus lubrifier l'intestin en quantité suffisante, d'où la *constipation* qui accompagne d'ordinaire la fièvre à moins de localisations intestinales, comme dans la fièvre typhoïde.

Les *sueurs* sont généralement supprimées pendant les périodes d'ascension et d'état, la peau est sèche, plus ou moins chaude, et parfois elle donne à la main de l'observateur une sensation de chaleur désagréable, tant elle est forte, *chaleur mordicante*. La défervescence s'accompagne souvent de sueurs abondantes, c'est ce qu'on observe à la fin des accès de fièvre intermittente et souvent aussi à la période de défervescence de la pneumonie; les anciens considéraient ces sueurs comme un phénomène critique, des observations plus rigoureuses ont démontré que la défervescence précède l'apparition des sueurs; en d'autres termes, les sueurs ne sont pas la cause de la défervescence, elles paraissent être une des suites de la défervescence rapide, de même que le frisson est une des conséquences ordinaires de l'ascension brusque.

Les urines subissent des altérations importantes qui ont éveillé depuis longtemps l'attention des observateurs : claires et abondantes pendant le frisson fébrile, rares et très chargées de matière colorante pendant la période d'état, elles deviennent souvent troubles pendant la défervescence, ce qui tient à ce que les principes solides, urates, etc., qui y sont contenus en grande quantité, se précipitent facilement, ce sont les *urines cuites* des anciens.

Jusque dans ces derniers temps on a admis que la quantité d'urée éliminée par les urines fébriles était proportionnelle à l'élévation de la température du corps, c'est-à-dire que la quantité d'urée renfermée dans les urines était d'autant plus forte que la combustion fébrile était plus intense, de même que les cendres d'une cheminée sont d'autant plus abondantes qu'on y consomme plus de combustible. Les rapports entre la production de l'urée et la température du corps sont beaucoup plus compliqués que ne l'avaient soupçonné les premiers observateurs. Dans des maladies apyrétiques comme l'ictère simple, la quantité d'urée éliminée par les urines peut être de beaucoup supérieure à la normale (Bouchardat, Brouardel); d'autre part, chez certains fébricitants la quantité d'urée peut être notablement diminuée. Lorsqu'on trace la courbe des oscillations thermométriques et celle des oscillations de l'urée, on voit, dit Brouardel (*L'urée et le foie*, Paris, 1877), que si, dans les premiers jours d'une maladie fébrile, ces deux tracés subissent en général une élévation simultanée, le parallélisme cesse bientôt et plus la maladie se prolonge, plus les discordances s'accusent.

A. Robin (Thèse, Paris, 1877) est arrivé aussi à cette conclusion, que dans la fièvre typhoïde il n'y a aucun rapport direct entre l'élévation de la température et la quantité d'urée éliminée par les urines.

Les recherches très intéressantes de Brouardel (*op. cit.*) démontrent que la quantité d'urée sécrétée et éliminée en vingt-quatre heures dépend de deux influences principales : 1° de l'état d'intégrité ou d'altération des cellules hépatiques; 2° de l'activité plus ou moins grande de la circulation hépatique. La dégénérescence graisseuse du foie qu'on observe chez les phthisiques a pour conséquence une diminution notable de la quantité d'urée éliminée dans les vingt-quatre heures; or, comme nous le verrons plus loin, le foie subit chez les fébricitants des altérations plus ou moins profondes, qui très probablement entravent, à une certaine période des fièvres graves, la formation de l'urée.

L'acide urique et les principes colorants sont en excès dans les urines fébriles, de là la coloration rouge qu'elles présentent; la matière colorante accuse une destruction exagérée des globules rouges du sang. Wachsmuth s'est appuyé sur ce fait pour soutenir que la combustion fébrile se produisait surtout aux dépens des globules rouges; les produits extractifs sont aussi en excès. La proportion de chlorure de sodium des urines diminue chez les fébricitants, ce qui s'explique par la diète à laquelle sont soumis ces malades; à l'état normal, le chlorure de sodium de l'urine provient directement du sel commun qui entre dans l'alimentation (Golding Bird, Neubauer et Vogel, Bouchard).

F. *Altérations de nutrition. Dégénérescences parenchymateuses.* — La plupart des maladies aiguës s'accompagnent de lésions de nutrition des organes, lésions qui se rencontrent de préférence dans les fièvres graves comme dans la fièvre typhoïde, la scarlatine, la variole, la fièvre jaune.

Les dégénérescences du système musculaire ont surtout attiré l'attention des observateurs, elles sont en effet très communes et très faciles à constater. C'est Zenker qui, en 1864, a décrit le premier ces altérations sous les noms de dégénérescences granuleuse et cireuse des muscles. Cette altération n'est pas particulière à la fièvre typhoïde, comme l'avait cru tout d'abord Zenker, on la rencontre dans un grand nombre d'autres maladies fébriles, dans la variole, la rougeole, la scarlatine, la tuberculose aiguë, la fièvre puerpérale, etc.

Les altérations se produisent principalement dans les muscles du tronc et de la racine des membres : psoas iliaques, grands droits de l'abdomen, obliques, transverses, diaphragme, pectoraux, intercostaux, adducteurs des cuisses. On peut distinguer deux degrés dans la dégénérescence. ·

Premier degré. — Le muscle malade est rouge, sec, cassant. Au microscope, on reconnaît facilement que bon nombre de fibres sont encore striées, tandis que d'autres ont subi la transformation cireuse ou vitreuse; le contenu des fibres malades se compose d'une masse amorphe, transparente, présentant çà et là des cassures soit incomplètes, soit complètes; dans ce dernier cas, des masses vitreuses, irrégulières, sont séparées les unes des autres et constituent des renflements dans les intervalles desquels on ne distingue plus que la gaine des fibres musculaires vide et revenue sur elle-même.

Deuxième degré. — L'altération est appréciable même à l'œil nu; le muscle a une coloration pâle, il paraît anémié et en même temps il est moins souple et plus friable qu'à l'état sain. L'examen histologique démontre que la plupart des fibres sont malades; on ne distingue parfois que des masses vitreuses disposées sans ordre, et l'on aurait de la peine à reconnaître qu'il s'agit du tissu musculaire si l'on ne rencontrait encore çà et là des traces de striation. Les noyaux de la gaine musculaire sont souvent en voie de prolifération, mais la gangue conjonctive du muscle n'est pas enflammée comme dans la *myosite;* dans la myosite, l'altération primitive porte sur le tissu conjonctif, les fibres musculaires ne sont altérées, atrophiées, que consécutivement; il convient donc de laisser à l'altération des muscles, décrite par Zenker, le nom de dégénérescence et de ne pas adopter celui de *myosite symptomatique,* qui a été proposé par différents auteurs. La myosite véritable peut s'observer, il est vrai, à la suite des fièvres graves, de la fièvre typhoïde en particulier; mais alors les myosites suppurées dépendent tout autant d'une prédisposition générale aux phlegmasies que de la dégénérescence musculaire, laquelle, dans l'immense majorité des cas, n'aboutit pas à la suppuration.

La dégénérescence des muscles peut donner lieu à des accidents locaux : ruptures, hémorrhagies intramusculaires, ou à des troubles fonctionnels; c'est ainsi qu'une dégénérescence du diaphragme et des intercostaux peut déterminer une gêne notable de la respiration.

On a beaucoup insisté, dans ces derniers temps, sur les conséquences de l'altération des fibres du cœur dans les fièvres graves, en particulier, dans la fièvre typhoïde et dans la variole; la dégénérescence cireuse des fibres du cœur est extrêmement rare, ainsi que Zenker l'avait remarqué, on ne trouve guère dans le cœur qu'une dégénérescence granuleuse qui même est bien loin d'être constante. Dans les cas où cette altération est très marquée, le cœur prend une coloration jaune pâle, feuille morte, et l'affaiblissement de ses contractions peut contribuer à amener la mort. Stokes a décrit depuis longtemps cette altération du cœur dans le typhus fever, et il en a fait ressortir parfaitement les conséquences cliniques.

Les dégénérescences consécutives aux maladies aiguës atteignent, outre les muscles : les petits vaisseaux, le foie, les reins, les centres nerveux et probablement encore d'autres organes dans lesquels ces altérations de nutrition ont été jusqu'ici mal étudiées.

Les parois des petits vaisseaux deviennent granuleuses, friables, et cette altération est une des causes des hémorrhagies multiples que l'on observe dans certaines formes graves des fièvres éruptives et dans la fièvre jaune.

Le foie est souvent altéré, ses éléments deviennent granuleux ou granulo-graisseux; dans les cas où cette dégénérescence arrive à son maximum, le parenchyme est pâle, sec, friable; l'aspect est quelquefois celui de l'atrophie jaune aiguë, mais les cellules hépatiques ne sont pas détruites comme dans cette dernière maladie, elles sont seulement remplies de granulations graisseuses, et quand la guérison s'opère, la réparation est facile. Cette dégénérescence du foie explique probablement la diminution de la quantité d'urée chez les malades qui sont arrivés à la période d'état des fièvres graves.

L'épithélium rénal subit aussi la dégénérescence granuleuse;

dans cet état il laisse filtrer de petites quantités d'albumine, d'où la fréquence de l'albuminurie dans les fièvres graves.

La clinique pouvait faire prévoir que l'on trouverait dans le tissu nerveux des altérations de même ordre, car les troubles de l'intelligence, de la sensibilité et du mouvement sont communs à la suite des fièvres graves; Popoff a décrit en 1875, sous le nom d'*encéphalite typhoïde*, des altérations qu'il a rencontrées dans un certain nombre de cas de fièvre typhoïde. Ces altérations sont caractérisées : 1° par une accumulation de leucocytes entre les cellules cérébrales et même parfois dans l'intérieur de ces cellules; 2° par un état granuleux des cellules plus marqué qu'à l'ordinaire. Nous n'avons constaté, pour notre part, ni la prolifération de la névroglie, ni celle des noyaux des cellules nerveuses indiquées par Popoff. Il s'agit là d'un processus dégénératif bien plutôt que d'une inflammation.

D'après Liebermeister, les dégénérescences des différents tissus dépendraient presque uniquement de l'élévation de température du corps dans la fièvre; certains faits viennent à l'appui de cette théorie, particulièrement en ce qui concerne les muscles : 1° les muscles atteints le plus fortement sont ceux du tronc, qui subissent une température plus élevée que ceux des extrémités; 2° lorsqu'on élève artificiellement la température du corps d'un animal ou lorsqu'on examine des muscles qui ont subi, par une cause quelconque, une température élevée, on rencontre souvent une dégénérescence vitreuse, analogue à celle des fièvres graves; ce fait est facile à constater en particulier sur la langue lorsqu'on enlève une tumeur de cet organe à l'aide du galvanocautère, les fibres situées à la périphérie de la tumeur subissent la transformation vitreuse.

D'autre part, il est certain que les dégénérescences dont nous parlons s'observent dans des maladies apyrétiques, comme la diphthérie. La théorie de Liebermeister est donc trop absolue, et c'est le cas de rappeler que la fièvre ne consiste pas seulement en une élévation anormale de la température du corps, les troubles qu'elle apporte dans les phénomènes d'échange et dans la nutrition des éléments anatomiques jouent un grand rôle dans les dégénérescences. Les troubles de nutrition consécutifs aux maladies chroniques s'accusent également par des dégénérescences des principaux organes de l'économie, mais ces altérations s'accomplissent lentement et elles aboutissent à l'état graisseux ou quelquefois à la transformation amyloïde.

Altérations du sang. — Dans les phlegmasies franches, la quanlité de fibrine du sang est notablement augmentée ; dans les pyrexies, au contraire, elle peut être diminuée dans une très forte proportion, c'est ainsi que dans la variole et la scarlatine hémorrhagiques le sang ne renferme presque plus de fibrine (Chalvet). Dans l'état fébrile l'albumine du sang et les globules rouges diminuent en général, ainsi que cela résulte des recherches d'Andral et Gavarret et de celles de Becquerel et Rodier. Les recherches modernes sur la numération des globules du sang ont donné une nouvelle démonstration de l'action anémiante des maladies fébriles.

Le sang des fébricitants renferme souvent un excès d'urée et de principes extractifs : leucine, tyrosine, créatine, etc.; enfin on trouve dans le sang des malades atteints de maladies typhoïdes, de paludisme et de charbon, des *microbes*, sur le rôle desquels nous aurons à revenir.

A côté des altérations du sang, il faut citer celles de l'appareil hématopoiétique ; les glandes lymphatiques et la rate se tuméfient souvent dans les fièvres.

Théories de la fièvre. — Pour les auteurs qui définissent la fièvre *une élévation anormale de la température du corps*, la recherche des causes de la fièvre se réduit à la question suivante : Pourquoi la température du corps s'élève-t-elle au-dessus de la normale ? Nous examinerons tout d'abord les différentes solutions qui ont été proposées pour résoudre cette question, mais nous tenons à prévenir le lecteur que c'est là seulement un des éléments du problème.

A l'état normal la température du corps humain se maintient dans un équilibre constant, parce que les *recettes* égalent les *dépenses*, l'équilibre peut être rompu de différentes manières et l'on conçoit à priori que l'élévation de température puisse dépendre. soit d'un excès dans la production du calorique, soit d'une déperdition moindre et d'une accumulation du calorique dans l'économie ; de là deux théories.

Traube a soutenu que la fièvre résultait d'une diminution dans la réfrigération du corps, théorie inadmissible dans l'immense majorité des cas et applicable tout au plus à l'élévation de température qui suit le frisson fébrile. L'examen le plus superficiel permet de constater que les fébricitants émettent, contrairement à la théorie précédente, beaucoup plus de calorique qu'à l'état normal ; l'air expiré est très chaud et la peau brûlante cède aux corps à son contact une quantité de chaleur anormale. Leyden et Liebermeister ont mesuré la perte de calorique chez le fébricitant. le premier en mettant un des membres du malade dans un calorimètre, le deuxième en calculant l'échauffement d'un bain froid dans lequel le malade avait séjourné quelque temps, et ces deux observateurs ont reconnu que la quantité de chaleur perdue était plus grande que celle qui aurait été perdue dans les mêmes conditions à l'état sain. Leyden a employé aussi la méthode des pesées et il a constaté que dans l'état fébrile il y avait une diminution progressive du poids du corps ; enfin nous avons vu que la plupart des produits excrémentitiels : acide carbonique, principes extractifs, urée (dans la fièvre inflammatoire franche), matière colorante provenant de la destruction des globules, augmentaient dans l'état fébrile. De tous ces faits on peut conclure que l'élévation de la température du corps dans la fièvre ne dépend pas de l'emmagasinement de la chaleur physiologique, mais d'une activité anormale des combustions et des autres phénomènes chimiques qui sont la source de la chaleur animale.

On s'est demandé aux dépens de quels éléments de nos tissus s'alimentait la fièvre : les uns ont soutenu que les principes hydrocarbonés fournissaient le principal aliment à cet incendie ; d'autres, que c'étaient les globules rouges du sang, etc. Il est facile de constater que presque tous les tissus participent à la combustion fébrile : la graisse disparaît, les muscles s'émacient, la matière glycogène ne se retrouve même plus dans son entrepôt principal, le foie, les globules rouges du sang sont détruits en grand nombre, d'où l'anémie rapide et l'excès de matière colorante dans les urines.

Ainsi, dans la fièvre, il y a exagération des combustions intra-organiques ; mais l'élévation de température qui en résulte n'est elle-même qu'un des éléments de l'état fébrile, dont la cause première reste à déterminer.

Deux théories principales ont cours actuellement et se partagent les suffrages des physiologistes et des médecins.

Pour les uns, c'est le système nerveux qui joue le principal rôle dans la pathogénie de la fièvre ; il y a excitation du système nerveux trophique ou bien paralysie d'un centre nerveux modérateur qui serait situé à l'union du bulbe et de la protubérance ; l'existence de ce centre nerveux modérateur n'est rien moins que démontrée.

Suivant les autres, les agents pyrétogènes provoquent la fièvre sans l'intermédiaire du système nerveux, ils jouissent de la propriété d'activer par leur présence les phénomènes d'échange et de combustion intra-organiques. Vulpian a adopté une théorie mixte de la fièvre ; il admet que les centres nerveux peuvent agir sur la nutrition intime des tissus et par suite sur la thermogénèse, mais il pense que les substances pyrétogènes ont la propriété de modifier directement les processus nutritifs sans l'intermédiaire du système nerveux (*Leçons sur les vaso-moteurs*).

Médication antithermique; méthode réfrigérante.— C'est surtout à J. Currie et à Brand que revient le mérite d'avoir montré tout le parti que l'on pouvait tirer des bains froids dans le traitement des fièvres. Les bains tièdes ou froids n'agissent pas seulement en soustrayant au fébricitant un excès de calorique ; si tel était leur mode d'action, leur influence serait des plus passagères et même ils pourraient avoir pour effet d'augmenter en définitive les combustions organiques, puisque d'après les recherches de Liebermeister, chez le fébricitant comme chez l'homme sain, la production de calorique augmente en raison directe de la déperdition. Il paraît évident que les bains tièdes ou froids agissent sur le système nerveux et que c'est par l'intermédiaire du système nerveux qu'ils ont une influence assez durable sur la fièvre.

Les émissions sanguines ont une action antithermique des plus évidentes qui autrefois était souvent utilisée dans le traitement des pyrexies et des phlegmasies. Ici encore la soustraction mécanique de la chaleur n'explique pas l'abaissement de la température qui suit toujours une émission sanguine abondante ; il est nécessaire pour s'expliquer l'action de la saignée comme celle des bains froids de faire intervenir le système nerveux.

La digitale et son alcaloïde la digitaline sont des antithermiques qui agissent évidemment sur le processus fébrile par l'intermédiaire du système nerveux ; leur premier effet est de ralentir les battements du cœur. Malheureusement la digitale, et la digitaline plus encore, sont difficiles à manier et exigent une surveillance des plus attentives quand on les administre à haute dose, de manière à agir fortement sur la fièvre. On peut en dire autant de la vératrine (*veratrum viride*).

Le sulfate de quinine n'est un antithermique puissant que contre les fièvres palustres, c'est un médicament *spécifique*.

Un grand nombre de médicaments antithermiques nouveaux ont été préconisés dans ces dernières années. La plupart de ces médicaments sont des *antiseptiques* plus ou moins puissants, tels sont l'acide phénique, l'acide salicylique et le salicylate de soude, la résorcine, la kairine, etc... Ces médicaments n'agissent pas seulement sur le sang en s'opposant dans une certaine mesure aux fermentations, ils paraissent agir aussi sur le système nerveux (Dujardin-Beaumetz).

L'antipyrine et l'antifébrine (acétanilide) ont, comme leurs noms l'indiquent, une action antifébrile très marquée. Ces médicaments administrés à dose suffisante produisent assez facilement un abaissement de la température, mais ils ne guérissent pas pour cela les fébricitants, ce qui prouve une fois de plus que la fièvre n'est pas seulement une élévation anormale de la température.

Il se produit dans le corps des malades atteints de fièvre et spécialement dans l'intestin, des ptomaïnes dont la résorption peut aggraver l'état du malade; par suite tous les agents capables de favoriser l'élimination de ces composés toxiques ou de les neutraliser peuvent avoir une action antipyrétique, tels sont les purgatifs, les diurétiques; c'est ainsi encore que le charbon pulvérisé a pu être préconisé dans le traitement de la fièvre typhoïde.

BOUILLAUD. Traité clinique et expérimental des fièvres dites essentielles. Paris, 1826. — GAVARRET. Recherches sur la température dans la fièvre intermittente (journal l'*Expérience*, 1839). — H. ROGER. Archives gén. de méd., 1844-1845. — DESNOS. De l'état fébrile, th. de concours, Paris, 1865. — HIRTZ. Article *Fièvre*, Nouv. Diction. de méd. et de chir. pratiques. — ZENKER. Des altérations des muscles dans la fièvre typhoïde. Leipzig, 1864. Traduction abrégée in Archives gén. de méd., 1865. — WUNDERLICH. De la température dans les maladies. Traduction française, 1872. — WEBER. Th., Paris, 1872. — HAYEM. Des myosites symptomatiques (Archives de physiologie, 1870). — A. LAVERAN. Des dégénérescences qui se produisent dans les maladies aiguës (Arch. gén. de méd., 1871). — VULPIAN. Leçons sur l'appareil vasomoteur. Paris, 1875. — LIEBERMEISTER. Handbuch der Pathologie und Therapie des Fiebers. Leipzig, 1875. — DU CASTEL. Des températures élevées dans les maladies, th. de concours pour l'agrégation, Paris, 1875. — PICOT. Des grands processus morbides. Paris, 1876. — BROUARDEL. L'urée et le foie. Paris, 1876. — LITTEN. De l'action des températures élevées sur l'organisme (Arch. de Virchow, 1877). — MICHEL PETER. Du traitement de la fièvre typhoïde par les bains froids (Société méd. des hôpitaux, 1877). — LORAIN. Études de médecine clinique. Le pouls, 1870, 1 vol. La température dans les maladies. Paris, 1878, 2 vol. — REGNARD. Recherches expérimentales sur les variations pathologiques des combustions respiratoires, th., Paris, 1878. — COHNHEIM. La fièvre au point de vue de la pathologie générale (Vorlesungen über allgemeine Pathol. Berlin, 1880).— HALLOPEAU. Traité élémentaire de pathologie générale. Paris, 2ᵉ édit., 1887. — REDARD. Traité de thermométrie médicale, Paris, 1885. — A. CHAUFFARD. Des crises dans les maladies, th. d'agrég., Paris, 1886. — A. MOSSÉ. Art. *Thermométrie médicale*, in Diction. encyclop. des sc. méd. — DUJARDIN-BEAUMETZ. Leçons de clinique thérapeutique, 1884, t. III, p. 585. — TRIPIER et BOUVERET. La fièvre typhoïde traitée par les bains froids. Paris, 1886.

PREMIÈRE PARTIE

MALADIES GÉNÉRALES

CLASSIFICATION

Nous décrirons les maladies générales dans l'ordre suivant :

Première section. — Fièvres simples comprenant : la fièvre éphémère et l'embarras gastrique fébrile.

Deuxième section. — Maladies miasmatiques comprenant :

1er groupe. — Les maladies typhoïdes : fièvre typhoïde, typhus exanthématique, fièvre récurrente, fièvre jaune et peste.

2e groupe. — Les maladies telluriques : fièvres palustres, suette, choléra, grippe.

3e groupe. — Les fièvres éruptives : rougeole, rubéole, scarlatine, variole et vaccine, varicelle.

4e groupe. — Les oreillons, la méningite cérébro-spinale et l'érysipèle, maladies qui se rapprochent des fièvres éruptives sans qu'il soit possible de les confondre avec elles.

Troisième section. — Maladies virulentes : syphilis, morve, rage, charbon. La variole pouvant figurer soit parmi les maladies miasmatiques, soit parmi les maladies virulentes, nous l'avons rangée parmi les premières, afin de ne pas détruire le groupe naturel des fièvres éruptives.

Quatrième section. — Maladies générales diathésiques : tuberculose, cancer, rhumatisme, goutte, diabètes.

Cinquième section. — Maladies dyscrasiques et cachexies de cause inconnue : anémie, leucémie, maladie bronzée d'Addison, scorbut, pellagre, cachexie pachydermique.

Sixième section. — Intoxications. Nous n'étudierons, parmi les intoxications, que celles qui présentent un véritable intérêt clinique, comme l'alcoolisme et le saturnisme.

PREMIÈRE SECTION

FIÈVRES SIMPLES

FIÈVRE ÉPHÉMÈRE

Comme le nom l'indique, il s'agit d'une fièvre très courte. La fièvre éphémère règne souvent avec fréquence au printemps; elle se développe du reste sous l'influence de causes qui sont inconnues; elle n'est pas contagieuse.

L'ascension est brusque, la température s'élève avec ou sans frisson jusqu'à 40 degrés ou 40°,5, elle se maintient peu de temps à son acmé et la défervescence est critique; la durée de la fièvre est de vingt-quatre ou quarante-huit heures, quelquefois de trois jours, cette durée est rarement dépassée. A la période d'état ou bien au moment de la défervescence, on voit survenir des groupes de vésicules qui siègent à la face, au niveau des lèvres, des ailes du nez ou des oreilles et qui constituent ce qu'on a appelé *l'herpès*. Le plus souvent il n'y a qu'un ou deux groupes d'herpès, mais quelquefois l'éruption s'étend à toute la face et même à une grande partie du tronc et des membres. La maladie présente alors une évidente analogie symptomatique avec les fièvres éruptives. Parrot, en s'appuyant sur ces faits d'herpès fébrile généralisé, a proposé d'assimiler la fièvre éphémère ou fièvre herpétique aux fièvres éruptives. L'éruption d'herpès dans la fièvre éphémère n'a pas l'importance des éruptions de la rougeole, de la scarlatine et de la variole; pour un cas où elle prend une grande extension, il y en a cent dans lesquels elle se caractérise par un ou deux groupes de vésicules; la fièvre éphémère ou herpétique n'est pas contagieuse comme les fièvres éruptives; enfin l'herpès n'a rien de spécifique, il n'est pas particulier à la maladie dont nous nous occupons, on le rencontre souvent dans la pneumonie, dans la méningite cérébro-spinale, etc., toutes ces raisons s'opposent à ce que la fièvre herpétique prenne rang parmi les éruptives.

La fièvre éphémère s'accompagne des troubles fonctionnels qui sont la conséquence ordinaire de l'état fébrile, troubles qui peuvent acquérir une intensité inquiétante, mais qui disparaissent rapidement. Les malades accusent une céphalalgie intense, le pouls et la respiration sont accélérés, la soif est vive, dans quel-

ques cas il y a des nausées et des vomissements, la constipation
est la règle,

La fièvre éphémère est facile à distinguer de la fièvre typhoïde
dont le début est beaucoup plus insidieux et moins bruyant. Suivant la règle posée par Wunderlich, lorsque chez un malade on
trouve, le premier jour de la fièvre, une température de 40 degrés,
on peut écarter l'idée de fièvre typhoïde; or nous avons dit que
l'ascension était brusque dans la fièvre éphémère. On peut confondre la fièvre éphémère avec la plupart des maladies qui ont
une période d'ascension très rapide, comme la pneumonie, l'angine, la scarlatine, la variole; le diagnostic se fait alors par exclusion, car toutes ces maladies ont des symptômes qui manquent
dans la fièvre éphémère; le diagnostic est confirmé par l'apparition de l'herpès et par la défervescence rapide.

Les accès fébriles qui se développent sous l'influence du
paludisme sont rarement isolés, ils se répètent à intervalles plus
ou moins réguliers; la tuméfaction de la rate, la présence d'éléments parasitaires dans le sang, l'efficacité du sulfate de quinine,
séparent du reste très nettement les fièvres palustres de la fièvre
éphémère simple. (Voy. *Paludisme.*)

Le pronostic est favorable, la maladie ne se termine jamais par
la mort. La convalescence est franche, très rapide; dès que la
fièvre est tombée, les malades se lèvent, l'appétit et les forces
reviennent rapidement.

Traitement : Repos au lit, diète, boissons fraîches; un purgatif
si la langue est saburrale et si la constipation est très marquée.

FIÈVRE GASTRIQUE. — EMBARRAS GASTRIQUE FÉBRILE
FIÈVRE RÉMITTENTE

L'embarras gastrique s'observe principalement au printemps,
surtout lorsque l'atmosphère se réchauffe brusquement. Peu de
personnes échappent complètement à cette influence : l'appétit
diminue, on éprouve de la lourdeur de tête, de la lassitude, l'esprit et le corps sont moins aptes au travail. Chez bon nombre de
personnes ces symptômes s'exagèrent et constituent ce qu'on a
appelé l'embarras gastrique. Il est apyrétique ou fébrile, c'est à
cette dernière variété que s'applique la dénomination de fièvre
gastrique. En dehors des variations atmosphériques, un grand
nombre de causes peuvent provoquer la fièvre gastrique; nous

citerons en particulier les excès de nourriture et de boissons, les fatigues immodérées, etc.

Les malades perdent l'appétit, la bouche est mauvaise, amère, les aliments n'ont plus de saveur et ils provoquent facilement des nausées ou des vomissements. La langue est humide, sale, recouverte d'un enduit blanchâtre ou jaunâtre plus ou moins épais. La constipation est la règle; le ventre est indolore ou bien il existe une sensation de brûlure à l'épigastre, qui est douloureux à la pression (1).

L'intensité des symptômes fébriles est variable : au début, les malades éprouvent des frissonnements, la température suit une marche irrégulière; en général, elle s'élève beaucoup moins que dans la fièvre éphémère, et elle présente des exacerbations vespérales, la température du matin s'éloignant souvent peu de la normale.

Les phénomènes nerveux sont peu marqués, ils consistent surtout en céphalalgie, courbature, douleurs dans les membres.

La fièvre gastrique dure trois ou quatre jours, rarement davantage.

On peut confondre surtout la fièvre gastrique avec les formes légères de la fièvre typhoïde ou fébricules typhoïdes. Dans ces dernières, malgré le peu d'intensité de la maladie, les symptômes nerveux : faiblesse, prostration, insomnie, céphalalgie, sont beaucoup plus marqués que dans la fièvre gastrique. Les symptômes abdominaux sont différents ; au lieu de constipation, on a de la diarrhée, de la douleur dans la fosse iliaque droite; enfin assez souvent des taches rosées qui font toujours défaut dans la fièvre gastrique.

Le pronostic est très bon; la maladie guérit par l'expectation pure et simple; mais elle peut alors se prolonger, et dans les cas où l'embarras gastrique est bien caractérisé par l'enduit saburral

---

(1) Les *taches ombrées*, qui ont été décrites quelquefois comme un des symptômes de l'embarras gastrique, peuvent se rencontrer dans toutes les maladies. Ces taches, qui paraissent avoir été faites avec un pinceau trempé dans l'encre de Chine, et qui siègent d'ordinaire à la face antérieure du tronc ou à la racine des membres, coïncident toujours avec l'existence des *pediculi pubis*, comme Moursou et Duguet l'ont fait remarquer; nous avons souvent vérifié nous-même ce fait intéressant. On peut dire aujourd'hui que la seule importance des taches ombrées est de déceler la présence des *pediculi pubis*. Il suffit d'une friction avec l'onguent mercuriel pour faire disparaître les parasites, mais les taches ombrées ne s'effacent que lentement. (Duguet, *Société de biologie*, 1880).

épais de la langue, il est bon d'administrer un vomitif ou un éméto-cathartique qui peut amener la guérison en vingt-quatre heures. Diète, repos au lit dans le cas où la fièvre présente quelque intensité, boissons fraîches et acidulées.

Dans la description qui précède nous avons eu surtout en vue la fièvre gastrique telle qu'on l'observe dans nos climats; dans les pays chauds, et déjà sur les rivages de la Méditerranée, cette fièvre prend une importance beaucoup plus grande; elle a été décrite sous le nom de *fièvre rémittente climatique* et confondue par bon nombre d'auteurs avec les fièvres rémittentes d'origine palustre. En exagérant tous les symptômes de la fièvre gastrique simple, en doublant ou triplant sa durée on arrive à se faire une idée exacte de la rémittente climatique; nous reviendrons du reste sur cette fièvre quand nous nous occuperons des maladies palustres.

En dehors des fièvres éphémère et gastrique, on a décrit un certain nombre d'autres fièvres simples sous les noms de *fièvre catarrhale, fièvre synoque, fébricule,* etc. Ces types morbides sont trop mal caractérisés pour mériter une description; leur existence même est douteuse. Lorsqu'on a soin d'éliminer les cas dans lesquels la fièvre est symptomatique d'une affection inflammatoire, on peut très facilement faire rentrer toutes les fièvres simples dans les deux types décrits plus haut.

Quelques auteurs, particulièrement en Angleterre, ont décrit dans un chapitre spécial, sous le nom de *fébricule,* les formes légères de la fièvre typhoïde et du typhus. La varioloïde, qui ne se traduit que par quelques boutons, diffère beaucoup de la variole confluente; cependant chacun convient qu'il s'agit d'une seule et même maladie, et l'on décrit, dans le même chapitre que la variole, les formes les plus atténuées de la varioloïde; pourquoi donc procéder autrement avec les maladies typhoïdes et séparer la fébricule de la fièvre typhoïde régulière? Nous ne voyons que des inconvénients dans cette manière d'agir; nous ferons donc l'histoire des formes légères du typhus et de la fièvre typhoïde en même temps que celle de ces maladies.

DEUXIÈME SECTION

MALADIES MIASMATIQUES

Les maladies miasmatiques comprennent, ainsi que nous l'avons déjà dit : 1° les maladies typhoïdes ; 2° les maladies telluriques ; 3° les fièvres éruptives ; 4° les oreillons, l'érysipèle, la méningite cérébro-spinale qui, au point de vue de leur nature, se rapprochent des fièvres éruptives. Nous étudierons ces maladies dans l'ordre indiqué.

MALADIES TYPHOÏDES

Sous le nom de maladies typhoïdes, Griesinger a réuni la fièvre typhoïde, le typhus exanthématique, la fièvre récurrente, la typhoïde bilieuse et la peste. Ces maladies forment en effet un groupe homogène analogue à celui des fièvres éruptives, ce sont des maladies miasmatiques, contagieuses, caractérisées par une fièvre vive à marche cyclique, des altérations profondes du sang, une tendance marquée aux localisations sur le système lymphatique et aux exanthèmes. La longue confusion de ces espèces morbides est la meilleure preuve des analogies qu'elles présentent entre elles ; aujourd'hui encore quelques médecins soutiennent l'identité du typhus et de la fièvre typhoïde. Au groupe des maladies typhoïdes nous rattacherons la fièvre jaune.

Quelques mots d'historique sont nécessaires pour expliquer comment les différents types morbides que nous allons décrire ont été tirés peu à peu du chaos des maladies typhoïdes.

Il est douteux si les anciens ont observé le typhus et la fièvre typhoïde ; le mot τύφος se retrouve souvent dans leurs descriptions, mais il est employé seulement pour désigner *l'état typhoïde* qui se rencontre dans un grand nombre de maladies étrangères au groupe des maladies typhoïdes, dans les formes graves du paludisme, par exemple, que les médecins grecs avaient souvent l'occasion d'observer.

La peste antique (pestes de Thucydide, de Galien, etc.) était probablement une maladie différente de la peste à bubons et aujourd'hui éteinte. La peste à bubons paraît avoir régné en Égypte plusieurs siècles avant Jésus-Christ, mais c'est seulement au sixième siècle de notre ère qu'elle sortit de son foyer et qu'elle donna lieu à une grande manifestation épidémique ; pendant dix siècles elle désola le monde et menaça à plusieurs reprises de le dépeupler. Au seizième siècle, elle commence à disparaître et c'est alors que le typhus et la fièvre typhoïde, trouvant le champ libre, prennent une extension qui commande l'attention.

En 1528, Fracastor donne une bonne description du typhus qui règne en Italie. A partir de cette date les épidémies de typhus et de fièvre typhoïde se succèdent rapidement, mais la confusion est complète entre ces deux maladies. Les premiers nosographes qui cherchent à classer les fièvres continues ne sont pas heureux dans leurs tentatives, car, au lieu de séparer le typhus de la fièvre typhoïde, ils compliquent la question en décrivant comme des maladies différentes des *fièvres putrides, adynamiques, ataxiques, muqueuses*, qui presque toutes se rapportent à la fièvre typhoïde.

Le magnifique ouvrage de Louis sur la fièvre typhoïde (1829) marque un immense progrès. Par ses recherches patientes et méthodiques, Louis démontra que les prétendues fièvres adynamiques, ataxiques, etc., n'étaient que des variétés d'une seule et même maladie bien caractérisée par la lésion des plaques de Peyer.

Une question se posa alors : fallait-il distinguer de la fièvre typhoïde la maladie connue sous les noms de *typhus des camps* et de *typhus fever?* Les médecins français étaient mal placés pour résoudre cette question, car le typhus avait presque complètement disparu de France ; les médecins anglais : Graves, Jenner, Murchison, qui observaient chaque jour le typhus et qui avaient souvent l'occasion de le comparer à la fièvre typhoïde, continuèrent l'œuvre de Louis, en traçant le diagnostic différentiel de la fièvre typhoïde et du typhus fever ou typhus exanthématique ; ils firent connaître aussi le typhus récurrent ou *relapsing fever*, qu'ils isolèrent des espèces morbides précédentes. Lors de la guerre de Crimée, les médecins militaires français purent étudier le typhus, qui fut même importé au Val-de-Grâce par nos soldats revenant de Crimée ; à partir de ce moment, ceux qui hésitaient encore à séparer le typhus de la fièvre typhoïde se rallièrent presque tous à la doctrine de la non-identité.

La typhoïde bilieuse a été bien décrite par Griesinger. Suivant toute apparence, il faut la considérer comme une forme grave de la fièvre récurrente.

La fièvre jaune, en sa qualité de maladie exotique, ne donnant lieu dans nos climats qu'à des épidémies locales et toujours à la suite d'importations, a été distinguée d'assez bonne heure des autres maladies typhoïdes; cependant des épidémies de typhoïde bilieuse ont été décrites plus d'une fois sous le nom de fièvre jaune, et réciproquement.

Parmi les maladies typhoïdes, nous donnerons naturellement la place d'honneur à la fièvre typhoïde, qui est la fièvre par excellence de nos climats, et c'est à son histoire que nous accorderons le plus de développements.

GAULTIER DE CLAUBRY et MONTAULT. Mémoires de l'Académie de médecine, 1838, t. VII. — JENNER. De la non-identité du typhus et de la fièvre typhoïde, traduc. de Verhaeghe. Bruxelles, 1852. — A. HIRSCH. Historisch-patholog. Untersuch. über die Typhen (Prager Vierteljahresschrift, 1851, Band XXXII; Historisch. geogr. Pathologie, 2te Aufl., t. I, 1885). — HAESER. Lehrbuch der Geschichte der Medicin und der epidemischen Krank. Iena, 1850-1853. — MAGNUS HUSS. Statistique et traitement du typhus et de la fièvre typhoïde à l'hôpital Séraphin de Stockholm. Paris, 1855. — MURCHISON. A treatise on the continued Fevers of Great Britain, 2e édit. London, 1873. — W. STOKES. Lectures on Fever. London, 1874. — BERNHEIM. Des fièvres typhiques en général, th. d'agrégation. Strasbourg, 1868. — GRIESINGER. Traité des maladies infectieuses, traduction française, 2e édit., annotée par E. Vallin. Paris, 1877. — A. LAVERAN. Traité des maladies et épidémies des armées. Paris, 1875.

FIÈVRE TYPHOÏDE

Synonymie : *Dothiénentérie* (Bretonneau); *entérite folliculeuse* (Cruveilhier, Forget); *typhus abdominal* ou *intestinal* (auteurs allemands).

La fièvre typhoïde a été observée sur presque tous les points du globe, mais elle est particulièrement fréquente dans les régions tempérées; dans les pays froids le typhus règne souvent en même temps qu'elle; dans les pays chauds les fièvres palustres lui font une terrible concurrence, tandis que dans les pays tempérés, en France par exemple, elle règne sans partage. La fièvre typhoïde s'observe à l'état permanent ou *endémique*, comme on dit, dans les grands centres de population; de temps à autre le nombre des cas se multiplie, la fièvre devient *épidémique;* dans les petites villes, dans les villages, la fièvre typhoïde donne lieu surtout à de petites épidémies, elle peut disparaître complètement pendant un certain nombre d'années.

ÉTIOLOGIE. — La fièvre typhoïde est une maladie contagieuse; un des auteurs modernes qui ont le mieux étudié la fièvre typhoïde, Budd, a même pu soutenir que la fièvre typhoïde se développait toujours par le fait de la contagion.

La contagion peut se produire de deux manières. Soit un malade atteint de fièvre typhoïde; ce malade peut transmettre la fièvre typhoïde aux personnes qui le soignent ou qui le visitent (contagion directe); d'autre part les excreta de ce malade répandus au dehors peuvent souiller l'eau des puits ou des ruisseaux et porter au loin le contage (contagion indirecte, à distance).

L'école de Paris a contesté pendant longtemps que la fièvre typhoïde fût contagieuse. Louis déclare que pendant toute sa carrière il n'a observé que trois cas de contagion de la fièvre typhoïde; Andral est encore plus affirmatif et il écrit (*Clinique médicale*, 2ᵉ édit., 1830, t. III, p. 449) que *jamais* il n'a reconnu à cette maladie le moindre caractère contagieux.

Dès 1829 Bretonneau citait des faits attestant que la fièvre typhoïde est une affection contagieuse, et depuis cette époque des faits semblables ont été publiés en si grand nombre, qu'il nous est impossible de songer à les résumer ici. Ce sont les médecins observant dans de petites localités qui ont fourni les documents les plus précieux, les preuves les plus convaincantes du pouvoir contagieux de la fièvre typhoïde. Après Bretonneau il faut citer Gendron (observations recueillies à Château-du-Loir et aux environs), Ruef (épidémie de Bischofsheim, Alsace), Putegnat (Lunéville), Piedvache (Dinan), Flint (North-Boston, État de New-York). Alison. Un individu atteint de fièvre typhoïde au début arrive dans une petite localité où la fièvre n'avait pas régné depuis quelque temps, les personnes qui soignent ou qui visitent le malade prennent bientôt la fièvre typhoïde qui se répand de proche en proche et devient épidémique. Les faits cités par Gendron, Piedvache et Flint sont particulièrement probants.

Les médecins militaires ont souvent constaté des faits attestant que la fièvre typhoïde était transmissible, importable.

A tous ces exemples de contagion de la fièvre typhoïde on objecte surtout que la fièvre typhoïde se montre peu contagieuse à Paris et que les cas intérieurs de fièvre typhoïde sont rares dans les hôpitaux, bien qu'on n'isole pas en général les malades qui en sont atteints.

Il nous semble assez facile de comprendre pourquoi le caractère contagieux de la fièvre typhoïde si apparent dans les petites localités peut échapper aux meilleurs observateurs dans un grand centre comme Paris.

La filiation des maladies les plus manifestement contagieuses, comme la gale et la variole, est souvent difficile à établir dans les grands centres de population; l'homme y vit dans une promiscuité qui multiplie les chances de contagion, mais qui en même temps complique singulièrement les recherches étiologiques, surtout lorsque les maladies sont transmissibles par l'air et que les contages peuvent se conserver pendant longtemps en dehors de l'économie.

D'autre part bon nombre d'habitants des grandes villes jouissent d'une immunité plus ou moins complète pour la fièvre typhoïde : les uns ont eu des fièvres typhoïdes antérieures, et tous les auteurs s'accordent à dire que la fièvre typhoïde récidive très rarement ; d'autres ont eu des fébricules, formes très légères de la maladie, qui suffisent malgré leur bénignité à prévenir les récidives ; d'autres enfin jouissent d'une immunité incomplète, il est vrai, par le seul fait d'un séjour prolongé dans les foyers où la fièvre est endémique. La fièvre jaune se comporte de la même manière au Mexique ; en dehors des paroxysmes épidémiques elle ne s'attaque guère qu'aux nouveaux venus.

Enfin on est si habitué à observer la fièvre typhoïde dans les grandes villes, qu'on néglige souvent de s'enquérir comment la maladie s'est développée et s'il y a eu contagion ; le médecin de campagne qui reste souvent plusieurs années sans observer un seul cas de fièvre typhoïde est amené au contraire tout naturellement à faire une enquête étiologique quand quelques cas de cette maladie viennent à se produire dans un village.

La rareté des cas intérieurs de fièvre typhoïde dans les hôpitaux a du reste été beaucoup exagérée, et comme le dit Chomel, dès qu'on se donne la peine de rechercher ces faits de contagion, on s'aperçoit qu'ils se multiplient rapidement.

Les cas intérieurs de fièvre typhoïde sont plus communs dans les hôpitaux militaires que dans les hôpitaux civils, ce qui s'explique facilement : le soldat est en effet prédisposé par son âge et par ce fait qu'il arrive souvent des campagnes dans les grandes villes. En deux ans Daga a observé jusqu'à vingt-cinq cas intérieurs de fièvre typhoïde à l'hôpital militaire de Nancy. L'un de nous a publié des faits nombreux de *cas intérieurs* de fièvre typhoïde recueillis dans les hôpitaux militaires. Même dans les hôpitaux civils des grandes villes les cas intérieurs s'observent assez fréquemment, comme l'attestent les faits publiés par MM. Quinquaud et Ollivier.

Tout récemment encore Debove citait des faits qui viennent à l'appui de la contagion de la fièvre typhoïde.

Les infirmiers chargés spécialement du soin des typhoïdiques contractent fréquemment la maladie.

En général dans les maladies contagieuses, le produit le plus caractéristique de la maladie est le véhicule du poison morbide

(Budd). C'est ainsi que le liquide du jetage transmet la morve et que le pus des pustules varioliques est l'agent ordinaire de dissémination de la variole; on pouvait donc s'attendre à priori à trouver dans les selles typhoïdiques, qui renferment les produits d'élimination des plaques de Peyer, le principe le plus actif de la contagion; des faits nombreux prouvent en effet que les selles typhoïdiques, en se mélangeant à l'eau ou en se desséchant et en se disséminant dans l'air, donnent lieu à la transmission de la fièvre typhoïde. Il paraît démontré que les eaux potables souillées par les matières fécales des malades atteints de fièvre typhoïde sont l'agent le plus actif de la transmission de la maladie; il résulte aussi des faits publiés par différents observateurs en Angleterre, notamment par le docteur Cameron, que le lait provenant de vacheries mal installées dans lesquelles se trouvaient des malades atteints de fièvre typhoïde a servi quelquefois à propager la maladie.

D'après Budd, les matières fécales provenant des typhoïdiques conserveraient pendant longtemps leurs propriétés contagieuses. On comprend que la contagion qui s'opère de cette manière soit difficile à constater, surtout dans les grands centres de population.

Prétendre que la fièvre typhoïde n'est pas contagieuse parce que les personnes qui entourent les malades sont souvent épargnées, équivaudrait à dire, suivant l'ingénieuse comparaison de Budd, qu'une touffe de roseaux penchée sur un cours d'eau n'a pas la faculté de se reproduire, parce que les graines ne germent pas sur place et qu'elles sont entraînées par le courant loin de leur origine.

Dans un grand nombre de relations d'épidémies typhoïdiques des foyers locaux d'infection, tels qu'égouts mal entretenus et mal curés, fosses d'aisances communiquant par des infiltrations souterraines avec l'eau d'un puits servant à la boisson, ruisseaux, fossés contenant une eau croupie, stagnante, etc., paraissent avoir joué un rôle important. La question est de savoir si ces causes d'infection sont capables d'engendrer directement le miasme typhoïdique, ou bien si elles jouent seulement le rôle de milieux favorables au développement des germes spécifiques, lesquels doivent toujours être fournis par des malades atteints de fièvre typhoïde. D'après Murchison, les émanations gazeuses des égouts et des fosses d'aisances suffiraient à provoquer la fièvre typhoïde; il faut bien avouer qu'on est parfois fort embarrassé pour dire d'où est venu le germe de telle ou telle petite épidémie développée loin des centres de population où la maladie est endémique.

L'encombrement, c'est-à-dire la réunion d'un grand nombre

de personnes dans un local insuffisant, favorise singulièrement l'éclosion de la fièvre typhoïde et son développement sous la forme épidémique. On observe journellement dans les armées des faits qui démontrent de la manière la plus évidente cette influence de l'encombrement et dans nos climats on est presque certain de voir apparaître la fièvre typhoïde dans une caserne lorsque les nécessités du service obligent à resserrer le casernement.

La nature du sol et la hauteur de la nappe d'eau souterraine paraissent avoir une certaine influence sur le développement épidémique de la fièvre typhoïde.

Il résulte des recherches de Pettenkofer à Munich que les recrudescences de la fièvre typhoïde se produisent chaque fois que la nappe d'eau souterraine s'abaisse. Mais cette loi vraie pour Munich n'a pas pu être vérifiée dans d'autres localités.

L'un de nous a constaté qu'à Lyon les épidémies de fièvre typhoïde coïncident d'une façon très constante avec une élévation de la nappe d'eau souterraine. Les élévations brusques de la nappe d'eau souterraine entraînent les matières putrides qui se touvent dans le sol à proximité des puits et paraissent favoriser ainsi l'éclosion et l'extension des épidémies typhoïdiques parmi les habitants qui font usage de l'eau de puits (J. Teissier, *Statistique générale des grandes maladies infectieuses à Lyon*. Lyon, 1887).

Le surmenage, la fatigue, la mauvaise alimentation, la tristesse et d'une manière générale toutes les influences débilitantes prédisposent à la fièvre typhoïde. Les armées en campagne sont très exposées aux épidémies de fièvre typhoïde; presque toutes les campagnes entreprises dans ces dernières années par les Français ou les Anglais dans les pays chauds ont été marquées par de graves épidémies de fièvre typhoïde.

Les jeunes gens sont particulièrement éprouvés par la maladie, qui présente son maximum de fréquence de quinze à vingt-cinq ans ; la fièvre typhoïde est très rare dans la première enfance et dans la vieillesse. Les jeunes gens qui arrivent des campagnes dans les villes sont souvent atteints de fièvre typhoïde, ce qui s'explique facilement (contagion). Dans l'armée ce sont les recrues qui payent à la fièvre typhoïde le plus lourd tribut.

Les saisons ne paraissent pas exercer une influence bien manifeste sur le développement de la fièvre typhoïde.

On peut dire d'une façon générale qu'une première atteinte de fièvre typhoïde donne l'immunité; cependant cette règle comporte d'assez nombreuses exceptions.

Boudin a soutenu autrefois qu'il y avait antagonisme entre la fièvre typhoïde et les fièvres palustres ; cette opinion, démentie chaque jour par les faits qu'on observe dans les pays chauds, est aujourd'hui complètement abandonnée.

Peut-on aller plus avant dans la connaissance des causes et de la nature de la fièvre typhoïde ? On l'a essayé, mais jusqu'ici l'accord n'est pas fait sur cette question. Deux doctrines principales sont en présence : pour les uns la fièvre typhoïde est produite par un microbe spécial, pour les autres la maladie est la conséquence de l'absorption de principes toxiques produits, de la putréfaction ou ptomaïnes qui peuvent prendre naissance, soit en dehors de l'organisme soit dans l'organisme lui-même, ce qui constitue l'auto-infection.

Depuis vingt ans de nombreuses recherches ont été faites pour découvrir le microbe de la fièvre typhoïde, notamment par Coze et Feltz, Recklinghausen, Eberth qui a publié en 1880 et 1881 deux mémoires importants sur ce sujet, Klebs, Mayer, Gaffky, Artaud, Chantemesse et Widal.

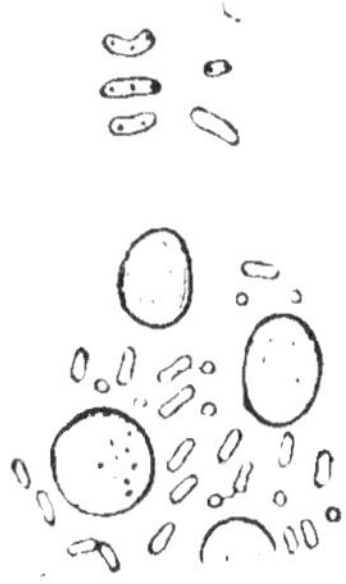

Les descriptions données par ces différents auteurs présentent quelques divergences. Cependant le bacille décrit par Eberth comme le microbe de la fièvre typhoïde a été retrouvé par Mayer, Gaffky, Artaud, Cornil, Chantemesse, Widal et Babès dans les organes des sujets morts de fièvre typhoïde, notamment dans la rate et les ganglions mésentériques. Le bacille ne se trouve pas dans le sang recueilli à la périphérie du corps.

Le bacille d'Eberth est un bâtonnet très mobile, à extrémités arrondies, souvent un peu renflé à sa partie moyenne ; sa longueur est de 2 à 5 μ et sa largeur est le tiers environ de la longueur (fig. 1). Lorsque le bacille a été coloré par le bleu de méthylène, on constate parfois que la partie centrale est à peine teintée, tandis que les extrémités sont très fortement colorées. Le bacille prend alors un aspect spécial qui l'a fait comparer à une navette (Artaud).

Fig. 1.

Bacilles de la fièvre typhoïde (Cornil et Babès).

Le bacille d'Eberth se cultive très facilement sur la pomme de terre. Il se multiplie à l'aide de spores.

La recherche des bacilles dans la rate ou dans les ganglions mésentériques des typhoïdiques est des plus faciles.

On écrase de petits fragments de ces organes à l'état frais entre deux lamelles de verre, on sèche les lamelles en les passant rapidement au-dessus de la flamme d'une lampe à alcool, puis on les immerge pendant dix minutes dans la solution bouillante de bleu de méthylène ; les lamelles retirées du bain colorant sont lavées, séchées, éclaircies avec l'essence de girofle, puis montées dans le baume du Canada.

La présence de ces bacilles dans les tissus des typhoïdiques ne démontre pas d'une façon définitive que le bacille d'Eberth soit l'agent pathogène de la fièvre typhoïde ; on rencontre à l'état normal dans la bouche des bacilles identiques à ceux qui ont été décrits comme les bacilles de la fièvre typhoïde (Vignal, *Archives de physiologie*, 15 novembre 1886).

Jusqu'ici on n'a pas réussi à reproduire la fièvre typhoïde par inoculation aux animaux des liquides renfermant le bacille. Les animaux sur lesquels on a expérimenté : lapins et cobayes, paraissent d'ailleurs réfractaires à la fièvre typhoïde. On observe chez le cheval une maladie spontanée qui a une grande analogie avec la fièvre typhoïde de l'homme, malheureusement l'expérimentation sur le cheval présente de grandes difficultés.

Les auteurs qui croient au développement spontané de la fièvre typhoïde en dehors de l'introduction de tout germe morbide soutiennent que l'apparition des bacilles dans l'organisme des typhoïdiques est un phénomène secondaire, accessoire, et que le poison typhoïdique peut se produire dans l'organisme lui-même et à ses dépens quand les conditions de milieu sont mauvaises et en particulier lorsque les fonctions gastro-intestinales s'accomplissent dans de mauvaises conditions. C'est ainsi qu'on a pu faire jouer un rôle à la dilatation de l'estomac dans l'étiologie de la fièvre typhoïde. La découverte des ptomaïnes a fourni un nouvel argument aux partisans de l'auto-infection.

L'ingestion de viande altérée paraît avoir suffi quelquefois à provoquer l'apparition de la fièvre typhoïde (épidémie d'Andellingen citée par Griesinger, épidémie de Klosen observée par le docteur Waldner), ce qui paraît venir aussi à l'appui de la théorie qui rapporte la fièvre typhoïde à une intoxication ; mais une conclusion dans ce sens nous paraîtrait bien hasardée.

La fièvre typhoïde n'a pas les allures d'une intoxication ; contrairement à ce qui arrive dans les intoxications, elle a une période d'incubation, une évolution toujours régulière malgré les différences d'intensité qu'elle présente, elle récidive rarement, enfin la contagion joue un rôle important dans sa propagation.

Les probabilités nous paraissent être en faveur de la doctrine microbienne de la fièvre typhoïde.

DESCRIPTION. — La période d'*incubation* de la fièvre typhoïde,
c'est-à-dire la période qui s'écoule entre l'introduction du miasme
dans l'économie et l'apparition des premiers symptômes, n'est
pas exactement connue. La plupart des auteurs décrivent une
période *prodromique* précédant l'apparition de la fièvre, période
qui serait caractérisée par un malaise général, de l'abattement,
de l'anorexie, de la diarrhée ; ces prodromes se confondent en
général avec la période initiale ou d'ascension ; comme le début
est insidieux, qu'il ne s'annonce pas bruyamment par un frisson,
il est souvent difficile de fixer le moment exact où la maladie a
commencé.

Les cas d'intensité moyenne que nous prendrons comme types

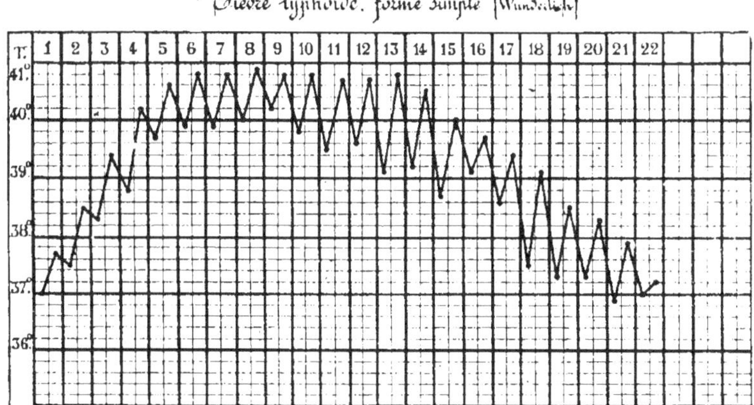

FIG. 2.

de la description ont une durée de vingt et un jours ou de trois
septénaires ; la thermométrie montre que la durée de la fièvre se
divise naturellement en trois périodes d'*ascension*, d'*état* et de
déclin que l'on peut appeler, avec Jaccoud, *stades des oscillations
ascendantes, des oscillations stationnaires et des oscillations descendantes*.

A. *Période d'ascension.* — Les malades éprouvent tout d'abord
une grande fatigue, accompagnée de céphalalgie, de vertiges, de
bourdonnements d'oreilles, d'insomnie et de rêvasseries. La température s'élève progressivement par oscillations ascendantes
(voy. la fig. 2), et c'est seulement le soir du quatrième ou du cin-

quième jour qu'elle atteint son maximum, qui est en moyenne de
40 degrés. Assez souvent on observe des épistaxis, enfin il survient de la diarrhée qui peut être plus ou moins abondante, et de
la bronchite ; c'est généralement à la fin de cette période ou au
commencement de la période d'état que les malades entrent à
l'hôpital.

B. *Période d'état.* — Les symptômes de cette période peuvent
être divisés en *symptômes généraux, symptômes nerveux, symptômes gastro-intestinaux, symptômes thoraciques;* c'est dans cet
ordre qu'il faut les rechercher au lit du malade, afin d'apporter
un peu de méthode dans l'examen clinique.

La fièvre est continue en ce sens que la température reste toujours au-dessus de la normale, mais le plus souvent la température du matin est inférieure de 1 degré environ à celle du soir ;
la température du matin étant de 39 degrés par exemple, celle du
soir s'élève à 40 degrés. Sur le tracé thermométrique, la période
d'état est caractérisée par une ligne brisée qui oscille entre les
minima du matin et les *maxima* du soir, d'où le nom de *stade
des oscillations stationnaires* qui lui a été donné. Vers le septième
jour on observe souvent une défervescence matinale très prononcée (Wunderlich). Dans les cas graves, la température du
matin est presque aussi élevée que celle du soir, de sorte que
les oscillations sont très peu étendues et que le tracé thermométrique se rapproche de la ligne droite. La période d'état a une
durée de dix à quinze jours en moyenne. Le pouls est généralement accéléré, mais il n'y a pas de rapport constant entre sa
fréquence et l'élévation de la température; le dicrotisme est très
marqué.

Vers le huitième jour, on voit se produire une éruption constituée par de petites taches rosées, érythémateuses, qui font une
légère saillie à la surface de la peau et qui disparaissent complètement par la pression, ce sont les *taches rosées lenticulaires;*
l'abondance de l'éruption varie beaucoup : tantôt on ne compte
que trois ou quatre taches rosées sur la paroi antérieure de l'abdomen, tantôt ces taches s'observent en très grand nombre, non
seulement sur les parois antérieure et postérieure du tronc, mais
aussi à la racine des membres. L'éruption, lorsqu'elle est abondante, se fait souvent sous forme de poussées successives, de sorte
qu'elle est visible pendant longtemps.

A la fin de la période d'état ou pendant le stade de défervescence, la peau de la partie antérieure du tronc se couvre souvent
de *sudamina ;* les petites vésicules qui constituent les sudamina

font à la surface de la peau une saillie parfaitement appréciable par le toucher, elles renferment un liquide transparent, acide comme la sueur ; cette éruption, qui se retrouve dans un grand nombre de maladies fébriles, tient probablement à l'oblitération des conduits des glandes sudoripares par des cellules épidermiques desséchées.

Les *symptômes nerveux* du début : céphalalgie, prostration, rêvasseries, insomnie, s'accentuent à la période d'état ; les malades sont pris de vertiges dès qu'ils essayent de se lever ou même de s'asseoir dans leur lit ; ils se plaignent de bourdonnements d'oreilles, de céphalalgie et surtout d'une insomnie extrêmement fatigante et très caractéristique, car elle ne se retrouve au même degré dans aucune autre maladie ; lorsqu'ils s'endorment, ils ont des cauchemars ; enfin ils tombent dans l'*état typhoïde* qui est plus ou moins marqué suivant la gravité des cas. Les malades sont dans le décubitus dorsal, les traits de la face sont immobiles, sans expression, le regard se perd dans l'espace, on sent que l'intelligence alourdie n'a plus assez d'énergie pour prendre part à la vie extérieure, de même que les muscles n'ont plus la force suffisante pour faire mouvoir les membres ; les narines sont pulvérulentes, les ailes du nez, animées de mouvements rapides, attestent la gêne de la respiration ; la bouche reste entr'ouverte, les dents sont fuligineuses ; la langue est rouge, desséchée, surtout à sa pointe et à sa partie moyenne ; quelquefois la dessiccation s'étend à toute la surface de la langue qui, ne pouvant plus s'étaler lorsque le malade la tire, prend l'aspect de la langue de *perroquet*. La muqueuse linguale est souvent fendillée et recouverte d'un enduit brunâtre formé par le mucus desséché et mélangé à de petites quantités de sang. Un tremblement très marqué de la langue et des lèvres contribue avec la sécheresse de la muqueuse buccale à rendre la parole difficile. Il existe souvent de la surdité. Les membres sont immobiles ou bien le malade exécute sans cesse des mouvements avec ses mains, comme s'il voulait atteindre des corps imaginaires (carphologie) ; lorsqu'on applique la main sur l'avant-bras, on sent les tendons qui se tendent les uns après les autres (soubresauts des tendons).

Pendant la nuit, les désordres nerveux augmentent, les malades délirent, prononcent des paroles sans suite, ils se lèvent sans savoir ce qu'ils font et cherchent à s'échapper de la salle où ils se trouvent. Si les symptômes nerveux sont caractérisés surtout par l'affaiblissement et la prostration, on dit que la fièvre typhoïde a la *forme adynamique;* si au contraire les phénomènes d'excitation dominent, si le délire est bruyant, l'agitation incessante, on dit qu'elle a la *forme ataxique*; enfin, si ces états de prostration et d'excitation se combinent, la fièvre est dite *ataxo-adynamique*, ce sont là de simples variétés symptomatiques dont on faisait autrefois des entités morbides distinctes.

Le plus souvent les malades ne perdent pas entièrement connaissance : en les interpellant à haute voix, on peut les tirer de leur état de somnolence et obtenir d'eux quelques brèves réponses; dans les cas très graves, le délire et la perte de connaissance persistent nuit et jour.

La soif est vive tant que les malades ne sont pas plongés dans l'état typhoïde, car alors ils ne songent plus à boire; l'anorexie est complète.

Les *symptômes abdominaux* sont, par ordre d'importance : la *douleur à la pression localisée dans la fosse iliaque droite;* la *diarrhée;* le *gargouillement*, provoqué par la pression; le *météorisme abdominal* et la *tuméfaction de la rate.*

En déprimant la paroi antérieure de l'abdomen au niveau de la fosse iliaque droite, on provoque une douleur plus ou moins vive qui, lorsqu'elle est bien limitée, est très caractéristique, car elle se rattache à la lésion des plaques de Peyer; chez les malades dont le ventre est très souple, on sent parfois, dans la fosse iliaque droite, une tumeur constituée par le gonflement des ganglions mésentériques au voisinage de la valvule iléo-cæcale; enfin on a une sensation de gargouillement due au mélange des gaz avec le contenu liquide de l'intestin; ce dernier symptôme se retrouve du reste chez tous les diarrhéiques.

La diarrhée est quelquefois peu abondante, il peut même y avoir constipation au début, en général les malades ont cinq ou six selles diarrhéiques par jour; le nombre des selles peut être beaucoup plus considérable, quelques malades vont à la garde-robe douze, quinze fois par jour ou plus souvent encore, et ces évacuations incessantes contribuent à les affaiblir. Lorsque l'état typhoïde est très prononcé, les évacuations alvines (urines et matières fécales) sont involontaires; il peut aussi y avoir rétention d'urine.

Les symptômes gastriques, en général peu marqués, prennent parfois une assez grande importance : vomissements, douleur épigastrique spontanée et surtout à la pression; l'intolérance pour les aliments peut constituer une complication très sérieuse de la convalescence.

Le météorisme abdominal est très variable; dans les cas où il est très marqué, il augmente la dyspnée par refoulement du diaphragme.

L'hypertrophie de la rate n'est pas toujours facile à constater : la rate, en effet, augmente surtout de volume par sa partie supérieure, qui se cache sous le diaphragme; de plus, la rate est molle et non indurée comme dans les fièvres palustres anciennes, de sorte que, lors même qu'elle déborde les fausses côtes, il est difficile de la sentir par la palpation.

Les urines sont peu abondantes, fortement colorées, très chargées en principes extractifs; d'après les recherches d'Albert Robin, la quantité d'urée est d'autant moins élevée que les symptômes typhoïdes sont plus accusés, et d'autant plus élevée que la fièvre affecte une marche plus franchement inflammatoire; les urines sont souvent légèrement albumineuses. D'après les recherches de Ch. Bouchard, il est important de constater si le précipité albumineux fourni par les urines se rétracte ou non au fond du tube qui a servi à faire l'expérience. Le précipité albumineux rétractile indiquerait l'existence d'une néphrite, tandis que l'albumine non rétractile se montrerait dans les urines sous l'influence d'un simple état dyscrasique en dehors de toute altération des reins. Ch. Bouchard a constaté en outre que lorsque l'urine des typhoïdiques renfermait de l'albumine rétractile, on y trouvait également des bactéries, et il a émis l'idée que dans ces cas la néphrite était due à l'élimination des bactéries par les reins.

Les *phénomènes thoraciques* consistent en une *bronchite* plus ou moins intense et en une tendance marquée à la congestion hypostatique des lobes inférieurs des poumons. La bronchite peut prendre dès le début une intensité telle qu'elle occupe le premier plan dans la symptomatologie de la fièvre typhoïde, qui est dite alors à *forme thoracique;* le plus souvent la bronchite est peu marquée au début, on ne trouve dans la poitrine que quelques râles sibilants et ronflants, c'est seulement vers le milieu de la période d'état que les symptômes thoraciques prennent de l'importance : outre les râles de bronchite, on trouve alors vers les bases des râles sous-crépitants, ou bien du silence respiratoire et de la submatité.

Il existe quelquefois de la laryngite ou de l'angine.

C. *Période de défervescence.* — Du quinzième au vingtième jour la défervescence commence à se faire, les températures du soir sont toujours plus élevées que celles du matin, mais les unes et les autres, celles du matin surtout, sont chaque jour en décroissance sur les températures de la veille, et au bout de six à sept jours la défervescence est complète, c'est-à-dire que les températures prises matin et soir ne s'élèvent plus au-dessus de la normale; le malade entre alors en convalescence. Sur le tracé thermométrique la période de défervescence se traduit par des oscillations descendantes (fig. 2); les températures vespérales restent quelquefois très élevées au début de la défervescence, l'abaissement portant seulement sur les températures matinales.

Les symptômes nerveux perdent de leur intensité, l'agitation et le délire diminuent, l'insomnie disparaît, la prostration est moins considérable, les malades se retournent spontanément dans leur lit et ne sont plus aussi étrangers à ce qui les entoure, mais la faiblesse est encore très grande, l'amaigrissement se prononce de plus en plus, la dénutrition des tissus, des organes, est arrivée

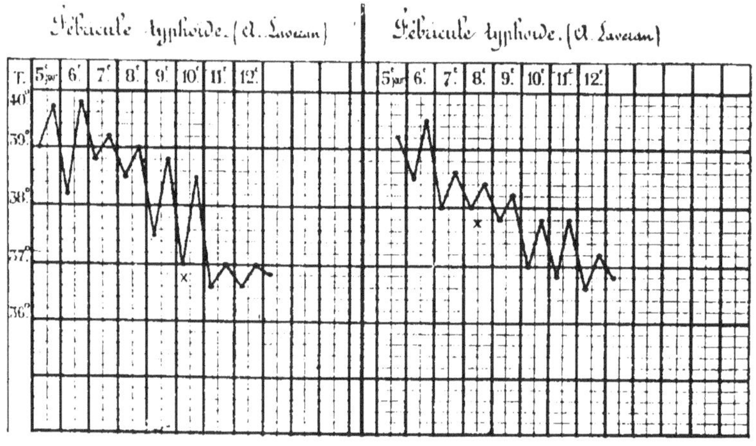

× Apparition des taches roses.

Fig. 3. Fig. 4.

à son maximum, des complications de toute sorte peuvent se produire et remettre en danger la vie du malade.

Variétés. — En se basant sur la prédominance de tels ou tels symptômes, on a décrit des formes *inflammatoires, nerveuses, adynamiques, ataxo-adynamiques, spinales, thoraciques, abdominales;* il est impossible de consacrer une description spéciale à chacune de ces variétés de la fièvre typhoïde.

La fièvre typhoïde, comme la plupart des maladies, a ses formes légères, abortives, et ses formes graves. Il est démontré aujour-d'hui que certaines fièvres continues, qui évoluent en huit ou dix jours, doivent être rapportées à la fièvre typhoïde. On a donné à ces formes légères les noms de *fièvres typhoïdes abortives*, de *typhus levissimus*, de *typhus abortif* ou mieux de *fébricules typhoïdes;* le mot de typhus ne doit jamais être appliqué à la fièvre typhoïde, sous peine de confusion avec le typhus exanthématique. Dans ces fébricules, le tracé thermométrique rappelle celui de la fièvre typhoïde de durée normale (voy. fig. 3 et 4); la défervescence est lente, progressive, la période d'état est très écourtée; les symptômes généraux sont réduits à leur minimum d'intensité, les malades accusent de la fatigue, de la faiblesse; il y a un peu de bronchite et de diarrhée, de la douleur à la pression dans la fosse iliaque droite; les taches rosées se montrent quelquefois au moment où la température commence déjà à tomber. Ces fébricules guérissent presque toujours; quand par hasard les malades succombent à quelque complication, on constate les lésions caractéristiques des plaques de Peyer, ainsi que l'un de nous a pu s'en assurer chez un homme mort subitement au moment où il venait de terminer une fébricule typhoïde. Les lésions intestinales sont peu abondantes dans ces cas; il est même probable que dans les formes les plus légères les plaques de Peyer n'arrivent pas à ulcération.

Nous avons fixé plus haut à huit ou dix jours la durée moyenne des fébricules; il n'est pas prouvé que des fièvres moins longues encore, que ces indispositions légères qui surviennent souvent chez les nouveaux venus dans les grandes villes, ne soient pas de même nature que la fièvre typhoïde et qu'elles ne puissent pas conférer l'immunité.

A côté de ces formes légères, il y en a de graves qui se prolongent pendant quatre ou cinq septénaires, quelquefois même davantage; sur les tracés thermométriques on retrouve les trois stades d'ascension, d'état et de défervescence avec les caractères que nous avons signalés dans la forme régulière, mais à la fin de la période d'état, entre cette période et celle de défervescence, vient s'interposer un stade irrégulier caractérisé par de grandes oscillations thermométriques, auquel Wunderlich a donné le nom de *stade amphibole* (voy. fig. 5). D'après Wunderlich et Hamernyk, cette fièvre irrégulière serait due principalement aux ulcérations intestinales et il faudrait la comparer à la fièvre secondaire ou de suppuration de la variole. Toutes les complications inflammatoires, si nombreuses et si variées à la fin des fièvres typhoïdes

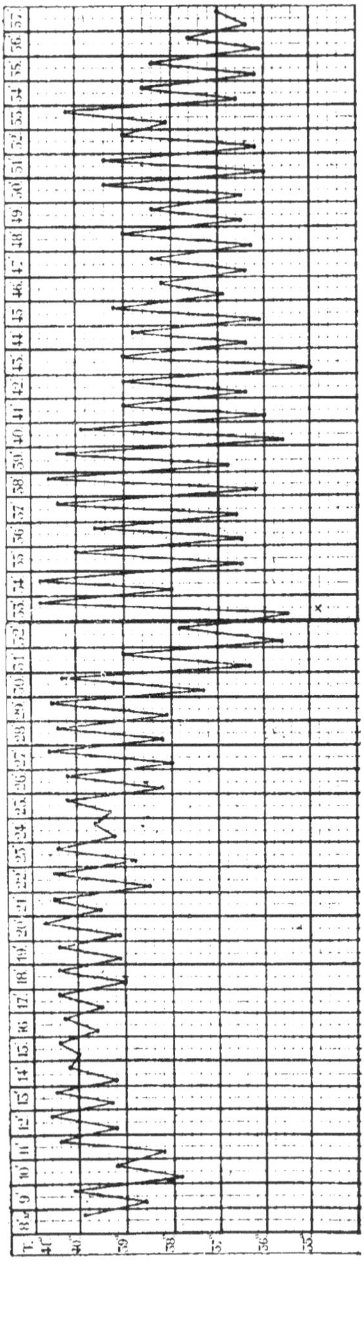

Fig. 5.

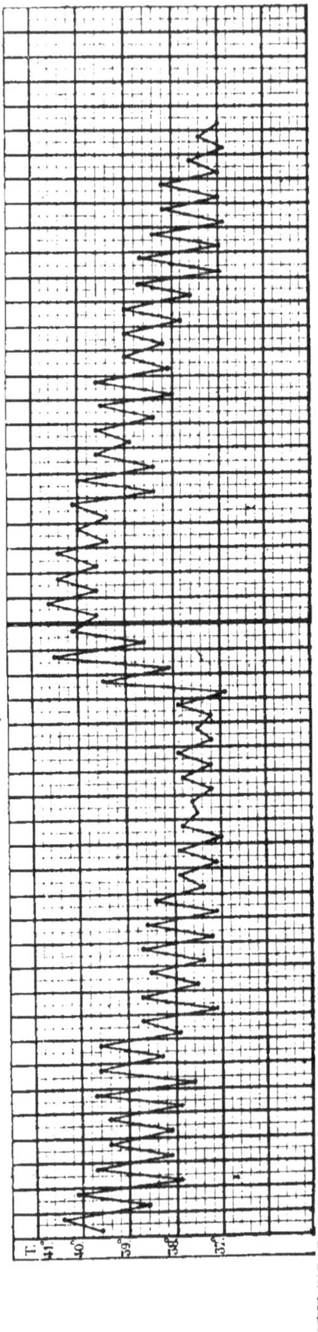

graves, contribuent au développement du stade amphibole aussi bien que la suppuration des plaques de Peyer.

La fièvre typhoïde évolue quelquefois d'une façon insidieuse. La plupart des symptômes font défaut, les malades continuent à vaquer à leurs occupations, ils vont et viennent comme à l'ordinaire, d'où le nom de forme *ambulatoire*; c'est tout au plus s'ils accusent de la lassitude et un peu de céphalalgie; la température peut même rester normale, en général elle s'élève le soir comme dans la fièvre hectique des tuberculeux. Ces formes latentes sont fort dangereuses, les malades continuent à manger, ils cherchent à dissiper à l'aide d'excitants le malaise et l'affaiblissement qu'ils éprouvent, et il n'est pas rare de voir se produire dans ces conditions des perforations intestinales ou d'autres accidents.

Accidents, complications. — 1° *Complications dépendant des lésions intestinales*. — La fréquence des hémorrhagies intestinales s'explique facilement dans une maladie qui s'accompagne constamment d'ulcérations intestinales. L'abondance des *entérorrhagies* est très variable; le plus souvent le sang a le temps de se transformer dans l'intestin avant d'être éliminé, les selles sont noires, elles ont un aspect de résine ou de goudron caractéristique, c'est le *melœna*; quand les hémorrhagies sont abondantes et répétées, le sang éliminé rapidement conserve dans les selles son apparence normale. On a beaucoup discuté sur la valeur pronostique des hémorrhagies intestinales, les uns disant avec Trousseau qu'elles constituaient un signe favorable, d'autres, au contraire, prétendant qu'elles étaient presque toujours mortelles. Lorsque ces hémorrhagies sont peu abondantes et qu'elles s'arrêtent rapidement, elles n'ont aucun inconvénient, il peut même arriver qu'elles hâtent la défervescence, ce qui explique l'opinion émise par Trousseau; mais, lorsqu'elles sont très abondantes et qu'elles continuent malgré les médications mises en usage pour les arrêter, elles peuvent entraîner rapidement la mort, elles jettent en tout cas les malades dans un état d'anémie et de faiblesse qui constitue une dangereuse complication.

L'entérorrhagie est souvent annoncée par l'abaissement de température, la petitesse du pouls et la pâleur de la face, de telle sorte qu'on peut la diagnostiquer avant même que le sang ait été rejeté au dehors.

La péritonite par perforation constitue un des accidents les plus redoutables qui puissent venir traverser la marche de la fièvre typhoïde, elle éclate souvent au moment même où le malade paraît être en bonne voie de guérison et en un instant elle renverse toutes les espérances. Le malade ressent tout à coup une douleur vive dans l'abdomen, le plus souvent dans la fosse iliaque droite, douleur qui se généralise bientôt; le ventre se météorise, il est très sensible à la pression; des nausées et des vomissements bilieux, porracés, se produisent; il y a de la constipation. En même temps la face se grippe, le pouls devient petit, filiforme; la température s'élève ou bien, au contraire, elle s'abaisse au-dessous de la normale (collapsus); les extrémités se refroidissent et la mort arrive en vingt-quatre ou quarante-huit heures. Tels sont les symptômes de la péritonite aiguë par perforation chez les individus qui sont en voie de guérison ou qui ont des fièvres typhoïdes légères; chez les malades plongés dans l'état typhoïde, la symptomatologie est beaucoup moins bruyante, les douleurs ne sont pas vives, le ventre est seulement météorisé et un peu sensible à la pression; la mort arrive dans le collapsus.

Le professeur Tchudurowski a indiqué comme signe de la perforation intestinale un souffle amphorique qui s'entendrait dans tout l'abdomen et particulièrement au siège de la perforation.

La péritonite peut se produire sans perforation par suite de l'extension de l'inflammation des plaques de Peyer au péritoine; elle peut aussi dépendre d'autres lésions abdominales : splénite, cholécystite, etc.

La perforation intestinale siège parfois au niveau de l'appendice iléo-cæcal; si l'appendice est appliqué dans la fosse iliaque, en dehors du péritoine, sa perforation détermine un phlegmon iliaque.

2° *Complications dépendant d'une exagération des symptômes normaux.* — Les épistaxis se répètent quelquefois avec une telle abondance, qu'il est nécessaire d'intervenir pour les modérer ou les arrêter; on est obligé, dans certains cas, de pratiquer le tamponnement des fosses nasales.

La bronchite devient également une complication fâcheuse lorsqu'elle se généralise à tout l'arbre bronchique, la faiblesse des malades empêche l'expectoration, les mucosités s'accumulent dans les bronches et en oblitèrent un certain nombre, aussi sur le cadavre trouve-t-on souvent des lobules pulmonaires atélectasiés à côté de lobules dilatés, emphysémateux (emphysème vicariant).

Une diarrhée trop abondante épuise les malades.

Le météorisme abdominal, lorsqu'il est très prononcé, gêne la respiration par refoulement du diaphragme.

Quelques malades accusent des douleurs vives dans l'hypocondre gauche, au niveau de la rate; ces douleurs dépendent soit d'une splénite, soit d'une périsplénite. Lorsque la rate se déchire, on observe les signes généraux d'une hémorrhagie interne, le ventre se ballonne et le plus souvent les malades succombent à la péritonite.

3° *Phlegmasies survenant dans le décours de la maladie*. — En étudiant la *fièvre* en général, nous avons vu que les phénomènes de dénutrition qui constituent le processus fébrile laissent, au moment où ils s'arrêtent, les organes et les tissus dans un état de faiblesse qui les prédispose à l'inflammation; ceci est surtout remarquable pour la fièvre typhoïde, la plus longue des fièvres essentielles. Les phlegmasies qui s'observent dans le décours de la fièvre typhoïde ou au début de la période de convalescence sont extrêmement nombreuses et nous devrons nous borner à une simple énumération.

Du côté de la peau et du tissu cellulaire sous-cutané on observe des eschares qui siègent plus particulièrement au sacrum, des furoncles, des abcès, des érysipèles.

Du côté des muscles, des myosites suppuratives.

Du côté des os et des cartilages : des périostites, des ostéites, des nécroses (nécrose des cartilages du larynx, du nez).

Du côté des muqueuses : des inflammations qui tendent à la forme chronique, la laryngite et l'entérite par exemple, ou qui se terminent rapidement par suppuration : otite moyenne, cholécystite suppurée, etc.

Du côté des séreuses : des inflammations plus ou moins aiguës : pleurésie, péricardite, endocardite, méningite.

Du côté des vaisseaux : des phlébites et des endartérites. La gangrène sèche se produit quelquefois, surtout aux membres inférieurs, chez des convalescents de fièvre typhoïde. Cette gangrène sèche paraît résulter tantôt d'une endartérite, tantôt d'embolies qui, parties du cœur gauche, viennent oblitérer les artères iliaques ou fémorales, voire même l'aorte abdominale. Les observations publiées par Forgues (*Rec. mém. méd. mil.*, 1880, p. 386) et par Beaumanoir (*Société anat.*, 5 nov. 1880) sont des exemples très probants de la pathogénie par embolie de la gangrène sèche dans la fièvre typhoïde.

La *phlegmatia alba dolens* s'observe aussi quelquefois; elle se termine le plus souvent par résolution, rarement par gangrène humide.

Les phlegmasies du système glandulaire les plus fréquentes sont : les parotidites, les adénites, la néphrite.

La néphrite typhoïdique se produit presque toujours d'une façon insidieuse et elle passe souvent inaperçue au début si l'on n'a pas soin d'examiner les urines. Les malades sont d'ordinaire convalescents de la fièvre typhoïde lorsqu'ils accusent de l'œdème de la face ou des membres inférieurs ; les urines sont peu abondantes, assez chargées d'albumine ; bientôt l'anasarque augmente et se généralise. Les symptômes sont en somme ceux de la néphrite épithéliale dans la majorité des cas. Sous l'influence d'un traitement rationnel (régime lacté), on voit les symptômes s'amender et la guérison complète est assez fréquente ; mais on peut voir survenir aussi les accidents graves de l'éclampsie ou bien la néphrite passe à l'état chronique.

La thyroïdite, la splénite suppurée, l'orchite, sont des complications plus rares. L'un de nous a vu l'orchite survenir chez trois convalescents de fièvre typhoïde en dehors de toute uréthrite ; Hanot et Ollivier ont publié plusieurs faits du même genre (Hanot, *Arch. gén. de méd.*, 1878. — A. Ollivier, *Revue de médecine*, 1883, p. 829 et 960). L'orchite des typhoïdiques intéresse également l'épididyme et le testicule, elle se termine quelquefois par suppuration. La cause occasionnelle des orchites typhoïdiques qui constituent d'ailleurs un accident rare, pourrait bien être dans les traumatismes, dans les froissements auxquels les testicules sont exposés chez des malades qui plongés dans le délire ou l'hébétude de l'état typhoïde ne peuvent plus prendre aucun soin d'eux-mêmes.

La pneumonie est une des phlegmasies qui viennent le plus souvent compliquer la marche de la fièvre typhoïde. Il ne s'agit pas d'une pneumonie lobaire franche ; le frisson initial, le point de côté, les crachats rouillés font souvent défaut, aussi la pneumonie des typhoïdiques est-elle insidieuse, il faut examiner la poitrine tous les jours, particulièrement en arrière, vers les bases.

Rechutes. Récidives. — Il n'est pas très rare de voir des malades faire coup sur coup deux fièvres typhoïdes, ou en d'autres termes, d'observer une *récidive* pendant la période de convalescence qui suit une première atteinte de fièvre typhoïde. Rilliet et Barthez, Grisolle, Griesinger, Murchison, Human, Buhl, Mabboux, Lorain, Maurice Raynaud ont publié un certain nombre de ces faits et nous en avons observé nous-mêmes de nombreux exemples. La fièvre a complètement disparu, le malade commence à se lever et à manger lorsqu'il accuse du malaise, de la lassitude, de la céphalalgie, de l'insomnie ; la température remonte et l'on voit revenir tous les symptômes de la fièvre typhoïde : diarrhée, douleurs dans la fosse iliaque droite, taches rosées, symptômes nerveux et thoraciques, etc. Après une période d'état de durée variable, la défervescence se fait comme la première fois par des oscillations descendantes (fig. 6). On a beaucoup discuté la question de savoir s'il fallait donner à ces *retours* de fièvre typhoïde le nom de *rechutes* ou celui de *récidives*. Les malades font coup sur coup deux fièvres typhoïdes bien distinctes, bien caractérisées par la réapparition des symptômes et des lésions intestinales, l'expression de *récidive* paraît donc très convenable; mais, si l'on se place au point de vue étiologique, celle de *rechute* est admissible, car il est probable que c'est la même maladie qui recommence sur de nouveaux frais, qui *repique*, comme disait Trousseau, une première atteinte n'ayant pas suffi à épuiser la prédisposition individuelle. Il convient, ce nous semble, d'adopter le mot de *récidive* pour ces cas et de réserver celui de *rechute* pour ceux où la fièvre reparaît sous l'influence d'excès de régime ou de complications inflammatoires.

Nous avons vérifié plusieurs fois cette assertion de Griesinger que les fièvres typhoïdes de récidive sont, en général, plus légères que les premières atteintes et qu'elles se terminent rarement par la mort. Dans les cas où les malades succombent, on constate à l'autopsie des lésions des plaques de Peyer en voie de cicatrisation se rapportant à la première atteinte et d'autres en voie d'ulcération qui correspondent à la deuxième.

Des complications inflammatoires et une période amphibole très prolongée (fig. 5) peuvent simuler une récidive.

La fièvre typhoïde récidivée ne saurait être confondue avec le typhus à rechute, l'évolution des deux maladies est bien différente, ainsi qu'on peut s'en assurer en jetant un simple coup d'œil sur les figures 6 et 9. Du reste, le typhus à rechute n'engendre jamais la fièvre typhoïde, et il ne s'accompagne pas de lésions des plaques de Peyer.

Il n'est pas fréquent que la fièvre typhoïde récidive plusieurs mois ou plusieurs années après une première atteinte; nous croyons cependant que les auteurs ont exagéré la rareté de cet accident dont nous avons rencontré plusieurs exemples, les récidives à longue échéance frappent moins l'esprit de l'observateur que celles qui surviennent chez les malades qui, à peine convalescents, n'ont pas encore quitté l'hôpital et on néglige souvent de les enregistrer.

Mort subite. — Un malade est arrivé à la période de défervescence de la fièvre typhoïde ou même au début de la convalescence et tout permet d'espérer une heureuse issue, lorsque tout à coup, au moment où il se lève, ou même étant assis ou couché dans son lit, on le voit pâlir et s'affaisser, les membres s'agitent convulsivement, le cœur s'arrête; on observe encore quelques mouvements respiratoires à longs intervalles, puis au bout de quelques minutes tout est fini. A l'autopsie on ne trouve en général aucune lésion capable d'expliquer cette mort par syncope.

On a proposé dans ces dernières années plusieurs théories de la mort subite dans la fièvre typhoïde; on a invoqué en particulier l'altération des fibres et des petits vaisseaux du cœur, altération qui, malheureusement pour cette théorie, fait souvent défaut; l'anémie cérébrale et bulbaire fournit, croyons-nous, l'explication la plus rationnelle de cette mort subite par syncope qui n'est pas un accident particulier à la fièvre typhoïde; on l'a observée, en effet, dans toutes les maladie qui s'accompagnent d'un appauvrissement considérable du sang : dans l'anémie, dans la leucémie, dans la cachexie palustre, etc. L'altération du cœur joue sans doute le rôle de cause prédisposante lorsqu'elle existe, mais il est aujourd'hui bien démontré que la mort subite peut se produire dans la fièvre typhoïde en dehors de toute altération des fibres ou des vaisseaux du cœur.

Chez les malades atteints de fièvre typhoïde avec complications thoraciques, il n'est pas rare que des caillots se forment dans le cœur, et ces caillots peuvent être la cause de la mort subite; Marvaud a publié des faits très probants à cet égard, mais cette explication de la mort subite ne s'applique qu'à un petit nombre de cas. Le plus souvent la mort survient au début de la période de convalescence, en dehors de toute complication thoracique, la syncope n'est annoncée par aucun trouble cardiaque, enfin à l'autopsie on ne trouve pas de caillots dans le cœur.

Durée. Terminaisons. Convalescence. — La durée de la fièvre typhoïde, qui est de vingt et un jours dans les formes moyennes, peut s'abaisser à huit ou dix jours dans les fébricules typhoïdes; dans les formes graves, compliquées, elle est, au contraire, bien plus considérable.

La mort peut résulter de l'intensité même de la fièvre qui dès le début prend un caractère exceptionnel de gravité, les malades sont comme sidérés, ils succombent rapidement à cette espèce d'empoisonnement; plus souvent la mort arrive à la suite de complications : pneumonie, péritonite par perforation, syncope, etc.

La convalescence est longue dans la plupart des cas, et demande à être surveillée de très près, car elle peut être traversée par un grand nombre d'accidents ou de complications. L'intelligence est souvent affaiblie, on observe la perte de la mémoire dans les cas les plus graves et quelquefois des troubles de la motilité ou de la sensibilité. L'amaigrissement est extrême, les forces ne reviennent que peu à peu; l'alimentation doit être à cette époque l'objet des principales préoccupations; tantôt on a à lutter contre les désirs des malades qui demandent sans cesse des aliments plus substantiels; tantôt, au contraire, il faut s'ingénier pour réveiller l'appétit et la puissance digestive qui est comme engourdie; chez les malades qui ont subi des fièvres typhoïdes de très longue durée, on observe parfois un fait analogue à celui que présentent les individus soumis à une longue inanition, les aliments sont mal supportés et rejetés par le vomissement.

ANATOMIE PATHOLOGIQUE. — a. *Altérations intestinales.* — Ainsi que Louis l'a démontré, la fièvre typhoïde est caractérisée au point de vue anatomique par des altérations constantes des plaques de Peyer.

L'intensité des lésions intestinales est très variable, tantôt on trouve à l'autopsie une quinzaine de grandes ulcérations correspondant aux plaques de Peyer, sans compter les petites ulcérations qui siègent dans les follicules isolés, tantôt les plaques malades sont au nombre de deux ou trois seulement ; c'est toujours au voisinage de la valvule iléo-cæcale que la lésion intestinale se produit avec le plus d'intensité, et dans bon nombre de cas elle est limitée aux plaques et aux follicules isolés qui sont voisins de cette valvule. Le gros intestin est souvent épargné, cependant les follicules isolés, qui s'y trouvent en assez grand nombre, peuvent subir la même altération que ceux de l'intestin grêle ; on a même cité des cas exceptionnels dans lesquels les lésions étaient localisées dans le gros intestin.

Dès le cinquième jour de la fièvre typhoïde les plaques de Peyer sont tuméfiées, cette tuméfaction augmente de plus en plus et aboutit à l'ulcération ; sur un même sujet mort au quinzième jour de la fièvre par exemple, on peut le plus souvent suivre les différentes phases de l'altération, parce que cette altération n'évolue pas en même temps dans toutes les plaques : c'est ainsi qu'on observe des ulcérations bien détergées au voisinage de la valvule iléo-cæcale, tandis que les plaques de Peyer situées au-dessus sont en voie d'ulcération et que les plus élevées sont seulement tuméfiées;

une même plaque n'est souvent ulcérée que sur quelques points. Pour la facilité de la description nous décrirons : 1° la phase d'infiltration des plaques ; 2° la phase d'ulcération ; 3° la phase de cicatrisation ou de réparation.

1° *Infiltration des plaques*. — Les plaques de Peyer tuméfiées forment une saillie plus ou moins marquée à la surface de la muqueuse ; tantôt la muqueuse reste souple et se laisse plier facilement quand on saisit la plaque entre le pouce et l'index, *plaque molle de Louis* ; tantôt au contraire l'induration est très marquée et la plaque résiste quand on essaye de la plier, *plaque dure de Louis* ; dans les deux cas, le processus anatomique est le même, à l'intensité près. La lésion initiale consiste en une hyperplasie du tissu adénoïde des follicules isolés ou agglomérés ; en étudiant au microscope des coupes de la muqueuse passant par les plaques infiltrées, il est facile de constater que l'altération ne se limite pas aux follicules et qu'elle s'étend d'une part à la muqueuse, d'autre part à la musculeuse et même au péritoine. En examinant des coupes faites sur des plaques dures à la phase d'infiltration, on observe ce qui suit : la plaque de Peyer considérablement hypertrophiée occupe toute l'épaisseur de la celluleuse et forme une forte saillie à la surface muqueuse, on distingue du reste les éléments normaux du tissu lymphatique ; la muqueuse est tendue sur cette tumeur et les villosités intestinales ont en grande partie disparu par déplissement de la muqueuse ; entre les glandes en tubes il existe du tissu de nouvelle formation constitué par des éléments embryonnaires ou lymphatiques et les glandes en tubes sont allongées, probablement par suite du développement des cloisons intermédiaires (Cornil) ; entre les faisceaux transversaux et longitudinaux des fibres lisses de la musculeuse profonde, on observe la même accumulation d'éléments de nouvelle formation, et l'infiltration s'étend souvent jusqu'au péritoine qui est épaissi et enflammé ; cela permet de comprendre pourquoi la péritonite peut se produire à la phase d'infiltration des plaques.

D'après Klebs, il existe toujours des bacilles dans les plaques infiltrées.

2° *Ulcération*. — Les ulcérations intestinales se présentent sous deux aspects qui correspondent aux deux variétés de la période d'infiltration ; tantôt l'ulcération se fait lentement, progressivement, par gangrène moléculaire, c'est ce qu'on observe dans les plaques molles, tantôt des portions entières de la plaque tuméfiée et des tissus adjacents sont frappées de mort ; on observe à la surface des ulcères des amas de matières blanchâtre, jaunâtre ou verdâtre (coloration par la bile) qui adhèrent plus ou moins à la paroi intestinale et qui constituent des espèces de bourbillons ; on a donné à ces produits d'élimination, remarquables surtout chez les sujets qui ont des plaques dures, le nom de *matière typhique*. Le péritoine participe quelquefois à la mortification et alors, au moment de la chute des eschares, on voit se produire une péritonite aiguë par perforation. L'inflammation peut aussi s'étendre au péritoine sans qu'il y ait perforation.

Les ulcérations typhoïdiques sont généralement faciles à distinguer des ulcérations tuberculeuses : ces dernières ont souvent une forme annulaire, leur grand axe étant perpendiculaire à celui de l'intestin, tandis que les ulcérations typhoïdiques sont dirigées longitudinalement, leur grand axe étant parallèle à celui de l'intestin, et situées, comme les plaques de Peyer qu'elles occupent, à l'opposite de l'insertion du mésentère. Si les ulcérations tuberculeuses avaient toujours une forme annulaire, leur diagnostic différentiel avec les ulcérations typhoïdiques ne présenterait aucune difficulté ; mais il faut bien savoir qu'elles se développent parfois dans les plaques de Peyer et qu'elles simulent alors parfaitement les ulcérations typhoïdiques ; dans ce cas, on trouve en général des tubercules sur la surface péritonéale qui correspond aux ulcérations, de telle sorte qu'il suffit de retourner l'intestin pour reconnaître la véritable nature de l'altération. Nous reviendrons sur les lésions de la tuberculose intestinale, lorsque nous nous occuperons des maladies des voies digestives, mais nous devions indiquer ici les principaux caractères différentiels des ulcérations typhoïdiques et des ulcérations tuberculeuses, car la fièvre typhoïde et la tuberculose aiguë sont souvent confondues et, même à l'autopsie, on est quelquefois embarrassé pour reconnaître la véritable nature des lésions intestinales.

3° *Phase de cicatrisation, de réparation.* — Le fond des ulcérations se déterge et laisse souvent voir les fibres transversales de la musculeuse ; les bords, qui étaient élevés, fongueux, inégaux à la phase précédente, s'affaissent et se régularisent ; la plaie bourgeonne, il se forme une cicatrice lisse et molle qui, par suite de sa limitation à une partie de la circonférence de l'intestin, ne donne jamais naissance à des rétrécissements. Il est probable que les plaques de Peyer se réparent en partie, ainsi que la muqueuse ; sur les cadavres des individus qui succombent à d'autres maladies que la fièvre typhoïde, il est rare, malgré l'extrême fréquence de cette maladie, de noter la disparition des plaques de Peyer, et au bout d'un certain temps il devient tout à fait impossible de dire, d'après l'examen de l'intestin, s'il y a eu une fièvre typhoïde antérieure.

On peut se demander si la localisation de l'entérite dans les plaques de Peyer et dans les follicules clos isolés tient à ce que l'agent morbigène, sous l'influence duquel se développe la fièvre typhoïde, a une sorte d'élection pour ces glandes, ou bien si les plaques de Peyer et les follicules clos s'ulcèrent simplement parce qu'ils sont les points faibles de la muqueuse intestinale, ceux qui s'enflamment le plus aisément. Cette deuxième hypothèse nous paraît la plus vraisemblable ; l'entérite aiguë a en effet de la tendance à se localiser dans les follicules clos isolés ou agglomérés alors même qu'elle est tout à fait indépendante de la fièvre typhoïde. Lorsque, sous l'influence d'une cause quelconque, il se produit un étranglement interne de l'intestin grêle, portant, par exemple, sur le tiers inférieur de cet intestin et que le malade succombe aux accidents de l'étranglement, il arrive souvent qu'à l'autopsie on observe ce qui suit : le bout inférieur de l'intestin grêle est parfaitement sain, les plaques de Peyer ne sont pas altérées ; dans le bout supérieur de l'intestin grêle, c'est-à-dire au-dessus de l'étranglement, on observe au contraire des ulcérations qui sont exactement limitées aux plaques de Peyer et qui rappellent complètement l'aspect des ulcérations des typhoïdiques ; lorsqu'il y a eu perforation de l'intestin, la perforation siège d'ordinaire au niveau d'une des plaques de Peyer ulcérées. Dans ce cas cependant l'entérite a été produite simplement par l'irritation due à la rétention des matières et à l'action des purgatifs (huile de ricin, etc.) ; une irritation de cause banale peut donc produire des effets analogues à ceux de l'irritation spécifique dont la muqueuse intestinale est le siège chez les typhoïdiques.

L'estomac est quelquefois le siège de lésions inflammatoires qui peuvent aboutir à la formation d'ulcérations plus ou moins étendues. Ces lésions de l'estomac ont été bien étudiées et bien décrites par A. Chauffard (thèse, Paris, 1882).

b. *Altérations des ganglions mésentériques et de la rate.* — Ces altérations, qui sont de même ordre que celles des follicules isolés ou agminés de l'intestin, ont une évolution analogue à celle des lésions des plaques de Peyer, mais la terminaison par résolution est ici la règle, la suppuration est l'exception. Les glandes mésentériques voisines de la valvule iléo-cæcale sont les plus fortement atteintes, elles forment quelquefois dans la fosse liaque droite des tumeurs assez volumineuses. Un ou deux ganglions peuvent suppurer, il en résulte des accidents graves : péritonite, abcès iliaque ; la coque des ganglions suppurés renferme parfois des parties sphacélées.

Il arrive quelquefois qu'à l'incision d'un des ganglions mésentériques tuméfiés il s'écoule un liquide lactescent ; l'examen histologique montre que cet aspect est produit par la présence de bacilles en très grand nombre dans de la sérosité qui renferme d'ailleurs un très petit nombre de globules de pus.

Eberth recommande les procédés suivants pour constater l'existence des bacilles dans les ganglions lymphatiques des typhoïdiques :

1º Des fragments des ganglions mésentériques sont durcis dans l'alcool, puis des coupes histologiques sont pratiquées et éclaircies par l'acide acétique; sur ces coupes les amas de bacilles apparaissent comme des taches d'un gris brun.

2º On racle avec un scalpel la coupe d'un ganglion et l'on étale sur une lame de verre porte-objet le produit du raclage; quand le suc est en partie desséché, on colore la préparation à l'aide du violet de méthyle, et l'on monte dans le baume du Canada.

L'existence des bacilles a été constatée également dans la rate.

La rate est augmentée de volume, ramollie, friable, quelquefois réduite à l'état de *bouillie splénique* qu'un filet d'eau peut entraîner. La tuméfaction se complique dans quelques cas d'une véritable inflammation : périsplénite ou splénite suppurée. La rate peut enfin se rompre en donnant lieu à des hémorrhagies intrapéritonéales presque toujours mortelles.

c. *Altérations du sang.* — Le sang est liquide ou caillebotté dans le cœur, poisseux; on l'a comparé avec raison à de la *gelée de groseilles*. La proportion des leucocytes est augmentée pendant le premier septénaire, cette leucocytose disparaît au moment de l'ulcération des plaques de Peyer (Malassez, Brouardel). On trouve dans le sang, notamment dans les réseaux veineux de la rate et de la moelle osseuse, de grandes cellules lymphatiques renfermant chacune, outre leurs noyaux propres, deux à six globules rouges, les uns intacts, les autres réduits en fragments arrondis (Cornil); à une période avancée de la fièvre il existe une diminution notable dans la proportion des globules rouges et par suite de l'hémoglobine.

L'examen histologique du sang, fait pendant la vie, révèle très rarement la présence de bacilles identiques à ceux dont nous avons signalé plus haut l'existence dans les plaques de Peyer, dans les ganglions mésentériques et dans la rate.

d. Lésions dégénératives et inflammatoires. — Les lésions dégénératives dont il a été question à propos de la fièvre en général prennent ici une intensité peu commune, qui s'explique par l'acuité et la longue durée du processus fébrile; quant aux lésions inflammatoires, elles se produisent surtout à une période avancée de la maladie.

La dégénérescence vitreuse des muscles est presque constante, particulièrement dans les psoas iliaques et dans les grands droits de l'abdomen; ces derniers muscles sont assez souvent le siège d'hémorrhagies, par suite de la rupture des faisceaux malades; la dégénérescence peut s'étendre aux muscles de la respiration et au cœur, qui présente alors une teinte *feuille morte* et une flaccidité particulière. L'examen histologique est toujours indispensable pour apprécier la dégénérescence avec certitude, l'anémie des parois cardiaques simule très bien à l'œil nu une dégénérescence avancée.

Le foie et les reins subissent dans bon nombre de cas une dégénérescence granuleuse ou granulo-graisseuse. Fréquemment aussi les reins sont le siège d'altérations inflammatoires; la néphrite typhoïdique se rapproche tantôt de la néphrite épithéliale, tantôt de la néphrite mixte, tantôt de la néphrite interstitielle suppurée.

Les lésions dégénératives des centres nerveux sont en général peu marquées.

Parmi les lésions inflammatoires les plus communes, nous citerons, outre la péritonite qui se rattache directement aux lésions intestinales : la pneumonie lobaire, lobulaire ou plus souvent hypostatique, cette dernière caractérisée par une *splénisation* des lobes inférieurs (les alvéoles pulmonaires renferment un grand nombre de globules du sang au milieu des éléments inflammatoires, d'où la coloration noirâtre du parenchyme), la pleurésie, beaucoup plus rare que la pneumonie, la laryngite œdémateuse ou ulcéreuse, les abcès du larynx, avec ou sans nécrose des cartilages, la néphrite épithéliale ou interstitielle, la cholécystite suppurée ou ulcéreuse, pouvant donner lieu à une péritonite par propagation ou par perforation, la gastrite simple ou ulcéreuse, les abcès musculaires, l'artérite, la phlébite, etc.

DIAGNOSTIC. — Facile quand les malades sont arrivés à la période d'état et que les symptômes typhoïdes sont bien prononcés, le diagnostic est souvent incertain au début de la maladie, il faut alors attendre pour se prononcer d'une façon définitive. Les symp-

tômes les plus importants au point de vue du diagnostic sont:
1° la fièvre avec son évolution typique; 2° la douleur à la pression
dans la fosse iliaque droite et la diarrhée qui l'accompagne le
plus souvent; 3° les taches rosées, si la maladie est arrivée au
huitième jour ou au delà; 4° les symptômes nerveux: prostration,
faiblesse, vertiges, céphalalgie, bourdonnements d'oreilles, délire, etc.

Wunderlich a insisté sur les services que peut rendre la thermométrie au point de vue du diagnostic de la fièvre typhoïde, et
il a formulé les deux propositions suivantes qui sont vraies dans
la grande majorité des cas, mais qui cependant ne doivent pas
être regardées comme des règles absolues: 1° toute maladie dans
laquelle la température, le soir du quatrième jour, n'atteint pas
39°,5, n'est pas une fièvre typhoïde; 2° toute maladie dans laquelle
la température atteint dès le premier soir 40 degrés n'est pas une
fièvre typhoïde. Nous avons dit plus haut qu'il existait des formes
apyrétiques, très rares à la vérité, mais très graves par le fait
même qu'elles sont souvent méconnues.

On peut confondre la fièvre typhoïde avec un grand nombre de
maladies, en particulier avec les fièvres éphémères ou gastriques,
avec le typhus, la fièvre continue palustre, la pneumonie et la
bronchite typhoïdes, la méningite cérébro-spinale, la tuberculose
aiguë. Nous insisterons sur les caractères qui permettent de distinguer ces maladies de la fièvre typhoïde, quand nous nous
occuperons de chacune d'elles en particulier. Le diagnostic avec
la fièvre éphémère et la fièvre gastrique est en général facile; la
fièvre éphémère présente une ascension brusque, dès le premier
soir la température s'élève à 40 degrés, la défervescence suit de
très près la période d'ascension, elle se fait par une crise et l'on
voit apparaître des groupes d'herpès qui sont rares dans la fièvre
typhoïde. Nous avons déjà parlé du diagnostic différentiel de la
fièvre gastrique avec la fièvre typhoïde.

PRONOSTIC. MORTALITÉ. — La gravité de la fièvre typhoïde varie
avec les épidémies et aussi avec les observateurs, suivant qu'ils
admettent ou non dans leurs statistiques les fébricules typhoïdes;
on s'explique ainsi les différences considérables qui existent entre
les chiffres de mortalité fournis par les auteurs, chiffres qui vont
de 10 pour 100 (Delarroque) à 36,23 pour 100 (Louis). Jaccoud, en
additionnant des statistiques qui portent sur près de 50 000 cas
et dans lesquelles on peut penser que les épidémies légères
compensent les épidémies graves, est arrivé à une mortalité
moyenne de 20 pour 100; Murchison et Griesinger donnent un

chiffre analogue : 18 à 20 pour 100. La connaissance que nous avons aujourd'hui des formes légères de la fièvre typhoïde, formes très fréquentes dans certaines épidémies, aura sans doute pour conséquence d'abaisser le chiffre de la mortalité donné par les anciens auteurs.

L'âge exerce une influence manifeste sur la marche de la fièvre typhoïde, qui est beaucoup plus grave chez l'adulte que chez l'enfant et l'adolescent.

Parmi les symptômes qui ont le plus d'importance au point de vue du pronostic, nous citerons : l'intensité et la continuité de la fièvre, et en second lieu l'acuité plus ou moins grande des symptômes nerveux. L'abondance de l'éruption de taches rosées a été donnée comme un signe favorable, en tous cas elle n'aggrave pas le pronostic ; nous avons vu guérir des malades chez lesquels les taches rosées étaient extrêmement nombreuses et s'observaient, non seulement sur le tronc, mais sur les membres et jusque sur la face. Nous nous sommes expliqué déjà sur la valeur pronostique des hémorrhagies intestinales. Même dans les cas les plus légers il faut faire quelques réserves, car un accident impossible à prévoir, syncope, perforation intestinale, etc., peut se produire.

PROPHYLAXIE. TRAITEMENT. — Il faut éloigner des lieux où règne la fièvre typhoïde tous les individus qui présentent une prédisposition tenant à l'âge ou bien au non-acclimatement et faire disparaître toutes les causes générales d'infection qui, nous l'avons vu, favorisent le développement épidémique de la maladie. Dans les hôpitaux il est bon d'isoler les typhoïdiques, surtout si la fièvre typhoïde est épidémique ; on désinfectera avec soin les matières fécales et les literies souillées ou non par ces matières.

Nous devons dire quelques mots des dangers que pourrait présenter le groupement des malades atteints de fièvre typhoïde dans une même salle, car c'est là une des objections qui ont été faites à l'isolement des typhoïdiques dans les hôpitaux.

Si les typhoïdiques sont réunis dans une salle vaste et bien aérée, si chacun des malades a un lit de rechange à sa disposition, et si, par conséquent, l'intervalle laissé entre les lits est le double de l'intervalle ordinaire, nous croyons qu'il n'est pas à craindre que la maladie se montre plus sévère dans ces conditions que dans les conditions ordinaires, c'est-à-dire lorsque les typhoïdiques sont soignés dans les salles communes. Lorsque dans un service d'hôpital on sépare les typhoïdiques des autres malades pour les réunir dans une même salle, non seulement l'état des typhoïdiques ne s'aggrave pas, mais on observe même en général une légère amélioration dans leur état. Les malades atteints de fièvre typhoïde ont un grand besoin de repos, de silence, et leur état s'aggrave souvent quand ils ont autour d'eux des malades qui, atteints d'affections légères, jouent et causent bruyamment quand ils ne fument pas, malgré les défenses formelles faites à ce sujet; les typhoïdiques sont aussi plus faciles à soigner quand ils sont réunis dans une même salle que quand ils sont dispersés dans tout un service, les infirmiers et les sœurs surveillent spécialement cette salle; on n'oublie pas de nettoyer la bouche des malades et de leur donner à boire, ce qui a son importance.

La réunion des typhoïdiques dans une même salle a seulement pour effet d'augmenter les risques de contagion pour les infirmiers attachés à ce service; mais, d'une part, ce risque diminue pour les infirmiers attachés aux autres salles; et, d'autre part, on peut choisir comme infirmiers des salles de typhoïdiques des hommes ayant eu la fièvre typhoïde; on peut aussi leur donner des toniques, du vin de quinquina, du café, qui leur permettent de braver dans de bonnes conditions la contagion.

Quand la fièvre typhoïde devient épidémique dans une caserne, une prison, un collège, etc., il est souvent nécessaire d'évacuer pour quelque temps les locaux infectés.

Il n'est pas possible de faire avorter la fièvre typhoïde, de la juguler comme on disait autrefois; le médecin doit donc se contenter de modérer les principaux symptômes et de prévenir autant que possible les complications, c'est là encore un rôle très important auquel on a grand tort d'appliquer le terme d'*expectation*: le médecin qui examine chaque jour son malade, qui surveille l'état de la poitrine et du ventre, l'état des forces et de la nutrition, qui épie le moment où la température tombe afin de prescrire une alimentation plus substantielle, qui prévient les eschares, et s'efforce d'empêcher la péritonite par perforation, la syncope, etc., n'est pas assimilable à un médecin qui se croiserait les bras après avoir diagnostiqué une fièvre typhoïde. Les petits moyens de traitement, les soins hygiéniques de tous les instants que peut donner une mère ou une garde-malade bien exercée et bien conseillée par le médecin, ont une importance considérable dans la fièvre typhoïde.

Presque toutes les médications antipyrétiques ont été préconisées tour à tour : saignées (Broussais, Bouillaud), purgatifs (Delarroque), digitale (Traube, Wunderlich), sulfate de quinine (Liebermeister), bains froids (Brand), alcool (Todd). Dans ces dernières années, les bains froids ont joui d'une certaine vogue;

on a voulu les ériger en *méthode* de traitement de la fièvre typhoïde, mais les inconvénients et les dangers de cette médication ont été rapidement reconnus, et l'on peut dire qu'il n'y a pas plus de *méthode* de traitement de la fièvre typhoïde par les bains froids, que de méthode de traitement par la saignée, la digitale ou le sulfate de quinine. Toutes ces médications sont applicables à certains cas ou à certaines périodes de la fièvre typhoïde; les bains froids ou les affusions froides peuvent rendre des services dans les fièvres typhoïdes ataxiques; le sulfate de quinine est quelquefois utile à la fin de la maladie lorsque la fièvre présente de grandes oscillations qui rappellent la fièvre intermittente; la digitale est indiquée quand la fièvre s'accompagne d'une grande fréquence du pouls avec intermittences; mais il faut se garder d'appliquer indistinctement à tous les cas de fièvre typhoïde ces moyens de traitement.

A la dose de 1 à 4 grammes par jour chez l'adulte, l'antipyrine produit un abaissement marqué de la température. L'antipyrine n'a pas les effets toxiques de l'acide salicylique; elle ne fatigue pas les voies digestives et peut être administrée pendant tout le cours de la maladie (en cachets, délayée dans un peu d'eau ou en dissolution dans du vin fortement alcoolisé).

L'acide phénique a été employé, soit sous forme de lavements, soit en potions, ou encore à l'état de phénate de soude. On prescrit, pour un adulte, un ou deux lavements dans les vingt-quatre heures, renfermant chacun $0^{gr},50$ à 1 gramme d'acide phénique; le phénate de soude se donne à la dose de 1 gramme ou $1^{gr},50$ dans les vingt-quatre heures. Quelques auteurs ont préconisé aussi le salicylate de soude (4 à 6 grammes dans les vingt-quatre heures). On obtient assez facilement, à l'aide de ces médications, des abaissements passagers de température; mais, lorsque, dans le cours d'une fièvre typhoïde grave, on prescrit l'acide phénique ou le salicylate de soude, il est rare de voir se produire une amélioration rapide pouvant être attribuée à ces médications; l'acide phénique peut donner lieu à un collapsus grave; il ne faut l'employer qu'avec beaucoup de prudence.

Il est bon d'administrer au début un ou deux verres d'eau de Sedlitz, surtout si la diarrhée n'est pas abondante; puis on prescrira de la limonade pour boisson, du bouillon et un peu de vin matin et soir, une potion avec l'extrait de quinquina (2 à 4 grammes), si l'adynamie est assez accentuée. Quand la température se maintient matin et soir entre 39 et 40 degrés, il est bon de faire deux ou trois fois par jour des lotions fraîches sur tout le corps avec une grosse éponge; ces lotions soulagent le malade, elles humectent et rafraîchissent la peau.

Les matières fécales renferment, même à l'état normal, des ptomaïnes toxiques; ces ptomaïnes se produisent en quantités d'autant plus grandes que la fermentation des matières dans l'intestin est plus complète et plus prolongée. Ch. Bouchard est parti de là pour prescrire le charbon en poudre dans la fièvre typhoïde. En donnant 100 grammes de charbon dans les vingt-quatre heures, on désinfecte les selles des typhoïdiques, et l'on note une diminution des ptomaïnes dans les selles et les urines. Les purgatifs répétés qui sont usités depuis longtemps ont un effet analogue et sont d'une absorption plus facile que le charbon. Les diurétiques favorisent l'élimination des ptomaïnes, et sont par conséquent indiqués.

Le malade aura deux lits à sa disposition, il sera placé dans une salle bien aérée, on veillera à ce qu'il ne repose pas toujours sur le dos, afin d'éviter les eschares et l'engorgement hypostatique des poumons; la bouche sera nettoyée avec un gargarisme acidulé, on fera boire souvent le malade.

Dans les cas où la chaleur se maintient à 40, 41 degrés, et où ces températures hyperpyrétiques s'accompagnent de phénomènes nerveux graves, de délire violent, d'une agitation incessante, les bains tièdes ou progressivement refroidis trouvent leur application; le malade sera placé dans une baignoire contenant de l'eau tiède et l'on ajoutera peu à peu de l'eau froide jusqu'à ce qu'il éprouve une sensation de frissonnement, il sera alors essuyé et replacé dans son lit; les bains prescrits de cette manière n'ont pas les inconvénients des bains froids, ils sont bien mieux supportés et ils procurent un apaisement au moins aussi durable des symptômes nerveux et de la fièvre.

Les malades atteints de fièvre typhoïde avec prédominance des phénomènes nerveux doivent être surveillés de très près, car il leur arrive souvent dans leur délire de s'échapper de leur lit, de sauter par une fenêtre, etc.

Les complications créent naturellement des indications très variées. Contre la bronchite et l'hypostase pulmonaire on emploiera les ventouses sèches appliquées en grand nombre sur le tronc et les vésicatoires; contre les entérorrhagies, la glace *intus* et *extra* (une vessie contenant de la glace qu'on renouvelle toutes les demi-heures est appliquée sur l'abdomen), le ratanhia ou le perchlorure de fer à l'intérieur, la limonade sulfurique, l'élixir acide de Haller, l'ergot de seigle ou l'ergotine.

Quelques médecins ont l'habitude d'appliquer des cataplasmes sur l'abdomen et de prescrire chaque jour des lavements tièdes; ces moyens de traitement augmentent le météorisme loin de le prévenir.

Lorsqu'un malade présente des symptômes de péritonite, il ne faut pas désespérer de le sauver, car, si la péritonite par perforation est toujours mortelle, il existe des péritonites partielles par propagation qui peuvent se terminer par la guérison; il faut donc lutter jusqu'au bout et appliquer le traitement ordinaire de la péritonite (voy. ce mot), en le proportionnant aux forces des malades; l'anémie et la faiblesse générale permettent rarement d'avoir recours aux émissions sanguines.

Dans les cas de laryngite œdémateuse ou de nécrose des cartilages du larynx, il est quelquefois nécessaire de pratiquer la trachéotomie.

Pendant toute la durée de la maladie, il faut prescrire du bouillon et du vin ou du lait; dès que la défervescence est complète, on augmente progressivement l'alimentation; quelques malades présentent à cette période du délire d'inanition qu'il ne faudrait pas attribuer à des complications cérébrales. La convalescence doit être surveillée de très près, les malades seront soustraits à toute espèce de fatigue ou d'émotion, et ils garderont le lit jusqu'à ce que les forces soient suffisamment revenues.

Petit et Serres. Traité de la fièvre entéro-mésentérique. Paris, 1813. — Bretonneau. De la dothiénentérie (Arch. gén. de méd., 1826). — Gendron. Recherches sur les épidémies des petites localités (Journ. des connaiss. méd.-chirurg., 1834). — Louis. Recherches anatomiques, pathologiques et thérapeutiques sur la maladie connue sous le nom de fièvre typhoïde. 2ᵉ édit., Paris, 1841. — Forget. De l'entérite folliculeuse. Paris, 1840. — Delarroque. Traité de la fièvre typhoïde. Paris, 1847. — Piedvache. Recherches sur la contagion de la fièvre typhoïde (Mém. de l'Acad. de méd., 1850). — Vigla. Mémoire sur les ruptures de la rate (Arch. gén. de méd., 1853). — Wunderlich, Griesinger, Murchison. Op. cit. — E. Fritz. Étude clinique sur divers symptômes spinaux observés dans la fièvre typhoïde, th., Paris, 1864. — Mabboux. De la récidive de la fièvre typhoïde, th., Strasbourg, 1866. — Dieulafoy. De la mort subite dans la fièvre typhoïde, th., Paris, 1869, et Gazette hebd., 1877, p. 310. — Rechutes et récidives dans la fièvre typhoïde. Discussion à la Soc. méd. des hôp., déc. 1869. — Cornil. Histologie des lésions intestinales dans la fièvre typhoïde (Arch. de physiol., 1870). — A. Laveran. De la fièvre typhoïde abortive ou fébricule typhoïde (Arch. gén. de méd., 1870). — Du même. Traité des maladies des armées. 1875. — Prunac. Étude sur la fièvre typhoïde chez les enfants, th., Paris, 1870. — Forgemol. De la fièvre typhoïde spinale, th., Paris, 1871. — Pettenkofer. Ueber die Œtiologie der Typhus. München, 1872. — E. Vallin. De la forme ambulatoire ou apyrétique grave de la fièvre typhoïde (Arch. gén. de méd., 1873). — W. Budd. Typhoid fever its nature, etc. London, 1873. — Longuet (R.). De la complication cardiaque de la fièvre typhoïde et de la mort subite consécutive, th., Paris, 1873. — Glénard. Du traitement de la fièvre typhoïde par les bains froids (Lyon méd., 1873 et 1874). — Liebermeister. Art. *Typhus abdominal*, in

Handbuch der Pathologie de Ziemssen. Leipzig, 1874. — JACCOUD. Leçons de clinique médicale. Paris, 1874. — LEUDET. Clinique médicale. Paris, 1874. — HAYEM. Leçons cliniques sur les manifestations cardiaques de la fièvre typhoïde (Progrès médical, 1875). — SALES. De la péritonite par propagation dans la fièvre typhoïde, th., Paris, 1875. — HAGENMULLER. De la cholécystite dans la fièvre typhoïde, th., Paris, 1876. — BAROT. Abcès musculaires dans la fièvre typhoïde, th., Paris, 1876. — BUSSARD. De la mort subite dans la fièvre typhoïde (Rec. mémoires de méd. milit., 1876, p. 428). — GUENEAU DE MUSSY. Recherches sur l'étiologie de la fièvre typhoïde. Paris, 1877. — Discussion à l'Académie de médecine sur l'étiologie de la fièvre typhoïde, discours de MM. Gueneau de Mussy, Bouley, Bouchardat, Jaccoud et Chauffard (Bulletin de l'Acad. de méd., 1877). — Maurice RAYNAUD. De la fièvre typhoïde à rechute (Gaz. hebdom., 23 mars 1877). — FÉRÉOL, Maurice RAYNAUD, PETER, LIBERMANN, FERRAND. De la valeur des bains froids, dans le traitement de la fièvre typhoïde (Société médicale des hôpitaux, 1877). — A. ROBIN. Essai d'urologie clinique. La fièvre typhoïde, th., Paris, 1877. — JOCAVEILL. De quelques altérations de la rate dans la fièvre typhoïde, th., Paris, 1877. — A. GUYARD. Étude sur la fièvre typhoïde à rechute, th., Paris, 1877. — PERRIN. De la récidive dans la fièvre typhoïde, th., Paris, 1877. — CHAUMEL. Des complications laryngées dans la fièvre typhoïde, th., Paris, 1877. — H. HUCHARD. Étude critique sur la pathogénie de la mort subite dans la fièvre typhoïde (Union méd., 1877). — HOMOLLE. De la fièvre typhoïde (Rev. gén. in Revue des sc. méd., 1877, t. X, p. 314). — DEBIERRE. Des oblitérations artérielles dans la fièvre typhoïde, th., Paris, 1877. — P. DUPEYRON. Des thromboses veineuses dans la fièvre typhoïde, th., Paris, 1877. — Ch. AMAT. De la fièvre typhoïde à forme rénale, th., Paris, 1878. — LORAIN. Études de méd. clin. La température, etc., t. II, p. 50. — MURCHISON. La fièvre typhoïde, trad. de Lutaud. Paris, 1878. — MERCIER. De la gangrène sèche des membres dans la fièvre typhoïde (Arch. gén. de méd., 1878). — BERTHET. Essai sur l'origine fécale du typhus abdom., th., Paris, 1878. — CAMERON. Épidémie de fièvre typhoïde propagée par le lait (Revue d'hygiène, 1879). — L. COLIN. Traité des maladies épidémiques. Paris, 1879. — BALLARD. Observ. de transmission de la fièvre typhoïde par les eaux potables (The Bristish med. Journ., 1880). — ALISON. Étiologie de la fièvre typhoïde dans les campagnes (Arch. gén. de méd., 1880). — MARVAUD. De la mort subite dans la fièvre typhoïde (Arch. gén. de méd., 1880). — EBERTH. Arch. f. path. Anat. u. Physiol., B. LXXXI, p. 58. — Du même. Nouv. rech. sur le Bacillus de la fièvre typh. (même rec., B. LXXXIII, p. 486). — KLEBS (Arch. f. experiment. Path., 1880 et 1881). — J. SIMON. De la fièvre typhoïde chez les enfants (Prog. méd., 1881). — VEILLARD. De la phlegmatia alba dolens dans la fièvre typhoïde, th., Paris, 1881. — RENAUT. Observ. pour servir à l'hist. de la néphrite et de l'éclampsie typhoïdes (Arch. de physiol., 1881, p. 104). — PETIT. De la néphrite dothiénentérique, th., Lyon, 1881. — CH. BOUCHARD. Des néphrites infectieuses (Rev. de méd., 1881, p. 671). — A. CHAUFFARD. Étude sur les déterminations gastriques de la fièvre typhoïde, th., Paris, 1882. — DELORME. Essai sur les fièvres typhoïdes incomplètes dans leur expression symptomatique, th., Paris, 1882. — SIREDEY. Recherches sur l'anatomie pathologique de la fièvre typhoïde. Lésions des organes lymphoïdes, th., Paris, 1883. — HUTINEL, Études sur la convalescence et les rechutes de la fièvre typhoïde, th. d'agrég., Paris, 1883. — OLLIVIER. De l'orchite typhoïdique (Revue de méd. 10 novembre 1883). — A. LAVERAN. De la contagion de la fièvre typhoïde (Arch. de méd. milit., 1886, t. III, p. 145 et t. IV, p. 393). — SERVOLES. La fièvre typhoïde chez le cheval et chez l'homme, Paris, 1883. — ARTAUD. Étude sur l'étiologie de la fièvre typhoïde, th., Paris, 1885. — CORNIL et BABÈS. Les bactéries, p. 419. — FORGUE. Contribution à l'étude de la thyroïdite typhique (Arch. de méd. milit., 1886, t. VII, p. 113). — BOUCHER. Même sujet, (même rec., t. VII, p. 353). — DEBOVE. Soc. méd. des hôp. (Bull. 1886, p. 135-145). — ARNOULD. De la fièvre typhoïde à l'état sporadique (Revue d'hyg., 1886). — CHANTEMESSE et WIDAL. Le bacille typhique (Soc. méd. des hôp., 25 février 1886 et Arch. de physiol., 1887, n° 3).

TYPHUS

Synonymie : *Fièvre des camps, typhus ou peste de guerre, typhus fever, typhus exanthématique.*

Les auteurs allemands ont donné au mot *typhus* un sens générique qui correspond à celui de *maladies typhoïdes* et ils le font toujours suivre d'un qualificatif quand ils veulent désigner telle ou telle maladie typhoïde en particulier : typhus abdominal, typhus exanthématique, etc. Pour les auteurs français, le mot typhus employé seul s'applique toujours au typhus exanthématique, c'est là une règle excellente dont il ne faut pas se départir sous peine de confusion.

ÉTIOLOGIE. — Le typhus a deux foyers principaux en Europe : la Silésie et l'Irlande ; dans ce dernier pays, la mortalité par le typhus représente le dixième environ de la mortalité générale. De l'Irlande et de la Silésie la maladie est souvent importée dans les pays voisins, d'autant que les Irlandais et les Silésiens, très malheureux chez eux, émigrent volontiers. Les villes anglaises qui ont avec l'Irlande des relations suivies, Liverpool, Manchester, Bristol, fournissent les plus forts contingents au typhus qui règne du reste dans presque toutes les grandes villes d'Angleterre concurremment avec la fièvre typhoïde. D'après Virchow, la plupart des épidémies de typhus observées à Berlin y ont été importées par des ouvriers silésiens. Le typhus est aujourd'hui endémique dans presque toutes les provinces russes de la Baltique ; il a été importé plusieurs fois en France, notamment en 1814 par les armées alliées, et en 1856 par nos soldats revenant de Crimée ; mais il a toujours disparu avec les circonstances qui l'avaient fait naître. On a observé aussi à plusieurs reprises le typhus sous forme de petites épidémies dans les bagnes, les prisons et sur quelques points de la Bretagne.

L'étiologie du typhus a donné lieu aux mêmes discussions que l'étiologie de la fièvre typhoïde. Parmi les auteurs, les uns pensent que le typhus naît toujours de lui-même comme les maladies virulentes, qu'il n'est pas susceptible d'un développement spontané ; les autres, tout en admettant la contagion et l'importation dans bon nombre de cas, soutiennent que le typhus peut aussi prendre naissance spontanément dans certaines conditions de milieu. Nous ne parlons pas de l'opinion qui assimile le typhus à la fièvre typhoïde, nous avons eu déjà l'occasion de dire qu'elle était abandonnée aujourd'hui par la plupart des auteurs ; à propos du *diagnostic* nous montrerons du reste qu'il n'est pas possible de confondre ces deux espèces morbides.

Un premier fait est établi, c'est que le typhus est essentiellement contagieux, la contagion est ici bien plus facile à démontrer que pour la fièvre typhoïde, parce que le miasme se répand dans l'air qui entoure les malades. Dans les hôpitaux des fiévreux de Londres, il est de règle que les médecins, les étudiants et les infirmiers prennent tôt ou tard le typhus ; lorsqu'un typhique est admis dans une salle d'hôpital qui n'en renfermait pas, on voit bientôt des cas intérieurs se développer et la maladie peut faire le tour de la salle en commençant par les lits les plus voisins du malade qui a importé le typhus. En Crimée, le personnel hospitalier a subi des pertes considérables, la mortalité par le typhus a été de 12,88 sur 100 pour les médecins militaires, alors qu'elle était seulement de 0,47 sur 100 pour les officiers.

Il est également prouvé qu'un grand nombre d'épidémies de typhus se sont développées à la suite d'importations ; mais d'autre part, on a vu apparaître plus d'une fois le typhus sur des bâtiments qui tenaient la mer depuis longtemps, dans des bagnes et des prisons qui n'avaient reçu aucun malade typhique, et l'on ne saurait nier que l'encombrement, la misère et la malpropreté ne soient de puissants facteurs du typhus ; on a accusé aussi la famine et le froid, qui favorisent évidemment l'action des causes précédentes.

Tout en accordant la plus grande part à la contagion dans l'étiologie du typhus, il faut reconnaître ici, comme pour la fièvre typhoïde, que les conditions de milieu ont une importance considérable et qu'elles paraissent suffire parfois à provoquer l'apparition de la maladie.

La durée de l'*incubation* du typhus est de douze jours en moyenne.

DESCRIPTION. — Le typhus régulier a une durée de quatorze jours et la plupart des auteurs sont d'accord pour distinguer dans l'évolution de la maladie deux périodes :

Première période dite *de réaction*, correspondant au premier septénaire ;

Deuxième période dite *nerveuse*, correspondant au deuxième septénaire.

La maladie peut débuter brusquement par un frisson, d'autres fois il y a des prodromes : lassitude, céphalalgie, vertiges, injection des conjonctives.

Les symptômes abdominaux et thoraciques, si importants

dans la fièvre typhoïde, sont accessoires dans le typhus; tout
l'intérêt se concentre sur les symptômes généraux et sur les symptômes nerveux.

La température s'élève plus rapidement que dans la fièvre typhoïde. Dès le premier soir elle atteint d'ordinaire 40 degrés à
40°,5 ; pendant la période d'état, la tendance à la continuité est
plus grande, et les maxima thermiques sont en général plus
élevés que dans la fièvre typhoïde ; enfin la défervescence, au
lieu de se faire lentement par des oscillations descendantes, est

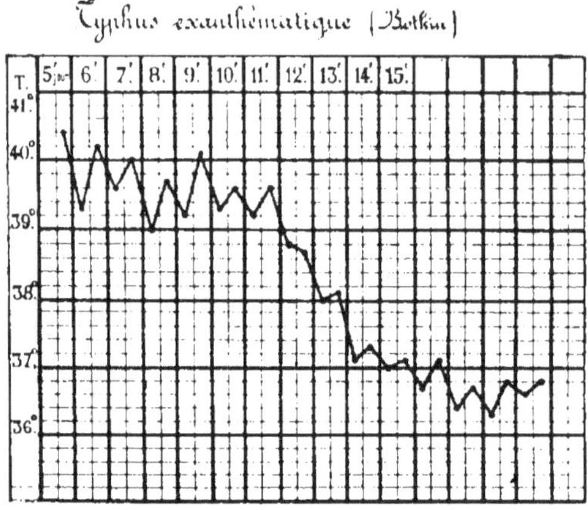

FIG. 7.

brusque dans la plupart des cas (fig. 7) : en une seule nuit, la température tombe parfois de 40 degrés à la normale pour ne plus
remonter ; tous les auteurs qui ont pu comparer le typhus à la
fièvre typhoïde ont été frappés de voir avec quelle rapidité l'état
des typhiques se modifie au moment de la défervescence, alors
que dans la fièvre typhoïde l'amélioration qui conduit à la convalescence est toujours lente et progressive.

L'élévation de la température du corps s'accompagne du cortège
habituel des symptômes qui constituent l'état fébrile : céphalalgie, anorexie, soif vive, prostration, etc. ; vers le cinquième ou
sixième jour, on voit apparaître une éruption qui a une grande
importance au point de vue du diagnostic. Elle consiste en un
exanthème si semblable à celui de la rougeole, que des épidémies
de typhus exanthématique ont été confondues avec des épidé-

mies de rougeole. L'éruption du typhus, dit M. Godélier, ressemble beaucoup plus à celle de la rougeole qu'aux taches rosées lenticulaires de la fièvre typhoïde.

Les principales différences entre l'éruption du typhus et celle de la rougeole sont les suivantes : 1° l'éruption du typhus se produit sur le tronc et sur les membres, mais n'envahit presque jamais la face, tandis que celle de la rougeole se produit à la face aussi bien que sur le reste du corps ; 2° l'éruption de la rougeole est purement exanthémateuse, elle disparaît complètement par la pression du doigt, tandis qu'au-dessous de l'exanthème typhique il y a souvent des taches plus foncées, plus profondes, ne disparaissant pas par la pression, d'où le nom de *taches exanthémo-pétéchiales* qui leur a été donné par Hildenbrand.

L'éruption, généralement abondante, peut être très discrète ou même manquer complètement.

Deux ou trois jours après leur apparition, les taches pâlissent, prennent une teinte brunâtre, cuivrée, puis l'épiderme se desquame comme dans la rougeole (desquamation furfuracée).

Dès le début, il se produit une injection très vive et très caractéristique des conjonctives.

Les symptômes nerveux sont en général très accusés, surtout dans le deuxième septénaire, qui a reçu à cause de cela le nom de *période nerveuse*. Pendant la première période on observe une céphalalgie intense, de la lassitude ; la prostration est moins grande que dans la fièvre typhoïde. Le délire, qui se montre plus ou moins rapidement, suivant la gravité des cas, est tantôt calme, tantôt bruyant et accompagné d'une agitation incessante ; les idées délirantes ont souvent un caractère suivi et leur nature varie avec la profession des malades; plusieurs observateurs ont comparé le délire des typhiques au délire alcoolique.

Du côté des organes digestifs, il faut noter de la tendance à la constipation. La langue, d'abord blanche et saburrale, se dessèche quand l'état typhoïde est prononcé. Il n'y a ni douleur, ni gargouillement à la pression dans la fosse iliaque droite.

La rate est souvent augmentée de volume.

La bronchite est moins constante que dans la fièvre typhoïde et la tendance à l'hypostase moins marquée.

A côté des cas réguliers et d'intensité moyenne dont la durée est de quatorze jours, il en est de graves qui peuvent durer plus longtemps, et de légers qui sont au typhus ce que la fébricule typhoïde est à la fièvre typhoïde ; parfois même le miasme typhique n'engendre que des troubles passagers qui méritent à peine le nom de maladie (typhisation à petite dose. F. Jacquot).

ANATOMIE PATHOLOGIQUE. — Le typhus n'a pas, comme la fièvre typhoïde, de lésion anatomique qui lui soit spéciale, les plaques de Peyer ne sont pas atteintes ; les seules altérations signalées par les auteurs sont la tuméfaction de la rate qui est commune à presque toutes les maladies infectieuses et les dégénérescences qui relèvent du processus fébrile ; l'altération des fibres du cœur est souvent très marquée, les parois du cœur sont flasques et décolorées (Stokes).

DIAGNOSTIC. — L'évolution de la fièvre, l'injection de la face et des conjonctives au début, l'éruption exanthémateuse ou exanthémo-pétéchiale, l'intensité des symptômes nerveux et le caractère particulier du délire permettent de reconnaître assez facilement le typhus, alors même qu'on le rencontre pour la première fois. Dans le diagnostic différentiel de la fièvre typhoïde et du typhus, on est guidé en général par l'épidémicité de l'une ou de l'autre de ces maladies ; les différences symptomatiques sont d'ailleurs nombreuses et importantes : la marche de la température n'est pas la même, l'ascension et la défervescence, rapides dans le typhus, sont lentes et progressives dans la fièvre typhoïde ; la durée moyenne du typhus est de quatorze jours, celle de la fièvre typhoïde de vingt et un ; l'exanthème du typhus ne ressemble pas aux taches rosées de la fièvre typhoïde; le délire présente un caractère particulier ; les symptômes abdominaux et thoraciques, si importants dans la fièvre typhoïde, font plus ou moins défaut chez les typhiques.

Le typhus et la fièvre typhoïde, qui récidivent rarement sur un même sujet, ne donnent pas l'immunité l'un pour l'autre, ainsi que cela devrait être s'il s'agissait d'une seule et même maladie présentant seulement quelques différences symptomatiques, on trouve dans les auteurs de nombreux exemples d'individus atteints successivement de fièvre typhoïde et de typhus.

L'absence des lésions des plaques de Peyer chez les typhiques constitue enfin une des meilleures preuves de la non-identité du typhus et de la fièvre typhoïde; en cas d'épidémie, si l'on conserve quelques doutes sur la nature véritable de la maladie typhoïde régnante, rien n'est plus facile que de se renseigner par l'ouverture de quelques cadavres ; on peut dire sans exagération que le diagnostic est écrit dans l'intestin.

PRONOSTIC. — La mortalité du typhus comme celle de la fièvre typhoïde varie beaucoup avec les épidémies. Les conditions dans lesquelles se trouvent les malades ont une grande influence sur le pronostic ; lorsque le typhus règne sur des hommes affaiblis par des maladies antérieures, entassés dans des hôpitaux insuffisants et mal aménagés, la mortalité est très forte ; en Crimée, elle a été de 50 pour 100 et d'après Graves elle était presque aussi considérable sur les malheureux Irlandais qui, en 1847, s'entassaient sur des vaisseaux pour émigrer en Amérique ; au contraire, lorsque les malades sont placés dans des salles vastes et bien aérées, en dehors des foyers épidémiques, la mortalité est faible ; en 1856, au Val-de-Grâce, elle n'a été que de 14 pour 100. Griesinger, en comparant les chiffres fournis par différents auteurs, a trouvé que la mortalité moyenne dans le typhus était de 15 à 20 pour 100.

Beaucoup d'accidents et de complications de la fièvre typhoïde ne sont pas à redouter dans le typhus, en particulier les hémorrhagies intestinales et les péritonites par perforation ; le danger résulte de l'intensité même des symptômes généraux ou des symptômes nerveux ; dans les cas graves il y a une véritable sidération et les malades succombent en quelques jours.

La convalescence est beaucoup plus franche que dans la fièvre typhoïde.

Prophylaxie. Traitement. — Nous avons vu que le typhus était éminemment contagieux ; il faut donc isoler avec soin les malades qui en sont atteints et les traiter dans des salles spéciales ou mieux dans des hôpitaux spéciaux ; on choisira pour faire le service dans les salles réservées à ces malades des hommes ayant eu déjà le typhus. Les vêtements provenant des typhiques peuvent servir de véhicule à la contagion, ils seront détruits ou désinfectés avec soin.

Les mesures à prendre pour prévenir le développement spontané du typhus sont variables suivant les circonstances, on peut dire seulement que les principales indications à remplir sont : de s'opposer à l'encombrement, de remédier dans la mesure du possible à la misère des populations menacées et de donner une grande importance à toutes les mesures d'hygiène générale et de propreté.

Il n'est pas plus possible de faire avorter le typhus que la fièvre typhoïde. Au début les évacuants sont souvent indiqués ; comme l'intestin n'est pas malade, on peut insister sans crainte sur les purgatifs. Le sulfate de quinine rend des services lorsque le typhus règne dans des pays palustres et se complique de fièvres intermittentes; dans les cas où l'élément palustre fait défaut, on doit se contenter de prescrire le quinquina sous la forme d'extrait.

Dans le délire violent, Graves prescrivait l'opium uni à de petites doses d'émétique. Les révulsifs, sinapismes, vésicatoires, sont souvent utiles ; les saignées générales sont condamnées par tous les auteurs.

On alimentera les malades comme dans la fièvre typhoïde, et l'on surveillera avec le même soin leur hygiène.

GRAVES. Clinique, t. I. — JENNER, MURCHISON, M. HUSS, GRIESINGER, A. LAVERAN. Op. cit. — F. JACQUOT. Du typhus de l'armée d'Orient. Paris, 1856. — GODÉLIER. Mém. sur le typhus observé au Val-de-Grâce du mois de janvier au mois de mai 1856 (Gaz. méd. de Paris, 1856). — VIRCHOW. Du typhus famélique, trad. de Hallopeau. Paris, 1868. — J. ARNOULD. De l'origine et des affinités du typhus. Paris, 1869. — J. PÉRIER. Effets de la misère et typhus dans la province d'Alger en 1868 (Rec. mém. méd. milit., 1869-1870). — VITAL. Du typhus dans la province de Constantine (même rec., 1869). — A. MAURIN. Le typhus d'Algérie, 1873. — Discussion de l'Acad. de méd. sur l'étiologie du typhus. 1872-1873. — BOTKIN. De la fièvre, 1872. — GILTET. Quelq. consid. sur le typhus de Riantec, th., Paris, 1872. — GUILLEMIN. Les origines et la propagation du typhus (Gaz. hebd., 1873). — DANGUY DES DÉSERTS. Rel. de l'épid. de typhus pétéchial à l'île Molène (Arch. de méd. nav., 1877). — MASSE. Typhus et fièvre typhoïde. Paris, 1878. — L. COLIN. Traité des maladies épidémiques. Paris, 1879. — LEBERT. Art. *Typhus* in Ziemssen's Handbuch. — HIRSCH. Handb. der Histor. Geogr. Pathol., 2e édit., Stuttgard, 1889. — E. RICHARD. Art. *Typhus*, in Nouv. diction. de méd. et de chir., t. XXXVII.

TYPHUS A RECHUTE

Synonymie : *Relapsing fever, typhus récurrent, fièvre récurrente, typhus fièvre de famine.*

Les foyers du typhus à rechute en Europe sont à peu près les mêmes que ceux du typhus exanthématique ; c'est en Irlande qu'on a le plus souvent l'occasion d'observer cette espèce morbide. Depuis 1840, le typhus à rechute a pris à plusieurs reprises dans ce pays un développement épidémique, particulièrement en 1847 et 1848 ; d'Irlande le typhus à rechute a été importé en Écosse et en Angleterre ; sur le continent, il a été observé en Silésie et en Russie. La typhoïde bilieuse paraît devoir être considérée comme une variété grave du typhus à rechute.

ÉTIOLOGIE. — Le typhus à rechute est contagieux ; il est fréquemment importé hors de ses foyers d'origine. Les circonstances qui favorisent l'apparition du typhus à rechute sont les mêmes que pour le typhus exanthématique : misère, encombrement, malpropreté. Il est fréquent de voir la fièvre récurrente régner en même temps que le typhus ; dans les épidémies mixtes, les cas de typhus à rechute dominent souvent au début, et, à mesure que l'épidémie progresse, le typhus exanthématique prend la place de

la fièvre récurrente (Murchison). On a accusé l'inanition de faire
naître le typhus à rechute, d'où les noms de *typhus* et de *fièvre de
famine* qui lui ont été donnés par quelques auteurs ; la famine ne
joue ici, comme dans l'étiologie du typhus, que le rôle de cause
prédisposante en augmentant la misère, la malpropreté et l'encombrement ; dans les années de famine, les populations des campagnes affluent dans les villes pour y chercher des secours et
s'entassent dans des locaux insuffisants et malpropres.

Obermeyer a découvert dans le sang des malades atteints de

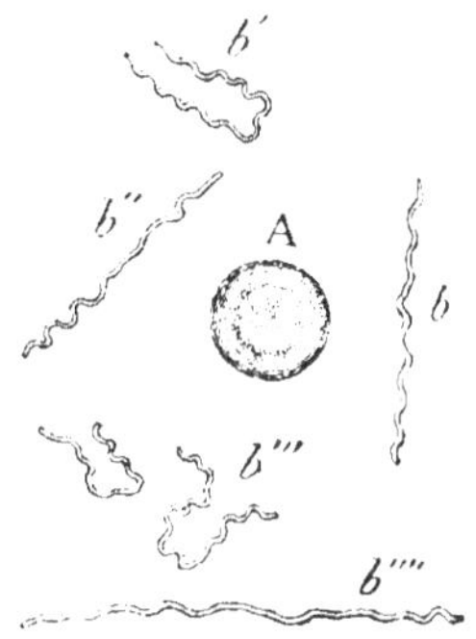

FIG. 8.

Spirillum Obermeieri, d'après Weigert.
A, globule rouge ; *b*, *b'*, *b''*, *b'''*, *b''''*, spirilles. (Grossissement, 600 diam.)

typhus à rechute des filaments spiroïdes ou *spirobactéries*, *spirilles*
(fig. 8), dont la présence a été constatée également par Lebert,
Weigert, Buchwald, Ponfick, Heidenreich. Ces spirobactéries qui
sont spéciales au typhus à rechute et dont la présence est constante dans le sang des malades atteints de cette affection, paraissent bien être la cause du typhus à rechute. Les spirobactéries
n'existent dans le sang des malades atteints de typhus à rechute
qu'au moment des accès, ils disparaissent brusquement à la fin
de chaque poussée fébrile.

Carter a réussi à inoculer la fièvre récurrente de l'homme au
singe, et il a constaté dans le sang des singes inoculés à l'aide du
sang des malades atteints de typhus à rechute la présence de
spirobactéries ; l'acuité de la fièvre correspondait à l'abondance
de ces parasites dans le sang. Les inoculations faites sur des lapins,
des chiens et des pigeons ont échoué.

Contrairement à ce qui arrive pour la fièvre typhoïde et le typhus exanthématique, une première atteinte de typhus à rechute ne confère pas l'immunité.

La typhoïde bilieuse a été observée dans les pays chauds, en Égypte (Griesinger), et dans les pays froids, Irlande, Russie (épidémie de Saint-Pétersbourg, 1865).

DESCRIPTION. — 1° *Typhus à rechute, forme simple.* — Après une incubation dont la durée est mal connue, la maladie éclate brusquement par un frisson violent, de la céphalalgie, des dou-

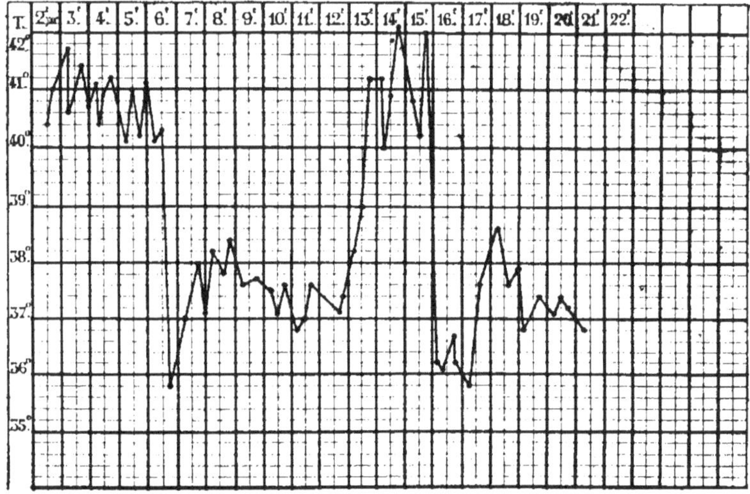

FIG. 9.

leurs lombaires et des vomissements; comme Jenner l'a fait remarquer, ce début rappelle celui de la variole. La température s'élève brusquement à 40 et même 42 degrés ; le pouls est accéléré (100 à 120 pulsations par minute) ; les phénomènes nerveux : prostration, insomnie, sont en général moins marqués que dans la fièvre typhoïde, cependant les malades accusent une céphalalgie frontale très forte et parfois ils ont du délire. La langue est blanche, humide, la constipation est la règle.

Au bout de cinq à dix jours de fièvre, une transpiration abondante se produit, la défervescence se fait brusquement et dès le lendemain de cette crise le malade est guéri en apparence, il

demande à manger et n'accuse plus que de la faiblesse. La période
de rémission dure de quatre à quatorze jours ; au bout de ce
temps, les symptômes qui ont marqué le début du premier accès
se reproduisent dans le même ordre : frisson, céphalalgie, vomissements ; la température, qui était tombée à la normale ou même
au-dessous, remonte brusquement (fig. 9). Après quelques jours
(de 2 à 5) d'une fièvre vive, une nouvelle transpiration abondante
se produit et le lendemain le malade entre en convalescence. Une
seconde rechute a lieu dans un petit nombre de cas.

2° *Typhoïde bilieuse.* — Le début ressemble à celui de la forme
précédente ; les malades éprouvent des frissons, des douleurs
dans les membres, de la céphalalgie, des vertiges ; l'ascension de
la température est brusque. A la période d'état, la fièvre est vive
et continue, la céphalalgie violente, la face et les yeux sont
injectés comme dans le typhus exanthématique. Du côté des voies
digestives on observe des vomissements, de la diarrhée, des douleurs épigastriques que la pression exagère ; la langue est sèche,
fendillée ; l'ictère se développe le plus souvent du quatrième au
sixième jour. La rate est fortement tuméfiée. Une faiblesse extrême,
avec tendance à l'adynamie et à l'état typhoïde, complète le tableau
clinique. La mort peut être la suite d'un collapsus subit et inattendu, ou bien l'amélioration se produit rapidement et s'accompagne de sueurs abondantes. A la dernière période, il n'est pas
rare d'observer des hémorrhagies soit à la peau, soit à la surface
des muqueuses.

En général, dans la typhoïde bilieuse il n'y a pas de rechute.

ANATOMIE PATHOLOGIQUE. — Dans le typhus à rechute simple,
comme dans la typhoïde bilieuse, la lésion la plus remarquable
siège dans la rate, dont l'énorme tuméfaction amène quelquefois
des ruptures ; Griesinger a noté cet accident trois fois sur 101
autopsies. Le parenchyme splénique est d'un brun rouge, cassant ;
les corpuscules de Malpighi hypertrophiés apparaissent comme de
petites taches blanches, dont le diamètre est variable. Dans la
typhoïde bilieuse, l'altération des corpuscules de Malpighi est
encore plus considérable, des exsudats se forment autour de ces
corpuscules qui peuvent suppurer ; la rate est alors criblée d'abcès
miliaires.

Les plaques de Peyer ne sont pas altérées. On a observé des
dégénérescences des muscles, du cœur, du foie et des reins
(Küttner).

DIAGNOSTIC. — On peut confondre la fièvre récurrente avec la
fièvre initiale de la variole ou avec le typhus ; l'absence d'éruptions

et la marche caractéristique de la fièvre ne laissent pas longtemps place au doute, on est en outre guidé le plus souvent par l'épidémicité de la maladie.

Dans les cas où la fièvre typhoïde récidive chez des malades à peine entrés en convalescence, on a deux périodes fébriles avec un intervalle apyrétique, et au premier abord le tracé thermométrique présente une certaine analogie avec celui du typhus à rechute. Est-il besoin de rappeler que dans la fièvre typhoïde l'ascension et la défervescence se font d'une manière progressive; que la durée de la maladie est en général beaucoup plus longue que dans la fièvre récurrente; que les taches rosées lenticulaires, les symptômes abdominaux et les altérations des plaques de Peyer font défaut dans cette dernière maladie? La récidive est un accident assez rare de la fièvre typhoïde, tandis que la rechute est la règle dans la fièvre récurrente, comme l'indiquent du reste tous les noms qui ont été donnés à cette affection : *typhus à rechute, fièvre récurrente, relapsing fever*, etc.; enfin le typhus à rechute n'engendre jamais la fièvre typhoïde, ni réciproquement. Il est donc impossible de confondre ces deux espèces morbides.

La typhoïde bilieuse est d'un diagnostic plus difficile que la fièvre récurrente simple, surtout dans les épidémies où ces deux formes ne règnent pas simultanément; elle a été confondue plus d'une fois avec la fièvre jaune et avec certaines formes graves des rémittentes palustres; nous nous occuperons du diagnostic différentiel de ces maladies dans les chapitres consacrés à la fièvre jaune et aux fièvres palustres.

PRONOSTIC. — La fièvre récurrente simple, malgré la gravité apparente des symptômes du début, est la moins redoutable des maladies typhoïdes. Murchison lui attribue une mortalité de 2 à 4 pour 100 seulement. La typhoïde bilieuse est d'un pronostic bien plus grave; lorsqu'elle règne en même temps que la fièvre récurrente simple, elle augmente notablement la mortalité des épidémies; lorsqu'elle règne seule, elle peut enlever la moitié ou les deux tiers des malades.

PROPHYLAXIE. TRAITEMENT. — Les mesures prophylactiques sont les mêmes que pour le typhus; il faut prévenir la contagion en isolant les malades et éloigner toutes les causes qui favorisent le développement des maladies typhoïdes, telles que: malpropreté, encombrement, etc. Le typhus exanthématique suit souvent de très près la fièvre récurrente, de sorte qu'une épidémie même très bénigne de fièvre récurrente doit éveiller vivement l'attention;

elle est souvent l'avant-garde d'un ennemi beaucoup plus redoutable.

Il n'est pas possible de prévenir la rechute de la fièvre récurrente, le sulfate de quinine a été employé maintes fois à cet effet sans aucun résultat. La bénignité ordinaire de la fièvre récurrente simple rend inutile une médication active ; on se bornera, à moins de complications, à prescrire des mesures hygiéniques analogues à celles qui sont conseillées dans la fièvre typhoïde ; il faudra prévenir les malades de la probabilité d'une rechute et veiller à ce qu'ils ne commettent pas d'imprudences dans la période d'apyrexie. Au début de la typhoïde bilieuse, il est utile d'administrer des purgatifs salins ou de l'huile de ricin ; Griesinger, en Égypte, a employé avec succès le sulfate de quinine (0^{gr},75 à 1 gramme en vingt-quatre heures, pendant plusieurs jours au moment où apparaît l'ictère) ; l'efficacité de cette médication est moins bien établie pour les pays non palustres. S'il y a de la tendance aux hémorrhagies, on prescrira les acides et les astringents : limonade sulfurique, élixir acide de Haller, etc.

JENNER, MURCHISON, GRIESINGER, A. LAVERAN. Op. cit. — KÜTTNER et HERMANN. Relation de l'épid. de Saint-Pétersbourg (Petersb. med. Zeitschrift, 1865). — CHARCOT (Gaz. hebd., 1865). — J. ARNOULD. Epidémie de typhus à rechute d'Aïn-el-Bey (Arch. gén. de méd., 1867). — OBERMEIER. Ueber das wiederkehrende Fieber (Virchow's Archiv, 1869). — Du même. Mém. sur les altér. du sang (Centralblatt, 1873, p. 145). — ENGEL. Recherches sur les spirobactéries du typhus récurrent (Berlin. klin. Wochenschr., 1873, n° 35). — WEIGERT. Ibid., 49. — PONFICK. Rech. anat. pathol. sur le typhus récurrent (Arch. f. path. Anat. und Phys., 1876). — L. HEYDENREICH. De la spirobactérie du typhus à rechute (Petersb. med. Wochenschr., 1876). — Expériences du docteur Motchoutkowsky sur l'inoculation des maladies typhoïdes, note comm. à l'Acad. de méd. par Gueneau de Mussy, séance du 13 mars 1877. — VANDYKE CARTER. Contribution à la pathol. expér. de la fièvre à spirilles (Medico-chirurg. Trans., 1880, p. 79). — HIRSCH. Op. cit. — E. RICHARD. [Art. *Typhus*, in Nouv. dict. de méd. et de chir., t. XXXVII.

FIÈVRE JAUNE

Synonymie : *Typhus icterodes, typhus amaril, vomito negro.*

La fièvre jaune a été rangée tantôt parmi les maladies telluriques, tantôt parmi les maladies typhoïdes ; il est certain qu'au point de vue clinique elle se rapproche à la fois de la typhoïde bilieuse et de certaines rémittentes bilieuses d'origine palustre, mais par son étiologie et par sa transmissibilité elle se rattache plutôt aux maladies typhoïdes qu'aux maladies telluriques.

La fièvre jaune est endémique sur le littoral du golfe du Mexique et aux grandes Antilles, ainsi que sur quelques points de la côte occidentale d'Afrique, en Guinée et au Sénégal. Du golfe du Mexique et des Antilles, elle est souvent importée sur d'autres points de l'Amérique et parfois aussi en Europe. Les principales épidémies observées en Europe sont celles de Cadix (1800), de Livourne (1805), de Barcelone et de Marseille (1821), de Gibraltar (épidémie de 1828, étudiée par Louis, Trousseau et Chervin), de Brest (1815 et 1839), de Lisbonne (1857-1858) et de Saint-Nazaire (1861). En Angleterre, la fièvre jaune n'a donné lieu qu'à de petites épidémies très limitées. Les pays froids sont évidemment très peu favorables à son développement ; autrefois on lui avait assigné pour limite le 43ᵉ degré de latitude nord, elle s'est élevée depuis jusqu'à Québec (46ᵉ degré) et en Angleterre par le 51ᵉ degré de latitude.

Dans ces dernières années la fièvre jaune a donné lieu à plusieurs épidémies très meurtrières ; en 1878, la maladie a pris une très grande extension aux États-Unis ; en 1878 et en 1881, la fièvre jaune a sévi sur notre colonie du Sénégal et a détruit presque complètement la population européenne ; en 1878, une petite épidémie de fièvre jaune a été observée à Madrid.

ÉTIOLOGIE. — Au Mexique, la fièvre jaune règne uniquement sur les côtes et principalement dans les quartiers bas des villes ; c'est ce qu'on observe à la Vera-Cruz. Lorsqu'on s'éloigne du littoral pour s'enfoncer dans l'intérieur des terres, la fièvre jaune disparaît ; elle est remplacée par les fièvres palustres, puis, à mesure qu'on s'élève sur les hauts plateaux, les fièvres palustres disparaissent à leur tour et à Mexico on ne trouve plus ni la fièvre jaune, ni les fièvres palustres, mais le typhus et la fièvre typhoïde.

À la Vera-Cruz, la fièvre jaune est endémique et de temps en temps elle prend le caractère épidémique ; elle sévit principalement sur les étrangers et épargne non seulement les personnes qui ont acquis l'immunité par une première atteinte, mais aussi celles qui habitent depuis plusieurs années le foyer endémique. Il y a là un fait d'accoutumance analogue à celui qui existe pour la fièvre typhoïde chez les habitants des grandes villes ; lorsqu'on quitte la Vera-Cruz pour quelque temps, on peut perdre le bénéfice de cette immunité.

Au nombre des causes qui favorisent le développement de la fièvre jaune il faut citer la chaleur et les émanations des égouts qui renferment des matières fécales ; ces causes, insuffisantes par elles-mêmes à faire naître la fièvre jaune, agissent surtout en fournissant un milieu favorable au miasme. À la Vera-Cruz, les hôtels mal tenus, les maisons basses, mal ventilées, avoisinant les égouts, sont habituellement ravagés par la fièvre jaune, tandis que certaines maisons bien situées et très proprement tenues en sont presque toujours indemnes (Fuzier).

En dehors de ses foyers endémiques la fièvre jaune ne se développe jamais qu'à la suite d'importation. Les choses se passent presque toujours de la manière suivante: un navire arrive de la Havane ou d'un autre port infecté, il y a eu quelques malades en mer, mais ils sont morts ou ils ont guéri pendant la traversée; à l'arrivée au port de destination on néglige de prendre des mesures sanitaires, on accorde la *libre pratique*, l'équipage descend à terre, puis au bout de quelques jours on commence le déchargement. C'est alors seulement que la fièvre jaune éclate parmi les déchargeurs, parmi les personnes qui viennent visiter le bâtiment infecté, et enfin sur les équipages des bâtiments qui dans le port sont sous le vent du premier. Lorsque la température est très élevée, la fièvre jaune peut se répandre dans toute une ville et y faire de très grands ravages, comme à Cadix, à Barcelone et à Lisbonne; dans chacune de ces deux dernières épidémies 20 000 personnes périrent. Si les conditions de milieu sont moins favorables ou si des mesures énergiques sont immédiatement prises, la fièvre jaune ne donne lieu, comme à Saint-Nazaire (1861), qu'à un petit nombre de cas.

Chose importante, ce n'est pas l'homme qui joue ici le rôle principal, c'est le navire; ce n'est pas aux passagers ou à l'équipage d'un navire venant d'un port infecté qu'il faut appliquer des mesures quarantenaires, c'est au navire lui-même. On a poussé l'exagération de cette idée, qui est juste et féconde en résultats pratiques, jusqu'à dire que l'homme atteint de la fièvre jaune ne pouvait pas transmettre sa maladie, et jusqu'à refuser à la fièvre jaune le titre de maladie contagieuse. Quand bien même la transmission d'homme à homme ne serait pas prouvée, il faudrait dire que la fièvre jaune est contagieuse puisqu'elle est importable; mais quelques faits démontrent que la contagion directe est possible. Au Mexique, les médecins et les infirmiers militaires ont payé un très lourd tribut à la maladie (Fuzier); à Southampton et à Saint-Nazaire, deux médecins qui n'avaient pas pénétré dans les bateaux infectés ont pris la fièvre jaune en soignant des malades qui en étaient atteints.

Les effets provenant d'individus morts de fièvre jaune peuvent servir à la transmission de la maladie. L'épidémie observée à Madrid en 1878 est très intéressante à ce point de vue. Cette épidémie coïncida avec le retour des soldats licenciés après la pacification de l'île de Cuba ; il n'y avait pas de malades au moment de l'arrivée en Espagne et la fièvre jaune ne fut pas observée (contrairement à ce qui arrive d'ordinaire) dans les ports de débarquement ; l'épidémie éclata au moment où les soldats licenciés arrivèrent à Madrid avec des effets qui avaient appartenu à des hommes morts de fièvre jaune (A. Guichet).

L'incubation a une durée de trois à six jours.

D'après M. le docteur Domingos Freire, le microbe de la fièvre jaune serait un micrococcus qui d'abord très petit (1 à 2 micromillimètres de diamètre) augmenterait bientôt de volume et pourrait atteindre 7 à 8 micro-millimètres. Lorsqu'ils ont atteint ce volume, les microcoques se rompent et déversent leur contenu, qui est composé de spores mélangées à une substance visqueuse de couleur jaunâtre. M. le docteur Domingos Freire aurait réussi à cultiver ce microbe et les inoculations faites avec le liquide de culture atténué se seraient montrées très efficaces pour prévenir l'invasion de la fièvre jaune. En 1886 le nombre des individus inoculés à Rio a été de près de 6000, aucun d'eux n'a succombé à la fièvre jaune alors que plus de 400 personnes non vaccinées mouraient de fièvre jaune.

M. le docteur Domingos Freire a donné au microbe qu'il croit être le microbe pathogène de la fièvre jaune le nom de *Cryptococcus xanthogenicus*.

DESCRIPTION. — La maladie débute brusquement, l'ascension thermique est rapide, en quelques heures la température monte à 40 ou 41 degrés, quelquefois même à 42 degrés ; les malades éprouvent un frisson unique violent ou des frissonnements répétés ; ils accusent une céphalalgie sus-orbitaire très vive, des douleurs lombaires qui ont fait donner à la maladie la dénomination populaire de *coup de barre* ; la face devient vultueuse, rouge-acajou, les conjonctives s'injectent, la peau est sèche, brûlante, le pouls et la respiration ont une grande fréquence ; la langue est blanche, la bouche amère, la soif vive ; des vomissements alimentaires, d'abord, puis muqueux et bilieux, se produisent avec une fréquence plus ou moins grande, la constipation est la règle ; les urines rares et fortement colorées sont souvent albumineuses dès le deuxième ou le troisième jour ; chez quelques malades les articulations sont douloureuses ; il y a de l'agitation, de l'anxiété, parfois du délire.

Cette *période de réaction* ou *stade inflammatoire* (Dutroulau) dure de deux à trois jours ; la température s'abaisse alors et l'ictère apparaît. L'ictère est si constant dans les cas graves, qu'il faudrait hésiter à croire qu'un malade a succombé à la fièvre jaune, dit Dutroulau, si le cadavre ne présentait pas la teinte ictérique.

On observe des éruptions de nature variable : miliaire blanche, exanthème scarlatiniforme, urticaire, roséole, herpès ; aucune de ces éruptions n'est constante.

Dans les cas légers la maladie ne dépasse pas le stade inflammatoire, la rémission qui termine ce stade et qui accompagne l'apparition de l'ictère dans la majorité des cas est définitive

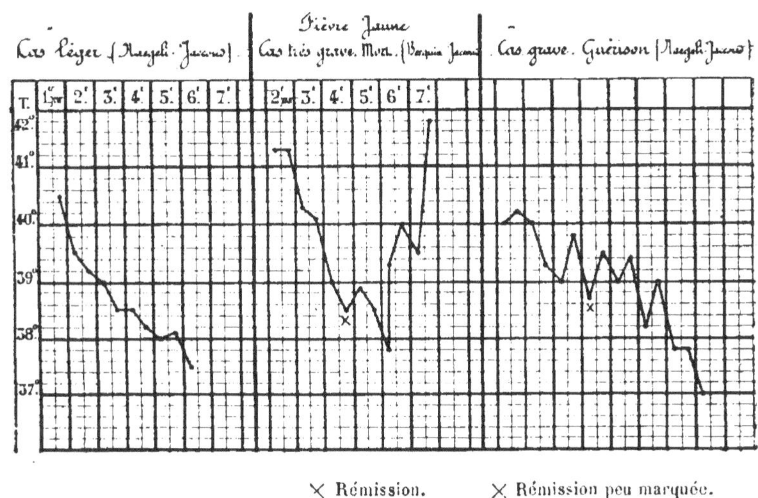

X Rémission.   X Rémission peu marquée.

FIG. 10.   FIG. 11.   FIG. 12.

(fig. 10) ; dans les cas moyens et graves, au contraire, la rémission est passagère (fig 11), et comme elle est souvent suivie d'accidents mortels, on lui a donné le nom significatif de *mieux de la mort*.

La rémission dure peu dans les cas graves, la température ne tombe même pas toujours jusqu'à la normale (fig. 12). Si la rémission a lieu le matin du troisième jour, comme cela arrive le plus souvent, dès le soir du même jour la température remonte ; la fièvre persiste pendant la deuxième période, mais elle présente en général une intensité moindre que pendant le stade inflammatoire.

La *deuxième période* est caractérisée par l'ictère, d'où le nom de *fièvre jaune*, et par les vomissements noirs, d'où le nom de *vomito negro.* Ces vomissements, dus à des hémorrhagies gastriques, sont très caractéristiques; leur coloration noire tient à ce que le sang est profondément altéré par son mélange au suc gastrique, on dirait de la suie délayée dans de l'eau ou du marc de café. Des hémorrhagies peuvent se produire à la peau, à la surface des muqueuses utérine et vaginale; les hématuries sont assez rares.

Pendant la seconde période les douleurs et l'anxiété, si marquées dans le stade inflammatoire, disparaissent souvent; les vomissements se font sans douleur, les malades n'ont pas conscience de la gravité de leur état.

La fièvre jaune peut évoluer et aboutir à la mort sans vomissements noirs; dans ces cas la rémission du troisième jour est incomplète, la face reste injectée, il y a de la stupeur, de la somnolence, du subdélire, la langue se sèche, se fendille et se recouvre de fuliginosités ainsi que les dents et les lèvres; c'est la *forme typhoïde* qui peut être adynamique ou ataxique; des convulsions violentes précèdent parfois la mort.

Dans les formes irrégulières et très graves, les vomissements noirs se produisent de bonne heure, les malades tombent dans un état de collapsus et d'algidité et succombent en vingt-quatre ou quarante-huit heures.

Le pouls étudié au sphygmographe présente les caractères suivants : à la première période, amplitude considérable, chute brusque de la ligne de descente, grande fréquence; au troisième jour l'amplitude des oscillations diminue, le pouls se ralentit et devient dicrote; dans les cas graves, chez les sujets affaiblis par de nombreuses hémorrhagies, le tracé du pouls n'est plus représenté que par une ligne à peine ondulée (Fuzier).

L'urine est presque toujours albumineuse dans les cas graves, l'albuminurie se montre à la fin de la première période ou au commencement de la deuxième (Fuzier).

On a signalé, comme pour la fièvre typhoïde, une *forme ambulatoire,* les malades n'éprouvent que de la faiblesse et un peu de malaise, ils continuent à vaquer à leurs occupations jusqu'au moment où les accidents éclatent avec une grande violence.

La mort se produit du troisième au septième jour, rarement après le huitième.

La convalescence est longue, les malades sont anémiés et dyspeptiques.

Anatomie pathologique. — La teinte ictérique est plus marquée sur le cadavre qu'au moment même de la mort; le tissu cellulaire sous-cutané et les muscles sont fréquemment le siège d'hémorrhagies. Le cœur est flasque, ramolli, pâle, il se laisse déchirer facilement (Dutroulau). Le sang contient à peine des traces de fibrine comme dans la variole et la scarlatine hémorrhagiques ; les globules rouges ne présentent pas d'altérations constantes.

Les poumons sont congestionnés et l'on y trouve quelquefois des noyaux hémorrhagiques.

Il existe une stomatite superficielle, le pharynx, l'œsophage, l'estomac et l'intestin présentent de la congestion, des ecchymoses et assez souvent des ulcérations. L'examen histologique de la muqueuse stomacale a permis de constater la dégénérescence graisseuse des vaisseaux capillaires et des cellules épithéliales des glandes stomacales (Crevaux).

Les auteurs ont insisté principalement sur l'altération du foie découverte par Louis ; cette altération est en effet remarquable par sa constance et par le degré auquel elle arrive en quelques jours ; il nous paraît probable qu'il s'agit d'une dégénérescence analogue à celles qu'on observe dans toutes les maladies fébriles graves, beaucoup plus accentuée seulement.

Le foie, de volume normal, présente une coloration jaune chamois ou cuir de Cordoue, analogue à celle du foie gras des phthisiques (Louis); le parenchyme est sec, exsangue, friable. Au microscope on constate que les cellules hépatiques sont remplies de granulations graisseuses, mais qu'elles ne sont pas détruites, ce qui explique pourquoi cette altération si profonde en apparence est compatible avec le retour à l'état normal (Alvarenga); dans l'ictère grave, au contraire, la dégénérescence graisseuse des cellules s'accompagne d'exsudats interstitiels et d'une destruction irrémédiable des éléments anatomiques.

On trouve des ecchymoses sous la capsule des reins, sur la muqueuse des calices et des bassinets et surtout dans la substance corticale au niveau des glomérules de Malpighi. Les cellules épithéliales des tubuli subissent la dégénérescence graisseuse (Crevaux).

La rate est normale, fait important au point de vue du diagnostic différentiel avec les fièvres bilieuses palustres.

Diagnostic. Pronostic. — Le diagnostic est facilité par l'exacte limitation de la fièvre jaune à certains foyers ; en dehors de ces foyers la maladie ne prend jamais naissance spontanément, elle est toujours importée, et comme l'importation ne peut se faire en Europe que par les navires, c'est presque toujours dans les ports qu'éclatent les épidémies de fièvre jaune.

Parmi les signes les plus importants, il faut citer : l'ascension brusque de la période initiale, l'injection vive de la face et des conjonctives, les douleurs lombaires, la rémission du troisième jour, l'ictère, les vomissements noirs et les autres hémorrhagies.

On peut confondre la fièvre jaune avec l'ictère grave, la typhoïde bilieuse, la rémittente bilieuse d'origine palustre, enfin avec l'empoisonnement par l'arsenic ou le phosphore.

L'ictère grave ou hépatite parenchymateuse aiguë est une maladie toujours sporadique, non transmissible et presque toujours mortelle, qui ne saurait être assimilée à la fièvre jaune, comme on a tenté de le faire (Monneret). Ces deux maladies ont une étiologie absolument différente et la symptomatologie elle-même les sépare très nettement dans la plupart des cas ; l'hépatite parenchymateuse aiguë ne s'accompagne pas d'une fièvre vive à début brusque ; la rachialgie, l'injection de la face, les vomissements noirs font défaut.

La typhoïde bilieuse constitue une espèce morbide bien distincte de la fièvre jaune, elle ne présente pas la rémission du troisième jour et elle se complique rarement d'hématémèses ; la tuméfaction de la rate, si remarquable dans la typhoïde bilieuse, manque dans la fièvre jaune ; dans les cas où la fièvre jaune prend la forme typhoïde, il est cependant difficile d'établir le diagnostic différentiel sur les seuls caractères cliniques ; on s'appuiera alors sur les circonstances étiologiques, et en cas d'épidémie on ouvrira les cadavres des premières victimes : s'il s'agit de la typhoïde bilieuse, on trouvera des lésions caractéristiques de la rate, tandis que si l'on a affaire à la fièvre jaune, la rate sera saine et le foie présentera la dégénérescence décrite plus haut.

Les fièvres bilieuses palustres sont plus faciles encore à différencier de la fièvre jaune que la typhoïde bilieuse : les malades sont d'anciens fébricitants qui ont eu à plusieurs reprises des fièvres d'accès ; la rachialgie, l'injection de la face et des conjonctives font défaut, la maladie n'est pas transmissible, elle est justiciable du sulfate de quinine, enfin il existe une tuméfaction considérable de la rate.

Nous n'insistons pas sur le diagnostic différentiel de la fièvre jaune et de l'empoisonnement aigu par le phosphore ou l'arsenic. Dans ces empoisonnements, il n'y a pas de fièvre ; les circonstances étiologiques et au besoin l'analyse des matières vomies empêcheront du reste toute confusion à cet égard.

La mortalité varie de 14 à 50 pour 100 suivant les épidémies (Dutroulau). Les vomissements noirs et les pétéchies ont une signification très défavorable, surtout s'ils se produisent de bonne heure; les épistaxis, au contraire, s'observent souvent dans les formes qui se terminent rapidement par la guérison; quand les phénomènes nerveux et l'état typhoïde sont très marqués, le pronostic est très grave. L'abondance de l'albuminurie étant presque toujours en raison directe de la gravité de la maladie, l'examen des urines fournit des renseignements très précieux au point de vue du pronostic (Fuzier).

PROPHYLAXIE. TRAITEMENT. — Lorsqu'on doit se rendre dans un pays où règne la fièvre jaune, il faut choisir pour y arriver une époque où la fièvre n'est pas épidémique, afin d'acquérir autant que possible l'accoutumance au miasme. Pour prévenir l'importation de la fièvre jaune en Europe, on a adopté des mesures quarantenaires qu'il serait trop long d'énumérer ici; le but principal à atteindre est de désinfecter les bâtiments qui arrivent des pays infectés et d'opérer leur déchargement de façon à prévenir l'éclosion des épidémies.

La prophylaxie individuelle consiste à éviter les excès, les écarts de régime, l'insolation, les fatigues; en cas d'épidémie grave on pourra émigrer sur les hauteurs; à la Guadeloupe, le camp Jacob, qui est situé à 550 mètres d'altitude seulement, a toujours été préservé, bien que la fièvre jaune y ait été importée à plusieurs reprises.

Le sulfate de quinine et les émissions sanguines donnent de mauvais résultats. Les purgatifs répétés constituent la médication la plus efficace; l'huile de ricin est particulièrement en honneur à la Vera-Cruz, on la mélange au suc de citron. M. le docteur Fuzier préfère à l'huile de ricin l'infusion de casse ou la limonade Rogé au citrate de magnésie. Une eau pure, acidulée, constitue la meilleure boisson et la plus agréable au malade. Les lotions fraîches deux ou trois fois par jour avec de l'eau légèrement vinaigrée sont indiquées lorsque le thermomètre se maintient à 39 et 40 degrés. A la deuxième période on prescrira : la glace, les boissons effervescentes, la limonade sulfurique, les acides contre les vomissements et les hémorrhagies gastriques; le vin, le quinquina, les révulsifs contre l'adynamie, etc.

MÉLIER. Relation de la fièvre jaune survenue à Saint-Nazaire en 1861. Paris, 1863. — DUTROULAU. Traité des mal. des Européens dans les pays chauds. 2ᵉ édit., Paris, 1866. — GRIESINGER, A. LAVERAN. Op. cit. — A. PROUST. Essai sur l'hygiène internationale. Paris, 1873. — BÉRENGER-FÉRAUD. De la fièvre jaune au Sénégal. Paris, 1874. — FAGET. Monogr. sur le type et la spécificité de la fièvre jaune. Paris, 1875. — JACCOUD. Traité de pathologie interne. 7ᵉ édit. Paris, 1882. — FUZIER. Résumé d'études sur la fièvre jaune. Paris, 1877. — CREVAUX. Notes sur l'histologie path.

de la fièvre jaune (Arch. de méd. nav., 1877). — PRIMET. Étude sur la tempér. dans la fièvre jaune observ. à la Guyane en 1876-1877, th., Paris, 1879.— A. GUICHET. La fièvre jaune à Madrid en 1878 (Rec. mém. méd. mil., 1879, p. 337). — DUPONT. Hist. méd. des épid. de fièvre jaune pendant le dix-neuvième siècle (Arch. de méd. nav., 1880, p. 241 et 350, avec carte). — CHAILLÉ et STERNBERG. Rapport de la Commission chargée d'étudier la fièvre jaune de la Havane (National Board of Health, nov. 1879). — DOMINGOS FREIRE. Doctrine microbienne de la fièvre jaune. Rio, 1885. — Du même. Le vaccin de la fièvre jaune. Résultats statistiques. Rio, 1886.

PESTE A BUBONS

Les anciens appelaient *pestes* toutes les maladies épidémiques graves. Lorsqu'on étudie les maladies pestilentielles antérieures au sixième siècle de notre ère, on se convainc facilement qu'elles ne doivent pas être confondues avec des manifestations de la vraie peste, de la peste à bubons. Les principales de ces épidémies, celles d'Athènes ou de Thucydide, de Galien ou des Antonins et de saint Cyprien, semblent devoir être rapportées à une maladie aujourd'hui éteinte : la *peste antique.*

C'est au sixième siècle que la peste à bubons se répandit pour la première fois sur l'Europe (peste de Justinien, 531-680); mais il paraît démontré qu'elle existait déjà depuis longtemps à l'état endémique en Égypte; elle fut importée d'Égypte à Constantinople. Du septième au quinzième siècle les épidémies de peste se succèdent presque sans interruption; la principale de ces grandes manifestations est la *peste noire* (1348) qui fit, dit-on, vingt-cinq millions de victimes en Europe et autant en Asie. A partir du seizième siècle, la peste commence à décroître; les dates des dernières épidémies sont pour l'Europe : Londres, 1688; peste de Provence ou de Marseille, 1720; de Moscou, 1770; de Grèce, 1827; de Constantinople, 1841. De 1845 à 1856, la peste paraissait avoir disparu même de l'Égypte, son antique foyer, et l'on pouvait espérer qu'elle allait prendre place parmi les maladies éteintes; mais en 1856, la peste a été signalée de nouveau, et à partir de cette date jusqu'en 1884, les épidémies sont devenues de plus en plus fréquentes.

En 1856 et en 1858, la peste règne à Bagdad; en 1858, elle donne lieu à une petite épidémie dans la régence de Tripoli, à Benghazi. De 1859 à 1861, on observe à Bagdad des cas de peste; il s'agit en général de formes légères, frustes. A partir de 1863, la peste à bubons devient endémique en Mésopotamie, sur les rives de l'Euphrate, et dans le Kurdistan persan; on l'observe tantôt sur un point, tantôt sur l'autre, et elle donne lieu à plusieurs reprises à des épidémies très graves, notamment en 1876, 1877 et 1878.

En 1873-1874, la peste est signalée dans la Cyrénaïque, à Merdje, près de Benghazi. En 1877-1878, des cas légers de peste sont observés à Astrakhan, et en 1879, la peste de Vetlianka (province d'Astrakhan) jette l'alarme dans toute l'Europe; il s'agissait, en effet, d'une forme très grave de la peste, de cette forme hémorrhagique qui a mérité à l'épidémie de 1348 le nom de peste noire; la maladie se limita heureusement à quelques villages.

La peste du gouvernement d'Astrakhan a duré du 17 octobre 1878 au 28 janvier 1879, et a atteint 436 habitants; 61 malades seulement ont guéri. On a pu fixer la date exacte de l'importation, et le nom de l'importateur est connu.

En 1881, la peste a été encore observée sous la forme la plus grave dans l'Irak Arabi, au sud de la Mésopotamie, et dans le Khorassan persan.

En 1884, une nouvelle épidémie de peste a été signalée dans le district de Bedra, à une distance de dix ou quinze heures au sud-est de Bagdad, l'épidémie est restée limitée comme les précédentes.

ÉTIOLOGIE. — Comme pour l'étiologie du typhus et de la fièvre typhoïde, deux opinions sont en présence, les uns admettant que la peste est toujours engendrée par la peste, d'autres soutenant qu'elle peut se développer spontanément dans des circonstances de milieu favorables. La peste est certainement contagieuse, quelques expériences faites en Égypte tendent même à démontrer qu'elle est inoculable; les grandes épidémies de peste qui ont ravagé tant de fois l'Europe se sont développées à la suite d'importations. Pendant l'épidémie de Vetlianka, on a vérifié une fois de plus que la peste était essentiellement contagieuse. Il est impossible de dire si la peste a été importée dans les foyers où elle a pris une extension épidémique dans ces dernières années, et comment s'est faite l'importation; mais l'ignorance presque complète où nous sommes de l'état sanitaire des populations de la Mésopotamie, du Kurdistan et de la Cyrénaïque, ne permet pas plus de nier l'importation que de l'affirmer. Quelques observateurs ont admis sans preuves suffisantes que la peste était endémique dans le sud de la Chine, et que de là elle était importée en Perse et en Mésopotamie. Il est bien probable que pendant plusieurs années (de 1845 à 1856) la peste n'a donné lieu qu'à des manifestations légères qui ont été méconnues; depuis 1856, des circonstances particulières de milieu ont probablement favorisé l'extension de la maladie.

Toutes les épidémies récentes de peste à bubons se sont produites dans des circonstances identiques, parmi des tribus nomades, au milieu de populations misérables, ignorantes et malpropres; ces circonstances de milieu exercent sans contredit une influence prédisposante, mais elles ne suffisent pas à expliquer le développement d'une maladie aussi nettement spécifique que la peste à bubons.

Nous ignorons la nature de l'agent infectieux qui produit la peste, mais on n'a fait encore dans cette voie que très peu de recherches.

Une première atteinte de peste donne une immunité presque complète.

DESCRIPTION. — L'incubation ne dépasse jamais huit jours; c'est là un fait important au point de vue des mesures quarantenaires applicables à la peste.

Le début est brusque; les malades éprouvent une céphalalgie très vive accompagnée d'une faiblesse extrême; ce stade de dépression est très caractéristique de la peste, on ne le retrouve au même degré dans aucune autre maladie; la face est pâle, la parole tremblante, le malade chancelle en marchant, l'intelligence est obscurcie, on a comparé cet état à celui qui est la conséquence d'une ivresse profonde. Bientôt surviennent des frissons accompagnés d'une sensation très pénible de chaleur intérieure, la peau est brûlante, le pouls petit, fréquent, irrégulier; la face et les conjonctives s'injectent, les malades sont agités, ils sont pris de délire, de stupeur, ou bien ils tombent dans un état typhoïde adynamique. Dans cette première période les vomissements sont assez fréquents.

Du deuxième au quatrième jour on voit apparaître la tuméfaction des glandes lymphatiques superficielles qui caractérise la peste à *bubons*, comme l'altération des plaques de Peyer caractérise la *dothiénentérie*. Le plus souvent il ne se développe qu'un seul bubon dans l'aine, dans l'aisselle, au cou, ou bien à l'angle de la mâchoire; les tumeurs produites par la tuméfaction des ganglions lymphatiques sont plus ou moins volumineuses, douloureuses à la pression.

Les charbons sont plus rares que les bubons; il s'agit tantôt de véritables anthrax, tantôt de gangrènes venant compliquer des furoncles ou des érysipèles. Les charbons peuvent se développer sur tous les points du corps, mais on les observe de préférence aux jambes, au cou et au dos.

Dans les cas favorables, l'apparition des bubons et des charbons coïncide avec une amélioration de l'état général; la défervescence s'accompagne ordinairement de sueurs abondantes. La convalescence s'établit du sixième au huitième jour de la maladie. La peste, qui est la plus redoutable des maladies typhoïdes, est celle dont la durée est la plus courte.

Les bubons se terminent par résolution, plus rarement par suppuration; quant aux anthrax, les parties gangrenées s'éliminent et laissent des cicatrices indélébiles.

A côté de la forme régulière nous avons à signaler, comme toujours, des formes légères et des formes très graves. Parmi ces dernières, les plus redoutables sont la *forme sidérante*, qui peut tuer en quelques heures, et la *forme hémorrhagique*, qui s'accompagne d'hémorrhagies abondantes : épistaxis, hémoptysies, pétéchies; cette variété a joué un grand rôle dans certaines épidémies, en particulier dans celle de 1348, dite, sans doute à cause de cela, *peste noire*.

La peste peut se manifester seulement par des tuméfactions généralement indolores des ganglions de l'aine, de l'aisselle ou du cou; ces adénites, qui s'accompagnent ou non de fièvre, se terminent tantôt par suppuration, tantôt par résolution. En général, à côté de ces formes *frustes*, on observe des cas de peste bien caractérisés, mais il peut arriver aussi que pendant toute une épidémie la peste présente ce caractère de bénignité.

ANATOMIE PATHOLOGIQUE. — La tuméfaction des ganglions lymphatiques et de la rate est la seule lésion constante. On trouve à la surface des viscères de petites ecchymoses. Le tissu du cœur est souvent pâle et mou. Les plaques de Peyer ne sont pas malades.

DIAGNOSTIC. — La peste est caractérisée surtout par la période initiale de dépression, par l'existence des bubons ou des anthrax et par l'évolution rapide de la fièvre. Le diagnostic différentiel avec les autres maladies typhoïdes ne présente pas de sérieuses difficultés.

Le *pronostic* varie beaucoup suivant les épidémies; en général, pour une même épidémie, les cas sont beaucoup plus graves au début qu'à la fin. La mortalité est rarement inférieure à 60 pour 100.

PROPHYLAXIE. TRAITEMENT. — La prophylaxie doit avoir pour but : 1° d'empêcher le développement spontané de la maladie par les mesures d'hygiène générale déjà conseillées à propos de la fièvre typhoïde et du typhus; 2° lorsque la peste a éclaté quelque part, de s'opposer à son importation dans les pays voisins. Des médecins sanitaires sont chargés de prévenir les gouvernements européens de l'apparition des épidémies de peste en Orient. Lorsqu'une épidémie est signalée, on met en *quarantaine* les navires qui viennent du pays atteint; il est inutile d'imposer une longue quarantaine comme on le faisait autrefois, la transmission s'opère par les malades et l'incubation est de huit jours au plus; si donc il n'y a pas de malades à bord d'un navire provenant d'un endroit infecté, une quarantaine de dix jours suffira en y comprenant le temps de la traversée.

Lorsque la peste éclate dans un pays peu peuplé, sur des tribus nomades ou dans des villages situés en dehors des grandes voies de communication, ainsi que cela s'est produit à plusieurs reprises dans ces dernières années, il y a lieu d'établir des cordons sanitaires autour des localités atteintes et d'empêcher tous les habitants de ces localités de communiquer avec le dehors. Quand l'épidémie est terminée, il faut détruire ou désinfecter avec soin tous les objets qui ont pu être souillés par les pestiférés; les cadavres des pestiférés doivent être détruits soit par le feu, soit par les procédés chimiques.

Les dernières épidémies de peste ont montré une tendance naturelle à se limiter, mais il serait très imprudent d'en conclure qu'une grande épidémie de peste n'est plus à craindre. La peste à bubons est toujours la maladie qui en 1348 terrifiait le monde entier sous le nom de peste noire; ce qui a changé ce sont les conditions hygiéniques des nations européennes, et ces modifications, jointes aux mesures quarantenaires, peuvent nous donner l'espoir d'échapper désormais à de pareils désastres.

Le traitement ne peut être que symptomatique.

GRIESINGER, A. LAVERAN, A. PROUST. Op. cit. — THOLOZAN. Des foyers d'origine de la peste de 1858 à 1874 (Comptes rendus de l'Acad. des sciences, t. LXXIX, p. 1351). — Du même. Histoire de la peste bubonique en Mésopotamie. Paris, 1874. — FAUVEL. Rapp. sur la peste qui a régné à Benghazi (Comité cons. d'hyg., t. IV, 1857). — PROUST. Des foyers récents de la peste en Orient (Ann. d'hyg. publ. et de méd. légale, 1877). — A. FAUVEL. L'épidémie pestilentielle en Russie (Revue d'hygiène, 1879, p. 89, et Acad. de méd., 25 février 1879). — PETRESCO. Mém. sur l'épid. de peste du gouvernement d'Astrakhan. Bucharest, 1879. — ROCHARD. Rapport sur les rech. à faire pour élucider les points obscurs que présente l'étude de la peste (Acad. de méd., 1880, Bulletin, p. 271, 328, 362).—ZUBER. La peste du gouvernement d'Astrakhan (Rec. des trav. du Comité consult. d'hyg., t. IX, 1880). — THOLOZAN. La peste en Turquie dans les temps modernes, sa prophylaxie défectueusé, sa limitation spontanée. Paris, 1880. — BOURRÚ. Leçons sur la peste (Arch. de méd. nav., 1881). — RADCLIFFE. Rapport sur les récents progrès de la peste du Levant et sur les quarantaines de la mer Rouge. Londres, 1881. — PROUST. Nouv. Dict. de méd. et de chir. prat., art. *Peste*. — THOLOZAN. Sur deux petites épidémies de peste observées dans le Khorassan (Acad. des sc., 16 janvier 1882). — J. MAHÉ. Mémoire sur les épid. de peste qui ont régné de 1855 à 1885. (Arch. de méd. nav., 1885). — J. MAHÉ. Art. *Peste*, in Diction. encycl. des sc. médic. — THOLOZAN. Acad. des sc., 1887.

MALADIES TELLURIQUES

Les miasmes typhoïdes ont toujours une origine *humaine*, lors même qu'ils se développent de toutes pièces, ainsi que la chose semble possible au moins pour la fièvre typhoïde et le typhus exanthématique, c'est par suite d'un ensemble de circonstances anti-hygiéniques dans lesquelles l'homme joue encore le principal rôle; les miasmes telluriques, au contraire, prennent naissance en dehors de l'homme et ils se reproduisent souvent avec beaucoup plus de vigueur dans les lieux inhabités que dans les quartiers les plus encombrés et les plus malpropres des villes, c'est en particulier ce qu'on observe pour les fièvres palustres.

Tandis que les maladies typhoïdes sont contagieuses, importables d'un endroit à un autre, qu'elles ne récidivent presque jamais sur le même sujet, les maladies telluriques ne confèrent aucune immunité et se propagent le plus souvent en dehors des conditions de la contagion, il n'y a d'exception à cet égard que pour le choléra.

Les maladies telluriques ne présentent pas de symptômes cliniques communs, analogues à l'état typhoïde dans le groupe précédent ou aux éruptions du groupe des miasmatiques éruptives.

Les *fièvres palustres* constituent le groupe le plus important des maladies telluriques; après avoir fait l'histoire de ces fièvres, nous nous occuperons successivement de la *suette,* du *choléra* et de la *grippe.*

PALUDISME

Sous le nom de paludisme nous décrirons les troubles morbides qui s'observent chez les individus qui habitent les localités marécageuses et qui ont été désignés sous les dénominations de : *Fièvres intermittentes, fièvres palustres, fièvres maremmatiques, fièvres telluriques, malaria, infection palustre, intoxication tellurique et fièvres à quinquina.*

Les premiers nosologistes qui observaient dans nos régions tempérées où les fièvres palustres prennent presque toujours le caractère intermittent, ont fait de l'intermittence le symptôme principal des fièvres palustres, en ayant soin d'opposer le type intermittent de ces fièvres au type continu des maladies typhoïdes. de la fièvre typhoïde en particulier, d'où les expressions de *fièvres intermittentes* et de *fièvres continues* qui, pendant longtemps, ont servi de base à la classification des fièvres. Il est démontré aujourd'hui que les fièvres palustres peuvent présenter le type continu, et par suite l'expression de fièvres intermittentes doit être abandonnée, car elle ne s'applique qu'à une partie des fièvres palustres. Parmi les auteurs modernes qui ont le plus contribué à nous faire sortir de la tierce et de la quarte, comme dit Trousseau, et à instituer une thérapeutique rationnelle des fièvres palustres à type rémittent ou continu, nous devons citer Maillot, Boudin, L. Laveran, Haspel, Annesley, Morehead.

GÉOGRAPHIE MÉDICALE. ÉTIOLOGIE. NATURE. — D'une manière générale, on peut dire que les fièvres palustres augmentent de fréquence et de gravité à mesure qu'on descend des pôles vers l'équateur, mais la progression n'est pas continue et les exceptions sont nombreuses ; tel pays situé dans les zones équatoriales est presque indemne de fièvres palustres, tandis que dans les zones tempérées on trouve çà et là des contrées où la malaria règne avec intensité.

En Europe, l'empire des fièvres palustres tend de plus en plus à se restreindre à mesure que la population devient plus dense et que l'hygiène fait de nouvelles conquêtes. Les fièvres palustres ne dépassent guère la ligne isotherme dont la moyenne est de —5 degrés ; à Saint-Pétersbourg, elles sont très rares ; autrefois elles étaient communes et graves en Hollande et dans les Pays-Bas ; grâce aux nombreux travaux d'endiguement qui ont été opérés, les fièvres ont disparu de l'intérieur des terres, on ne les rencontre plus que sur les côtes, dans les polders qui avoisinent les bouches de l'Escaut, dans l'Over-Yssel et dans l'île de Walcheren.

Dans la Bresse, la Sologne, les Landes, sur le littoral français de l'Atlantique depuis Bayonne jusqu'à l'embouchure de la Loire, l'endémie palustre a également diminué d'intensité. Les étangs des Dombes et de la Brenne sont, en France, les localités les plus insalubres ; la malaria règne aussi sur les côtes de la Corse.

En Grèce et en Italie les fièvres palustres sont endémiques sur un grand nombre de points ; la campagne romaine et les marais Pontins méritent leur mauvaise réputation ; sur les confins de l'Europe et de l'Asie, on trouve aussi des marais fébrigènes célèbres, le Palus-Méotide.

Aux Indes la mortalité par les fièvres palustres compte pour 40 sur 100 dans la mortalité générale. En Chine, en Cochinchine, dans les iles de la Malaisie, l'endémie palustre est très marquée ; au contraire, à Taïti, en Australie, à la Nouvelle-Calédonie, les fièvres palustres sont très rares, malgré l'existence de marais ayant tous les caractères objectifs des marais fébrigènes. Aux îles Maurice et de la Réunion les fièvres palustres, presque inconnues avant 1867, ont pris depuis cette époque une grande extension.

Sur les côtes d'Afrique, à Madagascar, en Guinée, au Sénégal. les fièvres sont aussi communes que graves ; en Algérie, en Égypte. l'endémo-épidémie annuelle des fièvres palustres, tout en présentant beaucoup moins d'intensité qu'à Madagascar et au Sénégal. rend encore difficile l'acclimatement des Européens.

En Amérique, les fièvres palustres règnent dans toute la zone tropicale, principalement sur le littoral du golfe du Mexique et aux Antilles.

La race noire jouit d'une véritable immunité pour les fièvres palustres comme pour la fièvre jaune.

L'existence de marais proprement dits n'est pas nécessaire au développement des fièvres ; d'autre part, nous avons vu que les marais, même dans les pays chauds, n'étaient pas toujours fébrigènes. Pour que le miasme palustre puisse se développer, il lui faut : 1° *de la terre*, jamais les fièvres palustres ne prennent naissance sur les navires en pleine mer ; 2° *de la chaleur*, il n'y a pas de fièvres dans les régions polaires, et dans les pays chauds et tempérés l'apparition de l'endémo-épidémie annuelle coïncide toujours avec le retour du printemps ; 3° *de l'humidité*, dans les pays tropicaux, lorsque le sol est desséché depuis longtemps, les fièvres disparaissent, mais il suffit de quelques jours de pluie pour rendre à la terre sa puissance fébrigène. Les marais, les lieux humides, incultes, fournissent un milieu très favorable au développement du miasme palustre ; au contraire. une végétation puissante en drainant et en desséchant le sol amène souvent la disparition des fièvres. Même dans les localités les plus notoirement insalubres, la malaria a ses foyers bien limités et ne sévit que pendant les mois les plus chauds de l'année. En Algérie, par exemple, on ne prend pas la fièvre avant le mois de mai ou après le mois de novembre, pendant l'hiver on n'observe que des fièvres de récidive.

La miasme palustre est *transportable à distance*, des faits très nombreux démontrent qu'il faut redouter les vents qui ont passé sur des marais fébrigènes ; *il est pesant*, il s'élève peu dans l'atmosphère, dans une même maison les habitants du rez-de-chaussée sont plus exposés que ceux des étages supérieurs ; enfin le miasme palustre est constitué par des *particules solides*. car il est arrêté par une forêt, par un rideau d'arbres, qui filtrent pour ainsi dire l'air comme fait l'ouate dans les expériences de Pasteur et de Tyndall.

On s'est ingénié depuis longtemps à découvrir dans les plantes des pays à fièvres, dans les champignons ou les algues microscopiques des marais fébrigènes, le principe toxique dont la pénétration dans l'économie engendre les fièvres. On a accusé la flouve des marais, les palétuviers, une algue voisine des oscillariées (Hallier), une espèce du genre Palmelle à laquelle Salisbury a donné le nom de *gemiasma*. Le parasite de la fièvre palustre a été décrit par Eklund sous le nom de *Lymnophysalis hyalina*; par Lanzi et Terrigi sous celui de *Bacteridium bruneum*; enfin par MM. Klebs et Tommasi Crudeli sous le nom de *Bacillus malariæ*. Ces derniers observateurs auraient réussi à produire des fièvres périodiques chez les animaux en leur inoculant des liquides renfermant ce prétendu *Bacillus malariæ*. L'expérimentation est ici très sujette à caution, car il paraît prouvé que les animaux ne peuvent pas prendre la fièvre palustre. L'existence du *Bacillus malariæ* n'a pas été vérifiée.

L'un de nous a décrit dans le sang des malades atteints de paludisme des éléments parasitaires qui sont vraisemblablement la cause des accidents du paludisme (1). Ces éléments parasitaires se présentent sous les aspects suivants.

1° Éléments cylindriques, effilés à leurs extrémités, presque toujours incurvés en croissant; la longueur de ces corps est de 8 à 9 millièmes de millimètre, leur largeur de 2 millièmes de millimètre en moyenne ; les contours sont indiqués par une ligne très fine, le corps est transparent, incolore, sauf vers la partie moyenne où il existe une tache noirâtre constituée par des granulations pigmentaires arrondies. On aperçoit souvent, du côté de la concavité, une ligne très fine qui semble relier les extrémités du croissant. Ces éléments ne sont pas doués de mouvement ; ils ont parfois une forme ovalaire, les grains pigmentés se disposent alors en cercle plus ou moins régulier; lorsque l'ovale est très peu allongé, ces corps se rapprochent beaucoup des suivants.

2° Éléments sphériques, transparents, du diamètre des hématies en moyenne, renfermant des grains pigmentés qui à l'état de repos dessinent souvent un cercle assez régulier. A l'état de mouvement ces grains pigmentés s'agitent très vivement et

____

(1) A. Laveran, *Nature parasitaire des accidents de l'impaludisme.* Paris. 1881. — Du même, *Traité des fièvres palustres.* Paris. 1884.

leur disposition devient alors très variable ; de plus on aperçoit souvent sur les bords des corps sphériques et transparents dont nous parlons, des filaments très fins qui semblent s'y insérer et qui sont animés dans tous les sens de mouvements très rapides. La longueur de ces filaments mobiles peut être évaluée à trois ou quatre fois le diamètre d'une hématie ; leur extrémité libre présente un léger renflement ; il est fréquent de compter trois ou quatre de ces filaments ou flagella autour d'un même corps sphérique ; les flagella impriment à ce corps un mouvement oscillatoire ; en même temps ils déplacent dans tous les sens les hématies voisines. A l'état de repos les flagella ne sont pas visibles à cause de leur transparence parfaite. Les corps sphériques, en dehors des mouvements qui leur sont communiqués par les flagella, sont doués de mouvements amiboïdes.

Les filaments mobiles se détachent souvent des corps sphériques pigmentés, ils deviennent libres et circulent au milieu des hématies.

A côté de ces corps sphériques pigmentés dont le diamètre se rapproche de celui des hématies et le dépasse même quelquefois, on en trouve d'autres beaucoup plus petits ; les plus petits de ces corps ne mesurent souvent que 1 à 2 millièmes de millimètre de diamètre et ne renferment qu'un à deux grains pigmentés, ou même n'en renferment point du tout ; ils sont souvent accolés aux hématies dans lesquelles ils semblent se creuser des espèces de loges.

3° Éléments sphériques ou de forme irrégulière de 8 à 10 millièmes de millimètre de diamètre renfermant des grains pigmentés qui tantôt sont disposés assez régulièrement à la périphérie, tantôt s'agglomèrent au centre ou sur un point périphérique. Il est facile de s'assurer que ces corps ne représentent qu'une forme cadavérique des précédents. Ces éléments n'ont pas de noyau, ce qui permet de les distinguer des leucocytes mélanifères.

La nature animée des corps sphériques, renfermant des grains pigmentés mobiles et munis de filaments mobiles, nous paraît indiscutable ; il est probable qu'il s'agit d'un microbe qui vit d'abord à l'état d'agglomération, d'enkystement, et qui à l'état parfait devient libre sous forme de filaments mobiles.

La présence de ces éléments parasitaires du sang est constante chez les individus atteints de paludisme. C'est au début des accès de fièvre qu'on a le plus de chances de rencontrer les corps sphériques renfermant des grains pigmentés mobiles et munis de filaments mobiles ; ces éléments parasitaires disparaissent rapidement chez les malades soumis à la médication quinique et ils ne s'observent jamais en dehors du paludisme.

Outre les éléments parasitaires que nous venons de décrire on rencontre souvent dans le sang des malades atteints de fièvre palustre : des leucocytes renfermant des grains pigmentés en nombre variable et des grains pigmentés libres qui proviennent vraisemblablement de la destruction des éléments parasitaires; ces grains pigmentés libres sont recueillis par les leucocytes.

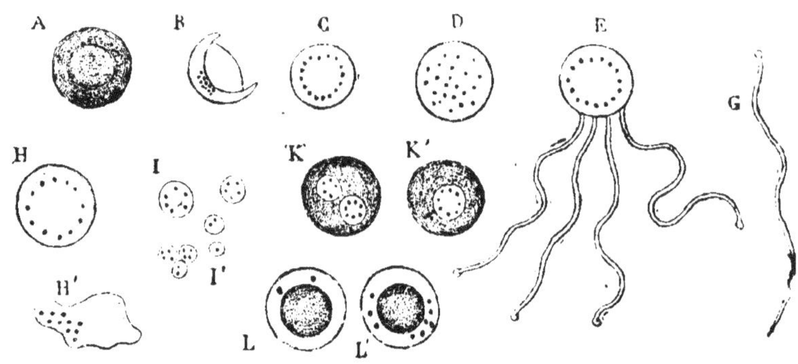

Fig. 13.

A. Hématie. — B. Corps cylindrique en croissant. — C. Corps sphérique immobile. — D. Corps sphérique, contenant des grains pigmentés mobiles. — E. Corps sphérique, muni de filaments mobiles. — G. Filament mobile libre. — H, H'. Formes cadavériques des corps sphériques. — I, I'. Corps sphériques de petit volume. — K, K'. Hématies auxquelles sont accolés des corps sphériques de petit volume. — L, L'. Leucocytes mélanifères dont le noyau est coloré. (Gross. 1000 diam.)

comme il arrive pour toutes les matières pulvérulentes introduites dans le sang.

La forme primitive, embryonnaire des microbes du paludisme est représentée par les petits corps sphériques libres ou accolés aux hématies qui sont représentés en I I' K K' (fig. 13); ces petits corps se nourrissent aux dépens des hématies qui pâlissent de plus en plus à mesure que les éléments parasitaires qui leur sont accolés s'accroissent davantage. Au début, ces éléments sont transparents, hyalins, non pigmentés, et les hématies auxquelles ils s'accolent présentent simplement de petites taches claires; bientôt il se forme des grains de pigment à l'intérieur. Les corps sphériques paraissent être des corps kystiques dans lesquels se forment les filaments mobiles qui représenteraient l'état parfait ou adulte des parasites du paludisme. Les corps cylindriques sont probablement des formes enkystées des parasites.

Les grains pigmentés qui se trouvent dans l'intérieur des corps sphériques et cylindriques proviennent vraisemblablement de la destruction des hématies, ce sont pour ainsi dire des résidus de l'absorption des hématies par les microbes du paludisme.

Les microbes décrits plus haut ont été retrouvés à Philippeville dans le sang de nombreux malades atteints des différentes formes du paludisme, par M. le docteur Richard (*Acad. des sciences*, 20 février 1882. — *Revue scientifique*, 1883, p. 113). L'un de nous a constaté leur existence dans le sang des paludiques de la campagne Romaine en 1882 et les a montrés à M. Marchiafava, qui depuis lors les a décrits et figurés dans plusieurs publications tout en proposant une interprétation un peu différente de la nôtre. D'après MM. Marchiafava et Celli, les corps sphériques de petit volume seraient contenus dans les hématies, alors que nous croyons à un simple accolement. MM. Marchiafava et Celli ont retrouvé les filaments mobiles. L'existence de ces microbes dans le sang des paludiques a été constatée encore en Amérique par Sternberg, Councilman et W. Osler, et en Italie par Golgi.

Ces microbes du paludisme diffèrent beaucoup des microbes pathogènes connus, et l'on a eu quelque peine à les classer. Dans ces derniers temps cependant on a observé dans le sang de quelques animaux des parasites qui appartiennent évidemment à la même espèce; tels sont les pseudo-spirilles que Danilewski a trouvés dans le sang de plusieurs oiseaux et qui se développent dans l'intérieur de corps sphériques avant de devenir libres; les corps kystiques sont ou bien libres ou bien à l'intérieur des hématies (Danilewski, *Matériaux pour servir à la parasitologie du sang*, in *Archives slaves de biologie*, 15 mars 1886).

Comme c'était à prévoir, étant données la nature parasitaire du paludisme et l'existence des parasites dans le sang, on a réussi à inoculer le paludisme en injectant dans les veines d'un individu sain une petite quantité de sang provenant d'un malade atteint de fièvre palustre. Les expériences de Gerhardt, de MM. Mariotti et Ciarocchi, et de MM. Marchiafava et Celli, ne nous paraissent laisser aucun doute à cet égard (Machiafava et Celli, *Annali di agricoltura*, 1885. — Chassin, thèse, Paris, 1885).

Nous verrons plus loin que l'anatomie pathologique confirme de tout point le rôle important que jouent ces éléments parasitaires pigmentés dans la pathogénie du paludisme.

Comment les microbes du paludisme s'introduisent-ils dans le sang? C'est là une question qui n'est pas encore résolue.

ANATOMIE PATHOLOGIQUE. — A. *Paludisme aigu.* — Chez les individus qui succombent aux fièvres pernicieuses l'altération la plus caractéristique, la plus constante, consiste en la présence d'éléments pigmentés en très grand nombre dans le sang, notamment dans les petits vaisseaux de la rate, du foie et souvent aussi des centres nerveux. Les éléments pigmentés sont si nombreux dans les petits vaisseaux de ces organes, qu'ils communiquent aux parenchymes une teinte ardoisée ou brunâtre absolument caractéristique. Il paraît évident que ces corps pigmentés ne sont autres que les éléments parasitaires décrits plus haut; les parasites ne survivent pas à l'individu dans le sang duquel ils vivaient, et ils ne tardent pas à subir des altérations cadavériques qui les rendent en général méconnaissables.

Les éléments pigmentés circulent avec le sang, aussi les trouve-t-on dans tous les organes, dans tous les tissus qui renferment des vaisseaux sanguins; mais ces éléments ont une prédilection évidente pour la rate, le foie et la moelle des os.

La *rate* est fortement augmentée de volume et de poids; elle pèse souvent de 700 à 800 grammes et même davantage. La capsule, tendue, amincie, se laisse déchirer au moindre effort, et la rate s'écrase dans la main. La pulpe splénique, toujours très ramollie et réduite quelquefois à l'état de *boue splénique*, présente une teinte brunâtre très caractéristique.

Au microscope on trouve au milieu des éléments normaux de la rate dissociés naturellement (cellules lymphoïdes, épithélium vasculaire, débris du réticulum) et des hématies, un grand nombre de grains pigmentés arrondis, de différentes grosseurs. Ces grains pigmentés sont tantôt libres, tantôt inclus dans des éléments de différentes sortes (leucocytes, éléments parasitaires déformés).

Sur des coupes histologiques de la rate, faites après durcissement par le procédé ordinaire et colorées par le picrocarmin, on distingue les tractus fibreux qui ne sont pas épaissis d'ordinaire et les artérioles spléniques avec leurs gaines de tissu lymphatique, puis un fond uniforme constitué par des éléments lymphoïdes et des hématies mélangés à des éléments pigmentés en grand nombre; il est impossible dans bon nombre de cas de distinguer les orifices vasculaires des veinules spléniques; tous les éléments paraissent dissociés et mélangés. Les gaines de tissu lymphoïde qui accompagnent les artérioles ne renferment que peu ou point d'éléments pigmentés.

Le *foie* est souvent augmenté de volume et de poids, mais dans des proportions bien moindres que la rate. Le parenchyme du foie est diminué de consistance et il présente une teinte brunâtre absolument caractéristique, qui permet d'affirmer d'après la seule inspection du foie l'existence du paludisme.

La vésicule biliaire renferme souvent une bile très épaisse, très foncée en couleur.

Sur les coupes histologiques du foie on distingue un grand nombre d'éléments pigmentés qui sont toujours renfermés dans les capillaires sanguins. Les vaisseaux sanguins sont dilatés, remplis de sang. Les cellules hépatiques sont le plus souvent à l'état sain.

En général, les *reins* ne présentent pas d'altérations macroscopiques. Sur les coupes histologiques on distingue dans les petits vaisseaux, notamment au niveau des glomérules de Malpighi, des éléments pigmentés en plus ou moins grand nombre. Il n'existe pas en général d'altérations de l'épithélium des tubuli, ni du tissu conjonctif.

Il n'existe aucune altération du *tube digestif*, les plaques de Peyer notamment sont à l'état sain.

Les *poumons* sont congestionnés, quelquefois hépatisés dans une partie de leur étendue.

Au microscope on constate, outre les signes de la congestion ou de l'inflammation sur lesquels nous n'avons pas à insister ici, des éléments pigmentés en plus ou moins grand nombre dans l'intérieur des vaisseaux, notamment dans les capillaires des cloisons inter-alvéolaires. On trouve assez souvent du sang épanché dans l'intérieur des alvéoles, et au milieu des hématies quelques éléments pigmentés.

Cœur. Le péricarde est sain d'ordinaire ; le myocarde est assez souvent flasque et décoloré (Maillot, L. Laveran) ; il est cependant très rare de trouver des altérations des fibres du cœur. L'endocarde est presque toujours à l'état sain.

Centres nerveux. Les méninges cérébrales sont souvent injectées.

La substance grise du cerveau présente, dans les accès pernicieux à forme cérébrale, une teinte brunâtre ou hortensia très caractéristique.

Sur les coupes histologiques des circonvolutions cérébrales on constate ce qui suit : tous les petits vaisseaux sont indiqués par un piqueté noir très régulier, formé par des grains pigmentés arrondis égaux entre eux ; on dirait, dans certains cas, que les vaisseaux cérébraux ont été injectés avec une substance transparente tenant en suspension une matière noirâtre pulvérulente.

Tous les capillaires des centres nerveux (substance blanche du cerveau, bulbe, moelle) présentent le même aspect que ceux de la substance grise des circonvolutions, seulement, comme les capillaires sont rares dans la substance blanche, la teinte normale n'est pas modifiée à l'œil nu.

Chez certains malades, morts de fièvre pernicieuse à forme non cérébrale (fièvre pernicieuse bilieuse par exemple), les capillaires des centres nerveux ne renferment qu'un petit nombre d'éléments pigmentés.

Les grains pigmentés que l'on trouve dans les capillaires du cerveau sont identiques à ceux des éléments parasitaires décrits plus haut, et leur provenance n'est pas douteuse.

Muscles. Le plus souvent les fibres musculaires sont régulièrement striées; on observe cependant quelquefois la dégénérescence granulo-vitreuse.

Os. La moelle des os présente une teinte brunâtre; au microscope on trouve au milieu des éléments normaux de la moelle osseuse un grand nombre d'éléments pigmentés.

B. *Paludisme chronique.* — Chez les malades qui succombent à la cachexie palustre, comme chez ceux qui meurent d'accès pernicieux, on trouve dans le sang des éléments pigmentés, mais ces éléments sont beaucoup plus rares; au lieu d'être disséminés dans tous les organes, dans tous les tissus, ils se cantonnent pour ainsi dire sur quelques points et en particulier dans les petits vaisseaux de la rate et du foie.

Les organes les plus fréquemment altérés dans le paludisme chronique sont : la rate, le foie et les reins. Les altérations de ces organes sont celles de la congestion et de l'inflammation chroniques.

La *rate* est toujours augmentée de volume et de poids; elle pèse souvent de 1500 à 2000 grammes et ces chiffres sont quelquefois dépassés. Il existe souvent des adhérences aux parties voisines, notamment à la face inférieure du diaphragme. La capsule fortement épaissie se présente sous l'aspect d'une membrane fibreuse, très résistante, d'un blanc nacré, qui a souvent une épaisseur d'un centimètre.

L'épaississement de la capsule est rarement uniforme; il en résulte que sur certains points la résistance est beaucoup plus faible que sur d'autres, ce qui explique la possibilité de ruptures de la rate. Le parenchyme splénique est induré; la rate, placée sur la table de l'amphithéâtre, conserve sa forme et ne s'affaisse pas. Sur les coupes on distingue des tractus blanchâtres, fibreux, qui partent de la face profonde de la capsule, et, sur quelques points, des taches grisâtres, pigmentaires. La rate n'a plus une teinte brunâtre uniforme comme dans le paludisme aigu. On observe quelquefois des ruptures de la rate, très rarement des abcès.

L'examen histologique montre les lésions suivantes : les plaques de périsplénite sont constituées par un tissu fibreux très dense à fibres parallèles développé surtout aux dépens de l'enveloppe péritonéale. La capsule propre, reconnaissable aux fibres élastiques qu'elle contient, est également épaissie et de sa face profonde partent des tractus fibreux qui suivent le trajet des vaisseaux. Les vaisseaux sanguins sont dilatés, remplis de sang et leurs parois sont épaissies, l'endothélium vasculaire paraît prendre une part active à cet épaississement. Le réticulum lymphoïde est aussi épaissi et les éléments propres de la rate (cellules lymphoïdes) n'occupent plus qu'un très faible espace entre les vaisseaux dilatés et le tissu fibreux hyperplasié.

Les vaisseaux renferment des éléments pigmentés en quantité variable. On trouve aussi en dehors des vaisseaux des cellules chargées de pigment. La dégénérescence amyloïde est rare.

Le plus souvent le *foie* est augmenté de volume et de poids et présente les altérations de la congestion chronique et à un faible degré celles de la cirrhose vasculaire. Plus rarement le foie est franchement cirrhotique, granuleux et atrophié, et dans ce cas on constate souvent que le paludisme était compliqué d'alcoolisme.

Les relations de la cirrhose hypertrophique vraie avec le paludisme ne sont pas nettement établies, non plus que celles de l'hépatite parenchymateuse miliaire qui, en tout cas, doit être considérée comme très rare.

On trouve en général dans les capillaires du foie des éléments pigmentés, mais en petit nombre.

Les *reins* sont congestionnés ou bien ils présentent les altérations de la néphrite chronique interstitielle ou de la néphrite chronique mixte.

La dégénérescence amyloïde du foie et des reins est rare, à moins de complications ayant amené des suppurations chroniques.

Les *poumons* sont quelquefois atteints de cirrhose partielle. L'un de nous a attiré l'attention sur cette forme de pneumonie chronique, remarquable surtout par la transformation de l'endothélium alvéolaire en un épithélium à cellules cylindriques au niveau des parties malades.

Les autres organes sont en général à l'état sain, mais profondément anémiés.

INCUBATION. FORMES DIVERSES DU PALUDISME. — Le temps d'incubation est très variable; les accidents éclatent quelquefois brusquement au moment de l'arrivée dans un endroit où la malaria règne avec intensité, mais le plus souvent ils ne surviennent que dix à douze jours après l'absorption du miasme, quelquefois même alors que les malades ont quitté les pays palustres.

Le miasme palustre peut donner lieu soit à des *fièvres intermittentes*, soit à des *fièvres continues;* on a décrit sous le nom de *fièvres pernicieuses* les formes graves et insolites, et l'on a rangé dans les fièvres pernicieuses : 1° les formes continues et très graves; 2° les différentes complications et les accidents qui peuvent survenir dans les fièvres à type intermittent ou continu; en procédant de la même manière pour les autres fièvres, on pourrait décrire des formes pernicieuses de la fièvre typhoïde, du typhus, de la variole, etc. Les accidents dits pernicieux viennent le plus souvent se greffer sur une fièvre intermittente ou continue, il nous parait donc logique de les décrire au chapitre *accidents et complications*, en suivant ici le plan adopté pour toutes les maladies.

Les fièvres palustres prennent quelquefois une forme *larvée*, c'est-à-dire qu'elles se manifestent par des symptômes anormaux, qu'elles se *cachent* sous une forme clinique qui n'est pas la leur; la névralgie intermittente est une des fièvres larvées les plus connues.

Le miasme palustre peut enfin donner lieu à un état grave et chronique qui le plus souvent est une conséquence des formes aiguës du paludisme, mais qui peut aussi s'établir d'emblée : la *cachexie palustre*.

Nous étudierons successivement : 1° les *formes intermittentes;* 2° les *formes continues;* 3° les *complications ou accidents dits pernicieux :* 4° les *fièvres larvées;* 5° la *cachexie palustre.*

La répartition des types intermittents et continus varie beaucoup suivant les localités. Dans les climats tempérés les fièvres à longues intermittences dominent; à mesure qu'on s'avance vers l'équateur, elles sont remplacées par les fièvres continues ou à courtes intermittences; l'élévation de la température et l'activité plus ou moins grande du miasme palustre dans une localité paraissent être les principales conditions sous l'influence desquelles les fièvres intermittentes se transforment en continues.

1° FORMES INTERMITTENTES. — Elles affectent trois types principaux : *type quotidien*, caractérisé par des accès revenant tous les jours ; *type tierce*, dans lequel les accès reviennent tous les deux jours ; *type quarte*, dans lequel les accès reviennent tous les trois jours et sont séparés par deux jours d'intervalle. Quelquefois les accès sont quotidiens, mais d'intensité différente, de telle sorte que les accès des jours pairs, par exemple, sont plus forts que ceux des jours impairs et se produisent à une autre heure ; on a donné à ce type le nom de *double tierce*, pour marquer que les choses se passent comme s'il y avait deux fièvres tierces chez le même malade ; on a décrit aussi une *double quarte* dans laquelle il n'y a qu'un jour de libre sur quatre, l'accès du premier jour ressemblant à celui du quatrième, et celui du deuxième à celui du cinquième (fig. 14). Ces deux derniers types sont déjà très rares, autrefois on en admettait un grand nombre d'autres dont l'existence est problématique et qui, en tout cas, ne présentent aucun intérêt pratique.

Les accès se produisent à la même heure tous les jours (quotidienne), tous les deux jours (tierce) ou tous les trois jours (quarte) ; ou bien chaque accès avance ou retarde sur l'heure de l'accès précédent ; on dit alors que la fièvre est *anticipante* ou *retardante*.

Les deux tiers des fièvres intermittentes, quel que soit leur type, ont leurs accès de minuit à midi (Maillot) ; c'est là un fait très important qui est souvent utile en clinique pour distinguer une intermittente palustre d'une intermittente se rattachant à toute autre maladie, à la septicémie ou à la tuberculose par exemple ; la fièvre hectique symptomatique de ces maladies présente, en effet, ses paroxysmes le soir.

L'accès étant le même dans la quotidienne, la tierce et la quarte, il suffit de l'étudier indépendamment du type de la fièvre.

Tantôt la fièvre éclate d'emblée par un frisson, tantôt les malades éprouvent tout d'abord de la lassitude, de la céphalalgie, du malaise, des nausées ; les anciens fébricitants ne se trompent pas à ces signes, ils disent qu'ils sentent venir la fièvre.

L'accès de fièvre présente trois stades que l'on a caractérisés depuis longtemps en leur donnant le nom du symptôme le plus frappant dans chacun d'eux : *frisson, chaleur, sueurs*.

En nous occupant de la fièvre en général, nous avons vu que le frisson était un phénomène nerveux qui se produisait presque toujours au début des maladies fébriles à ascension brusque; il n'est pas étonnant de lui voir acquérir une intensité exceptionnelle dans les accès de fièvre palustre, car peu de maladies s'accompagnent d'une élévation aussi rapide et aussi considérable de la température. L'ascension thermique commence avant le début du frisson et continue pendant toute la durée de celui-ci.

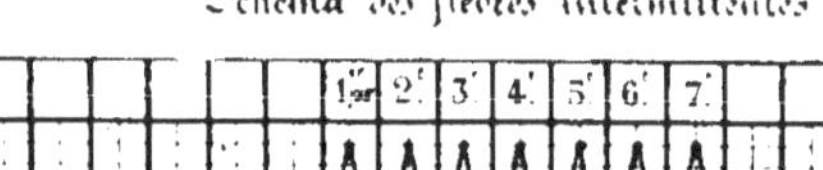

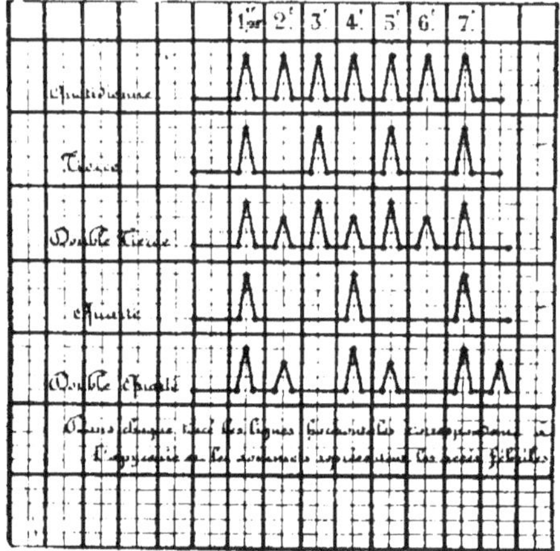

FIG. 14.

ainsi que l'a démontré Gavarret; le thermomètre placé dans l'aisselle marque 40, 41 ou 42 degrés; Griesinger a noté, dans un cas, 42°,6; Hirtz, 44 degrés. Le plus souvent le frisson est violent, et il constitue la période la plus douloureuse de l'accès fébrile, celle dont les malades redoutent le plus le retour. La peau est pâle, l'érection des follicules pileux lui donne l'aspect de la *chair de poule*, les traits sont tirés, les lèvres bleuâtres, les dents claquent, tout le corps est agité par le tremblement. Les extrémités sont en réalité refroidies, mais l'abaissement de la température périphérique n'est pas en rapport avec la sensation pénible de froid qu'éprouvent les malades. Le pouls est petit, fréquent; des urines pâles sont émises en assez grande abondance.

Au bout d'un temps variable qui dépasse rarement une heure, la sensation de froid diminue, les frissonnements alternent avec des bouffées de chaleur; puis la sensation de chaleur devient dominante, les malades qui, pendant la période de frisson, surchargeaient leur lit de couvertures, cherchent maintenant à se rafraîchir et se découvrent. La face est injectée, la peau sèche, brûlante, le pouls bat avec force et il est accéléré ainsi que la respiration; l'urine est rare et chargée, les malades accusent une soif vive, de la céphalalgie, parfois il y a un peu de délire.

Le stade de chaleur, de durée variable, peut se prolonger pendant plusieurs heures; sa fin est marquée par l'apparition de sueurs abondantes qui caractérisent la troisième période de l'accès fébrile, en même temps que la peau s'humecte, la sensation de chaleur et de soif diminue, le bien-être succède au malaise général; la défervescence qui commence à la fin de la période de chaleur se continue pendant tout le stade de sueurs, dont la durée est de deux à quatre heures en moyenne.

La durée des accès est assez variable; à côté d'accès très légers qui ne durent que quelques heures et qui peuvent passer inaperçus tant les symptômes sont atténués, on en observe d'autres qui se prolongent pendant trente-six ou quarante-huit heures. On peut admettre comme chiffres moyens de la durée des accès ceux de dix à douze heures.

Il est fréquent de voir se produire à la suite des accès de l'herpès labial.

Il n'y a pas de rapport constant entre la durée des trois stades : ainsi le frisson et le stade de sueurs peuvent être si courts, qu'ils semblent faire défaut, mais on n'observe jamais les *types inverses* dans lesquels la période de sueurs précéderait, par exemple, le frisson ou le stade de chaleur.

Quelques malades se plaignent pendant l'accès de douleurs dans l'hypocondre gauche, douleurs qui sont dues à la tuméfaction de la rate; il est facile, par la percussion ou par la palpation, de constater l'augmentation de volume de cet organe; l'hypersplénie est d'abord passagère, elle disparaît en partie pendant les intervalles d'apyrexie, mais chez les anciens fébricitants elle survit aux paroxysmes. D'autres malades accusent des douleurs lombaires qui paraissent se rattacher à la congestion rénale; l'urine excrétée à la fin de l'accès est assez souvent albumineuse.

Maissurianz a signalé l'existence d'un souffle splénique dans la fièvre intermittente, souffle intermittent, synchrone au pouls (*Petersb. med. Wochenschr.*, 1884, n° 52).

2° FORMES CONTINUES. — Il n'y a pas lieu, croyons-nous, de maintenir l'ancienne distinction entre les fièvres rémittentes et les continues. Du moment où une fièvre n'est pas intermittente, du moment où les paroxysmes ne sont pas séparés par des intervalles d'apyrexie complète, cette fièvre doit être rangée parmi les continues; la fièvre continue par excellence, la fièvre typhoïde, s'accompagne de rémissions matinales qui sont très accentuées dans les cas légers.

Les fièvres continues d'origine palustre sont tantôt bénignes, tantôt graves. Ces dernières ont reçu le nom de fièvres continues pernicieuses.

a. *Fièvres continues simples.* — Elles comprennent deux types principaux : la *fièvre gastrique*, qui s'observe surtout **au début** de l'endémo-épidémie annuelle; la *fièvre bilieuse*, qui vient un peu plus tard.

Le frisson manque assez souvent au début de la fièvre gastrique palustre, ce qui lui a fait donner le nom de *fièvre chaude*, par opposition à la fièvre intermittente, désignée sous le nom de *fièvre froide*, à cause de l'intensité du frisson. Les malades éprouvent de petits frissons, des horripilations, bientôt la peau devient brûlante, le pouls est large et fréquent, la langue est blanche ou rouge et sèche, la soif inextinguible, la céphalalgie est violente et quelquefois il existe un peu de délire. La fièvre se maintient pendant trois ou quatre jours avec des rémissions plus ou moins marquées; la défervescence est brusque; le sulfate de quinine exerce du reste une action évidente sur la durée de la maladie et sur le tracé thermométrique; les symptômes gastriques persistent quelquefois pendant plusieurs jours après que la défervescence s'est produite.

La fièvre bilieuse palustre est continue d'emblée, ou bien elle débute par des accès intermittents; elle est caractérisée par des vomissements bilieux et de l'ictère; l'intensité de la teinte ictérique est en général en rapport avec la gravité de la maladie, l'urine est fortement colorée par le pigment biliaire, la défervescence se fait du cinquième au dixième jour, mais l'ictère persiste plus ou moins longtemps.

Dans les fièvres palustres continues, comme dans les intermittentes, il existe une tuméfaction considérable de la rate.

b. *Fièvres continues graves, dites pernicieuses.* — Nous décrirons, avec la plupart des auteurs, deux variétés de ces fièvres qui correspondent assez bien aux deux variétés des fièvres continues simples : la *typhoïde palustre* et la *bilieuse grave*.

La fièvre gastrique palustre, en se prolongeant et en se compliquant d'un état typhoïde grave, constitue la *typhoïde palustre*.

qu'il est parfois difficile de distinguer de la fièvre typhoïde véritable, tant ces deux espèces morbides, si différentes au point de
vue de l'étiologie et du traitement, offrent d'analogies symptomatiques. La lésion des plaques de Peyer fait du reste absolument
défaut dans la typhoïde palustre, tandis que la rate est fortement
tuméfiée.

La durée de la fièvre varie beaucoup suivant qu'on administre

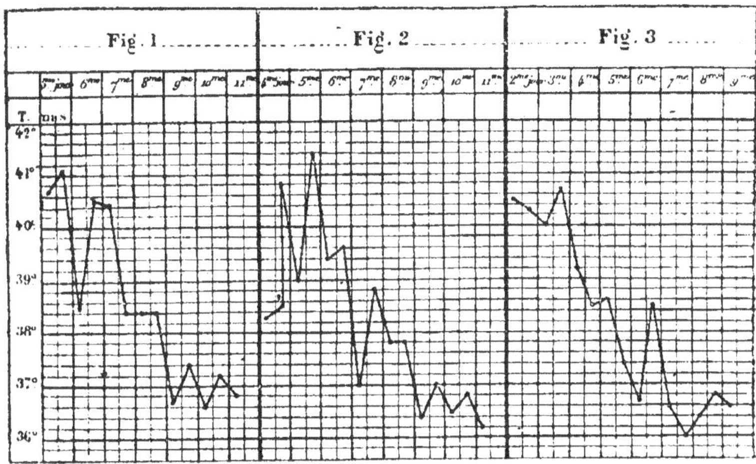

FIG. 15.

1. — Fièvre continue palustre grave avec état typhoïde. Le tracé commence au cinquième jour de la maladie. Le sulfate de quinine est prescrit pendant quatre jours à la
dose de 1gr,20, puis à la dose de 0gr,60. — Guérison.

2. — Fièvre continue palustre. Le tracé commence au quatrième jour de la maladie.
Traitement par le sulfate de quinine à la dose de 1gr,60 dans les vingt-quatre heures,
puis de 0gr,80. — Guérison.

3. — Fièvre continue palustre avec état typhoïde. Le tracé commence au deuxième
jour de la maladie. Traitement par le sulfate de quinine à la dose de 1gr,60, puis de
0gr,80 dans les vingt-quatre heures. — Guérison.

ou non le sulfate de quinine; en général, la fièvre convenablement traitée par les sels de quinine ne persiste pas au delà de
sept ou huit jours. Les tracés thermométriques sont irréguliers,
les rémissions se font tantôt le matin, tantôt le soir, elles manquent parfois complètement; le mode de défervescence est seul
constant; la défervescence est brusque, critique, surtout chez les
sujets qui prennent du sulfate de quinine à forte dose (fig. 15).

1, 2, 3). La température s'abaisse souvent au-dessous de la normale au moment de la défervescence. Lorsque la maladie est abandonnée à elle-même ou que le sulfate de quinine n'est pas prescrit à dose suffisante, la fièvre persiste plus longtemps; les malades succombent à des accidents pernicieux, ou bien la défervescence se fait temporairement, la fièvre continue palustre se transforme en fièvre intermittente.

La fièvre bilieuse grave s'observe presque toujours chez d'anciens fébricitants qui ont eu déjà plusieurs atteintes de fièvres rémittentes ou qui présentent même des signes de cachexie palustre; la maladie prend tantôt la *forme adynamique* avec complications de pneumonies et de gangrènes, tantôt la *forme hématurique*; cette dernière est fréquente surtout à Madagascar, au Sénégal, à la Martinique et à la Guadeloupe. Les urines ont la couleur du vin de Porto ou de Malaga, elles tachent le linge en rouge sale, tandis que les urines ictériques le tachent en jaune; il est souvent impossible de reconnaître au microscope la présence des hématies dans les urines par suite de la décomposition rapide qu'elles y subissent; les urines renferment aussi de l'albumine qui provient du sérum du sang. La mort arrive dans l'adynamie ou bien elle est le résultat de complications.

3° ACCIDENTS DITS PERNICIEUX. — Ils peuvent venir compliquer soit les fièvres intermittentes, soit les fièvres continues palustres.

a. *Accès comateux, soporeux, apoplectique.* — Le délire et le coma surviennent assez souvent, soit au moment d'un paroxysme de fièvre intermittente, soit dans le cours d'une fièvre continue palustre; c'est la fièvre ardente des anciens, le καῦσος d'Hippocrate. Le coma se prolonge parfois pendant vingt-quatre ou quarante-huit heures; si l'accès n'est pas mortel, la peau se couvre de sueurs, le malade reprend connaissance, tous les troubles morbides se dissipent avec une rapidité singulière, mais un nouvel accès est imminent si l'on n'intervient pas à l'aide d'une médication appropriée.

L'*accès soporeux* est une variété légère du comateux, les malades éprouvent un assoupissement subit et irrésistible; le plus souvent les accès soporeux sont les précurseurs des accès comateux.

L'*accès apoplectique* est rare; les malades sont frappés brusquement, quelquefois pendant le sommeil, et c'est seulement le matin qu'on les trouve plongés dans le coma. L'apoplexie de chaleur se produit dans des conditions identiques, aussi le diagnostic différentiel de ces deux formes est-il assez difficile.

b. *Accès délirant.* — Le délire peut éclater d'emblée, le plus souvent il se montre à la période de réaction d'un accès ou dans le cours d'une fièvre continue palustre; il est annoncé par une céphalalgie plus violente qu'à l'ordinaire, par une loquacité insolite, par quelque chose d'étrange dans la manière d'être du malade. Le délire est presque toujours bruyant, agité; les malades s'échappent de leur lit, ils se répandent en injures contre les personnes qui les entourent, et se précipitent par les fenêtres lorsqu'on ne les surveille pas de près.

c. *Accès algide.* — Il est constitué par un *collapsus* qui survient d'une façon insidieuse pendant le stade de chaleur et non pendant le frisson, ainsi qu'on l'a cru pendant longtemps. Les malades ne se plaignent pas, leur visage est impassible; la gravité du cas échappe facilement. Les extrémités sont froides comme le marbre, le pouls est petit, dépressible, souvent ralenti, la langue est humide et froide, les lèvres sont décolorées, la voix est cassée, l'intelligence persiste jusqu'au moment de la mort.

d. *Accès diaphorétique.* — Ici le collapsus se produit à la fin de l'accès de fièvre et s'accompagne de sueurs très abondantes; c'est une forme insidieuse comme la précédente.

e. *Accès cholérique.* — Les symptômes cholériformes: diarrhée profuse, vomissements, crampes, algidité, surviennent soit pendant le frisson, soit pendant le stade de chaleur; cette forme a été observée particulièrement en Cochinchine où le choléra est endémique et combine peut-être son influence à celle de la malaria pour produire les accès pernicieux cholériques qui sont rares dans les autres pays palustres.

f. *Accès gastralgique, cardialgique.* — C'est un véritable accès de gastralgie; tantôt la mort se produit dans l'algidité et le collapsus, tantôt les douleurs disparaissent au bout d'un temps variable, et des sueurs abondantes accompagnent la guérison.

g. *Accès convulsif.* — Des convulsions épileptiformes à début très rapide remplacent quelquefois la période de frisson des accès fébriles; c'est là une forme très rare et il est très probable qu'elle ne s'observe que chez des sujets prédisposés d'ailleurs aux manifestations convulsives.

h. *Accès syncopal.* — On a décrit sous ce nom la mort subite qui s'observe quelquefois chez des sujets profondément anémiés par les fièvres palustres, comme chez ceux qui ont subi des fièvres typhoïdes graves.

Quelques auteurs ont encore décrit des *fièvres pernicieuses pneumoniques* et *dysentériques;* la pneumonie et la dysenterie

L. et T. — Pathol. méd. I. — 8

viennen' en effet assez souvent *compliquer* les fièvres palustres, on
les rencontre plus particulièrement chez les anciens fébricitants;
mais il n'est pas démontré que le miasme palustre puisse donner
lieu directement à une dysenterie grave ou à une pneumonie.

4° FIÈVRES LARVÉES. — La névralgie faciale intermittente est la
forme la plus commune des fièvres larvées; c'est la branche sus-
orbitaire du trijumeau qui est le siège ordinaire des douleurs. Au
moment des paroxysmes on observe de l'injection de la conjonctive du côté malade, il y a de la photophobie et du larmoiement,
ce qu explique comment on a pu décrire une conjonctivite
intermittente d'origine palustre; le grand nerf occipital et les nerfs
intercostaux sont quelquefois aussi le siège des névralgies palustres.

L *urticaire intermittente* constitue également une des formes
les mieux connues des fièvres larvées; on en a décrit un grand
nombre d'autres dont l'existence est moins bien démontrée ou
qui sont au moins très rares; telles sont les *hémorrhagies intermittentes.*

5° CACHEXIE PALUSTRE. — Les indigènes des contrées marécageuses sont assez souvent atteints de cachexie sans subir les
formes aiguës du paludisme; on peut dire cependant que, dans
a grande majorité des cas, la cachexie se développe à la suite
des fièvres intermittentes ou des continues palustres.

Le symptôme dominant de la cachexie palustre est l'*anémie.*
Les fièvres palustres sont, sans contredit, une des maladies qui
amènent la plus rapide destruction des corpuscules du sang; les
procédés de numération des globules du sang, imaginés dans ces
dernières années, ont permis d'apprécier plus exactement qu'on
ne .'avait fait jusqu'ici le pouvoir anémiant de la fièvre. D'après
les recherches du docteur Kelsch, à la suite d'un seul accès, le
chiffre des globules peut diminuer de 1 000 000 par millimètre
cube, et vingt à trente jours de fièvre simple suffisent pour
abaisser le chiffre normal des globules qui est de 5 000 000 par
millimètre cube à 1 000 000 et même à 500 000.

La peau prend une coloration pâle, terreuse, semblable au hâle;
elle est sèche; les sclérotiques sont d'un blanc bleuâtre, ce qui
permet de distinguer facilement cette teinte terreuse des cachectiques de la teinte ictérique; le pouls est petit, dépressible, ralenti;
le cœur bat faiblement, on trouve des souffles anémiques, à la
base du cœur et dans les vaisseaux du cou.

Cette anémie profonde traine naturellement à sa suite tout un
cortège de symptômes nerveux : les malades deviennent tristes,

apathiques, indifférents à tout ce qui se passe autour d'eux; les mouvements sont alanguis, ils manquent de force et de précision, la marche est quelquefois vacillante comme celle d'un homme ivre (Catteloup). Les malades se plaignent de lourdeur de tête, de céphalalgie, de bourdonnements d'oreilles, d'étourdissements, d'insomnies.

Des hémorrhagies: épistaxis, hématurie, etc., viennent encore de temps à autre augmenter l'anémie; les moindres lésions traumatiques sont la source d'hémorrhagies abondantes comme chez les hémophiles.

Des suffusions séreuses ne tardent pas à se produire: œdeme palpébral et périmalléolaire, puis anasarque accompagnée souvent d'hydropéricarde ou d'ascite.

En général, ces œdèmes des cachectiques ne s'accompagnent pas d'albuminurie lorsque les urines sont albumineuses, on peut en conclure que la cachexie palustre se complique d'une néphrite chronique, ce qui du reste n'est pas très rare.

Un dégoût prononcé pour certains aliments, la viande en particulier, rend l'alimentation très difficile. La rate, considérablement augmentée de volume, descend parfois jusque dans la fosse iliaque gauche, elle est dure, facile à limiter par la palpation, s'il n'y a pas d'ascite. Le foie est également hypertrophié dans la plupart des cas.

Les cachectiques ont souvent des accès irréguliers ou réguliers à longues intermittences, du type quarte par exemple; il n'est pas rare de les voir succomber à une fièvre bilieuse hématurique ou adynamique ou bien à une syncope. Parmi les complications qui entraînent le plus fréquemment la mort, il faut citer la dysenterie et la pneumonie. La pneumonie des cachectiques ressemble beaucoup à celle des vieillards; on conçoit facilement que l'individu affaibli par les fièvres ne réagisse pas mieux que celui qui est affaibli par l'âge; usure fébrile ou usure sénile, qu'importe le résultat sur l'évolution de la pneumonie est le même. Le frisson initial, le point de côté, les crachats rouillés font défaut, si bien qu'il est nécessaire d'examiner avec soin la poitrine pour reconnaître l'existence de la pneumonie; à la percussion, on trouve de la matité au niveau des points hépatisés, à l'auscultation des râles sous-crépitants; le souffle tubaire est beaucoup moins fort que dans la pneumonie lobaire franche. L'autopsie montre le parenchyme pulmonaire splénisé plutôt qu'hépatisé, les parties malades sont résistantes, privées d'air, la coupe est lisse, luisante, marbrée de suffusions sanguines ou de véritables noyaux apoplectiques.

La mort est quelquefois le résultat d'une rupture de la rate; cet accident s'observe principalement chez les individus qui ont de grosses rates et chez lesquels des paroxysmes fébriles viennent encore augmenter la congestion splénique; les adhérences de la rate au diaphragme et les tiraillements qui en sont la suite constituent une circonstance prédisposante (E. Collin). La rupture de la rate est presque toujours suivie d'une hémorrhagie intra-péritonéale et d'une péritonite mortelle.

Au nombre des complications possibles du paludisme, il faut citer encore les paralysies et l'asphyxie locale des extrémités. Nous aurons l'occasion de revenir sur les rapports de cette dernière affection avec le paludisme (voy. *Asphyxie locale des extrémités*).

L'orchite a été signalée par plusieurs observateurs dans ces dernières années comme une complication du paludisme. Girerd nous paraît avoir exagéré singulièrement la fréquence de cette affection et de l'atrophie testiculaire, qui pourrait en être la suite (Girerd, *Des manifestations du paludisme sur les organes génitaux de l'homme*, Paris, 1884). Bertholon a publié deux observations d'orchite paludéenne (*Arch. de méd. mil.*, 1886, t. VIII, p. 305) et Maurel dit aussi avoir observé plusieurs fois à la Guyane des congestions et des inflammations de l'épididyme dans le cours des fièvres palustres (Maurel, *Traité des mal. paludéennes à la Guyane*, Paris, 1883, p. 89).

PHYSIOLOGIE PATHOLOGIQUE. — Comment, par quel mécanisme les éléments parasitaires que nous avons décrits plus haut produisent-ils les accidents si variés du paludisme?

Une fois absorbés sous une forme qui nous est encore inconnue, les éléments parasitaires se développent, se multiplient dans le sang; pendant cette période d'incubation dont la durée est très variable, les malades n'éprouvent souvent aucun symptôme morbide. Par suite de leur développement et de leur multiplication, les parasites finissent par déterminer une irritation des différents organes. C'est alors que la fièvre apparaît, tantôt avec les caractères d'une fièvre continue inflammatoire, tantôt avec ceux d'une fièvre intermittente. La trichinose s'accompagne souvent d'une fièvre assez vive pour que la confusion avec la fièvre typhoïde soit possible; on conçoit de même que la présence de nombreux éléments parasitaires dans le sang et conséquemment dans tous les organes puisse donner naissance à une fièvre inflammatoire plus ou moins vive.

La fièvre intermittente est due probablement à l'irritation que les éléments parasitaires arrivés à une certaine période de leur développement produisent dans la moelle épinière. Il est facile de comprendre que l'irritation de la moelle se traduise par des accidents intermittents, la régularité seule de l'intermittence qui s'observe d'ordinaire dans les fièvres palustres s'explique difficilement. Peut-être faut-il admettre que l'irritabilité de la moelle est épuisée après chaque paroxysme fébrile et que l'intervalle qui sépare les accès de fièvre représente le temps nécessaire pour que cet épuisement se dissipe. On comprendrait ainsi pourquoi les types à longues intermittences prédominent chez les individus affaiblis, anémiés, dont le système nerveux réagit plus lentement que celui des individus atteints de fièvre pour la première fois. Peut-être aussi faut-il invoquer l'évolution même des parasites.

La présence d'éléments parasitaires en grand nombre dans les vaisseaux capillaires du cerveau rend très bien compte du délire et du coma qui sont les symptômes le plus souvent observés chez les malades atteints d'accidents pernicieux.

La rate, qui est le siège de prédilection des éléments parasitaires, subit, soit dans les formes aiguës, soit dans les formes chroniques du paludisme, des altérations profondes qui entravent ses fonctions ; c'est là sans contredit une des causes de l'anémie profonde qui s'observe toujours dans le paludisme.

A la longue, l'irritation produite par les éléments parasitaires dans les différents organes de l'économie se traduit par les lésions de l'inflammation chronique ; ces lésions portent principalement sur les organes qui sont le siège d'élection des parasites, comme la rate et le foie.

DIAGNOSTIC. — On est le plus ordinairement guidé par l'endémicité des fièvres et par la provenance des malades ; il est rare que les fièvres palustres se montrent, surtout avec leurs formes graves, chez des sujets qui habitent en dehors des foyers endémiques. Elles peuvent cependant apparaître à la suite de grands mouvements de terrain, ainsi qu'on l'a vu lors de l'établissement des fortifications de Paris et du creusement du canal de l'Ourcq. Même dans les pays où les fièvres palustres sont endémiques, il faut s'enquérir avec soin de la provenance des malades ; on apprend vite à connaître les foyers du paludisme, et le fait seul qu'un malade vient d'un de ces foyers a la plus grande importance au point de vue du diagnostic.

La saison dans laquelle la maladie a été contractée fournit aussi une indication très utile ; les fièvres palustres de première invasion ne s'observent, en Algérie, par exemple, que pendant la saison chaude, dite, à cause de la fréquence des fièvres, période *endémo-épidémique* ; pendant les mois d'hiver on n'observe que des fièvres de récidive.

L'hypertrophie constante de la rate, l'efficacité du sulfate de quinine et la présence des éléments parasitaires dans le sang fournissent au diagnostic des données décisives.

Si l'existence des éléments parasitaires du sang était facile à constater, il serait inutile d'aller plus loin ; malheureusement la recherche de ces éléments est assez longue et elle exige une certaine habitude du microscope.

L'intermittente palustre peut être confondue avec les fièvres intermittentes symptomatiques de la pyohémie ou de la tuberculose. Dans la pyohémie, les accès de fièvre sont irréguliers, dans la tuberculose ils reviennent d'ordinaire le soir et non le matin, comme dans les fièvres palustres de plus, ces fièvres intermittentes symptomatiques sont à peine influencées par le sulfate de quinine, qui arrête rapidement les accès palustres.

La fièvre gastrique ou rémittente palustre est difficile à distinguer de la rémittente climatique, laquelle n'est, comme nous l'avons déjà dit (voy. *Fièvres simples*, p. 33), que la fièvre gastrique de nos climats, portée à son maximum d'intensité, de gravité. La grande chaleur active l'évolution de presque toutes les maladies, de même qu'elle imprime à la végétation un essor rapide ; dans les pays chauds, la fièvre typhoïde et la tuberculose prennent une marche plus aiguë et ont une gravité plus grande que dans les climats froids ou tempérés, il en est de même pour la fièvre gastrique. Pour différencier la rémittente palustre de la rémittente climatique, on se guidera sur l'endémicité des fièvres, sur la coexistence d'accès intermittents, sur la tuméfaction de la rate, enfin sur l'action du sulfate de quinine.

La fièvre continue palustre à forme typhoïde présente de grandes analogies avec la fièvre typhoïde ; quelques observateurs ont même émis cette opinion, que la fièvre typhoïde pouvait se développer sous l'influence du paludisme, qu'il existait, en un mot, une fièvre typhoïde palustre. Il arrive quelquefois que des individus atteints de paludisme prennent la fièvre typhoïde, car, contrairement à l'idée émise par Boudin, il n'y a aucun antagonisme entre ces deux maladies ; mais on peut affirmer, croyons-nous, que le paludisme à lui seul n'engendre jamais la fièvre typhoïde proprement dite. Voyons donc quels sont les caractères différentiels de la fièvre continue palustre à forme typhoïde et de la fièvre typhoïde

La provenance des malades et la saison dans laquelle on se trouve fournissent des indications importantes : la fièvre continue palustre à forme typhoïde ne s'observe que pendant les mois les plus chauds de l'année et chez des individus qui ont habité des endroits où règne la malaria.

Les symptômes abdominaux : diarrhée, météorisme, douleur dans la fosse iliaque droite, sont en général plus marqués dans la fièvre typhoïde que dans la continue palustre ; les taches rosées, lorsqu'elles existent, fournissent un signe très important à l'appui de la fièvre typhoïde ; nous ne les avons jamais observées, pour notre part, dans la continue palustre. La matité splénique est en général beaucoup plus étendue dans la continue palustre que dans la fièvre typhoïde Le tracé thermométrique à la période d'état (il est très rare qu'on observe la période d'ascension) est moins régulier dans la continue palustre que dans la fièvre typhoïde, et l'on observe fort souvent des rémissions vespérales qui sont très rares dans la fièvre typhoïde ; a défervescence est brusque, critique dans la continue palustre, bien différente par conséquent de celle de la fièvre typhoïde. L'efficacité du sulfate de quinine dans la continue palustre fournit au diagnostic un de ses éléments les plus importants : s'il s'agit d'une continue palustre, le sulfate de quinine, pourvu qu'il soit administré à dose suffisante (1^{gr},50 à 2 grammes par jour), amènera la défervescence, sinon dans les vingt-quatre heures, au moins au bout de deux ou trois jours s'il s'agit au contraire d'une fièvre typhoïde, la marche de la maladie ne sera que très peu modifiée par la médication quinique.

L'examen histologique du sang suffit à lui seul pour trancher cette importante question de diagnostic différentiel ; lorsque cet examen révèle la présence de quelques-uns des éléments parasitaires décrits plus haut, voire même des seuls leucocytes mélanifères, on peut conclure hardiment au paludisme ; jamais aucun de ces éléments ne se rencontre dans le sang des malades atteints de fièvre typhoïde.

Dans les cas de fièvre continue palustre la convalescence est beaucoup plus rapide que dans la fièvre typhoïde, mais presque toujours on voit la fièvre récidiver au bout d'un certain temps avec le type intermittent.

Les fièvres bilieuses graves d'origine palustre se distinguent sans peine de la fièvre jaune dont les foyers sont bien limités, qui ne sévit pas d'ordinaire chez d'anciens fébricitants, qui s'accompagne de vomissements noirs, rarement d'hématuries, dans laquelle enfin il n'y a pas d'hypertrophie de la rate. Nous ne parlons pas de l'action du sulfate de quinine comme moyen de diagnostic dans ce cas, parce que les fièvres bilieuses graves ne cèdent pas toujours au quinquina.

Les névralgies d'origine palustre se reconnaissent à la régularité des accès et à la facilité avec laquelle la fièvre larvée disparaît sous l'influence du sulfate de quinine. Il faut se rappeler que les névralgies *a frigore* et les névrites traumatiques elles-mêmes prennent assez souvent la forme intermittente.

Il nous est impossible de passer en revue toutes les maladies qui peuvent être confondues avec les accidents pernicieux ; dans les pays où les fièvres palustres sont endémiques et graves, le praticien doit être sans cesse sur ses gardes, et dans les cas douteux, il doit toujours agir comme s'il avait affaire à un accident pernicieux. En général, les accidents pernicieux n'éclatent pas d'emblée, ils sont précédés par quelques accès de fièvre et annoncés par des phénomènes insolites qui commandent l'attention.

Pronostic. — On ne meurt presque jamais de fièvre intermittente, mais la cachexie palustre, les fièvres continues graves et les accidents pernicieux enlèvent beaucoup de malades. Aux Indes, les fièvres palustres comptent pour 40 sur 100 dans la mortalité générale. Malgré le sulfate de quinine, les accidents pernicieux sont encore mortels une fois sur trois ou quatre dans les statistiques les plus favorables. La cachexie palustre entre dans la mortalité pour une part plus forte encore que les accidents pernicieux ; ces derniers ne règnent que pendant quelques mois, tandis que la cachexie palustre est l'aboutissant de toutes les fièvres et survit à la période endémo-épidémique, c'est même pendant l'hiver que les cachectiques succombent en plus grand nombre.

Prophylaxie. Traitement. — Nous avons vu que des pays autrefois ravagés par les fièvres avaient été complètement transformés et assainis par les travaux d'endiguement qu'on y avait exécutés ainsi que par la culture et le drainage du sol. Le desséchement des marais ne doit pas être entrepris pendant la période endémo-épidémique ; il faut au contraire, si la chose est possible, s'opposer à ce desséchement ; c'est ainsi que Lancisi arrêta à Rome une épidémie meurtrière de fièvres palustres en faisant inonder les fossés de la ville.

Dans les pays ravagés par la malaria il faut fuir la campagne et surtout la plaine pendant la période épidémique ; les Anglais aux Indes se réfugient dans les *sanatoria* de l'Himalaya, les

Arabes regagnent la montagne, les Romains ne se hasardent plus, pendant la saison des fièvres, en dehors de leurs murs; c'est au centre des villes, au milieu des quartiers les plus populeux, qu'on trouve le maximum de sécurité (de Tournon, L. Colin), à l'inverse de ce qui se passe pour les maladies typhoïdes.

Lorsqu'on est obligé d'affronter le miasme, dans les localités où il règne avec une grande intensité, il est utile de prendre du sulfate de quinine ($0^{gr},20$ à $0^{gr},30$ par jour) ou du vin de quinquina comme prophylactique. Les médecins anglais et américains ont cité un grand nombre de faits favorables à cette manière de faire.

L'acide arsénieux a été essayé en Italie comme préventif des fièvres palustres sur les ouvriers et employés des chemins de fer et sur des soldats. Les résultats sont loin d'être probants. L'acide arsénieux pris à petite dose n'agit que comme tonique et le quinquina paraît bien préférable.

Il faut éviter les fatigues, l'insolation, les excès de toute sorte, et ne pas s'exposer à la rosée du matin, qui est particulièrement dangereuse.

Dans les pays palustres on choisira des habitations élevées et situées au centre des villes.

L'eau potable paraît souvent servir de véhicule aux germes des parasites du paludisme. Il est donc indiqué, lorsqu'on est obligé de boire l'eau des localités palustres, de faire bouillir l'eau potable ou de n'employer pour la boisson qu'une infusion de quinquina.

On ne s'acclimate pas aux fièvres palustres; une première atteinte, loin de donner l'immunité, doit faire craindre, au contraire, de nouvelles atteintes; aussi est-il sage de ne pas lutter trop longtemps contre un mal qui renaît sans cesse et de quitter les pays palustres avant que la cachexie soit trop avancée.

On a quelquefois donné aux fièvres palustres le nom de *fièvres à quinquina;* l'expression n'est pas mauvaise, car c'est un des principaux caractères de ces fièvres d'être curables par le quinquina et les sels de quinine.

Les sels de quinine guérissent évidemment les fièvres palustres en tuant les parasites qui existent dans le sang. On sait depuis longtemps qu'il suffit d'ajouter à un liquide renfermant des infusoires en grand nombre un peu de quinquina pour voir disparaître tous les infusoires; les algues au contraire et les champignons se développent en général très bien dans les solutions des sels de quinine, ce qui n'avait pas empêché jusqu'ici tous les auteurs de conclure à l'existence de germes de nature végétale comme cause du paludisme. Nous avons vu que les parasites qui se trouvent dans le sang des individus atteints de paludisme appartiennent au règne animal, ce qui permet de comprendre l'efficacité des sels de quinine. Les éléments parasitaires du sang, décrits plus haut, disparaissent rapidement sous l'influence de la médication quinique ; on peut, du reste, constater directement l'action des sels de quinine sur les parasites en mélangeant une goutte de sang, qui renferme des éléments parasitaires, avec une goutte d'une solution faible de sulfate de quinine ; les mouvements des grains pigmentés et ceux des filaments mobiles disparaissent rapidement et l'on n'observe plus que des formes cadavériques des éléments parasitaires.

Pourquoi, malgré l'emploi du sulfate de quinine, les récidives de fièvre intermittente sont-elles si communes? Il est probable que le sulfate de quinine qui tue rapidement les animalcules arrivés à l'état adulte, agit beaucoup moins efficacement sur les germes enkystés de ces parasites.

Dans les fièvres intermittentes simples on prescrira le sulfate de quinine à la dose de $0^{gr},60$ à $0^{gr},80$ pendant six ou huit jours.

Dans les fièvres continues palustres on prescrira $0^{gr},60$ à $0^{gr},80$ de sulfate de quinine matin et soir, jusqu'à ce que la fièvre tombe ; lorsque la fièvre sera tombée, on donnera encore le sulfate de quinine à la dose de $0^{gr},80$ ou $0^{gr},60$ pendant quelques jours.

Dans les fièvres pernicieuses proprement dites on peut dépasser ces chiffres ; mais il est rare que des doses de $1^{gr},60$ à 2 grammes par jour ne soient pas suffisantes pour enrayer même les formes les plus graves, à condition, bien entendu, que la médication quinique ne soit pas employée trop tard.

Lorsque la fièvre a été coupée, il faut continuer la médication quinique pendant quelques jours, puis interrompre pendant six ou huit jours et y revenir sans attendre une récidive. Lorsqu'on cesse le sulfate de quinine, il faut prescrire les toniques et le quinquina.

Les auteurs recommandent de faire prendre le sulfate de quinine pendant l'apyrexie, dans l'intervalle des accès ; dans la fièvre continue palustre et dans les accès pernicieux, le sulfate de quinine est administré en pleine fièvre et jamais ce mode d'administration ne produit d'accidents. Nous croyons qu'on a trop insisté sur la nécessité de donner le sulfate de quinine pendant l'apyrexie ; il est possible, au contraire, qu'il y ait avantage à le donner au début des accès, car c'est à ce moment que les éléments parasitaires circulent en plus grand nombre dans le sang.

Le mode d'administration le plus simple du sulfate de quinine consiste à donner ce sel en solution dans l'eau pure ou additionnée de café noir non sucré, afin de masquer le goût très amer de la solution quinique. Dans les hôpitaux d'Algérie un infirmier portant une solution titrée de sulfate de quinine, suit le médecin, et l'on fait avaler séance tenante aux malades la dose de sulfate de quinine qui leur est prescrite; c'est là une excellente manière de faire dans les pays palustres.

Si la solution de sulfate de quinine est mal supportée, s'il s'agit de femmes ou d'enfants qui avaleraient difficilement cette solution on prescrira les pilules de sulfate de quinine.

Les malades atteints d'accès pernicieux délirants ou comateux, ne peuvent avaler ni la solution, ni les pilules, d'autres ont des vomissements et rejettent le médicament peu de temps après son ingestion; il faut alors recourir à une autre méthode. Les lavements sont souvent rejetés avant d'avoir été absorbés, on n'aura recours à ce mode d'administration du sulfate de quinine que quand on ne pourra pas employer la méthode hypodermique qui est beaucoup plus sûre; les sels de quinine injectés dans le tissu cellulaire agissent beaucoup plus vite que quand l'absorption se fait par les voies digestives, c'est là encore un grand avantage, car, lorsqu'il s'agit de fièvres pernicieuses, les instants sont précieux.

On a préconisé tour à tour, pour les injections hypodermiques, le chlorhydrate, le bromhydrate et le sulfovinate de quinine. Le sulfovinate de quinine a l'avantage d'être très soluble dans l'eau; il se dissout aisément, sans adjuvant, dans deux parties d'eau, tandis que le chlorhydrate de quinine se dissout difficilement et seulement avec l'aide de la chaleur dans dix parties d'eau. Le bromhydrate de quinine ne se dissout que dans 60 parties d'eau, mais on peut obtenir une solution à 1/10 de ce sel en substituant à l'eau distillée pure l'eau distillée additionnée d'alcool d'après la formule suivante:

Bromhydrate de quinine............... 1 gramme.
Alcool............................. 1gr,50
Eau............................... 7gr,50

Il est indiqué, croyons-nous, afin d'éviter la formation d'eschares et d'abcès, de ne pas employer la solution concentrée de sulfovinate de quinine (1 gramme de sulfovinate de quinine pour

2 grammes d'eau), mais une solution renfermant par exemple 1 gramme de sulfovinate pour 4 grammes d'eau.

Vinson a donné la formule suivante, qui est très bonne, attendu que le sulfate de quinine est le sel de quinine le plus répandu et qu'on l'a toujours sous la main :

> Sulfate de quinine........ .... 1 gramme.
> Eau distillée...................... 10   —
> Eau de Rabel....................... 1   —

ou :

> Acide tartrique...................... $0^{gr},50$

Dans les accès pernicieux on injecte en général 1 gramme de sel quinique (chlorhydrate, bromhydrate ou sulfovinate). L'aiguille de la seringue doit être introduite dans le tissu cellulaire sous-cutané ; l'injection faite dans l'épaisseur du derme détermine presque à coup sûr la formation d'eschares ou d'abcès. La possibilité de cet accident, même avec des injections bien faites, constitue un inconvénient sérieux de la méthode hypodermique, aussi faut-il réserver cette méthode pour les cas où l'absorption par les voies digestives est impossible et où il importe d'agir rapidement. Lorsque la vie est menacée, le danger de la formation d'une petite eschare est de peu d'importance.

Aucun des nombreux médicaments qui ont été proposés comme succédanés du sulfate de quinine ne jouit d'une efficacité comparable à la sienne ; nous ne faisons pas d'exception pour l'arsenic, qui ne rend de services que comme reconstituant dans la convalescence des fièvres palustres. Boudin, qui a préconisé l'arsenic dans le traitement des fièvres palustres, ne l'a jamais présenté comme un succédané parfait du quinquina ; il faisait usage d'une médication complexe dans laquelle l'arsenic était secondé par les vomitifs, le régime alimentaire, etc. Les doses auxquelles Boudin prescrivait l'arsenic exposent du reste à de nombreux accidents.

Le sulfate de cinchonidine est beaucoup moins actif que le sulfate de quinine ; il doit être prescrit à dose double du sulfate de quinine ; or à la dose de 2 grammes le sulfate de cinchonidine peut produire des accidents toxiques ; ce médicament ne peut donc être utilisé que dans des fièvres intermittentes légères et il serait imprudent d'y avoir recours dans les cas de fièvres graves lorsque des accidents pernicieux sont à redouter.

Bien que le sulfate de quinine soit le véritable spécifique des

fièvres palustres et qu'il suffise à lui seul à les guérir, il est utile
dans bon nombre de cas de faire usage de médications adju-
vantes, dont la pratique a montré l'efficacité : dans les fièvres
intermittentes ou continues, qui s'accompagnent d'un état gastrique très prononcé, on commencera le traitement par l'administration d'un éméto-cathartique ; dans l'accès comateux on appliquera des sangsues aux apophyses mastoïdes ; dans l'accès algide
on prescrira des boissons chaudes et stimulantes, de l'acétate
d'ammoniaque, etc.

Dans la cachexie palustre le quinquina sera préféré au sulfate
de quinine ; l'hydrothérapie agit bien contre l'engorgement des
viscères abdominaux, mais les douches froides réveillent souvent
les accès de fièvre ; il en est de même des eaux de Vichy prises
en bains ou à l'intérieur. Ces médications doivent être réservées
aux malades qui sont atteints d'anémie et d'engorgement des viscères abdominaux consécutifs aux fièvres, mais qui n'ont plus les
fièvres. Lorsque les cachectiques ne se rétablissent pas dans les
pays palustres, il faut se hâter de les faire changer de climat :
c'est là une mesure héroïque qui réussit presque toujours quand
on n'attend pas trop longtemps.

Monfalcon. Hist. des marais. Paris, 1824. — Bailly. Traité anatomo-pathologique des
fièvres intermitt. Paris, 1825. — Annesley. Diseases of India, 1828. — Nepple.
Traité des fièvres rémitt. et intermitt. Paris, 1835.— Maillot. Traité des fièvres ou
irritations cérébro-spin. intermitt. Paris, 1836. — L. Laveran. Docum. pour servir à l'histoire des mal. du nord de l'Afrique (Rec. mém. méd. milit., t. LII, p. I,
1re série). — Boudin. Traité des fièvres intermitt. 1842. — Haspel. Mal. de l'Algérie.
1852. — Morehead. Clinical Researches on Disease in India. London, 1860. —
Dutroulau, Griesinger, A. Laveran. Op. cit. — L. Colin. Traité des fièvres intermitt. Paris, 1870. — Kelsch. Contrib. à l'anat. pathol. des mal. palustres (Arch. de
physiol, 1875, p. 690, et 1876, p. 490). — Magnin. Recherches sur l'impaludisme dans
les Dombes et le miasme paludéen., th., Paris, 1876.— A. Corre. Analyse microscop.
des eaux stagnantes et de l'air de quelques localités insalubres de la côte occidentale
d'Afrique (Arch. de méd. nav., 1877). — Kiener. Des altérations des reins dans l'impaludisme (Soc. de biol., juillet 1877).— Kelsch et Kiener. Des affections paludéennes du foie (Arch. de physiol., 1878). — Dziewonski. Étude clinique sur les injections
hypodermiques de bromhydrate et de sulfovinate de quinine, th., Paris, 1878.—
F. Eklund. Note sur le miasme palustre (Arch. de méd. nav., 1878). — F. de
Chaumont. Transmission des mal. et en partic. de la fièvre palustre par les eaux potables (Rev. d'hyg., 1879). — A. Laveran. De la cirrhose pulmon. palustre (Soc. méd.
des hôp., 1879). — Kelsch. De la mélanémie (Arch. gén. de méd., 1880). — Klebs
et Tommasi Crudeli. Sur la nature de l'agent spécifique des fièvres de malaria
(Reale Accad. dei Lincei, vol. III. série 4e). — Tommasi Crudeli. The Practitioner,
november 1880, p. 321-324). — A. Laveran. Nature parasitaire des accidents de
l'impaludisme. Description d'un nouveau parasite trouvé dans le sang des malades
atteints de fièvre palustre. Paris, 1881. — Du même. Communication sur le même
sujet à l'Acad. des sciences, séance du 24 octobre 1881. — Du même. Communic.
à la Société médic. des hôpitaux, 28 avril 1882, et Revue scientifiques, 29 avril 1882.
— Du même. Des parasites du sang dans l'impaludisme, 2e communic. à l'Acad. des

sciences, 23 oct. 1882. — VERNEUIL. Du paludisme considéré au point de vue chirurgical. Paris, 1883. — A. LAVERAN. Traité des fièvres palustres. Paris, 1884. — Du même. Du paludisme et de ses microbes (Soc. méd. des hôpitaux, 24 juillet 1885). — E. MARCHIAFAVA et A. CELLI. Annali di agricoltura. Roma, 1885 et 1886. — C. GERHARDT. Inoculation de la fièvre intermittente (Zeit. f. klin. Med., Band VII, p. 372). — CHASSIN. Sur l'inoculation de la fièvre intermittente, th., Paris, 1885. — MARTY. Contrib. à l'étude du sulfate de cinchonidine (Bull. gén. de thérap., 1884, p. 355). — DUJARDIN-BEAUMETZ. Leçons de clinique thérapeutique, t. III, p. 695. — G. STERNBERG. The malarial germ of Laveran (The med. Record, New-York, 1886). — GOLGI. Archivio per le sc. med., vol. X, 1886. — W. OSLER. Communic. à la Soc méd. de Philadelphie. (The British med. Journ., 1887, p. 556). — A. LAVERAN. Les hématozoaires du paludisme (Ann. de l'institut Pasteur, 25 juin 1887) |

SUETTE

La suette, ou *suette miliaire*, *suette des Picards*, constitue une espèce morbide bien définie qu'il ne faut pas confondre avec l'éruption miliaire qui s'observe dans un grand nombre de maladies : fièvre typhoïde, tuberculose aiguë, scarlatine, etc., et à laquelle, pour éviter toute confusion, on devrait toujours donner le nom de *sudamina;* la suette est une maladie, les sudamina constituent un symptôme banal.

Il est probable qu'il faut rattacher à l'histoire de la suette la maladie décrite par quelques auteurs grecs sous le nom de *maladie cardiaque* ou de *diaphorèse*, ainsi que les grandes épidémies du quinzième et du seizième siècle qui sont connues sous le nom de *suette anglaise*.

En 1718, la suette se montra à Abbeville, puis elle envahit toute la Picardie, et de 1718 à 1773, elle régna avec tant de fréquence dans cette province, qu'on lui donna le nom de *suette picarde*. Après la Picardie il faut citer l'Alsace parmi les contrées les plus éprouvées; une épidémie importante eut lieu en 1812 dans les Vosges, et à partir de cette époque la maladie y resta endémique.

Sur d'autres points de la France, la suette a donné lieu à des manifestations isolées; telles sont les épidémies du Languedoc (1781); celle de 1821 qui sévit sur plusieurs départements du Nord-Est et qui fut décrite par Rayer; l'épidémie de Coulommiers (1839), celle de la Dordogne et de la Charente décrite par Parrot (1841); l'épidémie de Poitiers (1845) observée par Orillard et Grisolle.

En 1849 la suette ravage les départements de la Somme, de l'Aisne et de l'Oise; en 1854 elle est signalée dans la Haute-Marne et la Haute-Garonne; en 1854 dans le village d'Aubière (Puy-de-Dôme) pendant les mois de juin et de juillet 1880, elle règne dans l'île d'Oléron et y fait de nombreuses victimes.

En 1887 une épidémie de suette a été observée à Montmorillon dans le département de la Vienne; cette épidémie a présenté une grande analogie avec l'épidémie de suette observée en 1844 dans l'arrondissement de Poitiers.

Étiologie. — On rapproche souvent la suette des fièvres éruptives en se basant sur l'existence d'une éruption généralisée, mais les différences entre ces maladies sont plus nombreuses que les analogies. La suette ne semble pas contagieuse; lors de l'épidémie de 1887 on a cité quelques faits qui tendraient à établir la contagion, mais il faut dire qu'en 1887 il s'agissait d'une épidémie mixte de rougeole et de suette. Une première atteinte ne donne pas l'immunité, la maladie atteint surtout les adultes et règne plus volontiers dans les campagnes, dans les villages, que dans les villes; enfin, l'éruption miliaire manque souvent; la suette paraît se développer sous l'influence d'un miasme d'origine tellurique qui n'a pas besoin d'être élaboré par l'organisme humain. Une température moyenne et une grande humidité favorisent l'éclosion des épidémies de suette.

Description. — On observe au début, du malaise, de l'anxiété, un mouvement fébrile plus ou moins marqué. Les sueurs se produisent avec une abondance si remarquable, qu'elles ont mérité de donner leur nom à la maladie; elles pénètrent les draps, les couvertures, les matelas; Gaillard cite l'observation d'un malade qui en deux jours mouilla soixante-cinq chemises! En même temps les malades éprouvent de la céphalalgie sus-orbitaire, ils se plaignent d'une sensation de constriction très pénible à la base de la poitrine et de violentes palpitations de cœur avec tendance aux lipothymies et à la syncope. La face est injectée, la soif vive; l'urine rare, très chargée, provoque quelquefois de la dysurie; la constipation est la règle.

Du deuxième au troisième jour des picotements violents se font sentir sur tout le corps, les membres sont le siège de douleurs plus ou moins vives, surtout au niveau des articulations, enfin on voit apparaître l'éruption de miliaire caractérisée par une multitude de petites taches roses au centre desquelles se trouve une vésicule analogue aux sudamina; parfois les taches roses font défaut, de là deux variétés : la *miliaire rouge* et la *miliaire blanche*. L'éruption commence en général sur la face antérieure du tronc, de là elle gagne le dos et les membres; la face est presque toujours respectée (Grisolle). La confluence de la miliaire est telle, dans certains cas, que la peau offre une couleur rouge uniforme ou par larges plaques.

Les sueurs diminuent quand l'éruption est complète. Vers le troisième jour de l'éruption la peau pâlit, les vésicules se vident et s'affaissent, l'oppression et le malaise disparaissent, bientôt la peau se desquame.

D'après les recherches thermométriques faites par M. Ardouin pendant l'épidémie de l'île d'Oléron, la température qui s'élève à 38°,5 ou 39 degrés au début de la maladie, s'abaisse au moment où les sueurs s'établissent et se maintient aux environs de 37 degrés tant que celles-ci durent; dans les cas où les sueurs s'arrêtent et où l'état s'aggrave, le thermomètre monte à 41 degrés, et même 42 degrés. M. Mazuel a noté chez un malade pendant la petite épidémie d'Aubière une température de 43°,2.

La convalescence est longue, les forces reviennent très lentement.

Il s'en faut que la maladie se présente toujours sous cette forme régulière; les variétés sont nombreuses, ainsi qu'on peut s'en assurer en parcourant les relations des épidémies de suette. Tantôt les sueurs sont peu abondantes, tantôt l'éruption de miliaire fait défaut; tantôt, enfin, les symptômes nerveux : constriction douloureuse de la base du thorax, oppression, anxiété, lipothymies, secousses convulsives, délire, stupeur, prennent une importance exceptionnelle et impriment à la maladie un caractère particulier. La marche de la maladie est quelquefois foudroyante, on a vu la mort arriver en dix ou douze heures.

La suette se combine parfois avec d'autres maladies : fièvres éruptives, fièvres palustres, typhus, choléra, et donne lieu ainsi à des types morbides complexes. C'est ainsi qu'en 1887 l'épidémie de suette du Poitou a coïncidé avec une épidémie de rougeole. Dans un grand nombre de cas le diagnostic était rendu très difficile par l'existence de formes mixtes.

L'*anatomie pathologique* de la suette est très peu connue; on n'a décrit jusqu'ici aucune altération constante chez les sujets morts de suette. Les cadavres se putréfient rapidement.

DIAGNOSTIC. — Les sueurs excessives, la constriction épigastrique et l'éruption miliaire sont les principaux caractères de la suette. L'éruption miliaire est facile à distinguer des éruptions de la rougeole et de la scarlatine qui sont des exanthèmes; dans la scarlatine une éruption miliaire complique assez souvent l'exanthème, mais l'existence de l'angine scarlatineuse, la fièvre vive, la rougeur si intense de l'exanthème, et d'autre part, l'absence de sueurs abondantes et d'anxiété précordiale ne laissent pas en général place au doute.

Le *pronostic* varie suivant les épidémies, qui sont tantôt très bénignes et tantôt très graves. Tous les auteurs qui ont observé la suette s'accordent à dire que peu de maladies sont aussi perfides : tel malade dont l'état paraissait satisfaisant meurt tout à coup de syncope ou bien il est pris de délire et de convulsions. Les accès de constriction thoracique répétés et prolongés, le délire, les convulsions, la tendance aux lipothymies et à la syncope annoncent presque toujours une terminaison fatale.

TRAITEMENT. — Les émissions sanguines générales ou locales sont contre-indiquées ; l'ipéca a donné dans quelques épidémies d'excellents résultats. Les révulsifs (sinapismes, vésicatoires) soulagent l'oppression. Il faut éviter tout ce qui augmente la tendance à la sudation et combattre les préjugés populaires qui règnent à ce sujet. Lorsque la température atteint ou dépasse 41 degrés, il est indiqué de recourir à l'eau froide ; on aura recours suivant les cas aux lotions froides, aux affusions froides ou aux bains froids.

RAYER. Hist. de l'épid. de suette qui a régné en 1821 dans le dép. de l'Oise. Paris, 1822. — PARROT. Histoire de l'épid. de suette miliaire dans la Dordogne. Paris, 1843. — FOUCART. De la suette miliaire, de sa nature et de son traitement. 1854. — ORILLARD. Relation de l'épid. de Poitiers (11e bull. de la Soc. de méd. de Poitiers. — RAPP. Consid. sur qq. points litigieux de l'hist. de la suette miliaire, th., Strasbourg, 1867. — A. LAVERAN. Traité des maladies des armées, p. 675. — A. MAZUEL. Étude sur la suette miliaire, th., Paris, 1876. — GUÉNEAU DE MUSSY. Clinique médicale, t. II, p. 612. — ROCHARD. Académie de médecine, 1er mars 1881. — ARDOUIN. Relation d'une épid. de suette miliaire qui a régné à l'île d'Oléron au mois de juillet 1880 (Arch. de méd. nav., 1881). — PINEAU. Notes sur l'épid. de suette miliaire de l'île d'Oléron (Arch. gén. de méd., 1882). — L. COLIN. Art. *Suette* in Diction. encycl. des sc. méd. — JABLONSKI. L'épidémie de suette miliaire en 1887 (Soc. de méd. publ., 22 juin 1887). — BROUARDEL. Suette miliaire du Poitou en 1887 (Acad. de méd., 13 sept. 1887). — CHÉDEVERGNE. Acad. de méd., 11 oct. 1887. — E. PARMENTIER. Épidémie de Montmorillon (Rev. de méd., 1887, p. 725).

CHOLÉRA

Le mot *choléra* est très ancien, on le trouve dans Hippocrate ; Arétée, Celse, C. Aurelianus, Forestus, Rivière, Fr. Hoffmann, Sydenham l'emploient aussi, mais il est facile de voir que la maladie qu'ils décrivent sous ce nom ne ressemble nullement au *choléra vrai* ou *choléra indien*. Le choléra des anciens auteurs correspond à ce que nous désignons aujourd'hui sous

L. et T. — Pathol. méd.   I. — 9

les noms de *choléra simple*, *choléra nostras*, *choléra sporadique*, c'est-à-dire à une affection qui diffère considérablement du choléra vrai, tant par sa bénignité que par son étiologie et son caractère saisonnier. A propos du diagnostic nous aurons à revenir sur les différences qui existent au point de vue symptomatique entre ces deux maladies. Le mot *choléra* employé seul désigne toujours le choléra vrai ou choléra indien.

La plupart des auteurs admettent que le choléra, endémique depuis longtemps dans l'Inde, sortit pour la première fois de son foyer en 1818. Il se répandit sur une partie de l'Asie et s'arrêta aux portes de l'Europe, à Astrakhan (1823); mais une nouvelle épidémie ne tarda pas à se produire et cette fois son extension ne connut plus de bornes. A plusieurs reprises le choléra a parcouru le monde entier, faisant partout un grand nombre de victimes et frappant de terreur les populations; l'histoire de ces épidémies présente un grand intérêt au point de vue du mode de propagation du choléra.

Première grande épidémie (1830-1837). — Le choléra, après avoir envahi la Perse, la Syrie et l'Arabie, gagna les bords de la mer Caspienne; d'Astrakhan l'épidémie s'étendit rapidement à Moscou et dans une grande partie de la Russie, en Pologne où elle fut importée par l'armée russe (1831), puis dans toute l'Allemagne. De Hambourg, le choléra gagna Sunderland (1831) et Édimbourg (1832). L'Angleterre, grâce à ses nombreuses relations commerciales, devint alors le centre de l'expansion épidémique; c'est ainsi que le choléra fut importé en France par Calais (15 mars 1832), en Portugal et en Amérique. Le 26 mars 1832 le choléra éclatait pour la première fois à Paris; cinquante-deux départements furent atteints et 100 000 personnes succombèrent en France seulement. De Marseille le choléra fut importé en Algérie.

Deuxième grande épidémie (1848-1851). — La marche de la deuxième grande épidémie est calquée sur celle de la première : le choléra éclate dans l'Inde (1841-1842), il s'étend à l'est, puis à l'ouest, gagne la Perse, les bords de la mer Caspienne et s'introduit de nouveau en Europe par Astrakhan; de là il gagne Moscou, Saint-Pétersbourg (1848), Berlin (1848), l'Autriche, la Hollande, l'Angleterre, la France, où il pénètre encore par les ports de la Manche, Paris (1849). Cinquante-quatre départements furent atteints cette fois et 110 000 personnes succombèrent en France. De Marseille le choléra fut importé en Algérie, et d'Angleterre en Amérique par des émigrants irlandais.

Ce sont surtout ces premières grandes épidémies qu'il faut étudier quand on veut se rendre un compte exact du mode de propagation du choléra ; dans les épidémies suivantes, il se forme des foyers secondaires, la maladie qui paraissait éteinte se réveille çà et là sans nouvelle importation de l'Inde, et il est parfois difficile de suivre l'itinéraire compliqué du choléra, tandis que pour les deux premières épidémies cet itinéraire est simple, facile à tracer sur une carte ; partout le choléra est accueilli comme une maladie nouvelle, on sait le jour où chaque ville a été envahie à son tour, on connaît les noms des navires qui ont servi au transport du miasme.

Troisième grande épidémie (1852-1855). — Cette épidémie est comme une seconde levée de la précédente, il n'y a pas de nouvelle importation du miasme en Europe. Le choléra, qui n'avait pas complètement disparu, se réveille en Silésie (1851), puis s'étend en Prusse, en Suède, en Norvège, en Danemark, en Angleterre et dans les départements du nord de la France (1853) ; pendant l'année 1854, il règne sur presque toute l'Europe ; en France, soixante-dix départements sont atteints et 143 000 personnes succombent. Comme dans les épidémies précédentes, le choléra est importé de Marseille en Algérie et d'Angleterre en Amérique (1854).

Quatrième grande épidémie (1865). — En 1865, le choléra éclate à la Mecque et à Médine lors du pèlerinage annuel des Musulmans au tombeau du prophète ; 12 à 15 000 pèlerins s'embarquent à Djeddah pour Suez et importent le choléra à Suez et à Alexandrie ; alors les nombreux étrangers habitant Alexandrie émigrent vers tous les points de la Méditerranée, ce qui permet à l'épidémie de se généraliser rapidement ; la Turquie, l'Italie, l'Espagne et la France sont envahies en même temps ; le 23 juillet 1865, le choléra est signalé à Marseille, de là il rayonne sur Avignon, Toulon, Arles, Paris et sur les grands ports de l'Algérie ; le nombre des décès n'est cette fois en France que de 14 600.

Contrairement à ce qui s'était produit lors des premières épidémies dans lesquelles le choléra avait été importé par la voie de terre, le nord de l'Europe fut atteint après le midi.

En 1869, 1870, 1872, le choléra, qui n'avait jamais complètement disparu dans le nord de l'Europe et qui semblait vouloir s'y acclimater, prit de nouveau une extension épidémique inquiétante. De la Russie il s'étendit à la Prusse et à l'Autriche ; en 1875, la France fut envahie par le Havre et le choléra gagna encore une fois Paris, mais le nombre des victimes fut peu considérable, le miasme cholérique en s'acclimatant semblait avoir perdu son énergie première.

Au mois de septembre 1881 le choléra a été signalé à Aden, puis à la Mecque parmi les pèlerins ; il régnait en même temps en Cochinchine et dans plusieurs provinces de la Chine.

En 1883 et 1884 le choléra reparut en Égypte. Au mois de juin 1884 sa présence fut signalée de nouveau à Marseille. Fauvel déclara imprudemment qu'il s'agissait du choléra nostras (Acad. de méd., séance du 24 juin). La marche de l'épidémie et sa gravité prouvèrent bien vite qu'il s'agissait d'une nouvelle importation du choléra asiatique. L'épidémie de 1884 a sévi avec force à Toulon et Marseille ; de là elle s'est étendue à quelques villes du midi de la France et à Paris où elle n'a fait d'ailleurs qu'un petit nombre de victimes. L'Italie (Gênes, Naples) et surtout l'Espagne ont été fortement éprouvées. Le fléau a marqué une prédilection évidente pour les villes qui laissaient le plus à désirer au point de vue de l'hygiène, comme Toulon et Naples.

ÉTIOLOGIE. — La marche des épidémies cholériques démontre à elle seule qu'il s'agit bien d'une maladie transmissible, importable ; mais nous avons à rechercher encore dans quelles conditions le choléra se développe dans l'Inde, comment s'opère sa transmission et quelles sont les conditions favorables à son extension épidémique.

Le choléra règne presque constamment sur quelques points du territoire de l'Inde ; l'existence de ce foyer d'endémicité rend très probable l'opinion des auteurs qui, avec Jameson et Twining, attribuent le développement du choléra au méphitisme du sol. Le choléra se rencontre dans les villages comme dans les villes, il a sévi maintes fois avec violence sur des troupes en campagne. Les localités basses, humides, marécageuses, les rues étroites et malpropres des villes, sont particulièrement favorables à son développement. De temps à autre l'endémie se transforme en épidémie ; les guerres, les grands pèlerinages favorisent l'extension épidémique. D'après Annesley, il y a eu, de 1817 à 1840, 443 épidémies dans l'Inde et 18 millions de victimes !

Pour que le choléra envahisse un pays en dehors de l'Inde, il faut : 1° que le germe ou miasme cholérique soit importé dans ce pays ; 2° que le miasme trouve un milieu favorable à son développement. L'importation du miasme se fait généralement par les malades atteints de choléra ; les matières fécales paraissent constituer le principal agent de transmission, tandis que le contact des malades eux-mêmes est peu dangereux. C'est en se fondant sur ce dernier fait que quelques auteurs ont nié pendant longtemps la contagion du choléra.

Une fois sortis de l'organisme malade, les germes cholériques paraissent pouvoir se reproduire avec une grande activité ; les terrains d'alluvion, perméables à l'eau et aux matières organiques, favorisent la diffusion des épidémies cholériques, tandis qu'un sol compact, imperméable s'oppose à cette diffusion. On s'explique ainsi la persistance avec laquelle le choléra s'est développé dans certaines villes, dans certains quartiers, dans certaines maisons, tandis qu'il épargnait complètement les localités voisines.

D'après Pettenkofer, il y aurait lieu de distinguer le *germe cholérique* et le *poison cholérique ;* le germe importé dans un terrain favorable donnerait naissance au poison cholérique, qui seul aurait le pouvoir de développer le choléra ; on ne trouverait dans les selles des malades que le poison cholérique, lequel ne pourrait pas se multiplier dans l'organisme et serait inoffensif pour les personnes qui entourent les malades. Dans sa plus récente communication relative à la nature du choléra, Pettenkofer émet l'opinion que le germe cholérique est probablement de la nature des champignons schizomycètes. Comment ce germe qui n'existe pas dans les selles des cholériques est-il transporté d'un pays dans l'autre, comment le champignon sécrète-t-il un poison sans être un poison lui-même ? Pettenkofer ne résout pas ces questions et il faut bien avouer que sa théorie du choléra n'est qu'une œuvre d'imagination, qui même, sur plusieurs points, est en contradiction avec les faits.

Il serait très imprudent, croyons-nous, d'admettre avec Pettenkofer que les matières fécales des cholériques ne renferment pas le germe de la maladie.

On trouve souvent dans les selles des cholériques et infiltrés dans la muqueuse intestinale des bacilles qui ont été décrits par Koch sous le nom de *bacille en virgule* ou *komma bacillus* et qui sont considérés par Koch et bon nombre d'auteurs comme les microbes pathogènes du choléra.

Ces bacilles mesurent en moyenne 2 micro-millimètres de long sur 0,6 de large ; ils sont habituellement un peu courbés, d'où leur nom de bacilles en virgule, les bords sont lisses, les extrémités mousses. Lorsque deux de ces bacilles sont placés bout à bout, il arrive assez souvent qu'ils représentent plus ou moins exactement la lettre S (fig. 16).

Le meilleur moyen d'observer ces bacilles consiste à étaler sur une lame de verre porte-objet un des petits flocons muqueux

pris dans les selles d'un cholérique ; on colore avec le violet de
méthyl, on recouvre avec une lamelle couvre-objet et l'on examine
à un fort grossissement (objectif 10 ou 12 à immersion de Verick).
Les bacilles sont animés de mouvements très vifs, qu'ils conservent pendant longtemps, bien qu'ils soient colorés (Cornil et
Babès, *les Bactéries*, p. 471).

Ces bacilles en virgule se cultivent facilement sur la gélatine
peptonisée, dans le lait, sur la pomme de terre cuite, dans
l'eau, etc...

Il n'est pas démontré que le bacille en virgule soit le microbe
pathogène du choléra ; ce bacille ne paraît pas constant chez les
cholériques et il a été retrouvé dans
différents liquides pathologiques
provenant d'individus autres que
des cholériques, ainsi que dans les
eaux de quelques localités où ne
régnait pas le choléra. D'ailleurs on
n'a pas réussi à reproduire le choléra à l'aide des cultures de bacilles
en virgule.

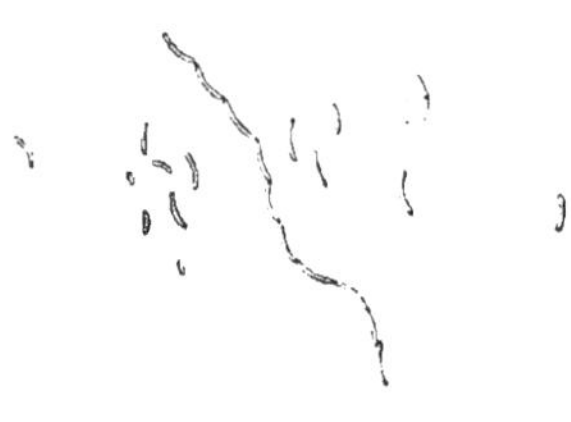

Fig. 16.

Bacilles du choléra.

Un grand nombre de faits prouvent que les eaux potables sont un
des plus redoutables agents de transmission du choléra lorsqu'elles sont souillées par les déjections des malades ; la terrible
épidémie qui ravagea le district de Golden-Square à Londres fut
produite par l'eau d'une pompe publique située dans Broad-street,
tous ceux qui avaient bu de l'eau de cette pompe furent atteints.
Les effets, les linges souillés par les déjections cholériques peuvent servir également à la transmission ; les femmes employées
dans les buanderies, dans les lavoirs, sont particulièrement exposées en temps d'épidémie.

L. Laveran et Vincent ont cité des exemples très probants de
l'infection par l'eau potable. Koch pense que c'est l'eau qui sert
surtout à la propagation du choléra. Marey a cité encore lors de
la dernière épidémie de choléra des faits très probants à cet
égard.

DESCRIPTION. — Dans les formes moyennes et graves du choléra on peut distinguer les trois périodes suivantes : 1° période
prodromique ; 2° période algide ; 3° période de réaction.

1° *Période prodromique.* — Elle est caractérisée par la diarrhée, qui a reçu le nom de *diarrhée prémonitoire ;* les accidents
débutent le plus souvent la nuit par des coliques suivies d'éva-

cuations abondantes, fécaloïdes d'abord, puis aqueuses ou
bilieuses; il y a peu ou point de douleurs, pas de ténesme. Bon
nombre de malades conservent au début l'appétit et les forces,
ils continuent à vaquer à leurs occupations, et comme les selles
contiennent déjà le germe spécifique, ces malades contribuent
puissamment à la dissémination du choléra.

Lorsque la diarrhée cholérique est très intense ou lorsqu'elle
persiste pendant plusieurs jours, les malades éprouvent de la
fatigue, de la brisure des membres inférieurs, des vertiges, des
frissons, de la torpeur intellectuelle et bientôt le choléra se confirme.

La diarrhée prémonitoire se rencontre dans les deux tiers des
cas au moins; comme J. Guérin l'a fait observer en 1832, ce
fait a une grande importance au point de vue pratique, car en
traitant convenablement cette diarrhée, on peut souvent prévenir
l'attaque de choléra.

2° *Période algide.* — Les déjections alvines, plus abondantes
encore que dans la période précédente, changent de caractère;
elles sont constituées par un liquide incolore, n'ayant pas l'odeur
fécaloïde et tenant en suspension des flocons blanchâtres qui
sont des débris épithéliaux; on a donné à ces selles, dont l'aspect est caractéristique, le nom de *selles riziformes.* En même
temps surviennent des vomissements qui s'accompagnent de
crampes stomacales douloureuses; les malades ont une soif
ardente, la langue est blanche, humide, le ventre est affaissé et
donne à la main une sensation d'empâtement, les urines se suppriment. Les extrémités sont froides, le pouls, de plus en plus
petit, finit par disparaître à la radiale; des crampes siégeant en
particulier dans les mollets constituent le symptôme le plus douloureux. Les traits sont tirés, en quelques heures les malades
deviennent méconnaissables : le nez s'effile, les joues se creusent,
les yeux cerclés de noir s'enfoncent dans les orbites, la voix
s'éteint, l'intelligence s'obnubile. Les évacuations diminuent souvent de fréquence à la fin de la période algide, néanmoins le
refroidissement continue, toutes les parties extérieures sont
comme glacées; la température de la bouche, des mains et des
pieds tombe à 8 ou 10 degrés au-dessous de la normale, tandis
que celle des parties centrales est peu modifiée ou s'élève même
de plusieurs degrés; les ongles noircissent, les pieds et les mains
se couvrent de marbrures noirâtres, une teinte violacée s'étend
des extrémités à toute la surface du corps; le pouls, qui avait
disparu à la radiale, cesse de battre à l'humérale, à la crurale et

même dans les carotides; les bruits du cœur sont sourds, éloignés, souvent on ne perçoit que le deuxième. La respiration est fréquente, pénible; la difficulté avec laquelle le sang circule dans les poumons rend l'hématose très difficile et très incomplète. À la fin de cette période, les malades sont plongés dans un calme apathique, ils n'ont pas conscience de la gravité de leur état; lorsqu'on les interpelle, ils tournent lentement les yeux vers la personne qui leur parle, répondent quelques mots, puis retombent dans une immobilité presque cadavérique. Cette période de collapsus est précédée quelquefois par une période d'agitation pendant laquelle les malades cherchent à se lever et prononcent des paroles sans suite.

Lorsque l'algidité est arrivée à ce degré, elle se termine par la mort dans les trois quarts des cas; les sens s'obscurcissent, la voix s'affaiblit et s'éteint, la somnolence augmente, les mouvements respiratoires se ralentissent et deviennent irréguliers, la cyanose augmente, enfin la mort arrive ou plutôt elle s'achève.

3° *Période de réaction.* — Lorsque la mort ne survient pas dans l'algidité, au bout d'un temps variable suivant les cas, on voit se produire des symptômes d'amélioration; comme le réchauffement de la peau des extrémités est un des principaux signes de cette période, et que la température monte souvent au-dessus de la normale, on lui a donné le nom de *période de réaction.*

Le réchauffement de la peau aux extrémités, la disparition de la cyanose, un pouls plus fort, une diurèse de plus en plus abondante, tels sont les symptômes qui annoncent le début de la réaction; quand la réaction est *regulière,* toutes les fonctions enrayées pendant la période algide se rétablissent rapidement et le malade entre en convalescence au bout de quelques jours.

La réaction peut être *irréguliere,* soit parce qu'elle est incomplète et que les malades, après avoir présenté quelques symptômes d'amélioration, retombent dans l'état algide, soit au contraire parce qu'elle dépasse le but, pour ainsi dire; une fièvre vive s'allume et se complique de symptômes nerveux avec tendance à l'adynamie ou à l'ataxie.

Formes irrégulières. — Elles se divisent naturellement en formes légères et en formes graves.

Les formes légères peuvent être caractérisées uniquement par de la diarrhée, des vomissements et quelques crampes; **ces accidents cèdent rapidement. Cette forme abortive a reçu le nom de** *cholérine.*

Le choléra peut tuer en quelques heures, par suite d'une véritable sidération de l'organisme; le *choléra foudroyant* a été observé assez souvent aux Indes. A Jessore, en 1817, on voyait des hommes pleins de santé tomber étourdis dans la rue et succomber quelques instants après. Ces formes sont rares dans les épidémies européennes; on a donné par extension le nom de choléra foudroyant aux cas qui se terminent par la mort dans l'espace de quelques heures.

On a encore décrit une forme de *choléra sec*, dans laquelle les évacuations alvines font défaut; l'exsudation intestinale se produit dans ces cas; seulement, par suite de la paralysie des parois de l'intestin, le liquide n'est pas rejeté au dehors.

Accidents et complications. — Chez les malades qui ont eu des attaques graves de choléra, on observe la même tendance aux phlegmasies que chez les typhoïdiques; on voit survenir des pneumonies à marche insidieuse, des parotidites, des méningites, des abcès sous-cutanés, quelquefois aussi des gangrènes. La convalescence, qui est longue, se complique souvent de dyspepsie, de diarrhée rebelle, quelquefois de paralysies et de troubles de l'intelligence.

ANATOMIE PATHOLOGIQUE. — Chez les sujets qui ont succombé dans l'algidité, la température du corps s'élève souvent après la mort. Le même fait a été noté dans le tétanos.

Les lésions anatomiques les plus intéressantes portent sur le tube digestif, particulièrement sur la dernière portion de l'intestin grêle : la paroi intestinale est épaissie et comme infiltrée de sérosité, sa surface péritonéale a une teinte rosée et sa surface muqueuse une teinte *hortensia* (Broussais), due à l'injection du réseau veineux sous-muqueux. La muqueuse est recouverte d'une matière blanchâtre, analogue à celle qui se trouve en suspension dans les selles riziformes, constituée par l'épithélium desquamé à l'état de cellules isolées ou réunies par lambeaux (Ch. Robin).

Les plaques de Peyer sont saines, mais les follicules clos hypertrophiés forment de légères saillies à la surface de l'intestin. Petit et Serres, qui ont bien décrit cette altération signalée en premier lieu par Bouillaud, ont comparé l'intestin des cholériques à la peau des galeux, d'où le nom de *psorenterie*, qu'ils voulaient donner à la maladie et qui est resté à la lésion. La psorentérie se retrouve dans un grand nombre de maladies : scarlatine, variole, méningite cérébro-spinale, etc.; elle ne constitue donc pas, comme on l'a cru pendant quelque temps, une lésion caractéristique du choléra, elle n'est même pas constante chez les cholériques. La rate est petite, ridée à sa surface.

Les méninges et les centres nerveux cérébro-spinaux sont injectés.

A la surface du péritoine et des plèvres on trouve un enduit visqueux. L'épithélium rénal est granuleux et en voie de desquamation.

Chez les sujets morts pendant la période de réaction les lésions sont variables; d'une façon générale on peut dire que ce sont les lésions inflammatoires qui prédominent : gastro-entérite donnant lieu parfois à la production d'ulcérations et d'exsudats fibrineux, cholécystite, néphrite interstitielle, pyélite, cystite avec exsudats inflammatoires, pneumonie, bronchite, endocardite, artérite, méningite, etc.

DIAGNOSTIC. — Il est généralement facilité par l'épidémicité de la maladie; des selles profuses, aqueuses, s'écoulant sans ténesme, caractérisent la diarrhée prodromique; les selles riziformes, les vomissements, les crampes, l'algidité, la cyanose, la petitesse ou la disparition du pouls à la radiale, l'anurie, ne permettent pas de méconnaître la période algide du choléra. Cet état présente cependant des analogies incontestables avec celui des malades atteints de choléra simple ou de fièvre pernicieuse cholérique; on peut aussi le confondre avec certains empoisonnements.

Le choléra simple est une affection saisonnière de l'été et de l'automne, qui ne s'observe qu'à l'état sporadique et qui ne présente pas de gravité; dans le choléra simple, la diarrhée est séreuse, bilieuse, non riziforme, ce qui tient à ce que l'épithélium intestinal ne se desquame pas comme dans le choléra vrai; on n'observe pas la réaction qui suit la période algide dans le choléra indien, les malades sont guéris dès que les évacuations cessent, ce qui arrive presque toujours dans l'espace de vingt-quatre heures.

La pernicieuse cholérique est très difficile à différencier du choléra dans les pays où les deux maladies règnent simultanément comme en Cochinchine. Le sulfate de quinine fournit un bon moyen de diagnostic, car il guérit souvent les accès pernicieux, tandis qu'il est sans aucune efficacité dans le choléra.

L'empoisonnement par le tartre stibié a une si grande ressemblance avec le choléra, qu'il a été décrit par quelques auteurs sous le nom de *choléra stibié*; l'empoisonnement aigu par l'arsenic ou par le sublimé a aussi des analogies avec le choléra; dans ces cas il existe des lésions de la bouche et des lèvres, les vomissements sont douloureux, accompagnés d'une sensation de brûlure à l'épigastre et dans la bouche, ils précèdent les selles diarrhéiques, contrairement à ce qui arrive dans le choléra; les selles sont moins abondantes et ne prennent pas l'aspect riziforme; dans les cas où le diagnostic paraît douteux, on doit faire recueillir les matières vomies et les soumettre à un examen chimique.

PRONOSTIC. — Parmi les symptômes les plus défavorables au point de vue du pronostic, il faut citer : la violence des crampes, l'agitation, l'anxiété, le collapsus profond avec relâchement des sphincters, la fréquence du pouls ou son absence à la radiale, l'anurie, la tendance à retomber dans l'algidité au moment de la réaction, enfin le coma, le délire, les convulsions qui présagent toujours la mort.

Au début des épidémies cholériques la mortalité est en moyenne de 50 à 60 pour 100, quelquefois même elle dépasse ces chiffres, tandis qu'à la fin les cas légers dominent et la mortalité diminue notablement. Les enfants et les vieillards, les individus affaiblis, mal nourris, atteints de maladies chroniques ou d'alcoolisme, succombent dans une très forte proportion.

PROPHYLAXIE. TRAITEMENT. — Nous avons vu que deux choses étaient nécessaires au développement des épidémies cholériques : 1° l'importation du germe spécifique, du miasme cholérique; 2° un milieu favorable au développement de ce germe ; autrement dit : *la graine et le terrain.* Les mesures prophylactiques devront donc avoir pour but : 1° d'empêcher l'importation ; 2° d'écarter toutes les conditions favorables au développement et à la dissémination du germe cholérique, quand on n'aura pas pu s'opposer à son importation.

Si le choléra était toujours importé en Europe par la voie de mer, comme la fièvre jaune, on pourrait se fier aux quarantaines pour écarter de nouvelles épidémies ; malheureusement la voie de terre lui est également ouverte, il l'a suivie lors des deux premières grandes épidémies et la pratique a démontré que les cordons sanitaires établis sur les frontières des pays menacés étaient tout à fait illusoires ; de plus, le choléra tend à s'acclimater en Europe, il est dans la place dont on cherche à lui fermer l'entrée ; à plusieurs reprises déjà, il s'est réveillé de ses cendres et a pris une grande extension épidémique sans importation directe. Les mesures quarantenaires, adoptées par la plupart des nations européennes, ont cependant leur utilité, car le germe cholérique, par son acclimatement en Europe, semble perdre de son activité.

tandis qu'une importation directe se faisant par la voie de mer, aujourd'hui si rapide, pourrait nous faire assister à des désastres analogues à ceux des premières grandes épidémies.

Lorsque le choléra règne dans un pays, il faut défendre les grands rassemblements : foires, pèlerinages, etc., qui favorisent la dissémination des épidémies. On prendra toutes les mesures d'hygiène générale concernant la propreté des villes ; les cholériques seront isolés dans un hôpital spécial, et l'on surveillera avec grand soin la désinfection des matières fécales provenant des malades, ainsi que celle des effets de couchage souillés par les déjections. Il est bon de soumettre à l'ébullition l'eau qui sert à la boisson ou de n'employer que les eaux minérales dites de table.

En temps d'épidémie cholérique l'hygiène individuelle a une grande importance : on évitera les excès, les fatigues de toute sorte, les moindres indispositions seront traitées rapidement, surtout s'il s'agit de diarrhées. Le public doit être prévenu de l'importance qu'il y a à soigner la diarrhée prémonitoire sans attendre que le choléra se confirme.

Il n'y a pas de spécifique contre le choléra ; le médecin en est réduit ici, comme dans la plupart des maladies, à une médication symptomatique. C'est surtout dans la diarrhée prodromique que l'intervention médicale est efficace ; le malade gardera le lit, il restera à la diète et on lui ordonnera du sous-nitrate de bismuth ou une préparation opiacée ; le laudanum (12 à 15 gouttes dans une cuillerée d'eau sucrée) est d'une administration facile et d'une efficacité incontestable.

Au début de la période algide les préparations opiacées rendent encore des services ; on prescrira, en outre, contre les vomissements et pour calmer la soif, de la glace et des boissons gazeuses ou stimulantes comme le thé au rhum qui favorise la réaction. Les malades seront frictionnés avec des liniments opiacés ou chloroformés ; ces frictions ont le double avantage de favoriser la circulation périphérique et de diminuer les douleurs occasionnées par les crampes.

Les injections hypodermiques d'éther sulfurique nous paraissent destinées à rendre de grands services dans la période algide du choléra ; nous avons employé plusieurs fois cette médication avec succès dans le choléra nostras qui, à vrai dire, n'est pas comparable, au point de vue de la gravité, au choléra indien. On injectera 2 grammes d'éther en moyenne ; l'éther injecté sous la peau agit à la fois comme révulsif et comme excitant diffusible.

On a pratiqué chez quelques malades algides des injections

d'eau dans les veines ; Lorain a obtenu un succès par cette méthode qu'on est autorisé à employer dans les cas extrêmes ; il faut bien se dire cependant qu'on ne remédie de cette façon qu'à une des suites du choléra : *la concentration du sang*, tandis que le miasme cholérique semble agir sur l'organisme tout entier et qu'il peut amener la mort avant même que la concentration du sang ait eu le temps de se produire.

Dans la réaction régulière on se contentera de surveiller les malades et d'écarter toutes les causes qui pourraient amener une rechute ; si la réaction s'arrête, on cherchera à stimuler l'organisme ; si au contraire elle dépasse le but et si elle s'accompagne de localisations inflammatoires sur différents appareils, on traitera ces localisations sans oublier que l'on a affaire à un cholérique et que des rechutes peuvent se produire ; on évitera les déplétions sanguines abondantes, ainsi que les purgatifs.

BRIQUET et MIGNOT. Traité prat. et analyt. du choléra morbus. Paris, 1850. — DESNOS. Art. *Choléra*, in Nouv. Diction. de méd. et de chir. prat., 1867. — LORAIN. Le choléra observé à l'hôpital Saint-Antoine. Paris, 1868. — FAUVEL. Le choléra, étiologie et prophylaxie. Paris, 1868. — E. BESNIER. Contrib. à l'étude des épidémies du choléra (Soc. méd. des hôp., 1873). — THOLOZAN. Origine nouv. du choléra asiatique. Paris, 1873 — Discussion sur le choléra à l'Acad. de méd., 1873. — L. LAVERAN. Article *Choléra*, in Diction. encycl. des sc. méd , 1874. — RENAUT et KELSCH. Anat. path. du choléra (Progrès méd., 1874). — LEBERT. Article *Choléra* de Ziemssen's Handb. der Path., 1884, t. II. — PROUST, GRIESINGER, A. LAVERAN. Op. cit. — MAX. V. PETTENKOFER. Sur le choléra et sur ses rapports avec les maladies parasitaires (Aerztl. Intelligenzblatt, 1881, n° 4) — DUPUY. Des injections sous-cutanées d'éther sulfurique, de leur application au trait. du choléra dans sa période algide (Progrès méd., 1881, p. 945). — L. COLIN. Traité des maladies épidémiques. Paris, 1879. — KOCH. Rapport des missions en Égypte et aux Indes (Sem. méd., 1883 n° d'oct. et 1884, n°s du 31 janvier et du 26 mars).— Rapport de la mission Pasteur (Arch. de physiol., 15 mai 1884). — STRAUS. Progrès méd., 1884-1885. — PETTENKOFER. Le choléra. Breslau-Berlin, 1884. — Académie de médecine. Discussion sur l'épidémie cholérique de 1884. Juillet à octobre. Brouardel, Peter, L. Colin, E Besnier, Marey, etc.

GRIPPE

Synonymie : *Influenza, catarrhe epidémique.*

La grippe est une maladie générale, épidémique, qui dans le langage médical doit être bien distinguée du coryza, de la laryngite et de la bronchite simples avec lesquels le vulgaire la confond souvent.

La première grande épidémie de grippe date de 1580, elle

s'étendit à l'Europe entière ; à partir de ce moment les épidémies
se succèdent rapidement, envahissant toujours de très grandes
étendues de pays et faisant à plusieurs reprises le tour du monde.
Les dernières grandes épidémies sont celles de 1830, de 1833,
l'épidémie de 1837, étudiée à Paris par Bouillaud, Piorry, Réca-
mier, Grisolle et Nonat, et à Dublin par Graves, enfin celle de 1860,
décrite par Forget, à Strasbourg. Depuis 1860, la grippe n'a plus
donné lieu qu'à des épidémies partielles.

ÉTIOLOGIE. — Le début des épidémies de grippe a coïncidé
quelquefois avec des variations brusques de température ; mais,
comme Holland, Graves et Baige-Delorme le font observer, ces
variations se produisent souvent sans entraîner l'apparition de
la grippe ; les épidémies de grippe se sont développées, du reste,
dans toutes les saisons et dans tous les climats.

La rapidité avec laquelle se propagent les épidémies de grippe
exclut l'idée d'importation par l'homme ; au lieu de suivre les
grandes voies de communication, comme la peste et le choléra,
la grippe se répand capricieusement sans obéir à aucune loi
connue ; dans quelques épidémies, elle a marché de l'est à l'ouest,
mais les exceptions à cette règle sont très nombreuses. Voici
quelques exemples de la rapidité avec laquelle s'étendent ces épidémies : lors de l'épidémie de 1833, c'est à peine s'il s'écoula
quelques jours d'intervalle entre les apparitions successives de la
grippe à Moscou, à Odessa, à Alexandrie et à Paris ; la grippe de
1847 eut une marche plus rapide encore ; du mois de janvier au
mois de septembre elle régna successivement en Espagne, à Terre-
Neuve, à la Nouvelle-Zélande, à Valparaiso, en Syrie, sur la côte
occidentale d'Afrique, enfin à Hong-Kong.

Quand la maladie envahit une ville, elle ne donne pas lieu,
comme la plupart des maladies contagieuses, à un foyer d'abord
limité qui rayonne peu à peu sur les autres quartiers ; dans l'espace de quelques heures plusieurs milliers de personnes peuvent
subir l'influence épidémique. La maladie atteint tous les âges,
toutes les conditions, des populations entières subissent son
influence sans que personne y échappe ; elle atteint les marins
en pleine mer et les oiseaux disparaissent souvent des localités
où elle règne, comme si l'air avait des propriétés nuisibles.

On a espéré pendant longtemps que les variations ozonomé-
triques expliqueraient l'apparition de la grippe ; Bœckel, à Strasbourg, a constaté que l'ozone, en excès dans l'air, agissait sur
les voies respiratoires et donnait lieu à de véritables épidémies
de bronchite ; mais il existe des faits contradictoires ; toute con-

clusion serait prématurée, de nouvelles recherches sont nécessaires.

DESCRIPTION. — Ce qui caractérise surtout la grippe et ce qui permet de la différencier des affections catarrhales vulgaires, c'est l'intensité des phénomènes nerveux. Les malades se plaignent d'un affaiblissement général avec douleurs vagues et céphalalgie intense ; souvent aussi ils éprouvent des vertiges, des nausées et des vomissements ; ces symptômes peuvent se montrer en l'absence même de la fièvre. « L'affaiblissement, ce phénomène particulier et remarquable signalé par tous les auteurs, est, dit Raige-Delorme, un des traits les plus distinctifs de la grippe ; il se montre non seulement parmi les prodromes de la maladie lorsqu'elle doit être intense, mais encore dans l'invasion et le cours de cette maladie quand elle est très légère, quand il y a à peine un mouvement fébrile ; il n'est point en rapport avec le reste des symptômes. De plus, cet affaiblissement persiste toujours après que les symptômes principaux ont disparu. » (Art. GRIPPE, *Diction. en* 30 *vol.*)

La maladie débute le plus souvent d'une manière brusque par du malaise accompagné de frissonnements et parfois d'un violent frisson. La fièvre, qui peut manquer complètement, est fort irrégulière, elle prend quelquefois le type intermittent. Le pouls est tantôt plein et accéléré, tantôt petit et faible, il peut se modifier en quelques heures chez un même malade (Graves).

La face est rouge, injectée au début, les yeux sont larmoyants ; les malades éprouvent une sensation de picotements, de chatouillement dans les narines, puis ils sont pris d'éternuements et de coryza ; il se produit une abondante sécrétion de mucus d'abord limpide, puis de plus en plus épais. Le larynx et les bronches se prennent ensuite, la voix devient rauque ou éteinte, les malades ont des quintes de toux fatigantes et une dyspnée intense. A l'auscultation on trouve des râles sibilants et ronflants comme dans les bronchites légères, limitées aux grosses bronches ; cependant la dyspnée semble annoncer une affection beaucoup plus sérieuse. Graves cite plusieurs exemples de malades chez lesquels la gêne respiratoire était extrême, quoique les poumons fussent entièrement perméables et qu'il n'y eût dans la poitrine que quelques râles de bronchite sans importance. Le miasme qui cause la grippe agit, d'après Graves, sur le système nerveux et tout particulièrement sur les nerfs des poumons ; dans l'épidémie de 1847, dit-il, la mort survenait avec les signes de la *paralysie des poumons*.

L'expectoration, analogue à celle de la bronchite simple, est tantôt difficile, rare, visqueuse, tantôt abondante, spumeuse ou opaque.

Il existe des symptômes d'embarras gastrique : anorexie, langue blanche, soif vive, nausées, vomissements alimentaires ou bilieux, constipation ou diarrhée; dans quelques épidémies on a noté souvent une teinte subictérique.

Les urines sont rouges, chargées d'urates, très peu abondantes et souvent recouvertes d'une pellicule rosée (Graves).

La durée moyenne de la maladie est de cinq à dix jours.

Complications. — La pneumonie est une des complications les plus fréquentes et les plus graves de la grippe; elle survient souvent d'une manière insidieuse sans point de côté intense, les râles crépitants sont plus gros et plus humides que dans la pneumonie lobaire franche, la tendance à l'adynamie est très marquée.

Les symptômes nerveux, par leur intensité, peuvent constituer une véritable complication; on n'observe plus seulement de la céphalalgie, des vertiges et de l'insomnie, les malades sont pris de délire, ils tombent dans le coma ou bien la dyspnée s'exagère jusqu'à amener l'asphyxie; ce sont là heureusement des faits exceptionnels.

Anatomie pathologique. — L'hypérémie des muqueuses laryngée, trachéale et bronchique peut être considérée comme la seule lésion constante, mais, dans la plupart des cas, on trouve des lésions inflammatoires des poumons, pneumonies ou bronchopneumonies qui doivent être mises sur le compte des complications comme les pleurésies et les péricardites qui ont été observées dans quelques cas.

Diagnostic. — La grippe est souvent confondue avec le coryza, la laryngite ou la bronchite simples; les principaux caractères différentiels de la grippe et des catarrhes vulgaires sont les suivants : 1° l'épidémicité est très marquée pour la grippe, tandis que le catarrhe ordinaire présente les allures des maladies saisonnières; 2° dans la grippe les symptômes nerveux : prostration, dyspnée, céphalalgie, ont la première place, tandis que dans les affections catarrhales simples ils ne viennent qu'au second plan et se montrent toujours en rapport avec le degré de l'inflammation des muqueuses.

Le *pronostic* varie suivant les épidémies; Graves va jusqu'à prétendre que la grippe a fait en Angleterre plus de victimes que le choléra; la plupart des auteurs s'accordent à dire que la grippe est une affection bénigne qui n'enlève que les individus affaiblis

par l'âge ou par des maladies antérieures ; elle exerce une influence
très défavorable sur la marche de la phthisie pulmonaire.

La convalescence est souvent longue et difficile.

TRAITEMENT. — Le traitement ordinaire des maladies catarrhales
n'est pas applicable à la grippe, il faut éviter les émissions sanguines générales ou locales ainsi que l'émétique qui peut produire
une hyposthénisation profonde.

Les vésicatoires sont sans action contre la dyspnée, ils ne font
le plus souvent qu'augmenter les souffrances des malades (Graves).

Dans les cas légers, le repos, la diète, une potion calmante
avec la belladone ou un peu de morphine sont des moyens thérapeutiques suffisants.

Lorsque les symptômes d'embarras gastrique sont très prononcés, ou bien lorsque l'expectoration est visqueuse et difficile,
on peut prescrire l'ipéca, soit à dose vomitive, soit comme expectorant, sous forme de sirop.

On combattra l'adynamie à l'aide des stimulants : vin chaud,
thé alcoolisé, potion avec extrait de quinquina, etc.

Le sulfate de quinine n'est indiqué que lorsque la fièvre prend
une forme intermittente.

RAIGE DELORME. Art. *Grippe*, in Dict. en 30 vol. — GRAVES. Leç. de clin. méd. —
FUSTER. Monogr. clin. de l'affect. catarrhale. Montpellier, 1 61. — HÉRARD. Bull.
Acad. de méd., 1872. — GINTRAC (H.). Art *Grippe* in Nouv. Diction. de méd. et de
chirurg. prat. Paris, 1873. — MALCORPS La grippe et ses épidémies (Mém. présenté
à l'Acad. de méd. de Belgique en 1873). — ZUELZER. Art. *Influenza* in Handbuch der
Pathologie de Ziemssen Leipzig., 1884. — PUCQUOY. De la grippe (Mouvement méd.,
1875). — A. LAVERAN Traité des maladies des armées, p. 82. — BROCHIN. Grippe
in Diction. encyclop. des sc. méd.

FIÈVRES ÉRUPTIVES

Les fièvres éruptives, *variole*, *rougeole* et *scarlatine*, forment
un groupe naturel qui a été respecté dans toutes les classifications. Ce sont des maladies miasmatiques, contagieuses, caractérisées par une fièvre à marche typique et par des éruptions
généralisées. Ces fièvres ont été confondues d'abord dans une
même description comme les maladies typhoïdes, mais la variole
était plus facile à distinguer de la rougeole et de la scarlatine
que le typhus de la fièvre typhoïde, aussi le groupe des fièvres
éruptives a-t-il été constitué bien avant celui des maladies
typhoïdes.

L. et T. — Pathol. méd.   I. — 10

On ne trouve dans les anciens auteurs aucune description des fièvres éruptives; la variole ne s'est répandue en Europe qu'au sixième siècle de notre ère, elle existait vraisemblablement avant cette époque, en Chine et dans les régions centrales de l'Afrique où aujourd'hui encore elle règne avec une grande fréquence. Les médecins arabes, Rhazès, Avicenne, ont donné les premières descriptions médicales des fièvres éruptives. Avicenne distingue la variole (*varioli*) de la rougeole et de la scarlatine (*morbilli*).

Sydenham, un des premiers, sépara la rougeole de la scarlatine à laquelle il donna le nom de **scarlach fever**, *fièvre rouge* ou *écarlate;* après lui, quelques auteurs tentèrent encore de confondre ces deux espèces morbides; les partisans de l'identité de la rougeole et de la scarlatine sont aujourd'hui plus rares encore que ceux de l'identité du typhus et de la fièvre typhoïde.

La variole est à la fois une maladie miasmatique et une maladie virulente; la vaccine, dont l'histoire est inséparable de celle de la variole, se développe sous l'action du virus vaccin; nous aurions donc pu renvoyer l'étude de ces deux maladies au chapitre des maladies virulentes, mais nous avons pensé qu'il était préférable de conserver intact le groupe des fièvres éruptives, d'autant plus que la variole se comporte, dans son extension épidémique, bien plutôt comme une maladie miasmatique que comme une maladie virulente, et que la vaccine ne trouve sa place dans un traité de pathologie qu'au point de vue de la prophylaxie de la variole.

D'après les recherches de Klebs, les fièvres éruptives seraient produites par des *micrococci*, c'est-à-dire par des microbes se présentant toujours sous la forme de grains arrondis.

Cohn et Weigert ont trouvé dans l'intérieur des pustules des varioleux des corpuscules arrondis ou légèrement ovoïdes, isolés ou associés qui, d'après ces observateurs, seraient les microbes de la variole. Ces recherches ont été confirmées par celles de Cornil et Babès, au moins en ce qui concerne la présence des bactéries; car rien ne permet d'affirmer que ces bactéries soient les agents pathogènes de la variole. Des bactéries semblables ont été signalées par Cohn dans les pustules vaccinales.

Des micrococques ont été trouvés également dans le sang et dans les différentes sécrétions des malades atteints de rougeole (Babès), particulièrement dans les exsudats de la pneumonie consécutive à la rougeole.

Les microbes de la scarlatine sont encore moins connus que ceux de la variole et de la rougeole.

VARIOLE

La variole ou *petite vérole* est une pyrexie contagieuse, caractérisée par une éruption pustuleuse généralisée.

Étiologie. — La variole se propage uniquement par contagion : tantôt un malade affecté de variole communique sa maladie aux personnes qui l'entourent ou qui le visitent (contagion directe), tantôt le contage ne produit ses effets que longtemps après avoir été versé dans l'atmosphère et transporté souvent loin du foyer d'origine (contagion indirecte). Les croûtes provenant des varioleux sont un des moyens les plus actifs de dissémination de la maladie, leur propriété virulente est bien démontrée ; pendant longtemps les Chinois se sont servis de ces croûtes pour inoculer la variole ; à cet effet ils recueillaient les produits de dessiccation des pustules et les plaçaient dans les narines des sujets à inoculer. A la période de convalescence, les varioleux portent encore des croûtes épaisses et adhérentes sur différents points du corps et lorsqu'on les laisse sortir ils vont semant partout la variole. Les salles qui ont été consacrées aux varioleux sont pendant longtemps dangereuses à habiter si elles n'ont pas été remises entièrement à neuf ; tous les recoins des murs, toutes les fentes des planchers sont des réceptacles pour les particules virulentes qu'un coup de vent peut mêler de nouveau à l'air ; les effets souillés par le pus des malades sont aussi des agents actifs de contagion, ils doivent être désinfectés avec le plus grand soin. Quand on songe à la quantité de pus sécrétée par un seul varioleux, on ne s'étonne pas que la maladie arrive toujours à renaître de ses cendres.

La variole est inoculable ; l'inoculation a été pratiquée pendant longtemps d'une façon préventive. Une première atteinte de variole, si légère qu'elle soit, confère en effet une immunité complète ; les récidives sont du moins très rares.

La variole prend à certains moments un caractère épidémique bien marqué, comme cela s'est produit en 1870 par exemple, puis elle disparaît presque complètement ; dans les grands centres de population, elle est pour ainsi dire endémique. Lorsque la variole a régné épidémiquement dans un pays, tous les individus susceptibles de la contracter l'ont prise et jouissent de l'immunité que confère une première atteinte ; d'autre part, en temps d'épidémie, un grand nombre de personnes se font revacciner, de sorte que la variole disparaît faute d'aliment ; mais bientôt de nouvelles générations surgissent, le pouvoir préservatif des vaccinations anciennes diminue, la pratique des revaccinations se relâche parce qu'on n'entend plus parler de variole, puis, un beau jour, le germe trouvant un milieu favorable à son éclosion, une nouvelle épidémie se développe : telle est, croyons-nous, la cause principale des fluctuations épidémiques de la variole.

La variole s'observe à tout âge; si elle n'a pas pour l'enfance la même prédilection que les autres fièvres éruptives, cela tient sans doute à ce que, par la vaccination faite peu de temps après la naissance, on obtient une préservation qui dure en moyenne de quinze à vingt ans.

INCUBATION. FORMES. — A l'époque où l'on pratiquait l'inoculation préventive, la fièvre apparaissait huit à neuf jours après l'insertion du virus; la durée de l'incubation pour la variole inoculée est donc de huit à neuf jours; quelques auteurs admettent que l'incubation est un peu plus longue, de douze jours environ, pour la variole non inoculée.

On peut ramener à trois formes principales les variétés cliniques de la variole :

1° *Variole vraie*, dans laquelle la plupart des boutons arrivent à suppuration, on lui réserve en général le nom de *variole;*

2° *Varioloïde*, dans laquelle la plupart des boutons se dessèchent sans suppurer;

3° *Variole hémorrhagique* ou *variole noire.*

D'après l'abondance de l'éruption on a encore distingué des varioles *discrètes, cohérentes* ou *confluentes.*

La varioloïde peut être aussi discrète ou confluente.

La varioloïde n'est pas la variole modifiée par la vaccine, ainsi qu'on l'a dit quelquefois, c'est une variété naturelle qui a existé de tout temps.

DESCRIPTION. — *Variole.* — Nous distinguerons dans l'évolution de la variole quatre périodes : 1° *fièvre initiale;* 2° période d'*éruption;* 3° et 4° périodes de *suppuration* et de *dessiccation.*

1° *Fièvre initiale.* — L'ascension est brusque; dès le soir du premier jour le thermomètre marque 40, 41 ou même 42 degrés; les adultes éprouvent un frisson violent qui, chez les enfants, est assez souvent remplacé par des convulsions; ils accusent de la céphalalgie et surtout des douleurs lombaires qui, par leur constance et leur intensité, forment un des principaux caractères de la période initiale; des vomissements bilieux marquent aussi très souvent le début de la maladie. Il existe de l'anorexie, une soif vive et de la constipation.

La fièvre initiale a en moyenne une durée de trois jours ; pendant cette période la température se maintient au maximum qu'elle a atteint dès le premier soir avec de légères oscillations. Dans les cas très graves l'éruption apparaît dès le deuxième jour ; au contraire, dans les cas légers, elle peut être retardée jusqu'au cinquième jour. On observe quelquefois du délire qui disparaît au moment où se fait l'éruption.

A la période initiale se rattachent les éruptions précoces connues en France sous le nom de *rash*. Ce mot, qui signifie *éruption*, n'est guère employé en Angleterre qu'avec un qualificatif : *variolous rash*, *mulberry rash*, etc.

Le rash se montre du deuxième au troisième jour sous forme de taches érythémateuses qui ressemblent tantôt au purpura ou à l'érysipèle, d'où les noms de *rash morbilliforme, scarlatiniforme, purpurique, érysipélateux*.

Le rash scarlatiniforme est le plus commun ; il consiste en larges plaques d'un rouge framboisé qui occupent les régions inguino-crurales et s'étendent plus ou moins sur la partie antérieure des cuisses et sur l'abdomen ; le fond rouge de ces plaques est souvent parsemé de petites taches de purpura. Le rash scarlatiniforme est parfois généralisé.

2° *Éruption.* — L'éruption pustuleuse qui caractérise la variole commence le plus souvent à apparaître vers la fin du troisième jour ; elle a un caractère *critique*, c'est-à-dire que la fièvre tombe au moment où l'éruption paraît ; la défervescence se fait brusquement dans l'espace de vingt-quatre ou quarante-huit heures. Les cas de variole confluente font exception à cette règle, la fièvre secondaire ou de suppuration se confond alors avec la fièvre initiale, ou du moins la défervescence est très peu marquée et de courte durée.

L'éruption se montre tout d'abord à la face, sur le front, sur les ailes du nez ; la peau du front se couvre de petites papules rosées qui font une légère saillie ; lorsque les papules sont très nombreuses, elles s'unissent par leurs bords et simulent au premier abord un érysipèle ; en examinant les choses de plus près, on reconnaît que la peau, au lieu d'être lisse comme dans l'érysipèle, est hérissée de petites élevures facilement appréciables par le toucher. De la face l'éruption s'étend au cou, au tronc, puis aux membres, elle met souvent plusieurs jours avant de se compléter ; aussi ne faut-il pas se hâter de porter un pronostic : telle variole qui au début paraissait devoir être discrète, change complètement d'aspect en vingt-quatre ou quarante-huit heures et devient confluente. C'est en général à la face que l'éruption prend le plus grand développement.

Les papules ne tardent pas à se transformer en vésicules, puis en pustules. Comme la sérosité contenue dans les vésicules imbibe l'épiderme et lui donne une teinte blanche et opaque, les vésicules prennent l'apparence de pustules bien avant que leur contenu ait subi la transformation purulente; en piquant avec une aiguille les prétendues pustules, on est souvent étonné d'en voir sortir une goutte de sérosité transparente.

Les boutons varioleux sont *ombiliqués*, c'est-à-dire qu'ils présentent à leur centre une dépression ou ombilic; les boutons qui siègent à la face font seuls exception à cette règle. Dans tous les cas où l'éruption est abondante, la face se tuméfie ainsi que les extrémités; l'éruption sort difficilement à la plante des pieds à cause de l'épaisseur et de la dureté de l'épiderme, aussi les douleurs sont-elles plus vives aux pieds que partout ailleurs.

L'abondance de l'éruption est très variable; quand les pustules sont bien isolées, séparées les unes des autres par des intervalles de peau saine, on dit que la variole est *discrète;* quand les pustules sont abondantes à la face seulement, elle est dite *cohérente;* enfin, lorsque les pustules se touchent par leurs bords sur presque toute la surface du corps, la variole est dite *confluente.*

Parfois les pustules se disposent par plaques qui rappellent l'inflorescence de certaines ombellifères, d'où le nom de variole *en corymbes.*

L'éruption envahit également quelques muqueuses, on trouve des pustules sur les conjonctives, sur la muqueuse buccale et sur celle de l'isthme du gosier, dans le larynx, la trachée et les bronches; sur la muqueuse buccale, l'éruption se montre sous forme de vésicules analogues aux aphthes, qui se déchirent rapidement et donnent naissance à de petites ulcérations arrondies; cette stomatite explique la salivation qui par son abondance constitue quelquefois une complication ou du moins une gêne de plus pour les malades.

Pendant la période d'éruption les symptômes généraux s'amendent insensiblement, surtout lorsque la variole est discrète; la défervescence est complète, le malaise, la céphalalgie, les douleurs lombaires, les vomissements disparaissent en même temps que la fièvre; mais sous l'influence de la suppuration des pustules qui couvrent le corps, la fièvre ne tarde pas à se rallumer (fig. 18).

3° *Période de suppuration.* — Le contenu des boutons varioleux

se transforme en pus, les pustules se remplissent et sous l'influence
de la distension produite par les exsudats, l'ombilication disparaît. Quand la variole est discrète, chaque pustule s'entoure d'une
aréole inflammatoire. Dans la variole confluente, les pustules se
confondent, l'épiderme est soulevé tout d'une pièce par la nappe
de pus sous-jacente, on dirait que la peau a été recouverte avec
une feuille de parchemin, la face et les extrémités sont considéra-

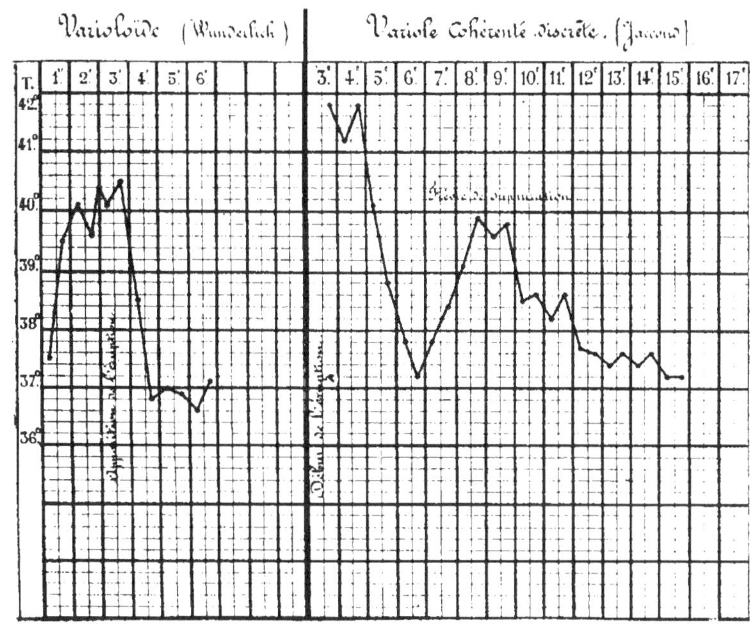

FIG. 17.   FIG. 18.

blement tuméfiées. les paupières, œdématiées et agglutinées par
le pus que sécrète la conjonctive, ne peuvent plus s'écarter, les
lèvres entr'ouvertes laissent écouler la salive; les mains, immobi-
lisées par la douleur et le gonflement, ne rendent plus aucun
service; les pieds, le cuir chevelu sont également le siège de vives
souffrances; les ulcérations qui siègent au niveau de l'isthme du
gosier rendent la déglutition pénible; enfin la laryngite et la bronchite donnent lieu à une dyspnée souvent considérable. Bientôt
les pustules s'ouvrent, le pus mélangé à l'épiderme forme des
croûtes brunâtres qui dégagent une odeur infecte. La fièvre secon-

daire ou de suppuration commence vers le huitième jour, plus tôt dans les confluentes; sa durée et son intensité varient naturellement avec l'étendue de l'éruption; en général la température s'élève moins que pendant la fièvre d'invasion; dans les varioles discrètes la fièvre de suppuration est légère et très courte; dans les varioles confluentes, au contraire, elle atteint souvent ou dépasse même les chiffres de la fièvre initiale. La fièvre de suppuration est continue avec des rémissions plus ou moins marquées; dans les cas favorables la défervescence se produit du onzième au quinzième jour.

4° *Période de dessiccation.* — Les pustules se dessèchent, il se forme à la surface du corps des croûtes plus ou moins épaisses dont l'élimination est très lente. Le pus s'accumule souvent au-dessous de ces croûtes et donne naissance à de nombreux abcès.

L'état général s'améliore dès que la fièvre a disparu, l'appétit et les forces reviennent rapidement; la convalescence est beaucoup plus facile que celle de la fièvre typhoïde, par exemple. Les croûtes, en se détachant, montrent des cicatrices déprimées, lisses, rougeâtres, qui blanchissent avec le temps, mais qui sont indélébiles. Dans les cas où les pustules en se confondant donnent naissance à de larges surfaces de suppuration, il en résulte souvent des cicatrices vicieuses.

Varioloïde. — La varioloïde est une variole *abortive* dans laquelle l'éruption n'arrive pas à la suppuration; la fièvre secondaire ou de suppuration fait défaut, l'évolution de la varioloïde ne comporte donc que trois périodes: *invasion, eruption, dessiccation.*

La période d'invasion est identique à celle de la variole : fièvre vive avec ascension rapide, frisson, douleurs lombaires, vomissements. Ces symptômes peuvent avoir autant d'intensité que dans la variole vraie; d'autres fois ils sont peu marqués, ils se bornent à une fièvre légère pour laquelle les malades ne prennent même pas le lit, il peut y avoir des *rash.*

L'éruption se montre en général à la fin du quatrième jour et aussitôt la fièvre tombe, la défervescence est complète et définitive (fig. 17). L'éruption suit au début la même marche que dans la variole; elle est parfois confluente, surtout à la face; mais, dès le troisième ou quatrième jour de l'éruption, la tuméfaction inflammatoire, loin d'augmenter comme dans la variole, disparaît et les boutons se dessèchent rapidement. L'éruption de la varioloïde est parfois si peu abondante, qu'on ne compte que huit ou dix boutons à la surface du corps.

La période de dessiccation est très courte, l'extrémité de chaque bouton se transforme en une petite croûte brunâtre, d'apparence cornée, qui se détache rapidement; les cicatrices, d'abord pigmentées et assez visibles, ne tardent pas à s'effacer.

Variole hémorrhagique. — La variole hémorrhagique, par sa gravité, sa fréquence dans certaines épidémies et par sa marche si différente de celle de la variole vraie, mérite de constituer une variété distincte.

Le nom de *variole hémorrhagique* doit être réservé aux cas où les hémorrhagies sont primitives et se montrent soit au début de la période éruptive, soit même avant l'apparition de l'éruption. La peau se couvre de larges ecchymoses, les urines sont mélangées de sang; si l'éruption avait commencé, les boutons se fanent, s'affaissent et se rident, l'aréole inflammatoire qui les entourait et le gonflement des tissus sous-jacents disparaissent; enfin, à la base de chaque bouton, on observe une tache noirâtre; sur certains points ces taches se réunissent et constituent de larges ecchymoses.

Dans la variole régulière, de petites ecchymoses se montrent quelquefois à la base des boutons à la période de suppuration, surtout lorsque l'inflammation est très vive; les pustules suivent, du reste, une marche régulière. On ne confondra pas ces cas avec la variole hémorrhagique, leur pronostic est loin d'être aussi grave.

Dès le début des varioles hémorrhagiques, le malaise, l'anxiété, la prostration sont plus marqués que dans les varioles franches; la dyspnée augmente rapidement et devient bientôt le symptôme dominant, la face se cyanose, les extrémités se refroidissent et les malades succombent à une véritable asphyxie.

ACCIDENTS ET COMPLICATIONS. — Les symptômes nerveux : agitation, délire, dyspnée, prennent parfois, dès le début, une grande intensité; lorsqu'ils ne s'apaisent pas au moment de l'éruption, la mort est à peu près certaine.

L'éruption du larynx et des bronches constitue, lorsqu'elle est abondante, une grave complication; les mucosités s'accumulent dans les bronches, et augmentent la dyspnée, ou bien il se produit une laryngite œdémateuse.

Pendant la période de suppuration on voit souvent se développer des phlegmasies: péricardite, endocardite, néphrite interstitielle, parotidites, orchites, otites, phlegmons du tissu cellulaire, adénites, etc. Nous avons insisté à plusieurs reprises sur les relations qui existent entre les troubles trophiques qui sont la conséquence du processus fébrile et ces phlegmasies secondaires.

Dans les varioles confluentes, lorsque toute la surface du corps est couverte de pustules ou de croûtes, la mort peut se produire par suite de la suppression des fonctions de la peau, comme chez les animaux recouverts d'un vernis; l'altération du pus sous les croûtes entraîne souvent des accidents de septicémie; enfin, l'abondance des suppurations secondaires retarde la guérison quand elle ne produit pas la mort par épuisement.

Les complications du côté des yeux sont très fréquentes, et comme il est possible d'en prévenir ou d'en atténuer les effets par un traitement rationnel, l'attention du médecin doit toujours se porter de ce côté; des pustules peuvent se former à la surface de la cornée comme sur les conjonctives, en s'ouvrant elles donnent naissance à des ulcérations qui se creusent, surtout lorsque le pus séjourne à la surface de l'œil, et qui amènent la perforation de la cornée et la fonte purulente de l'œil; d'autres fois, il se forme des abcès interstitiels de la cornée et des hypopyons; même dans les cas où les ulcérations de la cornée n'entraînent pas ces graves conséquences, elles n'en constituent pas moins une complication très sérieuse, car en se cicatrisant elles forment des leucomes opaques, plus ou moins étendus, qui gênent considérablement la vision quand ils ne donnent pas lieu à une cécité complète. Avant la découverte de la vaccine le nombre des aveugles était beaucoup plus considérable qu'il ne l'est aujourd'hui.

ANATOMIE PATHOLOGIQUE. — Lorsqu'on fait une coupe histologique de la peau d'un varioleux mort à la fin de la période d'éruption, alors que les boutons sont ombiliqués, on observe ce qui suit : au niveau de chaque pustule l'épiderme est soulevé, une dépression centrale représente l'ombilic; sur les bords de la pustule des éléments jeunes provenant de la multiplication des cellules de la couche de Malpighi sont accumulés en grand nombre, tandis que la partie centrale est vide ou seulement cloisonnée par des filaments qui n'offrent aucune résistance. La prolifération cellulaire soulève les bords des pustules, tandis que la partie centrale ne s'élève que lorsque le liquide a eu le temps de s'y accumuler; ainsi s'explique la disposition ombiliquée des pustules. Quelques auteurs ont avancé que l'ombilication était produite par la traction que les conduits des glandes sudoripares exercent sur l'épiderme; à priori il était difficile d'admettre qu'un de ces conduits vînt s'insérer juste au centre de chaque pustule; l'examen histologique démontre que les conduits des glandes sudoripares ne jouent aucun rôle dans l'ombilication; le cloisonnement des pustules n'a pas non plus une grande importance à ce point de vue.

Dans la varioloïde, l'inflammation est superficielle, les couches profondes du réseau de Malpighi ne sont pas détruites et réparent facilement l'épiderme; dans la variole, au contraire, l'inflammation s'étend au derme, la couche de Malpighi est détruite en totalité, la peau ne peut plus se régénérer, d'où les cicatrices indélébiles.

Les muqueuses du pharynx, du larynx et des bronches présentent des ulcérations plus ou moins nombreuses. Les muqueuses intestinale et vésicale sont quelquefois envahies, mais bien plus rarement que les premières. Les follicules clos isolés de l'intestin sont tuméfiés; la rate est volumineuse.

Dans la variole hémorrhagique les gaz du sang sont diminués au moins de moitié (Brouardel); la diminution de la fibrine peut aller jusqu'à une disparition presque complète, les globules sanguins se déforment et perdent la propriété de fixer l'oxygène. Cette altération du sang rend parfaitement compte de la dyspnée et de l'asphyxie ultime : le sang circule dans les poumons, l'air y arrive, il y est même renouvelé plus souvent qu'à l'ordinaire, car le malade accélère instinctivement sa respiration, mais par suite de l'altération des hématies, les échanges de gaz ne peuvent plus s'effectuer, le résultat est le même que si la respiration avait lieu dans une atmosphère irrespirable. Le sang renferme un grand nombre de bactéries.

On observe, en outre, dans la variole les dégénérescences communes à toutes les fièvres graves : les muscles subissent la dégénérescence granulo-vitreuse, les fibres du cœur deviennent parfois granuleuses (Desnos et Huchard), les cellules du foie et des reins s'altèrent également. Ces dégénérescences sont en général moins marquées que dans la fièvre typhoïde; dans la variole hémorrhagique cependant l'altération granuleuse des tissus se produit avec une grande rapidité, c'est même en partie à la dégénérescence des petits vaisseaux qu'il faut attribuer les hémorrhagies.

Diagnostic. — Le début brusque par un frisson, l'intensité de la fièvre, les douleurs lombaires, les vomissements bilieux caractérisent bien la période d'invasion, à plus forte raison le diagnostic est-il facile lorsque l'éruption existe.

La variole accompagnée d'un rash scarlatiniforme généralisé peut être confondue, à son début, avec la scarlatine; l'absence d'angine, dans la variole, permet en général de trancher la question.

L'éruption de la rougeole est quelquefois boutonneuse et si analogue à celle de la variole au début, qu'il est impossible de dire, d'après les seuls caractères de l'éruption, si l'on a affaire à la variole ou à la rougeole; dans ce cas, il faut baser le diagnostic principalement sur les symptômes de la période initiale qui sont différents dans les deux maladies; l'éruption ne tarde pas à se caractériser.

Une éruption pustuleuse peut se produire dans la syphilis et elle est de règle dans la morve aiguë; les autres symptômes de ces maladies sont si différents de ceux de la variole, qu'il suffit d'être prévenu de la possibilité de l'erreur pour être à même de l'éviter.

On doit toujours s'informer si le malade a été vacciné et revacciné ou s'il a eu la variole antérieurement. Il est clair que le diagnostic de variole sera d'autant plus admissible que le malade jouira d'une immunité moins grande. Ces indications sont aussi très importantes, au point de vue du pronostic : chez les individus non vaccinés et qui présentent tous les symptômes d'une variole commençante, il faut prévoir une variole grave, confluente ou au moins cohérente; dans le cas contraire, on peut espérer que le malade en sera quitte pour une varioloïde. L'existence des marques de la vaccine ou d'une variole antérieure ne doit pas faire rejeter le diagnostic de variole, elle constitue seulement une présomption dont le médecin doit tenir compte.

Il n'y a qu'une ressemblance grossière entre la variole confluente commençante et l'érysipèle de la face. Tandis que l'érysipèle commence sur un point pour se propager ensuite peu à peu aux parties voisines, le gonflement de la face se fait tout d'un coup dans la variole; en examinant de près la peau du varioleux, on aperçoit le plus souvent un grand nombre de petites papules. Il serait facile de multiplier les caractères différentiels de ces deux espèces morbides.

La *varicelle* présente une grande analogie avec la varioloïde; nous nous occuperons plus loin du diagnostic différentiel de ces deux espèces morbides (voy. *Varicelle*).

Pronostic. — Le pronostic est très variable, suivant les formes : les varioloïdes et les varioles discrètes guérissent presque toujours, les varioles confluentes guérissent rarement, les varioles hémorrhagiques ne guérissent jamais.

Parmi les symptômes les plus graves au point de vue du pro-

nostic, il faut citer : la précocité de l'éruption et sa confluence,
l'intensité des phénomènes nerveux et de la dyspnée, la tendance
aux hémorrhagies. Lorsque l'éruption qui avait commencé à sortir
s'arrête et que les pustules s'affaissent et se flétrissent, la mort
est certaine ; au contraire, des pustules qui s'accroissent régulièrement et qui s'accompagnent d'un gonflement des tissus sous-
jacents, surtout aux mains et à la face, sont d'un bon pronostic.

D'après Trousseau, le *rash* aurait, en général, une signification
favorable. Dans l'épidémie de 1870, les éruptions précoces (rash)
se sont montrées avec une grande fréquence ; on les a observées
dans les formes les plus graves aussi bien que dans les plus
légères ; le rash purpurique généralisé annonce souvent la variole
hémorrhagique.

Il faut tenir compte dans le pronostic, des lésions consécutives,
des cicatrices plus ou moins difformes et des accidents dus aux
ulcérations de la cornée.

L'âge et l'état général des malades influent beaucoup sur le
pronostic : la variole est bien plus grave chez les très jeunes enfants et chez les vieillards que chez les adolescents et les adultes.
L'alcoolisme aggrave le pronostic ; il en est de même de la grossesse et de l'état puerpéral ; le fœtus peut être atteint de variole
en même temps que la mère.

PROPHYLAXIE. TRAITEMENT. — Nous devrions nous occuper ici
de la vaccine ; mais pour la facilité et la clarté de l'exposition,
nous croyons devoir consacrer un chapitre particulier à son étude.

Les varioleux doivent être isolés ; dans les hôpitaux on leur
réservera des bâtiments spéciaux complètement séparés des autres
salles de malades ; on s'assurera que les infirmiers chargés des
varioleux ont été revaccinés ou qu'ils ont eu la variole ; le plus
sage, quand on organise un service de varioleux, est de revacciner
tout le personnel affecté à ce service. Les malades ne sortiront
pas avant la chute complète des croûtes ; quelques baignoires
seront placées dans le service des varioleux, car les bains sont
indispensables à la période de dessiccation pour faciliter la chute
des croûtes et empêcher le pus de s'accumuler au-dessous ; en
envoyant les malades aux bains communs, on perd tout le bénéfice de l'isolement.

Le linge et les objets de literie seront mis à part et désinfectés ; les salles laissées libres par le départ des varioleux ne
recevront pas de malades sans avoir été remises complètement
à neuf, ou, ce qui vaut mieux encore, on les laissera vacantes
quand la variole ne régnera pas.

Dans la pratique civile, on éloignera des malades toutes les personnes qui ne sont pas indispensables à leur service, surtout si elles n'ont pas été vaccinées avec soin.

Une fois la variole déclarée, il n'est plus possible de modifier sa marche ; les prétendues varioles confluentes qu'on fait *avorter* à l'aide de l'acide phénique, par exemple, ne sont autres que des varioloïdes confluentes qui présentent, au début de la période éruptive, une grande ressemblance avec les varioles confluentes ou cohérentes vraies.

Dans la varioloïde et dans la variole discrète le repos à la chambre ou au lit, la diète pendant la période fébrile, des boissons fraîches, un laxatif léger, constituent tout le traitement ; il ne faut pas chercher à provoquer les sueurs en chargeant les malades de couvertures et en surchauffant leur chambre. Sydenham a bien fait ressortir les inconvénients de cette pratique, qui s'appuie malheureusement sur la routine et sur les préjugés populaires.

Dans les varioles graves on prescrira les toniques, principalement lorsqu'il y aura de la tendance à l'adynamie et à la période de suppuration. Contre les accidents nerveux : délire, agitation, etc., on emploiera l'opium ($0^{gr},05$ à $0^{gr},10$), ou l'hydrate de chloral à la dose de 2 à 4 grammes chez l'adulte.

Le sulfate de quinine est indiqué dans la fièvre secondaire, surtout lorsque les paroxysmes sont très marqués.

On a conseillé, afin d'empêcher la formation des pustules sur la face et de prévenir les cicatrices désagréables qui en résultent, d'appliquer sur la face du collodion, des emplâtres de Vigo, d'ouvrir les pustules de bonne heure avec une aiguille ou de les cautériser légèrement, etc. ; tous ces moyens ont échoué. D'après Hébra, les compresses trempées dans l'eau froide donnent d'assez bons résultats ; elles agissent surtout en diminuant la congestion de la face et par suite les douleurs. Boerhaave et Stoll recommandaient de baigner les pieds dans l'eau chaude avant l'apparition de l'éruption, dans le but d'attirer vers les membres inférieurs le plus grand nombre de pustules ; l'éruption de la variole se montre à la vérité plus abondante sur les points de la peau qui ont été irrités, mais il n'est pas certain que l'éruption des autres parties du corps soit ainsi modifiée.

Les bains tièdes prescrits au moment de la dessiccation facilitent la chute des croûtes et empêchent la formation des abcès.

Les yeux seront surveillés avec soin, on les lotionnera de temps en temps avec de l'eau tiède, de façon à empêcher la stagnation du pus. Lorsqu'il existe des pustules à la surface de la cornée ou des abcès interstitiels, il est bon de les ouvrir avec une aiguille à cataracte.

VACCINE. — La pratique de l'*inoculation*, très ancienne en Chine, en Perse, en Géorgie et en Circassie, fut importée en Angleterre en 1721, par lady Montague ; c'était un premier pas dans la prophylaxie de la variole. On inoculait le liquide des boutons de la varioloïde, comme nous inoculons aujourd'hui le vaccin. Le quatrième jour après l'opération, il se formait une vésicule qui ne tardait pas à se transformer en pustule et à s'entourer d'un certain nombre de vésicules dont l'ensemble constituait la *variole mère;* le septième jour la fièvre initiale se déclarait et durait les huitième et neuvième jours, puis l'éruption générale, peu abondante dans la majorité des cas, apparaissait ; la fièvre tombait, mais du douzième au quatorzième jour on observait souvent une fièvre de maturation ou de suppuration (Stoll). En d'autres termes, les individus inoculés avaient des varioloïdes ou des varioles légères. Les résultats de cette pratique n'étaient pas mauvais ; lorsque Jenner eut découvert la vaccine, il ne fallut rien moins qu'un arrêt du Parlement pour substituer en Angleterre la vaccination à l'inoculation. Trousseau, qui s'était servi quelquefois de l'inoculation, dit qu'il n'hésiterait pas à y recourir encore s'il manquait de vaccin. L'inoculation avait cependant de grands inconvénients : au lieu des varioloïdes légères qu'on cherchait à produire, on provoquait parfois des varioles graves ou même mortelles; de plus, les individus inoculés pouvaient transmettre les germes de la variole et l'on multipliait ainsi les chances de diffusion de la maladie ; la vaccine a fait disparaître ces dangers.

Depuis longtemps on avait remarqué dans quelques comtés d'Angleterre que les femmes qui avaient pris le *cowpox*, en trayant les vaches, étaient à l'abri de la variole; dès 1774, un fermier du Glocestershire inocula le cowpox à sa femme et à ses fils. Jenner fit ses premières vaccinations en 1796, il ne fut donc pas le premier vaccinateur, mais il eut le mérite incontestable de comprendre l'importance de cette découverte et de contribuer puissamment à la vulgariser. Aujourd'hui la vaccine est en usage chez tous les peuples civilisés, quelques nations barbares sont seules restées fidèles à l'ancienne pratique de l'inoculation.

Nature du vaccin. Le cowpox et le horse-pox. — L'éruption du cowpox ou picote de la vache est caractérisée par des pustules ombiliquées, larges, aplaties, au nombre de dix à vingt, qui siègent sur les pis ou les trayons. C'est une fille d'étable inoculée naturellement en trayant une vache atteinte de cowpox qui fournit à Jenner du vaccin pour ses premières vaccinations. Le cowpox naturel est bien rare. Le cheval est sujet à une maladie pustuleuse de même nature qui siège souvent aux jambes, mais qui peut se montrer aussi sur les autres parties du corps; cette maladie du cheval, qui a été désignée par Jenner sous le nom de *grease*, a été confondue à tort avec la maladie connue des vétérinaires français sous le nom d'*eaux aux jambes*, maladie chronique sans relation aucune avec la vaccine; l'expression de *horse-pox* qui a été proposée pour désigner cette maladie éruptive du cheval est excellente et doit être adoptée. Le liquide des pustules de horse-pox donnant les mêmes résultats que le vaccin emprunté à la vache, on a dû se demander si le vaccin n'était pas originaire du cheval. Jenner lui-même inclinait vers cette opinion. Les expériences faites par la commission lyonnaise de la vaccine tendaient à démontrer que l'organisme du cheval était moins apte que celui de la vache à la culture du vaccin; mais de nouvelles expériences ont infirmé ces conclusions et les observateurs les plus compétents admettent aujourd'hui que le cowpox vient du horse-pox.

On a dit que le virus vaccin n'était autre que le virus varioleux modifié par l'organisme de la vache ; cette opinion souvent reproduite est en contradiction absolue avec les faits. Lorsqu'on inocule la variole à une vache, il se produit sur les pis une éruption papuleuse et le liquide de ces papules inoculé à des enfants reproduit la variole ou la varioloïde (expériences de la commission lyonnaise) ; donc le virus varioleux n'a pas été transformé en virus vaccin par l'organisme de la vache. Malgré le nombre énorme de vaccinations et de revaccinations qui ont été pratiquées depuis Jenner, on n'a jamais vu le vaccin reproduire la variole, ce qui aurait eu lieu certainement s'il s'était agi seulement d'un virus affaibli, modifié par son séjour dans l'organisme de la vache et susceptible de se régénérer. On a vu souvent la vaccine et la variole évoluer en même temps chez le même individu, ce qui prouve une fois de plus la non-identité des deux virus.

De la vaccination et de la vaccine. — Le procédé de vaccination le plus usité consiste à vacciner de bras à bras. Il faut choisir avec soin le vaccinifère ; on prendra de préférence un enfant âgé de plus de trois mois (la syphilis héréditaire se développe rarement passé cet âge), bien portant et dont on connaît les parents. Lorsqu'on n'a pas d'enfants à sa disposition, on peut se servir de vaccin recueilli sur des adultes qui n'ont jamais été vaccinés, ou même qui ayant été revaccinés avec succès présentent de belles pustules. Dans ces conditions l'adulte est un excellent vaccinifère, c'est à tort qu'on a mis en suspicion pendant longtemps cette source précieuse de vaccin. On s'assurera bien entendu que l'adulte choisi comme vaccinifère n'a pas eu la syphilis.

A défaut de vaccinifère, on peut se servir de vaccin conservé soit dans des tubes, soit entre des plaques de verre, mais le virus perd peu à peu ses propriétés ; de plus, on ne connaît pas toujours les enfants qui ont fourni ce vaccin, ce qui est un grave inconvénient.

On prend en général le vaccin du huitième jour, de manière à avoir un jour par semaine réservé aux vaccinations ; il importe de n'employer que de la lymphe et non du pus qui expose aux phlegmons. Après avoir choisi des boutons qui ne sont pas trop enflammés, on ouvre l'extrémité d'une des vésicules avec la pointe d'une lancette, il ne doit pas s'écouler de sang ; une goutte de lymphe transparente suinte lentement, on y trempe la lancette qui sert aux vaccinations. Pour vacciner, on commence par tendre la peau du bras au niveau du deltoïde en saisissant avec la main gauche les parties molles situées à la partie postérieure : puis on enfonce l'extrémité de la lancette au-dessous de l'épiderme : trois ou quatre piqûres à un bras sont suffisantes. Les petites filles seront vaccinées aux jambes, de manière à éviter des cicatrices désagréables.

Lorsqu'on vaccine successivement plusieurs individus, il faut avoir soin de changer la lancette pour chaque vaccination ou du moins de la nettoyer avec soin.

Du deuxième au troisième jour après l'opération, on voit se produire au niveau de chaque piqûre une petite vésicule ombiliquée entourée d'une aréole rosée. Les vésicules se transforment vers le huitième jour en pustules, et les aréoles prennent un caractère inflammatoire bien marqué ; les ganglions de l'aisselle sont assez souvent douloureux et tuméfiés. Les pustules se rompent soit spontanément, soit sous l'influence du grattage et des frottements de la chemise, il se forme des croûtes qui tombent et se reproduisent plusieurs fois ; la cicatrice, d'abord rosée, devient avec le temps blanche, lisse, gaufrée; elle est indélébile.

Dès le lendemain de la vaccination, il se forme quelquefois des vésicules qui ne sont pas ombiliquées et qui se dessèchent rapidement; c'est la *fausse vaccine*, elle ne confère aucune immunité.

Chez l'adulte, les symptômes généraux manquent le plus souvent, tout se borne à des démangeaisons au niveau des pustules. Les mouvements du bras sont douloureux, surtout s'il existe un peu d'adénite axillaire.

Revaccinations. — On espéra d'abord que la vaccine conférait une immunité complète et que la variole allait disparaître ; cette illusion était inévitable ; en effet, dans les premières années qui suivirent la découverte de Jenner, on n'observa aucun cas de variole après vaccination, il fallut attendre une quinzaine d'années pour que l'action prophylactique de la vaccine s'épuisât chez les premiers individus vaccinés ; en 1822, on commença à citer bon nombre de cas de varioles survenues malgré une vaccination antérieure ; dès 1831, on revaccina les troupes dans le royaume de Wurtemberg, et l'on obtint des succès dans le tiers des cas, d'où l'on pouvait conclure que chez le tiers des hommes l'action préservatrice de la vaccination s'était épuisée. Aujourd'hui les revaccinations sont faites avec soin dans toutes les armées.

La durée de la préservation conférée par la vaccine est assez variable, on a cité des cas où elle avait été seulement de cinq ou six ans, mais ce sont là des *minima;* on pourrait citer, d'autre part, des faits en grand nombre dans lesquels le pouvoir préservatif a duré trente, quarante ans ou davantage. Comme moyenne on peut admettre les chiffres de quinze ou vingt ans.

Vaccinations animales. — Le cowpox naturel est très rare, mais on peut provoquer chez la génisse un cowpox artificiel en lui inoculant du virus vaccin, la génisse inoculée sert ensuite de vaccinifère. Les principaux avantages de ce procédé de vaccination sont : 1° de fournir du vaccin en abondance, ce qui permet de vacciner un grand nombre de personnes à la fois, chose précieuse, en cas d'épidémie et dans les armées ; 2° de mettre à l'abri de la syphilis vaccinale. Des instituts pour la vaccination animale ont été créés depuis quelques années dans un grand nombre de villes.

On choisit des génisses âgées de deux mois environ et l'on pratique de légères scarifications sur la région inguinale rasée au préalable ; le vaccin est ensemencé au niveau des scarifications. Pour cette opération, ainsi que pour la récolte du vaccin, l'animal est fixé sur une table à plateau mobile (1). L'éruption vaccinale est plus précoce chez la génisse que chez l'enfant ; c'est le cin-

(1) Voy., pour plus de détails : Warlomont, *Traité de la vaccine*, Paris, 1883, et Vaillard. *Manuel pratique de vaccination animale*, Paris, 1886.

quième ou le sixième jour au plus tard que l'éruption atteint son état parfait chez la génisse et se présente dans les meilleures conditions pour l'utilisation du vaccin. Plus tard le liquide devient purulent et son inoculation chez l'homme pourrait produire des accidents.

Pour récolter le vaccin de la génisse, il est nécessaire de placer à la base des pustules des pinces à pression, on déchire alors la couche épidermique superficielle et l'on voit sourdre le vaccin qui peut être employé immédiatement ou recueilli dans des tubes à vaccin. Le vaccin desséché, conservé à l'abri de l'air, paraît conserver ses propriétés pendant assez longtemps ; on a employé avec succès la dessiccation par l'acide sulfurique, le vaccin placé dans un verre de montre est abandonné sous une cloche qui renferme un vase rempli d'acide sulfurique anhydre. Les génisses qui ont servi comme vaccinifères sont abattues avant que l'éruption vaccinale ait produit la fièvre, et leur chair n'est en rien dépréciée.

Accidents de la vaccine. Syphilis vaccinale. — Des phlegmons du bras ou de l'aisselle peuvent survenir à la suite des vaccinations ; on évitera presque toujours cet accident en se servant de sérosité et non de pus, et en ayant soin de ne pas faire pénétrer la lancette dans le tissu cellulaire sous-cutané ; lorsque les ganglions de l'aisselle seront tuméfiés et douloureux, on mettra le bras au repos, et presque toujours cette adénite se terminera par résolution. Les boutons de vaccine peuvent être le point de départ d'érysipèles, surtout chez les enfants qui sont vaccinés dans les hôpitaux.

Il n'y a pas dans la vaccine d'éruption secondaire comme à la suite de l'inoculation ; chez quelques malades il se produit des pustules d'ecthyma qui peuvent faire croire à l'existence d'une éruption secondaire généralisée ; cet accident n'est pas rare aux *Enfants trouvés* (Parrot). Les pustules vaccinales et l'ecthyma secondaire peuvent devenir le point de départ d'ulcérations très persistantes (vaccine ulcéreuse), alors même que le vaccinifère et l'individu vacciné sont absolument indemnes de syphilis.

La syphilis a été inoculée quelquefois en même temps que la vaccine. Les faits de syphilis vaccinale les plus connus sont ceux de Lupara (royaume de Naples) et de Rivalta. En 1856, à Lupara, vingt-trois enfants prirent la syphilis après avoir été vaccinés avec du vaccin conservé, et transmirent la maladie à leurs mères ; onze autres enfants vaccinés sur les premiers furent également infectés. A Rivalta, en 1861, la syphilis vaccinale prit, comme à Lupara, les proportions d'une petite épidémie. On s'est appuyé sur ces faits et sur ceux rapportés par Trousseau, A. Turenne, MM. Millard, Laroyenne, Rodet, Bouvier, pour faire le procès au vaccin jennérien, pris de bras à bras, et pour tenter de lui substituer le vaccin animal. Le vaccin animal qu'on se procure en inoculant à des génisses du vaccin humain est certainement capable de rendre des services, il peut fournir à un moment donné de grandes quantités de vaccin, lorsque sous la menace d'une épidémie on doit pratiquer de nombreuses vaccinations; quand on n'a à sa disposition que du vaccin conservé d'origine suspecte, il est sage de l'inoculer à une génisse et de se servir du cowpox artificiel ainsi produit pour faire les vaccinations; mais le vaccin animal est loin d'être plus efficace que le vaccin humain; la vaccination de bras à bras reste en somme le procédé le plus pratique et le meilleur, à condition de prendre les précautions indiquées plus haut pour le choix des vaccinifères.

Le docteur Cory, un des directeurs de l'institut de vaccination animale à Londres, s'est inoculé volontairement la syphilis avec du vaccin provenant d'enfants syphilitiques; trois fois l'inoculation du vaccin syphilitique n'eut aucun résultat, l'inoculation réussit la quatrième fois. Ce fait montre une fois de plus que le vaccin peut servir de véhicule au virus syphilitique, mais il montre aussi que cette inoculation de la syphilis par le vaccin n'est pas très facile, puisqu'elle a échoué trois fois sur quatre.

Les accidents de la vaccine sont très rares en somme, mais leur existence n'est pas douteuse, et c'est là une grave objection qui a été faite avec raison aux partisans de la vaccine obligatoire. Le jour où il existera une loi déclarant la vaccine obligatoire, c'est l'État qui sera rendu responsable de tous les accidents qui pourront se produire. Nous pensons que l'État doit se borner à développer les institutions fondées pour la propagation de la vaccine et à encourager par tous les moyens en son pouvoir la pratique des vaccinations et des revaccinations.

Sydenham. Méd. prat. — Trousseau. Clinique médicale. — Cornil. Anatomie de la pustule de la variole (Journ. de l'anat. et de la physiol., 1866). — Besnier. De la période d'incubation dans les maladies éruptives (Gaz. des hôp., 1868). — Desnos et Huchard. Des compl. cardiaques dans la variole (Un. méd., 1870). — Desnos. Considér. sur le diagn., le pron. et la thérap. de quelques-unes des principales formes de la variole. Soc. méd. des hôpitaux (Un. méd., 1870). — Quinquaud. Sur les lés. viscérales diffuses de la variole (Gaz des hôp., 1870). — L. Colin. La variole et la rougeole pendant le siège de Paris, 1873. — Legroux. Article *Rash* du Diction. encycl. des sc. méd. — Huchard. Ét. sur les causes de la mort dans la variole, th., Paris, 1872. — Vaccine et variole. Nouvelle étude sur la question de l'identité de ces deux affect. par une commission de la Soc. des sc. méd. de Lyon (Gaz. hebd.,

1865). — VIENNOIS. De la transmission de la syphilis par la vaccination (Arch. gén. de méd., 1860). — Disc. sur la syphilis vaccinale à l'Acad. de méd. en 1864, 1865 et 1869. — B. TEISSIER. Les revaccinations. Communic. au Congrès méd. de Lyon, 1872. — WARLOMONT. Communic. au Congrès méd. de Vienne (Gaz. hebd., 1874). — A. LAVERAN. Traité des maladies des armées, p. 374. — J. RENDU. Épidémie de variole à Lyon (Lyon méd., 1875). — CHAUVEAU. Contr. à l'étude de la vaccine originelle (Rev. mensuelle de méd. et de chir., 1877, p. 241). — PINGAUD. Épizootie de horse-pox (Acad. de méd., 3 juin 1879). — CORBEAU. De la vaccine ulcéreuse, th., Paris, 1878. — SAENZ. Même sujet, th., Paris, 1879. — VIEUSSE. Remarques pratiques sur une série d'inoculations de horse-pox (Gaz. hebd., 1880). — Discussion sur la vaccination obligatoire (Acad. de méd., 1881). — LEUDET. Des hydropisies et des accidents rénaux dans la convalescence de la variole (Assoc. pour l'avanc. des sc. méd., Reims, 1880). — JOFFROY. De la bronchite et de la broncho-pneumonie dans la variole (Arch. de physiol., 1880). — BREYNAERT. Des accidents bronchiques et bronchopneumoniques de la variole. Paris, 1881. — ANTONY. Études sur les causes susceptibles de faire varier les résultats des vaccinations (Rec. mém. méd. milit., 1879-1880-1881). — HERVIEUX. Vaccinations animales (Acad. de méd., 24 janvier 1882). — WARLOMONT. Traité de la vaccine et de la vaccination humaine et animale. Paris, 1883. — VAILLART. Manuel pratique de vaccination animale. Paris, 1886.

VARICELLE

On admet généralement aujourd'hui que la varicelle constitue une entité morbide et non pas une variété bénigne de la varioloïde; cette dernière opinion est encore défendue cependant par des auteurs du plus grand mérite, notamment par Hébra et Kaposi. La spécificité de la varicelle nous paraît ressortir des proposition suivantes, qui ont été bien établies par Trousseau, Bouchut, West, Tordeus, Thomas, Hénoch et Picot.

La vaccine ne préserve pas de la varicelle et la varicelle n'empêche pas le développement de la vaccine.

La variole ne préserve pas de la varicelle ni la varicelle de la variole; on a pu inoculer la variole à un convalescent de varicelle.

L'inoculabilité de la varicelle est encore contestée; en tous cas, l'inoculation de la varicelle n'a jamais produit la variole ni la varioloïde.

L'analogie symptomatique de la varicelle et de certains cas de varioloïde est d'ailleurs incontestable.

ÉTIOLOGIE. — La varicelle est contagieuse, presque au même degré que la rougeole; elle règne le plus souvent sous forme de petites épidémies, mais on l'observe aussi à l'état sporadique. C'est une maladie de l'enfance, aussi faut-il en rechercher surtout la description dans les traités des maladies des enfants. La varicelle a été observée cependant quelquefois chez des sujets âgés de vingt à trente ans.

La plupart des auteurs qui ont essayé d'inoculer la varicelle n'ont obtenu que des résultats négatifs. Steiner et d'Heilly auraient été plus heureux; Steiner dit avoir réussi huit fois à inoculer la maladie, et les inoculations faites par d'Heilly, à l'hôpital Trousseau en 1885, auraient donné un résultat positif trois fois sur dix. On a objecté avec raison, à ces expérimentateurs, que les individus inoculés par eux n'ayant pas été isolés, rien ne démontrait qu'ils eussent pris la varicelle par le fait de l'inoculation et non par contagion à distance. Les observateurs qui reprendront ces expériences devront, pour se mettre à l'abri de cette cause d'erreur, isoler avec soin les sujets inoculés.

La récidive n'est pas très rare.

DESCRIPTION. — L'incubation est de quinze à dix-sept jours, beaucoup plus longue, par conséquent, que celle de la variole.

La fièvre prodromique peut manquer complètement; elle est, en tout cas, beaucoup plus légère et plus courte que dans la varioloïde. Le thermomètre dépasse rarement 38°,5.

L'éruption est souvent le phénomène initial; elle est caractérisée par de petites taches rouges, arrondies, qui se développent indifféremment sur toutes les parties du corps, et qui se transforment rapidement en vésicules ou en bulles. La varicelle, dit Trousseau, est une maladie éruptive à forme *bulleuse*.

La grosseur des bulles est variable, elles sont entourées à leur base d'un liséré rosé ou bien la peau conserve sa teinte normale. Le contenu des bulles est un liquide parfaitement limpide au début; le deuxième ou le troisième jour de l'éruption, la sérosité se trouble, les bulles se rident, s'affaissent, et leur dessiccation donne lieu à la formation de petites croûtes noirâtres qui tombent en général sans laisser de cicatrice.

L'éruption de la varicelle est toujours discrète; il est très rare que le chiffre des vésicules ou bulles dépasse cent cinquante ou deux cents, et il est très souvent inférieur à cent. Quelques vésicules se développent parfois sur les muqueuses, et en particulier sur la muqueuse buccale.

L'éruption se fait rarement d'une seule poussée; pendant plusieurs jours on voit des vésicules ou des bulles se développer à côté d'éléments plus anciens qui sont déjà en voie de dessiccation. L'état général reste bon dans la grande majorité des cas, l'appétit est souvent conservé.

Les complications sont très rares, la néphrite a été observée dans quelques cas par Hénoch.

La varicelle est une affection très bénigne.

Le *diagnostic*, facile quand la varicelle se présente sous la

forme de petites épidémies, devient difficile quand les cas sont
sporadiques ; la varicelle peut être confondue surtout avec la
varioloïde. Les éléments du diagnostic différentiel sont fournis
par l'intensité et la durée de la fièvre initiale et par l'aspect de
l'éruption ; les vésicules ou bulles de la varicelle ne sont pas
ombiliquées ; la marche de l'éruption fournit aussi un signe
important. La fièvre herpétique avec herpès généralisé pourrait
être confondue avec la varicelle, les vésicules d'herpès sont en
général groupées, contrairement à ce qui arrive dans la varicelle ;
la fièvre et les symptômes généraux sont d'ailleurs beaucoup plus
marqués dans la fièvre herpétique que dans la varicelle. Les
éruptions qui caractérisent l'hydroa et le pemphigus ont une certaine analogie avec l'éruption de la varicelle, mais ces maladies
ont une évolution trop différente de celle qui caractérise la varicelle pour que l'hésitation puisse être de longue durée.

Aucun *traitement* actif ne doit être institué, il faut se borner à
prescrire la diète s'il existe un mouvement fébrile et un léger
laxatif s'il y a de la constipation. Il sera bon d'isoler les enfants
qui atteints de varicelle pourraient transmettre la maladie dans
une agglomération d'enfants (écoles, pensionnats, collèges) ; dans
les familles l'isolement ne doit être prescrit que si le diagnostic
hésite entre la varicelle et la varioloïde.

Trousseau. Clin. méd., 3e édit., t. I, p. 92. — West. Leçons clin. sur les maladies des
enfants. Trad. fr., Paris, 1875. — Tordeus. De la varicelle. Bruxelles, 1877. —
Cadet de Gassicourt. Clin. des maladies de l'enfance, t. II, p. 339. Paris, 1882. —
Thomas, Ziemssen's Handb. der spec. Pathol., II, 2e partie, p. 5.—Henoch. Vorles.
uber Kinderkr. 2e édit. Berlin, 1883 et Nephrites nach Varicellen (Berl. klin. Woch.,
1884, n° 2). — D'Espine et Picot. Man. prat. des maladies de l'enfance, 3e édit.
Paris, 1884, p. 108. — Picot. Art. *Varicelle* in Diction. de Jaccoud. — A. Ollivier
Deux épid. de varicelle à Paris (Rev. de méd., 1884, p. 731).—D'Heilly. De la spé-
cificité et de l'inoculabilité de la varicelle (Soc. méd. des hôp., 23 octobre 1885).
— Dumontpallier. Soc. méd. des hôp., 13 nov. 1885.

ROUGEOLE

La rougeole est une pyrexie contagieuse, caractérisée par un
exanthème composé de petites taches roses disséminées sur toute
la surface du corps, et par la tendance aux localisations inflammatoires vers les muqueuses.

ÉTIOLOGIE. — La rougeole règne souvent à l'état épidémique
sur les enfants ; les adultes, qui, presque toujours, ont eu la
rougeole dans leur enfance, jouissent de l'immunité que confère
une première atteinte ; lorsque la rougeole envahit une contrée

pour la première fois, ou lorsqu'elle reparait après une longue disparition, tous les habitants sont atteints, les vieillards eux-mêmes ne sont pas épargnés, c'est ce qui est arrivé aux îles Féroé en 1846. Dans l'armée la rougeole donne lieu souvent à de petites épidémies qui frappent surtout les jeunes soldats arrivant des campagnes dans les grandes villes.

La rougeole est contagieuse à la période d'état, peut-être aussi à la période initiale; la contagion a lieu à distance, par les voies naturelles; quelques tentatives d'inoculation n'ont pas donné de résultats probants.

C'est en hiver et au printemps que la rougeole règne avec le plus de fréquence, ses épidémies coïncident souvent avec les autres fièvres éruptives et avec les oreillons.

INCUBATION. FORMES. — L'incubation est de dix à douze jours; quand la maladie est importée dans une agglomération d'enfants ou de jeunes hommes, c'est à cet intervalle que les premiers cas se succèdent.

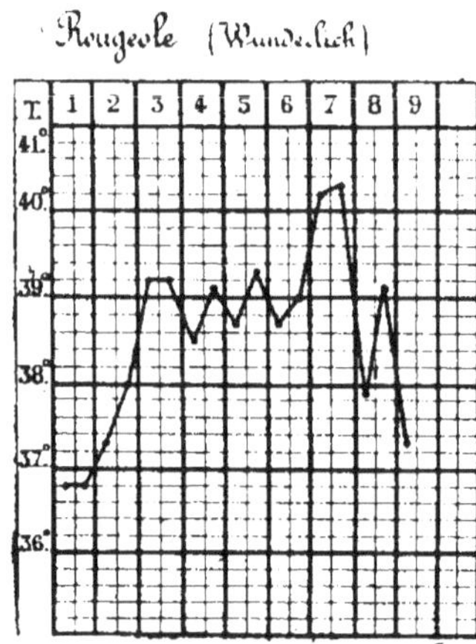

Fig. 19.

Nous décrirons d'abord la rougeole normale, puis les rougeoles anormales.

DESCRIPTION. — *Rougeole normale.* — L'évolution de la rougeole normale ne comprend que deux périodes : 1° période d'invasion; 2° période d'éruption. La desquamation qui survient à la fin de l'éruption est si peu marquée, qu'elle ne mérite pas de constituer une période distincte.

1° *Période d'invasion.* — La rougeole ne débute pas brusquement comme la variole et la scarlatine, l'ascension thermique est plus lente et beaucoup moins considérable que dans ces fièvres ; la température s'élève, en vingt-quatre ou quarante-huit heures, à 39 degrés ou 39°,5 et ne dépasse guère ce chiffre, les rémissions matinales sont assez marquées (fig. 19) ; la fièvre initiale a une durée de quatre à cinq jours, c'est-à-dire qu'elle est plus longue que dans la variole et la scarlatine ; le pouls est accéléré. La fièvre s'accompagne, comme toujours, de malaise, de céphalalgie, d'anorexie, de soif vive. Les enfants ont quelquefois des convul-

sions pendant la période d'invasion ; chez les adultes, on observe
des frissonnements, rarement un frisson unique et violent.

Dès le début de cette période les malades sont pris de larmoiement, de coryza, de toux, d'éternuements ; les conjonctives sont
rouges, injectées, il existe de la photophobie et du larmoiement,
la face tout entière présente un aspect boursouflé caractéristique.
La toux est sèche, férine, quinteuse ; il existe une sensation
incommode de chatouillement au niveau du larynx, la voix est
rauque, l'expectoration est nulle ou très peu abondante.

Dans bon nombre de cas on observe sur le voile du palais,
vingt-quatre ou quarante-huit heures avant l'apparition de l'exanthème, des taches rosées, légèrement saillantes, séparées par des
intervalles de muqueuse normale. Ce symptôme, indiqué par Heim
et Trousseau, a de l'importance au point de vue du diagnostic
de la rougeole. Girard (de Marseille) dit avoir rencontré sur la
muqueuse buccale un pointillé rouge qui précédait, non seulement l'éruption cutanée, mais aussi tous les symptômes de la
période initiale.

2° *Période d'éruption.* — L'éruption apparaît du quatrième au
cinquième jour. Comme dans la variole, elle commence par la
face, puis elle gagne le cou, le tronc et les membres. L'exanthème de la rougeole est caractérisé par de petites taches roses
légèrement saillantes, à bords irréguliers, de dimensions variables ; ces taches s'effacent complètement sous la pression du doigt
pour reparaître peu d'instants après que la pression a cessé. Il y
a souvent un intervalle de vingt-quatre ou quarante-huit heures
entre l'apparition de l'exanthème à la face et aux membres inférieurs, il en résulte que l'éruption est en voie de décroissance à
la face, alors qu'elle arrive à peine à la période d'état aux membres inférieurs.

L'abondance de l'éruption est très variable. En général c'est à
la face qu'elle présente le plus de confluence ; l'éruption est
légère, fugace, ou bien au contraire les taches roses se transforment en papules saillantes (rougeole boutonneuse), l'exanthème
prend une coloration rouge, il peut même se produire de petites
ecchymoses par suite de la violence du processus inflammatoire.

L'éruption n'a pas ici le caractère critique qu'elle présente dans
la variole, la fièvre ne tombe pas au moment où elle apparaît,
c'est même avec la période d'état de l'exanthème que coïncide le
fastigium. Les catarrhes des muqueuses continuent pendant cette
période, l'écoulement nasal s'épaissit, le catarrhe oculaire aug-

mente, l'inflammation s'étend du larynx à la trachée, puis aux bronches.

L'expectoration, composée d'abord de mucosités transparentes et filantes, prend un aspect caractéristique ; les malades rendent des crachats jaunâtres, nummulaires, pelotonnés, qui nagent dans un liquide limpide, analogues en un mot à ceux des phthisiques ; chez l'enfant l'expectoration est nulle ; la toux est moins fatigante, moins bruyante qu'à la première période, mais la dyspnée augmente et devient considérable si la bronchite s'étend aux petites bronches. A l'examen de la poitrine on trouve une sonorité normale ou exagérée, des râles sonores si la bronchite se limite aux grosses bronches, des râles sous-crépitants si elle s'étend aux fines ramifications bronchiques. Les symptômes nerveux sont peu marqués. On observe assez souvent un peu de diarrhée.

L'éruption commence à pâlir à la face, vers le septième ou le huitième jour de la maladie ; les taches prennent une teinte jaunâtre, cuivrée, elles ne s'effacent plus sous le doigt et présentent une grande analogie avec la roséole syphilitique, la défervescence suit de près la décroissance de l'éruption, elle est en général complète le huitième ou le neuvième jour. Les inflammations des muqueuses et en particulier la bronchite et la laryngite persistent souvent après la disparition de la fièvre.

L'éruption de la rougeole est suivie d'une desquamation *furfuracée*, les écailles épidermiques très minces sont facilement entraînées par la sueur, si bien que la desquamation passe souvent inaperçue.

Rougeoles anormales. — Il existe des formes légères, abortives. dans lesquelles la fièvre et l'exanthème sont réduits à leur minimum.

La rougeole prend plus rarement que la variole et la scarlatine la forme hémorrhagique ; comme des symptômes nerveux graves accompagnent la tendance aux hémorrhagies, on a donné aussi à cette forme grave le nom de *rougeole ataxo-adynamique* ou de *rougeole maligne*. Dès la période d'invasion on observe un affaiblissement extrême, du malaise, de la prostration, quelquefois des vomissements et de la diarrhée, la température s'élève beaucoup plus que dans la forme normale, le pouls est petit, très fréquent ; l'exanthème est pâle, limité à quelques régions, très fugace. mélangé de pétéchies ; des hémorrhagies se produisent par les surfaces muqueuses : épistaxis, métrorrhagies, entérorrhagies, etc. ; la mort arrive dans les convulsions et le coma.

La rougeole normale se complique souvent de bronchite capillaire, mais il arrive aussi que la complication devient la maladie principale; la rougeole concentrant toute son activité sur la muqueuse bronchique, il en résulte une maladie très grave, dont les rapports avec la rougeole ont été plus d'une fois méconnus et qui a été décrite sous le nom de *bronchite capillaire épidémique*. C'est une *rougeole des bronches*.

La bronchite capillaire épidémique a été observée presque exclusivement dans l'armée; nous rappellerons en particulier les épidémies de Nantes (1840-1841), de Metz, de Saint-Omer et de Lyon (1840), de Paris (1841), du camp de Boulogne (1854-1856), de Paris (1870-1871). Dans toutes ces épidémies les circonstances étiologiques sont les mêmes et peuvent se résumer ainsi : 1° fréquence de la rougeole; 2° fréquence des bronchites développées sous l'influence d'un hiver rigoureux; 3° arrivée des conscrits. Les choses se passent presque toujours de la manière suivante : pendant le règne d'une épidémie de rougeole un abaissement de température provoque l'apparition de nombreuses bronchites; la muqueuse des bronches, irritée, enflammée, chez les hommes qui contractent alors la rougeole, *appelle* les manifestations morbides et l'éruption se localise sur les voies respiratoires, de même que les pustules de la variole se développent de préférence sur les surfaces rubéfiées par un sinapisme; l'éruption cutanée avorte ou fait défaut (A. Laveran, *Traité des maladies des armées*, p. 400).

La bronchite capillaire morbilleuse s'accompagne, comme la rougeole normale, d'une fièvre rémittente et de frissonnements répétés; l'expectoration, d'abord muqueuse, devient bientôt muco-purulente, les crachats prennent l'aspect nummulaire décrit plus haut. Lors de l'épidémie de Nantes, la sécrétion bronchique était si abondante, qu'immédiatement après l'excrétion d'une grande quantité de mucosités, les conduits aériens s'obstruaient de nouveau, quelquefois les crachats étaient striés de sang.

La dyspnée est le symptôme dominant, d'où le nom de *catarrhe suffocant*. Les malades, assis dans leur lit, luttent péniblement contre l'asphyxie, toutes les puissances inspiratrices sont mises en jeu, le thorax se dilate, mais l'air ne se renouvelle plus suffisamment dans les alvéoles pulmonaires; l'acte mécanique de la respiration s'accomplit, mais les échanges de gaz, qui constituent en réalité la respiration pulmonaire, ne peuvent plus s'effectuer; une sensation d'angoisse précordiale tourmente les malades, la face se cyanose, les extrémités se refroidissent, le pouls devient petit, irrégulier et la mort arrive par asphyxie ou syncope. La sonorité du thorax est souvent exagérée ; à l'auscultation, le murmure vésiculaire est affaibli, des râles sonores ou humides remplissent la poitrine, le râle sous-crépitant domine.

L'exanthème morbilleux très incomplet, et très fugace, passe souvent inaperçu, la gravité de la complication thoracique absorbant toute l'attention.

ACCIDENTS ET COMPLICATIONS. — Les principales complications de la rougeole se produisent sur les muqueuses.

Nous ne reviendrons pas sur la description de la bronchite capillaire morbilleuse. La pneumonie lobulaire complique assez souvent la bronchite, la pneumonie lobaire est beaucoup plus rare.

Sous l'influence des efforts respiratoires qui accompagnent la bronchite capillaire, il peut survenir de l'emphysème du cou et de la paroi antérieure de la poitrine, ainsi que l'un de nous en a observé un exemple.

L'abondance de la diarrhée constitue parfois une grave complication ; dans quelques cas, on observe à la suite d'évacuations répétées des symptômes cholériformes, d'autres fois l'entéro-colite revêt la forme dysentérique.

Les gangrènes de la bouche (noma) et de la vulve ne sont pas rares chez les enfants cachectiques qui peuplent les hôpitaux.

L'otite est très commune à la suite de la rougeole ; tantôt il s'agit d'une otite externe, tantôt d'une otite moyenne qui se termine par suppuration et qui entraîne la rupture de la membrane du tympan.

Bon nombre d'auteurs ont rangé la phthisie parmi les complications tardives de la rougeole. La tendance qu'ont la rougeole et la tuberculose à se localiser sur l'appareil respiratoire nous paraît expliquer la coïncidence assez fréquente de ces deux maladies ; l'inflammation produite par la rougeole peut réveiller la diathèse tuberculeuse ; lorsque la rougeole se produit chez des individus déjà phthisiques, elle ne fait que donner un coup de fouet à la maladie.

Les complications du côté des séreuses : pleurésie, péricardite, méningites, arthrites, sont beaucoup plus rares que dans la scarlatine.

Les épidémies de diphthérie, d'oreillons, de coqueluche, de scarlatine, coïncident souvent avec les épidémies de rougeole.

ANATOMIE PATHOLOGIQUE. — Lorsque la mort arrive à la période d'éruption, l'exanthème disparaît en grande partie sur le cadavre. L'examen de la peau ne révèle que des marbrures violacées et de petites ecchymoses.

Dans les formes graves, hémorrhagiques, le sang est diffluent, d'un rouge vineux, la quantité de fibrine est notablement diminuée et les globules sont altérés. Chez les sujets morts de bronchite capillaire, le cœur renferme des caillots blancs fibrineux, résistants, qui se prolongent dans les veines caves et dans l'artère pulmonaire, et dont la formation est évidemment antérieure à la mort; ces caillots expliquent la petitesse, l'irrégularité du pouls et la mort par syncope. Les ganglions bronchiques et mésentériques sont tuméfiés ainsi que la rate.

Les principales lésions anatomiques portent sur les voies respiratoires. M. Coyne, qui a étudié les lésions laryngées de la rougeole, distingue une forme catarrhale et une forme ulcéreuse; les ulcérations siègent en général sur le bord de la corde vocale inférieure.

Dans les cas de bronchite capillaire, le larynx, la trachée et les bronches sont remplis de muco-pus. Les poumons sont volumineux, ils ne s'affaissent pas au moment de l'ouverture de la poitrine; à côté de lobules emphysémateux, on en distingue d'autres qui renferment très peu d'air et qui sont comme atélectasiés. Sur les surfaces de section du parenchyme pulmonaire, on voit sourdre des gouttelettes de pus qui proviennent des petites bronches et qui rappellent l'aspect des tubercules; les muqueuses trachéale et bronchique, une fois débarrassées du pus qui les recouvre, apparaissent vivement injectées.

Au microscope, les bronches présentent les altérations suivantes. Dans les grosses bronches, l'épithélium persiste presque partout, mais la couche sous-jacente est infiltrée de jeunes éléments; dans les petites bronches l'épithélium est le plus souvent détruit; la couche sous-muqueuse est épaissie, infiltrée d'éléments embryonnaires et là où l'épithélium a disparu elle constitue de petits bourgeons charnus qui font saillie dans le canal des bronches. L'inflammation est plus profonde dans les petites bronches que dans les grosses; tandis que dans la trachée et les grosses bronches l'infiltration par des éléments embryonnaires ne dépasse pas la couche musculeuse, dans les petites bronches elle s'étend entre les glandes bronchiques, voire même entre les cartilages et dans le tissu péribronchique.

Du côté des voies digestives on observe souvent une injection plus ou moins vive de la muqueuse intestinale et un développement anormal des follicules clos de l'intestin (psorentérie).

La bouche et le pharynx sont injectés; on y trouve quelquefois de petites ulcérations ou des fausses membranes diphthériques.

La pharyngite s'étend souvent à la trompe d'Eustache, d'où la fréquence des otites; sur vingt-trois sujets morts de rougeole, M. Cordier a trouvé dans tous les cas des lésions inflammatoires à différents degrés des muqueuses de l'oreille moyenne et de la trompe.

DIAGNOSTIC. PRONOSTIC. — La fièvre, le larmoiement, le coryza, la toux qui caractérisent la période d'invasion, permettent le plus souvent d'établir le diagnostic sans attendre l'apparition de l'éruption, on ne peut guère confondre la rougeole à cette période qu'avec la grippe; on est guidé par l'épidémicité de l'une ou de l'autre de ces maladies et par les prédispositions dépendant de l'âge des malades et du milieu dans lequel ils se trouvent. Lorsqu'on veut rechercher la filiation des cas de rougeole, il faut se rappeler que l'incubation est de douze jours en moyenne; on s'informera donc si douze jours avant l'apparition des symptômes morbides le malade n'a pas été en contact avec un individu atteint de rougeole. Pendant une épidémie de rougeole à Marseille, le docteur Girard a pu s'assurer de la filiation de tous les cas observés par lui; dans les grandes villes, cette recherche est cependant particulièrement difficile. L'existence d'un énanthème précoce sur le voile du palais favorise beaucoup le diagnostic, mais c'est un signe inconstant.

Au début de la période d'éruption, on peut confondre la rougeole avec la variole ou avec la scarlatine; la rougeole boutonneuse simule quelquefois d'une façon complète l'éruption commençante de la variole. Dans ces cas difficiles, le diagnostic doit être basé bien plus sur les symptômes antérieurs ou concomitants que sur l'éruption elle-même. Si le malade a eu un frisson initial violent, des douleurs lombaires, des vomissements, si les catarrhes nasal, oculaire et bronchique font défaut, on se décidera pour la variole; si, au contraire, les douleurs lombaires ont fait défaut, si la fièvre n'a pas présenté une grande intensité, si le coryza, le larmoiement et la toux sont bien marqués, le diagnostic de rougeole s'imposera.

La rougeole est en général facile à distinguer de la scarlatine, qui s'accompagne d'une angine caractéristique et dont l'éruption se fait par larges plaques d'un rouge framboisé. A propos de la scarlatine, nous aurons à revenir sur les caractères différentiels des deux éruptions.

L'éruption de la rougeole présente quelque analogie avec celle du typhus, avec la roséole syphilitique, avec l'exanthème copahique et avec l'urticaire. L'éruption du typhus n'envahit pas la face, elle est souvent *exanthémo-pétéchiale*, la fièvre concomitante est plus forte que dans la rougeole, etc.; la roséole syphilitique est plus pâle que l'exanthème de la rougeole, les taches roses ne font pas saillie à la surface de la peau, la fièvre fait défaut, ou si elle existe, elle ne s'accompagne pas de catarrhe : l'exanthème copahivique est apyrétique, il suffit du reste de demander aux malades s'ils ont pris du copahu ; l'urticaire est intermittente et s'accompagne de démangeaisons qui font défaut dans la rougeole, les plaques d'urticaire ont d'ailleurs un aspect spécial.

La bronchite capillaire morbilleuse se présente le plus souvent à l'état de petites épidémies qui coïncident avec une grande fréquence des rougeoles normales; il faut rechercher avec soin chez les malades atteints de bronchite capillaire, s'il n'existe pas de traces d'une éruption.

La rougeole normale est une maladie bénigne dont la mortalité est très faible ; au contraire, les rougeoles anormales, celles qui se compliquent de bronchites capillaires par exemple, sont extrêmement graves, leur mortalité peut s'élever à 40 pour 100 ou même davantage. L'intensité des symptômes thoraciques ou abdominaux, la tendance aux hémorrhagies coïncidant avec une éruption anormale, avortée, l'adynamie, sont d'un mauvais présage.

La convalescence est assez souvent longue et difficile : le catarrhe bronchique peut passer à l'état chronique. Il faut tenir compte, dans le pronostic, de la coïncidence assez fréquente de la tuberculose et de la rougeole.

Des paralysies peuvent se produire à la suite de la rougeole. Bayle dans sa thèse (Paris, 1886) a réuni vingt-quatre observations de paralysies consécutives à l'infection morbilleuse.

Parmi les conditions qui augmentent la gravité des épidémies de rougeole, il faut noter les températures humides et basses qui multiplient les complications thoraciques, et l'encombrement qui imprime à la maladie un caractère de malignité.

PROPHYLAXIE. TRAITEMENT. — Les malades atteints de rougeole doivent être isolés avec soin, surtout dans les hôpitaux d'enfants; la rougeole vient souvent se greffer sur une autre maladie en la compliquant, ou bien elle s'empare de convalescents qui n'ont pas une force de résistance suffisante. Lorsque la maladie est bénigne et qu'elle règne sur une agglomération d'enfants bien portants, placés dans de bonnes conditions hygiéniques, il y a lieu de se demander si l'on doit s'opposer à son extension, ou s'il ne faut pas faire bénéficier les enfants d'une immunité facile à acquérir et qui pourra les préserver d'une atteinte plus grave. Les enfants en bas âge, ceux dont la santé est chancelante ou qui présentent une prédisposition pour la tuberculose, doivent être soustraits en tout cas à l'influence de la rougeole.

La bronchite capillaire morbilleuse est contagieuse aussi, mais beaucoup moins que la rougeole normale, ce qui se conçoit aisément, car elle se compose de deux éléments, l'un spécifique, produit du miasme de la rougeole, l'autre catarrhal, dépendant des influences atmosphériques.

Dans la rougeole normale il faut s'abstenir de toute médication active; les malades seront placés dans des salles bien aérées, non encombrées et chauffées convenablement. Il est mauvais de surcharger les malades de couvertures et de chercher à provoquer les sueurs, comme le veut un préjugé populaire, mais la température doit être maintenue à un degré convenable dans la chambre des malades; le défaut de combustible a été une des principales causes de la gravité de la rougeole pendant le siège de Paris. On prescrira des boissons tièdes, des potions calmantes contre la toux, avec la morphine chez les adultes, avec la belladone chez les enfants. Lorsque la diarrhée est abondante, il faut chercher à la modérer à l'aide du sous-nitrate de bismuth par exemple.

Un grand nombre de médications ont été employées sans succès contre la bronchite capillaire; les émissions sanguines et le tartre stibié ont donné de mauvais résultats, l'ipéca à dose vomitive ou comme expectorant rend, au contraire, des services ainsi que les révulsifs et les dérivatifs; les vésicatoires doivent être proscrits lorsque la diphthérie règne en même temps que la rougeole. L'urtication a été recommandée par Trousseau pour rappeler l'éruption vers la peau et pour produire une révulsion énergique.

La convalescence de la rougeole sera surveillée avec soin, principalement au point de vue des complications thoraciques; les malades seront placés dans des conditions hygiéniques aussi bonnes que possible, et s'ils sont anémiés on prescrira les ferrugineux, les amers, le quinquina.

Roux. Traité de la rougeole. Paris, 1807. — Rilliet et Barthez. Tr. des mal. des enfants, 2ᵉ édition. Paris, 1861. — M. Lévy. Mém. sur la rougeole des adultes (Gaz. méd. de Paris, 1847). — Rel. d'une épid. de bronchite capillaire observ. à l'Hôtel-Dieu de Nantes, par Mahot, Bonamy, Marcé et Malherbe. Nantes, 1842. — L. Laveran. Des influences nosocomiales sur la marche et la gravité de la rougeole (Gaz. hebd., 1861). — Girard. Comm. à la Soc. méd. des hôp. (Bull. et Mém., 1865 et 1869). — Cyon. Recherches sur les causes de la gravité de la rougeole à l'hospice des Enfants assistés de Paris, th., Paris, 1873. — Coyne. Rech. sur l'anat. norm. de la muqueuse du larynx et sur l'anat. path. des complic. de la rougeole, th., Paris, 1874. — BROUARDEL Leç. sur la rougeole (Gaz. des hôpitaux, 1874). — CORDIER. Catarrhe de l'oreille moy. dans la rougeole, th., Paris, 1875. — A. LAVERAN. Traité des maladies des armées, p. 385. — A. SANNÉ. Art. *Rougeole,* in Dict. encycl. des sc. méd. — D'ESPINE. Art. *Rougeole* in Nouv. Dict. de méd. et de chir. prat., XXXII. 1882.

SCARLATINE

La scarlatine est une pyrexie contagieuse, caractérisée par une angine spéciale et par un exanthème écarlate généralisé, suivi d'une desquamation par larges plaques.

ÉTIOLOGIE. — La scarlatine est contagieuse comme la variole et la rougeole, mais à un moindre degré ; la contagion s'effectue par les voies naturelles ; les tentatives d'inoculation qui ont été faites jusqu'ici n'ont pas donné de résultats probants.

La scarlatine est une maladie de la deuxième enfance et de l'adolescence ; elle règne souvent à l'état épidémique, sa fréquence est plus grande en automne et en hiver qu'au printemps.

Une première atteinte donne l'immunité.

DESCRIPTION. — La durée de l'incubation est moins bien connue que pour la variole et la rougeole ; quelques faits semblent démontrer qu'elle peut être de vingt-quatre heures seulement (Trousseau).

Comme pour la rougeole, il y a lieu de décrire une forme normale et des formes anormales.

Scarlatine normale. — L'évolution de la scarlatine se divise naturellement en trois périodes période d'invasion, période d'éruption, période de desquamation.

1° *Période d'invasion.* — L'ascension est brusque comme dans la variole, la température s'élève même souvent plus haut que dans cette dernière maladie ; les adultes ont un frisson violent qui, chez les enfants, est souvent remplacé par des convulsions. La peau est sèche, brûlante, le pouls très fréquent, la soif vive ; la constipation est de règle. On n'observe en général ni vomissements, ni douleurs lombaires.

L'angine spéciale se montre presque en même temps que la fièvre ; les amygdales, le voile du palais et le pharynx présentent une rougeur très vive, accompagnée de tuméfaction et de douleur, surtout pendant les mouvements de déglutition ; les ganglions sous-maxillaires sont souvent engorgés.

La période d'invasion, plus courte que dans les autres fièvres éruptives, est de deux jours en moyenne. Pendant ces deux jours, la fièvre est continue sans rémissions notables, elle se maintient à 40 degrés ou au-dessus (fig. 20). Il n'est pas rare d'observer des températures hyperpyrétiques de 42 ou 43 degrés; Wunderlich a trouvé dans un cas 43°,5; le pouls bat 120 ou 140 fois par minute.

2° *Période d'éruption.* — L'exanthème commence à se montrer à la fin du deuxième jour ou au commencement du troisième; il n'apparaît pas tout d'abord à la face, comme dans la variole et la rougeole; c'est sur le tronc, au cou, aux membres, du côté de la flexion, qu'il faut en chercher les premiers vestiges : en vingt-quatre ou quarante-huit heures il arrive à son maximum. Tantôt l'éruption a lieu par larges plaques qui laissent entre elles des intervalles de peau saine, tantôt les plaques se réunissent et donnent à toute la surface du corps une teinte rouge uniforme; on dirait, suivant une comparaison classique, qu'on a barbouillé les malades avec du jus de betteraves; sur le fond rouge écarlate de l'exanthème, on distingue un pointillé plus foncé. La rougeur de la peau disparaît momentanément sous la pression du doigt.

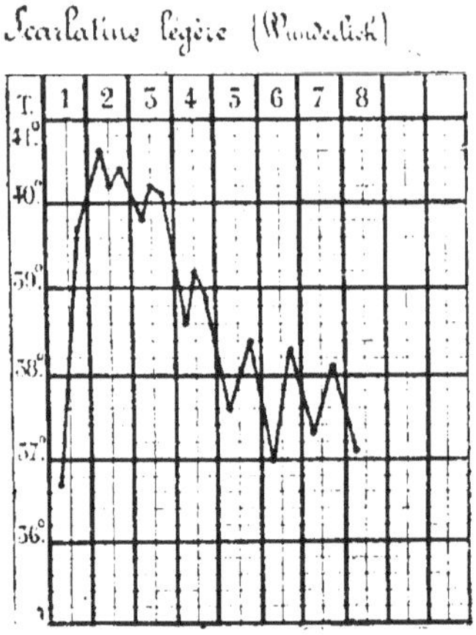

Scarlatine légère (Wunderlich)

Fig. 20.

Pendant cette période, l'angine augmente, l'isthme du gosier se recouvre de produits pultacés, la langue se desquame et bientôt elle apparaît complètement lisse, rouge, dépourvue de papilles.

Au bout de vingt-quatre ou de quarante-huit heures, l'éruption entre en voie de décroissance. Il n'est pas rare d'observer alors des sudamina en grand nombre.

La fièvre suit une marche parallèle à celle de l'éruption; la défervescence ne commence que lorsque l'exanthème pâlit, elle se fait en deux ou trois jours. La durée de la période d'éruption est de quatre à six jours.

L'appareil respiratoire ne fournit en général aucun symptôme important; la laryngite et la bronchite sont rares.

Les symptômes nerveux et gastro-intestinaux sont ceux qu'on observe dans toute fièvre intense.

3° *Période de desquamation.* — La desquamation commence

vers le neuvième jour de la maladie, elle se fait par larges plaques. très épaisses surtout aux extrémités, l'épiderme des mains se sépare quelquefois tout d'une pièce en forme de doigts de gant: après la chute des plaques épidermiques, la peau apparait lisse. rouge; elle est douloureuse à la pression, parce que l'extrémité des nerfs n'est plus suffisamment protégée; l'épiderme ne tarde pas à se régénérer. La durée de la desquamation est variable, au bout de quinze ou vingt jours on trouve souvent encore aux mains et aux pieds des débris d'épiderme desséché.

Scarlatines anormales. — La scarlatine est parfois très légère. l'angine peut manquer comme dans l'épidémie décrite par Sydenham, la fièvre et l'éruption présentent un minimum d'intensité. et la scarlatine, suivant l'expression de Sydenham, n'a guère d'une maladie que le nom. Dans d'autres épidémies, au contraire, les formes graves dominent.

La *forme nerveuse* est caractérisée tantôt par du délire, de l'agitation, des convulsions qui se terminent souvent par le coma et par la mort, tantôt par des vomissements bilieux extrêmement abondants, qui font ressembler le début de la scarlatine à celui de la méningite. Ces deux variétés, qui étaient communes lors de l'épidémie de Dublin en 1834, ont été très bien décrites par Graves. Dans la forme nerveuse proprement dite, la température ne dépasse pas celle de la scarlatine régulière.

Nous avons insisté plus haut sur la fréquence des températures hyperpyrétiques dans la scarlatine; il est d'autant plus naturel d'admettre une forme *hyperpyrétique* de la scarlatine comme une forme hyperpyrétique du rhumatisme, que dans les deux cas la médication par les bains froids a donné de très bons résultats. La scarlatine hyperpyrétique s'accompagne d'accidents nerveux: délire, jactitation, stupeur, adynamie; les lèvres et la langue deviennent sèches et fuligineuses (état typhoïde).

Dans la *scarlatine hémorrhagique* les malades accusent de bonne heure une sensation de malaise, d'affaiblissement général. la dyspnée est intense, l'exanthème pâlit et la peau se couvre de pétéchies, enfin des hémorrhagies se font par les reins et les muqueuses; les hématuries qui surviennent dans le décours de la maladie sont loin d'avoir une signification aussi grave que les hématuries précoces.

Dans les formes précédentes, la scarlatine conserve ses caractères fondamentaux : fièvre, éruption, angine; dans la *forme fruste*, au contraire, les principaux symptômes peuvent faire défaut. et l'on a autant de peine à reconnaître la maladie qu'à déchiffrer une inscription incomplète, fruste, suivant l'ingénieuse comparaison de Trousseau.

Il n'est pas rare d'observer l'angine scarlatineuse sans exanthème; l'anasarque, l'hématurie (Graves, Trousseau) peuvent aussi être les seules manifestations de la scarlatine. Dans certaines épidémies, les accidents cérébraux se montrent avec une grande fréquence sans exanthème ni angine.

ACCIDENTS ET COMPLICATIONS. — Tandis que les complications de la rougeole ont leur siège habituel sur les muqueuses, celles de la scarlatine se passent, en général, du côté des séreuses; les pleurésies, les péricardites, les méningites, les arthrites sont communes, et ces inflammations prennent volontiers la forme purulente. Au huitième ou au dixième jour de la pleurésie scarlatineuse, l'épanchement est souvent purulent comme dans la pleurésie puerpérale.

La néphrite aiguë est aussi une des complications les plus communes de la scarlatine; il s'agit non d'une néphrite épithéliale, comme on l'a cru pendant longtemps, mais d'une néphrite interstitielle qui parfois se localise plus particulièrement autour des glomérules de Malpighi, d'où le nom de glomérulo-néphrite qui lui a été donné (Klebs). La néphrite entraîne l'albuminurie, l'anasarque et parfois l'urémie; elle explique les hématuries du décours de la maladie, hématuries qui ne dépendent pas, comme celles du début, de l'altération profonde du sang et de la dégénérescence des petits vaisseaux, mais de la gêne de la circulation rénale.

Lorsque les malades ne succombent pas rapidement à l'urémie, la néphrite se termine par la guérison ou bien elle passe à l'état chronique.

L'angine du début peut s'accompagner d'une tuméfaction telle de l'isthme du gosier qu'elle entraîne la suffocation; d'autres fois, elle se complique de gangrène ou de diphthérie; on ne confondra pas avec des fausses membranes diphthériques les produits blanchâtres pultacés que l'on rencontre presque toujours à la surface des amygdales chez les scarlatineux; les muqueuses buccale et linguale se desquament chez ces malades comme la peau.

On a observé encore comme complication de la scarlatine : des tuméfactions du cou, des phlegmons, des adénites, des anasarques *a frigore* indépendantes de la néphrite et survenant pendant la période de desquamation.

ANATOMIE PATHOLOGIQUE. — En dehors de l'hyperémie cutanée,

qui disparaît en grande partie après la mort, les altérations
principales de la scarlatine portent sur le sang et sur l'appareil
hématopoiétique. Le sang est diffluent, très pauvre en fibrine et
en gaz, surtout dans la forme hémorrhagique, il renferme des
bacilles et des microcoques. La rate est volumineuse et ramollie,
les ganglions lymphatiques du cou, ceux du mésentère et les
follicules clos de l'intestin sont tuméfiés.

Les lésions du pharynx ne présentent sur le cadavre rien de
bien caractéristique, il existe assez souvent une infiltration purulente des amygdales.

Les différents tissus subissent des dégénérescences analogues
à celles qui se produisent dans les autres fièvres graves; ces
dégénérescences portent particulièrement sur les muscles et les
petits vaisseaux.

DIAGNOSTIC. PRONOSTIC. — A la période d'invasion, on peut confondre la scarlatine avec l'angine inflammatoire simple qui, elle
aussi, s'accompagne d'une fièvre très vive; l'angine scarlatineuse
a une teinte rouge spéciale, la tuméfaction à laquelle elle donne
lieu porte sur tout l'isthme du gosier et sur le pharynx, tandis
que l'angine simple se localise souvent, comme il arrive dans
l'amygdalite; enfin la fièvre symptomatique de l'angine simple
tombe rapidement, tandis que, dans la scarlatine, la fièvre persiste après l'apparition de l'angine.

L'angine érysipélateuse donne lieu en général à une tuméfaction moins forte et à une rougeur moins intense de la muqueuse
que l'angine scarlatineuse, tandis qu'elle provoque des douleurs
plus vives; la marche ultérieure de la maladie vient bientôt
lever tous les doutes.

La scarlatine angineuse a été confondue quelquefois avec la
diphthérie, qui du reste la complique assez souvent; la diphthérie ne s'accompagne pas de fièvre vive, et les fausses membranes diphthériques s'étendent progressivement sans rougeur
ni tuméfaction préalables de la muqueuse de l'isthme du gosier.

A la période d'éruption, la scarlatine est facile à distinguer de
la rougeole; la coloration écarlate de l'exanthème, sa disposition
par larges plaques, son début par le cou et le tronc, l'absence de
laryngite et de catarrhe bronchique, enfin l'existence d'une angine
ne laissent pas en général place au doute; cependant, chez certains malades, la rougeole et la scarlatine paraissent se réunir
pour former une variété hybride qui emprunte ses symptômes
aux deux espèces morbides (voy. Rubéole).

Le rash variolique généralisé ressemble beaucoup à la scarlatine, l'existence d'une angine permettra de conclure à l'existence de la scarlatine ; si l'angine fait défaut, si les douleurs lombaires sont très fortes, le diagnostic de variole aura beaucoup de chances pour se vérifier.

Le pronostic varie beaucoup avec les épidémies ; cette proposition, qui s'applique à un grand nombre de maladies, est particulièrement vraie pour la scarlatine. Lors de l'épidémie de 1801 à 1804, la scarlatine était extrêmement grave, elle tuait parfois dès le second jour ; plus tard, elle se montra si bénigne qu'on sauvait presque tous les malades. On fit honneur de ces succès à la médication antiphlogistique qui avait détrôné le système de Brown, mais les déceptions vinrent bientôt : en 1834 et 1835, malgré la médication antiphlogistique, dit Graves, la scarlatine redevint aussi meurtrière en Irlande qu'en 1801 et 1802. De 1799 à 1822, Bretonneau n'avait pas perdu un seul malade de scarlatine ; mais, en 1824, une épidémie de scarlatine maligne éclata à Tours, et Bretonneau qui, jusque-là, avait regardé la scarlatine comme la plus bénigne des fièvres éruptives, apprit, nous dit Trousseau, à la redouter à l'égal du typhus et de la peste.

Les formes nerveuses et hémorrhagiques se terminent par la mort dans la plupart des cas ; il en est de même des scarlatines compliquées de péricardite, de méningite ou d'arthrites suppurées.

Dans le pronostic, il faut tenir compte de la fréquence de la néphrite qui se manifeste quelquefois d'une façon tardive à la période de desquamation.

PROPHYLAXIE. TRAITEMENT. — La scarlatine étant contagieuse, il faut isoler les malades, il faut surtout éloigner d'eux les enfants et les jeunes gens qui n'ont pas encore eu cette fièvre éruptive et qui présentent une prédisposition dépendant de l'âge.

La belladone a été conseillée à titre de prophylactique pendant les épidémies de scarlatine. Cette pratique ne mérite pas plus de confiance que l'inoculation préventive tentée par Miquel d'Amboise.

Dans les cas légers et moyens, il suffit d'appliquer aux malades les règles d'hygiène qui conviennent à tous les fébricitants ; contre l'angine on prescrira quelques gargarismes astringents, on pourra aussi badigeonner la gorge avec un pinceau trempé dans une solution de nitrate d'argent.

Dans les formes nerveuses et hyperpyrétiques, le traitement par l'eau froide est le seul qui ait donné de bons résultats. C'est à Currie (1798) que revient le mérite d'avoir montré les avantages de cette médication qu'il mit en usage avec succès chez ses deux fils atteints de scarlatines graves. Trousseau conseilla de procéder ainsi qu'il suit : le malade étant placé dans une baignoire vide, on lui jette sur le corps trois ou quatre seaux d'eau à la température de 20 à 25 degrés centigrades; l'affusion dure une minute au maximum; le malade est enveloppé dans ses couvertures, puis replacé dans son lit sans avoir été essuyé; la réaction s'établit le plus souvent au bout d'un quart d'heure. Les affusions sont renouvelées une ou deux fois dans les vingt-quatre heures, suivant la gravité des cas. Lorsque la peau était pâle avant l'affusion, elle prend une coloration bien plus foncée immédiatement après, l'agitation et le délire se calment, l'oppression diminue et les malades éprouvent une sensation de bien-être.

Les affusions froides sont surtout indiquées dans les formes nerveuses ataxiques; dans les scarlatines hyperpyrétiques avec éruption très abondante, comme il s'agit d'abaisser la température et qu'il n'est plus nécessaire de provoquer une vive réaction, les bains tièdes ou progressivement refroidis sont préférables aux affusions froides.

Dans la scarlatine hémorrhagique, on prescrira les acides et les astringents.

On recommande généralement de soustraire les scarlatineux à toutes les causes de refroidissement jusqu'à la fin de la période de desquamation, il est vrai qu'on a observé quelquefois chez ces malades l'anasarque *a frigore*, mais l'anasarque qui, dans l'immense majorité des cas, est sous la dépendance de la néphrite, se produit chez les malades qui n'ont jamais quitté une chambre bien chauffée et qui n'ont subi qu'un léger refroidissement. Si la saison est favorable, il n'y a aucun inconvénient à ce que les scarlatineux sortent avant la fin de la période de desquamation, d'autant plus que l'épiderme mortifié ne présente pas, au point de vue de la sécurité publique, les dangers des croûtes de la variole.

On examinera de temps à autre les urines. On doit surveiller les reins des scarlatineux comme on surveille le cœur des rhumatisants ou l'appareil respiratoire des malades atteints de rougeole.

Sydenham. Médecine pratique. — Graves. Clin. médic., trad., t. I, p. 395. — L. Noirot. Hist. de la scarl. Paris, 1847. — Trousseau. Clinique médicale, 7ᵉ éd., t. I. — Rilliet et Barthez Traité des maladies des enfants, t. I, p. 129. — Kelsch. Rech. anatomo-pathol. sur la maladie de Bright (Arch. de physiol., 2ᵉ série, t. I, p. 745). — Picot (de Genève). Nouv. Dict. de méd. et de chir. prat., t. XXXII, 1882. — J. Teissier. Sur quelques formes rares de la scarlatine (Bull. de la Soc. méd. de Lyon, 1882). — Jamieson et Edington (British med. Journ. June, 1887).

RUBÉOLE

La rubéole, qui a été désignée aussi par les noms de *roséole fébrile*, de *rætheln*, de *rubelle*, est une fièvre éruptive qui, par ses caractères cliniques, se rapproche tantôt de la rougeole, tantôt de la scarlatine. La rubéole, qui est fréquente en Allemagne, en Angleterre et aux États-Unis, est très rare en France, aussi ne faut-il pas s'étonner si son existence, en tant qu'entité morbide spéciale, a été longtemps contestée par les auteurs français; aujourd'hui encore c'est surtout en tenant compte des observations recueillies à l'étranger qu'il est possible d'écrire l'histoire de la rubéole. Dans ces dernières années, la rubéole a été observée cependant sur plusieurs points de la France, notamment à Lille par Desplats et à Lyon par Delastre, qui a donné dans sa thèse (Lyon, 1883) une description très complète de la maladie. Baillou (*Constitution hyemale de l'annee 1574*) a signalé le premier la rubéole, et a baptisé la maladie du nom de *rubiola*, qu'elle a conservé.

ÉTIOLOGIE. — La rubéole paraît se propager par contagion ; elle règne souvent sous forme de petites épidémies ; dans certaines localités elle a les caractères d'une maladie endémique, tandis qu'elle est tout à fait inconnue dans d'autres régions. On l'observe plus particulièrement chez les enfants, mais elle peut se développer également chez des adultes.

L'inoculation de la rubéole ne paraît pas avoir été tentée jusqu'ici.

La rubéole ne confère l'immunité ni pour la rougeole ni pour la scarlatine et réciproquement. Elle récidive rarement.

DESCRIPTION. — L'incubation est de dix-huit jours en moyenne, plus longue par conséquent que dans la rougeole, où elle n'est que de douze jours.

L'exanthème qui caractérise la rubéole est souvent le premier symptôme observé, c'est dire que la fièvre initiale est très légère; elle peut même manquer complètement ; le thermomètre dépasse rarement 38°,5 dans les cas où l'éruption s'accompagne d'un mouvement fébrile. Souvent les malades atteints de rubéole n'éprouvent aucun malaise, bien que l'exanthème morbilliforme ou scarlatiniforme soit très développé. Cette absence de symptômes généraux en rapport avec l'intensité de l'exanthème est un des caractères qui différencient la rubéole de la rougeole et de la scarlatine.

L'exanthème de la rubéole se rapproche tantôt de l'exanthème de la rougeole, tantôt de celui de la scarlatine, ou bien encore il présente un caractère hybride, polymorphe. Dans certaines épidémies de rubéole l'éruption ressemble beaucoup à celle de la rougeole, dans d'autres à celle de la scarlatine, enfin il arrive souvent que les exanthèmes morbilliforme et scarlatiniforme se mélangent chez les mêmes malades et constituent des éruptions très difficiles à caractériser.

Les muqueuses sont beaucoup moins malades que dans la rougeole ; le coryza, l'injection des conjonctives, la bronchite peuvent même faire complètement défaut.

Les ganglions cervicaux sont presque toujours tuméfiés, à un degré très variable du reste ; cette adénite est tantôt indolore, tantôt accompagnée de douleurs spontanées ou à la pression. Les ganglions sous-maxillaires et ceux des régions parotidiennes peuvent se tuméfier également et faire croire à l'existence des oreillons.

La durée de l'éruption est en moyenne de trois à quatre jours, mais on peut observer des poussées successives qui prolongent beaucoup cette durée. L'exanthème de la face s'accompagne souvent d'une tuméfaction très marquée de la peau et de vives démangeaisons.

La desquamation est plus ou moins marquée suivant que l'éruption a pris les caractères de la rougeole ou de la scarlatine ; en général il s'agit d'une desquamation furfuracée très peu apparente.

La rubéole est une affection très bénigne qui présente très rarement des complications. La néphrite et la broncho-pneumonie si fréquentes, la première dans la scarlatine, la deuxième dans la rougeole, ne s'observent presque jamais dans la rubéole.

Le diagnostic différentiel de la rubéole et de la rougeole ou de la scarlatine présente souvent de grandes difficultés. Le peu d'intensité des symptômes généraux et notamment de la réaction fébrile, le polymorphisme de l'exanthème, l'absence des complications habituelles de la rougeole et de la scarlatine, la bénignité de la maladie fournissent les principaux éléments de ce diagnostic.

Le traitement consistera seulement dans les soins hygiéniques qui doivent être recommandés toutes les fois qu'il existe un peu de fièvre : repos à la chambre, diète plus ou moins sévère suivant l'intensité du mouvement fébrile, léger laxatif s'il existe de la constipation, boissons rafraîchissantes.

Il sera bon d'isoler les enfants atteints de rubéole, surtout s'ils
font partie d'une agglomération dans laquelle la rubéole pourrait
prendre le caractère épidémique. On mettra les malades à l'abri
des refroidissements.

STŒBER. Gaz. méd. Strasbourg, 1841. — GINTRAC. Journ. de méd. de Bordeaux,
    1858. — DANIS. De la rubéole, th. de Strasbourg, 1864. — STEINER. Uber Rötheln.
    (Arch. f. Dermatol, 1869). — THOMAS. Beobacht. über Rötheln (Jahresb. f. Kinder-
    heilk., 1869. — DELASTRE. Contrib. à l'étude de la rubéole ou rœtheln des Alle-
    mands. Lyon, 1883. — LONGUET. La rubéole (Un. méd., 25 déc. 1883). — BOURNEVILLE
    et BRICON. Prog. méd., 1884. — DESPLATS. Note sur une épid. de rubéole obs. à
    Lille (Soc. méd. des hôp., 23 juillet 1886).

MALADIES MIASMATIQUES DIVERSES

En dehors des trois grands groupes de maladies miasmatiques
qui font l'objet des précédents chapitres : *maladies typhoïdes,
maladies telluriques, fièvres éruptives*, il existe encore quelques
espèces morbides qui méritent de figurer dans le cadre nosologique à côté des fièvres éruptives, mais qui ne constituent pas
un groupe aussi naturel que les précédents. De ce nombre sont
les *oreillons*, l'*érysipèle* et la *méningite cérébro-spinale épidémique :*
ce sont des maladies générales, transmissibles, qui très probablement se répandent par l'intermédiaire d'un miasme ; leurs
affinités avec les fièvres éruptives sont aujourd'hui admises par
la plupart des auteurs.

La *diphthérie* pourrait aussi trouver ici sa place, mais la diphthérie affecte plus souvent les allures d'une maladie locale :
angine, laryngite, que celles d'une maladie générale, et nous
avons pensé qu'il y aurait avantage, au point de vue clinique, à
rapprocher la description de l'angine et de la laryngite diphthériques de celle des maladies locales de la gorge et du larynx.

OREILLONS

Synonymie : *Parotidite épidémique, ourles, etc.*

On peut définir les oreillons : une maladie aiguë, générale,
contagieuse et spécifique, analogue aux fièvres éruptives, caractérisée par des localisations sur le système glandulaire et en particulier sur les glandes salivaires, les testicules et les mamelles.

Les oreillons doivent être complètement séparés des inflammations franches des parotides qui surviennent, par exemple, comme complication des fièvres graves.

On trouve dans Hippocrate une description très exacte d'une petite épidémie d'oreillons observée par lui dans l'île de Thasos. Les pays tempérés : la France, l'Allemagne, la Suisse, l'Angleterre, les États-Unis, sont fréquemment visités par les oreillons qui règnent en permanence dans les grands centres ; les épidémies d'oreillons sont moins communes dans les climats extrêmes.

ÉTIOLOGIE. — Les oreillons sont essentiellement contagieux, il nous est impossible de rapporter ici tous les exemples de contagion cités par Hamilton, Mangor, Cullen, Ozanam, Trousseau, Lombard, Rilliet, Bouteillier, Bernutz, Michel Peter, Séta, Carpentier, Lemarchand ; nous nous contenterons de résumer des faits qui nous ont été communiqués par Bussard et qui nous paraissent avoir la valeur d'une véritable expérience : pendant l'hiver de 1874-1875 les oreillons régnaient dans la population civile de l'île d'Oléron ; la garnison, qui se composait de deux cent cinquante hommes casernés dans l'aile droite du château d'Oléron, fut atteinte par l'épidémie au mois de janvier ; le premier cas fut observé sur un soldat qui, quinze jours auparavant, avait passé plusieurs heures dans une chambre où se trouvaient deux enfants atteints d'oreillons ; quatre compagnons de chambre du premier malade présentèrent bientôt après les symptômes des oreillons, puis des cas se produisirent dans les chambres voisines ; vingt-huit hommes furent atteints. Dans l'aile gauche du château d'Oléron se trouvaient à cette époque deux cent vingt disciplinaires de la marine soumis aux mêmes conditions météorologiques que les soldats, faisant continuellement des exercices aussi prolongés que ceux de la garnison, mais *parfaitement isolés* et ne pouvant avoir aucun rapport ni avec la population civile, ni avec les soldats de la garnison : *aucun* disciplinaire de la marine ne fut pris d'oreillons.

Une première atteinte d'oreillons confère une immunité presque complète.

Les oreillons règnent le plus souvent sous forme épidémique, ils atteignent de préférence les enfants et les jeunes gens, d'où leur fréquence dans les écoles, les collèges, les orphelinats ; dans l'armée il est très commun d'observer de petites épidémies d'oreillons qui s'attaquent principalement aux jeunes soldats.

Lorsque les oreillons se déclarent dans une famille, dans une pension, dans une caserne, dans une ville, la maladie ne s'étend pas d'emblée à un grand nombre de personnes : un ou deux cas se produisent d'abord, puis, huit à dix jours plus tard, quelques personnes sont atteintes dans l'entourage des premières ; en un mot, le développement des cas est successif, comme dans la rougeole et dans les autres maladies contagieuses, et non simultané, comme il arrive pour les maladies saisonnières. Les épidémies d'oreillons qui règnent dans les garnisons composées de plusieurs régiments sont caractéristiques à cet égard, les régiments sont atteints successivement, les uns en hiver, les autres au printemps ou en été.

Les auteurs qui ont défendu l'étiologie *a frigore* ont insisté beaucoup sur cet argument que les oreillons étaient plus communs en hiver qu'aux autres époques de l'année ; en effet, sur 117 épidémies analysées par Hirsch, 51 ont commencé en hiver ; 32 au printemps, 15 en été, 19 en automne. C'est un fait bien connu que toutes les maladies contagieuses sont plus communes en hiver qu'en été, cela est vrai même pour la gale ; le confinement dans les habitations, qui est la conséquence du froid, favorise l'extension de toutes les maladies transmissibles ; la plus grande fréquence des oreillons en hiver peut donc être invoquée par les contagionistes, aussi bien que par les partisans de l'étiologie *a frigore*. Il est possible que le froid puisse donner lieu à des parotidites sporadiques, mais l'oreillon proprement dit se développe toujours sous l'influence d'un miasme spécifique qui se transmet des malades aux personnes qui les entourent ; quelques faits démontrent que la contagion peut se produire non seulement à la période d'état, mais aussi pendant la période de convalescence.

Capitan et Charrin ont constaté dans la salive et dans le sang des malades atteints d'oreillons la présence de microcoques qui d'après ces observateurs seraient les agents pathogènes des oreillons. Ces microcoques ont été retrouvés par M. Boinet ; ils sont tantôt libres dans le sang et tantôt accolés à des hématies. On a essayé sans succès l'inoculation aux animaux, mais il paraît démontré que les animaux ne sont pas susceptibles de contracter les oreillons.

La durée de l'incubation est de huit à dix jours en moyenne ; d'après Rilliet, elle pourrait être de vingt-six jours.

DESCRIPTION. — La tuméfaction des régions parotidiennes constitue le symptôme fondamental de la maladie ; elle peut être précédée de quelques phénomènes généraux : malaise, courbature, horripilations, frissons, fièvre ; le plus souvent les symptômes locaux marquent seuls le début de la maladie.

Les malades ressentent de la douleur dans l'une des régions parotidiennes qui se tuméfie rapidement, celle du côté opposé ne tarde pas à se prendre ; il est rare que l'oreillon soit simple.

Le degré de tuméfaction des régions parotidiennes est variable : tantôt il s'agit d'un simple engorgement qui passe facilement inaperçu quand l'attention n'est pas éveillée à cet égard ; tantôt la tuméfaction envahit non seulement les régions parotidiennes, mais aussi les parties voisines et s'étend jusqu'à la base du cou ; la tête et le cou prennent une apparence piriforme qui rend les malades à la fois grotesques et méconnaissables (Rilliet) ; les formes moyennes sont de beaucoup les plus communes.

Dans quelques cas, les glandes sous-maxillaires et les sublinguales se prennent comme les parotides.

Lorsque les oreillons sont volumineux, la peau est rouge, tendue à leur niveau, douloureuse à la pression. Les douleurs spontanées sont plus ou moins vives suivant le degré de tuméfaction des glandes ; ordinairement les malades accusent seulement une sensation de raideur, de tension pénible dans les régions parotidiennes ; les mouvements de la mâchoire nécessités par la mastication sont particulièrement douloureux.

Chose remarquable, cette tuméfaction qui se présente avec les caractères classiques de l'inflammation aboutit très rarement à la suppuration.

Quelques observateurs ont noté de la rougeur et de la sécheresse de la muqueuse buccale, ce sont là tout au moins des phénomènes inconstants.

Les enfants ont souvent, à la période d'état, une fièvre légère qui ne dure que vingt-quatre ou quarante-huit heures, accompagnée de vomissements ou d'épistaxis ; les adultes éprouvent des symptômes d'embarras gastrique et une lassitude générale.

Vers le quatrième jour la maladie entre en décroissance ; les phénomènes critiques : sueurs, évacuations alvines, ptyalisme, signalés par quelques auteurs, font le plus souvent défaut.

Chez les enfants la maladie se borne à ces symptômes très simples ; chez les adultes, il n'est pas rare de voir une fièvre vive s'allumer au moment où le gonflement des parotides diminue ; la température s'élève brusquement à 40 ou 41 degrés (fig. 21, 22 et 23) ; les malades présentent des symptômes nerveux accompagnés quelquefois d'un état typhoïde, et bientôt l'un des deux testicules ou les deux testicules se tuméfient. L'orchite consécutive aux oreillons est si commune chez l'adulte qu'elle doit rentrer dans la description même de la maladie et non dans le cha-

190 — MALADIES MIASMATIQUES DIVERSES.

pitre des accidents et complications. En réunissant 432 cas d'oreillons observés chez des militaires, nous avons trouvé 156 cas d'orchite simple ou double. L'activité fonctionnelle des testicules chez l'adulte appelle en quelque sorte les localisations morbides, tandis que chez l'enfant ces glandes qui sommeillent encore restent le plus souvent indemnes.

L'orchite se produit en général au moment où les tuméfactions parotidiennes commencent à se dissiper, ce qui a fait dire que le mal se déplaçait, qu'il y avait *métastase* de la parotide sur le testicule ; mais à côté des faits où l'orchite succède à l'oreillon,

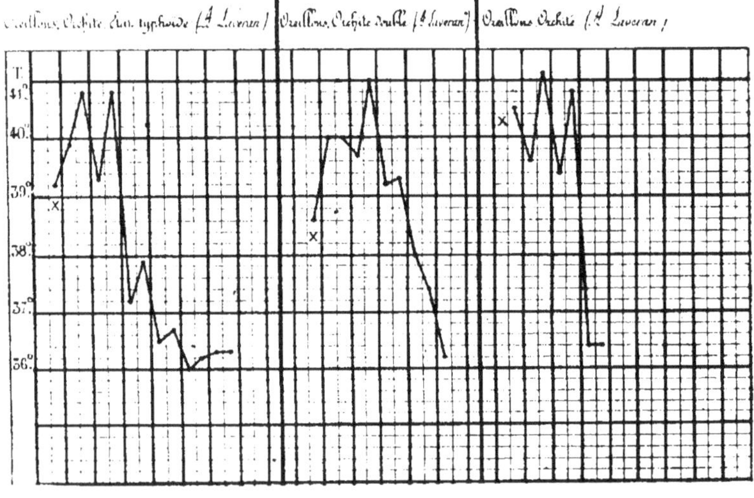

✕ Apparition de l'orchite.

FIG. 21.   FIG. 22.   FIG. 23.

il en est d'autres où les deux manifestations morbides évoluent presque en même temps, d'autres enfin où l'orchite se présente d'emblée sans tuméfaction des parotides et constitue à elle seule toute la maladie.

Les malades éprouvent dans l'un des testicules une sensation de pesanteur et une douleur assez vive, surtout lorsqu'ils se lèvent ; la tuméfaction augmente rapidement.

L'orchite, qui est en général simple, peut être double ; dans l'épidémie d'Arras, décrite par Rizet, l'orchite double était même plus fréquente que l'orchite simple, mais c'est là une exception.

L'orchite ourlienne a une marche spéciale bien différente de celle de l'orchite blennorrhagique; la tuméfaction porte sur le testicule beaucoup plus que sur l'épididyme; vers le quatrième jour après le début de l'orchite, le testicule malade a doublé, triplé ou quadruplé de volume; il est dur, très douloureux à la pression. la peau des bourses est rouge, tendue; il n'y a pas en général d'épanchement dans la vaginale.

Vingt-quatre ou quarante-huit heures après l'apparition de l'orchite, les accidents généraux : fièvre, délire, état typhoïde. etc.. s'amendent comme par enchantement. Au bout de quatre ou cinq jours, l'inflammation du testicule diminue. les douleurs disparaissent et la résolution de l'orchite s'opère rapidement. Si tout se bornait là, on pourrait dire avec Velpeau que c'est « la moins grave de toutes les orchites connues »; malheureusement on observe très souvent une atrophie consécutive du testicule.

La mastite ourlienne est beaucoup plus rare que l'orchite; les trois observations citées par Trenel (thèse de Strasbourg. 1812) ont été reproduites par la plupart des auteurs; l'engorgement mammaire peut se rencontrer chez les hommes comme chez les femmes.

La tuméfaction des grandes lèvres et celle des ovaires est plus rare encore que celle des mamelles; il n'existe dans la science que deux observations précises d'ovarite consécutive aux oreillons. ces observations ont été publiées par Meynet (Société des sc. méd. de Lyon, 1865) et Bouteillier (thèse, Paris, 1866).

Formes anormales. — La tuméfaction des régions parotidiennes peut être très peu marquée et passer complètement inaperçue; cette forme abortive est importante à connaître, car, malgré le faible degré du gonflement parotidien, des accidents graves peuvent se produire tout à coup, l'existence antérieure d'une douleur ou d'une tuméfaction, si faible qu'elle ait été, au niveau des régions parotidiennes, fournira au diagnostic une indication précieuse; d'autre part, ces formes atténuées des oreillons donnent l'immunité comme les formes graves.

Un grand nombre de faits démontrent que l'orchite simple ou double peut constituer la seule manifestation des oreillons. la tuméfaction des glandes salivaires faisant complètement défaut; quelquefois l'exception devient la règle, de là des épidémies d'orchite dont la nature est souvent méconnue.

La tuméfaction des parotides succède parfois à l'orchite au lieu de la précéder.

Les oreillons peuvent se localiser dans les glandes sous-maxillaires, en épargnant complètement les parotides. Les oreillons des glandes sous-maxillaires et sublinguales ont été confondus par quelques auteurs avec le phlegmon du plancher de la bouche.

ACCIDENTS ET COMPLICATIONS. — Les oreillons suppurent très rarement, cette terminaison a été observée cependant dans quelques cas; elle était ordinaire dans une épidémie observée par Dionis sur les demoiselles de Saint-Cyr. L'adénite cervicale succède parfois aux oreillons; on a aussi noté des otites, mais ce sont là des complications rares.

Dans ces dernières années des faits de surdité consécutive aux oreillons ont été publiés par A. Buck, S. Moos, G. Brünner, Knapp, Moure, Seitz, Calmettes, Bürkner, Seligsohn, Lemoine et Lannois. En général les choses se passent de la manière suivante : quelques jours après l'invasion des oreillons le malade accuse des bourdonnements d'oreilles, des vertiges, quelquefois il a des nausées ou des vomissements; l'ouïe s'affaiblit rapidement d'un côté ou des deux côtés, et en deux ou trois jours la surdité unilatérale ou bilatérale est complète. L'examen otoscopique est le plus souvent négatif. Il est très probable que cette surdité, qui s'est montrée incurable dans presque tous les cas connus, est sous la dépendance d'altérations de l'oreille interne : hémorrhagies ou inflammation exsudative.

Le docteur Hatry a signalé des troubles visuels caractérisés par une diminution notable de l'acuité visuelle dans les cas d'oreillons volumineux; à l'ophthalmoscope on trouve la papille injectée et parfois recouverte par un cercle d'infiltration œdémateuse. D'après Hatry, les oreillons agiraient en empêchant la circulation de retour dans les vaisseaux du cou.

Des oreillons très volumineux peuvent donner lieu à des accidents de suffocation, la mort peut même se produire par œdème de la glotte.

La néphrite albumineuse a été observée quelquefois à la suite des oreillons (Pratolongo, Renard, L. Colin).

L'orchite ourlienne ne se termine jamais par suppuration, il n'y a pas non plus d'induration persistante de l'épididyme, comme dans l'orchite blennorrhagique; l'atrophie du testicule est au contraire un accident très fréquent. Lorsque la résolution de l'orchite est terminée, on constate que le testicule du côté malade est beaucoup moins ferme que celui du côté sain; l'atrophie se produit lentement, aussi passe-t-elle facilement inaperçue quand on n'a pas l'occasion d'examiner les malades plusieurs mois après qu'ils ont subi les oreillons. Cette atrophie a été signalée dès

1761 par Hamilton, puis Murat (1803); dans une épidémie observée par Dogny sur la garnison de Mont-Louis, en 1828, vingt-sept malades eurent des orchites consécutives aux oreillons, et dans tous les cas il y eut atrophie plus ou moins complète du testicule enflammé; c'est à Dogny que revient le mérite d'avoir signalé la fréquence de l'atrophie du testicule à la suite de l'orchite ourlienne. Grisolle a rapporté en 1866 quatre exemples de cet accident. Les médecins de régiment sont bien placés pour observer ces faits; les oreillons sont communs dans l'armée et fréquemment compliqués d'orchite; de plus il est facile de retrouver les militaires après leur sortie de l'hôpital et de les soumettre à un nouvel examen; quatre-vingt-dix-huit cas d'orchite suivis avec soin par Dogny, Chatain, Chauvin, Juloux et Laurens ont fourni soixante-six cas d'atrophie plus ou moins complète du testicule. Dogny et Laurens ont noté dans plusieurs cas une diminution de la puissance virile et des appétits vénériens. L'atrophie complète des deux testicules a pour conséquence l'impuissance et quelquefois le féminisme s'il s'agit d'adolescents incomplètement formés.

La convalescence des oreillons est parfois longue et difficile : cette affection, si légère en apparence, donne lieu à un état de prostration et d'anémie qui est long à se dissiper, nouvelle preuve qu'il s'agit bien d'une maladie générale.

ANATOMIE PATHOLOGIQUE. — Les oreillons se terminant presque toujours par la guérison, il s'ensuit que leur anatomie pathologique est très pauvre; la lésion principale paraît consister en une infiltration œdémateuse du tissu conjonctif des glandes salivaires; il est probable que le tissu glandulaire participe dans une certaine mesure à l'altération, comme cela se voit dans les parotidites idiopathiques qui se terminent souvent par suppuration.

L'atrophie testiculaire paraît résulter d'une atrophie simple des tubes séminifères; il n'y a pas de prolifération du tissu conjonctif interstitiel. Chez un malade mort d'albuminurie aiguë consécutive aux oreillons, l'un de nous a pu constater l'existence d'une néphrite interstitielle aiguë.

DIAGNOSTIC. PRONOSTIC. — Lorsque les oreillons suivent une marche régulière, et que la tuméfaction des parotides est bien prononcée, le diagnostic est facile. L'adénite cervicale ne se limite pas à la région parotidienne; elle ne donne pas la même sensation d'empâtement œdémateux, et la palpation permet souvent de reconnaître l'existence de petites tumeurs arrondies, roulant sous le doigt, qui ne sont autres que les ganglions lymphatiques. La marche de l'adénite est du reste bien différente de celle des oreillons : tantôt il s'agit d'une adénite aiguë qui se termine par suppuration, tantôt d'une adénite chronique avec ces chapelets ganglionnaires et ces abcès fistuleux qui se rencontrent principalement chez les scrofuleux. Les parotidites proprement dites, que l'on peut confondre avec les oreillons, se rapportent à trois espèces principales : 1° la parotidite idiopathique sporadique, qui peut se développer sous l'influence d'un courant d'air froid, et qui, à cause de cela, a reçu quelquefois le nom de *parotidite rhumatismale*, espèce très rare du reste ; 2° la parotidite produite par la propagation d'une inflammation de la muqueuse buccale aux conduits salivaires, dans la stomatite mercurielle par exemple ; 3° les parotidites survenant comme complication de certaines maladies générales graves : fièvre typhoïde, typhus, choléra, etc. ; ces dernières se terminent presque toujours par suppuration ou par gangrène, et, comme l'a dit Trousseau, ce serait une grossière erreur de les confondre avec les oreillons.

Les formes anormales sont quelquefois d'un diagnostic difficile, les accidents généraux qui précèdent l'apparition de l'orchite ont fait croire bien souvent à des maladies graves : fièvre typhoïde, méningite, etc. ; l'erreur est surtout facile quand la tuméfaction des régions parotidiennes a été peu apparente.

L'orchite ourlienne se distingue nettement de l'épididymite blennorrhagique par son siège dans le testicule lui-même, par son évolution rapide, enfin par l'absence d'écoulement uréthral.

Les oreillons des glandes sous-maxillaires ou sublinguales ne seront pas confondus avec le phlegmon du plancher de la bouche, qui se termine en général par suppuration.

Les oreillons entraînent très rarement la mort, néanmoins ils constituent une maladie sérieuse, qu'il ne faut pas traiter trop légèrement ; ils peuvent se compliquer d'accidents généraux graves, d'œdème aigu de la glotte, de néphrite albumineuse ; ils jettent parfois l'organisme dans un état de faiblesse et d'anémie qui ne se dissipe que lentement ; enfin, chez l'adulte, ils peuvent avoir pour conséquence l'atrophie d'un ou des deux testicules. Chez les enfants, leur pronostic est plus favorable, les complications sont plus rares.

PROPHYLAXIE. TRAITEMENT. — Quand les oreillons règnent dans une pension, dans une caserne, il est bon d'isoler les malades, afin que l'épidémie ne prenne pas une trop grande extension. L'isolement nous paraît indiqué surtout dans les épidémies qui règnent sur les adultes.

Dans la plupart des cas on peut se dispenser de toute médication active; il suffit de prescrire le repos et la diète s'il y a un mouvement fébrile; les malades ne s'exposeront pas au froid, qui pourrait provoquer un œdème de la glotte. Si les régions parotidiennes sont tendues, douloureuses, on fera faire des onctions avec l'huile d'olive, de camomille ou de morphine.

Chez l'adulte, il faudra conseiller le repos au lit dès le début des oreillons; on a souvent remarqué que les individus qui continuaient à se livrer à des occupations fatigantes après l'apparition des oreillons étaient plus sujets aux orchites que les autres, et que chez eux les orchites prenaient un très gros volume.

Lorsque l'orchite s'est déclarée, il faut prescrire le repos au lit, les bourses étant relevées sur l'abdomen à l'aide d'un suspensoir convenable; il est bon de faire prendre une bouteille d'eau de Sedlitz. Les émissions sanguines ne sont pas nécessaires, et il n'est pas non plus démontré que le jaborandi, qui a été conseillé dans ce cas, abrège la durée de l'orchite qui, spontanément, entre en résolution vers le quatrième ou cinquième jour.

L'emploi des courants continus est indiqué pour enrayer l'atrophie testiculaire consécutive à l'orchite ourlienne; cette médication a paru donner de bons résultats dans un cas observé par l'un de nous et rapporté dans la thèse du docteur Bich (Paris, 1883).

Dans les cas où des symptômes graves se produisent avant l'apparition de l'orchite, on doit les combattre à l'aide de médications appropriées; contre l'adynamie, la prostration, on prescrira les révulsifs, les excitants diffusibles, etc. Il faut bien savoir, du reste, que la gravité de ces accidents est plus apparente que réelle.

Dogny. Transact. medic. (Journ. de méd. prat., 1831, t. III, p. 26, et Rec. mém. méd. milit., 1831). — Trousseau. De la contagion des oreillons (Arch. gén. de méd., 1854, et Clinique de l'Hôtel-Dieu, 7e éd., 1885, t. I, p. 252). — Grisolle. De l'atrophie des testicules consécutive aux oreillons (Gaz. des hôp., 1866, p. 56). — Rilliet. Mémoire sur l'épidémie de Genève (Gazette médicale, 1850). — Rilliet et Barthez. Tr. des mal. des enf., 1861, t. II, p. 609. — A. Laveran. Traité des maladies des armées, p. 549. — L. Colin. Rapports des oreillons avec les fièvres éruptives (Un. méd., 1876). — Chauvin. Rel. d'une épid. d'oreillons (Rec. de mém. de méd. milit., 1876, p. 473). — A. Juloux. Contribution à l'étude des oreillons et de leurs métastases (Même rec., 1876, p. 478). — Hatry. Considérat. sur les troubles visuels conséc. aux oreillons (Même rec., 1876, p. 305). — Laurens. Note sur une épid. d'oreillons (Même rec., 1876, p. 603). — A. Laveran. Art. *Oreillons*, Dict. encycl. des sc. méd. — J. Gailhard. Ét. sur la maladie appelée oreillons, th., Montpellier, 1877. — Sorel. De l'orchite dite métastatique dans les oreillons (Rec. mém. méd. milit., 1877). — Machado. Essai sur les oreillons sous-maxillaires, th., Paris, 1880. — Heller. De l'orchite épidémique (Berlin. klin. Wochenschr., 1880). — Capitan et Charrin. Les microbes des oreillons (Soc. de biol., 28 mai 1884). — Pinet. Th., Paris, 1878. — Servier, Jourdan, Madamet, Gérard. Rel. d'épid. d'oreillons dans l'armée (Rec. mém. méd. milit., 1878). — A. Vedrènes. Orchites ourliennes, etc... (Rec. mém. méd. milit., 1882). — BICH. De l'atrophie testiculaire conséc. aux oreillons et de son traitement, th., Paris, 1883. — LEMOINE et LANNOIS. De la surdité consée. aux oreillons (Rev. de méd., 1883).— GUASCO. Th., Paris, 1883. — MAHEO. Note sur une épid. d'oreillons (Arch. de méd. nav., 1884). — LANNOIS et LEMOINE. Pseudo-rhumatisme des oreillons (Rev. de méd., t. V, 1884). — BOINET. Note sur le microbe des oreillons (Lyon médic., 1885, p. 285). — ROTH. De l'incubation et de la transmission des oreillons (München med. Woch., mai 1886). — VIÉLA. Considér. sur les oreillons examinés princip. au point de vue de la fièvre, th., Paris, 1886.

ÉRYSIPÈLE

L'érysipèle est une maladie générale, aiguë, fébrile, caractérisée par une inflammation de la peau ou des muqueuses à marche progressivement extensive.

On distingue en général l'érysipèle chirurgical, qui est une complication des plaies, et l'érysipèle dit spontané ou médical qui siège le plus souvent à la face; la nature de la maladie est d'ailleurs la même dans les deux cas.

ÉTIOLOGIE. — Lorsqu'on explore avec soin les malades atteints d'érysipèle de la face, on arrive souvent à reconnaître que l'inflammation a pris naissance autour de vésicules d'eczéma ou d'herpès, au niveau d'excoriations du nez ou des lèvres, en un mot, sur un point où la peau n'est plus protégée par son revêtement épidermique. Dans les cas où la peau est intacte, il y a eu tout d'abord une angine ou un coryza, et l'érysipèle des muqueuses s'est propagé par continuité de tissus à la peau de la face.

Il existe probablement un microbe de l'érysipèle qui est susceptible de pénétrer soit par les muqueuses, soit par les érosions de la peau, ainsi que cela se voit pour la diphthérie, et la diffusion possible de ce microbe explique pourquoi l'érysipèle prend quelquefois un caractère épidémique et contagieux.

L'érysipèle récidive assez souvent chez les mêmes individus à des intervalles très variables d'ailleurs; tels sont, en particulier, les érysipèles dits à répétition, que l'on voit se produire chez quelques femmes aux époques menstruelles.

Nepveu, Oertel, Fehleisen ont décrit un micrococcus de l'érysipèle (*Streptococcus erysipelatus*), qui présenterait une grande analogie avec le *Streptococcus pyogenus*, qui se rencontre dans le pus phlegmoneux; dans les deux cas les microcoques sont disposés en chaînettes. Fehleisen, en inoculant à l'homme des cultures obtenues avec ces microcoques, aurait réussi à reproduire ainsi des érysipèles.

DESCRIPTION. — L'érysipèle de la face débute brusquement; la
période d'ascension est très courte, en quelques heures la température s'élève à 40 degrés, en même temps on observe un frisson
plus ou moins violent, de la céphalalgie, du malaise, des nausées
et quelquefois des vomissements.

La rougeur et le gonflement de la peau, caractéristiques de
l'érysipèle, se montrent bientôt; en général, l'inflammation occupe
tout d'abord le nez pour s'étendre de là d'une façon symétrique
aux deux côtés de la face. Lorsque l'érysipèle se développe d'abord
au niveau de l'isthme du gosier, il gagne la face en suivant les
fosses nasales jusqu'à leurs orifices externes ou bien les conduits
lacrymaux; dans le premier cas, il apparaît autour des narines;
dans le deuxième, autour des points lacrymaux; les plaques
érysipélateuses qui vont s'élargissant peu à peu à la périphérie, comme font des taches d'huile, ne tardent pas à se
réunir sur la ligne médiane, tandis que sur les parties latérales
de la face elles se développent régulièrement et avec une
symétrie souvent remarquable. D'après quelques auteurs, l'angine érysipélateuse pourrait se propager par les trompes d'Eustache, l'oreille moyenne et l'oreille externe, sans rupture de la
membrane du tympan.

Les parties de la peau envahies par l'érysipèle sont rouges,
tuméfiées, douloureuses à la pression; la tuméfaction est surtout
marquée aux paupières qui, dans les cas où l'inflammation est
vive, ne peuvent plus s'ouvrir; sur les limites de la zone érysipélateuse, on trouve un relief très caractéristique qui sépare
nettement les parties saines des parties malades. Ce bourrelet
dessine souvent au-dessus de la racine du nez une courbe qui,
s'agrandissant peu à peu, gagne la racine des cheveux, puis le
cuir chevelu. Le cuir chevelu ne rougit pas comme la peau du
visage, mais il devient douloureux à la pression, ce qui permet
de reconnaître s'il est envahi. À mesure que l'inflammation
s'étend, les parties atteintes les premières reviennent à l'état
normal et commencent à se desquamer.

L'intensité des douleurs est assez variable : tantôt les malades
accusent à peine une légère sensation de cuisson au niveau de
l'érysipèle, tantôt ils se plaignent de douleurs extrêmement vives,
surtout aux oreilles et au cuir chevelu; ces douleurs semblent
tenir à ce que la peau de ces parties se laisse difficilement dis-
tendre par l'exsudat inflammatoire. La pression est toujours douloureuse, mais là aussi il y a des degrés : certains malades ne
peuvent pas supporter le moindre attouchement, tandis que chez

d'autres il faut exercer une véritable pression pour provoquer
de la douleur.

Au centre de la zone érysipélateuse il n'est pas rare de voir se
former des phlyctènes; l'épiderme est soulevé par de la sérosité
citrine comme à la suite des brûlures au deuxième degré.

Les ganglions sous-maxillaires se tuméfient souvent.

Tandis que l'inflammation s'étend ainsi à la face d'abord, puis
au cuir chevelu, la fièvre persiste, elle est continue avec des
rémissions matinales plus ou moins marquées (fig. 24 et 25). La

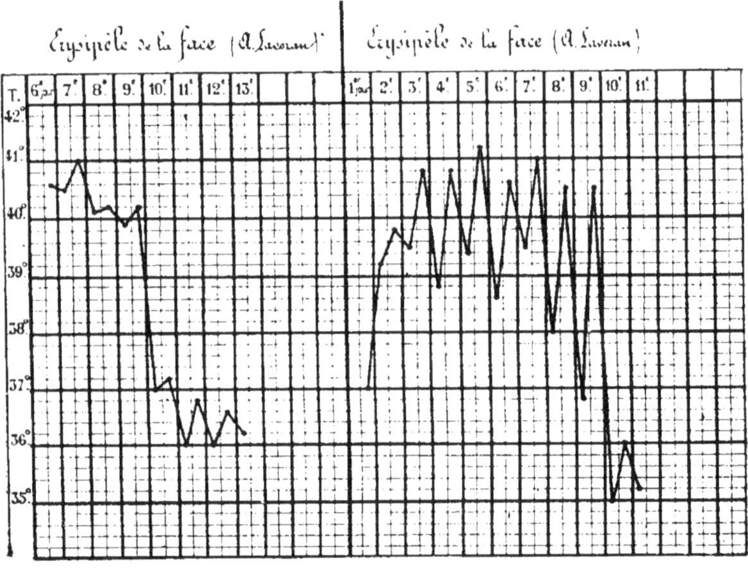

FIG. 24.   FIG. 25.

soif est vive, la langue blanche ou jaunâtre, humide, saburrale,
l'anorexie est complète, les nausées et les vomissements du
début peuvent persister à la période d'état, la constipation est la
règle; la céphalalgie est intense et parfois il survient de l'agitation et du délire.

La défervescence se produit du huitième au dixième jour, elle
est brusque, critique, souvent accompagnée de sueurs abondantes.

ACCIDENTS ET COMPLICATIONS. — L'inflammation érysipélateuse
peut se propager de la peau à la muqueuse de l'isthme du gosier

à travers les fosses nasales, puis au larynx, à la trachée et aux bronches. Hippocrate avait déjà signalé les dangers de cette extension de l'érysipèle vers les parties profondes; la mort peut être la suite d'un œdème du larynx, d'un bronchite généralisée ou d'une pneumonie.

Les accidents nerveux prennent quelquefois une intensité très grande, le délire, l'agitation, l'ataxie prédominent dans certains cas; dans d'autres, c'est l'adynamie qui l'emporte.

La méningite, rangée autrefois parmi les complications les plus communes de l'érysipèle du cuir chevelu, n'est rien moins que fréquente; il faut chercher une autre cause au délire qui s'observe souvent chez les malades atteints d'érysipèle de la face; l'alcoolisme peut être invoqué dans certains cas, mais non dans tous; d'après M. Jaccoud, le délire serait souvent la conséquence de l'anémie cérébrale, l'érysipèle donnant lieu à une dérivation énergique vers les parties superficielles.

Il est rare que l'érysipèle de la face gagne le tronc et les membres, qu'il devienne *ambulant*, quelquefois cependant il s'étend à la nuque et au dos.

A la période de résolution il se forme souvent des abcès sur différents points de la face, aux paupières, aux oreilles, etc. ·

L'érysipèle, comme la plupart des pyrexies, peut se compliquer d'inflammations des organes internes : péricardite, endocardite, pleurésie, néphrite, etc.; aucune de ces inflammations ne présente ici un caractère spécial de fréquence.

ANATOMIE PATHOLOGIQUE. — La peau envahie par l'érysipèle est épaissie, gorgée de sucs; le tissu cellulaire sous-jacent est induré; la sérosité qui s'écoule à la surface de la coupe contient de nombreux leucocytes, quelques hématies et des cellules plates du tissu conjonctif devenues granuleuses et globuleuses.

Le derme est infiltré par des leucocytes qui forment des traînées le long des vaisseaux sanguins; lorsque l'inflammation est intense, l'infiltration globulaire se propage jusque dans le panicule adipeux sous-cutané.

Les lymphatiques qui font partie du réseau superficiel sont souvent remplis par des cylindres fibrineux qui, sur les coupes de la peau colorées par le picrocarmin, ont une teinte rose pâle.

Cette inflammation des lymphatiques paraît jouer le principal rôle dans la pathogénie de l'érysipèle, qui pourrait être défini : *une lymphangite du réseau cutané superficiel*. Dans l'érysipèle ambulant, le rôle joué par les lymphatiques est quelquefois très apparent pendant la vie : sur les limites de la zone érysipélateuse on voit en effet de petits îlots rosés qui ne se rattachent à la zone principale que par une traînée de lymphite; si l'érysipèle de la face gagne si rarement le tronc, c'est très probablement parce que le réseau lymphatique superficiel de la face communique difficilement avec le réseau superficiel du tronc et des membres.

Au moment de la résolution, exsudat et leucocytes sont repris par la circulation; si cependant les leucocytes épanchés au dehors des vaisseaux sont très abondants, ils meurent et se transforment en globules de pus, d'où la fréquence des abcès; les globules blancs, alors même qu'ils ont donné lieu à des collections fluctuantes, peuvent quelquefois rentrer dans la circulation; nous avons vu plusieurs fois de petits abcès consécutifs à l'érysipèle se terminer par résolution.

La néphrite, qui vient quelquefois compliquer l'érysipèle, est généralement une néphrite interstitielle, comme dans la scarlatine.

DIAGNOSTIC. PRONOSTIC. — Le début brusque de la maladie par un frisson, les températures élevées, la rougeur et la tuméfaction de la face, le bourrelet œdémateux qui marque la limite des parties saines et des parties malades, la marche progressivement extensive de l'inflammation, sont des caractères pathognomoniques de l'érysipèle. On ne confondra l'érysipèle de la face ni avec l'eczéma aigu, ni avec la variole confluente au début, car dans ces deux maladies la rougeur et la tuméfaction de la face se produisent d'une seule poussée et la peau ne tarde pas à se couvrir de vésicules dans le premier cas, de papules puis de pustules dans le deuxième.

Nous nous occuperons dans un autre chapitre du diagnostic de l'angine érysipélateuse (voy. *Angines*).

L'érysipèle de la face est une maladie généralement bénigne; même dans les cas où il se complique d'accidents nerveux, de délire, d'agitation, etc., la guérison est la règle, à moins que les malades ne soient débilités par quelque maladie antérieure; c'est ainsi que chez les tuberculeux et chez les diabétiques l'érysipèle présente une extrême gravité, il en est de même pour les albuminuriques.

TRAITEMENT. — Le traitement de l'érysipèle de la face comprend une médication générale et une médication locale ou topique.

Dans les cas où les malades présentent des symptômes d'embarras gastrique bien marqués : langue saburrale, bouche mauvaise, amère, nausées, constipation, il est utile d'administrer un vomitif ou un purgatif au début; on prescrira une potion vomitive

avec ipéca, un gramme, ou bien eau de Sedlitz, une bouteille.
L'émétique en lavage donne également de bons résultats : on met
5 centigrammes de tartre stibié dans un pot de tisane d'orge et
toutes les heures le malade boit un demi-verre de cette tisane ; on
observe parfois, le premier jour de ce traitement, des nausées, des
vomissements ou de la diarrhée, mais bientôt l'accoutumance
s'établit et le médicament ne produit plus qu'un effet sédatif très
favorable sur la fièvre et sur les accidents nerveux.

Lorsque le délire est violent, on peut prescrire soit l'opium
(5 à 10 centigrammes d'extrait d'opium), soit le chloral à la dose
de 2 à 4 grammes.

Dans les cas où l'adynamie prédomine, on fera prendre du vin.
du bouillon, de l'extrait ou du vin de quinquina.

Les émissions sanguines sont rarement indiquées.

On a conseillé un grand nombre de médications topiques pour
arrêter l'érysipèle dans sa marche envahissante : les vésicatoires.
les badigeonnages iodés, le collodion riciné, la pommade au nitrate
d'argent ont été préconisés tour à tour ; ces moyens peuvent
rendre des services dans l'érysipèle dit chirurgical qui survient
comme complication d'une plaie et qui n'a pas, autant que l'érysipèle de la face, les allures d'une maladie générale. Nous avons
réussi quelquefois à arrêter des érysipèles ambulants du tronc ou
des membres à l'aide de badigeonnages iodés faits sur les limites
de la surface malade.

Unna et Nussbaum ont préconisé l'emploi de l'ichthyol dans
l'érysipèle. Nussbaum a réussi à arrêter cinq fois sur cinq la
marche de l'érysipèle traumatique par l'application d'une pommade composée de vaseline et d'ichthyol par parties égales.

Il est inutile, croyons-nous, d'essayer de s'opposer à la marche
de l'érysipèle de la face. En fait de moyens topiques, il faut seulement conseiller ceux qui peuvent soulager les malades ou diminuer la fluxion inflammatoire. Dans les cas où les douleurs ne
sont pas vives, il suffit de saupoudrer la face avec de la poudre
de riz ou d'amidon ; lorsque la sensation de brûlure est très
pénible, il faut appliquer sur la face une compresse que l'on
trempe toutes les demi-heures dans de l'eau émolliente ; on fait à
la compresse des trous pour le nez et les yeux.

On éloignera des malades atteints d'érysipèle tous les individus
qui ont des plaies, si petites qu'elles soient.

A. Després. Traité de l'érysipèle. Paris, 1862. — Trousseau. Clin. méd., 7e éd.,
t. I. — Ciure. De l'érysip. du pharynx, th., Paris, 1864. — Béhier. Leçon

sur l'érysipèle (Clin. méd., 1864, p. 19). - J. Simon. Érysipèle du pharynx, du larynx et des bronches (Arch. gén. de méd., 1865). — Martin. De la contagion dans l'érysipèle, th., Paris, 1865. — Jaccoud. Leçon sur l'érysipèle (Clin. de Lariboisière, 1874, p. 784). — Maurice Raynaud. Art. *Érysipèle*, in Nouv. Dict. de méd. et de chir. prat. — Sevestre. Manifestations cardiaques de l'érysipèle, th., Paris, 1871. - J. Renaut. Contrib. à l'étude anat. et clin. de l'érysipèle et des œdèmes de la peau, th., Paris, 1874. -- Rith. Essai sur la nature et la contagion de l'érysipèle, th., Paris, 1875. — Révouy. Des relations de l'érysipèle avec les affections rénales, th., Paris, 1876. — Tillmans. Rech. expér. sur l'érysipèle (Arch. fur kl. Chir. de Langenbeck, 1878). — Morienval. De l'érysipèle du pharynx, th., Paris, 1879. — Straus. De l'érysipèle du poumon (Revue mens. de méd. et de chir., 1879). · Stackler. Même sujet, th., Paris, 1881. — Dupeyrat. Recherches cliniques et expérimentales sur la pathogénie de l'érysipèle, th., Paris, 1881.

MÉNINGITE CÉRÉBRO-SPINALE ÉPIDÉMIQUE

La méningite cérébro-spinale est caractérisée, comme son nom l'indique, par une inflammation des méninges cérébro-spinales ; mais par sa marche épidémique et par son caractère contagieux elle s'éloigne des phlegmasies franches ; la plupart des auteurs, tout en différant sur la place exacte qu'il convient de lui assigner dans le cadre nosologique, s'accordent à reconnaître qu'il s'agit d'une maladie générale, spécifique.

L'histoire de la méningite cérébro-spinale ne commence guère qu'en 1837 ; à cette époque, elle règne à Bayonne, à Dax, à Bordeaux, à Toulon, puis dans la province de Constantine où l'épidémie est importée par des troupes venues de France ; le foyer épidémique du midi de la France s'étend, en 1839, à Nîmes et à Avignon, puis, l'année suivante, à Perpignan et à Grenoble ; partout, sauf à Aigues-Mortes, la maladie sévit presque exclusivement sur la population militaire. De 1840 à 1842, la méningite cérébro-spinale règne dans un grand nombre de nos garnisons, notamment à Versailles, à Metz, à Strasbourg, à Nancy ; elle semble disparaître en 1843 et 1844, mais elle se réveille en 1845 ; de 1845 à 1851, elle sévit sur un grand nombre de points, soit en France, soit en Algérie, en montrant toujours la même prédilection pour la population militaire.

La méningite cérébro-spinale a régné également en Italie, en Espagne, dans l'Amérique du Nord, en Danemark, en Suède (1854-1855), en Norwège, en Allemagne ; dans ces dernières épidémies, la population civile a été atteinte dans une plus forte proportion que la population militaire, contrairement à ce qui avait eu lieu en France.

ÉTIOLOGIE. — Un grand nombre de faits démontrent que la méningite cérébro-spinale est contagieuse, importable ; les régiments dans leurs migrations ont souvent transporté la maladie de garnison en garnison ; le développement des épidémies de méningite est successif, la maladie se limite d'abord à une maison, à une caserne, puis elle rayonne de ce foyer et elle crée des foyers secondaires. Ces épidémies sont plus remarquables par la gravité que par le nombre des cas.

Presque toujours la méningite épidémique a régné pendant la saison froide ; lorsque les épidémies ont duré plusieurs années, comme à Bayonne, à Metz et en Suède, c'est avec des rémissions très marquées pendant la saison chaude. En France, sur cinquante-quatre épidémies, quarante-sept ont eu leur début dans la saison froide. Les épidémies de méningite cérébro-spinale ont sévi : dans la population civile, sur les enfants ; dans la population militaire, sur les recrues presque exclusivement ; enfin, presque partout, elles ont coïncidé avec les fièvres éruptives. Au point de vue étiologique, la méningite cérébro-spinale se rapproche beaucoup plus des fièvres éruptives, et de la scarlatine en particulier, que des maladies typhoïdes avec lesquelles quelques observateurs ont voulu la confondre sous le nom de *typhus cérébro-spinal* : les conditions d'encombrement, si favorables au développement du typhus, ne jouent aucun rôle dans l'étiologie de la méningite cérébro-spinale. Il est possible que, dans certaines conditions et en particulier sous l'influence de refroidissements, la scarlatine se localise sur les méninges, de même qu'elle se localise chez certains malades sur les plèvres, le péricarde ou les séreuses articulaires ; nous verrons plus bas que quelques symptômes de la méningite cérébro-spinale autorisent cette supposition.

DESCRIPTION. — Dans les cas réguliers on peut distinguer deux périodes, l'une d'*excitation*, l'autre de *dépression*.

Le début est brusque, en quelques heures la température monte à 40 ou 41 degrés, les malades éprouvent un frisson violent, unique, ou des frissons répétés ; le pouls est dur, résistant, souvent ralenti après une courte période d'accélération ; une céphalalgie occipito-frontale extrêmement violente arrache aux malades des plaintes ou des cris, les douleurs s'étendent ensuite à la nuque et au dos ; des vomissements bilieux marquent souvent le début de la maladie, la constipation est la règle.

Les malades se raidissent tout d'abord parce que les mouvements, ceux de la tête en particulier, augmentent les douleurs, mais bientôt la contraction des muscles de la nuque se change en contracture involontaire; la raideur de la nuque est si caractéristique, qu'en Suède et en Norwège plusieurs dénominations populaires de la maladie font mention de ce symptôme. Dans les cas graves, la raideur et l'immobilité font place à un renversement complet de la tête en arrière, à un véritable opisthotonos; des irradiations douloureuses se produisent dans les extrémités et s'accompagnent de contractures plus ou moins persistantes.

L'état mental est le plus souvent altéré, les malades sont inquiets, impatients, irritables, parfois il existe un délire violent ou tranquille, continu ou intermittent, toujours plus marqué pendant la nuit.

Pendant cette période d'excitation la fièvre est continue avec des rémissions, la peau est sèche, on observe parfois des taches exanthémateuses, analogues à celles de la rougeole ou de la scarlatine, des sudamina, et plus souvent encore des groupes d'herpès, aux lèvres, au menton, aux oreilles et aux joues.

La durée de cette première période est de douze heures à trois jours.

La *seconde période* est caractérisée par des phénomènes de dépression, la stupeur succède à l'agitation des premiers jours, la face est pâle, l'œil sans expression, l'insensibilité remplace l'hyperesthésie, le pouls diminue de fréquence, la dyspnée augmente de plus en plus, les muscles contracturés se paralysent; lorsque la mort n'est pas trop rapide, on peut suivre l'extinction progressive de l'activité musculaire dans les muscles des membres, de la tête et du tronc, dans les muscles de la respiration et dans le cœur. (L. Laveran).

Dans les cas mortels, les traits se relâchent, les pupilles se dilatent, les yeux sont souvent déviés (strabisme); la somnolence fait place au coma, l'insensibilité est complète, le pouls qui était ralenti devient fréquent et irrégulier, une transpiration abondante recouvre la face et le tronc, la peau se cyanose, les extrémités se refroidissent, la mort arrive presque toujours par asphyxie. A l'approche de la mort la température peut s'élever à 42, 43 ou même 44 degrés (Wunderlich).

Dans les cas qui se terminent par la guérison la défervescence est brusque ou lente, les symptômes nerveux se dissipent plus ou moins rapidement.

FORMES ANORMALES. COMPLICATIONS. — Parmi les formes anormales, les deux plus remarquables sont la forme abortive et la forme foudroyante.

Dans la forme abortive, les symptômes de la méningite cérébro-spinale ne sont qu'ébauchés pour ainsi dire, la maladie se réduit à une fièvre de courte durée, accompagnée d'une céphalalgie plus ou moins vive, de vomissements et d'une sensation de raideur à la nuque, qui disparaît rapidement.

Dans la forme foudroyante ou apoplectique, les malades perdent rapidement connaissance, ils tombent dans le coma et la mort arrive par asphyxie dix à douze heures après le début des accidents. On a décrit aussi des formes rachialgiques et des formes phrénétiques caractérisées, les premières par la prédominance des phénomènes spinaux (douleurs atroces le long de la colonne vertébrale, contractures, etc.); les deuxièmes par l'excitation cérébrale, par un délire violent et furieux.

Les principales complications de la méningite cérébro-spinale se produisent du côté des séreuses comme dans la scarlatine, et comme dans cette dernière maladie, les péricardites, les pleurésies, les arthrites sont souvent purulentes.

Les oreillons ont coïncidé fréquemment avec les épidémies de méningite cérébro-spinale.

Dans quelques épidémies on a noté des desquamations analogues à celles de la scarlatine.

Anatomie pathologique. — Lorsque la mort est très rapide, on ne trouve à l'autopsie qu'une injection vive des méninges; presque toujours des exsudats purulents ont eu le temps de se produire. Le pus infiltré entre la pie-mère cérébrale et l'arachnoïde recouvre complètement les circonvolutions; on dirait, suivant la comparaison de Tourdes, qu'une couche épaisse de beurre a été étendue sur les hémisphères cérébraux; les vaisseaux gorgés de sang dessinent des lignes bleuâtres ou des marbrures rougeâtres; lorsque la lésion est moins avancée, les exsudats ne forment pas une couche continue, ils sont disposés le long des vaisseaux et dans les sillons intermédiaires aux circonvolutions cérébrales. A la première période les globules de pus nagent dans la sérosité; mais, à mesure que la maladie se prolonge, le pus devient de plus en plus concret. Les lésions sont toujours plus marquées à la convexité qu'à la base du cerveau. La substance cérébrale ne paraît présenter que des altérations secondaires à la méningite; les ventricules contiennent souvent de la sérosité trouble, floconneuse, quelquefois du pus.

Les méninges rachidiennes subissent des altérations analogues à celles des méninges cérébrales; les exsudats sont plus épais à la face postérieure de la moelle qu'à la face antérieure, et ils aug mentent d'épaisseur à mesure qu'on descend vers la queue de cheval qui baigne quelquefois dans le pus.

La psorentérie est très commune.

DIAGNOSTIC. PRONOSTIC. — La violence de la fièvre et de la céphalalgie, la raideur de la nuque, l'opisthotonos, une marche rapide et trop souvent fatale, donnent à la méningite épidémique une physionomie spéciale, facile à reconnaître. A la vérité on peut la confondre avec la méningite franche, idiopathique, car de temps à autre on observe des cas sporadiques de méningite cérébro-spinale, mais le plus souvent le caractère épidémique de la maladie est bien marqué, ce qui lève tous les doutes.

Le diagnostic différentiel avec la méningite tuberculeuse ne présente pas de difficultés, la méningite tuberculeuse ne s'accompagne pas d'une fièvre aussi vive, et les troubles nerveux auxquels elle donne lieu n'ont pas, sauf peut-être la céphalalgie, une intensité comparable à celle qu'ils présentent dans la méningite cérébro-spinale. Inutile d'ajouter que les lésions anatomiques sont bien différentes dans ces deux maladies.

La fièvre typhoïde à forme spinale peut simuler la méningite. La diarrhée, la douleur à la pression dans la fosse iliaque, les taches rosées, la tuméfaction de la rate et à l'autopsie les lésions des plaques de Peyer séparent très nettement ces deux espèces morbides.

La mortalité de la méningite cérébro-spinale est de 60 pour 100 environ, c'est-à-dire qu'elle est supérieure à la mortalité du typhus ou du choléra.

Dans les cas foudroyants la mort peut survenir en dix ou douze heures ; elle arrive assez rarement après le sixième jour. Les accidents consécutifs à l'inflammation et à la suppuration des méninges entravent la guérison et augmentent la durée de la maladie ; les paralysies, les troubles des facultés psychiques se dissipent lentement, les malades qui ont échappé aux accidents aigus finissent quelquefois par succomber dans un état d'idiotisme et de marasme.

PROPHYLAXIE. TRAITEMENT. — Lorsque la méningite cérébro-spinale règne à l'état épidémique dans une localité, il faut isoler les malades et éloigner surtout les enfants, les adolescents, les jeunes soldats qui ont une prédisposition marquée.

Les opiacés sont indiqués pour diminuer l'excitabilité du système nerveux, l'hydrate de chloral pourrait aussi très probablement remplir cette indication. Les sinapismes promenés sur différents points du corps, les vésicatoires lorsque la diphthérie

ne règne pas, sont d'un utile emploi. Un grand nombre d'autres
médications ont été essayées sans succès.

Faure-Villar. Rec. de mém. de méd. milit., 1840. — Tourdes. Histoire de l'épid. de
méningite cérébro-spinale qui a régné à Strasbourg en 1840 et 1841. Paris, 1842.
Vital. Clin. méd. de l'hôpital milit. de Constantine, 1848. — M. Levy. Gaz. méd.,
1849. — Maillot. Gaz. méd., 1848. — C. Broussais. Rec. de mém. de méd.
milit., t. LIV, 1-115. — L. Laveran. Relation de l'épidémie de méningite cérébro-
spinale observée à Metz de 1847 à 1849 (Trav. de la Soc. des sc. méd. de la Moselle.
Metz, 1849). — Du même. Art. *Méningite cérébro-spinale*, in Diction., encyclop. des
sc. méd. — Boudin. Arch. gén. de méd., 1849, et Traité de géogr. méd. Paris, 1857.
— Vallin. Gaz. hebd., 1865. — A. Laveran. De la nature de la méningite cérébro-spinale (Gaz. hebd., 1873). — Du même. Traité des maladies des armées. Paris,
1875, p. 111. — Leyden. Traité des maladies de la moelle épinière. Traduct. franç. de
Richard et Viry. Paris, 1879.

TROISIÈME SECTION

MALADIES VIRULENTES

Dans cette troisième section de l'histoire des maladies générales, nous nous occuperons de la *syphilis*, de la *morve*, de la
rage et du *charbon;* nous avons déjà expliqué pourquoi nous
avions cru devoir ranger parmi les maladies miasmatiques la
variole, qui est à la fois miasmatique et virulente.

Les agents de transmission des maladies virulentes ou *virus*
sont, d'après les recherches les plus récentes, des particules
solides. Il paraît démontré, pour le charbon, que les particules solides qui constituent la partie active du virus sont les
bactéridies décrites pour la première fois par Davaine. Pour les
autres maladies virulentes l'état de la science est beaucoup moins
avancé ; on a décrit des microcoques de la syphilis, de la morve
et de la rage, mais l'existence de ces microbes est encore très
problématique. Le groupe des maladies virulentes est loin d'être
homogène : rien ne prouve que le virus rabique, par exemple,
soit comparable au virus charbonneux, et de ce qu'on a découvert une bactéridie charbonneuse on ne saurait en induire qu'il
existe un microbe de la rage ou de la morve.

Toutes les maladies virulentes sont *inoculables*, c'est-à-dire
qu'on peut les communiquer d'un individu malade à un individu
sain de même espèce ou parfois d'espèce voisine, en insinuant
sous la peau de ce dernier une goutte de l'humeur virulente. La

syphilis et la rage ne sont communicables que par inoculation, la morve et le charbon se propagent quelquefois par l'intermédiaire de l'air bien que l'inoculation soit le moyen de transmission le plus ordinaire.

Les maladies virulentes comme les maladies miasmatiques ont une période d'incubation ou de latence ; la durée de cette période est quelquefois très longue dans la rage.

La contagion est évidemment la cause ordinaire des maladies virulentes ; est-ce la seule, ou bien ces maladies peuvent-elles aussi se développer de toutes pièces dans des circonstances données ? La spontanéité de la syphilis n'a pas trouvé de défenseur sérieux, mais bon nombre d'observateurs admettent pour d'autres maladies virulentes, en particulier pour la morve et la rage chez le cheval et chez le chien. la possibilité d'un développement spontané.

SYPHILIS

Nous ne nous occuperons ni de blennorrhagie, ni du chancre simple, ce sont là des affections locales, externes, quoique virulentes, qui relèvent plutôt de la chirurgie que de la médecine et qui doivent être séparées complètement de la syphilis, maladie générale, héréditaire ou acquise. virulente, de durée souvent fort longue, caractérisée par des symptômes variables, multiples, ne présentant de régulier que leur évolution successive qui permet de les distinguer en accidents *primitifs, secondaires* et *tertiaires*.

On trouve dans les anciens auteurs de nombreux passages relatifs aux maladies vénériennes, mais la syphilis n'est nulle part clairement décrite ; au commencement du sixième siècle, le doute disparaît tout à coup, la syphilis devient la grande préoccupation du moment, tous les auteurs la signalent comme une maladie nouvelle, on lui donne des noms nouveaux et les peuples s'accusent les uns les autres de se l'être communiquée ; les Italiens l'appellent *mal français ;* les Français, *mal de Naples ;* les Flamands, *vérole espagnole ;* les Portugais, *mal castillan ;* les Indiens, *mal des Portugais*, etc. De toutes parts on adopte des mesures sévères d'hygiène publique et les auteurs se mettent en frais d'imagination pour découvrir la cause première du mal ; une des suppositions les plus vraisemblables est que la syphilis aurait été rapportée d'Amérique par les compagnons de Christophe Colomb, mais ce n'est là qu'une hypothèse. Dès 1493 la syphilis régnait dans plusieurs contrées. Vers la fin de 1494, au moment où Charles VIII faisait la conquête du royaume de Naples, elle fit de grands ravages dans l'armée française et les soldats licenciés après la guerre contribuèrent à la répandre.

ÉTIOLOGIE. — On a dit avec raison que la syphilis était beaucoup moins *vénérienne* que la blennorrhagie et le chancre simple; en effet, tandis que ces dernières maladies sont toujours la conséquence d'un coït impur, la syphilis a souvent une tout autre origine.

Le virus syphilitique est un virus fixe; pour que la contagion s'opère, il faut que l'humeur virulente soit mise en contact direct avec une muqueuse ou avec la peau dénudée; des objets communs à plusieurs personnes tels que: pipes, cannes à souffler le verre, etc., peuvent du reste servir à la transmission. La dénudation de la peau est indispensable pour que l'inoculation ait lieu, mais quelques auteurs pensent que sur les muqueuses l'intégrité de l'épithélium ne met pas complètement à l'abri de l'infection.

En dehors du coït et des rapports sexuels de toute sorte qui sont l'occasion ordinaire de la contagion, la syphilis peut se produire : chez des médecins ou des sages-femmes qui, ayant des écorchures à la main, pratiquent le toucher sur des femmes syphilitiques, chez des verriers qui se servent de la même canne pour souffler le verre, chez des nourrices qui allaitent des enfants syphilitiques, ou réciproquement chez des enfants dont les nourrices ont la syphilis, enfin le virus syphilitique peut être inoculé en même temps que le vaccin, ainsi que nous l'avons déjà dit.

Le pus sécrété par le chancre initial ou par les plaques muqueuses sert le plus souvent à la contagion; le sang des syphilitiques est également doué du pouvoir virulent (expériences de Waller, de Prague, de l'anonyme du Palatinat, du docteur P. Pelllzari); un homme qui a des rapports avec une femme syphilitique à l'époque des règles peut prendre la syphilis bien que la femme ne présente alors aucun accident local. La transfusion pourrait servir aussi à l'infection si l'individu qui fournit le sang était en puissance de syphilis.

Klebs, Aufrecht et Pisarewski ont trouvé dans les néoplasmes syphilitiques des microbes (*Micrococcus, Zooglœa*) dont le rôle pathogénique n'est pas démontré.

D'après les dernières recherches de Lustgarten, le microbe de la syphilis serait un bacille semblable aux bacilles de la lèpre et de la tuberculose. Ces bacilles examinés à un fort grossissement ont des bords irréguliers et renferment de 2 à 4 spores; ils sont presque toujours inclus dans de grandes cellules ou dans les lymphatiques. Lustgarten a trouvé ces bacilles dans tous les cas de chancres indurés, plaques muqueuses ou gommes qu'il a examinés, il ne les a pas retrouvés dans les chancres mous.

Une première atteinte de syphilis donne en général l'immunité ; on a cité cependant quelques faits de récidive.

La syphilis peut être transmise par hérédité ; il suffit pour cela que l'un des parents soit syphilitique ; mais, dans les cas mêmes où le père et la mère sont infectés, la transmission au fœtus n'est pas fatale. Plus la syphilis des parents est ancienne, plus l'enfant a de chances d'échapper à l'infection. La syphilis du père ou de la mère est une cause fréquente d'avortement. Les enfants présentent au moment de la naissance des accidents syphilitiques, ou bien, et c'est là le fait le plus ordinaire, la maladie ne se développe que plusieurs semaines ou plusieurs mois après la naissance.

Un certain nombre de faits tendent à démontrer que la syphilis héréditaire peut se manifester seulement pendant l'adolescence ou à l'âge adulte ; l'époque de la puberté est le moment le plus favorable à l'apparition de la syphilis héréditaire tardive qui se manifeste d'emblée par des accidents tertiaires (Augagneur).

DESCRIPTION. — La durée de l'incubation est de vingt-cinq jours en moyenne, c'est-à-dire qu'entre le moment où le virus s'est introduit dans l'économie et celui où apparaissent les premiers accidents, il s'écoule un intervalle de vingt-cinq jours environ. L'histoire clinique de la syphilis se divise en trois périodes dites : des accidents primitifs, des accidents secondaires et des accidents tertiaires.

Accidents primitifs. — La syphilis débute toujours par un chancre qui, dans l'immense majorité des cas, surtout chez l'homme, mérite la qualification de **chancre induré** qui lui a été donnée ; celle de **chancre infectant** nous paraît préférable, l'induration manquant quelquefois.

Le chancre infectant est généralement constitué par une ulcération petite, légèrement suintante, non douloureuse, à fond rouge, à bords taillés à l'évidoir ; lorsqu'on saisit entre les doigts la peau qui porte le chancre, on a la sensation d'un corps dur qui occupe la peau et le tissu cellulaire sous-jacent tout autour de l'ulcère ; tantôt cette induration forme une véritable tumeur dont l'étendue est hors de proportion avec celle de l'ulcère placé au centre, tantôt en pressant la peau entre les doigts on a une sensation de résistance analogue à celle que donnerait une feuille de parchemin, c'est l'*induration parcheminée*.

Le chancre infectant peut être constitué par une simple érosion de la peau ou des muqueuses, indurée à sa base ; *l'érosion chancriforme* est d'autant plus facilement méconnue qu'elle ne donne lieu à aucune douleur ; d'autres fois, au contraire, le chancre induré donne naissance à des ulcérations profondes *phagédéniques*.

Chez la femme, les caractères des chancres infectants des organes génitaux sont moins accusés et moins faciles à reconnaître que chez l'homme.

Chez l'homme, le chancre induré siège d'ordinaire sur le gland, sur le prépuce ou sur le fourreau de la verge, quelquefois au méat urinaire ou dans l'intérieur même du canal de l'urèthre (*chancre larvé*) ; dans ce dernier cas, il peut simuler une blennorrhagie, mais en palpant la partie inférieure de la verge on sent une **induration** bien limitée sur un des points de l'urèthre. Le chancre infectant est souvent unique, contrairement à ce qui arrive pour le chancre simple, lequel étant indéfiniment réinoculable au porteur envahit peu à peu toutes les parties qui subissent le contact du pus chancreux. Il n'est cependant pas très rare de rencontrer chez un même **individu** plusieurs chancres infectants, mais ces chancres se développent simultanément par suite d'inoculations multiples *contemporaines* et non successives. On a observé jusqu'à vingt-sept chancres indurés chez un même malade (A. Fournier). En inoculant le virus vaccin sur plusieurs points en même temps, on détermine l'apparition de pustules en nombre correspondant à celui des piqûres, mais une fois la vaccine développée, toute nouvelle piqûre reste stérile, il en est de même pour le virus syphilitique.

Le siège du chancre *extra-génital* est très variable ; on l'a rencontré à l'anus, sur les lèvres, sur la langue, sur les seins, au bout du doigt chez des médecins ou des sages-femmes qui s'étaient inoculés par le toucher, sur la face antérieure de l'avant-bras chez des femmes qui, les bras nus, avaient porté des enfants atteints de plaques muqueuses à l'anus, etc.

Le chancre infectant ne tarde pas à se compliquer d'une induration des ganglions inguinaux qui mérite à peine le nom d'adénite, car elle ne s'accompagne ni de rougeur, ni de chaleur, ni de douleur, et elle ne se termine jamais par suppuration, contrairement à ce qui a lieu pour l'adénite du chancre simple (bubon). Les ganglions indurés roulent sous le doigt, ils sont peu sensibles à la pression et restent distincts, isolables les uns des autres, d'où le nom de *pléiade ganglionnaire*.

La durée moyenne du chancre infectant est de trois à six semaines, l'induration persiste parfois assez longtemps après la guérison complète de l'ulcération.

Accidents secondaires. — L'infection syphilitique, après la période de latence ou d'incubation et la période des accidents locaux ou primitifs, éclate enfin et prend les allures d'une maladie générale. L'état général, excellent jusque-là, s'altère; il n'est pas rare d'observer de la fièvre; les forces diminuent, les malades maigrissent et pâlissent, ils accusent des douleurs dans les membres et dans la tête, douleurs qui augmentent pendant la nuit et qui troublent le sommeil.

Les ganglions de la région cervicale postérieure sont hypertrophiés. Ici, comme à l'aine, il s'agit d'une tuméfaction indolente qui passerait le plus souvent inaperçue si le médecin ne la recherchait pas : les ganglions carotidiens, axillaires et sus-épitrochléens peuvent aussi se prendre, enfin la peau et les muqueuses se couvrent d'éruptions caractéristiques. Les éruptions cutanées ou *syphilides* se divisent en *précoces* et *tardives;* ces dernières rentrent dans l'histoire des accidents tertiaires.

La *roséole* est la plus commune des syphilides précoces; elle apparaît d'ordinaire de trois à six semaines après l'accident primitif; elle est caractérisée par des taches rosées de la largeur d'une lentille à celle d'une pièce de 50 centimes, à bords finement déchiquetés, non saillantes à la surface de la peau. La roséole siège principalement sur le tronc et à la racine des membres, elle envahit très rarement la face; sa coloration est souvent très pâle, la peau parait seulement marbrée et il faut un examen attentif pour reconnaître l'exanthème; quand l'éruption est sur son déclin, les taches prennent une *teinte cuivrée* qui a été donnée avec raison comme un des caractères des éruptions syphilitiques; la teinte cuivrée se transforme enfin en une teinte feuille morte et l'éruption n'est bientôt plus représentée que par des macules à peine visibles.

Il n'existe ni douleur à la peau, ni *démangeaisons;* c'est là, du reste, une règle générale pour les syphilides.

Parmi les syphilides précoces, il faut citer encore la syphilide papuleuse et la syphilide pustuleuse.

La *syphilide papuleuse* est caractérisée par une éruption plus ou moins abondante de papules, ayant en moyenne la largeur d'une lentille, peu saillantes, présentant une teinte cuivrée ou feuille morte; chaque papule est entourée d'un petit liséré épidermique en forme de collerette sur lequel Biett a appelé l'attention.

Comme variétés de cette éruption nous citerons la *syphilide papuleuse plate* et la *syphilide cornée :* là où la peau est fine, entretenue dans une humidité constante, entre les cuisses et sur les bourses, les papules s'aplatissent, deviennent suintantes et ressemblent aux plaques muqueuses, d'où le nom de *plaques muqueuses cutanées* (Bazin); là, au contraire, où l'épiderme est très épais, comme à la face palmaire des mains, les papules se recouvrent de squames sèches qui ont fait donner parfois à cette éruption le nom de psoriasis syphilitique.

La *syphilide pustuleuse* se rencontre d'ordinaire au cuir chevelu seulement et elle coïncide avec la roséole ou avec la syphilide papuleuse ; en passant la main dans les cheveux on constate facilement la présence de croûtes analogues à celle de l'impétigo ; dans quelques cas, l'éruption pustuleuse se généralise et présente une grande analogie avec celle de la petite vérole, d'où le nom de *syphilide varioliforme*. Les syphilides *pigmentaires* (Hardy) et *vésiculeuses* sont rares.

Les *plaques muqueuses* siègent le plus souvent à la gorge, aux organes génitaux ou bien au pourtour de l'anus ; elles peuvent résulter de la transformation *in situ* d'un chancre infectant. On voit se produire à la surface des muqueuses de légères saillies de forme allongée ou elliptique, de coloration rosée ou blanchâtre, qui ressemblent à des brûlures superficielles ; ces plaques donnent lieu à un suintement muco-purulent qui est doué de propriétés virulentes très actives. Les plaques muqueuses peuvent durer longtemps lorsqu'elles ne sont pas traitées avec grand soin, elles s'ulcèrent, se compliquent de végétations, et récidivent avec une grande facilité.

L'alopécie est très fréquente à la fin de la deuxième période de la syphilis.

L'iritis et le *testicule syphilitiques* sont des accidents intermédiaires à la deuxième et à la troisième période ; l'iritis syphilitique ne présente pas de caractère particulier permettant de le distinguer de l'iritis idiopathique, sinon la facilité plus grande avec laquelle il cède au traitement mercuriel ; le testicule syphilitique est caractérisé par un engorgement du testicule et de l'épididyme qui ne doit être confondu ni avec l'orchite blennorrhagique, ni avec les gommes du testicule qui appartiennent à la période tertiaire. On voit aussi se produire assez souvent des inflammations de la matrice des ongles ou *onyxis*.

Accidents tertiaires. — La syphilis, même en l'absence de tout traitement, peut ne pas dépasser la deuxième période ; dans les cas où les accidents tertiaires se produisent, il y a généralement un temps d'arrêt plus ou moins long entre les accidents secondaires et les accidents tertiaires. La syphilis tertiaire donne lieu à des manifestations extrêmement variées ; elle peut se traduire par des paralysies, des convulsions, des ulcérations profondes de la peau ou des muqueuses, par des caries osseuses, etc.; d'une façon générale, on peut dire qu'à cette période les lésions sont mieux localisées qu'à la deuxième période, mais bien plus profondes.

Du côté de la peau on observe des syphilides circonscrites beaucoup plus tenaces que les syphilides précoces.

La *syphilide tuberculeuse en groupes* présente un assemblage de petits tubercules durs, solides, souvent recouverts d'une squame sèche et disposés sous forme de cercle ou de segment de cercle. Ces tubercules ont souvent une coloration cuivrée, leur développement est successif, si bien que le centre d'une plaque est souvent cicatrisé alors que des tubercules continuent à se développer à la circonférence ; les tubercules peuvent s'ulcérer. Le siège ordinaire de cette syphilide est au visage, mais on la rencontre aussi sur le reste du corps, particulièrement au niveau de l'épaule.

La *syphilide pustulo-crustacée* débute par des pustules analogues à celles de l'ecthyma ; la durée des pustules est très courte ; on ne trouve, le plus souvent, que des croûtes verdâtres, stratifiées, qui ont été comparées avec raison à des écailles d'huître ; au-dessous de ces croûtes, qui sont très adhérentes, il existe des ulcérations. Les syphilides pustulo-crustacées sont rarement nombreuses, on n'en trouve guère que cinq ou six sur toute la la face du corps, leur siège est variable, leur marche essentiellement chronique ; lorsqu'une de ces syphilides guérit, la croûte se dessèche, puis tombe et laisse voir une cicatrice d'abord rouge, puis blanche, déprimée, indélébile.

La *syphilide ulcéreuse* est caractérisée par une ulcération qui a de la tendance à s'étendre, elle peut succéder soit à la syphilide tuberculeuse, soit à la syphilide pustulo-crustacée, soit à des tumeurs gommeuses ulcérées de la peau ; le fond de l'ulcère est grisâtre, sanieux, le plus souvent recouvert par des croûtes épaisses, verdâtres, les bords sont saillants et durs, le siège est variable. La syphilide ulcéreuse peut prendre une grande extension, on l'a vue envahir progressivement tout un segment d'un membre ; en guérissant, elle donne lieu à de larges cicatrices blanchâtres, gaufrées, indélébiles.

Les muqueuses peuvent aussi être le siège d'ulcérations qui ont de la tendance à s'étendre et à détruire non seulement les membranes muqueuses, mais les parties sous-jacentes et les os eux-mêmes ; c'est ainsi qu'on observe des perforations de la voûte palatine, des destructions plus ou moins complètes du voile du palais et de l'épiglotte, etc.

Le système osseux est presque toujours atteint, il se produit des *exostoses* dont le développement s'accompagne toujours de douleurs très vives, surtout pendant la nuit, ou bien des *caries* et des *nécroses* : les os du nez et le vomer sont souvent détruits de la sorte.

Les *tumeurs gommeuses* peuvent se développer dans la plupart des tissus, et l'on conçoit que les symptômes qu'elles provoquent soient très variables suivant le siège qu'elles occupent ; dans la peau, dans le tissu cellulaire, dans les muscles, dans la langue, les gommes se présentent sous forme de tumeurs indolentes d'abord, plus ou moins volumineuses, qui à un moment donné s'enflamment et s'ulcèrent. Les gommes développées dans les centres nerveux donnent lieu à des paralysies, à des convulsions dont l'histoire est inséparable de celle des tumeurs du cerveau et de la moelle.

Il existe une *pseudo-paralysie générale* d'origine syphilitique caractérisée par des *troubles intellectuels* : excitation cérébrale ou hébétude, délire maniaque, etc. ; des *troubles de la motilité*, incertitude des mouvements, tremblement, hésitation dans la parole, parésies, attaques apoplectiformes ou épileptiformes ; enfin, par des *troubles de la sensibilité* : céphalalgie, névralgies, éblouissements, etc. Le groupement des symptômes est du reste bien différent dans la syphilis cérébrale et dans la paralysie générale, nous reviendrons sur le diagnostic différentiel de ces deux maladies quand nous nous occuperons de la paralysie générale.

La syphilis des artères cérébrales provoque des ramollissements, de l'aphasie, etc. Les grosses artères et l'aorte elle-même sont quelquefois atteintes, il en résulte des anévrysmes ou des troubles graves de la circulation qui peuvent s'améliorer sous l'influence d'un traitement spécifique.

Les accidents tertiaires aboutissent souvent à un état cachectique : les malades maigrissent et s'anémient de plus en plus, les fonctions digestives sont troublées, la mort arrive dans le marasme.

La durée de la troisième période est très variable ; les rechutes sont communes, surtout quand le traitement n'est pas suivi avec persévérance ; certains malades, qui se croyaient guéris, voient les accidents revenir au bout de cinq, dix, et même vingt ans.

Dans les formes graves qui ont reçu le nom de *syphilis malignes*, les accidents tertiaires succèdent rapidement aux accidents secondaires.

ANATOMIE PATHOLOGIQUE. — Les lésions syphilitiques des tissus sont le plus souvent assez mal caractérisées au point de vue anatomique ; l'induration du chancre infectant est déterminée par des cellules embryonnaires analogues à celles du tissu inflammatoire ordinaire, disséminées dans une substance fondamentale amorphe ou fibrillaire ; les ostéites, les nécroses, les hyperostoses syphilitiques ne diffèrent guère, au point de vue anatomique, des lésions analogues développées sous d'autres influences.

Les lésions les plus caractéristiques de la syphilis sont les *gommes* ou *syphilomes*. Les gommes constituent au sein des organes des tumeurs de volume variable, non énucléables, qui sur la coupe paraissent constituées par un tissu d'un gris rosé, plus ou moins vasculaire ; aucun des éléments qui composent ces tumeurs n'est caractéristique, il n'y a pas plus de cellule syphilitique que de cellule cancéreuse ou tuberculeuse, mais ici comme pour le cancer et le tubercule, l'arrangement des éléments permet de définir le néoplasme et de le reconnaître. Sur une coupe mince pratiquée dans une gomme en voie de développement, on distingue au microscope un certain nombre de nodules dont le centre est granuleux, tandis que les zones périphériques se composent d'éléments arrondis ou fusiformes qui se confondent avec les tissus voisins ; les vaisseaux sanguins pénètrent jusqu'à la partie centrale des nodules, ce qui constitue un caractère différentiel important des gommes syphilitiques et des tubercules.

Les vieilles gommes syphilitiques présentent souvent une structure identique à celle des gros tubercules ; la syphilis tertiaire, en débilitant profondément l'organisme, prépare le terrain à la tuberculose, et il ne faut pas s'étonner si le tubercule se montre d'abord sur les points qui ont été le siège des gommes syphilitiques ; il est impossible dans beaucoup de cas de faire la part des lésions syphilitiques proprement dites et celle des lésions tuberculeuses qui sont venues pour ainsi dire se greffer dessus.

Les altérations osseuses de la syphilis héréditaire sont fréquentes et caractéristiques ; Parrot, qui en a donné une excellente description, distingue quatre degrés. *Premier degré :* les os sont plus lourds qu'à l'état normal, on trouve sous le périoste des productions ostéophytiques dures, jaunâtres, qui, sur une coupe, se distinguent facilement de l'os à leur teinte jaunâtre et à une striation qui est perpendiculaire au grand axe de la diaphyse ; le canal central a disparu en partie. *Deuxième degré :* les caractères précédents subsistent avec les modifications suivantes : les ostéophytes sont plus poreux, les os moins lourds, le tissu spongieux est profondément altéré, surtout au voisinage des extrémités des os, on y voit des taches jaunâtres ou brunâtres au niveau desquelles il se fait de véritables foyers de ramollissement : c'est à cette altération que Parrot a donné le nom d'*atrophie gélatiniforme* : quelquefois les os se brisent au niveau de leur union aux cartilages. *Troisième et quatrième degrés :* on trouve encore des ostéophytes et des foyers de dégénérescence gélatiniforme ; mais ce qui caractérise surtout ces dernières périodes, c'est une grande activité du tissu médullaire, lequel se substitue aux ostéophytes.

La syphilis héréditaire est une cause prédisposante du rachitisme ; Parrot a même pu soutenir que le rachitisme n'était qu'une des formes de la syphilis héréditaire.

Parrot a étudié avec soin les altérations que les dents subissent dans la syphilis héréditaire. Ces altérations qu'il a désignées sous le nom d'odontopathie atrophique consistent en une altération de l'émail des dents ; il se forme à la surface des dents de petits sillons ou de petites cupules, et, lorsque l'émail a disparu complètement sur ces points, la carie envahit les dents et les détruit plus ou moins rapidement. Il n'est pas démontré que l'odontopathie atrophique soit toujours le fait de la syphilis héréditaire ; Magitot pense que cette altération du système dentaire se rattache souvent à l'éclampsie.

Les altérations syphilitiques des artères, longtemps méconnues, ont été mises hors de doute dans ces dernières années. L'artérite syphilitique est aujourd'hui admise par les syphiligraphes les plus compétents ; l'artérite peut donner lieu à une thrombose avec ses graves conséquences s'il s'agit d'une artère cérébrale, ou à la formation d'un anévrysme. Au point de vue anatomo-pathologique l'artérite syphilitique se différencie mal des autres artérites.

Dans la pseudo-paralysie générale syphilitique l'altération principale porte sur les méninges, la pie-mère surtout s'épaissit ; les lésions cérébrales sont secondaires, tandis qu'elles paraissent être primitives dans la paralysie générale proprement dite (Alf. Fournier).

La dégénérescence amyloïde des viscères est très commune dans la cachexie syphilitique.

DIAGNOSTIC. — Les symptômes auxquels la syphilis peut donner lieu sont si variés, qu'il est impossible de passer en revue toutes les maladies avec lesquelles on peut confondre telle ou telle manifestation de la syphilis ; en présence d'un ulcère, d'une éruption cutanée, d'une tumeur siégeant à la peau ou sur les muqueuses, d'une affection osseuse rebelle, d'une maladie du système nerveux, il y a toujours lieu de se demander si la syphilis n'est pas en cause. Dans bon nombre de cas l'examen du malade et l'interrogatoire fourniront des renseignements suffisants pour résoudre la question ; on se rappellera l'enchaînement ordinaire des symptômes, et étant donné un des signes de la syphilis on recherchera tous ceux qui le précèdent d'ordinaire ou qui l'accompagnent.

Beaucoup de malades nient avoir eu un chancre, tantôt parce qu'ils sont retenus par une fausse honte, tantôt parce que l'accident initial, borné à une érosion très peu douloureuse, a réellement passé inaperçu ; les caractères de la syphilis sont souvent assez nets pour qu'on puisse faire le diagnostic sans tenir compte de ces dénégations.

Le chancre simple est facile à distinguer du chancre infectant, ses bords sont taillés à pic, décollés, le fond est grisâtre, sanieux, l'induration fait défaut. Le chancre simple est indéfiniment réinoculable au porteur, il en résulte que les ulcérations chancreuses du gland s'inoculent sur le prépuce et réciproquement ; enfin le chancre simple, qui est plus douloureux et qui sécrète plus de pus que le chancre induré, se complique souvent d'adénites inguinales suppurées ou bubons.

A. Hardy résume ainsi les caractères des syphilides : 1° les syphilides, celles surtout de la deuxième période, présentent souvent plusieurs formes élémentaires en même temps ; on trouve, par exemple, sur le même individu des taches, des squames, des pustules, l'éruption est *polymorphe;* 2° les syphilides ont une *coloration cuivrée* ou *maigre de jambon;* 3° les éléments des syphilides affectent en général une forme circulaire ou semi-circulaire ; cette disposition est surtout apparente dans les éruptions tardives ; 4° *l'absence de douleurs ou de démangeaisons* est un des meilleurs caractères des syphilides.

De ce qu'un individu a eu la syphilis il n'en faut pas conclure que toutes les maladies qui se développent chez lui ultérieurement sont de nature syphilitique ; le diagnostic doit se baser sur les caractères des lésions que l'on constate, tout autant que sur les antécédents morbides ; dans les cas douteux, lorsque l'hypothèse d'une affection de nature syphilitique est probable, bien que les malades ne présentent plus aucun symptôme extérieur de la maladie, on a la ressource d'administrer le traitement spécifique qui sert de pierre de touche : ***naturam morborum ostendunt curationes.***

PRONOSTIC. — Lors de son apparition, c'est-à-dire dans les dernières années du quinzième siècle, la syphilis était bien plus grave qu'elle ne l'est aujourd'hui; les accidents tertiaires étaient très communs : un grand nombre de malades perdaient le nez, le voile du palais ou la voûte palatine; d'autres avaient de larges ulcères sur différents points du corps avec des exostoses volumineuses, la mort était une terminaison fréquente. Ces formes graves sont aujourd'hui l'exception, le virus paraît avoir perdu de sa force à mesure qu'il s'éloignait de son point d'origine, les médications rationnelles qui ont été instituées ont beaucoup contribué aussi à cet heureux résultat. La syphilis n'en reste pas moins une maladie redoutable; elle entraîne rarement la mort, il est vrai, mais elle affaiblit l'organisme, elle exerce une influence désastreuse sur les produits de la génération; enfin, arrivée à la troisième période, elle donne lieu à des infirmités dégoûtantes et incurables ou à de graves maladies du système nerveux.

Il y a lieu de s'étonner qu'on ait pu mettre en doute la guérison de la syphilis. Cette guérison peut se produire en l'absence même de tout traitement; mais elle est beaucoup plus commune, beaucoup plus rapide et plus sûre chez les malades qui ont suivi un traitement spécifique.

Ce qui aggrave le pronostic, c'est qu'on n'est jamais bien sûr d'être débarrassé complètement de la syphilis, toutes les manifestations morbides peuvent disparaître pendant plusieurs années sans qu'on puisse affirmer que des accidents tertiaires ne se produiront pas un jour ou l'autre.

La syphilis héréditaire entraîne souvent la mort du fœtus ou du nouveau-né.

Chez les individus lymphatiques ou scrofuleux les accidents syphilitiques ont une grande ténacité. Les chancres de mauvaise nature, d'aspect phagédénique, sont en général suivis d'accidents graves, de syphilides pustulo-crustacées précoces et très étendues, tandis que les chancres petits, à peine ulcérés, ne donnent lieu qu'à des accidents secondaires bénins : roséoles, plaques muqueuses; mais cette règle souffre de nombreuses exceptions et ne s'applique pas aux accidents tertiaires qui sont souvent très graves chez les malades qui ont eu les chancres les moins inquiétants en apparence.

Lorsque les accidents tertiaires se montrent de bonne heure, le pronostic est grave, d'autant plus que le traitement spécifique a peu de prise sur ces formes dites malignes.

PROPHYLAXIE. TRAITEMENT. — Dès l'apparition de la syphilis on comprit la nécessité de prendre des mesures de police contre la contagion de cette terrible maladie, mais pendant longtemps on s'inspira d'un principe faux en cherchant à punir les syphilitiques et à les enfermer comme des coupables; Sydenham se pose encore la question de savoir s'il faut traiter les maladies vénériennes! On a adopté dans la plupart des contrées européennes une série de mesures qui ont déjà produit d'excellents résultats là où elles ont été appliquées avec vigueur : surveiller la prostitution, ouvrir aux vénériens des hôpitaux dans lesquels ils sont traités au même titre que les autres malades, sont les deux principes sur lesquels repose la prophylaxie des maladies vénériennes; les Anglais, qui ont hésité à surveiller la prostitution, n'ont pas tardé à ressentir les fâcheux effets de ces scrupules.

Le traitement de la syphilis a donné lieu à de nombreuses controverses ; on a dit que la syphilis pouvait guérir sans mercure, ce qui est vrai, et l'on en a conclu que le traitement mercuriel était inutile ou nuisible, ce qui est faux; les fièvres palustres peuvent guérir sans l'aide du sulfate de quinine, quelquefois même elles ne cèdent pas à l'administration de ce médicament, cela n'empêche pas le quinquina d'être regardé à juste titre comme le spécifique des fièvres palustres. S'il était possible de distinguer les syphilis fortes des syphilis faibles, susceptibles de guérir spontanément, on pourrait se contenter de traiter les premières et épargner aux autres malades l'ennui d'un traitement prolongé; mais ce diagnostic est impossible et, par conséquent, la prudence nous oblige à nous tenir en garde dans tous les cas (A. Fournier). A l'époque où l'on cherchait à provoquer et à entretenir la salivation, le mercure pouvait être un juste sujet d'effroi, il n'était pas rare de voir survenir des caries des os maxillaires, et ceux-là s'estimaient heureux qui en étaient quittes pour la perte de quelques dents; avec le mode actuel d'administration du mercure aucun accident de ce genre n'est plus à redouter.

La méthode par ingestion est sans contredit la meilleure dans l'immense majorité des cas; les frictions mercurielles sont d'une application difficile, de plus elles exposent beaucoup à la salivation, il faut les réserver pour les cas où il importe d'agir rapidement; chez les jeunes enfants elles peuvent aussi rendre de grands services.

Le traitement de la syphilis par les injections hypodermiques des sels de mercure est assez usité depuis quelques années en Russie, en Autriche et en Allemagne. En France cette méthode de traitement a fait jusqu'ici peu de progrès.

Deux procédés ont été mis en usage ; dans le premier de ces procédés on injecte par la voie hypodermique des sels de mercure à l'état soluble ; le bichlorure a été surtout employé. Les injections de bichlorure sont très douloureuses et elles donnent lieu à des indurations de la peau et souvent à des abcès. Ces inconvénients sont tels que la plupart des médecins qui ont expérimenté cette méthode de traitement ont dû l'abandonner bien vite.

La méthode des injections hypodermiques des sels de mercure solubles a trouvé cependant en France quelques défenseurs convaincus. Martineau, dont l'autorité est très grande dans cette question du traitement de la syphilis, déclare que *les injections hypodermiques constituent le meilleur mode de traitement de la syphilis* et que l'action de ces injections est tellement prompte et efficace que *tout accident syphilitique, quelle que soit sa gravité, est enrayé rapidement.*

L'emploi des injections hypodermiques des sels mercuriels solubles paraît indiqué surtout dans les cas graves de syphilis lorsqu'il est à craindre par exemple que la marche rapide d'une ulcération du voile du palais ou d'une gomme ne détermine des accidents irrémédiables.

Martineau emploie pour les injections hypodermiques la solution de peptone hydrargyrique mercurique préconisée par Delpech, pharmacien, solution qui renferme 10 milligrammes de sublimé par seringue de Pravaz.

L'autre méthode, qui a été préconisée dès 1864 par Scarenzio, de Pavie, consiste à injecter sous la peau des sels de mercure insolubles et en particulier le protochlorure et l'oxyde jaune. Trois ou quatre injections de calomel de 0^{gr},10 chacune suffiraient, au dire des partisans de cette méthode, pour le traitement d'une syphilis ; le sel de mercure en se dissolvant peu à peu produirait une mercurialisation constante du malade pendant une année et plus. Cette méthode de traitement n'a pas encore fait ses preuves et il serait prématuré de se prononcer, mais on peut dire dès aujourd'hui qu'elle ne met pas à l'abri des récidives (E. Besnier).

La vaseline ou l'eau gommeuse sont mélangées au calomel ou à l'oxyde jaune de mercure (10 centigrammes de calomel pour 1^{gr},20 de vaseline ou d'eau gommeuse chez un adulte). Le lieu d'élection pour pratiquer l'injection est la fossette rétro-trochantérienne, la canule doit être enfoncée profondément et toutes les précautions doivent être prises pour l'antisepsie (stérilisation du liquide injecté et de la seringue, lavage de la peau au niveau du point où la piqûre doit être faite avec un liquide antiseptique). L'injection est suivie d'une douleur assez vive, d'une induration et parfois d'un abcès ou d'un véritable phlegmon.

La liqueur de Van Swieten (sublimé dissous dans l'eau et l'alcool) constitue un médicament très actif et très fidèle, malheureusement elle est souvent mal supportée ; le protoiodure de mercure n'a pas le même inconvénient, on donnera chaque jour deux pilules de protoiodure de 0^{gr},05 chacune.

Pour commencer le traitement, on peut attendre l'apparition des accidents secondaires : adénopathie cervicale, roséole, plaques muqueuses, etc. D'après Ricord, il faut six mois de traitement mercuriel et trois mois de traitement par l'iodure de potassium : Alfred Fournier recommande de prolonger le traitement pendant deux ans environ en l'interrompant de temps à autre, *méthode des traitements successifs ;* il recommande comme Ricord de faire suivre le traitement mercuriel d'un traitement ioduré.

Les malades qui prennent du mercure doivent éviter les fatigues et les refroidissements, ils éprouvent le plus souvent une faiblesse générale très marquée ; dans les cas où ils ont des professions quelque peu fatigantes, ils doivent les interrompre. Un régime tonique et reconstituant est nécessaire ; on prescrira les amers, le vin de quinquina, les ferrugineux pour combattre l'anémie consécutive à la syphilis. Lorsqu'il survient de la stomatite mercurielle, il faut interrompre le traitement et prescrire le chlorate de potasse en gargarisme et à l'intérieur.

L'iodure de potassium est un très utile adjuvant du traitement mercuriel, contre les douleurs ostéocopes il réussit mieux que le mercure lui-même ; dans les accidents tertiaires on prescrira un traitement mixte, le sirop de Gibert par exemple.

BASSEREAU. Traité des affect. de la peau symptomatiques de la syphilis. Paris, 1852. RICORD. Lettres sur la syphilis. 2e édit., 1856. — Du même. Leçons sur le chancre. Paris, 1860. — HARDY. Leçons sur la syphilis et les syphilides. Paris, 1864. E. LANCEREAUX. Traité théorique et pratique de la syphilis. Paris, 1866. — A. FOURNIER. Art. *Chancre*, in Nouv. Diction. de méd. et de chir. prat., 1867, t. VII. — COURTEAUX. De la fièvre syphilitique, th , Paris, 1871. — A. FOURNIER. Leçons clin. sur la syphilis. Paris, 1873. — E. LANCEREAUX. Des affect. syphil. de l'appareil circulatoire (Arch. gén. de méd., 1873. — Du même. Communic. au Congrès méd. du Havre, 1877 (même sujet). — GAILLARD-LACOMBE. Étude sur les accidents hépatiques de la syphilis chez l'adulte, th., Paris, 1874. — HEUBNER. Die luetische Erkrankungen der Hirnarterien. Leipzig, 1874. — J. ROLLET. Art. *Chancre*, in Diction. encyclop. des sc. méd., 1874. — RABOT. Contribution à l'étude des lésions syphilitiques des artères cérébrales, th., Paris. 1875. — CHARCOT. De l'épilepsie partielle d'origine syphilitique (Leçons sur les mal. du syst. nerveux, 1877, 20e leçon). A. FOURNIER. Des glossites tertiaires. Paris, 1877. — Du même. De la pseudo-paralysie générale d'origine syphilitique (Progrès méd., 1877). — PARROT. Les lésions osseuses de la syphilis héréditaire (Arch. de physiol., 1876, p. 133. — Du même. La syphilis héréditaire (Prog. méd., 1877). — HANOT. De la syphilis cérébrale (Revue des sc. méd., 1877, t. I, p. 724). — A. LAVERAN. Anévrysme de l'aorte ouvert dans l'artère pulmonaire, aortite probablement syphilitique (Soc. méd. des hôpit., 1877). — JULLIEN. Traité pratique des maladies vénériennes. Paris, 1878. 2e édit., 1886. A. FOURNIER. La syphilis du cerveau. Paris, 1879. — V. CORNIL. Leçons sur la syphilis. Paris, 1879. — CHAUVET. Influence de la syphilis sur les maladies du système nerveux central. th. d'agrég., Paris, 1880. — CASTELLANET. Des lésions artérielles dans la syphilis, th., Paris, 1880. — J. SIMON. Du mercure. Leçons publiées dans le Progrès méd., 1880. — DELAVARENNE. Essai sur la syphilis du foie chez l'adulte. th., Paris, 1879. — PARROT. La syphilis héréditaire et le rachitis (Progrès méd., 1880). — AUGAGNEUR. Étude sur la syphilis héréditaire tardive, th. de la Faculté de Lyon. Paris, 1879. — KLEBS. Contagium der Syphilis (Arch. f. exper. Path. u. Pharmak., 1879). — PISAREWSKI. Les parasites du chancre induré (Centralbl. f. Chir., 1880). — A. FOURNIER. De la syphilis héréditaire tardive (Union méd., 1883). J. ROLLET. Art. *Syphilis*, in Dict. encyclop. des sc. méd. — P. DIDAY et E. DIDAY. Art. *Syphilis congénitale* du même Diction. — BRICON. Du syphilicoccus (Progrès méd., 1884). — LELOIR. Leçons sur la syphilis (même recueil, 1885). — S. LUSTGARTEN. Wiener med. Jahrbücher 1885 et Wiener Ges. d. Aerzte, 1885. — BALZER et E. BESNIER. De la mercurialisation par la voie hypodermique (Soc. méd. des hôp., séances des 11 et 25 mars 1887). — MARTINEAU, HALLOPEAU, VIDAL, MAURIAC. De la thérapeutique générale de la syphilis (Soc. méd. des hôp., 1887). — FOURNIER. Prophylaxie de la syphilis (Acad. de méd., séances des 8 et 15 juin 1887).

MORVE

La morve est une maladie virulente commune chez le cheval et connue depuis longtemps des vétérinaires ; la possibilité de sa transmission du cheval à l'homme, admise par Seidler, Elliotson et Graves, a été définitivement établie dans l'excellent mémoire de Rayer (1837). Chez le cheval la morve est caractérisée par des ulcérations de la muqueuse nasale, *chancrage ;* par une sécrétion purulente produite à la surface de ces ulcérations, *jetage ;* enfin par une induration des ganglions de l'auge, *glandage.* Le *farcin* est une affection de même nature que la morve ; les localisations morbides sont seulement différentes, les vaisseaux lymphatiques indurés forment sous la peau des cordons ou *boudins farcineux* et de petits abcès se produisent sur leur parcours.

Chez les chevaux qui meurent de la morve, on trouve dans les poumons et dans quelques viscères abdominaux de petites tumeurs qui ont une certaine analogie avec les tubercules.

La morve humaine est caractérisée tantôt par des accidents

généraux, par une éruption pustuleuse, des abcès multiples, des ulcérations de la muqueuse nasale et des voies respiratoires, tantôt par des accidents locaux qui correspondent à la morve farcineuse du cheval.

ÉTIOLOGIE. — Les vétérinaires ne sont pas d'accord sur la question de savoir si la morve est toujours transmise des animaux malades aux animaux sains, ou bien si elle peut se développer sous l'action de circonstances banales, telles que fatigues, mauvaise alimentation, aération insuffisante des écuries. En tous cas, et c'est là surtout ce qui nous intéresse, la morve ne se développe jamais spontanément chez l'homme, elle lui est toujours transmise par contagion directe ou indirecte. Parmi les animaux susceptibles de prendre la morve, c'est le cheval qui sert le plus souvent à la transmission ; les vétérinaires, les soldats de cavalerie, les palefreniers, les cochers sont les victimes ordinaires de cette redoutable maladie. Un fait très intéressant de morve aiguë *spontanée* chez une femme a été publié en 1852 par B. Teissier ; mais ce fait est resté isolé, et l'on est en droit de se demander si quelque circonstance étiologique n'est pas restée dans l'ombre.

La transmission peut se faire soit par inoculation, soit par infection à distance, le virus morveux étant absorbé par les voies naturelles. La matière du jetage des chevaux morveux souille la paille, les crins, les couvertures, et dans bon nombre de cas c'est elle qui sert à la transmission ; des hommes atteints d'écorchures aux mains ou aux pieds s'inoculent souvent en pansant des chevaux morveux. La matière du jetage desséchée se répand dans l'air sous forme de poussière et peut être absorbée par les voies respiratoires ; heureusement le virus morveux n'a pas une puissance de diffusion aussi grande que celle du virus varioleux, un séjour prolongé auprès des animaux morveux est nécessaire pour contracter la morve par infection.

La morve de l'homme est inoculable au cheval et à l'homme ; les cadavres des animaux morveux, la peau et les crins qui proviennent de ces animaux peuvent servir à la transmission.

DESCRIPTION. — Nous n'avons à nous occuper que de la morve humaine. Dans la *morve aiguë inoculée*, après une période d'incubation de deux à huit jours, on voit se produire des symptômes d'inflammation au point d'insertion du virus, puis bientôt des traînées rouges de lymphite et une adénite des ganglions correspondants ; en même temps se développe une fièvre vive. Tantôt les accidents locaux tiennent la première place par leur gravité, un phlegmon diffus avec rougeur érysipélateuse de la peau et plaques gangreneuses envahit rapidement tout un membre ; tantôt les accidents locaux cèdent le pas aux accidents généraux.

Dans la *morve par infection* les accidents locaux font défaut : le début de la maladie est marqué par de la fièvre, des frissons, des douleurs articulaires qui simulent un rhumatisme ; la température s'élève souvent à 40 degrés, l'état typhoïde se prononce de plus en plus, à tel point que la confusion de la morve aiguë avec la fièvre typhoïde a été faite plus d'une fois. Des symptômes plus caractéristiques ne tardent pas à se produire, ce sont : des *abcès sous-cutanés* et *musculaires*, une *éruption pustuleuse* et un *écoulement par les fosses nasales*, véritable jetage.

Les abcès sous-cutanés apparaissent sur différents points du corps, le plus souvent sans douleur ; leur contenu est sanieux, sanguinolent ; d'autres abcès se développent dans l'intérieur des muscles.

L'éruption pustuleuse se montre en général vers le douzième jour (Rayer), on l'a comparée justement à celle de la variole, elle est toujours très discrète ; les pustules, quelquefois très volumineuses, semblables à des pustules d'ecthyma ou à de petites phlyctènes, se développent sur la face, sur les membres, à la partie antérieure du tronc et aussi sur la muqueuse des voies respiratoires ; la muqueuse des fosses nasales s'ulcère et devient le point de départ d'un écoulement sanieux, sanguinolent, fétide. L'engorgement des ganglions sous-maxillaires, si constant chez le cheval, fait défaut chez l'homme. La mort ne tarde pas à arriver dans l'adynamie.

On donne souvent le nom de *farcin aigu* aux cas de morve par inoculation qui s'accompagnent d'accidents locaux très prononcés et dans lesquels l'ulcération de la muqueuse nasale fait défaut.

La *morve chronique* avec ulcération de la muqueuse nasale est rare chez l'homme. Les accidents de la morve chronique par inoculation sont analogues à ceux qui se développent à la suite des piqûres anatomiques ; on voit se produire des lymphangites, des abcès, des adénites à marche lente ; les phénomènes généraux qui surviennent le plus souvent au bout de quelque temps : abcès multiples sur différents points du corps, douleurs musculaires et articulaires, fièvre et éruption pustuleuse, dans les cas où la morve passe à l'état aigu, éclairent le diagnostic. On réserve d'ordinaire le nom de *farcin chronique* aux cas de morve chronique par inoculation, dans lesquels les symptômes locaux dominent, les ulcérations de la muqueuse nasale faisant défaut. On n'observe pas chez l'homme l'induration des vaisseaux lymphatiques qui est un des principaux caractères du farcin chronique chez le cheval.

ANATOMIE PATHOLOGIQUE. — Les pustules de la morve ont la plus grande analogie de structure avec celles de la variole, l'inflammation a seulement plus de tendance à envahir les tissus profonds, elle s'étend à toute l'épaisseur du derme et même quelquefois au panicule graisseux sous-jacent (Cornil, Kelsch).

Dans le tissu cellulaire et dans l'intérieur des muscles, on trouve des abcès qui renferment tantôt un liquide brunâtre, tantôt du pus phlegmoneux. Autour des abcès musculaires, il existe une myosite bien caractérisée par la prolifération du tissu conjonctif ou périmysium ; un certain nombre de fibres subissent la dégénérescence vitreuse.

La muqueuse nasale est tuméfiée, injectée, ulcérée sur un certain nombre de points ; les muqueuses laryngée et trachéale présentent des lésions analogues, mais moins étendues en général et moins profondes.

Dans les poumons on trouve soit des abcès analogues aux abcès métastatiques de l'infection purulente, soit des noyaux de pneumonie lobulaire. Quelques auteurs ont été jusqu'à assimiler complètement les tubercules de la morve équine aux tubercules vrais ; les tubercules morveux ont un caractère inflammatoire bien plus tranché que les tubercules vrais ; du reste, ils font défaut dans la morve humaine.

Dans la morve chronique, on a noté des ulcérations des fosses nasales, du larynx, de la trachée et des abcès sous-cutanés ou musculaires.

Le système nerveux et le tube digestif sont en général à l'état sain.

DIAGNOSTIC. PRONOSTIC. — L'éruption varioliforme ou phlycténulaire, les abcès sous-cutanés ou intra-musculaires, l'éruption pustuleuse du pharynx, l'écoulement puriforme qui se produit par les fosses nasales constituent, avec la fièvre à tendance adynamique, d'excellents signes de la morve aiguë, mais il ne faut pas s'attendre à les trouver réunis dans tous les cas ; le jetage fait souvent défaut dans la morve humaine. D'autre part, ces signes manquent au début, les malades se présentent avec une fièvre vive, des symptômes typhoïdes ou des douleurs articulaires, et l'on est exposé à confondre la morve à cette période initiale avec la fièvre typhoïde ou avec le rhumatisme articulaire. Lorsque la maladie a été inoculée et qu'il existe des accidents locaux, le diagnostic est plus facile.

La morve chronique, qui se caractérise par des ulcérations de la gorge, du larynx et des fosses nasales, peut être confondue avec la scrofule, la tuberculose ou la syphilis ; dans ces différents cas, l'aspect des ulcérations est à peu près le même ; les ulcères syphilitiques ou tuberculeux envahissent rarement la muqueuse nasale ; la morve chronique s'accompagne d'abcès multiples, d'abcès intra-musculaires que l'on ne rencontre ni dans la tuberculose, ni dans la syphilis ; la profession des malades est une indication importante. Comme dernière ressource, on peut inoculer le pus suspect à un cheval ou à un âne ; s'il renferme le virus morveux, il reproduira la morve chez ces animaux.

Le farcin chronique est souvent difficile à distinguer des accidents dus aux piqûres anatomiques ; on est guidé par les anamnestiques et par les accidents concomitants : abcès sur différents points du corps, abcès intra-musculaires, douleurs rhumatoïdes, etc.

La morve aiguë est toujours mortelle ; la mort arrive en deux, trois ou quatre septénaires (?) ; le farcin chronique se termine quelquefois par la guérison.

PROPHYLAXIE. TRAITEMENT. — Depuis que la contagion de la morve a été démontrée et que des mesures prophylactiques ont été prises, la maladie est devenue beaucoup plus rare qu'autrefois. Les chevaux qui présentent des symptômes de morve ou de farcin doivent être isolés et abattus dès que les signes de la morve ou du farcin sont devenus manifestes. Les cadavres des chevaux morveux seront enterrés profondément ; un règlement de police qui, à vrai dire, est très mal observé, défend d'utiliser les débris provenant des chevaux morveux. Les écuries qui ont renfermé des chevaux morveux doivent être désinfectées avec soin ; on brûlera la paille, on nettoiera particulièrement le sol, les râteliers et toutes les parties souillées par le liquide du jetage : il est dangereux de se servir des couvertures provenant des chevaux morveux et de séjourner longtemps, de coucher par exemple, dans une écurie infectée. Toute écorchure faite en pansant un cheval morveux ou soupçonné de l'être sera immédiatement cautérisée au fer rouge.

Un grand nombre de médicaments ont été préconisés tour à tour dans le traitement de la morve. M. le docteur Bourdon a employé avec quelque succès l'iodure de soufre, qui a échoué en d'autres mains. Dans la morve chronique, il faut prescrire une alimentation tonique et reconstituante, placer les malades dans des conditions hygiéniques aussi bonnes que possible; au bout d'un temps plus ou moins long, les accidents s'amendent parfois, les suppurations se tarissent, et après une convalescence longue et pénible, la santé se rétablit dans son intégrité.

RAYER. De la morve et du farcin chez l'homme (Mém. de l'Acad. de méd., 1837, t. VI). — B. TEISSIER. Mémoire sur un cas de morve aiguë développé spontanément (Gaz. méd. de Paris, 1852). — VIGLA. Th., Paris, 1839. — KELSCH. Note sur la morve farcineuse aiguë chez l'homme (Arch. de physiol., 1873, p. 734). — A. LAVERAN. Traité des maladies des armées, 1875, p. 457. — BOULEY, BROUARDEL. Art. *Morve*, in Dict. encycl. des sc. méd. — DOLERIS et SIGNOL. Art. *Morve*, in Dict. de méd. et de chir. prat., 1881.

RAGE

La rage ou *hydrophobie rabique* est une maladie virulente qui ne se développe chez l'homme qu'à la suite de morsures faites par des animaux enragés. Après une période d'incubation, qui peut être de plusieurs mois, les symptômes de la rage éclatent brusquement; ils sont caractérisés surtout par des troubles du système nerveux : hyperesthésie des sens, spasmes du pharynx, convulsions, troubles de la respiration; la mort arrive en général en trois ou quatre jours.

On n'est pas exactement fixé sur l'ancienneté de la rage; il n'en est pas question dans les écrits hippocratiques; Celse et Galien en donnent des descriptions assez précises.

De 1850 à 1872, la rage a occasionné 685 cas de mort en France, ce qui donne en moyenne 30 cas par an; encore les documents qui ont servi à établir cette statistique sont-ils très incomplets; dans les autres contrées européennes, la rage paraît être au moins aussi commune, mais nous n'avons pas de données exactes pour apprécier cette fréquence. On a cru pendant longtemps que la rage était inconnue en Orient, le contraire est aujourd'hui démontré (Brouardel, Vital).

ÉTIOLOGIE. — Neuf fois sur dix c'est le chien qui transmet la rage à l'homme; le loup, le chat viennent ensuite; dans des cas exceptionnels le renard, le pourceau, le chacal et les herbivores ont servi à la transmission du mal.

Le virus rabique est contenu dans la bave des animaux atteints de rage; pour que la transmission ait lieu, il est nécessaire que ce virus soit inoculé par une solution de continuité des tissus, par une plaie; quelques faits tendent cependant à démontrer que l'absorption peut se faire par les surfaces muqueuses malgré l'intégrité de l'épithélium.

Il n'est pas prouvé que la maladie soit transmissible par le sang, le lait ou la chair des animaux atteints de rage.

On croyait autrefois que la bave des animaux atteints de rage était seule virulente. Il résulte des recherches de MM. Pasteur et Roux que le virus rabique existe non seulement dans la salive et les glande salivaires, mais aussi dans tout le système nerveux : moelle, bulbe, encéphale, nerfs périphériques. Le bulbe rachidien d'une personne ou d'un animal mort de la rage est toujours virulent, ce qui constitue un excellent moyen de diagnostic *post mortem* de la rage dans les cas douteux. Dans les cas ordinaires, les symptômes de la rage, chez l'homme, sont assez caractéristiques pour que ce moyen de contrôle ne soit pas indispensable.

La bave des animaux morts de la rage conserve son pouvoir virulent pendant un temps qui n'est pas déterminé; il est très dangereux de se blesser en disséquant ces animaux.

On a réussi plusieurs fois à développer la rage chez les animaux à l'aide de la salive de malades atteints de rage.

Il y a ici une cause d'erreur. Pasteur et Vulpian ont constaté, en effet, que la salive de l'homme sain, inoculée à des lapins et même à des chiens, déterminait chez ces animaux des accidents souvent mortels. D'après M. Pasteur, cette maladie produite par l'inoculation de la salive humaine normale serait due au développement dans le sang de microbes particuliers, petits organismes en huit de chiffre qui se rencontrent toujours en plus ou moins grand nombre dans la salive normale de l'homme.

Il est très probable que la transmission de la rage peut se faire d'homme à homme.

Klebs a observé dans les ganglions lymphatiques d'un hydrophobe des microcoques très réfringents disposés le long des vaisseaux qui seraient, d'après lui, les microbes de la rage; ce fait est resté isolé et l'existence d'un microbe de la rage est encore très hypothétique.

M. Pasteur pense qu'il existe un microbe de la rage, microbe d'une petitesse infinie, qui, aux plus forts grossissements de nos microscopes, se présente sous l'aspect de fines granulations.

La rage n'est pas communicable à distance par l'intermédiaire de l'air.

Toutes les morsures faites par des animaux enragés ne donnent pas la rage, les blessures des mains et de la face sont les plus dangereuses, probablement parce que ces parties sont à découvert, tandis que les autres points du corps sont protégés dans une certaine mesure par les vêtements.

La rage s'observe à tous les âges; elle règne dans toutes les saisons, mais avec plus de fréquence en été qu'en hiver.

INCUBATION. — La durée moyenne de l'incubation est de quarante jours; la durée minima de huit à dix jours. Des faits nombreux prouvent que la rage peut se déclarer après six mois ou un an; il existe quelques exemples d'une incubation de dix-huit mois. Dans l'immense majorité des cas, la rage se déclare dans les trois mois qui suivent l'inoculation.

La durée de l'incubation est moins longue chez l'enfant que chez l'adulte; elle est moins longue aussi pour les blessures de la face que pour celles des membres (Brouardel).

Parmi les influences qui peuvent hâter le développement de la maladie il faut citer les émotions morales et particulièrement la crainte de la rage.

On a dit que les plaies produites par des animaux enragés et les cicatrices de ces plaies présentaient des caractères particuliers : rien n'est moins démontré. Dans un certain nombre de cas, on a noté seulement des douleurs au niveau des cicatrices avant l'apparition des symptômes de la rage confirmée.

D'après Marochetti on observerait pendant la période d'incubation. ordinairement du troisième au neuvième jour après l'inoculation, de petites tumeurs siégeant sur les côtés du frein de la langue, à l'extrémité des canaux excréteurs des glandes sous-maxillaires et sublinguales ; ces tumeurs ou lysses (de λύσσα, rage) seraient tantôt des vésicules, tantôt des excroissances charnues, leur durée serait souvent très courte. Cette découverte n'a pas été confirmée jusqu'ici.

DESCRIPTION. — Depuis Van Swieten les auteurs s'accordent à décrire dans la rage humaine trois périodes qui sont caractérisées: la première par la *tristesse*, la *mélancolie;* la deuxième par l'*hyperesthésie* des sens, l'*hydrophobie*, la *fureur* et les *convulsions;* la troisième par la *paralysie* et l'*asphyxie*.

Pendant la *première période* les malades éprouvent une inquiétude singulière, alors même qu'ils ignorent la nature de leur mal; ils cherchent la solitude, ils fuient leurs parents et leurs amis; ils sont tourmentés par l'insomnie et lorsqu'ils s'endorment leur sommeil est troublé par des rêves effrayants; ceux qui soupçonnent la nature de leur mal cherchent à la cacher et évitent avec soin toute allusion à ce sujet, quelques-uns quittent leur domicile et errent à l'aventure, ils ont une grande propension au mouvement et peuvent dans cet état de surexcitation parcourir de grandes distances sans éprouver de fatigue ; la durée de cette période peut être de plusieurs jours, dans d'autres cas la maladie éclate brusquement par les accidents nerveux qui caractérisent la deuxième période.

Dans la *deuxième période* les malades éprouvent des frissons répétés, ils ont une grande sensibilité au froid, en plein été ils demandent qu'on allume du feu ; l'hyperesthésie des sens spéciaux est très marquée, les malades ne peuvent pas supporter l'éclat du jour ou d'une vive lumière, tous les bruits les impressionnent vivement, ils ont une finesse d'ouïe dont le médecin doit se défier quand il veut communiquer à leur insu avec les personnes qui les entourent ; les odeurs sont également très mal supportées. Le satyriasis est assez commun chez l'homme ; Haller parle d'un malade qui se livra trente fois à l'acte du coït dans les vingt-quatre heures ; Vital donne l'observation d'un marchand de Constantine atteint de rage, qui accomplit vingt-deux fois en quarante-huit heures l'acte conjugal. Tantôt le satyriasis est très douloureux, tantôt il s'accompagne de sensations voluptueuses et de délire érotique.

L'*hydrophobie* est le symptôme le plus caractéristique de cette période ; lorsque les malades essayent de boire, ils éprouvent un spasme très douloureux du pharynx et parfois des convulsions générales ; c'est la crainte de cet accident qui leur inspire l'horreur de l'eau, ils aiment mieux lutter contre la soif qui les tourmente, que de s'exposer au retour de ces spasmes qui s'accompagnent d'une angoisse inexprimable et d'une sensation de suffocation. L'impression d'un courant d'air froid, la vue d'un objet brillant, un bruit violent, une odeur forte peuvent produire des paroxysmes analogues à ceux que détermine l'ingestion des liquides. La salive est rejetée au dehors par un crachotement continuel.

La physionomie a une expression singulière, les yeux sont fixes, brillants, injectés ; la voix est rauque, convulsive ; les malades sont tourmentés par le besoin d'agir, de se mouvoir, ils échappent souvent à leurs gardiens, ou bien ils sont pris d'accès de fureur, ils se frappent la tête contre les murs, se mordent eux-mêmes ou se livrent à d'autres actes de violence ; les individus atteints de rage n'ont aucune tendance à mordre les personnes qui les entourent, ils redoutent au contraire le plus souvent de communiquer leur maladie.

Les paroxysmes commencent par le spasme des muscles du pharynx et du larynx, la dyspnée est extrême, les membres sont secoués comme dans un frisson violent, ou bien des contractures se produisent comme dans le tétanos, la face est le siège de mouvements convulsifs, les mâchoires sont serrées. Ces accès, d'abord provoqués par les excitations sensorielles, se développent bientôt spontanément, ils se multiplient et deviennent de plus en plus longs; la mort peut se produire par asphyxie dans le cours d'un de ces paroxysmes.

Dans la rage, comme dans le tétanos, la température du corps s'élève beaucoup et continue à s'élever après la mort; on a noté des températures de 42 et 43 degrés centigrades (Peter, Joffroy, Landouzy).

Les urines renferment parfois de l'albumine ou du sucre; du côté des organes digestifs, on observe de la constipation et quelquefois des vomissements.

La durée de cette période est de deux jours en moyenne.

La *période paralytique* ou *asphyxique* est caractérisée par l'affaiblissement rapide de la sensibilité et de la motilité, les muscles du pharynx et du larynx se paralysent, puis c'est le tour des muscles de la respiration, les symptômes asphyxiques se prononcent de plus en plus; la face est cyanosée, la bouche, le larynx et les bronches se remplissent de mucosités, le pouls est petit, filiforme; les phénomènes convulsifs disparaissent, l'anesthésie remplace l'hyperesthésie; l'intelligence est quelquefois conservée jusqu'au dernier moment, mais le plus souvent il survient de la stupeur, du délire, du coma. Cette période ne dure que quelques heures.

Sur trois cent quatre-vingt-huit cas analysés dans une enquête faite par le Comité d'hygiène, la mort est arrivée trois cent seize fois du premier au quatrième jour ; dans les autres cas elle s'est produite du cinquième au neuvième jour (Brouardel).

ANATOMIE PATHOLOGIQUE. — La plupart des lésions signalées par les auteurs sont consécutives à la gêne respiratoire et aux accidents convulsifs, tels sont l'emphysème et la congestion pulmonaires, l'accumulation de mucosités dans la trachée et dans les bronches, l'injection des sinus de la dure-mère. Les altérations du système nerveux décrites par Meynert et Hammond méritent plus d'attention, mais leur constance n'est pas démontrée. Meynert résume le résultat de ses recherches en disant qu'il existe une hypérémie notable de la moelle et de l'encéphale avec exsudation consécutive; les cellules nerveuses présentent des signes de destruction moléculaire ou sont fortement gonflées. Dans un cas de

Hammond les cellules des noyaux d'origine du pneumogastrique étaient granuleuses, et il y avait des signes de myélite diffuse.

DIAGNOSTIC. — On a eu souvent le tort de confondre la rage qui est une *maladie,* avec l'hydrophobie qui est un *symptôme* pouvant se présenter dans des maladies très différentes de la rage. Dans l'hystérie, dans l'aliénation mentale, sous l'influence d'un brusque refroidissement ou de l'ingestion d'une boisson très froide, on peut voir survenir des spasmes pharyngiens très douloureux qui ont pour conséquence d'inspirer aux malades l'horreur de l'eau comme dans la rage ; dans ces cas l'hydrophobie ne s'accompagne pas des autres symptômes rabiques : angoisse, dyspnée, hyperesthésie, convulsions, etc. L'absence d'une morsure antérieure éclaire le diagnostic.

Sous l'influence d'émotions vives, à la suite de morsures faites par des animaux non enragés mais soupçonnés de l'être, on a vu des individus très impressionnables se figurer qu'ils étaient atteints de rage et présenter quelques-uns des symptômes de la maladie ; Trousseau a insisté sur ces *hydrophobies nerveuses* qui presque toujours se terminent par la guérison.

La rage peut être confondue avec le tétanos et avec le *delirium tremens.* Le tétanos n'a pas la longue période d'incubation de la rage et il ne s'accompagne pas d'hyperesthésie ; ce qui domine chez les tétaniques, ce sont les contractures des muscles volontaires, le trismus, l'opisthotonos, tandis que dans la rage ce sont les spasmes du pharynx ; la physionomie du tétanique est du reste bien différente de celle du rabique.

Le *delirium tremens* s'observe chez des individus atteints d'alcoolisme chronique, il s'accompagne le plus souvent de tremblements et d'hallucinations de la vue, les malades voient des animaux, des rats, des souris, qui se promènent dans leur chambre et jusque sur leur lit ; les phénomènes d'excitation cérébrale sont beaucoup plus marqués que dans la rage. Les malades atteints de *delirium tremens* présentent quelquefois de la dysphagie et du crachotement ; mais il est bien rare qu'on rencontre chez eux des spasmes du pharynx aussi caractéristiques que dans la rage.

Le diagnostic avec l'épilepsie et l'urémie est facile ; l'urémie dyspnéique pourrait seule être confondue avec la rage ; l'existence d'une albuminurie antérieure, l'absence de morsure, l'abaissement de température fourniront les principaux éléments du diagnostic.

PRONOSTIC. — Lorsqu'on est appelé près d'un individu qui vient d'être mordu par un chien, la première chose à faire pour formuler un pronostic est de s'assurer si ce chien est véritablement enragé; s'il n'a pas disparu, on fera constater les caractères de la rage par un vétérinaire, l'animal sera enfermé, et si véritablement il est atteint de rage il ne tardera pas à mourir.

S'il est prouvé qu'une morsure a été faite par un animal enragé, on n'en conclura pas que l'individu mordu sera atteint de rage; nous avons vu plus haut qu'un certain nombre de morsures restaient sans effet; les moins dangereuses sont celles qui portent sur des parties couvertes, parce que les dents de l'animal ne pénètrent dans les chairs qu'après s'être en partie essuyées aux vêtements.

Une fois la rage déclarée, le pronostic est mortel; il n'y a pas d'exemple de guérison.

Nous avons vu que dans la grande majorité des cas la rage éclate dans les trois mois qui suivent l'inoculation; après ce laps de temps on peut donc porter un pronostic favorable; les individus mordus ne sont cependant pas à l'abri de tout danger, puisqu'il y a des exemples d'une incubation beaucoup plus longue.

PROPHYLAXIE. TRAITEMENT. — La mesure prophylactique la plus efficace contre la rage consiste à arrêter tous les chiens errants et à les abattre quand ils ne sont pas réclamés. Tous les animaux qui ont été mordus par un chien enragé doivent être immédiatement abattus.

Lorsqu'un individu a été mordu par un chien enragé ou soupçonné de l'être, il est indispensable de cautériser les blessures.

D'après Bouley, la mortalité pour les blessures non cautérisées étant de 84,84 pour 100, celle des blessures cautérisées serait seulement de 31,34 pour 100; mais il est nécessaire que les cautérisations soient énergiques, il faut employer le fer rouge ou bien l'acide sulfurique concentré; les cautérisations avec l'ammoniaque, le nitrate d'argent sont de nul effet. Immédiatement après la blessure, on applique une ligature au-dessus, on lave la plaie, et si elle présente des inégalités, des anfractuosités, on l'égalise de façon que le fer rouge puisse pénétrer partout, on éteint ensuite un ou plusieurs cautères sur le fond et sur les bords de la blessure. Ce traitement préventif doit être appliqué aussitôt que possible; il a d'autant moins de chances de succès qu'il est mis en usage plus tardivement.

Comme mesure prophylactique on a conseillé, pendant la période d'incubation de la rage, les bains de vapeur et un système d'entraînement qui augmente l'activité nutritive des tissus.

Il faut surtout rassurer les individus qui ont été mordus, leur épargner toutes les émotions vives, toutes les allusions à l'accident dont ils ne sont que trop portés à se préoccuper.

Lorsque la rage est confirmée, la principale indication est de soulager les souffrances des malades en leur évitant toutes les impressions sensorielles un peu vives qui provoquent des paroxysmes; la température de la chambre doit être élevée, il faut empêcher les courants d'air, écarter les objets brillants, etc.

Le chlorhydrate de morphine, sous forme d'injections hypodermiques, et l'hydrate de chloral en lavements sont les deux médicaments qui ont fourni les meilleurs résultats; la tolérance pour la morphine est très grande; il est souvent nécessaire d'injecter 7 à 8 centigrammes de chlorhydrate de morphine en quelques heures pour procurer au malade un peu de soulagement et de repos. On peut associer les deux médicaments. Les inhalations de chloroforme sont en général mal supportées, l'odeur seule du chloroforme provoque des accès convulsifs chez quelques malades.

Mennesson a réussi, dans un cas, à arrêter momentanément les spasmes à l'aide du courant continu, l'un des pôles étant appliqué à la nuque, l'autre à la plante des pieds.

Au dix-septième siècle, il était d'usage de placer les malheureux malades atteints de rage entre deux matelas et de les étouffer, ou bien on leur donnait la chasse comme à des bêtes fauves; cette coutume barbare s'est conservée pendant longtemps dans quelques provinces de France et d'Allemagne: elle était d'autant plus inexcusable que les individus atteints de rage ne peuvent pas communiquer leur maladie à distance et qu'ils n'ont aucune tendance à mordre les personnes qui les entourent.

Les belles recherches de M. Pasteur ont fait entrer dans une nouvelle voie l'étude de la prophylaxie et du traitement de la rage.

M. Pasteur a constaté que le virus rabique inoculé du chien au singe et ensuite de singe à singe s'affaiblissait de plus en plus. Lorsque la virulence a été ainsi diminuée, si le virus est reporté sur le chien, sur le lapin ou le cobaye, il reste atténué. La virulence du virus atténué s'exalte par le passage de lapin à lapin et de cobaye à cobaye, mais plusieurs passages successifs par le corps de ces animaux sont nécessaires pour que le virus récupère sa puissance maxima.

On peut préparer ainsi des virus atténués de différentes forces, les moins actifs de ces virus préservent des virus plus actifs et ces derniers préservent du virus mortel, on arrive ainsi par des inoculations successives faites avec des liquides de plus en plus virulents à rendre les chiens réfractaires à la rage.

Le procédé qui consiste à atténuer le virus rabique en l'inoculant au singe est assez compliqué; M. Pasteur a trouvé un procédé d'atténuation du virus rabique beaucoup plus facile et plus pratique, et c'est ce dernier procédé qui seul est employé aujourd'hui pour les inoculations préventives de la rage.

Lorsqu'on prend la moelle d'un lapin mort de la rage et qu'on la dessèche à la température de 23 degrés dans un flacon stérilisé, on constate que la virulence de cette moelle diminue progressivement, au bout de douze à quatorze jours la virulence a disparu presque complètement et la moelle peut être inoculée sans danger à des lapins ou à des chiens.

Les inoculations préventives de la rage chez l'homme qui a été mordu par un animal suspect sont faites avec des moelles de lapin de plus en plus virulentes. On commence par exemple par une moelle du quatorzième jour pour finir par une moelle du quatrième ou du cinquième.

Pour pratiquer les inoculations, on écrase un petit fragment de la moelle que l'on veut inoculer dans un bouillon de culture stérilisé, on laisse déposer, et la partie qui surnage est injectée dans le tissu conjonctif sous-cutané à l'aide d'une seringue hypodermique.

Un grand nombre d'individus mordus par des chiens enragés et appartenant à toutes les nationalités ont été traités au laboratoire de M. Pasteur.

En 1886, quelques insuccès de cette méthode ayant été notés en particulier chez des Russes mordus par un loup enragé, M. Pasteur a modifié un peu sa méthode et il a mis en usage des moelles plus virulentes que celles dont il s'était servi jusqu'ici (méthode intensive).

Il serait prématuré de porter un jugement définitif sur cette méthode, mais on peut dire que jusqu'ici les résultats des inoculations préventives de la rage ont été excellents : sur 2682 personnes traitées par cette méthode, il n'y a eu que 31 décès, soit une mortalité de 1,15 pour 100 (*Annales de l'Institut Pasteur*, 25 janvier 1887).

Boudin. Documents pour servir à l'histoire de la rage chez l'homme et chez les animaux (Rec. mém. méd. milit., 1862). — Bouley. Rapport sur Boudin, De la rage considérée au point de vue de l'hyg. publiq. et Bevière, De la rage chez tous les imaux (Bull. de l'Acad. de méd., 2 juin 1863, t. XVIII, p. 702 à 767, reprod. in Ann. d'hyg. publ., 1863, t. XX). Discussion du rapp. de Bouley par Reynal, Tardieu, Ver-

nois (Bull. de l'Acad. de méd., 1863). — TARDIEU. Art. *Rage*, in Dict. d'hyg. pub.
— TROUSSEAU. Clinique médicale. 7e édit. — Enquête sur les cas de rage observés
en France pendant les années 1850 à 1862, in Rec. des travaux du Com. cons. d'hyg.,
t. I, 1872. — BOULEY. Enquête sur la rage pendant les années 1863 à 1868 (ibid., t. I,
1872). — FLEMING. Animal Plagues, their history, nature and preventions. London,
1871. Rabies and hydrophobic. 1872. — GERVAIS, LANDE, DOUAUD, MOUSSOUS,
LEVIEUX, DUPONT, NÉGRIÉ. Discussion sur la rage (Bull. de la Soc. méd. de Bordeaux,
1873). — ZUNDEL. Dict. de méd. vétér. d'Hurtrel d'Arboval, art. *Rage*. Paris, 1877.
— BOLLINGER. Zoonosen in Ziemssens Handbuch der speciellen Pathologie und Therapie. Leipzig, 1884. Band III. — PROUST. Résumé d'une enquête sur les divers cas
de rage observés en France depuis 1850 (Bull. de l'Acad. de méd., 2e série, t. VI,
n° 45, p. 1206, 1877). — Rapport sur les cas de rage observés en France pendant
les années 1859 à 1876 (Recueil des trav. du Com. cons. d'hyg. publ., t. VII.
— LANDOUZY. Trois observ. de rage (Progrès méd., 1873). — BOULEY. Art. *Rage*
in Dict. encycl. des sc. méd., 3e série, t. II, 1874. — BROUARDEL. De la rage chez
l'homme (même Dict.). — A. VITAL. Lettres sur la rage. Paris, 1876. — ROSENTHAL.
Études clin. sur les maladies du syst. nerv., trad. de Lubanski. Paris, 1877, p. 578.
— BOULEY. Note de M. Mennesson communiquée à l'Acad. des sciences, 1877. —
GOWERS. Anat. pathol. de la rage (Pathol. Transact., 1877). — BENEDIKT. Même
sujet (Arch. f. path. Anat. und Phys., 1878, Band XXXII). — ARANGO. Th., Paris,
1878. — M. RAYNAUD. Sur la transmissibilité de la rage de l'homme au lapin (Acad.
des sciences, 27 octobre 1879). — DUBOUÉ (de Pau). De la physiologie pathologique
et du traitement rationnel de la rage. 1879. — PASTEUR, CHAMBERLAND et ROUX.
Maladie nouvelle provoquée par la salive d'un enfant mort de la rage (Acad. de médecine, 1881). — VULPIAN. Injections de saline normale (Acad. de méd., 1881). —
DOLERIS. Dict. de méd. et de chir. prat., 1881, art. *Rage*. — ROUX. Des nouvelles
acquisitions sur la rage, th., Paris, 1883. — PASTEUR. Nouvelles recherches sur la
rage. Communic. à l'Acad. des sciences, 25 février 1884 et 19 mai 1884. — Du même.
Communic. à l'Acad. de médecine, 2 nov. 1886. — Acad. de méd. Discussion sur la
rage, séances des 4 et 11 janvier 1887. — CHAMBERLAND. Congrès d'hygiène de
Vienne, 1887.

CHARBON

Comme la morve et la rage, le charbon est une maladie particulière à quelques espèces animales, une *zoonose* qui accidentel-
lement peut être transmise à l'homme. On distinguait autrefois la
pustule maligne et l'*anthrax malin*, et l'on définissait la pustule
maligne *une inflammation gangreneuse des téguments;* il est
prouvé aujourd'hui que la pustule maligne et l'anthrax malin relèvent d'une seule et même cause, et que la maladie charbonneuse
n'est pas une inflammation gangreneuse, mais une maladie générale qui est caractérisée principalement par une altération profonde du sang et dont la pustule maligne et l'anthrax malin ne
sont que des symptômes.

ÉTIOLOGIE. — La maladie charbonneuse est commune surtout
chez le mouton (sang de rate), chez le bœuf et la vache ; elle règne
assez fréquemment en Franche-Comté, en Bourgogne et dans le
Dauphiné ; un temps chaud et humide, un pays bas, marécageux,
constituent les circonstances les plus favorables à son dévelop-

pement. La transmission à l'homme peut se faire *directement*, c'est ainsi que les bergers et les fermiers qui soignent les animaux malades, les bouchers qui les dépouillent, prennent souvent le charbon, ou *indirectement* par l'intermédiaire de certaines espèces de mouches qui transportent le virus charbonneux et se chargent de l'inoculer, ou encore par les peaux et les crins des animaux malades ; ces dépouilles conservent pendant longtemps le pouvoir virulent et transmettent la maladie charbonneuse aux ouvriers chargés de les travailler : apprêteurs de peaux, corroyeurs, cardeurs de matelas.

Les auteurs ne sont pas d'accord sur la question de savoir si la chair des animaux charbonneux peut donner lieu à des accidents chez les personnes qui en mangent. On a cité des faits contradictoires ; la cuisson, lorsqu'elle est complète, détruit probablement le principe virulent, néanmoins la vente de cette chair doit être prohibée.

Il n'est pas démontré que le charbon puisse se transmettre par l'intermédiaire de l'air quand les mouches ne viennent pas lui donner des ailes. Dans les pays où les mouches carnivores sont en grand nombre, la maladie charbonneuse peut prendre, même chez l'homme, une extension épidémique, ainsi qu'on l'a observé à la Nouvelle-Calédonie en 1877.

On trouve dans le sang des individus atteints de charbon, comme chez les animaux atteints du même mal, un grand nombre de bactéridies qui, d'après les recherches de Davaine, doivent être regardées comme la cause directe de la maladie charbonneuse.

La bactéridie charbonneuse ou *Bacillus anthracis* (Cohn) se présente sous la forme de filaments droits composés quelquefois de deux, trois ou quatre segments offrant des inflexions à angles obtus ; ces filaments sont immobiles ou ne présentent que des mouvements oscillatoires ; leur longueur est de 3 à 12 millièmes de millimètre, elle peut atteindre 5 centièmes de millimètre pour les filaments composés de plusieurs articles ; la minceur de ces filaments est très grande relativement à la longueur.

La bactéridie charbonneuse donne naissance à de petits corps brillants qui ont été désignés, tantôt sous le nom de spores (Koch) (fig. 26), tantôt sous celui de corpuscules germes (Pasteur) ; ces corpuscules placés dans un milieu favorable à leur développement reproduisent les bactéridies. Les propositions suivantes, formulées par Davaine, montrent bien l'importance du rôle joué par les bactéridies dans la pathogénie du charbon.

1° La présence des bactéridies dans le sang des animaux précède l'apparition des premiers symptômes de la maladie charbonneuse.

2° Les bactéridies se retrouvent chez l'homme atteint de pustule maligne.

3° Le sang charbonneux est apte à transmettre la maladie tant qu'il contient des bactéridies; il perd cette faculté lorsque, par suite de la putréfaction, ces éléments ont disparu.

4° Chez les animaux en gestation, les bactéridies sont arrêtées par le placenta et le sang du fœtus n'est pas virulent, ce qui semble indiquer que le principe toxique réside bien dans les bactéridies et non dans un corps dissous dans le sérum du sang.

Les recherches de MM. Pasteur et Toussaint ont confirmé pleinement les conclusions auxquelles était arrivé Davaine.

M. Pasteur a réussi à cultiver la bactéridie charbonneuse en dehors de l'organisme, et il a montré que quand on filtre le sang charbonneux sur du plâtre,

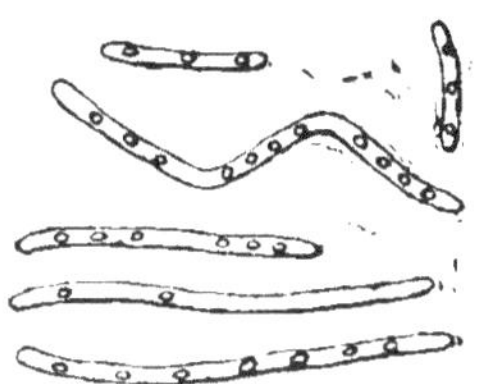

Fig. 26. — *Bacillus anthracis.*
Formation des spores dans les filaments, d'après Kosch. (Gross. 650 diam.).

le liquide filtré qui ne contient plus de bactéridies n'a aucun pouvoir virulent; Toussaint est arrivé aux mêmes résultats en se servant pour filtrer le sang charbonneux de feuilles de papier mouillées et pressées les unes contre les autres.

La putréfaction qui détruit les bactéridies n'a pas d'action sur les corpuscules germes qui peuvent conserver leurs propriétés pendant plusieurs années; c'est là un fait très important qui permet de comprendre pourquoi des terrains qui ont servi à l'enfouissement d'animaux charbonneux peuvent, au bout de plusieurs années, donner naissance à de nouvelles épizooties de charbon. M. Pasteur pense que les vers de terre se chargent quelquefois de transporter les corpuscules germes à la surface du sol. Les corpuscules germes ne résistent pas seulement à la putréfaction, ils conservent leurs propriétés après avoir séjourné dans l'alcool absolu, dans l'oxygène comprimé, ils résistent même à des températures de 110 à 115 degrés.

DESCRIPTION. — La période d'incubation est très courte, de quelques heures seulement chez certains malades; d'autres fois, elle est de quatre à six jours; la facilité plus ou moins grande avec laquelle le principe virulent pénètre dans l'économie explique ces variations.

Dans les cas réguliers, on peut distinguer deux périodes :
1° période des accidents locaux ; 2° période des accidents généraux.

1° *Période des accidents locaux.* — Le point d'inoculation du virus est le siège d'un prurit très marqué ; bientôt il s'y développe une vésicule ou une vésico-pustule qui se déchire spontanément ou sous l'influence du grattage ; le tissu cellulaire sous-jacent s'indure, la peau prend une teinte noirâtre au niveau de la vésicule, tandis qu'une aréole inflammatoire se développe tout autour, les malades accusent une sensation de chaleur, de tension et surtout un prurit très incommode. Dans le plus grand nombre de cas, l'eschare centrale n'a que 7 à 8 millimètres de diamètre (Bourgeois, Manoury) ; il est très rare de trouver des eschares grandes comme des pièces de 2 ou de 5 francs. La tuméfaction environnante est élastique et rénitente, il existe un œdème plus ou moins dur du tissu cellulaire ; des vésico-pustules prennent souvent naissance sur l'aréole inflammatoire qui entoure le point gangreneux.

La pustule maligne se développe toujours sur des parties découvertes, c'est à la face, aux mains et aux avant-bras qu'on l'observe le plus souvent.

Lorsque la gangrène centrale est bien marquée et que les parties sphacélées ressortent vivement sur le fond d'un rouge vif formé par l'aréole inflammatoire, la pustule maligne prend le nom de *charbon malin.*

Dans quelques cas des traînées de lymphangite, développées au voisinage de la pustule maligne, annoncent la généralisation du mal.

2° *Période des accidents généraux.* — Au bout d'un temps variable, très court dans les formes graves, les symptômes généraux se déclarent ; les malades éprouvent une sensation de faiblesse, de défaillance, la face est pâle, le corps se couvre de sueurs froides, il existe de la céphalalgie, des nausées, des vomissements, la soif est vive, le pouls petit, fréquent, la peau très chaude ; la température, qui commence à s'élever dès la première période, atteint souvent 39°,5 et 40 degrés lorsque les accidents sont arrivés à leur maximum d'intensité. L'adynamie fait des progrès rapides et entraîne le plus souvent la mort. Les accidents généraux sont les mêmes, dit Grisolle, que ceux qu'on observe dans les formes adynamiques et ataxiques des fièvres typhoïdes les plus graves.

Sous l'influence d'un traitement convenable ou par suite de la marche naturelle de la maladie, les accidents généraux peuvent manquer; d'autres fois ils présentent une faible intensité, les parties gangrenées sont éliminées et il se forme une large cicatrice.

Formes anormales. — Chez quelques malades il se produit un gonflement pâle, œdémateux, bleuâtre, demi-transparent des paupières, il n'y a pas de douleur locale, pas de pustule initiale, mais seulement des démangeaisons; au bout de quelques jours des vésicules se développent, puis des eschares; dans ces cas d'*œdème malin* des paupières le virus charbonneux serait absorbé, d'après Bourgeois, par la conjonctive.

Il peut arriver que l'eschare primitive, très petite, soit cachée par les bourrelets œdémateux qui se forment tout autour; Bourgeois et Manoury ont donné à cette variété le nom de *charbon blanc*.

Les symptômes généraux peuvent précéder ou tout au moins accompagner dès le début, les accidents locaux; la *fièvre charbonneuse primitive* avec accidents locaux consécutifs, très commune chez les animaux, est très rare chez l'homme; M. Mauvezin en a rapporté trois observations; c'est là une forme extrêmement grave.

ANATOMIE PATHOLOGIQUE. — Le sang est noir et poisseux, il renferme des bactéridies en si grand nombre, que beaucoup de capillaires en sont véritablement obstrués. Les bactéridies se trouvent également en très grand nombre dans les ganglions lymphatiques qui sont tuméfiés, ramollis et souvent parsemés de taches ecchymotiques.

Les bactéridies paraissent agir à la fois mécaniquement en obstruant les capillaires, notamment les capillaires du cerveau, et chimiquement en absorbant l'oxygène du sang; la bactéridie est en effet un être *aérobie*, c'est-à-dire qui a besoin pour vivre d'air et plus spécialement d'oxygène.

La rate est tuméfiée, ramollie, ainsi que les ganglions mésentériques voisins de la partie qui a été le siège de la pustule maligne ou de l'anthrax. Les poumons sont congestionnés. On trouve assez souvent à la surface des viscères des taches ecchymotiques plus ou moins étendues.

Au niveau de la pustule maligne la gangrène est superficielle, les tissus profonds sont œdématiés, rarement il existe de la suppuration.

La muqueuse digestive présente quelquefois des plaques gangreneuses qui ont été décrites sous le nom de *charbons internes*. Dans un cas publié par M. Gaujot, on trouve sur la muqueuse de l'intestin grêle une quarantaine de petites plaques gangrenées, deux d'entre elles étaient perforées et avaient donné lieu à une péritonite.

Les observations publiées par plusieurs auteurs allemands sous le nom de *mycose intestinale* paraissent devoir être rapportées au charbon intestinal.

DIAGNOSTIC. PRONOSTIC. — Les médecins qui exercent dans les pays où règne la maladie charbonneuse apprennent vite à reconnaître la pustule maligne, le charbon et l'œdème malin; en dehors de ces foyers d'endémicité le diagnostic est plus difficile, la rareté de la maladie en éloigne jusqu'à l'idée; il est cependant indispensable de porter rapidement le diagnostic, la vie du malade est à ce prix. On est souvent mis sur la voie par la profession des malades (bergers, corroyeurs, bouchers) et par les circonstances qui ont précédé le début des accidents : piqûre par une mouche, habitation au voisinage de troupeaux dans lesquels règne la maladie charbonneuse, etc.; mais lors même qu'on ne peut pas découvrir l'origine de la contagion, il ne faut pas hésiter à porter le diagnostic de pustule maligne en présence des accidents locaux décrits plus haut. On ne confondra la pustule maligne ni avec le furoncle, qui donne lieu à une tumeur dure, pointue, très douloureuse, sans vésicule ni eschare; ni avec l'anthrax, qui, plus rouge et plus douloureux encore que le furoncle, s'ouvre par une série de pertuis, d'où s'échappent du pus et des débris mortifiés de tissu cellulaire. Les accidents produits par la piqûre d'une guêpe sont plus faciles à confondre avec la pustule maligne, mais en général les malades ont vu la guêpe qui les a piqués, souvent même on retrouve son aiguillon au centre de la tumeur qui se développe avec une grande rapidité. Le venin de la vipère peut produire des accidents analogues à ceux du virus charbonneux (Bourgeois).

Le pronostic de la maladie charbonneuse est très grave; la mort est presque constante, dans les cas où les accidents généraux succèdent aux accidents locaux ; elle arrive quelquefois en vingt-quatre heures, plus souvent du deuxième au quatrième jour. Les accidents locaux eux-mêmes exposent à des cicatrices étendues et difformes, surtout lorsqu'ils siègent à la face, au niveau du nez et des paupières.

TRAITEMENT. PROPHYLAXIE. — Lorsque les accidents locaux se sont déclarés, en agissant rapidement et énergiquement sur les parties malades à l'aide des caustiques, on a encore des chances d'enrayer la maladie et de s'opposer à l'infection générale ; il faut détruire non seulement l'eschare, mais aussi l'aréole inflammatoire et l'induration sous-jacente. On pratiquera une incision cruciale, les parties sphacélées seront détachées avec le bistouri, puis on cautérisera toute la surface de la plaie avec le fer rouge, avec le caustique de Vienne ou avec le sublimé.

Lorsque la cautérisation a été suffisante, la température ne tarde pas à s'abaisser (Delon) ; si la fièvre persiste avec son intensité première, si la tuméfaction s'accroît, il convient de pratiquer une nouvelle cautérisation.

Contre les accidents généraux on prescrira les toniques, le quinquina, les excitants diffusibles ; tous les moyens débilitants augmentent l'adynamie et aggravent l'état des malades.

Les animaux atteints de maladie charbonneuse seront abattus et l'on n'utilisera aucune partie de leur chair, ni de leurs dépouilles. Les cadavres des animaux charbonneux, alors même qu'ils ont été enfouis profondément, peuvent devenir le point de départ d'épizooties charbonneuses ; nous avons vu en effet que les corpuscules germes ne sont pas altérés par la putréfaction et qu'ils conservent toute leur activité pendant des années. Il ne suffit donc pas d'enfouir les cadavres des animaux charbonneux, il faut les détruire soit par le feu, soit par les procédés chimiques.

Nous n'avons pas à nous occuper ici de la prophylaxie du charbon chez les animaux ; nous devons dire cependant quelques mots des inoculations préventives qui ont été faites dans ces dernières années.

MM. Toussaint et Pasteur ont réussi à atténuer le virus charbonneux en soumettant le sang charbonneux ou les liquides de culture renfermant les bactéridies charbonneuses à une température de 55 degrés ; les animaux inoculés à l'aide du virus ainsi atténué jouissent d'une immunité très remarquable pour le charbon ; si quinze jours après cette opération on leur inocule du virus charbonneux ordinaire, on constate en général qu'il ne se produit aucun trouble morbide.

On a prononcé le nom de *vaccin* charbonneux, nous pensons qu'il s'agit simplement d'un virus atténué ; ce virus peut en effet se régénérer et reprendre toute son activité ; il y a même lieu de se demander si les animaux inoculés avec ce virus ne sont pas capables de transmettre la maladie charbonneuse à d'autres animaux. Rien de pareil n'est à craindre avec le vaccin ; malgré le nombre de vaccinations qui se font chaque jour on n'a jamais vu la variole se développer à la suite de la vaccination.

RAIMBERT. Traité des maladies charb., Paris, 1859. — GAUJOT. De la pustule maligne (Rec. mém. méd. milit., 1859). — BOURGEOIS. Traité de la pustule maligne et de l'œdème malin. Paris, 1861. - - DAVAINE. Rech. sur les infusoires du sang dans la maladie connue sous le nom de sang de rate (Gaz. méd. de Paris, 1863-1864). — Du même. Article *Bactérie*, in Dict. encyclop. des sc. méd. — RAIMBERT. Article *Charbon*, in Nouv. Diction. de méd. et de chir. pratiques, 1867. — MAUVEZIN. Arch. gén. de méd., 1873. — DELON. Pustule maligne, marche de la température, th., Paris, 1876 — PASTEUR et JOUBERT. Études sur la mal. charb. (Acad. des sc., 30 avril 1877). — E. WAGNER. Die intestinal mykose und inhre Beziehung zum Milzbrand (Arch. der Heilkunde, 1874). — RAIMBERT. Des nouvelles acquisitions sur les mal. charb., th., Paris, 1880. — PASTEUR. Communic. à l'Acad. de méd., 13 juillet 1880 et 14 juin 1881. — TOUSSAINT. Communic. sur les vaccin. charb. (Assoc. pour l'avanc. des sc. Reims, 1880). — BOULEY. Acad. de méd., 21 juin 1881. — ARLOING et CORNEVIN. Recherches expér. sur le charbon sympt. (Revue de méd., 1881, p. 3). — TALAMON et DERIGNAC. Deux cas de charbon chez l'homme (Revue de méd., 1881, p. 393). — STRAUS. Le charbon des animaux et de l'homme. Paris, 1887. — CHAMBERLAND. Congrès d'hygiène de Vienne, 1887.

QUATRIÈME SECTION

MALADIES DIATHÉSIQUES

Les maladies générales diathésiques comprennent : la *tuberculose*, le *cancer*, le *rhumatisme*, la *goutte* ou *diathèse urique* et les *diabètes ;* avant d'entreprendre la description de ces maladies qui, par leur fréquence et leur gravité, forment un des groupes les plus importants de la pathologie, nous devons définir l'expression de *maladies diathésiques*.

Une première attaque de rhumatisme ou de goutte annonce presque toujours d'autres manifestations morbides de même nature; dans l'intervalle même des paroxysmes, les rhumatisants et les goutteux ne reviennent pas complètement à l'état normal; les premiers restent impressionnables au froid, les seconds voient reparaître leurs douleurs au moindre excès de régime ; les fatigues, les refroidissements agissent dans le même sens; en un mot, il existe chez ces malades une prédisposition morbide, une *diathèse* (διάθεσις) dont l'empreinte sur l'économie est si forte que les parents la lèguent à leurs enfants.

La tuberculose et le cancer sont également des maladies générales diathésiques qui peuvent se transmettre par hérédité et qui, même après la guérison d'une manifestation locale, comme il arrive dans l'ablation des tumeurs cancéreuses, laissent l'organisme sous le coup de récidives à peu près certaines. La tuberculose et le cancer diffèrent, du reste, de la goutte et du rhuma-

tisme par leur marche, le plus souvent fatale, et par leur tendance
à produire des tumeurs ou néoplasmes.

Les nombreuses affinités cliniques et étiologiques des diabètes
et de la goutte autorisent, croyons-nous, le rapprochement que
nous avons fait de ces maladies.

Nous ne consacrerons pas de chapitre spécial à la *scrofulose*;
il existe, il est vrai, un état général de l'organisme qu'on a désigné
sous ce nom et dont les attributs sont bien connus même du vulgaire. La physionomie du scrofuleux est caractérisée par la proémi-
nence de la lèvre supérieure; des cicatrices profondes couturent
le cou ou les membres, les adénites, l'ophthalmie, l'otite, se
développent facilement sur ces malades et présentent chez eux
une grande tendance à la chronicité. Mais ces accidents ne sont
pas inséparables de ce qu'on peut appeler l'état scrofuleux, ils ne
se produisent pas avec la succession régulière des accidents
secondaires et tertiaires de la syphilis, et l'on peut dire qu'ils
trouvent simplement chez le scrofuleux un terrain favorable à
leur développement. En modifiant le tempérament des scrofuleux
on peut prévenir le retour de ces accidents ou au moins atténuer
beaucoup leur intensité et abréger leur durée. Dans un traité de
dermatologie il y a place pour un chapitre spécial des scrofu-
lides; les maladies de la peau prennent en effet chez les scrofuleux des caractères spéciaux; mais nous croyons que dans un
Traité de pathologie interne il n'y a pas lieu de décrire la scrofulose comme une entité morbide à côté de la tuberculose et du
cancer. Toutes les fois qu'il se développe chez les scrofuleux des
affections profondes des organes thoraciques ou abdominaux,
l'anatomie pathologique démontre qu'il s'agit de lésions tuberculeuses; il est même prouvé aujourd'hui que le lupus et la tumeur
blanche rentrent dans le cadre des tuberculoses locales. Il
n'existe en somme chez le scrofuleux ni symptômes particuliers
et constants, ni lésions anatomiques spéciales, et l'une au moins
de ces conditions est nécessaire pour caractériser une espèce
morbide.

TUBERCULOSE

Les théories médicales relatives à la tuberculose ont subi des
fluctuations nombreuses, les mots : *tubercule, tuberculisation.
tuberculose, phthisie*, ont changé plusieurs fois de sens; pour
bien comprendre les différentes phases par lesquelles a passé

cette question si importante, quelques mots d'historique sont nécessaires.

Privés des connaissances les plus élémentaires de l'anatomie pathologique, les anciens ne pouvaient baser leurs définitions que sur l'aspect des malades et sur les symptômes les plus apparents; leur attention se concentrait sur l'examen extérieur qu'ils avaient porté à un grand degré de perfection; toutes les barrières qui arrêtaient l'observation ont été levées progressivement, les découvertes d'Avenbrugger et de Laennec ont permis d'apprécier sur le vivant les altérations des organes thoraciques, et l'anatomie pathologique a promené partout son flambeau.

Sous le nom de *tubercules*, les anciens comprenaient toutes les petites tumeurs quels que fussent leur siège et leur nature, et ils regardaient comme *phthisiques* tous les malades qui étaient atteints de toux, d'expectoration purulente et de fièvre hectique avec amaigrissement.

Les premiers auteurs qui s'occupèrent de l'anatomie pathologique de la phthisie, regardée pendant longtemps comme une maladie locale de l'appareil respiratoire, furent plus frappés des différences que des analogies qui existaient entre les lésions anatomiques des *phthisiques;* Morton décrivit quarante espèces et Portal quatorze espèces de phthisie pulmonaire.

Les recherches de Bayle (1810) marquent un progrès dans l'histoire de la tuberculose. C'est à Bayle que revient l'honneur d'avoir démontré que les tubercules pouvaient se généraliser et d'avoir proposé le nom de *diathèse tuberculeuse;* mais Bayle distingue encore six espèces de phthisie, et il donne le nom de matière tuberculeuse à la matière caséeuse quelle que soit son origine.

Laennec, qui décrit admirablement, dans son *Traité d'auscultation,* les granulations tuberculeuses et leurs transformations, fonde la doctrine de l'*unicité des phthisies* que l'on peut appeler aussi la *doctrine française* ou *de Laennec.* Cette doctrine, à laquelle Louis se rallie complètement, règne sans conteste jusqu'en 1850. On a reproché à Laennec et à Louis d'avoir, à l'exemple de Bayle, identifié la matière caséeuse à la matière tuberculeuse. Il est certain que des néoplasmes autres que le tubercule peuvent subir cette transformation, mais il faut convenir que les rapports entre la tuberculose et la matière caséeuse sont nombreux; quelques auteurs allemands, après avoir fait le procès de Laennec et de Louis, ont même pu soutenir que la tuberculose aiguë avait toujours pour point de départ un foyer de matière caséeuse.

Les recherches histologiques parurent d'abord confirmer la
doctrine de Laennec ; Lebert crut avoir découvert un corpuscule
tuberculeux qui se rencontrait toujours dans les tubercules et
dans la matière caséeuse et ne se rencontrait que là ; combien
cette découverte, si elle s'était confirmée, aurait simplifié les
choses ! Malheureusement il n'existe pas plus de cellule tuberculeuse que de cellule cancéreuse.

En 1850, Reinhardt porta un premier coup à la doctrine de
Laennec en démontrant que l'inflammation du parenchyme pulmonaire jouait un rôle important dans la production des altérations tuberculeuses ; Reinhardt, toutefois, employa l'expression
de *pneumonie tuberculeuse* pour désigner les altérations qu'il
décrivit, prouvant ainsi qu'il ne prétendait pas les séparer complètement de la tuberculose.

Virchow, qui vint ensuite, donna une bonne description de la
granulation grise au point de vue histologique ; il montra que la
matière caséeuse pouvait avoir une tout autre origine que le
tubercule ; enfin il fut conduit à n'admettre comme lésions tuberculeuses que les granulations telles qu'il les avait décrites, granulations qui se développaient toujours, d'après lui, dans le tissu
conjonctif, et qui, par suite, devaient être absolument séparées
des noyaux pneumoniques décrits par Reinhardt. La doctrine de
la *dualité des phthisies* ou *doctrine allemande*, était fondée ; la
plupart des anatomo-pathologistes admirent alors qu'il fallait
distinguer une *phthisie tuberculeuse* caractérisée par la présence
des granulations tuberculeuses et une *pneumonie caséeuse* dans
laquelle les lésions étaient d'origine inflammatoire ; on fit la part
la plus large tantôt à la tuberculose, tantôt à la pneumonie ; certains observateurs en arrivèrent à dire que la plupart des phthisies étaient des broncho pneumonies caséeuses, en d'autres termes
que la plupart des *phthisiques* n'étaient pas *tuberculeux ;* c'était
là une évidente exagération.

La confusion des doctrines devint extrême lorsque Robin et
Empis décrivirent la tuberculose aiguë sous le nom de *granulie*
et cherchèrent ainsi à séparer de l'histoire de la tuberculose la
maladie qui en Allemagne était regardée comme le type des affections tuberculeuses ; en même temps on décrivait à Strasbourg
une *phthisie épithéliale* qui était à la tuberculose ce que le cancroïde est au carcinome.

Les cliniciens n'ont jamais adopté franchement la doctrine de
la dualité des phthisies basée sur l'anatomie pathologique ; ils
ont cherché vainement à distinguer, au lit du malade, la tuber-

culose de la pneumonie caséeuse, et en fin de compte ils sont revenus à la doctrine de Laennec ; ils ont sagement fait, car des recherches multipliées sur le tubercule et sur sa genèse au sein des tissus ont montré combien était fragile la base sur laquelle Virchow avait fondé la doctrine de la dualité des phthisies. Il est aujourd'hui prouvé que le tubercule peut naître aux dépens d'éléments anatomiques autres que les cellules du tissu conjonctif, tels que : endothélium des séreuses, des vaisseaux sanguins et lymphatiques, épithélium pulmonaire, etc., il n'y a donc plus de raison pour exclure la phthisie épithéliale et la bronchopneumonie caséeuse du cadre de la tuberculose. Après bien des efforts les cliniciens et les anatomo-pathologistes sont arrivés à se mettre d'accord, et la doctrine de Laennec l'a emporté définitivement sur la doctrine de Virchow ; c'est du moins ce qui nous paraît ressortir avec évidence des travaux les plus récents, notamment des travaux de Thaon et de Grancher. La doctrine de la dualité des phthisies compte encore quelques partisans, notamment en Allemagne.

Si nous résumons cet historique, nous voyons qu'à partir de Bayle, qui a fait entrer la question dans la phase véritablement scientifique, on peut distinguer quatre périodes :

Première période. — L'école clinique française, dirigée par Bayle, Laennec et Louis, établit que la tuberculose est une maladie générale et que toutes les espèces de phthisies décrites jusque-là doivent être ramenées à une seule : la phthisie tuberculeuse.

Deuxième période. L'école anatomo-pathologique allemande dirigée par Virchow essaye de renverser la doctrine de Laennec et de lui substituer celle de la dualité des phthisies.

Troisième période. La confusion est extrême, on ne s'entend plus sur le sens des mots tubercule et phthisie.

Quatrième période. La doctrine de Laennec l'emporte définitivement et l'anatomie pathologique, qui jusqu'alors avait combattu dans le camp opposé, vient elle-même fournir des armes aux cliniciens pour faire triompher la doctrine de l'unicité des phthisies.

La tuberculose vient en première ligne parmi les causes de mortalité, surtout dans nos régions tempérées où elle représente à elle seule le tiers environ des décès généraux. Sa fréquence est grande surtout chez l'enfant, l'adolescent et l'adulte jusqu'à l'âge de trente ans ; elle est rare chez le vieillard. Chez l'enfant, on rencontre surtout la méningite tuberculeuse, les tubercules du cerveau et la tuberculose abdominale, tandis que chez l'adulte c'est la localisation sur l'appareil pulmonaire qui est de beaucoup la plus commune. Les influences de sexe et de race sont peu importantes, on a noté cependant la prédisposition de la race nègre.

ÉTIOLOGIE. NATURE. — Toutes les causes débilitantes favorisent l'éclosion de la tuberculose ; parmi les plus puissantes il faut citer : la misère, l'alimentation insuffisante, l'encombrement, le défaut d'exercice, les excès de toute sorte, les passions tristes.

A Londres, la phthisie fait deux fois plus de victimes parmi les enfants pauvres que parmi les riches ; les diabétiques, les malades atteints de rétrécissements de l'œsophage, les aliénés qui refusent de se nourrir, meurent presque tous de phthisie. Le défaut d'exercice, le confinement dans des locaux mal aérés, l'encombrement, sont des causes d'affaiblissement de l'organisme et par suite des causes prédisposantes de la tuberculose. La phthisie est très commune dans les couvents et dans les prisons. Les vaches laitières que l'on fait venir dans les grandes villes et qui vivent confinées dans des étables trop petites ne tardent pas à devenir *pommelières*, c'est-à-dire phthisiques ; il en est de même des singes et des nègres qui sont transportés dans nos climats.

L'*hérédité* joue aussi un rôle évident ; d'après Louis, la phthisie est héréditaire une fois sur dix, d'après Rilliet et Barthez une fois sur sept, d'après Piorry une fois sur quatre ; l'enfant ne naît pas phthisique comme il naît syphilitique, il existe seulement chez lui une prédisposition ou diathèse qui ne se développe pas toujours.

Villemin a démontré qu'en inoculant à certains animaux (lapins, cobayes) de la matière tuberculeuse on développait chez eux au bout d'un certain temps des productions identiques aux tubercules de l'homme.

Ces expériences ont été contrôlées par un grand nombre d'observateurs et les résultats ont été conformes à ceux annoncés par Villemin. Le professeur du Val-de-Grâce inoculait les lapins en insérant sous la peau à la base d'une des oreilles un petit fragment de matière tuberculeuse (tubercule cru ou matière caséeuse). D'autres procédés d'inoculation ont été employés avec un égal succès. C'est ainsi qu'on a injecté de la matière tuberculeuse dans le péritoine, qu'on a fait ingérer aux animaux de la matière tuberculeuse, qu'on a inoculé enfin le tubercule sous la cornée des lapins ; ce dernier procédé, qui est dû à Cohnheim, permet de suivre l'évolution des granulations tuberculeuses derrière la cornée, comme au travers d'une vitre.

La doctrine de la spécificité et de la virulence de la tuberculose, basée sur l'inoculabilité de la matière tuberculeuse, est passible d'une grave objection ; en inoculant au lapin ou au cobaye des substances organiques absolument étrangères aux tubercules du cancer par exemple et même en provoquant par l'application de sétons ou par l'introduction de corps étrangers quelconques sous la peau la formation de foyers de matière caséeuse, on a réussi à provoquer chez ces animaux la tuberculose expérimentale.

L'injection dans les veines de substances irritantes (matières pulvérulentes, huile de croton émulsionnée) donne lieu également à la production de néoplasmes identiques aux tubercules.

La découverte d'un bacille spécial aux productions tuberculeuses, découverte qui est due à Koch, a donné une nouvelle force à la doctrine de la spécificité et de la virulence de la tuberculose.

Nous étudierons plus loin les caractères de ce bacille (voy. *Anatomie pathologique.*) Pour le moment, nous nous bornerons à constater que sa présence n'est pas constante dans les tubercules dont la nature est le mieux établie au point de vue clinique et anatomique, et que par suite il convient de faire quelques réserves quant au rôle que joue ce bacille dans la pathogénie de a tuberculose.

Les découvertes de Villemin et de Koch devaient avoir et ont eu, en effet, pour résultat de ramener l'attention sur la doctrine de a *contagion* de la tuberculose qui, jusque-là, n'avait eu que de rares partisans dans le monde médical.

D'après Villemin, les crachats des tuberculeux jouent un grand rôle dans la propagation de la tuberculose. Ces crachats projetés sur le sol se dessèchent, puis se mêlent aux poussières de l'air et propagent ainsi la tuberculose.

Des enquêtes ont été faites en Angleterre, en Allemagne et en France, sur la contagion de la tuberculose et il semble résulter de ces enquêtes que si la contagion de la tuberculose est possible, elle est au moins assez rare et qu'elle ne se produit que dans des conditions particulières.

Le pouvoir contagieux de la tuberculose n'est en rien comparable à celui de la variole ou de la rougeole, on peut fréquenter sans danger des phthisiques et vivre même au milieu d'eux. Le docteur Williams a publié à ce sujet des observations très intéressantes recueillies à l'hôpital des phthisiques de Brompton. Sur 377 personnes qui ont été employées dans cet hôpital (méde-

cins, infirmiers, etc.), et qui ont vécu, par conséquent, en rapports journaliers avec les phthisiques, c'est à peine si l'on peut
attribuer à la contagion deux ou trois cas de phthisie (*The British med. Journ.*, 30 sept. 1882).

Pidoux dit ne pas avoir observé un seul cas de contagion de la
phthisie aux Eaux-Bonnes, bien que cette station soit fréquentée
principalement par des phthisiques.

Les partisans les plus convaincus de la spécificité et de la contagion de la tuberculose ne demandent pas, d'ailleurs, que les
tuberculeux soient isolés dans les hôpitaux.

Les faits les plus probants cités à l'actif de la contagion de la
tuberculose ont trait à des conjoints qui ont été atteints successivement par la tuberculose après une cohabitation plus ou
moins prolongée. La phthisie est une des causes de mort les plus
fréquentes, et il n'y a rien de surprenant à voir deux personnes
vivant dans les mêmes conditions y succomber coup sur coup.
La possibilité de la contagion de la tuberculose du mari à la
femme ou de la femme au mari, est admise par un grand nombre
d'auteurs et doit être prise en considération au point de vue de
la prophylaxie.

Les partisans de la virulence de la tuberculose rappellent toujours que Laennec s'était inoculé du tubercule en sciant la
colonne vertébrale d'un tuberculeux, et qu'il mourut de phthisie;
ils oublient de dire qu'un intervalle de vingt ans s'écoula entre
l'accident survenu à Laennec et sa mort; voilà, on en conviendra,
une période d'incubation bien longue.

On a beaucoup parlé, dans ces dernières années, de la transmission de la tuberculose par la viande ou le lait des animaux
atteints de pommelière, et l'on a beaucoup exagéré ce danger.
Il ne saurait être question de saisir les viandes provenant des
bœufs qui présentent quelques tubercules dans les poumons;
en 1884, un bœuf primé au concours des animaux de boucherie
à Paris, avait des tubercules pulmonaires (pommelière). On doit
se borner à prohiber la viande provenant d'animaux atteints de
tuberculose généralisée avec amaigrissement et les viscères qui
renferment des productions tuberculeuses.

Le lait des vaches phthisiques ne paraît dangereux que lorsqu'il existe une tuberculose des glandes mammaires. La pomme
lière est, du reste, assez rare dans les vacheries des grandes
villes, les vaches phthisiques ne fournissent pas beaucoup de
lait et les éleveurs ont tout intérêt à s'en débarrasser.

La cuisson de la viande et du lait (jusqu'à ébullition) paraît d'ailleurs capable de détruire les germes morbides qui pourraient s'y trouver.

ANATOMIE PATHOLOGIQUE. DU TUBERCULE EN GÉNÉRAL. — Les lésions auxquelles la tuberculose donne naissance sont très variables suivant les organes qui sont atteints et suivant les formes de la maladie, qui est aiguë ou chronique, qui peut se localiser dans un organe ou envahir d'emblée tous les viscères. Le point de départ ordinaire des lésions, l'épine qui leur donne naissance, est d'ordinaire la *granulation tuberculeuse*, que nous devons d'abord apprendre à connaître.

Les granulations tuberculeuses se présentent à l'œil nu sous l'aspect de petits nodules de volume variable; les plus petits sont à peine visibles à l'œil nu, les plus gros ont le volume de graines de chènevis; les granulations sont d'abord grisâtres, transparentes, d'où le nom de *granulations grises;* la partie centrale devient bientôt jaunâtre, opaque en même temps que la granulation tuberculeuse grossit, on a alors le *tubercule miliaire jaune.*

Les granulations tuberculeuses, en se réunissant, peuvent arriver à constituer des tumeurs de la grosseur de noisettes ou de noix; ces gros tubercules se rencontrent plus spécialement dans les centres nerveux et dans les os.

Lorsqu'on examine au microscope une granulation tuberculeuse simple (tubercule élémentaire de Friedländer et Köster, follicule tuberculeux de Charcot), on constate généralement que cette granulation se compose de trois parties ou zones distinctes : au centre il existe un de ces grands éléments auxquels on a donné le nom de *cellules géantes (Riesenzellen)*; ces cellules multipolaires, à prolongements rameux, renferment un proto-plasma globuleux et de petits noyaux ovalaires en nombre variable, qui sont disposés plus ou moins régulièrement à la périphérie; en dehors de ces éléments une deuxième zone, dite *zone épithéliale*, est caractérisée par des cellules plates, accolées les unes aux autres; enfin la zone externe ou *zone embryonnaire* est caractérisée par de petites cellules arrondies, identiques à celles qu'on trouve toujours dans le tissu conjonctif enflammé. Les cellules embryonnaires serrées les unes contre les autres dans les couches les plus internes de cette zone, s'espacent dans la couche externe, et à la limite du tubercule et du tissu qui le contient on observe une prolifération dans laquelle on peut suivre les modifications que subissent les cellules plates du tissu conjonctif sous l'influence de l'inflammation.

Les granulations tuberculeuses sont en général *composées*, c'est-à-dire formées par un certain nombre de granulations simples ou follicules tuberculeux. Si le tubercule est encore jeune, on reconnaît les granulations simples qui ont concouru à la formation du tubercule composé, et les granulations se présentent avec leur structure typique; si le tubercule est plus ancien, on constate une zone centrale granuleuse plus ou moins étendue, à la périphérie de cette zone des cellules géantes en nombre variable, enfin en dehors une zone embryonnaire qui, dans les tubercules anciens, peut devenir fibreuse.

On a beaucoup discuté, dans ces dernières années, sur la nature des cellules géantes et sur leur valeur au point de vue du diagnostic anatomique du tubercule. On a admis, pendant quelque temps, que la cellule géante était absolument caractéristique de la tuberculose, et Schüppel a été jusqu'à définir le tubercule : une cellule géante; définition inadmissible, car, d'une part, la présence de ces cellules n'est pas constante dans le tubercule, et, d'autre part, les cellules géantes se rencontrent dans des processus étrangers à la tuberculose (sarcomes, syphilomes, bourgeons charnus des plaies, etc.); les recherches expérimentales de Heidenhain, de Ziegler, de Weiss, de Baumgarten ont montré, en outre, qu'on pouvait à volonté provoquer chez des animaux vivants la formation de cellules géantes. Il suffit, pour cela, de faire pénétrer, soit dans la cavité péritonéale, soit dans le tissu cellulaire sous-cutané, de petits corps étrangers (cheveux, fils de coton, etc.) qu'on laisse en place pendant une quinzaine de jours; on constate alors que ces corps se sont couverts de cellules, parmi lesquelles on constate la présence d'éléments analogues à ceux décrits sous le nom de cellules géantes.

Charcot a fait observer, il est vrai, que les cellules géantes qui se rencontrent dans les sarcomes, dans les bourgeons charnus des plaies, dans les produits inflammatoires des séreuses, ou dont on détermine la formation en provoquant l'inflammation du tissu conjonctif ou des séreuses, présentent quelques différences avec les cellules géantes du tubercule; les premières sont apolaires ou à prolongements peu nombreux et non rameux, leurs noyaux sont disséminés et non périphériques comme dans les cellules géantes du tubercule.

En somme, la cellule géante, sans avoir l'importance d'un élément spécifique, n'en constitue pas moins un des attributs les plus importants du tubercule.

Dans ces derniers temps, on a été jusqu'à soutenir que la granulation tuberculeuse elle-même n'avait pas de signification précise, sous prétexte qu'on était arrivé à reproduire artificiellement dans les poumons de quelques animaux des lésions analogues, en injectant dans les veines des particules irritantes; on a objecté aussi que certaines gommes syphilitiques avaient une structure identique à celle des gros tubercules. D'après les auteurs qui ont défendu cette thèse, l'examen histologique ne serait pas suffisant pour reconnaître les vrais tubercules des faux tubercules, il faudrait inoculer la matière suspecte et voir si elle est apte ou non à engendrer la tuberculose. Conclusion étrange. S'il est impossible de distinguer au microscope le tubercule vrai du pseudo-tubercule, comment pourra-t-on affirmer que les lésions produites chez les animaux inoculés sont vraiment tuberculeuses? Nous avons vu qu'il était facile de produire, chez certains animaux, des lésions analogues à celles de la tuberculose en introduisant sous la peau des débris de tissus non tuberculeux, ou même des substances inorganiques qui n'agissent que par irritation. On s'exposerait donc à de singulières erreurs si pour juger de la nature d'un néoplasme supposé tuberculeux on acceptait comme criterium le résultat de l'inoculation à des animaux.

Nous pensons, avec la grande majorité des auteurs, que la granulation tuberculeuse, isolée ou agglomérée, est très caractéristique du tubercule, et que, lorsque sa présence a été bien constatée dans un tissu, on peut en conclure à l'existence de la tuberculose.

Si l'on s'étonne de voir des lésions identiques à celles de la tuberculose se produire chez des animaux après l'injection de particules irritantes dans les veines, ou chez des syphilitiques autour de gommes anciennes, c'est peut-être parce qu'on a exagéré la spécificité de la tuberculose. Il est avéré qu'un foyer de matière caséeuse (quelle que soit du reste l'origine de cette matière) peut, en se vidant dans les veines, amener l'explosion d'une tuberculose aiguë; quoi d'étonnant à ce que l'injection de particules irritantes dans les veines donne lieu à des lésions analogues? On sait depuis longtemps que toutes les causes débilitantes favorisent l'apparition du tubercule; faut-il s'étonner si, dans des organismes épuisés par la syphilis tertiaire, de vieilles gommes se transforment en tubercules? De même pour les lésions anciennes des scrofuleux (lupus, tumeurs blanches), qui aboutissent presque toujours à la tuberculose.

Le grand épiploon se prête admirablement à l'étude des granulations tuberculeuses et de leur développement; il suffit d'étendre un des feuillets d'un épiploon tuberculeux sur une lame de verre porte-objet, de colorer la préparation à l'aide du picrocarmin et de la monter dans la glycérine. Sur une préparation ainsi faite, il est facile de constater que, parmi les granulations tuberculeuses, les unes, le plus grand nombre, se trouvent sur le trajet des petits vaisseaux, tandis que les autres, qui sont en dehors du trajet des petits vaisseaux, paraissent se développer aux dépens de l'endothélium du péritoine.

Dans la méningite tuberculeuse, il est facile aussi de s'assurer que les granulations tuberculeuses se développent presque toujours sur le trajet des petits vaisseaux; tantôt les granulations entourent complètement les artérioles, tantôt elles n'occupent qu'une partie de la circonférence du petit vaisseau.

Dans ces dernières années, Mügge et Ponfick ont constaté que les granulations tuberculeuses pouvaient se développer aux dépens des cellules endothéliales des vaisseaux sanguins et des vaisseaux lymphatiques. C'est là un fait intéressant, et s'il est démontré que cette origine des granulations tuberculeuses est commune, on pourra peut-être poser en loi générale que : *la tuberculose est produite par l'inflammation des endothéliums des vaisseaux et des séreuses.* La pneumonie tuberculeuse elle-même ne ferait pas exception à cette règle; on sait, en effet, que l'épithélium pulmonaire est en réalité un endothélium absolument comparable aux endothéliums des séreuses. Le rôle important joué par les endothéliums vasculaires dans la genèse du tubercule permet de comprendre pourquoi des injections de substances irritantes faites dans les veines donnent naissance à des néoplasmes qui ont la plus grande analogie avec le tubercule spontané.

Les tubercules, en se développant dans les organes, donnent lieu presque toujours à des lésions secondaires qui sont, ou bien des lésions inflammatoires, ou bien des lésions de vascularisation.

Dans la plupart des organes, les lésions tuberculeuses proprement dites ne tardent pas à se compliquer de lésions inflammatoires, très apparentes surtout dans les séreuses (péritonite, pleurésie, péricardite, méningite tuberculeuses).

Les lésions de vascularisation s'expliquent facilement : les tubercules, en se développant autour des artères ou même dans leur intérieur, déterminent des thromboses et des infarctus.

R. Koch a décrit, en 1882, des bacilles qu'il avait rencontrés dans les crachats des tuberculeux et sur les coupes des néoplasmes tuberculeux. Ehrlich a perfectionné le mode de préparation de ces bacilles (1).

Les bacilles de la tuberculose sont, d'après Koch, des bâton-

(1) Le procédé d'Ehrlich pour la préparation des bacilles tuberculeux comprend les opérations suivantes.

Supposons qu'il s'agisse de la recherche des bacilles dans les crachats.

Les réactifs suivants sont nécessaires :

1° Eau distillée saturée d'huile d'aniline. On met dans un flacon une petite quantité d'huile d'aniline, qui est laissée en contact avec l'eau distillée ; on agite de temps en temps. On a ainsi une solution d'huile d'aniline dans l'eau qui peut servir pendant longtemps ; il suffit de remplacer l'eau du flacon au fur et à mesure qu'elle s'épuise.

2° Une solution aqueuse saturée de fuchsine.

3° Une solution de bleu de méthylène, dans les cas où l'on veut obtenir une double coloration, ce qui n'est pas indispensable.

4° De l'acide azotique mélangé à l'eau, dans la proportion de 1 sur 3.

5° De l'eau distillée pour laver les préparations et du baume du Canada pour les monter.

La solution de fuchsine dans l'eau d'aniline doit être préparée seulement au moment de s'en servir. A cet effet, on a une petite éprouvette graduée, dans laquelle on verse de l'eau d'aniline et de la solution de fuchsine dans la proportion de huit parties de la première pour une partie de la deuxième. On filtre sur le papier.

On choisit dans les crachats à examiner la partie centrale d'un crachat qui est disposée sur une lamelle couvre-objet et recouverte avec une autre lamelle couvre-objet ; le muco-pus s'étale entre les deux lamelles et y adhère, et lorsqu'on sépare au bout de quelques instants les deux lamelles en les faisant glisser l'une sur l'autre, il reste à la surface de chacune d'elles une couche très mince, qui ne tarde pas à se dessécher. Les lamelles sont alors plongées dans la solution de fuchsine, préparée comme il a été dit ci-dessus, et y restent pendant vingt-quatre heures.

Au bout de ce temps, les lamelles sont retirées de la solution de fuchsine, lavées dans l'eau distillée (pendant quelques instants), puis plongées dans le mélange d'eau et d'acide azotique au tiers. Au bout de trente secondes, une minute au plus, la décoloration apparente des préparations est presque complète ; les lamelles sont alors retirées de l'acide azotique, lavées avec soin dans l'eau distillée, puis desséchées et montées dans le baume du Canada. Si l'on veut obtenir la double coloration (coloration en rouge des bacilles, coloration en bleu des éléments anatomiques), il faut, après avoir retiré les lamelles du bain acide et les avoir lavées, déposer à la surface quelques gouttes de la solution de bleu de méthylène ; au bout de dix minutes ou un quart d'heure, on lave rapidement, on sèche et l'on monte dans le baume du Canada.

On peut, en opérant à chaud, éviter l'obligation de laisser les lamelles pendant vingt-quatre heures dans le bain de fuchsine. La solution de fuchsine dans l'eau d'aniline est préparée comme il est dit ci-dessus : On fait chauffer cette solution dans une petite capsule en porcelaine, puis on plonge les lamelles dans la solution bouillante ; au bout de dix à quinze

nets qui mesurent en moyenne 3 à 4 millièmes de millimètre de long sur 0,3 à 0,5 millièmes de millimètre de large. Ils sont très difficiles à voir lorsqu'ils n'ont pas été colorés. Lorsqu'on examine à un fort grossissement (1000 à 1200 diamètres) des bacilles colorés par le procédé d'Ehrlich, on constate que ces bâtonnets, qui paraissaient très simples à un faible grossissement (fig. 28) et constitués par un seul élément à bords rectilignes, se décomposent en une série de petits grains formant chapelet (fig. 27).

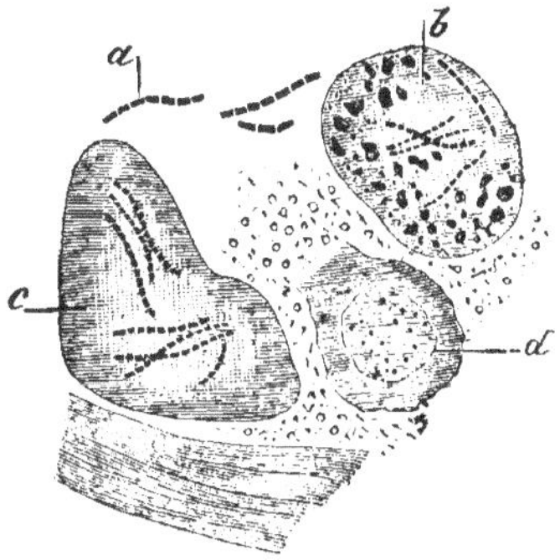

La présence des bacilles de Koch dans les crachats des tuberculeux est assez constante pour que le clinicien, dans les cas douteux, puisse tirer parti de ce signe. Ces bacilles ont été trouvés aussi dans le pus des abcès tuberculeux, de la pleurésie purulente des tuberculeux, dans l'urine des malades atteints de tuberculose des voies urinaires, etc. Dans les néoplasmes tuberculeux (granulations tuberculeuses, etc.), il arrive assez souvent qu'il est diffi-

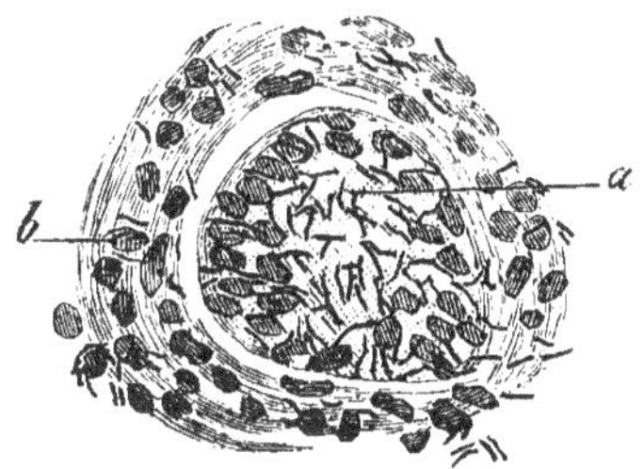

Fig. 27. — Crachats dans un cas de tuberculose aiguë. — c, grande cellule contenant des bacilles; b, cellule pigmentée contenant aussi des bacilles; a, bacilles libres (Cornil et Babès).

Fig. 28. — Cellule géante dans un tubercule. — a, cellule géante; b, partie voisine du tubercule (Cornil et Babès).

minutes, la coloration des bacilles est en général satisfaisante. La préparation s'achève comme dans le procédé à froid, qui donne en général de meilleurs résultats.

Pour rechercher les bacilles contenus dans des néoplasmes tuberculeux, on commence par faire des coupes histologiques très minces de ces néoplasmes, et l'on soumet ces coupes aux mêmes opérations que les crachats. Il faut avoir soin seulement de traiter les coupes par l'essence de girofle avant de les monter dans le baume du Canada; pour les crachats étendus en couche très mince, la dessiccation suffit.

Les bacilles de la tuberculose qui ont été colorés par la fuchsine ne sont pas décolorés par l'acide azotique, non plus que les bacilles de la lèpre, contrairement à ce qui arrive pour tous les éléments histologiques et pour les autres bacilles; c'est sur ce fait qu'est basé le procédé d'Ehrlich.

L. et T. — Pathol. méd.   I. — 17

cile ou impossible de découvrir les bacilles. Malassez et Vignal ont observé, dans certaines lésions tuberculeuses où les bacilles faisaient défaut, des zooglées de micrococques difficiles à colorer. Koch a réussi à isoler et à cultiver les bacilles de la tuberculose dans le sérum sanguin gélatinisé.

FORMES CLINIQUES. — La tuberculose prend tantôt les allures d'une maladie aiguë, générale, tantôt celles d'une maladie chronique localisée dans tel ou tel organe. Nous ne décrirons dans la première partie de cet ouvrage, consacrée aux maladies générales, que la tuberculose aiguë; la description de la tuberculose chronique de chaque organe en particulier sera mieux à sa place dans la deuxième partie. La tuberculose pulmonaire chronique ne peut pas être isolée des autres affections des voies respiratoires, la tuberculose des ganglions mésentériques et du péritoine rentre nécessairement dans l'histoire des maladies de l'abdomen, etc. Il est certainement peu logique de séparer ainsi les différentes formes cliniques d'une même maladie, d'autant plus que ces formes se mélangent souvent, et qu'il n'est pas rare, par exemple, de voir la tuberculose aiguë éclater dans le cours d'une tuberculose chronique; mais le nosologiste doit sacrifier quelquefois la logique à l'intérêt pratique qui exige que les faits comparables entre eux au point de vue clinique soient réunis dans des chapitres voisins, de manière à faciliter la tâche du praticien.

La tuberculose chronique se localise le plus souvent sur l'appareil respiratoire ou sur le tube digestif et ses annexes.

La tuberculose pulmonaire, désignée souvent sous le nom de phthisie pulmonaire, est de beaucoup la plus fréquente des formes de la tuberculose chronique; alors même que la tuberculose a pris naissance dans d'autres organes, il est très rare, au moins chez l'adulte, qu'on ne trouve pas à l'autopsie de tubercules au sommet des poumons, suivant la loi formulée par Louis. Le tubercule envahit souvent le larynx (laryngite tuberculeuse), les ganglions bronchiques et les plèvres.

Du côté des voies digestives et de leurs annexes, la tuberculose se localise fréquemment sur l'intestin, sur le péritoine, sur les ganglions mésentériques, principalement chez l'enfant (carreau). L'angine et la glossite tuberculeuses, sur lesquelles du reste l'attention n'a été attirée que dans ces dernières années, s'observent plus rarement.

Les méninges, la substance cérébrale ou médullaire, sont parfois le siège de gros tubercules dont l'histoire clinique se confond avec celle des tumeurs de l'encéphale ou de la moelle.

Dans certains cas, la tuberculose se localise sur des organes dont l'intégrité n'est pas indispensable à la continuation de la vie, et elle affecte une marche lente et une évolution assez bénigne, qui contrastent singulièrement avec la marche si rapide et l'évolution si grave de la tuberculose aiguë et des tuberculoses pulmonaires, méningées et abdominales. Aussi les cliniciens ont-ils hésité pendant longtemps à rapporter à la tuberculose quelques-unes de ces formes; c'est surtout en se basant sur les recherches anatomo-pathologiques et sur les résultats de l'inoculation des produits pathologiques aux animaux qu'on est arrivé à considérer le lupus, par exemple, comme une des formes de la tuberculose.

Parmi les tuberculoses locales dont l'existence est bien démontrée, il faut citer l'épididymite tuberculeuse, les tuberculoses osseuse et articulaire, l'adénite tuberculeuse.

La tuberculose cutanée est assez rare.

Le lupus siège en général à la face; il se caractérise au début par la production de nodosités, qui se développent lentement; ces nodosités, qui sont d'abord dures au toucher, se ramollissent et donnent lieu à des ulcérations plus ou moins profondes et étendues. Ces ulcérations ont une grande tendance à envahir les parties voisines et quelquefois elles déterminent des dégâts considérables (destruction du nez, des lèvres, des paupières, du voile du palais, etc.). Les coupes histologiques des tissus envahis par le lupus montrent des îlots de petites cellules avec des cellules géantes centrales qui ont la plus grande analogie avec les follicules tuberculeux. Koch a trouvé des bacilles dans les tissus envahis par le lupus et des inoculations de ces produits pathologiques ont déterminé la tuberculose expérimentale.

Les symptômes de la tuberculose chronique sont naturellement très variables suivant que la maladie siège dans le poumon ou dans le péritoine, dans le larynx ou dans les voies urinaires par exemple; il existe cependant quelques symptômes généraux que l'on retrouve chez tous les malades atteints de tuberculose, quel que soit le siège de la maladie, et qui présentent par cela même une très grande importance au point de vue du diagnostic de la tuberculose.

L'*amaigrissement* est souvent un des premiers signes de la tuberculose; les individus qui sont en puissance de tubercules maigrissent rapidement et perdent leurs forces, bien que l'appétit soit souvent conservé ou même exagéré.

La *fièvre hectique*, lorsqu'elle ne s'explique pas par quelque lésion inflammatoire, par quelque suppuration chronique, est un deuxième signe très important de la tuberculose; la température, normale le matin, s'élève le soir plus ou moins haut; les malades n'éprouvent pas de frisson au moment de l'ascension de la température et souvent ils ne se doutent pas qu'ils ont la fièvre; ils accusent seulement un peu de malaise le soir.

Les *sueurs nocturnes* constituent un troisième signe de même valeur que les précédents.

Lorsque ces symptômes se rencontrent chez un adolescent ou chez un homme encore jeune, lorsqu'ils résistent aux médications mises en usage, on peut diagnostiquer presque à coup sûr la tuberculose, alors même qu'il n'existe aucune localisation bien apparente.

La gravité et la marche de la tuberculose chronique varient beaucoup avec les localisations; l'épididymite tuberculeuse, par exemple, a une marche moins rapide et une gravité moindre que la tuberculose pulmonaire, et la tuberculose pulmonaire elle-même peut évoluer rapidement ou lentement suivant la nature des lésions, suivant les conditions dans lesquelles se trouve placé le tuberculeux et la résistance dont il est capable.

La tuberculose chronique peut guérir lorsque les lésions ne sont pas trop avancées et que les malades sont placés dans de bonnes conditions; cette terminaison est malheureusement très rare relativement aux cas où il est impossible d'enrayer la marche de la maladie.

TUBERCULOSE AIGUE

La tuberculose aiguë peut revêtir des formes très variées; on conçoit que les poussées de granulations tuberculeuses se faisant tantôt sur un point, tantôt sur l'autre, ce sont les plaintes de l'organe plus spécialement lésé qui dominent la scène morbide. C'est ainsi que la maladie peut se présenter sous l'aspect d'une fièvre typhoïde, d'une méningite, d'une bronchite capillaire, d'une affection du cœur, etc.; elle peut aussi ne se manifester que par des symptômes généraux : anémie, faiblesse générale, mouvement fébrile plus ou moins accentué. Nous décrirons d'abord le type le plus fréquent, les symptômes les plus ordinaires; nous nous occuperons ensuite des formes anormales.

Le début est généralement insidieux; les malades maigrissent, pâlissent et se plaignent de faiblesse générale, l'appétit se perd;

bientôt apparaît la fièvre qui est un des principaux caractères de
la tuberculose aiguë.

On observe rarement un frisson initial violent comme dans la

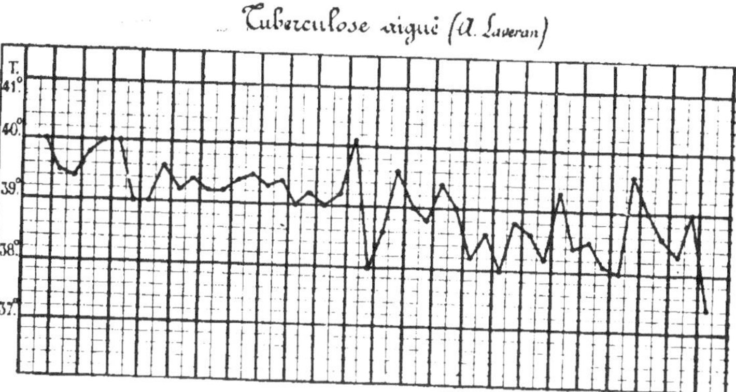

FIG. 29.

pneumonie, la période d'ascension est lente, irrégulière; à la période d'état, la fièvre est subcontinue (fig. 29 et 30), les oscilla-

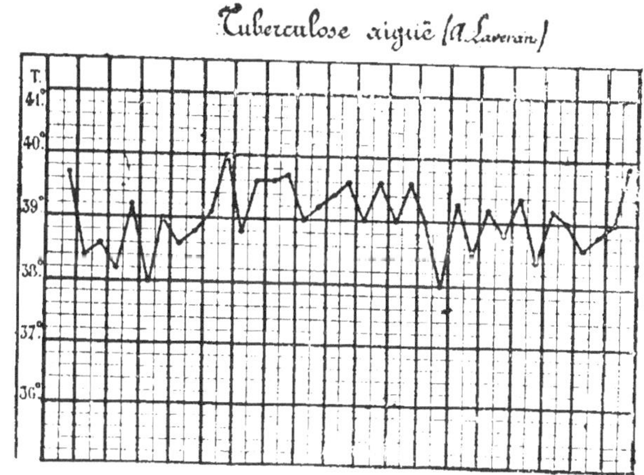

FIG. 30.

tions diurnes sont quelquefois de plusieurs degrés, la température
s'abaisse le matin à la normale, tandis que le soir elle s'élève à
39 ou 40 degrés, la fièvre peut simuler alors une intermittente,

mais une intermittente dont les paroxysmes reviennent généralement le soir, contrairement à ce qui a lieu dans les fièvres palustres. Les températures sont souvent aussi élevées que dans
la fièvre typhoïde.

La fréquence du pouls est en rapport avec l'élévation de la température ; le dicrotisme est peu marqué.

L'amaigrissement, qui est rangé parmi les principaux signes de
la tuberculose, peut faire défaut, surtout lorsque la marche de la
maladie est très rapide.

La prostration est moins grande que dans la fièvre typhoïde, les
malades continuent quelquefois à se lever alors que le thermomètre monte le soir à 40 degrés, l'intelligence est conservée, la
stupeur, le délire ne se montrent d'ordinaire qu'à la dernière période. On observe souvent des sudamina sur la partie antérieure
du tronc, les sueurs nocturnes sont moins fréquentes que dans
la tuberculose chronique et surtout moins abondantes, les taches
rosées lenticulaires sont exceptionnelles.

Il se produit en général, au début, une toux sèche et rare qui
augmente peu à peu d'intensité et qui s'accompagne d'une expectoration muqueuse ; les hémoptysies ne sont pas communes.
L'examen de la poitrine révèle des râles muqueux plus ou moins
fins ; lorsque la tuberculose aiguë est secondaire, on constate,
bien entendu, les signes des lésions anciennes. Dans certains cas,
bien que les poumons soient criblés de granulations tuberculeuses,
l'examen de la poitrine ne révèle rien d'anormal ; il existe seulement de l'oppression et de la dyspnée. Cette absence de signes
physiques s'explique aisément ; les râles dépendent de la bronchite, qui peut faire défaut ; quant à la percussion, elle ne peut
pas révéler l'existence de granulations disséminées au milieu d'un
parenchyme encore perméable à l'air, d'autant plus que les deux
poumons étant envahis simultanément on n'a plus de point de
comparaison pour apprécier la sonorité.

La prédominance des râles vers les sommets, la rudesse du bruit
respiratoire, l'expiration prolongée, les frottements pleuraux et la
submatité des régions sous-claviculaires, constituent de bons
signes de la tuberculose pulmonaire aiguë, mais des signes inconstants.

Lorsqu'il existe de la pleurésie, elle se traduit, comme toujours,
par des points douloureux et par les signes physiques d'un épanchement plus ou moins abondant.

Les bruits du cœur sont normaux, sauf dans les cas où il se
développe une péricardite tuberculeuse ; on trouve alors dans la

région précordiale des bruits de frottement ou les signes d'un épanchement péricardique.

Quelques malades éprouvent dès le début une telle anorexie qu'on a de la peine à leur faire prendre un peu de bouillon, chez d'autres l'appétit est conservé malgré une fièvre vive. La langue est blanche, saburrale, quelquefois sèche, fuligineuse, ainsi que les dents et les gencives; la constipation est la règle à moins d'ulcérations intestinales. La tuberculose péritonéale s'accompagne d'une réaction plus ou moins vive, le ventre est météorisé, douloureux à la pression, il se forme quelquefois de l'ascite; l'entérite et la péritonite tuberculeuses seront décrites avec les maladies de l'abdomen.

La présence de tubercules dans les reins peut donner lieu à une néphrite albumineuse aiguë.

Il n'est pas rare d'observer dans le cours de la tuberculose aiguë, une tendance aux hémorrhagies : épistaxis, hémoptysies, hématuries, purpura, etc.

Formes anormales. — Une des plus communes est la *forme typhoïde;* dès le début de la maladie les symptômes nerveux s'accusent, la fièvre est continue, il existe de la stupeur et du délire, la langue se sèche et devient fuligineuse; on a, en un mot, à très peu près le tableau de la fièvre typhoïde, si bien que le diagnostic différentiel avec cette maladie présente de très grandes difficultés.

La tuberculose à *forme asphyxique* ressemble tantôt à une bronchite capillaire, tantôt à une affection du cœur; ce qui domine, c'est la dyspnée, les malades étouffent, ils sont obligés de s'asseoir sur leur lit pour respirer, les lèvres et les extrémités se cyanosent. Lorsqu'à l'autopsie on voit les poumons criblés de granulations tuberculeuses, en si grand nombre qu'elles représentent un volume au moins égal à celui du parenchyme intermédiaire, on s'explique facilement l'intensité de cette dyspnée; les tubercules oblitèrent un certain nombre de bronchioles et de capillaires du poumon, et ils entravent ainsi le renouvellement de l'air et celui du sang également indispensables à la respiration; les congestions pulmonaires, la bronchite, qui accompagnent les poussées tuberculeuses, exagèrent encore l'effet des causes précédentes.

La *forme articulaire* est assez rare; l'un de nous a publié une observation dans laquelle la tuberculose aiguë fut confondue à son début avec un rhumatisme articulaire aigu, plusieurs synoviales présentaient des granulations tuberculeuses.

Dans la *forme latente,* les symptômes locaux font défaut et les symptômes généraux sont peu caractéristiques; on observe de la tristesse, de l'amaigrissement, les malades se lèvent et ne se plaignent d'aucun symptôme douloureux, ils prétendent qu'ils n'ont pas la fièvre, mais le thermomètre permet le plus souvent de constater une élévation de la température le soir.

La durée de la tuberculose aiguë varie de trois à six septénaires; dans quelques cas, elle s'arrête dans son évolution et prend la forme chronique.

ANATOMIE PATHOLOGIQUE. — La tuberculose aiguë peut envahir en même temps un grand nombre d'organes, les granulations tuberculeuses présentent alors sur tous les points le même développement. D'autres fois, la maladie ne se généralise que progressivement. Les vaisseaux lymphatiques qui partent de l'organe atteint le premier sont envahis, transformés en traînées dures, blanchâtres, faciles à suivre à l'œil nu; les ganglions lymphatiques correspondants se prennent, enfin cette barrière est franchie et tous les organes se tuberculisent. Ce dernier mode d'envahissement rappelle ce qui se passe chez les lapins inoculés.

Parmi les *séreuses* les plus fréquemment atteintes, il faut citer: les plèvres, le péritoine, les méninges; la tuberculose aiguë du péricarde et des synoviales est beaucoup plus rare.

Les plèvres, qui sont généralement prises en même temps que les poumons, peuvent être épargnées bien que le parenchyme pulmonaire soit criblé de tubercules; on voit alors les granulations au travers de la plèvre viscérale, mais la séreuse elle-même n'est pas atteinte et il n'y a pas de tubercules sur la plèvre pariétale. La tuberculose aiguë des plèvres se complique le plus souvent de lésions inflammatoires : exsudats, adhérences, épanchements.

Lorsque la tuberculose du péritoine est primitive, on distingue à la surface de la séreuse des milliers de granulations grises, demi-transparentes, très faciles à voir sur le grand épiploon quand on le regarde par transparence. Dans les cas où la tuberculose péritonéale est consécutive à des ulcérations tuberculeuses de l'intestin, on trouve sur la séreuse qui tapisse le fond des ulcères, des îlots de tubercules blanchâtres d'où partent souvent des traînées de lymphangite tuberculeuse. Dans la tuberculose aiguë, les lésions inflammatoires du péritoine sont en général peu marquées.

Les lésions de la tuberculose méningée seront étudiées ailleurs (voy. *Méningite tuberculeuse*).

Le péricarde peut présenter à sa surface des granulations tuberculeuses bien caractérisées et faciles à reconnaître à l'œil nu; mais il se développe souvent de la péricardite, des fausses membranes plus ou moins épaisses, et l'examen histologique est alors nécessaire pour reconnaître les granulations tuberculeuses au milieu du néoplasme inflammatoire.

Les granulations tuberculeuses des synoviales ont des caractères identiques à ceux des granulations des autres organes ; elles présentent souvent une forme aplatie, due sans doute aux pressions articulaires.

Parmi les membranes *muqueuses* c'est sans contredit la muqueuse intestinale qui est envahie le plus souvent ; la dernière portion de l'iléon est le siège d'élection des lésions, comme dans la fièvre typhoïde. Les granulations tuberculeuses se développent tantôt dans les follicules clos et les plaques de Peyer, tantôt le long des vaisseaux qui contournent l'intestin ; ces tubercules s'ulcèrent rapidement comme tous ceux des muqueuses, et il en résulte des ulcérations intestinales qui siègent dans les plaques de Peyer, ou qui présentent une disposition annulaire, comme les vaisseaux le long desquels les tubercules se sont développés. A propos de l'entérite chronique tuberculeuse nous aurons l'occasion de revenir sur ce sujet.

On peut trouver des granulations tuberculeuses sur la muqueuse des voies respiratoires (larynx, trachée, bronches) et même sur la muqueuse de la bouche et de l'isthme du gosier.

Parmi les *parenchymes* les plus fréquemment atteints, il faut citer : les poumons, les ganglions lymphatiques, la rate, le foie, les reins. Les tubercules des centres nerveux sont tantôt de fines granulations développées dans les méninges ou le long des petits vaisseaux qui en émanent, tantôt de gros tubercules dont l'histoire rentre dans celle des tumeurs cérébrales.

Les poumons peuvent être seuls envahis, et quand on trouve des tubercules dans d'autres organes, il est rare que les poumons en soient indemnes ; cette loi formulée par Louis ne souffre guère d'exceptions que dans les cas où la mort survient rapidement à la suite d'une méningite tuberculeuse.

Les poumons sont criblés de granulations grises, demi-transparentes ou de tubercules miliaires jaunes, plus volumineux que les granulations grises ; tantôt les tubercules dominent dans les lobes supérieurs et y présentent un développement plus avancé que dans les inférieurs, tantôt ils ont partout le même aspect et l'éruption tuberculeuse est aussi abondante dans les lobes inférieurs qu'aux sommets. Le parenchyme pulmonaire intermédiaire aux tubercules est à l'état normal ou bien il est engoué ; la pneumonie lobaire ou lobulaire se montre quelquefois comme complication de la tuberculose aiguë.

Les tubercules du poumon examinés au microscope offrent presque toujours dans la tuberculose aiguë les caractères des granulations tuberculeuses typiques, décrites par Virchow, quelquefois cependant on constate que la plupart des granulations ont pris naissance dans l'intérieur des alvéoles pulmonaires.

Les tubercules des ganglions lymphatiques subissent rapidement la transformation caséeuse, ceux de la rate sont tantôt disséminés d'une façon régulière, tantôt agglomérés sous forme d'infarctus, ce qui tient sans doute à ce que les granulations, se développant en grand nombre autour des vaisseaux, ont déterminé leur oblitération. La rate est en général volumineuse.

Les granulations tuberculeuses du foie sont un peu plus difficiles à voir que celles de la rate ; elles naissent dans les espaces triangulaires interlobulaires, autour des vaisseaux sanguins et biliaires, et ce voisinage peut amener des lésions de canalisation, les capillaires biliaires comprimés se dilatent et se rompent, d'où la formation de petits kystes biliaires.

Les tubercules des reins sont en général peu nombreux relativement à ceux de la rate ou des poumons ; ils sont disséminés surtout dans la substance corticale ou plus rarement agglomérés en forme d'infarctus.

On a encore rencontré des tubercules dans la prostate, dans les testicules, dans les os (sternum, vertèbres, côtes, etc.); enfin dans la choroïde, fait important à connaître, car l'examen ophthalmoscopique peut révéler l'existence de ces lésions pendant la vie ; les granulations de la choroïde coïncident souvent avec la tuberculisation des méninges.

DIAGNOSTIC. PRONOSTIC. — La tuberculose aiguë *secondaire*, c'est-à-dire celle qui se développe chez un malade porteur de lésions tuberculeuses anciennes et bien caractérisées, est d'un diagnostic facile ; il n'en est pas de même de la tuberculose aiguë *primitive*, qui peut être confondue avec un grand nombre d'autres maladies, notamment avec la fièvre typhoïde. Un des meilleurs caractères différentiels de la fièvre typhoïde et de la tuberculose aiguë est fourni par la marche de la température dans ces deux maladies, marche cyclique, régulière dans la fièvre typhoïde ; acyclique, irrégulière dans la tuberculose aiguë; mais l'examen des tracés thermométriques n'est pas décisif dans tous les cas, la fièvre typhoïde peut présenter de grandes irrégularités thermométriques, et d'autre part le tracé de la tuberculose aiguë peut ressembler à celui de la fièvre typhoïde à la période d'état, ou mieux encore à la période amphibole. Les symptômes nerveux : prostration, vertiges, insomnie, délire, sont moins marqués dans la tuberculose aiguë que dans la fièvre typhoïde ; les symptômes abdominaux : diarrhée, douleurs et gargouillement dans la fosse iliaque droite, font défaut le plus souvent ; enfin les taches rosées sont exceptionnelles.

La tuberculose aiguë à forme asphyxique peut simuler la bronchite capillaire. Les signes fournis par l'auscultation sont mieux en rapport avec les symptômes généraux et avec la dyspnée dans la bronchite capillaire que dans la tuberculose aiguë ; l'amaigrissement, les sueurs nocturnes, une expectoration muqueuse peu abondante, la prédominance des râles vers les sommets, l'existence de frottements pleuraux, l'apparition d'un épanchement pleurétique, les hémoptysies, permettent de se prononcer en faveur de la tuberculose aiguë.

Lorsqu'un malade, sans accuser aucune douleur locale, perd ses forces, maigrit, pâlit, a du dégoût pour les aliments, il faut soupçonner la tuberculose, quand bien même l'examen de la poitrine est négatif ; si le thermomètre indique une élévation de la température le soir, ce diagnostic peut être considéré comme presque certain.

La tuberculose aiguë des synoviales a une grande ressemblance au début avec le rhumatisme articulaire, mais c'est une forme très rare ; la marche ultérieure de la maladie est du reste très différente dans les deux cas.

La tuberculose aiguë est presque toujours mortelle ; quelques faits établissent cependant la possibilité d'une amélioration plus ou moins durable, voire même de la guérison.

PROPHYLAXIE. TRAITEMENT. — Comme l'a dit Pidoux, le remède spécifique de la tuberculose doit consister surtout en une amélioration physique et morale du sort des masses, la prophylaxie individuelle se réduit à écarter, autant que possible, les causes débilitantes qui favorisent l'éclosion de la tuberculose, principalement lorsqu'il existe une prédisposition héréditaire et les circonstances dans lesquelles la contagion pourrait se produire.

Le traitement de la tuberculose aiguë ne peut être que symptomatique ; il faut s'attacher d'abord à combattre la fièvre qui épuise les malades, la digitale remplit cette indication, et de plus elle agit en augmentant l'énergie du cœur et en régularisant la circulation ; on prescrira, par exemple, dans les cas où la fièvre est vive, 0^{gr},75 d'herbe de digitale en infusion dans une potion de 120 grammes à prendre par cuillerées d'heure en heure. L'antipyrine (1 à 2 gr. par jour), donne aussi de bons résultats. Lorsque la fièvre est tombée, les toniques, le vin, le quinquina sont indiqués ; les révulsifs et les dérivatifs (ventouses sèches, vésicatoires, etc.) sont utiles pour combattre sinon la tuberculose pulmonaire, du moins les fluxions concomitantes.

BAYLE. Recherches sur la phthisie pulm. Paris, 1810. — LAENNEC. Traité d'auscult., t. II, p. 17. — LOUIS. Rech. sur la phthisie, 1843. — REINHARDT. Ann. der Charité Krankh. zu Berlin, 1850. — VIRCHOW. Pathol. cellul., trad. de Straus. — LEUDET. Th., Paris, 1851. — L. LAVERAN. Anat. pathol. du tubercule (Rec. Mém. méd. milit., 1861). — VILLEMIN. Du tubercule, 1861. — L. COLIN. Études clin. de méd. milit., 1864. — EMPIS. De la granulie, Paris, 1865. — HÉRARD et CORNIL. Phthisie pulmon., 1867. — NIEMEYER. Leç. clin. sur la phth. pulm., 1867. — VILLEMIN. Études sur la tuberc., 1867. — CHAUVEAU. Expériences sur l'inoculation de la tuberc. (Gaz. hebd., 1868 et 1873). — CORNIL. Le tubercule spécialement étudié dans ses rapports avec les vaisseaux (Arch. de physiol., 1858). — CORNIL et RANVIER. Histol. path., 2e édit., 1882. — A. LAVERAN. Contrib. à l'étude de la tuberc. aiguë (Rec. Mém. de méd. milit., 1873). — Du même. Traité des maladies des armées, 1875. — Du même. Tuberculose aiguë des synoviales (Communic. à la Soc. méd. des hôp., 1876-1877, et Progrès méd., 1876, p. 727). — Du même. Observ. d'angine tuberculeuse (Soc. méd. des hôp., 22 déc. 1876). — Du même. Du rôle de la thrombose dans les altérations d'origine tuberculeuse (Progrès méd., 1876). — PAPILLON, NICOL et A. LAVERAN. Rech. expér. sur l'inocul. de la tuberc. (Gaz. hebdom., 1871). — PIDOUX. Rech. sur la phthisie, 1873. — RINDFLEISCH. Traité d'histologie pathol., 1873, 2e édit., 1888. — THAON. Th., Paris, 1873. — JACCOUD. Leçons cliniques de Lariboisière, Paris, 1873, p. 194. — GRANCHER. De l'unité de la phthisie, th., Paris, 1875. — TROCHÉ. Des tubercules de la choroïde, th., Paris, 1875. — LAYDECKER. De la tuberc. aiguë à forme typhoïde, th., Paris, 1876. — CHRISTY. De la tuberculose aiguë à forme asphyxique, th., Paris, 1876. — LAMBERT. Des altérations de la langue dans le cours de la tuberc., th., Paris, 1876. — J. SOURRIS. De l'angine tuberculeuse, th., Paris, 1877. — GRANCHER. Tuberc. pulmonaire (Arch. de physiol., 1878, p. 1). — KÖSTER. Ueber locale Tuberc. (Centralb. f. med. Wissench., 1877, n° 19). — FRIEDLANDER. Ueber locale Tuberc. (Samm. klin. Vorträge von R. Volkmann, 1874). — Du même. Bemerkungen ueber Riesenzellen und ihr Verhaltniss zur Tuberculose (Berlin. klin. Wochenschr., 1874). — E. ZIEGLER. Rech. expérim. sur l'histogénèse des Riesenzellen, etc., Wurzbourg, 1875. — CHARCOT. Leçons de la Faculté de médecine, 1878. — H. MARTIN. Tuberc. des séreuses et du poumon. Pseudo-tuberc. expér. (Arch. de physiol., 1880). — GRANCHER. Art. *Scrofule*, in Dict. encycl. des sc. méd. — BRISSAUD. Étude sur les tuberc. locales (Arch. de méd., 1880, t. II, p. 129). — KIENER. De la tuberc. des séreuses chez l'homme et chez les animaux (Arch. de physiol., 1880). — FÉRÉOL, CORNIL, GRANCHER, etc. Discussion sur la tuberc. et la scroful. à la Soc. méd. des hôp., 1881. — H. MARTIN. Nouv. rech. sur la tuberculisation spont. et expérim. des séreuses (Arch. de physiol., 1881, p. 29 et p. 272). — LANDOUZY. Revue générale sur les mal. infect. (Revue de méd., 1881, p. 48). — TOUSSAINT. Sur le parasite de la tuberc. (C. R. de l'Acad. des sc., août 1881). — BRISSAUD. Dict. de méd. et de chir. prat., art. *Scrofule*, t. XXXII, 1882. — J. SCHMITT. De la tuberc. expérim., th. d'agrég., Paris, 1883. — QUINQUAUD. De la scrofule dans ses rapp. avec la phthisie pulm., th. d'agrég., Paris, 1883. — HANOT. Des rapports de l'inflammation avec la tuberc., th. d'agrégation, Paris, 1883. — RAYMOND et ARTHAUD. Recherches expérim. sur l'étiologie de la tuberculose (Arch. gén. de méd., 1883). — KOCH. Berlin. klinische Wochensch., 10 avril 1882. — Du même. Deutsche med. Wochensch., n° 10, 1883. — Du même. Mittheilung. d. K. Gesundheitsamte, Berlin, 1884. — DEBOVE. Leçons clin. sur la phthisie parasit., Paris, 1884. — H. MARTIN. De la scrofule (Revue de méd., 1884, p. 773). — MALASSEZ et VIGNAL. Sur le micro-organisme de la tuberculose zoogléique (Arch. de physiologie, 15 août 1884). — SÉE. De la phthisie bacillaire des poumons. Paris,

1884. — Vallin. Dangers de l'alimentation avec le lait et la viande des anim. tubere. (Rev. d'hyg., 1884, p. 737). — Du même. De la contagion de la tubere. et de sa prophyl. (Soc. méd. des hôp., 1884). — Du même. Rapport sur l'enquête concern. la contagion de la phthisie (Société méd. des hôp., 25 février 1886). — Cornil et Babès. Les bactéries, 3e édit., 1888. — Nocard et Roux. Sur la culture du bacille de la tuberculose (Ann. de l'institut Pasteur, 1887, p. 19).

CANCER

De tout temps les médecins ont reconnu que certaines tumeurs dites malignes ou cancéreuses avaient la propriété de s'accroître rapidement en envahissant les parties voisines; mais c'est seulement dans ce siècle qu'on s'est élevé au-dessus de cette définition un peu vague et qu'on a soumis à une analyse attentive le cancer comme le tubercule. Laennec classe le cancer parmi les tissus sans analogues dans l'économie et donne les caractères macroscopiques des deux variétés anatomiques les plus communes du cancer, l'*encéphaloïde* et le *squirrhe*; Cruveilhier cherche dans le suc cancéreux un caractère de ces tumeurs, et Lebert décrit une *cellule cancéreuse* dont l'existence est controuvée. Après avoir inutilement cherché la caractéristique du cancer dans l'aspect extérieur, dans l'existence du suc et dans la forme des éléments, les anatomo-pathologistes examinèrent avec soin la texture des tumeurs malignes, l'agencement des éléments anatomiques, et comme ils découvrirent de grandes différences à ce point de vue entre ces tumeurs, ils en conclurent qu'il y avait plusieurs espèces de tumeurs malignes et que l'expression de *cancer* sous laquelle on avait réuni ces tumeurs n'avait plus sa raison d'être. « Le mot cancer, dit Cornil, n'a plus de valeur qu'au point de vue de l'histoire médicale et de la critique historique » (art. Cancer, *Dict. encycl. des sc. med.*). Malheureusement, en supprimant le cancer de la nomenclature médicale, on n'a pas pu le supprimer de la clinique; à chaque instant le médecin rencontre des tumeurs qui s'accroissent rapidement, qui ont une tendance manifeste à envahir les tissus voisins, mais dont la véritable structure n'est connue qu'après la mort, lorsque l'examen histologique a été fait. Faudra-t-il attendre l'autopsie pour porter un diagnostic, pour décider s'il s'agit d'un carcinome, d'un épithéliome ou d'un sarcome? Non; si la tumeur présente des caractères de malignité, si elle s'accroît rapidement et si elle a de la tendance à se généraliser, le médecin portera le diagnostic de *cancer*; on aura beau bannir le mot cancer des traités d'anatomie pathologique, il s'imposera toujours au praticien. Ici, comme dans la question des phthisies, ce sont les données cliniques qui doivent prévaloir sur celles de l'anatomie pathologique.

ÉTIOLOGIE. — L'hérédité joue un rôle important dans l'étiologie du cancer, d'après Lebert la prédisposition héréditaire existe une fois sur sept ; comme pour la tuberculose, les enfants issus de parents cancéreux naissent avec la prédisposition morbide et non avec la maladie elle-même, qui peut se produire seulement à un âge avancé.

Le cancer s'observe à tous les âges, mais il est rare chez les enfants et chez les adultes jusqu'à l'âge de quarante ans; son maximum de fréquence est de quarante à cinquante ans.

Les causes débilitantes dont l'action est si manifeste dans l'étiologie de la tuberculose ne paraissent exercer aucune influence sur le cancer, qui se développe aussi bien chez les riches que chez les pauvres et qui s'attaque aux constitutions les plus vigoureuses.

Des traumatismes sont souvent invoqués comme cause du cancer, en particulier dans le cancer du sein commun chez la femme. L'irritation consécutive au traumatisme peut, sans contredit, favoriser la localisation sur tel ou tel organe d'une diathèse préexistante; dans l'épithélioma des lèvres chez les fumeurs, et dans le cancer du scrotum chez les ramoneurs, le rôle de l'irritation est évident et admis par tous les auteurs.

On a essayé d'inoculer le cancer de l'homme aux animaux, les résultats ont été presque toujours négatifs, Langenbeck seul aurait réussi à inoculer du cancer encéphaloïde à un chien ; en étudiant les différents modes de propagation du cancer chez l'homme, nous verrons que des fragments de tumeurs cancéreuses peuvent se greffer sur un organe voisin de l'organe malade, alors même qu'il n'y a pas continuité de tissus; des cellules cancéreuses transportées par le sang servent quelquefois à la généralisation des tumeurs par embolies capillaires; il est donc probable qu'en se plaçant dans de bonnes conditions, on arriverait à greffer du cancer d'un organisme sur un autre comme on greffe de l'épiderme.

CARACTÈRES CLINIQUES GÉNÉRAUX. CACHEXIE CANCÉREUSE. CARCINOSE MILIAIRE AIGUË. — Le siège des tumeurs cancéreuses est très variable et naturellement les symptômes sont très différents suivant que le cancer s'est développé dans l'estomac ou dans les reins, dans les poumons ou dans l'utérus; nous serons par suite obligés de procéder ici comme nous l'avons fait pour la tuberculose ; après avoir indiqué les caractères cliniques généraux des maladies cancéreuses et avoir décrit la carcinose miliaire généralisée, nous renverrons aux maladies localisées pour l'étude du cancer de chaque organe en particulier.

Les organes le plus souvent atteints par le cancer sont : l'estomac, l'utérus, le foie ; puis viennent les intestins, les os, les ovaires, les reins, la vessie, le pancréas, le péritoine, l'œsophage et le pharynx ; nous n'avons pas à nous occuper des tumeurs cancéreuses *externes* des seins, de la langue, des lèvres, etc., qui intéressent plus particulièrement le chirurgien.

Les tumeurs cancéreuses se développent en général d'une façon insidieuse ; c'est seulement lorsqu'elles ont 'acquis un certain volume qu'elles déterminent des symptômes fonctionnels qui commandent l'attention ; il n'y a pas de fièvre symptomatique comme chez les tuberculeux, les douleurs sont tantôt nulles ou très légères, comme dans le cas de cancer des poumons ou du foie, tantôt très violentes comme dans le cancer vertébral, alors que les nerfs intercostaux sont comprimés entre les vertèbres malades.

Les tumeurs cancéreuses des organes abdominaux (estomac, intestins, péritoine, reins, ovaires, utérus), lorsqu'elles sont accessibles à la palpation, présentent en général à leur surface une série de bosselures, de *marrons*. Ces tumeurs sont tantôt très dures (squirrhe), tantôt molles et presque fluctuantes (encéphaloïde) ; lorsque les vaisseaux sont très développés, elles peuvent être pulsatiles.

Au bout d'un temps variable le cancer donne lieu, quel que soit du reste son siège, à un état général grave qui a reçu le nom de *cachexie cancéreuse.* Les malades maigrissent et perdent leurs forces, la peau prend une teinte terreuse, jaunâtre, dite *teinte jaune-paille,* qui n'est pas de nature ictérique ; les sclérotiques restent parfaitement blanches et les urines ne renferment pas de matière colorante biliaire ; il y a de la tendance aux hémorrhagies par les muqueuses et les épanchements qui se forment dans les séreuses sont souvent sanguinolents ; l'apyrexie est complète ; cet état aboutit au marasme et à la mort dans un laps de temps qui varie avec le siège et la nature des tumeurs.

Dans le cours de la cachexie cancéreuse, il se produit souvent de l'œdème des membres inférieurs et des thromboses des veines saphènes ou crurales.

Les tumeurs cancéreuses ont une grande tendance à se multiplier, les ganglions lymphatiques voisins de la tumeur primitive sont envahis les premiers, puis des organes éloignés se prennent : l'apparition d'une tumeur superficielle vient quelquefois dévoiler l'existence d'un cancer des parties profondes qui jusqu'alors n'avait donné lieu qu'à des symptômes obscurs.

Le cancer peut se généraliser avec une grande rapidité; la *carcinose miliaire aiguë* présente une évidente analogie avec la tuberculose aiguë, mais elle est infiniment plus rare. Tantôt la carcinose miliaire aiguë est primitive, tantôt elle est consécutive à une tumeur d'abord localisée.

Le cancer aigu généralisé peut s'accompagner de fièvre, les malades accusent de la faiblesse, du malaise, des troubles gastriques : inappétence, vomissements, constipation; le ventre se ballonne, il se produit de l'ascite et des épanchements pleuraux; la dyspnée est souvent très marquée par suite de l'envahissement des deux poumons. Les malades succombent en quinze ou vingt jours dans la torpeur et le coma.

ANATOMIE PATHOLOGIQUE. — Les tumeurs cancéreuses rentrent le plus souvent dans les néoplasmes décrits par les histologistes sous les dénominations de *carcinome* et d'*épithéliome;* plusieurs variétés du genre *sarcome* sont également susceptibles de se généraliser.

Le *carcinome* est caractérisé histologiquement : 1° par un stroma fibreux limitant des alvéoles qui communiquent entre eux; 2° par des cellules de forme variable qui remplissent ces alvéoles et qui sont libres dans un liquide plus ou moins abondant. Lorsque le stroma fibreux est très abondant, on a le carcinome dur ou *squirrhe;* lorsque au contraire les cellules dominent, on a le cancer mou ou *encéphaloïde*, ainsi nommé par Laennec à cause de sa ressemblance avec la matière cérébrale. Le *carcinome muqueux* ou *colloïde* a un stroma peu abondant et facile à voir parce que les alvéoles renferment un liquide muqueux et de grandes cellules arrondies et granuleuses qui s'échappent et laissent les cloisons fibreuses à découvert. La nature semi-liquide du contenu des alvéoles du carcinome colloïde a en outre pour effet de donner aux cavités une forme arrondie, tandis que les alvéoles du squirrhe et de l'encéphaloïde ont une forme allongée ou irrégulière. Le *carcinome mélanique* est caractérisé par le dépôt de pigment dans l'intérieur des cellules et le *carcinome érectile* ou *hématode* par l'abondance des vaisseaux sanguins; ces vaisseaux de nouvelle formation se rompent facilement et donnent lieu à des hémorrhagies.

L'existence de cellules libres dans les alvéoles explique com-

ment par le raclage des tumeurs on obtient un suc laiteux dit
suc cancéreux dont Cruveilhier avait voulu faire le caractère
anatomique principal du cancer. Ce signe n'a de valeur que sur
les tumeurs fraiches, beaucoup d'autres néoplasmes pouvant
donner un suc laiteux analogue quand on les examine vingt-quatre
heures après la mort.

Les cellules du carcinome n'ont aucun caractère spécial, elles
sont seulement remarquables par leur irrégularité ; les formes
sphériques, en raquette, en fuseau, sont les plus communes ;
leurs dimensions varient de 9 à 40 millièmes de millimètre, les
noyaux sont souvent au nombre de deux ou trois et parfois on en
rencontre douze ou quinze dans une même cellule.

La marche du carcinome est d'autant plus rapide que la prédominance des cellules sur le stroma est plus marquée ; l'encéphaloïde acquiert rapidement un grand volume et a une grande tendance à se généraliser, tandis que le squirrhe a une marche relativement lente, surtout lorsqu'il siège dans un organe externe,
dans la mamelle par exemple.

La carcinose miliaire aiguë relève presque toujours du carcinome encéphaloïde ; on trouve dans les poumons, sur les plèvres,
sur le péritoine, etc., de petites tumeurs blanchâtres qui, au
premier abord, simulent une éruption de tubercules ; en examinant avec soin ces tumeurs, on constate qu'elles sont beaucoup
plus irrégulières de forme et de volume que les tubercules,
quelques-unes ont à peine les dimensions de grains de chènevis,
tandis que d'autres, situées au voisinage des premières, ont le
volume de grains de raisin ou de noisettes ; bon nombre de ces
tumeurs sont aplaties ou en forme de godet ; l'examen histologique ne laisse du reste aucun doute sur la véritable nature de
ces productions.

L'épithélioma, comme le nom l'indique, est un néoplasme dont
les éléments rappellent ceux des tissus épithéliaux ; lorsque la
tumeur se développe sur la peau ou sur une muqueuse à épithélium
pavimenteux, elle se présente sous l'aspect de *l'épithélioma
pavimenteux* ; lorsque son point d'origine est sur une membrane
muqueuse à épithélium cylindrique (estomac, intestins, voies
biliaires), elle prend la forme de *l'épithélioma à cellules cylindriques*.

L'épithélioma pavimenteux s'observe sur la langue, les lèvres,
dans l'œsophage, au niveau du larynx, à l'anus, au col de l'utérus ;
il constitue des tumeurs dures, plus ou moins volumineuses, qui
s'ulcèrent assez rapidement ; ce néoplasme se généralise moins

fréquemment que le carcinome, cependant il n'est pas rare de rencontrer des tumeurs secondaires dans les ganglions où viennent aboutir les lymphatiques de l'organe primitivement atteint et même dans les viscères : poumons, foie, reins.

Au microscope, l'épithéliome à cellules pavimenteuses, ou *cancroïde*, présente les caractères suivants : les masses épithéliales constituent des lobules irréguliers, d'où le nom d'*épithéliome lobulé;* dans ces lobules on distingue des cellules épithéliales accolées les unes aux autres et des *globes épidermiques* formés par des cellules enroulées, fortement pressées les unes contre les autres, et présentant sur la coupe une série de lignes concentriques comparables à celles que forment les bractées d'un oignon coupé en travers; sur les coupes colorées au picrocarmin, les globes épidermiques composés de cellules vieilles, analogues à celles de l'épiderme, prennent une teinte jaune, tandis que les cellules voisines, qui sont plus jeunes, et surtout les noyaux de ces cellules, se colorent en rose. Dans l'intervalle des lobules épithéliaux, existe un stroma fibreux ou embryonnaire.

Lorsque l'épithéliome se développe aux dépens de glandes en tubes ou en cul-de-sac (glandes sudoripares, glandes muqueuses), les éléments épithéliaux se disposent sous forme de traînées qui rappellent la forme des tubes glandulaires, d'où le nom d'*épithéliome tubulé;* les globes épidermiques sont plus rares dans cette forme que dans l'épithéliome lobulé, ou du moins ils se forment plus tardivement; dans l'intervalle des travées cellulaires, il existe un stroma fibreux, si bien que les préparations d'épithéliome tubulé ont une certaine ressemblance avec celles du carcinome.

L'épithéliome à cellules cylindriques donne naissance à des tumeurs qui, par leur aspect extérieur, rappellent entièrement le carcinome, avec lequel on les a confondues pendant longtemps. Ces tumeurs se généralisent souvent en conservant leur caractère, ou bien les tumeurs secondaires tendent à se rapprocher du carcinome. L'épithéliome à cellules cylindriques est constitué : 1° par une série de cavités de dimensions variables, dont les parois sont tapissées par une couche de cellules d'épithélium cylindrique formant un revêtement régulier; 2° par un stroma fibreux plus ou moins abondant. Lorsque les cloisons fibreuses sont minces, le néoplasme a l'aspect d'un tissu glandulaire; les épithéliomes à cellules cylindriques ont été confondus plus d'une fois avec des adénomes. Dans l'intérieur des alvéoles, on trouve une substance amorphe, muqueuse ou colloïde et des débris d'épithélium. Les cellules épithéliales peuvent subir la transformation colloïde, la confusion avec le carcinome colloïde est alors très facile.

Les *sarcomes* sont constitués par des éléments cellulaires arrondis ou fusiformes accolés les uns aux autres sans stroma intermédiaire. Toutes les variétés de sarcomes n'ont pas la même gravité; les plus redoutables sont celles dont l'organisation se rapproche le plus de l'état embryonnaire.

Le *sarcome encéphaloïde*, qui est constitué uniquement par des éléments cellulaires arrondis, et le *sarcome mélanique* dans lequel les cellules sont imprégnées de granulations pigmentaires, s'accroissent aussi rapidement que le carcinome encéphaloïde ou mélanique, et ils ont une tendance au moins aussi grande à se généraliser.

Modes d'extension du cancer. — Il arrive souvent que chez un même malade on voit se développer dans différents organes des tumeurs cancéreuses qui ne paraissent avoir entre elles aucun autre lien que celui de la diathèse dont elles sont l'expression; mais souvent aussi le cancer, après avoir envahi un organe, se propage aux tissus ou aux organes voisins d'une façon progressive.

Les modes d'extension et de généralisation des tumeurs cancéreuses peuvent être rapportés à quatre principaux.

1° *Extension par continuité de tissus.* — C'est le mode d'extension le plus commun, on peut même dire qu'il constitue un des caractères fondamentaux du cancer; les tumeurs cancéreuses, au lieu d'être bien limitées, comme le sont les tumeurs bénignes, présentent à leur périphérie une série de prolongements, véritables racines qui s'enfoncent dans les tissus voisins; le cancer ronge et détruit les parties qu'il rencontre, il ne se contente pas de les refouler.

Comment se fait cet envahissement? Le suc cancéreux féconde-t-il les cellules du tissu conjonctif situées sur les confins des tumeurs, ou bien des cellules cancéreuses détachées de la tumeur primitive s'infiltrent-elles entre les faisceaux du tissu conjonctif, pour aller former des colonies sur les bords de la tumeur mère? Cette dernière hypothèse nous paraît assez vraisemblable.

2° *Extension par contiguïté de tissus.* — Un cancer de la mamelle, après avoir envahi la paroi thoracique et la plèvre pariétale, peut très bien donner naissance à des noyaux de cancer sur les points de la plèvre viscérale qui correspondent aux parties de la plèvre pariétale envahies par le néoplasme. Des cellules cancéreuses provenant d'une tumeur de l'estomac paraissent également pouvoir se greffer sur différents points du péritoine et donner lieu à un grand nombre de tumeurs secondaires.

3° *Extension par les lymphatiques.* — C'est un fait bien connu des chirurgiens que le cancer a de la tendance à envahir les ganglions lymphatiques voisins de l'organe malade; les ganglions de l'aisselle, par exemple, se prennent rapidement à la suite du cancer de la mamelle. Tantôt les vaisseaux lymphatiques, qui vont de la tumeur primitive à la tumeur ganglionnaire, restent libres; ils paraissent avoir servi seulement à transporter les cellules cancéreuses jusqu'aux ganglions qui les ont arrêtées; tantôt ces vaisseaux sont envahis eux-mêmes par le cancer et ils se présentent sous forme de cordons durs, bosselés, dans l'intérieur desquels on trouve, soit des productions identiques à la tumeur primitive, caractérisées, s'il s'agit du carcinome, par un stroma fibreux rempli de cellules; soit des cellules de forme et dimensions variables qui ne rappellent pas la structure du cancer, et qui ont pu faire croire qu'il s'agissait de lymphangites simples. Il est prouvé aujourd'hui que le carcinome n'a pas toujours et partout sa structure typique; ainsi les nodules cancéreux, développés dans l'intérieur des alvéoles pulmonaires, ne présentent pas toujours de stroma; dans les vaisseaux lymphatiques, le carcinome paraît se développer aux dépens de l'endothélium, et l'on conçoit que le stroma puisse faire défaut ici comme dans le poumon.

Les séreuses doivent être considérées, au point de vue de l'anatomie générale, comme une dépendance du système lymphatique; elles communiquent librement avec les vaisseaux lymphatiques sous-jacents; cela permet de comprendre comment la lymphangite cancéreuse des poumons succède souvent au cancer de l'estomac : les lymphatiques contenus dans le ligament falciforme du foie conduisent les cellules cancéreuses jusque dans les lacunes lymphatiques situées au niveau du centre phrénique, et de là ces cellules pénètrent dans la cavité des plèvres et dans les lymphatiques sous-jacents. La lymphangite cancéreuse peut se produire dans un sens opposé à celui du cours de la lymphe.

4° Enfin la propagation peut se faire *par l'intermédiaire du courant sanguin*, les tumeurs cancéreuses érodent la paroi des veines et envoient dans leur cavité des bourgeons cancéreux qui s'ulcèrent et donnent naissance à des embolies capillaires; les éléments cancéreux ainsi détachés vont produire, dans des organes éloignés, des colonies cancéreuses, en se greffant sur la paroi des capillaires; on s'explique ainsi pourquoi les tumeurs cancéreuses de l'intestin, du rectum, de l'estomac, se propagent si souvent au foie.

DIAGNOSTIC. PRONOSTIC. — Les symptômes des tumeurs cancéreuses sont de deux ordres; ils dépendent : 1º du siège de la tumeur et de la gêne fonctionnelle qui en est la conséquence; 2º du trouble profond apporté dans l'économie par le développement du cancer, trouble qui aboutit au bout d'un certain temps à la cachexie cancéreuse. Le cancer de chaque organe peut être confondu avec les maladies qui ont le même siège; nous n'avons pas à nous occuper ici de ce diagnostic différentiel, qui trouvera bien mieux sa place quand nous ferons l'étude des maladies locales; quant aux symptômes généraux, ils sont parfois assez vagues au début; on peut croire à une anémie simple, surtout lorsque les symptômes locaux ne mettent pas sur la voie. Les antécédents héréditaires et l'âge des malades fournissent des indications importantes; nous avons vu que le cancer était rare avant trente-cinq ou quarante ans. Le teint jaune-paille, l'amaigrissement, l'absence de fièvre, la tendance aux hémorrhagies, l'apparition de tumeurs sur différents points du corps, la friabilité des os envahis par le cancer, l'œdème, les thromboses veineuses caractérisent la période cachectique.

La carcinose aiguë peut être facilement confondue avec la tuberculose aiguë, d'autant plus qu'elle s'accompagne parfois d'une fièvre assez vive et de localisations analogues à celles de la tuberculose.

La gravité du cancer dépend à la fois de son siège et de sa nature; le squirrhe de l'estomac, qui rétrécit de plus en plus l'orifice pylorique, tue beaucoup plus vite qu'un squirrhe de la mamelle, qui ne gêne pas le fonctionnement des organes essentiels à la vie. Les variétés : encéphaloïde, colloïde et mélanique du carcinome, les sarcomes encéphaloïde et mélanique ont une marche plus rapide que les épithéliomes, et leur tendance à se généraliser est plus grande. Alors même que les tumeurs cancéreuses siègent dans les organes externes et qu'il est possible de les extirper, on ne détruit ainsi qu'une manifestation locale de la maladie générale, et il faut toujours s'attendre à voir ces tumeurs repulluler rapidement sur place ou dans d'autres organes.

La durée moyenne du carcinome est de dix-huit mois (Lebert); l'encéphaloïde peut tuer beaucoup plus rapidement, en trois ou quatre mois, voire même en quelques semaines, lorsqu'il se généralise d'emblée (carcinose miliaire aiguë); le squirrhe a une durée

très variable suivant son siège ; l'épithélioma peut rester pendant
longtemps stationnaire.

TRAITEMENT. — Il n'existe pas de traitement spécifique du cancer, le médecin est obligé de se borner à une médication symptomatique qui varie naturellement avec le siège du cancer ; il doit
s'efforcer, en particulier, de combattre les douleurs, si vives dans
certains cas. Les injections hypodermiques de chlorhydrate de
morphine rendent de grands services ; malheureusement les
malades s'y habituent rapidement, et l'on est obligé d'élever
beaucoup les doses. Lorsque le cancer siège sur un organe
accessible, sur la langue par exemple, et que la tumeur n'est pas
trop étendue, l'ablation par les moyens chirurgicaux est indiquée
comme la seule chance de prolonger la vie du malade.

LEBERT. Traité des maladies cancéreuses, 1851. — BROCA. Mém. de l'Acad. de méd., 1852,
t. XVII. — CRUVEILHIER. Anat. pathol., 1864, t. V. — CORNIL et RANVIER. Histologie pathol., 2e édit., 1882. — BILLROTH. Pathologie chirurg. gén. — VIRCHOW.
Traité des tumeurs, trad. fr., t. I et II. — CORNIL. Art. *Cancer*, in Dict. encycl. des
sc. méd. — HÉNOCQUE. De l'inoculation du cancer (Gaz. hebd., 1867 et 1869). —
Du même. Art. *Carcinome*, in Dict. encycl. des sc. méd. — NEVEUX. Du cancer
aigu, th., Paris, 1871. — DEBOVE. Note sur les lymphangites cancéreuses (Progr.
méd., 1874). — A. LAVERAN. Cancer des ganglions carotidiens, généralis. par embolies capillaires (Gaz. hebd., 1869). — Du même. Observ. d'épithélioma à cellules
cylindriques du tube digestif (Arch. de physiol., 1876). — RINDFLEISCH. Histol.
pathol. — MALASSEZ. Examen histol. d'un cas de cancer du poumon (Arch. de physiol., 1876, p. 353). — G. SALLE. Etiol. de la carcinose, th., Paris, 1877. —
A. HEURTAUX. Art. *Cancer*, in Nouv. Dict. de méd. et de chir. pratiques. — RAYMOND
    BRODEUR. Contrib. à l'étude de la carcinose miliaire aiguë primit. (Arch. de
méd., 1882, p. 146).

RHUMATISME

Le rhumatisme est une maladie générale, diathésique, héréditaire ou acquise, caractérisée par des localisations inflammatoires multiples qui portent spécialement sur les séreuses articulaires et sur les séreuses viscérales ; le rhumatisme affecte
tantôt une forme aiguë, fébrile, tantôt une forme chronique.

Quelques auteurs ont donné à tort l'épithète de *rhumatismales*
à toutes les maladies qui peuvent survenir sous l'action des refroidissements ; d'autres ont confondu sans plus de raison le rhumatisme et la goutte.

Le rhumatisme chronique n'est pas une variété du rhumatisme
aigu, il est même rare qu'il lui succède ; c'est une forme clinique
bien distincte dont la description ne peut pas être faite en même
temps que celle du rhumatisme aigu sous peine de confusion ;

nous nous occuperons donc : 1° du rhumatisme aigu ; 2° du rhumatisme chronique.

RHUMATISME AIGU

ÉTIOLOGIE. — Le rhumatisme aigu s'observe dans tous les climats, dans toutes les saisons, à tous les âges ; on peut dire cependant, d'une façon générale, qu'il est plus commun dans les climats tempérés que dans les climats extrêmes et qu'il constitue, surtout une maladie de l'âge adulte ; aucune classe de la population n'est épargnée, contrairement à ce qui arrive pour la goutte, qui ne se rencontre pas chez les pauvres.

L'hérédité joue certainement un rôle important dans l'étiologie du rhumatisme, mais il est difficile d'apprécier exactement le nombre des cas développés sous cette influence, les statistiques faites à ce point de vue laissent beaucoup à désirer, la plupart des auteurs ayant confondu le rhumatisme et la goutte.

Parmi les causes qui peuvent provoquer l'apparition du rhumatisme, chez des personnes prédisposées d'ailleurs, il faut citer en première ligne les refroidissements. Le froid agit-il par l'intermédiaire du système nerveux ou bien en empêchant l'élimination par les sueurs de certains principes excrémentitiels dont la présence dans le sang cause l'attaque de rhumatisme aigu? Nous l'ignorons complètement.

Les fatigues qui portent plus spécialement sur telle ou telle articulation sont une cause de la localisation de la diathèse ; à moins de circonstances professionnelles spéciales, ce sont les grandes articulations des membres inférieurs qui fatiguent le plus aussi, le rhumatisme débute-t-il, en général, par ces articulations.

DESCRIPTION. — Les auteurs anglais ont donné parfois au rhumatisme aigu le nom de *fièvre rhumatismale;* en effet, l'intensité du mouvement fébrile, avant même l'apparition des douleurs articulaires, fait songer dans certains cas à une fièvre essentielle ou du moins à une maladie voisine de ces fièvres, à l'érysipèle par exemple, qui a été plus d'une fois comparé au rhumatisme aigu.

L'ascension thermique est en général progressive, sans frisson initial ; la température, qui dépasse rarement 39 ou 40 degrés, atteint le maximum vers la fin de la première semaine, puis elle redescend progressivement. Dans les formes légères la température s'élève peu, bien que les lésions articulaires soient assez prononcées. Le pouls est fréquent, fort; l'amplitude des pulsations est très grande.

Dans la plupart des cas, les douleurs articulaires apparaissent en même temps que la fièvre; elles se montrent d'abord dans les grandes articulations des membres inférieurs, dans les cous-de-pied et les genoux, puis elles envahissent les épaules, les coudes et les poignets; dans les attaques légères, les grandes articulations sont seules atteintes; dans les attaques très aiguës, les petites articulations des pieds et des mains se prennent, ainsi que les articulations de la clavicule, des côtes, des vertèbres, du maxillaire inférieur.

Le principal et quelquefois le seul caractère des arthropathies rhumatismales est la douleur qui, assez modérée au repos, est exaspérée par tous les mouvements; lorsque le rhumatisme s'est généralisé, les malades se tiennent immobiles dans leur lit et redoutent le moindre déplacement. Les arthropathies qui siègent dans les articulations vertébro-costales ou temporo-maxillaires sont particulièrement douloureuses, parce que l'immobilisation de ces articulations est difficile; les malades qui ont des arthrites vertébro-costales se plaignent de points de côté, de douleurs vives, augmentant dans les fortes inspirations, qui peuvent faire croire à une localisation plus profonde et plus grave.

Les douleurs s'exaspèrent souvent pendant la nuit, les malades ne peuvent trouver aucune position pour dormir et l'irritation produite par l'insomnie vient aggraver leurs souffrances.

Les articulations envahies se tuméfient le plus souvent; la tuméfaction est due, d'une part à un épanchement de synovie dans l'intérieur des articulations, ainsi qu'on peut s'en assurer facilement pour le genou; en refoulant le liquide contenu dans le cul-de-sac supérieur et en pressant sur la rotule on détermine le choc caractéristique de l'hydarthrose du genou. La tuméfaction est aussi très apparente aux poignets et aux articulations des phalanges; les doigts sont dans la demi-flexion, les malades ne peuvent plus ni les fléchir complètement, ni les étendre sans éprouver de vives douleurs; on comprend que pour les articulations qui, comme celles des hanches ou des épaules, sont entourées d'une couche de parties molles, l'existence de l'épanchement soit beaucoup plus difficile à reconnaître.

La peau qui recouvre les articulations, même les plus superficielles, conserve souvent une coloration normale; il y a, comme l'a dit Trousseau, une *fluxion blanche des tissus;* d'autres fois on constate une rougeur plus ou moins vive, disposée par traînées ou par plaques.

La rapidité avec laquelle ces arthropathies évoluent et se déplacent constitue un de leurs principaux caractères. Si, comme c'est la règle, les articulations des cous-de-pied et des genoux ont été prises les premières, au moment où le rhumatisme envahit les épaules et les coudes, les articulations des membres inférieurs cessent d'être douloureuses et reviennent peu à peu à l'état normal.

Ces arthropathies, et c'est là encore un de leurs caractères, se terminent toujours par résolution, jamais par suppuration : ce ne sont pas des arthrites inflammatoires franches, pas plus que la tuméfaction des parotides dans les oreillons n'est une parotidite.

La fièvre persiste, plus ou moins forte, pendant toute la durée de la période d'état ; les malades ont en général des sueurs très abondantes qui imprègnent leur linge et qui en s'altérant dégagent une odeur caractéristique ; la peau se recouvre souvent de sudamina. Aux membres inférieurs il n'est pas rare d'observer, surtout au niveau des genoux et à la face interne des jambes, des plaques rosées ou d'un rouge vineux, saillantes, à base indurée, à bords irréguliers et frangés, auxquelles on a donné le nom d'*érythème noueux;* ces plaques apparaissent quelquefois avant les douleurs articulaires ; les localisations articulaires peuvent même manquer complètement, on a alors l'*érythème noueux fébrile.*

On voit quelquefois se développer chez les rhumatisants, soit pendant les attaques de rhumatisme aigu, soit en dehors de ces attaques, des nodosités sous-cutanées qui ont été décrites par Meynet et Féréol. Il s'agit de petites tumeurs sous-cutanées sphériques ou ovoïdes, dont la grosseur varie du volume d'un petit pois à celui d'une noisette, assez consistantes, peu douloureuses à la pression, plus ou moins mobiles sous la peau. Ces nodosités se montrent de préférence au front, ou autour des articulations, sur le trajet des tendons ; leur évolution est très rapide, elles disparaissent souvent au bout de quelques heures et ne suppurent jamais. On ignore quelle est la nature exacte de ces petites tumeurs. Féréol pense qu'il s'agit simplement d'un œdème dur du tissu cellulaire et cette opinion paraît très vraisemblable, ce serait de l'érythème noueux sans érythème.

La fièvre rhumatismale détermine une anémie rapide, la puissance anémiante du rhumatisme aigu n'a de comparable que celle de la fièvre intermittente. D'après les recherches de M. Maassez, le chiffre des globules peut tomber en quelques jours de 4 500 000 par millimètre cube à 2 000 000 environ.

Les urines sont rares, elles renferment un excès d'urée, d'urates et de principes colorants provenant de la destruction des globules du sang.

Du côté des organes digestifs, on n'a guère à noter que la soif, l'anorexie et la constipation. La langue reste en général blanche et humide.

A moins de complications, les symptômes nerveux ont peu d'intensité ; la céphalalgie est en rapport avec la fièvre, l'intelligence reste nette ; quant à l'insomnie, elle ne dépend pas, comme dans les maladies typhoïdes, de l'état général, elle est le résultat des douleurs articulaires.

La durée des attaques de rhumatisme aigu est assez variable : dans les cas légers et moyens, non compliqués, elle est de deux à quatre septénaires ; dans les cas graves, compliqués, elle peut être beaucoup plus longue.

Complications. — Le rhumatisme aigu peut se localiser sur les séreuses viscérales comme sur les séreuses articulaires, et il en résulte des complications très graves. Les inflammations du péricarde et de l'endocarde sont en particulier si fréquentes qu'on pourrait les faire figurer parmi les symptômes de la maladie, si d'autre part il n'était indiqué de les réunir aux autres inflammations des séreuses, qui sont plus rares et qui méritent le titre de complications.

C'est à Bouillaud que revient le mérite d'avoir démontré la fréquence de la péricardite et de l'endocardite dans le cours du rhumatisme aigu ; d'après les lois formulées par Bouillaud, dans le rhumatisme articulaire aigu, violent, généralisé, l'existence d'une péricardite ou d'une endocardite est la règle, tandis que dans le rhumatisme léger, partiel, apyrétique, ces complications font presque toujours défaut. On peut dire d'une façon générale que la péricardite ou l'endocardite se rencontrent au moins dans la moitié des cas de rhumatisme articulaire aigu et que ces complications sont d'autant plus fréquentes que le rhumatisme est plus aigu ; l'endocardite est plus fréquente que la péricardite. Ces complications ne s'annoncent pas toujours par des symptômes bien caractéristiques, l'endocardite en particulier peut se développer d'une façon insidieuse ; le médecin appelé à soigner un rhumatisant doit donc toujours explorer le cœur et il doit répéter souvent cet examen, alors même que les malades n'accusent aucune douleur, aucun trouble du côté du cœur.

La péricardite et l'endocardite apparaissent quelquefois dès le début de la maladie, le plus souvent elles surviennent à la période d'état ou de déclin ; il y a une cause d'erreur au moins pour l'endocardite, nous ne pouvons pas apprécier le moment précis où l'inflammation commence, mais seulement celui où les altérations de l'endocarde sont devenues suffisantes pour donner lieu à des signes physiques appréciables à l'auscultation ; les symptômes du début de la péricardite sont en général plus nets, plus faciles à saisir que ceux de l'endocardite.

Nous n'avons pas à faire ici l'histoire de l'endocardite et de la péricardite ; nous nous contenterons de dire que l'endocardite rhumatismale se localise en général sur la valvule mitrale, qui devient insuffisante ; il en résulte un souffle au premier bruit et à la pointe facile à distinguer du souffle anémique qu'on rencontre souvent aussi chez les rhumatisants, mais qui a son maximum à la base et qui se prolonge dans les vaisseaux du cou.

On observe parfois dans le rhumatisme articulaire aigu des troubles fonctionnels du cœur en l'absence des symptômes ordinaires de l'endocardite et de la péricardite. D'après Peter et Letulle, ces troubles fonctionnels s'expliqueraient par une myocardite primitive ou par une névrite du plexus cardiaque ; les preuves anatomiques, qui seules peuvent entraîner la conviction, font encore défaut presque complètement à cette ingénieuse théorie.

La pleurésie est une complication assez fréquente du rhumatisme aigu, quelquefois on observe la pleurésie double.

Tous les accidents cérébraux qui se produisent dans le cours du rhumatisme ont été confondus sous le nom de *rhumatisme cérébral ;* une analyse exacte des faits démontre que la pathogénie et la symptomatologie de ces accidents varient beaucoup suivant les cas ; le traitement qui leur convient est aussi très variable.

Le rhumatisme peut se localiser sur les méninges comme sur les autres séreuses ; les symptômes de la *méningite rhumatismale :* céphalalgie, vomissements, délire, mouvements convulsifs, etc., rappellent ceux de la méningite de la convexité ; la mort arrive presque toujours dans le coma.

Dans d'autres cas, les accidents cérébraux paraissent se rattacher à une élévation tout à fait anormale de la température, qui atteint rapidement 42, 43 ou même 44 degrés ; le pouls est petit, fréquent ; les malades sont pris de délire, puis ils tombent dans le coma et meurent le plus souvent quand on n'intervient pas à l'aide d'une médication énergique ; à l'autopsie on ne trouve aucune lésion apparente des centres nerveux. C'est dans ces cas de *rhumatisme hyperpyrétique* que la médication par les bains froids a donné de très beaux succès (M. Raynaud, Féréol, Blachez).

Les accidents cérébraux, au lieu de prendre une forme aiguë et de se développer à la période d'état du rhumatisme aigu, peuvent se produire à la période de déclin sous une forme subaiguë ou chronique, caractérisée surtout par des troubles psychiques, qui méritent les noms de *folie*, de *manie* ou de *lypémanie rhumatismales* qui leur ont été donnés. Les choses se passent en général de la façon suivante : un malade, après avoir subi une atteinte de rhumatisme aigu compliqué ou non d'accidents cardiaques, paraît être entré en convalescence, la fièvre et les douleurs articulaires ont disparu, quand on s'aperçoit à divers indices que le caractère change ; le malade devient sombre, soupçonneux, taciturne, il se renferme dans un mutisme absolu ; s'il consent à répondre aux questions qu'on lui pose, on apprend qu'il a des hallucinations de la vue et de l'ouïe, il voit des animaux étranges, il se figure que des parents morts depuis longtemps viennent le visiter, il croit que les personnes chargées de le soigner et de le surveiller en veulent à sa vie ; parfois il prétend qu'il est mort et il refuse de prendre de la nourriture. Le facies est celui des lypémaniaques : les traits sont tirés, amaigris. Les malades s'efforcent de se dérober quand on s'approche d'eux et on les surprend souvent à verser des larmes sans aucun motif ; quelques-uns tentent de se suicider.

L'agitation peut être considérable, comme dans la manie aiguë : les malades cherchent sans cesse à se lever et à tromper la surveillance de leurs gardiens, ils prononcent des phrases sans suite ou se répandent en cris et en gémissements. Après cette période d'excitation, ils retombent dans la mélancolie. L'amaigrissement est d'autant plus considérable que les malades déjà affaiblis et anémiés par le rhumatisme aigu refusent en général de prendre des aliments.

Ces troubles psychiques se produisent indépendamment de toute influence alcoolique et de toute prédisposition héréditaire à l'aliénation mentale ; on peut rencontrer à la suite d'autres maladies aiguës, de la fièvre typhoïde en particulier, des troubles analogues aux précédents ; mais ce qui domine en général chez les malades qui ont eu des fièvres typhoïdes graves, c'est la diminution ou la perte des facultés mentales, c'est la perte de la mémoire, l'idiotisme dans les cas les plus graves.

Nous ignorons à quelles lésions cérébrales il faut attribuer la

manie et la lypémanie rhumatismales ; il est probable qu'il existe
une altération de l'écorce grise du cerveau. Les malades se rétablissent ou bien la folie passe à l'état chronique ; dans quelques
cas enfin, ils succombent à l'inanition, au marasme et à l'épuisement nerveux.

Quelques auteurs ont décrit une *forme apoplectique* du rhumatisme cérébral. Il y a lieu de se demander s'il ne s'agit pas
d'embolies cérébrales déterminées par la migration, soit de caillots fibrineux formés dans le cœur, soit de débris de végétations
dues à l'endocardite.

Parmi les complications du rhumatisme aigu, il faut citer
encore : les douleurs musculaires qui siègent plus particulièrement dans les muscles de la nuque (rhumatisme cervical), des
régions latérales du cou (torticolis), du thorax (pleurodynie) ou
dans les masses sacro-lombaires (lumbago), les névralgies, la
chorée chez les enfants.

La plupart des auteurs admettent aujourd'hui qu'il existe un
œdème rhumatismal essentiel, véritable rhumatisme du tissu
conjonctif sous-cutané. L'œdème rhumatismal se montre le plus
souvent chez des malades qui ont ou qui ont eu précédemment
une atteinte de rhumatisme articulaire ; l'œdème rhumatismal
est dur, rénitent, douloureux, l'empreinte du doigt est moins profonde et moins persistante que dans les autres œdèmes. Le siège
est très variable ; le plus souvent l'œdème rhumatismal envahit
les membres, soit un des membres inférieurs ou supérieurs, soit
les deux membres inférieurs ou même les quatre membres. La
durée varie beaucoup, l'œdème rhumatismal peut disparaître
rapidement pour reparaître bientôt après. Davaine, Testelin et
Chuffart ont cité un grand nombre de faits d'œdème rhumatismal
essentiel.

D'après Potain et Chuffart, la théorie la plus vraisemblable de
l'œdème rhumatismal est celle de l'origine nerveuse des accidents ; il existerait chez les malades atteints de cette complication des névrites périphériques.

L'œdème rhumatismal peut se généraliser et présenter alors
tous les caractères de l'anasarque ; les urines ne sont pas albumineuses et l'œdème disparaît en général rapidement.

On observe quelquefois chez les rhumatisants des tuméfactions
persistantes du tissu cellulo-adipeux, principalement dans les
régions sus-claviculaires (pseudo-lipome du creux sus-claviculaire, Verneuil). Ces tuméfactions peuvent se rencontrer aussi
dans d'autres régions : sur les côtés du tendon rotulien ou du

tendon d'Achille, au voisinage des malléoles, au-dessous des bosses occipitales, etc...

Enfin le rhumatisme peut passer à l'état chronique, la tuméfaction des articulations persiste, les douleurs perdent de leur intensité, mais ne disparaissent pas complètement.

ANATOMIE PATHOLOGIQUE. — Lorsque la mort arrive dans le cours d'un rhumatisme articulaire aigu, on constate que les articulations malades renferment de la synovie en assez grande quantité et que les synoviales présentent une injection plus ou moins vive.

L'examen histologique montre ce qui suit : le liquide exsudé dans l'intérieur des articulations tient en suspension des leucocytes, des flocons muqueux ou fibrineux et de grandes cellules arrondies, quelquefois chargées de globules graisseux qui paraissent être des cellules endothéliales modifiées par le processus inflammatoire.

Les cellules situées dans les franges de la synoviale sont en voie de prolifération, les cartilages articulaires eux-mêmes sont altérés; il se forme des capsules secondaires et les cellules se multiplient, principalement au voisinage de la surface articulaire (Ollivier et Ranvier).

Le sang renferme de la fibrine en excès (inopexie). Lorsque le rhumatisme s'est compliqué d'endocardite, de péricardite ou de pleurésie, on trouve à l'autopsie les caractères anatomiques de ces inflammations, nous n'avons pas à les décrire ici. Dans les cas où les malades ont succombé à des accidents cérébraux, tantôt les méninges présentent des traces manifestes d'un processus inflammatoire : injection fine, œdème sous-arachnoïdien, exsudats; tantôt, au contraire, on ne découvre aucune altération microscopique des centres nerveux ni de leurs enveloppes, ce qui démontre une fois de plus que la pathogénie des accidents cérébraux du rhumatisme n'est pas toujours la même.

DIAGNOSTIC. — L'existence de la fièvre et des arthropathies multiples ne laisse aucun doute sur la nature de la maladie, surtout s'il y a eu déjà une ou plusieurs atteintes de rhumatisme ou s'il existe des antécédents héréditaires. Certains cas de goutte aiguë généralisée présentent une grande analogie avec le rhumatisme aigu; nous nous occuperons de ce diagnostic différentiel lorsque nous aurons fait l'histoire de la goutte.

La myélite aiguë s'accompagne souvent d'arthrites multiples, mais on observe alors des troubles de la sensibilité et de la motilité étrangers au rhumatisme, des eschares, des phlyctènes, des altérations musculaires, osseuses, etc.; contrairement à ce qui arrive pour les arthrites rhumatismales, les arthrites qui surviennent à la suite des myélites aiguës ont une grande tendance à suppurer.

Le rhumatisme blennorrhagique se localise presque toujours à un petit nombre d'articulations et il affectionne certaines d'entre elles, comme les articulations sterno-claviculaires, qui sont rarement prises dans le rhumatisme articulaire aigu; la fièvre est beaucoup moins vive et moins persistante dans le rhumatisme blennorrhagique que dans le rhumatisme aigu; enfin la coexistence de la blennorrhagie et des arthrites est facile à constater. Cette coexistence à elle seule n'est pas une preuve suffisante de la nature blennorrhagique de l'affection, le rhumatisme et la blennorrhagie sont des maladies trop communes pour qu'elles ne se rencontrent pas quelquefois chez un même malade.

La pyohémie donne lieu comme le rhumatisme à de la fièvre et à des arthrites multiples; mais elle succède toujours à des traumatismes, elle s'accompagne de frissons violents et d'un état général grave, adynamique, qu'on ne rencontre pas d'ordinaire dans le rhumatisme. La pyohémie se produit parfois à la suite de traumatismes très légers, chez des malades dont les plaies sont en bonne voie de cicatrisation ou même presque complètement cicatrisées c'est dans ces cas surtout que la confusion avec le rhumatisme est possible.

La morve aiguë présente à son début une certaine analogie avec le rhumatisme; l'éruption pustuleuse, les abcès musculaires, les ulcérations nasales, l'état typhoïde, ne laissent pas longtemps subsister le doute.

La tuberculose aiguë des synoviales est très rare et elle s'accompagne en général de complications thoraciques ou abdominales étrangères au rhumatisme.

Chez les enfants, on peut confondre avec le rhumatisme les douleurs du rachitisme suraigu et fébrile et surtout la périostite aiguë épiphysaire. Dans le rachitisme, les douleurs ne sont pas limitées aux articulations et les tuméfactions osseuses ont des localisations caractéristiques, elles se montrent aux extrémités sternales des côtes, par exemple; l'âge des petits malades est du reste l'indication la plus précieuse. Dans les abcès juxta-épiphysaires, la douleur ne siège pas exactement au niveau de l'interligne articulaire, mais sur l'une ou l'autre des extrémités osseuses qui constituent l'articulation. Le diagnostic est ici d'autant plus important que la périostite aiguë épiphysaire a une marche très rapide et que l'incision prématurée de l'abcès constitue la seule chance de salut (E. Besnier, art. RHUMATISME, in *Dict. encycl. des sc. méd.*),

Pendant tout le cours du rhumatisme articulaire aigu, le médecin surveillera attentivement le cœur, afin d'être en mesure de combattre l'endocardite et la péricardite dès leur apparition. Les moindres troubles psychiques doivent aussi éveiller l'attention.

PRONOSTIC. — E. Besnier fixe à 3 pour 100 la mortalité des cas de rhumatisme articulaire aigu traités dans les hôpitaux de Paris (*op. cit.*). Ce chiffre représente la mortalité des atteintes de rhumatisme et non pas celle du rhumatisme lui-même. Un malade peut avoir dix attaques de rhumatisme articulaire aigu et succomber à la onzième; la statistique enregistre un décès sur onze cas, alors que ce rhumatisant ne devrait figurer que pour un dans la colonne des maladies comme dans celle des décès. D'autre part, il est démontré que le rhumatisme est la cause la plus commune des maladies organiques du cœur, il faudrait donc augmenter le chiffre de mortalité donné plus haut de celui des décès par maladies du cœur consécutives au rhumatisme.

La gravité du rhumatisme aigu est le plus souvent en rapport avec l'intensité de la fièvre et des localisations articulaires.

Le pronostic des complications cérébrales du rhumatisme est extrêmement grave.

TRAITEMENT. — Après avoir employé dans le rhumatisme aigu les médications les plus énergiques : la saignée coup sur coup, le tartre stibié à haute dose, le sulfate de quinine, la digitale, les vésicatoires appliqués sur toutes les articulations malades, etc., on en est arrivé aujourd'hui à reconnaître que tous ces moyens n'ont pas d'influence appréciable sur la durée et la gravité du rhumatisme, et que quelques-uns d'entre eux augmentent sans bénéfice l'anémie ou les douleurs. La propylamine et l'acide salicylique ont joui dans ces derniers temps d'une vogue qui s'est épuisée bien vite pour la propylamine. L'acide salicylique et le salicylate de soude méritent plus de confiance. Le salicylate de soude doit être prescrit à la dose de 4 à 6 grammes, par jour; sous l'influence de ce médicament les douleurs diminuent assez rapidement et la durée de la maladie est abrégée. L'antipyrine, à la dose de 2 à 4 grammes par jour, donne aussi de très bons résultats. Le colchique, si actif dans la goutte, ne produit dans le rhumatisme qu'un effet purgatif lorsqu'il est administré à dose suffisante.

La principale indication à remplir dans le rhumatisme aigu est de soulager les malades; le repos au lit, l'immobilité, l'enveloppement des jointures avec de la ouate, quelques doses de salicylate de soude, la diète, un purgatif quand il existe de la constipation, telles sont les prescriptions qui doivent être faites dans les cas non compliqués. Si les douleurs sont très vives et ne cèdent pas au salicylate de soude, on donnera des préparations opiacées ou de l'hydrate de chloral.

L'endocardite et la péricardite seront combattues énergiquement et sans retard à l'aide d'émissions sanguines locales (sangsues, ventouses scarifiées) et de vésicatoires. Il ne faut pas hésiter à appliquer coup sur coup plusieurs vésicatoires sur la poitrine, alors même que l'endocardite ne se révèle qu'à l'auscultation et que les malades n'accusent aucun trouble fonctionnel, aucune douleur du côté du cœur; on arrive souvent à guérir ainsi des affections cardiaques qui, abandonnées à elles-mêmes, auraient continué à progresser et seraient devenues incurables.

Türck, M. Raynaud, Féréol, Blachez, Vallin ont publié des faits qui démontrent l'efficacité des bains froids dans le traitement du rhumatisme aigu hyperpyrétique; les objections qui ont été faites à l'emploi de cette médication dans la fièvre typhoïde ne s'appliquent plus ici; le rhumatisme hyperpyrétique avec accidents cérébraux se termine presque toujours par la mort lorsqu'on abandonne les malades à eux-mêmes ou qu'on les traite par les méthodes anciennes; d'autre part, il s'agit d'une maladie rare et de courte durée, ce qui supprime en grande partie les difficultés pratiques si considérables dans l'application de la méthode réfrigérante à la fièvre typhoïde. Lorsque sans complication inflammatoire apparente la température s'élève à 40, 41 degrés ou au-dessus, et qu'il se produit des accidents cérébraux : délire, agitation, etc., l'indication des bains froids est formelle. Le malade sera placé dans un bain à 25 ou 30 degrés qu'on refroidira progressivement en y ajoutant de l'eau à la température ordinaire.

La durée du bain ne doit pas, en général, dépasser vingt-cinq à trente minutes, on retirera le malade dès qu'il sera pris de frissonnements, et on le remettra dans son lit après l'avoir essuyé. Il ne faut pas chercher à obtenir trop rapidement une défervescence complète; mieux vaut renouveler les bains chaque fois que la température tend à reprendre son degré primitif.

Si les accidents cérébraux prennent la forme méningitique, on prescrira le traitement ordinaire de la méningite : glace sur la tête, sangsues aux apophyses mastoïdes, etc. Dans la folie rhumatismale il faut surveiller les malades afin qu'ils ne nuisent ni à eux-mêmes ni aux autres; la principale indication consiste souvent à les nourrir.

RHUMATISME CHRONIQUE

ÉTIOLOGIE. — L'influence de l'hérédité est manifeste dans le rhumatisme chronique comme dans le rhumatisme aigu, cependant les circonstances extérieures ont ici une action plus directe, et parmi ces circonstances il faut noter surtout l'action prolongée du froid humide. Le rhumatisme chronique se développe avec une grande fréquence chez les personnes qui habitent des appartements froids et humides ou qui, par leur profession, sont obligées de plonger sans cesse leurs mains dans l'eau froide. Les pauvres, plus exposés aux refroidissements que les riches, sont plus éprouvés qu'eux par le rhumatisme chronique. Tandis que le rhumatisme aigu a sa plus grande fréquence de vingt à quarante ans, le rhumatisme chronique s'observe surtout de quarante à soixante ans; les femmes sont plus souvent atteintes que les hommes.

DESCRIPTION. — Le rhumatisme chronique peut se présenter sous plusieurs formes cliniques; la plus importante de ces formes est le *rhumatisme noueux*, puis viennent le *rhumatisme chronique simple* et les *nodosités d'Héberden*. L'arthrite chronique sèche a été décrite par différents auteurs comme une variété du rhumatisme chronique; sa localisation dans une seule articulation, dans celle de la hanche en particulier, *morbus coxæ senilis*, l'âge auquel on l'observe, l'absence de prédisposition héréditaire et des causes qui président d'ordinaire à l'apparition du rhumatisme, tout démontre que cette maladie doit être rangée parmi les arthrites sèches et non parmi les manifestations de la diathèse rhumatismale.

Rhumatisme noueux. — Il débute d'ordinaire dans les petites articulations des mains; tout d'abord les malades éprouvent seulement de la gêne et de la raideur dans les mouvements des doigts; à certains moments les douleurs deviennent plus vives, il y a des poussées aiguës. Des déformations caractéristiques ne tardent pas à se produire, les doigts se renflent au niveau des articulations malades, d'où le nom de *rhumatisme noueux.* La tuméfaction articulaire ne dépend pas, comme dans le rhumatisme aigu, d'un épanchement de synovie ou d'un œdème périarticulaire, elle est due à une augmentation de volume des têtes osseuses; aussi présente-t-elle une grande dureté et une grande persistance. En faisant mouvoir les articulations malades on détermine la production de craquements, qui s'expliquent, comme nous le verrons, par l'altération des surfaces articulaires. Après avoir envahi les petites articulations des doigts, le rhumatisme noueux s'étend aux petites articulations des pieds, aux coudes et aux épaules; dans les cas graves il finit par se généraliser. Les articulations sont presque toujours atteintes d'une façon symétrique.

La gêne des mouvements est augmentée par les déformations que subissent les membres, déformations qui sont presque toujours les mêmes et qui semblent obéir à des lois régulières. Pour la main, on peut reconnaître un *type de flexion* et un *type d'extension* (Charcot). Dans bon nombre de cas les doigts sont rapprochés les uns des autres et inclinés en masse vers le bord cubital de la main. Lorsque les articulations du coude et de l'épaule sont malades, l'avant-bras est maintenu dans la flexion et dans la pronation, l'épaule est rigide et le bras ne se laisse plus écarter du tronc. D'après Charcot, les déformations sont dues le plus souvent à des *contractions musculaires spasmodiques*. L'atrophie de certains groupes de muscles paraît jouer aussi un rôle important; cette atrophie est manifeste dans tous les cas graves de rhumatisme noueux, elle porte en particulier sur les muscles interosseux des mains et elle s'étend parfois à une partie des muscles de l'avant-bras et du bras. Les muscles antagonistes de ceux qui sont atrophiés produisent des déformations par le même mécanisme que dans l'atrophie musculaire progressive, et de fait les déformations de la main dans le rhumatisme noueux et dans l'atrophie musculaire progressive présentent une grande analogie; les altérations des têtes osseuses sont aussi un élément dont il faut tenir grand compte.

Les déformations consécutives au rhumatisme noueux sont parfois si prononcées que les malades ne peuvent plus se servir de leurs membres ni pour marcher, ni même pour manger; l'impotence est absolue; cet état peut se prolonger assez longtemps, les malades finissent par succomber à quelque complication, la pneumonie est une des plus fréquentes.

La maladie n'aboutit pas toujours à ces déformations graves, elle peut s'arrêter dans sa marche; les lésions restent stationnaires, parfois même elles rétrogradent, mais il est rare qu'elles disparaissent complètement.

L'état général est presque toujours satisfaisant, il n'y a pas de fièvre, sauf dans le cas où la maladie prend une marche aiguë.

Rhumatisme chronique simple. — Le rhumatisme chronique simple est tantôt primitif, tantôt consécutif au rhumatisme aigu; il envahit les grandes articulations aussi bien que les petites, s'accompagne de douleurs et de tuméfactions articulaires qui portent sur les synoviales et le tissu conjonctif périarticulaire, plutôt que sur les extrémités osseuses; ces arthrites sont sèches et donnent lieu à des craquements lorsqu'on fait exécuter des mouvements, ou bien il existe des hydarthroses. On n'observe pas dans cette variété de déformations aussi caractéristiques que dans le rhumatisme noueux.

La marche du rhumatisme chronique simple est paroxystique; les malades ont des périodes de tranquillité pendant lesquelles les douleurs et les tuméfactions articulaires s'atténuent sans disparaître complètement. Les changements brusques de température apportent presque toujours une aggravation dans l'état des malades.

Nodosités d'Héberden. — Cette variété du rhumatisme chronique est très souvent confondue avec la goutte; elle est caractérisée par des douleurs qui siègent dans les petites articulations des doigts et qui s'accompagnent de temps à autre de rougeur et de tuméfaction des parties molles périarticulaires. Les nodosités qui constituent le principal caractère de la maladie, comme le nom l'indique, siègent au niveau des articulations des phalangettes; il existe un nodule de chaque côté de la jointure qui paraît un peu élargie; les articulations des phalangettes avec les phalangines sont raides, les mouvements sont gênés, il n'y a pas de craquements articulaires. Les autres jointures des mains sont en général affectées, mais à un bien moindre degré.

Complications. — Les complications du côté des séreuses viscérales, si communes dans le rhumatisme aigu, sont très rares dans le rhumatisme chronique; l'endocardite et la péricardite ont été rencontrées, cependant, dans quelques cas de rhumatisme chronique simple et de rhumatisme noueux; elles se développent de préférence à l'époque des exacerbations de la maladie (Charcot).

Le rhumatisme musculaire, l'asthme, la migraine, les névralgies, certaines affections de la peau, telles que l'eczéma, le psoriasis, le lichen, viennent souvent compliquer le rhumatisme articulaire chronique.

Anatomie pathologique. — Le rhumatisme chronique simple

ne donne lieu qu'exceptionnellement à des lésions osseuses, d'où le nom de *rhumatisme chronique synovial* qui a été proposé par E. Besnier ; le rhumatisme noueux et les nodosités d'Héberden prendraient par opposition le nom de *rhumatisme chronique osseux*. Les synoviales s'épaississent, ainsi que les tissus fibreux sous-jacents ; les ligaments, les tendons et leurs gaines participent plus ou moins à l'inflammation, d'où la gêne des mouvements d'abord, puis l'ankylose et les rétractions fibreuses.

Les lésions du rhumatisme noueux sont caractérisées : 1° par un état villeux ou velvétique des cartilages articulaires ; 2° par une hypertrophie des franges synoviales ; 3° par la production de tissu cartilagineux ou osseux autour des surfaces articulaires.

Les capsules cartilagineuses et les cellules qu'elles renferment se multiplient sous l'influence du processus inflammatoire et viennent s'ouvrir dans l'intérieur de l'articulation ; la substance fondamentale du cartilage, dissociée en quelque sorte par la chute des capsules et de leur contenu, apparaît sous forme de filaments, d'où la comparaison qui a été faite de la surface articulaire avec le velours et le nom d'*aspect velvétique*. Lorsque la maladie est très ancienne, le cartilage disparaît complètement et les surfaces articulaires présentent l'*aspect éburné* qui tient d'une part à une ostéite condensante des têtes osseuses, d'autre part à l'action mécanique, aux frottements naturels que subissent les os après la disparition des cartilages ; les parties éburnées sont sillonnées de rainures dont le sens est déterminé par celui des mouvements articulaires. Tandis que les parties centrales des cartilages subissent ces altérations, du tissu cartilagineux se forme à la périphérie des têtes articulaires et s'ossifie progressivement, telle est l'origine des nodosités que l'on rencontre au niveau des articulations dans le rhumatisme noueux et dans la variété décrite par Héberden. Les franges synoviales s'hypertrophient, se couvrent de végétations dendritiques dans lesquelles se développe quelquefois du tissu cartilagineux ou osseux, les pédicules des végétations peuvent se rompre et la masse devenue libre forme alors un corps étranger articulaire (Cornil et Ranvier).

Les altérations du rhumatisme chronique d'Héberden sont analogues à celles du rhumatisme noueux ; il n'y a pas trace de dépôts d'urate de soude.

Diagnostic. Pronostic. — Nous nous occuperons du diagnostic différentiel du rhumatisme et de la goutte chronique, lorsque nous aurons fait l'histoire de la goutte.

Les déformations des mains produites par le rhumatisme chronique sont faciles à distinguer de celles de l'atrophie musculaire progressive et de la paralysie agitante, car dans ces dernières maladies les douleurs et les tuméfactions articulaires font défaut. Les arthropathies consécutives aux myélites chroniques siègent plus souvent dans les grandes articulations que dans les petites; ce sont aussi des arthrites sèches, mais en général elles ne donnent pas lieu à des douleurs vives et elles se caractérisent par l'usure rapide des têtes osseuses, par la tendance aux luxations et aux fractures spontanées, enfin par la coexistence des autres symptômes d'une maladie des centres nerveux.

Les douleurs qui se produisent au début des myélites chroniques, et en particulier de l'ataxie locomotrice, sont souvent confondues avec des douleurs rhumatismales; il suffit du reste d'être prévenu de la possibilité de cette erreur pour être à même de l'éviter; les douleurs fulgurantes de l'ataxie, en particulier, n'ont aucune analogie avec les douleurs rhumatismales.

Le rhumatisme chronique ne menace pas directement la vie des malades; ce qui fait la gravité de son pronostic, c'est la persistance des douleurs et des lésions auxquelles il donne lieu, c'est la tendance incessante des déformations à s'accroître. Les nodosités d'Héberden constituent la variété la moins grave du rhumatisme chronique, à cause de leur localisation.

Traitement. — La première chose à faire est de soustraire les malades aux conditions de milieu qui paraissent avoir occasionné les douleurs; à cet effet on les interrogera avec soin sur leur habitation, sur leur profession, etc.; malheureusement la condition sociale des malades atteints de rhumatisme chronique et leur insouciance à braver un mal qui ne se traduit d'abord que par des douleurs intermittentes et une gêne peu considérable des mouvements, font qu'il est rarement possible de remplir cette indication causale dès le début des accidents; lorsque le rhumatisme chronique s'est bien établi dans l'organisme et qu'il a donné lieu à des altérations osseuses, les mesures d'hygiène ne peuvent plus que ralentir sa marche.

Un grand nombre de médications ont été préconisées sans beaucoup de succès dans le traitement du rhumatisme chronique. Les alcalins, la teinture d'iode à l'intérieur, l'arsenic (quatre à six gouttes de liqueur de Fowler peu de temps après les repas), l'iodure de potassium, déterminent quelquefois une amélioration notable dans l'état des malades, mais plus souvent ils restent impuissants. Les badigeonnages iodés sur les articulations malades et les vésicatoires agissent contre la douleur bien plutôt que contre les tuméfactions osseuses; ces applications locales sont surtout indiquées dans le rhumatisme chronique simple, lorsque les lésions articulaires portent principalement sur la synoviale et les tissus périarticulaires.

BOUILLAUD. Nouv. rech. sur le rhumat. articul. aigu en général et spécialement sur la loi de coïncidence de la péricardite et de l'endocardite avec cette maladie. Paris, 1836. — Du même. Traité clin. du rhumat. articul. aigu, 1840. — VIDAL. Consid. sur le rhumat. articul. chron. primitif. Paris, 1855. — GUBLER. Études et observ. cliniques sur le rhumatisme cérébral (Soc. méd. des hôp., 1857). — FERRAND. Les exanthèmes du rhumatisme, th., Paris, 1862. — TROUSSEAU. Clinique méd., 1865, t. III, p. 361. — OLLIVIER et RANVIER. Contrib. a l'étude des lésions histol. que l'on a rencontrées dans l'arthropathie et l'encéphalopathie rhumatismales (Mém. de la Soc. de biol., 1865). — B. BALL. Du rhumat. viscéral, th. d'agrég., Paris, 1866. — VERGELY. Essai sur l'anat. pathol. du rhumat. artic. chronique primitif, th., Paris 1866. — MALHERBE. Des affect. viscérales dans la goutte et le rhumatisme chronique, th., Paris, 1866. — GARROD. La goutte, etc., trad. franç., par Aug. Ollivier, 1867. — VIGLA. Rhumat. cérébral (Bull. Acad. de méd., 1867, t. XXXII). — CORNIL et RANVIER. Histol. patholog. — CHARCOT. Leçons cliniques sur les malad. des vieillards et les malad. chron. Paris, 1874. — M. RAYNAUD. Application de la méthode des bains froids au traitement du rhumat. cérébral (Journ. de thérap., 1874). — DUJARDIN-BEAUMETZ, FÉRÉOL, BLACHEZ. Même sujet (Soc. méd. des hôp., 1875). — E. BESNIER. Art. *Rhumatisme*, in Dict. encycl. des sc. méd., 1876. — A. LAVERAN. De la manie rhumat. (Soc. méd. des hôp., 1876). — VAILLARD. De l'aliénation mentale consécutive au rhumat. articul. aigu (Gaz. hebd., 1876 et Rec. mém. méd. milit., 1876). — L. MARESCHAL. De la manie rhumatismale, th., Paris, 1876. — FÉRÉOL, VALLIN. Traitement du rhumatisme cérébral par les bains froids (Soc. méd. des hôp., 1877). — H. MASSON. De la médication réfrigérante dans le trait. du rhumat. cérébral hyperpyrétique, th., Paris, 1877. — P. COUDERC. Des complic. rénales du rhum. articul. aigu, th., Paris, 1877. — G. SÉE. Traitement du rhumatisme articulaire par l'acide salicylique (Acad. de méd., 1877. Discussion). — FÉRÉOL. Du rhumat. ostéo-hypertrophique des diaphyses et des os plats (Soc. clinique, 1877). — VALLIN. Du rhumat. spinal (Soc. méd. des hôp., 1878). — FÉRÉOL. Sur les nodosités cutanées éphémères chez les arthritiques (Assoc. franç. pour l'avanc. des sciences, Paris, 1878). — LETULLE. Contrib. à l'histoire du rhumat. viscéral (Arch. de physiol., 1880). — COMBY. Note sur l'œdème aigu rhumat. (Progrès méd., 1880). — DAVAINE. Même sujet, th., Paris, 1879. — WOILLEZ, RAYNAUD. Du rhumat. cérébral et de son traitement par les bains froids (Acad. de méd., séances du 12 octobre, du 16 et du 23 novembre 1880). — TROISIER et BROCQ. Les nodosités sous-cutanées éphémères et le rhumatisme (Revue de méd., 1881, p. 297). — G. HOMOLLE. Art. *Rhumatisme*, in Nouv. Dict. de méd. et de chir. prat., t. XXXI. — CHADOROWSKI. Contrib. à l'étude des nodosités rhumatismales, th., Paris, 1882. — BOURCY. Pseudo-rhumatisme infectieux, th., Paris, 1883. — TROISIER. Les nodosités rhumatismales sous-cutanées (Progrès médical, 1883-1884). — TESTELIN. Des œdèmes dans la diathèse arthritique, th., Paris, 1884. — SCHMITT. De la phlébite rhumatismale, th., Paris, 1884. — CHUFFART. Des affections rhumatismales du tissu cellulaire sous-cutané, th. d'agrég., Paris, 1886.

GOUTTE

La goutte a été confondue pendant longtemps avec le rhumatisme; c'est à Garrod que revient le mérite d'avoir mis en relief son caractère fondamental, à savoir : la présence constante d'urate de soude en excès dans le sang, et d'avoir ainsi tracé une ligne de démarcation bien nette entre le rhumatisme et la goutte.

ÉTIOLOGIE. — La goutte est héréditaire dans la moitié des cas au moins, d'après Garrod ; l'hérédité n'est pas toujours directe, la goutte, comme d'autres diathèses, paraît pouvoir sauter une génération ; cela tient sans doute à ce que les parents, bien que goutteux en puissance et capables de transmettre à leurs enfants la diathèse, n'ont eu que des manifestations insignifiantes et inaperçues de la goutte, qui peut se traduire seulement par des migraines, des dyspepsies, de l'asthme, de la gravelle, des névralgies.

Les causes de la goutte acquise sont toutes celles qui tendent à augmenter la production de l'acide urique dans l'organisme et à diminuer sa combustion ou son élimination ; comme ces conditions se trouvent bien plus souvent réalisées chez les riches que chez les pauvres, on a pu dire que la goutte était une *maladie de richesse*. En France, la goutte ne s'observe presque jamais dans la classe ouvrière ; il n'en est pas de même en Angleterre, ce qui s'explique par l'abus des bières fortes, qui est commun dans toutes les classes de la société anglaise.

La goutte est plus rare chez la femme que chez l'homme et elle se développe presque toujours après la ménopause, comme Hippocrate l'a fait remarquer ; chez l'homme la goutte héréditaire peut donner lieu de très bonne heure à des manifestations morbides ; en général elle n'apparaît que vers quarante ou cinquante ans.

Une alimentation trop riche, trop azotée, l'abus des boissons fermentées (vins, particulièrement le porto et le xérès, bières fortes, ale, porter), le défaut d'exercice, la vie de cabinet, les travaux intellectuels, sont les causes les mieux connues de la goutte. En Angleterre, presque tous les hommes d'État, ministres, membres du Parlement, etc., sont goutteux. Sydenham se console d'avoir la goutte en songeant que plusieurs hommes illustres en sont morts et qu'elle frappe plus de gens d'esprit que de stupides ; Montaigne prend, pour les mêmes motifs, sa gravelle en patience.

Le saturnisme, en altérant les reins et en empêchant, dans une certaine mesure, l'élimination de l'acide urique, prédispose à la goutte, il est probable que la néphrite interstitielle agit de même ; on a été jusqu'à dire que la goutte était toujours une conséquence des altérations des reins ; c'est là une exagération manifeste, attendu que les lésions rénales, bien que très communes chez les goutteux, ne sont pas constantes.

Une fois la diathèse créée, des causes occasionnelles banales, telles que fatigues, refroidissements, excès de table, impressions morales vives, etc., peuvent déterminer l'apparition des accès.

Description. — La maladie débute, au milieu d'un état parfait de santé, par une attaque de goutte articulaire, ou bien d'autres symptômes morbides annoncent l'existence de la diathèse avant l'apparition des attaques proprement dites ; les malades sont atteints de dyspepsie flatulente, de migraine, de gravelle urique, d'asthme essentiel ou de névralgie sciatique. Ces symptômes disparaissent assez souvent lorsque se produisent les localisations articulaires.

La goutte articulaire se divise en *goutte aiguë* et *goutte chronique*, mais la distinction qui existe entre ces deux formes est loin d'être aussi tranchée que pour le rhumatisme ; la goutte aiguë aboutit d'ordinaire à la goutte chronique, tandis que le rhumatisme chronique succède rarement au rhumatisme aigu. Il existe une *goutte viscérale* comme un rhumatisme viscéral.

Goutte aiguë. — L'attaque de goutte aiguë débute brusquement, en général les douleurs apparaissent pendant la nuit ; vers deux heures du matin le malade est réveillé, dit Sydenham, par une douleur qui se fait sentir dans l'un des gros orteils, quelquefois aussi au cou-de-pied : cette douleur ressemble à celle qui accompagne la dislocation des os, avec la sensation d'une eau tiède répandue sur la partie malade ; bientôt après il survient une fièvre légère. La douleur, d'abord supportable, augmente peu à peu ; vers le soir elle parvient à son plus haut degré ; elle ressemble tantôt à une tension violente ou à un arrachement des ligaments, tantôt à celle que cause la morsure d'un chien ou encore à celle qui est produite par une violente compression. La partie malade est sensible à ce point que le poids même des couvertures est insupportable, les veines sont gonflées, saillantes ; le malade fait mille efforts infructueux pour trouver une position qui diminue ses souffrances. La douleur ne cesse que vers les deux ou trois heures du matin, après avoir duré vingt-quatre heures ; alors le malade éprouve tout à coup un soulagement qu'il attribue à la position dans laquelle il est parvenu à mettre la partie souffrante ; il lui prend ensuite une douce moiteur et il se laisse aller au sommeil. A son réveil la douleur est encore fort diminuée ; la partie malade est tuméfiée, la peau présente à ce niveau une teinte rouge, violacée, et pendant quelques jours il reste de la douleur qui augmente le soir et diminue le matin; peu de jours après, l'autre pied se prend à son tour, d'autres articulations peuvent aussi devenir douloureuses. Chez les sujets vigoureux l'attaque de goutte ne dure que douze à quatorze jours; chez les vieillards et chez les sujets affaiblis par des attaques antérieures, elle peut se prolonger pendant deux mois et plus. Lorsque l'attaque est finie, la tuméfaction des pieds se dissipe, et il survient, particulièrement au niveau des orteils, des démangeaisons insupportables et une desquamation furfuracée.

Cette description de l'attaque de goutte aiguë régulière est empruntée presque en entier à Sydenham, qui, au moment où il écrivait son admirable *Traité de la goutte*, avait le triste avantage d'être atteint de la goutte depuis trente-quatre ans.

La première attaque peut se localiser à l'un des gros orteils, dans l'une des articulations tibio-tarsiennes, parfois même dans les articulations des membres supérieurs; lorsqu'une articulation a souffert antérieurement à la suite d'une blessure, d'une entorse ou d'un traumatisme quelconque, les manifestations goutteuses s'y portent de préférence.

Au lieu de se limiter à quelques articulations, la goutte aiguë peut se généraliser et simuler un rhumatisme articulaire aigu.

Pendant l'attaque de goutte aiguë, la fièvre est rarement vive; on n'observe jamais les températures élevées du rhumatisme articulaire aigu. Il existe de la dyspepsie, de l'anorexie, de la constipation. Les urines sont rares et très colorées, elle laissent souvent déposer de l'acide urique, ce qui tient à la condensation de l'urine bien plus qu'à l'augmentation de quantité de l'acide urique; d'après Garrod, il y aurait même toujours, dans les accès de goutte aiguë, une diminution de la quantité d'acide urique rendue dans les vingt-quatre heures; à la fin de l'accès seulement, l'acide urique se trouverait en excès dans l'urine.

Lorsque l'attaque est terminée, les forces et l'appétit reviennent, les articulations qui ont été touchées reprennent leurs fonctions; en un mot, la guérison semble complète; mais l'année suivante la goutte reparait. Les attaques se succèdent ensuite à intervalles irréguliers; elles deviennent moins douloureuses, mais plus longues à mesure que le goutteux vieillit, elles s'accompagnent de déformations, de dépôts tophacés, surtout autour des articulations, enfin elles aboutissent à la goutte chronique. Un traitement approprié peut avoir pour effet d'éloigner les attaques ou même de les faire disparaître, surtout s'il est appliqué de bonne heure et avec persévérance.

Goutte chronique. — Elle est caractérisée par la longue durée des attaques, par l'envahissement progressif d'un grand nombre d'articulations qui se déforment ou s'ankylosent, et par la production de dépôts tophacés autour des articulations.

Tandis que dans la goutte aiguë, presque tous les symptômes morbides disparaissent dans les intervalles des attaques, les douleurs de la goutte chronique persistent une grande partie de l'année et les tuméfactions articulaires ne se dissipent plus. Des dépôts tophacés se produisent autour des petites articulations des doigts et des orteils, dans les bourses séreuses (olécrâniennes et prérotuliennes par exemple), enfin dans les cartilages de l'oreille, principalement dans l'hélix ; ils ont, à ce niveau, l'apparence de petites perles blanchâtres qui s'échappent à travers la peau amincie et comme érodée à leur niveau, d'autant plus facilement que les malades ont de la tendance à gratter la petite tumeur formée par ce tophus. Les déformations des pieds et des mains ne sont pas régulières comme celles du rhumatisme chronique ; les tophus, abondants sur un point, sont rares ou nuls sur un autre ; les articulations encroûtées d'urate de soude s'infléchissent, se déforment et finissent par s'ankyloser complètement.

Dans quelques cas de goutte invétérée, des concrétions tophacées volumineuses se forment, non seulement autour des articulations, mais jusque dans le tissu cellulaire des membres ; l'un de nous a observé chez un mécanicien de la marine goutteux et saturnin, outre des tophus périarticulaires en grand nombre, des concrétions de même nature qui siégeaient dans le tissu cellulaire sous-cutané à la face postérieure des avant-bras, à la face interne des jambes et au niveau des fesses ; ces derniers tophus, qui étaient symétriques, avaient la forme de calottes de sphères et le volume d'une orange environ.

Les tophus sont durs, insensibles à la pression en dehors des attaques, leur forme est très irrégulière ; en se développant ils finissent par atteindre la peau, qui s'amincit, rougit et s'ulcère ; on voit alors s'écouler par la plaie une matière qui ressemble à de la couleur blanche à l'huile et des fragments durs de tophus. Les fistules consécutives à ces abcès goutteux sont longues à se fermer ; les concrétions tophacées, très adhérentes aux parties profondes, peuvent rester pendant longtemps à découvert ; on raconte même qu'en Angleterre quelques vieux goutteux se servent de ces concrétions pour tracer des traits blancs sur le tapis vert et marquer leurs points au jeu.

Lorsqu'on examine au microscope la matière blanche des

tophus, elle apparaît composée de cristaux aciculaires d'urate de soude très petits, enchevêtrés dans tous les sens et formant un véritable feutrage ; en ajoutant à la préparation une goutte d'acide acétique, on voit ces cristaux aciculaires disparaître, et au bout de quelques instants il se forme d'innombrables cristaux d'acide urique.

Les tophus s'accroissent en général après chaque accès de goutte ; pendant les accès ils se ramollissent quelquefois, la peau est rouge et douloureuse à leur niveau et donne la sensation de la fluctuation, si bien qu'on pourrait croire à l'existence d'un abcès.

Quelques malades ont des hydarthroses chroniques des genoux.

Sydenham a signalé dans la goutte chronique des douleurs qui se produisent subitement dans les ligaments du métatarse, et des crampes extrêmement douloureuses des muscles extenseurs des jambes.

La goutte chronique a un retentissement fâcheux sur la plupart des fonctions et sur l'état général ; les malades sont souvent tourmentés par la dyspepsie plus encore que par leurs douleurs, ils s'affaiblissent et s'anémient, le moral s'affecte et l'on conçoit sans peine la mauvaise humeur habituelle de ces pauvres malades quand ils n'ont pas la philosophie d'un Sydenham ou d'un Montaigne.

Dans la goutte chronique il y a diminution notable de la quantité d'acide urique rendue dans les vingt-quatre heures ; les urines sont pâles, abondantes, elles renferment assez souvent des traces d'albumine (Garrod). Ces derniers caractères de l'urine s'expliquent par la fréquence de la cirrhose rénale concomitante.

Goutte anormale, abarticulaire ou viscérale. Accidents et complications de la goutte normale. — Les auteurs ne sont pas d'accord sur la fréquence et la gravité de la goutte viscérale, les uns font un tableau très sombre des accidents de la *goutte remontée* ou *rétrocédée ;* les autres, au contraire, nient l'existence de ces accidents ou du moins prétendent qu'on a singulièrement exagéré leur importance ; il est à noter que parmi ces derniers se rangent la plupart des auteurs anglais qui ont une grande expérience de la goutte. Watson attribue à des indigestions les accidents gastriques décrits sous le nom de *goutte rétrocédée sur l'estomac,* et d'après lui il faudrait dire le plus souvent : *du lard dans l'estomac* et non *la goutte dans l'estomac ;* Garrod n'a jamais observé la goutte sur l'estomac ; il pense que dans les cas décrits sous le nom de goutte rétrocédée sur le cœur ou sur l'encéphale les accidents procèdent le plus souvent de complications étrangères à la goutte. Brinton admet seulement que chez les goutteux il existe une irritabilité spéciale de l'estomac. Il est évident qu'on a une grande tendance à rapporter à la goutte tous les troubles morbides qui surviennent chez les goutteux, et qu'on a décrit sous le nom de goutte rétrocédée sur le cœur ou sur l'encéphale, des accidents qui ne sont pas sous la dépendance directe de la diathèse urique ; tels sont les désordres cardiaques qui dépendent de l'état graisseux du cœur et les symptômes de l'urémie à forme rapide ou lente qui se produisent sous l'influence de la néphrite interstitielle. On a exagéré surtout l'importance du déplacement des douleurs goutteuses à une époque où l'on croyait à la théorie de la métastase ; de là les expressions de *goutte remontée, rétrocédée*.

Au milieu de ces contradictions un fait paraît cependant démontré, c'est que la goutte s'accompagne fréquemment de troubles gastriques qui, dans certains cas, présentent une gravité incontestable ; les douleurs ont le caractère d'une gastralgie violente, elles sont suivies de nausées ou de vomissements, le pouls est petit, les extrémités se refroidissent, le corps se couvre de sueurs froides et la mort peut survenir dans l'algidité. En dehors de ces crises gastralgiques les goutteux éprouvent souvent de la dyspepsie flatulente avec anorexie.

Depuis longtemps on a reconnu les affinités de la goutte articulaire et de la gravelle urique ; Érasme écrit à Th. Morus : « Tu as la gravelle et moi j'ai la goutte, nous avons épousé les deux sœurs ». La gravelle et la goutte articulaire procèdent toutes deux de la diathèse urique. La gravelle apparaît souvent la première, elle donne lieu à des dépôts briquetés dans les urines et à des coliques néphrétiques, suivies de l'expulsion de petits graviers ; elle disparaît en général au moment où se produisent les localisations articulaires.

Le diabète alterne quelquefois avec les attaques de goutte régulière ; des goutteux peuvent donner naissance à des diabétiques et réciproquement. La goutte et le diabète relèvent évidemment de diathèses voisines. Il est à noter que les goutteux ont assez souvent un engorgement du foie.

Le psoriasis et l'eczéma sont fréquents chez les goutteux ; on voit quelquefois se produire chez eux des furoncles ou des anthrax (anthrax urique) analogues à ceux des diabétiques ; les hémorrhoïdes sont aussi très communes chez ces malades.

Nous avons déjà signalé les rapports qui existent entre la goutte et le saturnisme; les saturnins sont prédisposés à la goutte et les goutteux au saturnisme, ce qui tient sans doute à ce que les reins altérés dans ces deux maladies s'opposent à l'élimination de l'acide urique ou des sels plombiques. Chez les saturnins les dépôts tophacés prennent souvent un grand développement.

ANATOMIE PATHOLOGIQUE. — La goutte est caractérisée, ainsi que l'a démontré Garrod : 1° par l'existence d'un excès d'urate de soude dans le sang ; 2° par le dépôt de cristaux d'urate de soude dans les cartilages des articulations malades et dans les tissus fibreux périarticulaires ; on connaissait depuis longtemps les altérations profondes des articulations dans la goutte invétérée, le mérite de Garrod a été de montrer que ces altérations se produisaient *dès les premiers accès de goutte*, et qu'elles étaient inséparables des inflammations goutteuses ; l'un de nous a eu l'occasion de vérifier récemment la loi de Garrod chez un malade mort quelques mois après avoir présenté un accès de goutte qui était resté unique ; l'articulation du gros orteil, dans laquelle s'étaient localisées les douleurs, était incrustée d'urate de soude.

Garrod a indiqué un procédé très simple, dit *procédé du fil*, pour reconnaître la présence d'urates en excès dans le sang : on prend 4 à 8 grammes de sérosité du sang frais obtenu à l'aide d'une ventouse scarifiée, ou bien la même quantité de sérosité provenant d'un vésicatoire, on la place dans un verre de montre, on ajoute quelques gouttes d'acide acétique afin de décomposer l'urate de soude, puis on plonge dans le liquide quelques fils de lin très ténus ; au bout de vingt-quatre ou quarante-huit heures, lorsqu'on examine ces fils au microscope, on constate qu'ils sont couverts de petits cristaux d'acide urique. Ce procédé ne révèle pas les traces d'urate de soude qui existent à l'état normal dans le sang, et dans aucune autre maladie que la goutte on n'a observé la formation de cristaux d'acide urique dans ces conditions. Lorsqu'on se propose de faire cette expérience sur la sérosité des vésicatoires, il faut avoir soin d'appliquer ceux-ci sur des parties qui ne sont pas le siège de l'inflammation goutteuse, car la sérosité provenant de ces parties ne renferme pas toujours de l'urate de soude en excès. La présence de l'urate de soude a été constatée dans la sérosité épanchée dans la plèvre ou dans le péricarde chez les goutteux (Garrod) et dans le liquide des vésicules de l'eczéma ; Garrod a recherché plusieurs fois sans succès l'urate de soude dans la sueur des goutteux.

Dans les articulations, l'urate de soude se dépose d'abord autour des cellules cartilagineuses qui, au microscope, apparaissent sous

forme de petites masses opaques hérissées de cristaux aciculaires ; toute la surface des cartilages est bientôt encroûtée de ces
dépôts qui, au début, n'altèrent pas la structure des cartilages ;
lorsqu'on fait macérer dans l'eau tiède l'articulation d'un goutteux, les dépôts tophacés se dissolvent et le cartilage apparait
avec sa structure normale. Les os sont presque toujours indemnes.
Dans les cas de goutte invétérée, des dépôts d'urate de soude
se produisent dans les tissus fibreux périarticulaires et dans l'intérieur des articulations, qui sont remplies d'une matière blanchâtre analogue à du plâtre. Les cartilages finissent par s'alté-
rer ; on constate alors des lésions analogues à celles de l'arthrite
sèche. Des ankyloses complètes peuvent être la suite de la rigidité
des ligaments périarticulaires encroûtés d'urate de soude et formant de véritables coques très résistantes autour des articulations.

Dans la goutte chronique les reins sont presque toujours altérés, ils sont petits, la substance corticale est atrophiée, et au
microscope on constate les caractères de la néphrite interstitielle
chronique, des dépôts d'urate de soude sont disposés sous forme
de faisceaux allongés entre les tubes droits des pyramides de
Malpighi. Les auteurs anglais donnent souvent aux reins atrophiques le nom de *reins goutteux*, dénomination impropre, car
l'atrophie des reins peut reconnaitre une tout autre origine ; chez
les vieillards, par exemple, en dehors de toute influence goutteuse,
il y a souvent atrophie de la substance corticale. Le rein goutteux
est caractérisé plus encore par les productions d'urate de soude
que par la cirrhose et l'atrophie.

Il existe assez souvent une hypertrophie du foie ; les anatomo-
pathologistes ne paraissent pas avoir accordé jusqu'ici à cette
altération toute l'attention qu'elle mérite en raison des importantes fonctions du foie et du rôle qu'il joue peut-être dans la
pathogénie de la goutte.

Diagnostic. Pronostic. — L'attaque de goutte aiguë régulière
est d'un diagnostic facile : l'âge des malades, leurs habitudes,
l'influence héréditaire fournissent déjà de fortes présomptions ;
le mode de début par les articulations des gros orteils, l'acuité
des douleurs, l'absence de fièvre, la tuméfaction suivie de fourmillements et de desquamation au niveau des parties atteintes,
sont des caractères pathognomoniques. C'est seulement dans les
cas où la goutte envahit d'emblée un grand nombre d'articulations
que le diagnostic différentiel avec le rhumatisme aigu peut présenter des difficultés sérieuses ; on sera guidé par l'âge des
malades, par les prédispositions héréditaires ou acquises, par le

caractère des douleurs et l'absence d'une fièvre vive en rapport avec le nombre des arthropathies. Les localisations sur les séreuses viscérales, si communes dans le rhumatisme aigu, l'endocardite et la péricardite en particulier, sont très rares dans la goutte, qui, au contraire, se complique souvent de troubles fonctionnels de l'estomac ou d'affections des reins. Il se forme de bonne heure aux oreilles de petites perles d'urate de soude qui sont caractéristiques ; on peut enfin s'assurer par le procédé du fil de l'existence d'urate de soude en excès dans le sang.

Bien que la goutte aiguë débute d'ordinaire par les articulations des gros orteils, il faut bien savoir qu'elle peut se localiser tout d'abord sur d'autres articulations, voire même sur les bourses séreuses et les gaines synoviales des tendons.

La goutte aiguë peut être confondue avec des arthrites simples, traumatiques, d'autant plus que les malades cherchent souvent à dissimuler la véritable nature des accidents et attribuent à un coup, à une entorse, les douleurs articulaires.

La goutte chronique se distingue des différentes variétés de rhumatisme chronique par les caractères suivants : 1° la goutte chronique succède le plus souvent à des attaques répétées de goutte aiguë, tandis que le rhumatisme chronique s'établit d'emblée ; 2° les déformations articulaires de la goutte chronique sont asymétriques, bien différentes en cela de celles qu'on observe dans le rhumatisme noueux ou dans le rhumatisme d'Héberden ; 3° on observe chez les vieux goutteux, outre les tuméfactions et les déformations articulaires, des dépôts tophacés autour des articulations, dans les bourses séreuses olécrâniennes, aux oreilles, etc.; 4° le sang renferme un excès d'urate de soude facile à constater par le procédé du fil ; 5° il existe souvent des complications du côté de l'estomac ou des voies urinaires.

La gastralgie goutteuse peut être confondue avec la gastralgie simple et avec les crises gastriques de l'ataxie locomotrice; ce diagnostic différentiel, très difficile quand on ne considère que les douleurs stomacales, devient au contraire assez facile quand on tient compte des symptômes concomitants.

La goutte est compatible avec une longue existence, on a même dit qu'elle constituait un brevet de longue vie, ce qui est loin d'être exact ; par les douleurs et les déformations qu'elle occasionne, par les privations qu'elle impose, la goutte mériterait déjà d'être rangée parmi les maladies les plus gênantes, mais là ne s'arrêtent pas ses funestes effets, la gastralgie et les lésions rénales menacent sans cesse l'existence des goutteux.

Traitement. — Le traitement préventif de la goutte consiste à
écarter toutes les causes favorables à son développement énu-
mérées dans le chapitre relatif à l'étiologie ; éviter les excès de
nourriture et de boissons, surtout de boissons fermentées, faire
de l'exercice, tels sont les préceptes fondamentaux de la prophylaxie de la goutte. Ces règles hygiéniques doivent être recom-
mandées surtout lorsqu'il existe une prédisposition héréditaire ;
une fois la goutte déclarée, elles constituent encore la thérapeutique la plus rationnelle. Sydenham recommande beaucoup aux
goutteux l'exercice du cheval ; dans la goutte chronique, lorsque
les douleurs et les déformations des mains ou des pieds s'opposent
à la marche et à l'équitation, les goutteux ont encore la ressource
de la voiture. Le régime doit être sévère ; les malades doivent
s'abstenir de vins capiteux et en particulier des vins blancs d'Espagne et du vin de Champagne ; quelques-uns se sont guéris en
se condamnant à ne boire que de l'eau, mais cette mesure radi-
cale a aussi ses dangers, surtout chez les vieillards : la goutte
aiguë se transforme en goutte chronique ou bien les symptômes
gastriques deviennent prédominants ; Sydenham recommande
avec raison de ne pas supprimer complètement l'usage du vin
chez les personnes qui en ont l'habitude. Les bières fortes doivent être proscrites ; la petite bière constitue au contraire une
excellente boisson.

Les alcalins jouissent d'une efficacité bien démontrée dans le
traitement de la diathèse urique ; ils doivent être prescrits dans
les intervalles de repos qui séparent les attaques de goutte aiguë.
Dans la goutte chronique, lorsqu'il existe de nombreux dépôts
tophacés, les alcalins ne rendent plus d'aussi grands services
qu'au début de la maladie ; ils ne font pas disparaître les tophus ;
ils sont indiqués surtout lorsqu'il existe des complications du
côté de l'estomac ou du foie. On prescrira soit le bicarbonate
de soude (2 à 4 grammes par jour), soit le carbonate de lithine
($0^{gr},20$ à $0^{gr},40$ par jour), soit l'eau de Vichy ou de Vals. L'eau de
Vichy, prise à la source, rend sans contredit des services signalés
dans le traitement de la goutte, la source froide des *Célestins*
doit être conseillée dans la majorité des cas ; les malades pren-
dront chaque jour, pendant un mois environ, trois à quatre verres
d'eau. Les bains d'eau de Vichy réveillent souvent les douleurs
goutteuses, on ne doit en user qu'avec beaucoup de prudence.

Le médecin doit-il intervenir dans les attaques de goutte aiguë ?
C'est là une question très discutée. D'après Sydenham, il faudrait
supporter la douleur comme un remède naturel ; Cullen formule

ainsi le traitement de la goutte : *patience et flanelle*, et Mead : *la goutte est le meilleur remède de la goutte*. Il est prouvé que certaines médications sont dangereuses au début d'un accès de goutte aiguë ; on a vu des accidents graves se produire à la suite d'applications de sangsues ou de l'immersion de la partie malade dans l'eau froide ; mais ce n'est pas une raison pour refuser aux malheureux patients, torturés par la goutte, tout soulagement à leurs maux, d'autant plus que nous possédons dans le colchique un véritable spécifique de la goutte. Dans la goutte aiguë on prescrira 2 à 4 grammes de vin de colchique, puis on continuera par des doses plus faibles. Dans la goutte chronique, le colchique n'est utile qu'au moment des exacerbations. Le salicylate de soude et les purgatifs drastiques rendent aussi des services, mais leur efficacité n'est pas comparable à celle du colchique. Pendant l'attaque de goutte aiguë les malades seront soumis à la diète au moins pendant les premiers jours, et on leur prescrira des boissons délayantes.

L'opium détermine quelquefois des accidents graves chez les vieux goutteux, les lésions rénales s'opposant à l'élimination du médicament (Charcot).

Comme topique sur les articulations malades on peut employer avec avantage le liniment chloroformé, l'huile de jusquiame ou de belladone ; l'articulation malade est enveloppée dans une feuille d'ouate.

Les vésicatoires sont quelquefois indiqués dans la goutte chronique atonique, quand les douleurs persistent très longtemps dans une articulation.

SYDENHAM. Traité de la goutte. — GARROD. La goutte, sa nature, son traitement. Ouvrage traduit par Ollivier et annoté par A. Charcot. Paris, 1867. — TROUSSEAU. Clinique de l'Hôtel-Dieu, 7e édit., t. III. — CHARCOT. Leçons sur les mal. des vieillards, 1868. — CORNIL et RANVIER. Histologie pathologique. Paris, 2e édition, 1882. — JACCOUD et LABADIE-LAGRAVE. Nouveau Dict. de méd. et de chir. prat. Paris, 1872, t. XVI, art. *Goutte*. — BARUDEL. Rech. clin. sur la goutte et la gravelle. Paris, 1873. — HALMAGRAND. De la goutte saturnine, th., Paris, 1876. — L. CHARREYRON. Manifest. de la goutte sur les muqueuses, th., Paris, 1876. — A. OLLIVIER. Contrib. à l'histoire de la goutte spinale (Arch. de physiologie, 1878, p. 455). — LECORCHÉ. Traité théorique et pratique de la goutte. Paris, 1884.

DES DIABÈTES

On doit entendre sous ce terme générique de *diabètes* ($\delta\iota\alpha\beta\alpha\acute{\iota}\nu\omega$, aller à travers) une série d'états pathologiques connexes, dont le principal caractère clinique est une exagération dans la proportion des urines émises, avec ou sans modification des matériaux solides qu'elles contiennent ; la polyurie, la polydipsie, souvent la polyphagie, presque toujours de l'amaigrissement, représentent les plus saillants des diabètes.

Les anciens, et surtout Celse, Galien, Paul d'Égine, n'envisageaient pas autrement la maladie. Pour eux, le mot diabète signifiait *cachexie par flux urinaire surabondant*.

Avec Thomas Willis (1674), la question devait changer de face. La découverte des *urines sucrées* introduisait un nouvel élément dans le problème. La glycosurie devait sans doute jouer un rôle des plus importants dans la production des phénomènes morbides ; mais, comme les urines de tous les *diabétiques* n'offraient pas le goût sucré, une classification des faits devint nécessaire : on distingua deux grands groupes : les diabètes sucrés et les diabètes non sucrés (*diabetes mellitus, diabetes insipidus*).

Les successeurs de Willis s'attachèrent surtout à étudier le diabète sucré, et l'on peut dire que leurs recherches ne tardèrent pas à être fécondes. Le diabète insipide resta par contre à titre de pure curiosité clinique.

Cette seconde forme de diabète est pourtant digne du plus haut intérêt. Grâce aux recherches chimiques modernes, il est aujourd'hui démontré que les sujets atteints de *polyurie simple* ne rendent pas toujours des urines absolument normales ; tantôt elles contiennent des principes azotés en excès, tantôt ce sont des sels minéraux qu'elles entraînent en proportion considérable, chacune de ces modifications particulières donnant lieu à une variété spéciale de diabète qui mérite une description séparée.

DIABÈTE SUCRÉ

Ce qui caractérise cette forme du diabète, c'est la *glycosurie* jointe aux symptômes primordiaux que nous avons énumérés plus haut.

De grandes étapes peuvent être signalées dans son histoire. La première est marquée par la découverte de Willis. Le seconde commence avec Mathew Dobson, qui démontra la présence du sucre en proportions anormales dans le sang des diabétiques : c'est une ère de recherches chimiques qu'illustrent les travaux de John Rollo, de Chevreul, de Tiedemann et Gmelin, de Mac-Grégor. La troisième, qui est la période actuelle, est inaugurée par les célèbres expériences de Cl. Bernard sur les fonctions glycogéniques du foie. A elle se rattachent les noms de Bouchardat, Mialhe, Voit et Pettenkofer, Schiff, Pavy, etc.; c'est une période essentiellement expérimentale.

Il importe d'établir tout d'abord que *glycosurie* et *diabète sucré* ne sont pas synonymes. Le sucre peut apparaître dans les urines d'une façon fortuite et temporaire, par exemple à la suite de l'anesthésie par l'éther ou le chloroforme, après une crise d'épilepsie ou d'hystérie, une émotion violente, etc.; pour qu'il y ait *diabète sucré*, la glycosurie doit être accompagnée du syndrome clinique que nous avons indiqué et, de plus, elle doit être persistante.

DESCRIPTION. — La maladie peut se présenter avec des aspects cliniques bien différents et revêtir des formes bien tranchées qui mériteraient peut-être une description séparée, comme le *diabète gras*, presque toujours d'origine arthritique ou goutteuse, et le *diabète maigre*, celui qu'on rencontre presque exclusivement dans les hôpitaux; toutefois, en les comparant, on peut s'assurer que c'est plutôt par le mode de groupement et par la manière d'évoluer des symptômes que par ces symptômes euxmêmes que ces formes se distinguent; dans tous les cas, on y retrouve les traits généraux que nous avons signalés dans le diabète, si bien qu'une étude d'ensemble est préférable.

Les *symptômes essentiels* sont : la *glycosurie*, la *polydipsie*, la *polyurie*, la *polyphagie* et l'*amaigrissement*.

La *glycosurie* constitue la caractéristique de la maladie : elle est le résultat de la présence, en proportion exagérée, du sucre dans le sang (glycémie). Autour d'elle se groupent tous les autres symptômes, elle doit primer toute la description.

La glycosurie apparaît dès que le sang contient plus de $2^{gr},50$ de substances sucrées pour 1000. C'est du reste entre 3 et 4 grammes de sucre par litre de sang qu'oscille le degré le plus habituel de la glycémie : Pavy ne l'a jamais vu dépasser $5^{gr},3$.

Quant à la quantité de sucre rendue dans les vingt-quatre heures, elle varie de quelques grammes à 600 ou 700 grammes; des chiffres de 100 à 150 grammes peuvent être considérés comme les plus communs; dans quelques cas exceptionnels cependant, on constate les chiffres énormes de 12 à 1500 grammes (Dickinson); mais il semble que ce dernier chiffre ne puisse pas être dépassé, car la glycosurie doit fatalement être subordonnée aux limites de la production du sucre, et l'on sait (Bouchard) que le foie ne peut guère produire plus de $2^{kg},5$ de sucre en vingt-quatre heures; or

500 grammes sont déjà nécessaires pour les combustions organiques; donc 1500 grammes au maximum pourront être éliminés.

Chaque gramme de sucre rendu entraîne avec lui son équivalent d'eau de dilution (soit 7 grammes, d'après Becker); aussi 1 litre d'urine ne pourra-t-il contenir plus de 140 grammes de glycose. Chez les enfants diabétiques les pertes en matériaux sucrés atteignent presque toujours des proportions très élevées (Leroux).

Le sucre ainsi rendu est d'une nature bien définie; Chevreul a démontré qu'il était l'analogue du sucre de raisin et qu'il déviait à droite la lumière polarisée. Boussingault et Biot ont confirmé cette constatation; toutefois il ne saurait y avoir identité parfaite, car Cl. Bernard a montré que le sucre diabétique injecté dans le sang disparaissait beaucoup plus vite que la glycose végétale. D'ailleurs la glycose n'est pas le seul sucre que l'on puisse rencontrer dans l'urine des diabétiques : Thénard et Bouchardat y ont retrouvé le *sucre insipide* de Bence Jones; Gorup Bezanez y a signalé la *lévulose*, Vogel l'*inosite*, etc.

Certaines conditions peuvent modifier l'élimination du sucre. La glycosurie augmente pendant la période digestive; l'alimentation purement animale l'atténue (John Rollo, 1796), le régime féculent l'accentue notablement, mais seulement dans les premières périodes de la maladie (Heidenhain, Goldstein); certaines maladies aiguës intercurrentes peuvent la faire disparaître (Latham, Rayer, Bernard, Garrod). Le fait est vrai, surtout pour la pneumonie et la scarlatine. Enfin il est fréquent de voir les urines perdre leur caractère sucré dans les derniers moments de la vie des diabétiques (1).

Sans être absolument proportionnelle à la quantité de sucre rejetée, la *polyurie* semble suivre, dans une certaine mesure, les oscillations de la glycosurie, elle atteint en moyenne de 3 à 6 litres; mais elle peut s'élever à 10, 12, 15 litres, et même on a cité les chiffres fabuleux de 30, 35, 40 litres. Dans d'autres cas elle peut faire presque complètement défaut (diabète decipiens de Franck).

Les urines sont décolorées (diminution de l'urophéine), habituellement acides, d'une densité élevée (1030-1070) malgré leur abondance; l'augmentation de densité est due à la présence du

---

(1) Bernard compare ce qui se passe en pareil cas avec ce qui s'observe chez les animaux qu'on laisse mourir d'inanition, et chez lesquels la glycémie disparaît à la fin de la vie.

sucre. Elles peuvent présenter en outre quelques modifications dans le chiffre des autres substances qu'elles renferment normalement. De 25 à 30 grammes, chiffre moyen de l'élimination quotidienne, l'urée peut monter à 60 ou 80 grammes. Malgré cette élimination considérable, la température centrale est basse; c'est qu'elle n'est pas accompagnée d'une augmentation parallèle dans l'exhalaison de l'acide carbonique par le poumon (Bartels); les chlorures peuvent atteindre jusqu'à 36 grammes, les sulfates augmentent aussi légèrement; enfin, dans certains cas, l'acide phosphorique est éliminé en proportion notablement exagérée, 8, 10, 12 grammes, au lieu de 2^{gr},50 à 3 grammes. Nous reviendrons plus tard sur ces faits.

On peut encore rencontrer dans les urines des substances qui ne s'y trouvent pas à l'état normal ou qui ne s'y trouvent qu'en très faible quantité : la créatine, dont l'élimination peut aller jusqu'à 8^{gr},40 (Leo Maly), l'acétone (Kaulich, Kussmaul), produit auquel on a ajouté dans ces derniers temps une importance considérable, l'acide lactique (Bouchardat).

Il n'est pas rare enfin d'observer l'*albuminurie* concurremment avec la glycosurie : Senator l'a signalée 11 fois sur 100, et Bouchard beaucoup plus souvent (43 pour 100) ; elle se rencontrerait particulièrement dans les diabètes légers (60 pour 100), et chez les obèses (64 pour 100, Bouchard); en pareil cas il ne s'agit pas d'ailleurs de l'albumine du sang, mais de matières albuminoïdes spéciales (albumine non rétractile de Ch. Bouchard) et provenant d'une aberration nutritive.

Bouchardat a pensé que le sucre ne pouvait être éliminé qu'à condition d'être dissous dans une certaine quantité d'eau : 1 gramme de glycose nécessiterait 7 grammes d'eau. Là serait pour lui la cause de la polyurie, et les boissons fourniraient le contingent nécessaire ; Jaccoud, avec Mac-Grégor, voit surtout dans ce phénomène un procédé physico-chimique, une action endosmotique liée à la présence du sucre dans le sang qui, devenu plus dense et plus visqueux, emprunte aux tissus périvasculaires l'eau qu'ils peuvent renfermer. L'augmentation de pression qui en résulte produit la polyurie. Le fait n'est pas encore prouvé, puisqu'on peut démontrer expérimentalement qu'un liquide (du sang) chargé de glycose s'oppose au passage de l'eau à travers la membrane de l'endosmomètre. On peut aussi faire entrer en ligne de compte l'action irritante que le sucre exerce sur le rein qu'il traverse; de cette irritation doit certainement résulter une exagération fonctionnelle.

La **polydipsie**, ou augmentation de la soif, est la conséquence obligée de la polyurie. Ces deux phénomènes sont entièrement liés l'un à l'autre et s'engendrent mutuellement, l'ingestion de grandes proportions de liquide entraînant par elle-même de la polyurie. La quantité d'urine émise dépasse habituellement le chiffre des boissons absorbées; pour expliquer ce fait, en apparence paradoxal, il n'est besoin ni de faire intervenir la liquéfaction des tissus, comme le voulait Arétée, ni d'invoquer, avec Chomel et Rutherford, l'absorption de la vapeur d'eau contenue dans l'atmosphère; il suffit de remarquer que l'ingestion des matières alimentaires solides introduit aussi dans l'organisme de notables quantités d'eau.

Tantôt il n'y a qu'un état de sécheresse de la bouche qui entraîne simplement le besoin de se désaltérer fréquemment; d'autres fois c'est une soif inextinguible que rien ne peut satisfaire et qui pousse les malades à absorber jusqu'à leurs urines s'ils se trouvent privés d'eau.

La **polyphagie** s'observe fréquemment à côté de la polyurie; mais *elle est loin d'être constante*. Ici ce n'est qu'une simple augmentation de l'appétit; là, au contraire, c'est un besoin très vif d'ingérer souvent et en fortes proportions des aliments qui peut aller jusqu'à la boulimie. La polyphagie paraît due à la nécessité de réparer les pertes faites, par l'organisme, en sucre et en substances azotées et minérales (Jaccoud). C'est un des symptômes cardinaux du diabète qui semble plus directement influencé par les actions climatériques; d'après Aquino Fonseca, il serait presque inconnu au Brésil.

Comme résultat ultime des précédents phénomènes apparaît *l'amaigrissement*. Ce symptôme est encore plus inconstant que la polyphagie; il est même toute une classe de malades chez lesquels on ne l'observe pas, ou chez lesquels il n'apparaît qu'à la dernière période de la maladie (diabète gras, diabète goutteux); par contre, il ne manque jamais dans le *diabète cachectisant*, celui qu'on observe dans les asiles hospitaliers. Il résulte des déperditions de toutes sortes, dont on retrouve les traces dans l'excrétion urinaire. D'ailleurs, qu'il y ait ou non amaigrissement, tous les malades se plaignent d'un degré d'affaiblissement musculaire très prononcé, cet affaiblissement tient très probablement à la déshydratation du tissu musculaire (Ranke, Bouchard).

A côté des symptômes fondamentaux que nous venons d'étudier, il faut placer un certain nombre de *symptômes accessoires* qui relèvent comme les premiers de la présence du sucre dans le sang, de la glycémie. Parfois la peau est le siège de sueurs odorantes qui rappellent l'odeur de l'acétone ou de l'aldéhyde; le plus souvent elle est sèche, le siège de *démangeaisons* parfois fort pénibles, et poussant le malade à se gratter jusqu'à l'ulcération des téguments. C'est un phénomène qui se montre du reste toutes les fois que le sang charrie une substance étrangère à sa composition normale. Le tissu cellulaire, mal nourri par un sang altéré, subit des modifications partielles qui sont le point de départ de *furoncles*, d'*anthrax*, d'*eschares* ou de certaines formes d'œdèmes (Breucq). On a noté aussi le mal perforant plantaire (Clément).

Du côté du système digestif on observe souvent de la *gingivite* (gingivite expulsive de B. Teissier), du muguet et même de la stomatite fongueuse; les dents sont déchaussées et tombent avec une grande facilité, il y a de la périostite alvéolo-dentaire. L'*état acide* de la salive, dû à la transformation en acide lactique du sucre qu'elle contient, est la cause de cet accident (Lehmann, Falk). L'estomac fatigué par une alimentation trop abondante, qui détermine une suractivité fonctionnelle, s'épuise et devient inapte à ce surcroît de travail; de là une dyspepsie qui peut être accompagnée de vomissements, dont les matières renferment du sucre (Mac-Grégor, Bouchardat).

Les troubles de la sensibilité sont fréquents; les douleurs *rhumatoïdes* sont journalières dans le cours et même au début de la maladie; tantôt ce sont des névralgies fréquemment bilatérales et siégeant soit sur le trajet du sciatique, dans la région précordiale, ou plus communément encore à la face (Worms), ailleurs ce sont des douleurs musculaires fugaces, phénomènes éminemment propres aux états constitutionnels et diathésiques, dans d'autres cas, on observe des plaques d'hyperesthésie cutanée (Trousseau). Les altérations de la sensibilité générale sont plus rares, bien que très nettes dans certains cas (Laycock, Lecorché). Reymond et Oulmont ont noté de véritables crises de douleurs fulgurantes.

Les organes des sens spéciaux peuvent être atteints de leur côté; c'est l'organe de la vision qui est le plus souvent affecté (Desmares, Lecorché). Dans certains cas ce ne sont que de simples troubles de l'accommodation (asthénopie accommodative de Panas): une paresse fonctionnelle ou une amblyopie légère qui s'accentue pendant la période de la digestion; d'autres fois, il y a des lésions matérielles qui seront décrites avec les complications.

Le sens génital subit aussi le contre-coup de la maladie (neuf fois sur dix, Ellioston). Chez la femme c'est quelquefois un défaut d'appétit sexuel, d'autrefois la stérilité ; chez l'homme on note presque constamment une atonie pénienne caractéristique, parfois même : l'atrophie du testicule (Seegen, Lecorché). La peau des parties génitales s'enflamme au contact d'une urine altérée par la fermentation (développement de la *Torula cerevisiæ* et parfois du *Penicillum glaucum*, Hannover, Harshall). Chez l'homme, la balanite et à sa suite le phimosis (Bourgade) se montrent quelquefois comme conséquence de ces modifications.

Cette influence du diabète est d'autant plus remarquable que le phimosis ainsi développé est susceptible, comme l'a montré Bourgade, de céder à un traitement par les alcalins.

COMPLICATIONS. — Les symptômes habituels de la maladie peuvent, par leur intensité, compromettre la vie du malade et devenir ainsi de redoutables complications. Tels sont ces anthrax volumineux qui s'accompagnent de vastes mortifications, de suppurations prolongées, et qui affaiblissent le malade jusqu'à le plonger dans l'hecticité (Cheselden, Duncan, Marchal (de Calvi), Aquino Fonseca).

On observe encore d'autres altérations, soit de la peau, soit du tissu cellulaire, phlegmons diffus (Demarquay), érysipèles, pemphigus sphacéleux (Stokes, B. Smidt), petites plaques gangreneuses isolées et multiples (Marchal (de Calvi), Fritz), gangrènes plus étendues, apparaissant soit spontanément, soit à la suite d'un traumatisme (Marchal (de Calvi), Hodgkin) et pouvant entraîner la mort par septicémie (Philipeaux et Vulpian).

Les complications du côté de l'appareil rénal figurent assez fréquemment dans les relevés statistiques. L'albuminurie et les œdèmes qui l'accompagnent presque toujours indiquent parfois l'existence d'une néphrite. Celle-ci est probablement liée à l'action irritante de l'urine sucrée, mais elle n'en est pas fatalement la conséquence, et il est probable que dans certains cas albuminurie et glycosurie sont sous l'influence du même état constitutionnel : la goutte ou l'arthritisme. Dans ces derniers temps, toutefois, Straus après Armani a décrit une lésion spéciale au rein des diabétiques et qui consisterait dans une dégénérescence vitreuse des épithéliums sécréteurs (véritable nécrose de coagulation d'Ebstein et de Weigert).

Les complications les plus fréquentes sont assurément celles qui se produisent du côté des voies respiratoires. La *pneumonie*, mais une pneumonie aux allures spéciales, se développe facilement chez le diabétique ; elle est particulièrement grave et tend au ramollissement rapide du poumon (Bouchardat) ; elle s'accompagne parfois de gangrène (Monneret). La *phthisie pulmonaire* est encore plus fréquente que la pneumonie. Pour Griesinger, elle enlève 43 pour 100 des malades. Elle se rapproche plutôt de la forme caséeuse que de la forme miliaire de la tuberculose. Le ramollissement se produit rapidement et sur une vaste étendue ; les hémoptysies sont assez rares, bien que d'autres hémorrhagies (épistaxis, hémorrhagies cérébrales) soient loin d'être exceptionnelles dans le cours de l'évolution diabétique.

On peut observer encore du côté du *système nerveux* un certain nombre d'accidents importants. C'est d'abord toute une série de paralysies bien indiquées par Andral, Marchal (de Calvi), Leudet, mais bien étudiées surtout par Lasègue. Ce qui les caractérise plus spécialement, c'est d'être en général *incomplètes*, souvent *associées* et d'être sujettes à *répétition :* on peut voir la paraplégie franche et l'hémiplégie ; mais la parésie se limite souvent à un membre ou à un groupe musculaire, extenseur de l'index (Charcot), sphincter (Lecorché) ; d'autres fois c'est de l'aphasie simple (Bouchard), et l'ensemble symptomatique d'une tumeur cérébrale, et tout cela sans substratum anatomique.

Enfin ce sont des troubles psychiques ; perte de la mémoire, état de passivité ; une sorte de résignation avec apathie béate (Legrand du Saulle) ou bien encore de la tristesse avec tendance au suicide.

Les *troubles de la vision*, qui par leur fréquence méritent de figurer parmi les symptômes communs du diabète, peuvent aussi revêtir le caractère de véritables complications ; mais alors ce ne sont plus des modifications purement fonctionnelles, ce sont des altérations organiques qui ont été étudiées avec beaucoup de sens par Galezowski : rétinites, hémorrhagies en flammèches le long des vaisseaux, atrophie papillaire, œdème ou décollements rétiniens ; c'est enfin la cataracte, cataracte le plus souvent molle et qui est évidemment liée à la présence du sucre dans le sang et à la concentration de ce liquide (Heubel). Lecorché a désigné ces troubles visuels sous le nom d'*amblyopie grave*, ou terminale, par opposition aux troubles moins accusés et plus fréquents du début de la maladie, auxquels il applique le nom d'*amblyopie légère*.

On observe enfin, à titre de complication, des phénomènes de dyspnée accompagnés de coma, qu'on décrit quelquefois sous le nom d'*acétonémie ;* ils seront étudiés plus loin.

ÉVOLUTION DE LA MALADIE. — Le diabète sucré a souvent un

début insidieux; les malades n'accusent que des troubles dyspeptiques avec une légère augmentation de la soif; d'autres fois, ils remarquent que leurs forces ont diminué, que leur puissance génitale s'est subitement amoindrie; ou bien ils éprouvent des démangeaisons insolites, les hommes à l'extrémité du gland, les femmes à la vulve. L'attention n'est souvent attirée que par cette circonstance que les gouttes d'urine qui tombent sur le pantalon donnent en séchant des taches blanches.

Peu à peu, les symptômes caractéristiques s'accentuent et la maladie s'affirme avec son cortège de phénomènes habituels. C'est ici le lieu de dire un mot des différentes formes qu'elle peut revêtir. Tantôt les accidents évoluent avec une extrême lenteur: les malades sont en général doués d'embonpoint; ce sont de gros mangeurs, de constitution arthritique ou goutteuse, et chez eux le diabète, pendant de longues années, peut ne se traduire absolument que par l'augmentation de l'appétit, de la sécheresse de la bouche, quelques légères modifications des fonctions visuelles et une faible quantité de sucre dans l'urine. Chez ces malades, sous l'influence d'un régime approprié, ou d'une cure à Vichy, on peut voir le sucre disparaître de l'excrétion rénale pendant plusieurs semaines, quelquefois plusieurs mois, en même temps que les symptômes généraux de la maladie subissent aussi une rémission prolongée; d'autres fois, fait plus singulier, la glycosurie disparaît pour faire place à une élimination exagérée d'urée, d'acide urique, de phosphates, ou même quelquefois à la présence d'une petite quantité d'albumine; en d'autres termes, les malades présentent alors cette forme de diabète bien décrite par Ramsbotham et qu'on désigne sous le nom de *diabète intermittent*. Ils sont souvent emportés par une des complications que nous avons signalées plus haut (anthrax, pneumonie, angine de poitrine, apoplexie cérébrale) avant que les symptômes d'amaigrissement et de cachexie aient eu le temps d'apparaître; *c'est là le diabète gras* ou *goutteux*. Dans d'autres circonstances, et les observations de ce genre tendent à se multiplier, le sucre disparaît, mais l'état général ne s'améliore pas, les forces au contraire commencent à décliner, l'appétit se perd, et les signes d'une dégénérescence cancéreuse se dessinent soit du côté de l'estomac ou de l'utérus, soit surtout du côté du rectum: nous avons publié plusieurs faits de ce genre (th. conc. Boinet, 1887).

Ailleurs, au contraire, le diabète parcourt ses différentes phases en un laps de temps beaucoup plus restreint (trois ou quatre années, en moyenne); il arrive rapidement à la période d'affaiblissement et d'émaciation. Les proportions de sucre perdu sont beaucoup plus élevées. Malgré une alimentation des plus substantielles, l'individu maigrit à vue d'œil, *il se cachectise*. Une élimination parfois énorme de l'urée indique que les échanges organiques sont poussés à leur summum d'activité, et cependant la température centrale est au-dessous de la moyenne (36 degrés, 35,°5). Bientôt des excavations se creusent dans les poumons, et la mort arrive au milieu d'un marasme auquel on a appliqué un nom des plus exacts, la *phthisurie sucrée*. C'est là le *diabète maigre*, bien différent dans ses allures, et peut-être dans son essence, du diabète goutteux précédemment décrit.

Mais, quelle que soit la forme à laquelle on ait affaire, on peut voir survenir, comme accident ultime, des *phénomènes comateux*, sur la nature desquels on discute encore, mais dont on est absolument d'accord pour reconnaître l'importante signification (consultez particulièremet les travaux de Bourneville et Teinturier, J. Cyr, Brissaud, Dreyfous, Frerichs, Senator et Penzoldt, de Gennes, etc.).

Le *coma diabétique* est une complication redoutable qui peut se produire d'emblée et sans qu'aucun phénomène prémonitoire ait pu la faire pressentir; plus rarement le malade peut présenter quelques phénomènes prodromiques : un peu d'excitation, une vivacité exagérée, des douleurs vagues dans les flancs avec de l'angoisse thoracique. Mais déjà il offre une odeur aigrelette de l'haleine, odeur qui se retrouve dans les urines et qui rappelle un peu celle du chloroforme, alors des accidents plus graves sont proches; bientôt de l'oppression apparaît, accompagnée d'une céphalalgie frontale intense, puis un certain degré d'obnubilation des sens qui va devenir le signe précurseur du *coma final*. A ce moment le plus souvent le sucre a disparu des urines, la peau est sèche, le pouls rapide malgré l'existence d'une température subnormale, les extrémités sont glacées, parfois il se produit des troubles gastro-intestinaux, mais l'odeur de chloroforme persiste toujours. Alors la respiration devient plus profonde, plus espacée, suspirieuse; la dyspnée est extrême, mais sans orthopnée, l'épuisement s'accentue et le malade succombe sans que pendant toute la durée de cette scène dramatique il ait jamais présenté le plus petit phénomène convulsif. C'est là d'ailleurs une notion de la plus haute importance et qui établit immédiatement la distinction formelle entre le coma urémique et le coma diabétique.

Souvent ces accidents évoluent avec une grande rapidité, six à dix heures; en moyenne ils durent de trente-six à quarante-huit heures (Küssmaul, Rieu). Dans des cas exceptionnels ils peuvent se prolonger ou même se reproduire par accès avec des rémissions bien nettes, alors ils pourraient être curables (de Gennes).

Depuis le jour où Küssmaul, rappelant les premières observations de von Starck (1828), Grisolle, Peters, Cantani Kaulisch, attira plus particulièrement l'attention sur ces accidents singuliers, et crut pouvoir les attribuer à une transformation du sucre non éliminé, à l'*acétonémie* (1), la plupart des observateurs (Forster, Ebstein, Kiener) continuèrent à les décrire, sous le même nom, devenu aujourd'hui classique, tout en admettant des interprétations différentes.

Nous ne pouvons mentionner ici que les principales. Pour Sanders, Hamilton Starr, ce sont des embolies graisseuses dans les capillaires du poumon qui expliquent la dyspnée; Griesinger et Wunderlich font intervenir l'urémie; Taylor et Lecorché, l'hyperglycémie qui, s'opposant aux oxydations intrapulmonaires, détermine de l'anoxhémie bulbaire. Bouchard après Hilton Fagge rappelant les expériences de Luschinger invoque la déshydratation des centres nerveux. Bourneville et Teinturier, Forster, Ebstein, et plus récemment de Gennes se rangent à l'idée de l'acétonémie, enfin tout dernièrement Stadelman et R. Lépine font intervenir la présence en excès dans le sang d'un acide particulier, l'acide B. oxybutyrique.

Quoi qu'il en soit de ces différentes théories, dont il serait trop long de faire la critique, ce que l'on peut affirmer c'est que le coma diabétique résulte de l'accumulation dans le sang de principes toxiques, dont la nature reste encore à déterminer, et qui changeant brusquement l'équilibre de la nutrition, anéantissent la résistance organique.

C'est d'ailleurs chez les surmenés, après un excès de fatigue, un long voyage ou de vives préoccupations, ceux dont l'organisme est en *imminence de faillite*, suivant l'expression de Mar-

---

(1) L'acétone, produit de la fermentation acétique, découvert par le marquis de Courtenvaux, a pour formule $C^6H^6O^2$: c'est un liquide incolore bouillant à 56 degrés et brûlant avec une flamme fuligineuse.

On en décèle la présence dans les urines avec l'acide sulfurique et le perchlorure de fer ou par la réaction de Penzolt et Wiggo Decewosen, à l'aide d'une solution d'aldéhyde nitrobenzique et d'une solution étendue de lessive de soude, qui donne une coloration jaune vert avec précipité bleu d'indigo.

chal (de Calvi), que le coma dyspnéique se développe de préférence. On a remarqué enfin que le traitement opiacé (Taylor) et surtout l'abus du régime carné (de Gennes) en favorisaient l'apparition.

Fait utile aussi à signaler, le coma diabétique n'est pas une complication exclusivement terminale de la glycosurie. Il peut être un signe révélateur et de début (Dickinson, Bence-Jones); J. Cyr l'a observé neuf fois après un an seulement de maladie. Chez les enfants diabétiques il serait assez fréquent (Leroux).

Le nom de *diabète latent* s'applique à une classe de malades chez lesquels les symptômes rationnels du diabète existent, à l'exclusion du symptôme pathognomonique : la glycosurie. Cette forme est encore à l'étude; peut-être ne s'agit-il que d'une des périodes d'*anaglycosurie* du diabète intermittent, ou bien d'une transformation particulière de la glycose, qui en dissimule la présence?

DIAGNOSTIC. — Le diagnostic du diabète confirmé ne présente aucune difficulté. Il n'en est plus de même au début de la maladie, alors que des phénomènes fugaces et mal dessinés sont la seule expression du diabète. D'où la nécessité de recourir à l'examen des urines toutes les fois qu'un goutteux, un arthritique, offrira quelques phénomènes généraux un peu insolites, ou qu'un malade se présentera avec des signes d'amaigrissement et de détérioration générale, dont on ne pourra pas trouver la raison dans l'existence de quelque lésion organique appréciable.

La découverte du sucre dans l'urine tranchera la question en dernier ressort. Les réactifs les plus usités pour déceler sa présence sont : la potasse, qui, mélangée avec l'urine, donne, par l'ébullition, une coloration caramel due à la formation d'un acide de la mélasse; le bismuth joint à la potasse (précipité noir); les liqueurs cupro-potassiques (précipité rouge ou jaune orangé par réduction du cuivre) (1). Afin de pouvoir apprécier plus exacte-

(1) Il ne sera pas inutile de rappeler ici les réactions qui s'opèrent dans l'urine en présence des *liqueurs cupro-potassiques* :

$$SO^4Cu + (KHO) = SO^4KH + CuO,$$

donc il se forme du sulfate de potasse soluble et de l'oxyde de cuivre qui est gélatineux. — En chauffant l'urine, le sucre s'oxyde aux dépens de l'oxyde de cuivre :

$$\text{Sucre} + \begin{Bmatrix} CuO \\ CuO \end{Bmatrix} = \text{Sucre} + O + \begin{Bmatrix} Cu \\ Cu \end{Bmatrix}O,$$

et il reste un sous-oxyde de cuivre qui constitue le précipité orangé.

ment les oscillations de la maladie, on fera bien de recourir à l'analyse quantitative qu'on répétera à intervalles peu éloignés. L'usage des liqueurs titrées et du saccharimètre trouve ici son application (1) (voyez pour cela les traités spéciaux.) Le saccharimètre de Duhomme recommandé par Dujardin-Beaumetz est d'un maniement commode et qui donne pour les recherches cliniques des résultats suffisamment précis.

Il importera de ne pas confondre la glycosurie du diabète avec la glycosurie temporaire dont nous avons déjà parlé. L'état général, le mode de début de l'affection, ses conditions apparentes de développement, serviront à ce diagnostic, qui doit conduire à un pronostic tout différent.

PRONOSTIC. — La glycosurie simple est le plus souvent curable et n'a pas de tendance à passer à l'état chronique. La glycosurie diabétique, au contraire, par les complications auxquelles elle expose et la consomption qu'elle entraîne, implique un pronostic des plus sérieux. On a cité cependant quelques cas de guérison.

L'évaluation méthodique des quantités d'urée rendue par le malade est d'une grande utilité pour le pronostic; tant que l'urée n'est pas éliminée en grand excès, on peut espérer que l'issue fatale est retardée, pour quelque temps du moins. L'abolition du réflexe rotulien implique aussi un pronostic plus sérieux (Bouchard).

Signalons ici la fâcheuse influence que le diabète exerce sur la marche du traumatisme. Chaque jour de nouvelles observations viennent confirmer les faits que le professeur Verneuil s'efforce depuis longtemps de mettre en lumière.

ÉTIOLOGIE. — On ne sait rien de précis sur la cause directe de la maladie. Le jeune âge est plus épargné que l'âge mûr, bien que le diabète ne soit pas absolument rare dans l'enfance (Rilliet et Barthez); Redon et Leroux ont même démontré dans ces dernières années que les enfants pouvaient devenir beaucoup plus facilement diabétiques qu'on ne l'avait supposé jusqu'alors. Le diabète est plus fréquent chez l'homme que chez la femme. C'est de trente à quarante ans qu'il s'observe le plus souvent (217 cas analysés par Griesinger). Il peut se transmettre par hérédité, principalement chez les jeunes sujets. (13 fois sur 100 d'après

_____

(1) Un procédé excellent d'analyse quantitative, c'est l'essai par la fermentation, en présence de la levure de bière. Une molécule de sucre donne une molécule d'alcool et deux d'acide carbonique; 17 centimètres cubes d'acide carbonique = 0,065 de sucre.

Seegen, 25 fois sur 100 d'après Bouchard). L'influence de l'hérédité nerveuse a été bien démontrée par Seegen et par Lockarr-Clarke.

On a considéré longtemps l'alimentation comme jouant un rôle important dans la production du diabète et l'abus des féculents comme constituant une puissante prédisposition (Bouchardat). Cette manière de voir ne doit pas être acceptée sans restriction. Il est certain, toutefois, que les gros mangeurs deviennent facilements diabétiques (4 fois sur 100), ainsi que ceux qui font un usage exagéré de boissons fermentées ; ainsi s'explique la plus grande fréquence de la maladie en Angleterre, en Hollande et dans certaines parties de la France, la Normandie par exemple (Nicolas et Gueudeville). Le diabète est loin d'être rare dans les pays chauds. Il est particulièrement fréquent à Madagascar.

Le diabète semble avoir avec la goutte des rapports intimes (Garrod, Marchal (de Calvi), Charcot, N. Gueneau de Mussy). Bouchard depuis a bien démontré ses rapports avec les maladies arthritiques ; il l'a rencontré 54 fois sur 100 dans le rhumatisme, 36 fois sur 100 dans l'obésité, et 18 fois sur 100 dans la goutte. On l'a observé à la suite d'accès de fièvre intermittente (10 fois sur 225 cas, Griesinger).

Bien qu'il ne s'observe pas d'une façon obligée dans les pays où la malaria est endémique (Le Roy de Méricourt), il est suffisamment prouvé aujourd'hui, depuis les recherches de Burdel (de Vierzon) et de Verneuil, que la glycosurie très fréquente à la suite de l'accès paludéen devient assez souvent définitive si les accès se répètent.

Sur ses 225 observations, Griesinger croit pouvoir en rapporter 40 à l'action prolongée du froid. D'autres fois, le diabète a paru succéder à une altération de la glande hépatique. Dans trois circonstances nous l'avons vu se développer parallèlement à une dilatation de la crosse aortique. L'influence du système nerveux ne saurait ici être méconnue ; les observations de diabète par traumatisme cérébral (Larrey, Fritz, Bauchet), par hémorrhagie (Ollivier), mais surtout par altération du quatrième ventricule, ne sont pas très rares. Dans quelques cas enfin, la maladie a paru se rattacher à l'atrophie du pancréas (Bouchardat, Skoda, Frerichs, Recklinghausen) ; tout récemment, Lancereaux a rapporté plusieurs observations relatives à ce groupe de faits (atrophie ou tumeurs). Baumel enfin a vu dans le service de Combal le diabète coïncider avec des calculs du pancréas ; cette lésion a été retrouvée depuis par Lancereaux ; Lapierre dans sa thèse en a rapporté plusieurs exemples.

Disons, pour compléter ces notions d'étiologie encore bien imparfaites, que la glycosurie expérimentale peut être provoquée : 1° par la piqûre du quatrième ventricule (Cl. Bernard); 2° par l'excitation du grand splanchnique, du pneumogastrique et de son bout central après sa section (Cl. Bernard, Schiff); 3° par la ligature de la veine porte (Cl. Bernard, Colrat et Couturier); 4° par la ligature d'un gros tronc vasculaire (Schiff, Pavy); 5° par injection d'une substance irritante dans la veine porte (Pavy, Harley, Kuntzel).

Anatomie pathologique. — Les altérations anatomiques qui caractérisent le diabète sucré sont de deux ordres : *elles portent sur les liquides et sur les solides.* Les altérations des liquides sont constantes; celles des solides sont variées et ne présentent rien de pathognomonique.

1° *Altérations des liquides.* — Elles sont représentées surtout par des modifications dans la constitution chimique du sang et de l'urine. Ces dernières ont été exposées à propos de la symptomatologie, nous n'y reviendrons pas. Quant au sang, il offre une augmentation très notable des proportions de sucre qu'il contient à l'état normal. Ce caractère, qui se traduit par une augmentation de densité (1036), soupçonné seulement par Mathew Dobson (1774), a été démontré d'une façon irréfragable par les célèbres expérience de Cl. Bernard. Il constitue la *glycémie.*

A côté de cela, il faut citer une augmentation des matières grasses qui peut constituer un véritable état de lipémie, susceptible de produire ces embolies graisseuses généralisées, constatées par Sanders et Hamilton, par L. Starr, et auxquelles certains auteurs ont cru pouvoir attribuer le coma dyspnéique des diabétiques. En pareil cas, le sang qui a une odeur toute spéciale de bière aigre, se laisse séparer par le repos en deux couches distinctes : l'inférieure d'apparence laiteuse et la supérieure d'une coloration rose foncé.

Les autres humeurs de l'économie peuvent aussi contenir du sucre (larmes, sueurs, sérosités pleurale, péricardique, péritonéale). On n'en a pas rencontré dans le suc gastrique ni dans le suc intestinal. Dans la salive, la glycose subit facilement la transformation lactique.

2° *Altérations des solides.* — Certains organes, à l'exemple des humeurs, peuvent être imprégnés de matière sucrée, voire même de matière glycogène (Grohe, Tingel) : tels sont le poumon, le foie, le rein, la rate (Wagner, Kühne) ; ils peuvent même être altérés dans leur structure anatomique ; les lésions notées dans

L. et T. — Pathol. méd. I. — 21

les nécropsies sont si inconstantes et si variées, qu'il est impossible d'en regarder aucune comme caractéristique.

Le foie a été trouvé hypertrophié par les uns (Hiller, Bernard, Andral, Lecorché) ; les cellules étaient plus volumineuses et infiltrées de noyaux (Stokwis, Frerichs) ; les autres (Griesinger, Benoît, Rayer, Pavy) l'ont trouvé diminué de volume. Pour Durand-Fardel, il est souvent absolument indemne. Andral a noté dans un cas l'oblitération de la veine porte.

On a rencontré quelquefois des altérations du système nerveux, soit central, soit périphérique, et en première ligne le ramollissement gélatiniforme du plancher du quatrième ventricule (Lancereaux, Teissier) et des tumeurs au même niveau (Levrat-Perroton, Luys).

On a cité des cas de compression du pneumogastrique par des concrétions calcaires, l'hypertrophie du système nerveux périphérique, l'atrophie du ganglion semi-lunaire (Munk), du plexus rénal (Rayer).

Rappelons l'atrophie du pancréas, que nous avons déjà signalée, et retrouvée par Seegen 13 fois sur 37 observations, et les altérations pulmonaires et brightiques qui ont été mentionnées à propos des complications.

PATHOGÉNIE. — Assurément ce n'est pas dans la diversité de pareilles lésions que nous pouvons trouver les éléments nécessaires pour nous élever à la conception de la nature de la maladie. L'examen des théories fournies jusqu'ici pour l'expliquer, et que nous devons maintenant énumérer aussi succinctement que possible, ne nous laisse pas dans un moindre embarras. On peut les diviser en deux grands groupes, *suivant que la glycosurie y est rattachée à une production exagérée ou à un défaut de destruction du sucre dans l'organisme.*

Premier groupe. Théorie de Bouchardat, 1846. — Le diabète y est rapporté à un trouble des fonctions digestives, favorisant une transformation trop rapide des féculents en sucre. Cette théorie, basée sur ce fait, que chez certains diabétiques le sucre disparaît dans les urines après suppression des aliments féculents, ne rend pas compte des cas où la glycosurie persiste même après le changement de régime.

M. Bouchardat, du reste, a admis depuis deux nouvelles catégories de diabète : la première dépendant de la transformation des aliments azotés en sucre, l'autre d'origine hépatique.

Théorie de Cl. Bernard. — La découverte des fonctions glycogéniques du foie (1848) devait naturellement conduire l'illustre physiologiste à une théorie pathogénique du diabète sucré. Pour Cl. Bernard, le diabète tient à une suractivité fonctionnelle de la glande hépatique, et cette suractivité peut être le résultat d'une excitation portant directement sur le parenchyme hépatique ou transmise indirectement par l'intermédiaire du système nerveux. Cette manière de voir explique assurément un certain nombre de faits ; mais elle ne satisfait pas absolument l'esprit, quand il s'agit de rendre compte des cas de diabète sucré à forme consomptive, du vrai diabète cachectique.

Théories de Schiff et Pavy. — Pour ces auteurs, le sucre n'existe pas dans le sang : *sa présence est le fait d'un état pathologique.* La matière glycogène, résultat de la transformation des féculents, est détournée de sa véritable destination qui serait de donner naissance aux graisses ; grâce à un ferment spécial qui se développerait sous des influences morbides encore indéterminées, mais surtout après la mort par suite de la destruction des globules rouges (Tiegel), la transformation de la matière glycogène en matériaux sucrés pourrait se produire. Le point de départ de cette théorie (absence du sucre à l'état normal dans le sang) étant absolument erroné, il est inutile de la discuter longuement.

Théorie de Popper. — Ici c'est le pancréas qui est mis en cause. Quelques acides gras, produit de la décomposition des graisses, ont la propriété de s'unir à certains dérivés de la matière glycogène pour former des sels biliaires et en particulier l'acide cholalique ; si pareille décomposition ne se produit pas, la matière glycogène est transformée en sucre et un *état nouveau de glycémie* se trouve ainsi constitué. L'exactitude des faits avancés par Popper reste encore à démontrer. Klebs d'ailleurs n'admet l'influence du pancréas qu'en tant que provoquant l'irritation du plexus cœliaque.

Théorie de Jaccoud. — Pour Jaccoud, la glycosurie est la conséquence d'un excès de sucre dans le torrent circulatoire, et cet excès de substance sucrée peut dépendre d'une absorption intestinale trop active (glycosurie simple), ou bien d'une désassimilation des tissus à matière glycogène (tissus à zoamyline de Rouget, muscles, cartilages, etc.), qui caractérise le diabète cachectisant et qui se produit sous l'influence d'un ferment diastasique qui n'a pu être déterminé. Pour Jaccoud, le diabète vrai devient ainsi une maladie essentiellement *constitutionnelle*, une maladie *totius substantiæ.*

Cette théorie ne répond pas d'une façon absolument exacte aux données de la physiologie pathologique, car elle relègue au second plan l'influence hépatique, et d'autre part elle repose sur une notion encore hypothétique : la désassimilation des tissus à zoamyline. Les analyses des physiologistes ont prouvé que le sang veineux contient chez les diabétiques moins de sucre que le sang artériel.

Deuxième groupe. Théorie de Reynoso et de Dechambre (théorie pulmonaire). — Le sucre n'est pas brûlé dans le poumon et passe en excès dans le torrent circulatoire. Basée sur un fait d'observation vrai : la glycosurie consécutive à l'action des substances anesthésiques ou de certains troubles respiratoires, cette théorie tombe devant un autre fait d'observation : la disparition de la glycosurie chez les diabétiques au moment où la tuberculisation pulmonaire diminue la surface d'oxydation.

Théorie de Mialhe, 1847. — Elle repose sur une hypothèse absolument fausse, l'acidité du sang, et sur un fait clinique presque généralement admis, l'utilité des alcalins dans le traitement du diabète.

L'acidité du sang, qui est incompatible avec la vie, était, dans l'esprit de M. Mialhe, une conséquence de la suppression des sueurs que l'on note presque constamment dans le diabète.

Théorie de Pettenkofer et Voit. — Les diabétiques, disent ces auteurs (et ils le démontrent), *absorbent moins d'oxygène et rendent moins d'acide carbonique.* Il y a ralentissement des combustions, et ce ralentissement doit tenir à une altération particulière du globule rouge, qui est le vecteur unique de l'oxygène et l'agent essentiel des combustions. Le sucre, qui n'est pas brûlé au fur et à mesure de sa formation, s'accumule dans le sang.

Théorie de Cantani. — Pour G. Cantani, l'accumulation du sucre est la conséquence d'une altération de la substance sucrée elle-même : c'est une glycose imparfaite qui est peu oxydable et qui passe dans les urines avant d'avoir subi l'action réductrice de l'oxygène ; celui-ci, non utilisé, va brûler les graisses et les albuminoïdes, d'où l'émaciation.

Les théories récentes de Seegen, de Forster, de Weis et Dock (théorie de l'épargne), de Senator, n'apportent aucun élément nouveau dans la question et ne représentent, à proprement parler, que des combinaisons des théories que nous venons d'exposer.

Le sucre qui existe constamment dans le sang peut avoir une double origine, ou bien il provient de l'alimentation, ou bien il résulte d'une production spontanée, intra-organique et qui a son siège dans le foie. Mais le foie ne fabrique pas le sucre de toutes pièces ; il donne naissance d'abord à une matière spéciale définie et isolable, la matière glycogène, qui est emmagasinée et qui est transformée plus tard en sucre par un ferment *existant aussi dans le foie*, et isolé par von Vittich, au fur et à mesure que les besoins de l'organisme le nécessitent. Cette transformation se fait, comme l'a montré Bernard, sous l'influence d'un réflexe qui a pour voie centripète le pneumogastrique (branches pulmonaires seulement), pour centre de réflexion le plancher du quatrième ventricule, pour voie centrifuge le sympathique. De cette sorte une cause d'irritation quelconque, portant sur un point de cet arc réflexe, sera susceptible de provoquer de la glycosurie. Ainsi agissent les tumeurs exerçant une compression sur le bulbe ou sur un des troncs nerveux que nous venons de mentionner.

Le sucre introduit par l'alimentation subit aussi la transformation en matière glycogène avant de pénétrer dans les veines sus-hépatiques ; de sorte que le foie semble jouer le rôle de barrière ou d'organe régulateur dans la distribution des matériaux sucrés. L'expérience de Bernard, qui consiste à démontrer que le sucre directement injecté dans la veine jugulaire passe dans les urines, tandis que l'injection faite dans la veine porte ne détermine pas la glycosurie, suffit à confirmer cette manière de voir.

Une fois introduit dans la circulation, le sucre y progresse librement, et loin de se transformer dans le poumon en eau et en acide carbonique, comme le pensait Liebig, il pénètre jusqu'aux confins de l'appareil artériel pour aller se fixer dans les muscles (Chauveau, Bernard, Harley), où il se détruira plus tard, et peut-être aussi pour constituer des matières grasses.

Il est donc aisé de comprendre que la glycémie pourra avoir une double origine : 1° elle pourra résulter d'un trouble fonctionnel du foie, d'une suractivité sécrétoire (diabète par excès de recette), la dépense restant la même ; 2° elle pourra dépendre d'un défaut de destruction de la matière sucrée (diabète par défaut de dépense), la recette étant la même.

Les conditions qui peuvent s'opposer à la destruction du sucre dans l'organisme nous échappent encore en partie ; celles qui entraînent une suractivité fonctionnelle du foie sont moins obscures.

La *glycogénie hépatique* nous suffit, en effet, pour nous rendre compte des faits de diabète, suite d'excès de table, d'alcoolisme (irritation directe du foie, Harley, alcoolo-diabétisme de Verneuil), ou même par excitation nerveuse à distance, comme dans les faits de sciatique cités par Schiff ou Richter, et qui constituent dans leur ensemble le diabète névrogène de Senator). Elle nous permet aussi d'entrevoir, dans une certaine mesure, le mécanisme du diabète gras, non consomptif. Les congestions si variées auxquelles le goutteux est exposé peuvent, en effet, être la cause d'une suractivité hépatique, soit que la congestion porte sur le foie lui-même, soit qu'elle s'effectue sur la portion des centres nerveux qui retentit sur sa sécrétion (B. Teissier). Cette façon de penser trouve un appui sérieux dans la clinique, qui nous montre souvent chez ces malades, pourvus généralement d'embonpoint, la glycosurie alternant ou marchant de pair avec l'azoturie, la phosphaturie, l'albuminurie, etc., et dans la physiologie qui a montré le rôle important joué par le foie dans la production de l'urée (Meissner, Brouardel) et de la graisse (de Sinéty). Mais là s'arrêtent les prévisions que nous pouvons formuler, car la glycogénie hépatique, comme le reconnaît du reste Cl. Bernard, ne nous révèle aucunement la *nature du diabète consomptif*, qui est évidemment une altération primitive et inconnue de la nutrition générale. « Les causes du diabète sont plus profondes que celles de la glycémie. »

Du reste les médecins l'avaient bien compris : Jaccoud d'abord, en formulant sa théorie de la destruction primitive des tissus à zoamyline, puis Lecorché, en insistant sur le diabète cachectisant avec azoturie, la *phthisurie sucrée*, comme il l'a appelée, et qu'il attribue à la destruction des matériaux albuminoïdes, ceux-ci utilisant, pour se comburer, l'oxygène du sang qui se trouve alors insuffisant pour détruire le sucre en circulation dans les vaisseaux ; puis Dickinson et Miahle, en faisant de la maladie un trouble primitif du système nerveux bouleversant de fond en comble les fonctions de la nutrition.

Tout récemment, le professeur Bouchard a cherché à définir ce trouble de la nutrition. Se basant sur les recherches de Pettenkofer et Voigt, sur la diminution de l'acide carbonique exhalé par les diabétiques, sur l'impossibilité de l'oxydation du sucre en dehors d'un milieu alcalin, enfin sur les parentés morbides du diabète, il a pensé faire rentrer le diabète sucré dans la grande classe des dyscrasies acides, des maladies par ralentissement nutritif, et a conclu non à la production du sucre en excès chez le diabétique, mais à son défaut de destruction dans l'organisme.

Cette théorie séduisante, difficilement compatible cependant avec l'azoturie, ne nous donne pas encore définitivement la clef de la genèse du diabète sucré, et nous sommes toujours obligés d'admettre avec Bernard que ce trouble primitif et mystérieux qui prime la glycémie nous échappe encore (1).

TRAITEMENT. — L'expérience a démontré que le régime diététique institué par Bouchardat, combiné avec les alcalins, constitue
la médication la plus efficace que l'on puisse opposer au diabète
sucré.

On supprimera de l'alimentation les féculents, les aliments
sucrés et les liqueurs fermentées (vins blancs, bière, etc.), et l'on
nourrira le malade surtout avec des viandes grillées, des légumes
herbacés, des œufs ou du poisson. On restreindra autant que
possible l'emploi du pain, qu'on remplacera, soit par le pain de
gluten (Bouchardat), soit par le pain de son ou le biscuit d'amande
de Pavy ou des pommes de terre cuites à l'eau. On prescrira en
même temps les alcalins; les eaux de Vichy donnent d'excellents résultats, surtout lorsqu'elles sont prises à la source. Ces
moyens suffisent souvent pour faire disparaître le sucre des
urines chez les malades présentant cette forme de diabète que
nous avons caractérisée de diabète gras ou goutteux.

Mais chez ceux qui sont affectés de la forme à évolution plus
rapide, qui constitue le diabète vrai ou diabète cachectique, une
médication plus active est nécessaire.

Outre le traitement hygiénique (régime alimentaire, exercice
musculaire, gymnastique, frictions stimulantes, etc.), il faudra
instituer une médication propre à relever les forces et à com-
penser les pertes incessantes de l'organisme en principes azotés
et salins.

(1) On lira avec le plus vif intérêt, à ce sujet, les pages consacrées par
Cl. Bernard, dans ses *Leçons sur le diabète*, au rôle de la glycémie, dans le
diabète consomptif. Dans ces cas-là, la glycémie ne serait point la cause
première du diabète, elle n'interviendrait, au contraire, que d'une façon
secondaire et pour réparer les pertes causées par le désordre inconnu qui
engendre la maladie. De cette sorte, la glycémie serait un phénomène salu-
taire, un effort de l'organisme pour se régénérer; tant que l'alimentation,
féculente d'abord, azotée ensuite, suffit à l'entretenir, la période de cachexie
recule; dès que la glycémie se produit aux dépens des tissus du diabétique,
la cachexie apparaît; quand la glycémie cesse, c'est la vitalité qui s'éteint.

« La glycémie normale correspond à l'équilibre le plus parfait entre les
phénomènes nutritifs d'assimilation et de désassimilation. Mais dès que cet
équilibre nutritif est rompu, il tend à se rétablir, la glycémie augmente, le
foie fonctionne plus activement et fournit plus de sucre. Cette glycémie
persiste exagérée jusqu'à ce que l'état normal soit restauré, ou bien elle
s'épuise, si la cause qui a rompu l'équilibre nutritif persiste, et alors sa
suppression coïncide avec une terminaison fatale de l'évoluion morbide. »
(Cl. Bernard, *Leçons sur le diabète et la glycogénèse animale*, 1877,
p. 413-417.)

L'opium, qui fait tomber sensiblement l'excrétion de l'urée, des phosphates et des sulfates, a été conseillé par Bouchardat, Pécholier, Brouardel et Lecorché. La morphine a été administrée aussi avec succès sous forme d'injections hypodermiques (Pécholier, Ord). La valériane diminue la polyurie et l'excrétion de l'urée (Bouchard). Le carbonate d'ammoniaque, le quinquina, les préparations de noix vomique seront administrés avec avantage.

Les inhalations d'oxygène ont donné parfois de bons résultats.

Le lait et l'arsenic, proscrits, peut-être à tort, du traitement du diabète, peuvent, dans certains cas, trouver un légitime emploi. Quinquaud n'a-t-il pas montré que chez les animaux soumis à la médication arsenicale la piqûre du plancher du quatrième ventricule n'était plus suivie de glycosurie?

On évitera avec soin l'application de révulsifs cutanés, et toute opération non urgente qui, en raison des tendances aux inflammations diffuses et aux gangrènes, pourrait avoir de très grands inconvénients.

Dans ces derniers temps, on a préconisé l'emploi des matières grasses (diète adipo-albumineuse de Cantani), et surtout de l'huile de poisson, l'acide lactique (Cantani), la glycérine (Schultzen), la créosote, l'acide salicylique (Kamen, Schœtzke, Latham, Ebstein); mais toutes ces médications reposent sur des idées théoriques.

Parmi elles il n'en est qu'une qui semble devoir donner des résultats plus sérieux : c'est la médication bromurée, indiquée déjà par Begbie et Forster (1872), mais étudiée plus récemment par Félizet; elle peut rendre des services incontestables, mais doit être activement surveillée, car elle est susceptible de diminuer notablement les forces des malades (B. Teissier).

DIABÈTE INSIPIDE

Le mot de *diabète insipide* devait naturellement entrer dans la nosologie, le jour où il fut reconnu que les urines de tous les diabétiques n'étaient pas des urines sucrées. Dès l'origine, ce fut une vaste acception s'étendant à toutes les maladies à urines abondantes ne présentant pas les réactions caractéristiques de la glycose. Ce mot fut seul employé tant que les recherches chimiques ne permirent pas de faire des distinctions importantes dans les urines diabétiques en dehors de l'absence ou de la présence du sucre. Avec les progrès de la chimie, de nouvelles dénominations furent introduites dans la science; elles étaient basées sur la quantité de principes organiques ou minéraux contenus dans l'excrétion urinaire. Robert Willis décrivit trois espèces de diabète insipide : l'*hydrurie*, l'*azoturie* et l'*anazoturie;* Prout, le *diabète avec excès d'urée;* Golding Bird, l'*oxalurie avec excès d'urée*. Pour Vogel, Kien, Kiener, il y a une *hydrurie* ou *polyurie bénigne*, caractérisée par des urines à faible densité, et un *diabète insipide* ou *polyurie grave*, constitué par une augmentation des principes fixes de l'urine.

D'autres auteurs ont cherché à caractériser la maladie par son symptôme dominant; ainsi se sont produites les expressions de *polypissuria* et de *polydiluturia* (Falk), de *polydisie* (Lacombe), de *forme nouvelle de consomption* (Bouchardat).

Nous avons tenu à rapporter ces dénominations diverses, afin de faire ressortir, dès le début, la nécessité où se sont trouvés tous ceux qui ont étudié la polyurie d'établir des catégories, pour ne pas ranger sous un seul et même chef des faits évidemment distincts. Aussi cette idée s'impose-t-elle à nous dès l'abord : que *le diabète insipide n'est pas une affection une et bien déterminée*, et que cette expression ne répond pas à une *entité morbide* ayant des symptômes constants, une évolution fixe et une même origine.

ÉTIOLOGIE. — Lancereaux, dans sa thèse sur la polyurie, rapporte 74 faits de diabète insipide, et les range ainsi qu'il suit : traumatisme sur la tête, 5; contusion périphérique, 3; lésion de l'encéphale, 7; hystérie, névropathie, 7; émotion vive, 2; excès alcoolique, ivresse, 7; refroidissement subit, 3; insolation, 1; maladies aiguës fébriles, 5; hérédité, 11; causes inconnues, 21.

Il faut citer, à côté de cela, la goutte et l'arthritisme, dont on ne saurait nier la part dans la production du diabète insipide, n'eût-on en vue que la polyurie qui accompagne le début de la néphrite interstitielle (voy. *Néphrites*). Nous l'avons vu se développer dans le cours de lésions anévrysmatiques de l'aorte, et Baum de Dantzig l'a observé dans le mal de Pott.

Plus que le diabète sucré, le diabète insipide est soumis à l'influence héréditaire. Le fait, déjà mis en relief par Lacombe, ressort avec toute évidence des dernières observations de G. Sée, qui rencontra dans une même famille la polyurie, même congénitale, pendant quatre générations successives.

DESCRIPTION. — On est à peu près d'accord au sujet des grands symptômes de l'affection : polydipsie, sécheresse de la bouche et de la peau, anémie et affaiblissement général; mais les divergences apparaissent quand il s'agit d'attribuer à la maladie sa véritable valeur pronostique et de spécifier l'ordre des complications auxquelles elle expose.

C'est une maladie bénigne pour les uns (Grisolle), une névrose du pneumogastrique entraînant la polydipsie et la polyurie à sa suite (Lacombe, 1841); c'est une maladie grave pour les autres; elle alterne avec le diabète sucré et doit se confondre avec lui (Bouillaud, Elliotson, Traube, Jones, Trousseau); elle peut être une affection consomptive (Prout, Bostock, Bouchardat); elle peut conduire à la phthisie pulmonaire (Kiener); elle y aboutit tôt ou tard (Kerth). Mêmes divergences en ce qui concerne les symptômes accessoires. M. Lancereaux nie les troubles visuels et la cataracte, ainsi que les altérations de la peau et du tissu cellulaire. Galezowski a noté des taches apoplectiques de la rétine, et l'un de nous a rapporté des faits certains concernant des troubles oculaires et la production de la cataracte; nous avons signalé aussi des furoncles généralisés.

Strange a noté une sensation incommode de chaleur; Kiener croit avoir observé un abaissement thermique.

En présence de dissidences aussi marquées et de faits aussi disparates, il est impossible de ne pas diviser en plusieurs classes les faits connus de diabète insipide et de *polyurie*, et comme l'anatomie pathologique ne peut nous prêter aucun secours à cet égard (1), c'est à l'étude clinique que nous devrons nous adresser. Les données véritablement sérieuses que nous possédons à ce sujet ne sont pas encore complètes; néanmoins nous croyons devoir les exposer ici, bien persuadés qu'il y a là une voie d'exploration féconde, car la polyurie n'est qu'un symptôme, un épiphénomène qui n'explique rien : sa raison d'être doit être recherchée plus profondément. Elle peut dépendre, en effet, soit d'un trouble d'innervation, soit d'une altération du sang, laquelle est elle-même sous la dépendance d'une modification des phénomènes intimes de la nutrition, soit enfin d'une altération de l'appareil excrétoire de l'urine.

Dans l'état actuel de nos connaissances, les faits de diabète

---

(1) Les autopsies, fort rares du reste, ont donné des résultats assez dissemblables. Les lésions du rein, rapportées dans les six cas de Roberts, sont très variables. Beale a noté tantôt l'atrophie, tantôt l'hypertrophie; Magnan cite le cas de Neuffer, où l'on trouva une dégénérescence graisseuse de l'épithélium. Les trois ou quatre autopsies que nous avons pratiquées ne sont pas plus concluantes.

insipide, classés d'après le caractère le plus saillant de l'excrétion urinaire, peuvent se diviser ainsi qu'il suit (1) :

1° *Diabète insipide vrai* (diabète de Cullen, de Lister et d'Andral) ou *hydrurie*. Pas d'augmentation des matériaux solides contenus dans les urines; 2° *diabète albumineux*; 3° *diabète azoturique* ou avec excrétion surabondante des matériaux organiques; 4° *diabète avec élimination exagérée de substances salines*. C'est que chacun de ces grands groupes correspond à un ensemble de faits similaires et forme un tout assez bien défini pour permettre d'ébaucher l'histoire de ces quatre formes principales, qui du reste peuvent se combiner ou se montrer simultanément chez le même individu.

Diabète insipide vrai, hydrurie. — Cette forme, encore mal connue, semble être surtout le fait des affections dites fonctionnelles du système nerveux (hystérie et hypochondrie). C'est à elle que nous croyons pouvoir rattacher les faits de Lacombe et de Grisolle, d'origine vraisemblablement héréditaire. Elle débute souvent à la suite d'une maladie aiguë. Sa durée oscille entre des limites très étendues; Grisolle l'a vue persister toute la vie sans entraîner de troubles bien apparents dans l'état général.

Chez les hystériques, la polyurie peut disparaître d'une façon définitive; d'autres fois la guérison n'est qu'apparente, et la maladie récidive, sous l'influence de causes considérées comme futiles.

La soif est vive, l'appétit à peu près normal. Les urines sont neutres, décolorées; leur densité varie habituellement de 1001 à 1009. Les matériaux fixes n'y sont pas augmentés (2). Sauf un certain degré de faiblesse et de tendance à la fatigue, la santé n'est pas sérieusement altérée.

(1) Inutile de répéter ici ce que nous avons dit pour la glycosurie temporaire et la glycosurie permanente. Nous n'avons en vue dans ce chapitre que les faits de polyurie persistante, laissant absolument de côté la polyurie passagère, celle, par exemple, qui accompagne les crises, qui suit une attaque d'hystérie, une période d'asystolie, ou encore l'ingestion de certaines substances médicamenteuses.

(2) Kiener a de la tendance à rejeter l'hydrurie simple. Il pense que toute polyurie doit entraîner après elle une élimination plus abondante de principes salins, une circulation plus active et le passage d'une plus grande quantité d'eau à travers l'organisme devant opérer un lavage plus complet des détritus de la désassimilation. Cette assertion est trop absolue. Chose intéressante à remarquer, une polyurie excessive peut s'opposer à l'élimination de l'urée. La plupart du temps les matières extractives augmentent considérablement de proportion; mais d'autres fois on peut observer des

Diabète albumineux. — Le diabète albumineux constitue évidemment une forme plus grave du diabète insipide (diabète leucomurique de Gubler). Il peut exister en dehors d'une altération du rein ou bien être consécutif à une maladie primitive de cet organe. On peut l'observer dans la goutte ou à la suite d'une affection organique des centres encéphaliques (Gubler, Teissier, de Lyon). Il a là alors quelque chose qui rappelle cliniquement les faits relatés par Claude Bernard à propos de la piqûre du plancher du quatrième ventricule. L'intermittence des phénomènes morbides chez certains malades frappés d'arthritisme semble exclure l'origine rénale de cette forme d'albuminurie.

Quand la *polyurie albumineuse* est liée à une altération du rein, c'est le plus souvent à une néphrite interstitielle qu'elle se rattache. Cette partie de la question trouvera sa place dans le chapitre réservé aux néphrites. Disons pourtant dès à présent que la constation du *bruit de galop* pourra servir à établir l'origine et la nature de la maladie (Potain).

Diabète azoturique (1).— Cette variété de diabète, mise en relief pour la première fois par Willis (1838), étudiée principalement par Prout, Bouchardat, et surtout par M. Bouchard, est sérieuse, car elle indique une grande activité dans les processus de désassimilation. Ce qui la caractérise, ce sont des urines abondantes (25 litres chez un malade de M. Bouchard) à densité *relativement trop élevée* en proportion des quantités rendues en vingt-quatre heures. Elles contiennent beaucoup d'uroxanthine et ont de la tendance à l'alcalescence rapide. Les urines de la journée sont plus pauvres que celles de la nuit en substances organiques. Celles-ci peuvent atteindre jusqu'à 170 grammes, tant d'urée que de matières extractives (Bouchard, Kien, Senator).

Symptomatiquement le diabète azoturique ressemble beaucoup

phénomènes urémiques (Kiener). Toutefois, les dernières expériences de Richet et de Moutard-Martin semblent devoir remettre le fait en question. La polyurie, pour ces observateurs, entraînerait toujours une élimination d'urée plus abondante.

(1) Parmi les diabètes tenant à une élimination exagérée des matériaux organiques, nous n'avons pas cru devoir décrire encore le *diabète inosurique* de Gallois, Harley, etc. Outre que l'histoire de cette forme clinique est encore complètement à faire, on ne connaît qu'imparfaitement les conditions qui président à l'élimination de l'inosite. Néanmoins, il n'est pas irrationnel d'admettre dès aujourd'hui que le sucre musculaire peut apparaître dans les urines sous l'influence d'un désordre spécial de la nutrition, et que sa présence dans le sang peut être la cause de la polyurie, au même titre que la glycémie et que l'azotémie.

au diabète sucré : soif très vive, polyurie, polyphagie, sécheresse de la peau, impuissance, perte des forces, troubles cérébraux, modifications de la sensibilité générale (anesthésie, Lasègue; hyperesthésie, Hebra), etc. ; mais outre que le sucre n'existe pas dans l'urine, on peut signaler comme phénomènes distinctifs : l'humidité de la langue qui persiste (Bouchard) et une polyurie moins marquée par rapport à la quantité des boissons ingérées.

Pour M. Bouchardat, la marche de la maladie est éminemment consomptive. M. Bouchard croit la guérison possible dans certains cas; il l'a vue du reste survenir à la suite d'une fièvre intermittente ou éruptive.

Les causes du diabète azoturique sont difficiles à déterminer: Rendu incrimine l'état nerveux, Kien et Neuffer l'alcoolisme ; l'anatomie pathologique d'ailleurs n'éclaire guère la notion étiologique, car elle n'apprend rien, si ce n'est qu'il existe de l'urée en excès dans le sang (Bouchard).

Quoi qu'il en soit, le diabète azoturique dénote une altération profonde de la nutrition dont la cause première est encore inconnue. Quand l'azoturie vient compliquer le diabète sucré, elle implique un pronostic toujours grave dès que l'appétit commence à faire défaut.

Diabète avec élimination exagérée de substances salines. — Les diabètes minéraux sont encore à l'étude. Néanmoins on commence déjà à en différencier quelques-uns et à leur assigner une pathogénie et une symptomatologie assez nettes.

C'est ainsi que l'*oxalurie*, particulièrement bien décrite par G. Bird, et depuis par Harley, Begbie, Beneke, Ch. Bouchard, constitue une dyscrasie spéciale, propre surtout à la jeunesse, et se traduisant par de la dyspepsie, des palpitations, de la fatigue musculaire, de l'oppression, et surtout un degré extrême d'irritabilité nerveuse.

Le diabète oxalurique paraît avoir, avec les maladies arthritiques, des rapports assez intimes; il se voit assez fréquemment chez les enfants de goutteux ou de rhumatisants, et nous paraît, dans un certain nombre de circonstances, être une des manifestations juvéniles de la diathèse urique. Pour Ch. Bouchard, il résulte d'un ralentissement des actes nutritifs rentrant dans la catégorie des dyscrasies acides.

Le *diabète phosphatique* est encore mieux déterminé. L'un de nous lui a consacré, en 1876, le premier travail d'ensemble qui ait été publié en France à son sujet. Depuis cette époque les observations s'en sont considérablement multipliées. On peut en distinguer plusieurs catégories :

1° Certains faits tiennent à un état de névropathie généralisée qui suffit à expliquer la polyurie et la déperdition exagérée des sels phosphatés à base alcaline, qui s'observe du reste dans les principales maladies du système nerveux. Cette forme peut s'amender.

2° D'autres observations concernent des malades qui ont passé successivement par toutes les phases de la consomption, et qui sont morts tuberculeux. Il nous semble hors de doute qu'il existe une relation étroite entre la phthisie pulmonaire et la polyurie avec phosphaturie. Les travaux de Marcet (de Londres), de G. Daremberg sur l'expectoration dans la tuberculose, et nos propres recherches sur les sels du poumon des phthisiques paraissent autoriser cette conclusion. Nous avons démontré, en effet, qu'au fur et à mesure de l'évolution tuberculeuse, la déminéralisation du parenchyme pulmonaire s'accentue progressivement.

3° Puis il y a des individus affectés de polyurie phosphatique qui ont été ou qui sont devenus glycosuriques. Chez ceux-là on a pu noter les principaux symptômes du diabète sucré (troubles de la vue, amblyopie, cataracte, altérations cutanées, etc.). Nous nous sommes appuyés sur ces faits pour considérer, dans certains cas, le diabète phosphatique comme un *diabète sucré latent*. Nous avons en conséquence émis cette hypothèse acceptée depuis par Ch. Bouchard, que le diabète phosphatique pouvait être la conséquence d'un dédoublement dans le sang de la glycose en acide lactique, condition qui favoriserait la dissolution et par conséquent l'élimination des phosphates. D'ailleurs, Bouchardat a montré la présence de l'acide lactique dans les urines des diabétiques, chez lesquels nous avons montré aussi la phosphaturie augmentant proportionnellement à la diminution du sucre.

4° Enfin, dans ces dernières années, nous en avons observé une nouvelle forme, forme juvénile aussi comme l'oxalurie, avec laquelle il coïncide fréquemment, et qui, accompagnée souvent d'un excès d'élimination d'acide urique ou d'une légère déperdition albumineuse, serait symptomatique de la diathèse urique et prémonitoire parfois de la goutte.

La phosphaturie, qui implique nécessairement l'idée d'un certain degré de phosphatémie, suffit pour expliquer la plupart des symptômes diabétiques observés : polyurie, polydipsie, etc. Des expériences très nettes l'ont démontré.

La présence des phosphates en excès dans les urines donne souvent à celles-ci un aspect particulier : paillettes brillantes tenant à la présence de gros cristaux de phosphate ammoniacaux magnésiens et légère couche irisée à la surface du liquide; surtout s'il y a coïncidence d'uraturie et d'oxalurie. Les urines deviennent rapidement alcalines.

Parmi ces différentes formes de diabète phosphatique, dont Ralfe a reconnu depuis la réalité clinique, la seconde et la troisième impliquent nécessairement un pronostic plus sérieux.

TRAITEMENT. — Le traitement sera en grande partie subordonné à l'état de l'excrétion urinaire, mais on recherchera aussi avec soin à quel état constitutionnel probable semble se rattacher la manifestation morbide, afin de remplir autant que possible l'indication causale.

En cas d'hydrurie simple, c'est à la polyurie et à la névropathie générale, qui lui est si souvent associée, qu'on s'adressera spécialement. Dans ce but la valériane (Trousseau, Bouchard), la belladone (Gueneau de Mussy), les antispasmodiques et les bromures seront administrés avec avantage. Lefort a obtenu un succès très remarquable par l'emploi des courants continus.

En présence d'un diabète insipide à marche consomptive, comme par exemple le *diabète azoturique* ou *phosphaturique*, etc., de pareils moyens ne sauraient suffire : c'est contre le mouvement de désassimilation qu'il faudra lutter pour l'enrayer si possible, et en tout cas pour le modérer avec ce qu'on est convenu d'appeler les médicaments d'épargne : le café, l'alcool, l'arsenic et surtout avec une alimentation tonique et réparatrice.

Un fait bien mis en relief par Ch. Bouchard, c'est qu'il ne faut pas supprimer les boissons aux diabétiques azoturiques. Notablement restreintes, elles exaspèrent les accidents; données au contraire en quantité raisonnable, elles opèrent une lessive du sang qui est bientôt suivie d'une diminution de l'urée et, à sa suite, d'une amélioration générale. Hayem a guéri un de ses malades par l'administration prolongée de l'opium.

Le *diabète oxalurique* commande une thérapeutique particulièrement reconstituante, et une hygiène sévère visant l'évolution future de la goutte.

Dans le *diabète phosphaturique*, c'est la noix vomique, l'arsenic et le *phosphore* qui ont donné jusqu'ici les résultats les plus satisfaisants. On n'oubliera pas que cette dernière modalité du diabète insipide marque souvent le début de l'évolution de la tuberculose, d'où indication de veiller avec grande attention à l'état des voies respiratoires. Enfin, si l'on a pu acquérir la conviction que cet état morbide alterne avec le diabète sucré, et qu'il dépend par conséquent d'une affection générale analogue, sinon identique, le traitement rationnel du diabète sucré et la médication par les alcalins pourront être appliqués.

Diabète sucré. — CL. BERNARD. Leçons de physiologie expérimentale, 1855. — MIALHE. Chimie appliquée à la médecine, 1856. — JORDAÔ, thèse, Paris, 1857. — GRIESINGER. Arch. f. Heilkunde, 1859-62. — LEVRAT-PERROTON, thèse, Paris, 1859. — ROUGET. Des substances amyloïdes (Journal de phys., 1859). — FAUCONNEAU-DUFRESNE. Guide du diabétique, 1861. — LECORCHÉ. Cataracte diabétique. Amblyopie diabétique (Arch. de méd. et Gaz. hebd., 1861). — MARCHAL. Rech. sur les accidents diabétiques, 1864. — PETTENKOFER et VOIT. Akad. der Wissenschaften in München, 1865. — POPPER. Oester. Zeits. f. prakt. Heilkunde. — DURAND-FARDEL. Traité du diabète, 1869. — JACCOUD. Art. *Diabète* (Nouv. Dict. de méd., 1869). — PAVY. On diabetes. Lond., 1869. — CANTANI. Le diabète sucré et son traitement diététique, trad. H. Charvet, 1876. — PICOT. Les grands processus morbides. Paris, 1876. — BOUCHARDAT. Traité du diabète, 1876. — LECORCHÉ. Traité du diabète, 1876. — REDON. Le diabète chez l'enfant, thèse, Paris, 1877. — CL. BERNARD. Leçons sur le diabète. Paris, 1877. — VERNEUIL. Alcoolo-diabétisme (Assoc. franç., le Havre, 1877). — LANCEREAUX. Lésions du pancréas dans le diabète (Bull. de l'Ac. de méd., 1877).— PÉCHOLIER. Traitement du diabète par l'opium et les injections de chlorhydrate de morphine (Montpellier médical, 1878). — KIEN. Contribution à l'histoire de l'acétonémie (Gaz. méd. de Strasb., 1878). — J. CYR. Étiologie et pronostic de la glycosurie et du diabète. Paris, 1879. — LAPIERRE. Affections du pancréas dans leurs rapports avec le diabète, thèse, Paris, 1879. — SANDERS et HAMILTON. Lipémie et embolies graisseuses dans le cas de coma diabétique (Journ. de méd. d'Edimbourg, 1879). — L. STAAR. Lipémie et embolies graisseuses (Med. Record, New-York, 1880). — LANCEREAUX. Diabète gras, diabète maigre (Un. méd., 1880). — JACKS. Coma diabétique (Prag. med. Woo, 1880). — HEUBEL. Action des substances desséchantes sur le cristallin (Arch. für gesam. Phys., XXXI, p. 153).— MARC LAFFONT. Rech. exp. sur la glycosurie, th., Paris, 1880.— LEROUX. Diabète sucré chez l'enfant, th., Paris, 1881. — BAUMEL. Diabète sucré et calculs du pancréas (Montpel. méd., 1881.)— VERNEUIL. LE ROY DE MÉRICOURT, BURDEL. Paludisme et glycosurie, (Bull. Acad. méd., 1881). — DREYFUS-BRISAC. Pathogénie du coma diabétique (Gaz. hebdom., décembre 1881). — CLÉMENT. Mal perforant chez les diab., th., Paris, 1881. — GIRONDE. De la lymphangite chez les diab., Lyon, th., 1881. — EBSTEIN. Deutsch Arch. für klin. Med., nov. 1881. — VERGELY. Angine de poitrine des diabétiques. — LECORCHÉ. Endocardite diabétique (Acad. des sciences, 1882). — DREYFOUS. Accidents nerveux du diabète sucré, thèse de conc., Paris, 1884. — DEGENNES. Pathogénie du coma diabét., thèse, Paris, 1884. — CH. BOUCHARD. Leçons sur les maladies par ralentissement de la nutrition, 1885. — STRAUS. Le rein diabétique (Arch. de physiologie, 1885). — BIGEARD. Du coma diabétique, thèse de Lyon, 1886. — MABBOUX. Même sujet (Revue méd., 1886). — DREYFOUS. De l'exagération du réflexe rotulien chez les glycosuriques (Rev. méd., 1886). — MARIE et GUINON. De la perte du réflexe rotulien dans le diabète sucré (Rev. méd., 1886). — SENATOR. Art. Diabetes mellitus, in Ziemssen's Handb., 3e édit., 1886. — STADELMANN, in Lépine (Rev. méd., 1887). — HUGONNENQ. Eod. loc., 1887. — BOINET. Sur les parentés morbides, th. conc., 1887. — LÉPINE. Coma diabétique (Revue de médecine, 1887).
Diabète insipide. — ROBERT WILLIS. Urinary Diseases and their treatment. London, 1838. — LACOMBE, thèse, Paris, 1841. — GRISOLLE. Gaz. hebd., 1860. et Traité path. int. — G. BIRD. L'urine, trad. O'RORKE, 1861. — BOUCHARDAT. Forme nouvelle de consomption, 1862. — GALLOIS. De l'inosurie, thèse, Paris, 1864. — KIEN. De la polyurie, thèse, Strasb., 1865. — KIENER. Polyurie, thèse, Strasb., 1866. — BOUCHARD. Leçons cliniques de la Charité (Trib. méd., 1872-73). — Du même. Leçons

inédites sur les diabètes, professées en 1874 à la Faculté de médecine de Paris. — A. OLLIVIER. De la polyurie dans l'hémorrhagie cérébrale (Arch. physiol., 1876). — HARLEY. L'urine, trad. Hahn, 1875. — LECORCHÉ. Traité du diabète, 1876. — J. TEISSIER. Diabète phosphatique, thèse, Paris, 1876. — B. TEISSIER. Origine nerveuse de l'albuminurie (Assoc. franç. le Havre, 1877). — E. DEMANGE. De l'azoturie, thèse de concours, 1878. — ZIMMNER. Deutsch med. Wochens., 1878. — RICHET et MOUTARD-MARTIN. Compt. rend. Acad. des sciences, 1879. — PAIN. Notes à propos de quelques observations de polyurie chronique, thèse, Paris, 1879. — CUFFER. Art. Polyurie, in Nouv. Dict. médic. et chirurg., 1880. — BOUCHARD. Malad. par ralent. de la nutrition, 1885. — RALFE. Diabète phosphatique. Londres, 1887.

CINQUIÈME SECTION

DYSCRASIES ET CACHEXIES DE CAUSE INCONNUE

ANÉMIE

Dans les fièvres graves et dans l'état cachectique qui est l'aboutissant d'un grand nombre d'états morbides, la *crase* du sang est altérée; mais le nom de *maladies dyscrasiques* ne s'applique qu'aux cas où l'altération du sang et des organes hématopoiétiques est, sinon primitive, au moins dominante, telles sont l'anémie et la leucémie; le scorbut nous paraît pouvoir aussi rentrer dans cette catégorie. Sous le nom de cachexies de cause inconnue, nous décrirons : la maladie d'Addison, la pellagre et la cachexie pachydermique.

L'anémie (de α privatif et αἷμα, sang) est caractérisée par une diminution notable du nombre des globules rouges du sang et souvent aussi par une altération qualitative de ces éléments.

Quelques auteurs ont distingué : l'anémie par diminution totale de la masse du sang, ou *oligaimie, spanémie*; l'anémie globulaire, ou *aglobulie*; l'anémie par augmentation de la masse séreuse du sang, ou *hydrémie*, etc.; ces divisions ne sont jamais sorties du domaine théorique.

L'anémie est presque toujours consécutive à d'autres maladies; c'est probablement pour cela qu'on a négligé si longtemps de lui faire une place dans le cadre nosologique; bien que le mot anémie (αν' αἷμα) se retrouve plusieurs fois dans les livres hippocratiques, il faut arriver jusqu'à Piorry et Bouillaud pour trouver une description complète de l'anémie.

ÉTIOLOGIE. — L'anémie se produit toutes les fois que l'organisme subit des pertes qu'il ne peut plus réparer; la plupart des anémies rentrent dans les deux catégories suivantes.

L. et T. — Pathol. méd.   I. — 22

1° *Anémies par dépense exagérée* provenant d'hémorrhagies abondantes ou répétées, de grossesses multiples, de la lactation prolongée, de maladies fébriles et en particulier des fièvres intermittentes et du rhumatisme aigu, d'excès de travail physique ou intellectuel. A cette classe se rattache la *chlorose,* qui est une anémie résultant des dépenses exagérées auxquelles donnent lieu les fonctions d'accroissement ou de reproduction. La chlorose est particulièrement fréquente chez les jeunes filles.

La chlorose peut être occasionnée aussi par l'ankylostome duodénal. Bilharz et Griesinger ont montré que telle était la cause de la chlorose égyptienne. Dans ces dernières années, Perroncito a constaté que l'ankylostome (*dochmius duodenalis*) était très commun chez les ouvriers travaillant au tunnel du Saint-Gothard et chez les ouvriers mineurs de Saint-Étienne, et qu'il produisait souvent chez eux des symptômes graves, analogues à ceux de l'anémie pernicieuse progressive. Il est possible que bon nombre de faits décrits jusqu'ici sous le nom de chlorose, d'anémie pernicieuse, d'anémie essentielle, ne soient que des cas d'anémie symptomatique de l'ankylostome duodénal. Cette pathogénie de l'anémie, qui repose déjà sur un grand nombre de faits, mérite d'être sérieusement discutée dans tous les cas de chlorose ou d'anémie dite essentielle.

2° *Anémies par réparation insuffisante :* telles sont les anémies des individus soumis à une alimentation défectueuse, insuffisante, ou chez lesquels une affection des voies digestives s'oppose à l'utilisation des aliments ingérés.

La viciation de l'air par la présence de l'oxyde de carbone produit les mêmes effets que la diminution du nombre des globules rouges du sang; l'oxyde de carbone, en déplaçant l'oxygène et en se combinant fortement à l'hémoglobine, met les globules rouges dans l'impossibilité de remplir leurs fonctions physiologiques. Cette anémie par empoisonnement lent, à l'aide de l'oxyde de carbone, n'est pas rare chez les cuisinières.

Toutes les conditions hygiéniques mauvaises : l'air confiné, l'encombrement, l'habitation dans des endroits sombres, où ne pénètrent pas les rayons du soleil, doivent être rangées aussi parmi les causes des anémies.

DESCRIPTION. — La pâleur des tissus est le principal caractère clinique de l'anémie; dans les cas légers, la pâleur est appréciable surtout au niveau des muqueuses (lèvres, conjonctives); dans les cas graves, chez les malades qui ont subi des pertes de sang abondantes, la peau prend une teinte d'un blanc mat, cireux, toute particulière. Dans la chlorose, la teinte de la peau est souvent un peu verdâtre.

Le pouls est fréquent, tantôt petit et filiforme, tantôt large et mou, la tension est faible dans les artères, les battements du cœur sont précipités, souvent irréguliers, les malades sont pris de palpitations au moindre effort, à la moindre émotion. La température est normale ou même au-dessous de la normale, les malades sont très sensibles au froid.

L'auscultation du cœur et des vaisseaux du cou révèle l'existence de bruits ou souffles anémiques. Dans la région précordiale on trouve un bruit de souffle doux qui a son maximum au premier temps et à la base. En appliquant le stéthoscope sur les vaisseaux du cou, on entend tantôt un bruit de souffle systolique, tantôt un murmure continu simple qui a été comparé par Laennec au bruit de la mer ou au bruit que l'on perçoit lorsqu'on approche de son oreille un gros coquillage; tantôt un murmure continu avec renforcements connu sous le nom de *bruit de diable*, à cause de l'analogie qu'il présente avec le bruit que fait le jouet appelé *diable;* tantôt enfin c'est un bruit musical ou *chant des artères;* le chant des artères roule sur deux ou trois notes seulement, il a été comparé au bourdonnement d'une mouche; en général il s'associe aux bruits précédents.

Les bruits vasculaires s'entendent mieux à droite qu'à gauche, peut-être parce que l'écoulement du sang de la jugulaire droite se fait plus directement dans le cœur que celui du sang de la jugulaire gauche (Barth et Roger); le cou doit être un peu tendu, le menton et la tête relevés; on applique le stéthoscope dans la fosse sus-claviculaire droite en exerçant une légère pression.

D'après Andral, le bruit de souffle est constant quand le poids des globules rouges du sang tombe au-dessous de 80 pour 1000.

La principale cause des souffles anémiques est l'altération du sang; la vitesse de la circulation est une circonstance adjuvante, l'intensité des bruits de souffle augmente lorsque, pour une raison quelconque, la circulation s'accélère; le rétrécissement artificiel des vaisseaux produit par la pression du stéthoscope joue aussi un certain rôle. Suivant Barth et Roger, le souffle continu est un bruit veineux, le souffle intermittent un bruit artériel; quant au souffle à double courant, il résulte du souffle continu des veines auquel viennent s'ajouter les renforcements intermittents produits dans les artères.

D'après les recherches de Constantin Paul, le bruit de souffle anémique qui correspond à la base du cœur se produit au niveau de l'artère pulmonaire, et c'est généralement dans le deuxième espace intercostal, à gauche du sternum, qu'il présente son maximum d'intensité (1); d'autres foyers de bruits anémiques se trouvent dans les jugulaires et au niveau de la valvule mitrale. D'après le même auteur, l'anémie seule ne serait pas suffisante pour donner lieu à ces bruits anormaux; il faudrait un *spasme des vaisseaux* (C. Paul, Communic. à la Soc. méd. des hôp., 1878). C. Paul nous paraît avoir été trop exclusif en localisant dans les veines jugulaires et dans l'artère pulmonaire les bruits anémiques qui s'entendent au cou et à la base du cœur; le souffle systolique de la base du cœur se propage souvent à droite du sternum aussi bien, sinon mieux, qu'à gauche, et il est bien probable qu'il prend naissance dans l'aorte comme dans l'artère pulmonaire. Comment expliquer le bruit de souffle à double courant des vaisseaux du cou s'il s'agit seulement d'un bruit veineux; ajoutons que l'existence d'un spasme vasculaire n'est rien moins que démontrée et ne paraît même pas probable pour l'artère pulmonaire.

D'après Parrot, le souffle cardiaque se produirait à l'orifice tricuspide sous l'influence de l'atonie du cœur; cette opinion est confirmée par l'existence assez fréquente chez les anémiques du pouls veineux caractéristique de l'insuffisance tricuspidienne.

Les souffles vasculaires sont parfois si forts, qu'ils donnent naissance à des bourdonnements d'oreille; les malades auscultent continuellement leurs propres vaisseaux, leurs oreilles étant appliquées sur les carotides internes et sur le golfe de la jugulaire, là précisément où un changement de calibre du vaisseau favorise la production des souffles.

La pauvreté du sang met toutes les fonctions en souffrance, mais ce sont surtout les troubles du système nerveux qui attirent l'attention; ces troubles, qui se produisent du côté de l'intelligence, de la sensibilité et du mouvement, sont caractérisés à la fois par la *faiblesse* et par l'*irritabilité*. On sait depuis longtemps qu'un sang de bonne qualité est le meilleur modérateur du système nerveux : *sanguis moderator nervorum*.

Les malades sont apathiques, incapables d'un travail manuel ou intellectuel prolongé; ils sont sujets aux migraines, à la céphalalgie; les vaisseaux de la peau se dilatent facilement, les

____

(1) Cette opinion avait déjà été soutenue par Gueneau de Mussy, mais non d'une manière exclusive.

malades rougissent à la moindre émotion : il est probable que les vaisseaux des parties profondes de l'encéphale et des méninges subissent les mêmes alternatives de dilatation et de contraction ; la céphalalgie a quelquefois son siège non dans les parties profondes, mais dans les muscles occipito-frontaux. Les malades ont des vertiges, des éblouissements, surtout lorsque, après s'être baissés, ils se relèvent brusquement. On trouve assez souvent sur les téguments des plaques d'anesthésie plus ou moins étendues ; les névralgies sont communes, principalement la névralgie intercostale. Les muscles se fatiguent vite, ils sont parfois le siège de contractures douloureuses.

Dans les cas d'anémie profonde, on observe du délire généralement calme et accompagné d'hallucinations, une grande tendance à la syncope et aux convulsions épileptiformes. Lorsqu'on tue des animaux par hémorrhagie rapide, on sait que la mort est précédée de phénomènes convulsifs ; Kussmaul et Tenner se sont appuyés sur ce fait pour attribuer l'épilepsie à l'anémie cérébrale.

L'anémie se complique souvent, chez la femme, d'hystérie.

La pauvreté du sang explique la dyspnée des anémiques qui, ayant moins de globules rouges à leur service, sont obligés de les mettre plus souvent en rapport avec l'air pour se procurer la quantité d'oxygène dont ils ont besoin.

Du côté des voies digestives, les troubles les plus fréquents occasionnés par l'anémie sont : l'anorexie, le dégoût pour certains aliments (la viande en particulier), la dyspepsie, les vomissements, la constipation, la tympanite.

Les urines sont très pâles, la proportion d'urée et d'acide urique est diminuée. Le chiffre des phosphates tombe au-dessous de la moyenne, contrairement à ce qui arrive dans la tuberculose commençante, qui s'accompagne constamment d'une élimination exagérée des phosphates ; c'est là un fait d'autant plus intéressant, que l'on a souvent à faire le diagnostic différentiel de la chlorose et de la tuberculose au début. Chez la femme, les règles se suppriment et l'on observe souvent la leucorrhée.

La *chlorose* ne se distingue guère des autres anémies que par sa cause ; elle se rattache aux besoins nutritifs créés par les fonctions de reproduction ou d'accroissement ; elle est beaucoup plus commune chez la femme que chez l'homme. La chlorose disparaît plus ou moins rapidement avec les crises qui l'ont fait naître ; dans quelques cas, cependant, elle fait de rapides progrès et peut aboutir à la mort.

L'anémie dite ***pernicieuse progressive*** a été décrite pour la première fois par Gusserow et Biermer en 1871. Immermann résume ainsi les caractères de cette maladie : 1° absence totale de données étiologiques ; 2° pauvreté excessive du sang, accompagnée de modifications considérables de l'appareil circulatoire, débilité rapidement croissante ; 3° mouvements fébriles inexplicables par l'état anatomique des organes ; 4° caractère progressif de cette anémie et marche essentiellement pernicieuse ; 5° absence d'atrophie des organes ; conservation du pannicule adipeux ; absence de leucémie et d'accroissement de la rate ou des ganglions lymphatiques.

Parmi les symptômes inconstants, Immermann note : les vertiges, les palpitations de cœur, des hémorrhagies pouvant se produire dans tous les organes, particulièrement dans la rétine.

L'absence de données étiologiques est loin d'être aussi fréquente que le dit Immermann ; dans la plupart des faits d'anémie pernicieuse progressive qui ont été publiés, on constate au contraire des causes anémiantes dans les antécédents des malades : grossesses répétées, privations et fatigues nombreuses, diarrhée chronique, etc. Dans quelques cas, on peut se demander si l'absence de données étiologiques ne tient pas surtout aux observateurs, qui ne fournissent en particulier aucun renseignement sur le régime des malades, omission d'autant plus regrettable que le scorbut peut très bien être confondu avec l'anémie pernicieuse progressive. D'autre part, on a cité des faits de guérison dans des cas d'anémie pernicieuse, et il est démontré que la fièvre peut manquer pendant tout le cours de la maladie. Les caractères anatomiques n'établissent pas mieux que les caractères cliniques l'existence de cette espèce morbide ; la dégénérescence granulo-graisseuse du cœur et les variations de volume des globules rouges signalées par quelques auteurs ne sont pas spéciales à cette forme d'anémie.

Les symptômes de l'ankylostomasie sont ceux d'une anémie grave ; les médecins qui ont observé la maladie au Saint-Gothard insistent sur la transparence des ailes du nez et des oreilles et sur l'importance que prennent les troubles digestifs : vomissements, diarrhée ; la fréquence des hémorrhagies intestinales est très caractéristique ; à la dernière période, il se produit de l'anasarque. L'examen histologique des selles (recherche des œufs de l'ankylostome) est toujours nécessaire pour confirmer le diagnostic.

ANATOMIE PATHOLOGIQUE. — L'altération du sang dans l'anémie

est caractérisée par la diminution du poids des globules rouges : d'après les recherches d'Andral, le poids des globules rouges, qui est de 128 sur 1000 parties de sang à l'état normal, tombe à 109 en moyenne dans l'anémie commençante et à 65 dans l'anémie confirmée ; le minimum trouvé par Andral est de 28 grammes. Le chiffre du fer diminue naturellement dans la même proportion que celui des globules. Le nombre des leucocytes n'est pas augmenté, mais les globules rouges sont souvent altérés dans leurs dimensions : tantôt on trouve une proportion considérable de globules rouges beaucoup plus petits que les globules normaux, *globules nains ;* tantôt au contraire les hématies ont un diamètre supérieur de beaucoup au chiffre normal, *globules géants* (Hayem). Les limites dans lesquelles varie le diamètre des hématies sont très étendues : les plus petits des globules nains ne mesurent que 2 à 5 millièmes de millimètre, tandis que les plus grands des globules géants ont souvent 10 ou 12 millièmes de millimètre de diamètre.

Quelques auteurs ont voulu voir dans la prédominance des hématies de petit volume (microcythémie), ou des hématies de gros volume (macrocythémie), le signe de telle ou telle forme d'anémie. Les règles qui ont été tracées à ce sujet ne résistent pas à l'examen des faits ; dans une même maladie, chez un même malade, on observe des modifications incessantes. On peut dire cependant qu'en règle générale, le sang des chlorotiques renferme des globules géants en assez grand nombre. « Dans toute anémie, quelle qu'elle soit, dit Hayem, le trouble apporté à la formation et au développement des globules fait apparaître des formes anormales d'hématies, rappelant plus ou moins nettement l'état fœtal des éléments. » (*Rech. sur l'anatomie normale et pathol. du sang.* Paris, 1878, p. 92.)

Les recherches de Malassez et de Hayem ont fait faire un nouveau progrès à l'hématologie. Grâce au *compte-globules* (1), on peut apprécier aujourd'hui bien plus exactement qu'autrefois les variations de *quantité* que subissent les globules rouges du sang, et au moyen du *colorimètre* on peut reconnaître leurs variations de *qualité.* A l'état sain, le chiffre des globules rouges du sang est de 4 500 000 en moyenne par millimètre cube de sang ; dans

(1) Outre le compte-globules de M. Malassez, qui est le premier en date, il faut signaler les compte-globules de MM. Hayem, Gowers et Zeiss. L'appareil de Zeiss présente d'incontestables avantages sur les autres et simplifie notablement l'opération de la numération des globules du sang.

des cas d'anémie extrême, il peut tomber à 500000 et même à 300000 dans les derniers jours de l'existence. Dans certains cas de chlorose, on ne trouve pas de diminution considérable du chiffre des globules, ce qui pouvait faire prévoir que l'altération portait sur la qualité des globules plus encore que sur leur quantité ; c'est en effet ce que le colorimètre démontre ; la puissance colorante du sang et sa richesse en hémoglobine ne sont pas en rapport direct avec le nombre des globules rouges qu'il renferme. Ce résultat est particulièrement frappant dans la chlorose.

Chez les chlorotiques le nombre des hématies est souvent normal ou peu inférieur à la normale, mais la richesse en hémoglobine de chaque globule pris en particulier est très diminuée (Gubler, Malassez, Hayem). La teinte verte des chlorotiques dépend de la faible quantité d'hémoglobine contenue dans le sang ; l'analyse spectrale du sang montre qu'en solution concentrée l'hémoglobine absorbe tous les rayons du spectre excepté les rouges, et qu'en solution plus étendue elle laisse passer les rayons verts (Hoppe-Seyler). Chez certains chlorotiques, le sang qui circule dans la peau est assez pauvre en hémoglobine pour laisser passer les rayons verts du spectre. Plusieurs observateurs ont noté dans la chlorose une angustie congénitale de l'aorte, de telle sorte que chez un adulte cette artère a les dimensions de l'aorte d'un enfant (Virchow); les tuniques artérielles sont aussi plus minces qu'à l'état normal.

L'altération du sang donne lieu, chez les anémiques, à des lésions de nutrition des tissus qui ne sont pas sans analogie avec celles qui se produisent dans les fièvres graves ; ces lésions ne sont pas particulières à telle ou telle forme d'anémie, elles se produisent dans toutes les anémies très prononcées ; on peut même les provoquer à volonté chez des animaux que l'on soumet à des saignées abondantes et répétées, ainsi que cela ressort des expériences de Perl. La dégénérescence granulo-graisseuse s'observe dans les fibres du cœur, dans les cellules du foie, dans l'épithélium rénal, dans les petits vaisseaux, etc.

Dans tous les cas de chlorose ou d'anémie pernicieuse qui se termineront par la mort, on recherchera avec soin s'il n'existe pas d'ankylostomes dans le duodénum.

Diagnostic. Pronostic. — Le diagnostic de l'anémie est facile; mais le clinicien, après avoir constaté la pâleur de la peau et des muqueuses, les palpitations de cœur, les souffles vasculaires, la dyspnée, ne doit pas se contenter de ce diagnostic nominal, il doit mettre tous ses soins à rechercher quelles sont les *causes* de

l'anémie; il doit se demander si l'anémie est la maladie principale, ou bien si une autre maladie plus grave, plus importante
au point de vue du pronostic et du traitement, ne se cache pas
sous l'état anémique qu'il constate.

Parmi les maladies qui simulent l'anémie essentielle, il faut
citer en première ligne la tuberculose commençante; la faiblesse,
l'inappétence, les troubles nerveux, sont les mêmes dans ces deux
états; l'existence d'un mouvement fébrile, revenant le soir, devra
faire pencher la balance en faveur de la tuberculose. L'anémie
pernicieuse s'accompagne quelquefois, il est vrai, de mouvements
fébriles; dans une observation de Schumann, la température
monta à plusieurs reprises à 39 degrés et même 40°,4 en l'absence
de toute complication apparente.

L'anémie à marche rapide ou anémie pernicieuse peut être
confondue avec la leucémie et surtout avec les pseudo-leucémies;
dans un cas de Pepper, il y avait une altération de la moelle des
os analogue à celle observée dans certains cas de pseudo-
leucémie.

La confusion peut être faite également avec le scorbut, et nous
sommes surpris que les auteurs qui décrivent l'anémie pernicieuse et qui signalent quelques-uns des principaux symptômes
du scorbut, tels que la teinte cireuse de la peau, la lassitude
générale, les hydropisies et les hémorrhagies, n'aient pas même
discuté cette hypothèse.

Des faits nombreux déjà démontrent que l'ankylostome duodénal peut être la cause d'anémies graves, il importe donc de
rechercher dans tous les cas de chlorose ou d'anémie essentielle
si le malade n'est pas atteint d'ankylostome. L'examen des
matières fécales sera fait avec soin; lorsqu'il existe des ankylostomes dans l'intestin on observe fréquemment des hémorrhagies
intestinales, de plus l'examen histologique peut révéler l'existence
des œufs de l'ankylostome; ces œufs sont ovoïdes, ils mesurent
en moyenne $0^{mm},06$ de long sur $0^{mm},04$ de large. Les troubles
digestifs, les vomissements, la diarrhée, l'hydropisie sont fréquents
chez ces malades.

Le pronostic de l'anémie dépend de la nature de sa cause;
si l'anémie a succédé à une maladie aiguë, à une perte de sang
accidentelle, l'organisme répare vite les pertes qu'il a subies; si
au contraire l'anémie dépend d'une maladie qui persiste et qu'il
est impossible de supprimer, elle va s'aggravant de plus en plus
et tous les moyens mis en usage pour la guérir ne peuvent que
ralentir sa marche.

Il n'existe pas d'anémie *fatalement* progressive, mais le clinicien doit savoir que l'anémie a parfois une marche aiguë et qu'elle peut entraîner la mort par elle-même.

TRAITEMENT. — Les indications sont de deux sortes, il faut : 1° supprimer autant que possible les causes qui ont donné naissance à l'anémie; 2° traiter l'anémie elle-même. La première indication est sans contredit la principale; on s'acharnerait vainement à traiter l'anémie chez un malade qui, atteint de dyspepsie ou de diarrhée chronique, ne pourrait pas se nourrir : c'est évidemment à guérir la dyspepsie ou la diarrhée que doivent tendre les premiers efforts du médecin. Ces indications causales sont extrêmement variables suivant les cas et nous ne pouvons pas songer à les passer en revue.

Les ferrugineux constituent la médication rationnelle de l'anémie, mais leur action, pour être efficace, a besoin d'adjuvants nombreux. A ce point de vue, elle n'est pas comparable à celle du sulfate de quinine, par exemple, dans les fièvres palustres; si un malade anémique se trouve dans de mauvaises conditions hygiéniques, si son alimentation est insuffisante, si l'air qu'il respire est vicié, si la lumière du jour et les rayons du soleil n'arrivent pas jusqu'à lui, on aura beau lui administrer des ferrugineux sous toutes les formes, on ne guérira pas son anémie; en un mot, le fer ne fabrique pas du sang de toutes pièces, il aide à sa fabrication, et lorsque l'organisme n'est pas placé dans de bonnes conditions d'hygiène, il ne peut pas mettre en œuvre les matériaux mis à sa disposition.

Les préparations ferrugineuses les plus employées sont : le fer réduit par l'hydrogène (0^{gr},20 à 0^{gr},50 de poudre à prendre chaque jour dans un peu de vin ou dans la soupe); l'eau ferrée que l'on prépare en versant sur une poignée de vieux clous un litre d'eau bouillante et en laissant en contact pendant vingt-quatre heures (2 à 4 verres dans la journée); les pilules de Vallet au protocarbonate de fer (2 à 6 pilules par jour); les pilules de citrate ou de lactate de fer; le sirop au lactate de fer, etc.

Il est bon d'employer en même temps les amers, le quinquina, le quassia, afin de combattre l'anorexie, ou de petites doses de rhubarbe, qui sont d'autant mieux indiquées qu'il existe en général de la constipation.

L'hydrothérapie, les bains de mer, la gymnastique, l'exercice au grand air, les voyages, sont également d'excellents moyens à opposer à l'état anémique lorsque des maladies concomitantes n'en contre-indiquent pas l'emploi.

Comme traitement de l'ankylostomiase, Perroncito recommande l'huile éthérée de fougère mâle (20 à 30 grammes en une ou plusieurs fois).

PIORRY. Traité de méd. pratique, 1835. — ANDRAL et GAVARRET. Rech. sur les modifications de proportions de quelques principes du sang. Paris, 1840. — BOUILLAUD. Traité de nosographie médicale, 1846. — ANDRAL. Essai d'hématologie pathologique. Paris, 1843. — BECQUEREL et RODIER. Rech. sur la composition du sang. Paris, 1844. — BOUILLAUD. De la chlorose et de l'anémie (Bull. Acad. de méd., 1859). — NONAT. Traité de la chlorose. Paris, 1864. — LORAIN. Art. *Anémie* et *Chlorose*. in Nouv. Dict. de méd. et de chir. pratiques. Paris, 1865. — G. SÉE. Du sang et des anémies. Paris, 1866. — PARROT. Étude des murmures vasculaires anémiques de la région du cou. (Arch. gén. de méd., 1866-1867). — GUENEAU DE MUSSY. Leçons sur la chlorose (Gaz. des hôp., 1868). — BIERMER. Correspondenzblatt f. Schweitzer Aerzte, 1872, n° 1. — POTAIN. Art. *Anémie*, in Dict. encycl. des sc. méd. — MALASSEZ, th., Paris, 1873. — Du même. De la numération des globules rouges du sang (Arch. de physiol., 1874, p. 32). — IMMERMANN. Art. *Anémie pernicieuse*, in Handbuch der Pathologie de Ziemssen. — HAYEM. De la numération des globules rouges du sang (Gaz. hebdom., 1875, p. 291). — J. TEISSIER. Recherches expérim. sur l'élimin. des phosphates dans la chlorose vraie et la phthisie commençante (Assoc. franç. pour l'avanc. des sc., Nantes, 1875). — BONNE, th., Paris, 1875. — FOUASSIER. th., Paris, 1876. — PATRIGEON, Rech. sur le nombre des globules rouges et blancs du sang, th., Paris, 1876. — ZOELLER. De l'anémie pernicieuse progressive. th., Paris, 1876. — TROUSSEAU. Clin. méd., 5° édit., Paris, 1877. — MALASSEZ. Sur les div. méth. de dosage de l'hémoglobine et sur un nouv. colorimètre (Arch. de physiologie, 1877). — LÉPINE. Sur les anémies progress. (Rev. mens. de méd. et de chir., 1877). — HAYEM. Sur les diverses espèces d'anémie (Comm. à la Soc. méd. des hôp., 1877). — RICKLIN. De l'anémie dite pernicieuse (Gaz. méd. de Paris, 1877). — PATRIGEON et MEUNIER. Étude sur la numération des globules rouges et blancs du sang (Arch. gén. de méd., 1877). — CONSTANTIN PAUL. Du siège du souffle anémospasmodique (Soc. méd. des hôp., 1878). — P. FABRE. De l'anémie et spécial. de l'anémie chez les mineurs, 1878. — HAYEM. Recherches sur l'anat. norm. et pathol. du sang. Paris, 1878. — GUBLER et RENAUT. Art. *Sang* (Pathologie), in Dict. encycl. des sc. méd. — MORIEZ. La chlorose, th. d'agrégation, Paris, 1880. — E. QUINQUAUD. Rech. d'hématologie clinique. Paris, 1880. — MALASSEZ. Sur les perfectionnements les plus récents apportés aux méthodes et aux appareils de numération des globules du sang (Arch. de physiol., 1880, p. 377). — E. PERRONCITO. Sur l'ankylostomiase (Acad. des sc., séances des 15 mars et 7 juin 1880). — Du même. Obs. helminthologiques sur la maladie des ouvriers du Saint-Gothard (Rec. méd. vétérinaire, Paris. 1880, p. 913). — MÉGNIN. Revue critique d'helminthologie (Arch. gén. de méd., 1881, p. 712). — DANLOS. Art. *Sang*, in Nouv. Dict. de méd. et de chir. prat., t. XXXII, 1882.

LEUCÉMIE

La leucémie ou leucocythémie est une maladie générale, caractérisée par un excès notable et permanent de globules blancs dans le sang et par la formation de tissu adénoïde dans un certain nombre d'organes.

Les mots *leucémie* et *leucocythémie* proposés, le premier par Virchow, le deuxième par Bennett, peuvent être considérés comme synonymes; si nous préférons le mot *leucémie*, c'est uniquement à cause de sa brièveté.

Le mot *leucocytose* désigne un excès *passager* de leucocytes du sang qui se rencontre dans certains états physiologiques (digestion, lactation) ou pathologiques (fièvre typhoïde, fièvre puerpérale, pyohémie, etc.). Pour qu'il y ait leucémie, il faut que la proportion des globules blancs aux globules rouges s'élève à 1 sur 20 au minimum et que cette altération du sang soit persistante.

Donné, le premier, a décrit l'état du sang chez les leucémiques (1844). En 1845, Bennett et Virchow publièrent chacun une observation de leucémie, mais Virchow eut le mérite de saisir les rapports qui existaient entre l'état du sang et l'hypertrophie de la rate et des ganglions lymphatiques, tandis que Bennett admettait la formation de pus dans l'intérieur des vaisseaux, interprétation évidemment erronée.

En 1847, Virchow édifia une théorie séduisante par sa simplicité et par ses tendances physiologiques ; il admit qu'il existait deux espèces de leucémie : *leucémie splénique*, caractérisée par l'hypertrophie de la rate et l'existence dans le sang d'un excès de leucocytes véritables ; la *leucémie ganglionnaire*, caractérisée par l'hypertrophie des ganglions lymphatiques et par l'existence dans le sang d'un grand nombre de globules blancs ou *globulins* plus petits que les leucocytes normaux.

Les faits ne tardèrent pas à ruiner cette théorie en montrant que la présence des globulins dans le sang pouvait coïncider avec l'hypertrophie de la rate, et celle des leucocytes avec l'hypertrophie des ganglions ; on constata, en outre, que les lésions ne se limitaient pas à la rate et aux ganglions, mais qu'elles s'étendaient à un grand nombre d'autres organes : à l'intestin (on essaya même de fonder une troisième espèce de leucémie, sous le nom de leucémie intestinale), au foie, aux reins, à la moelle des os, à la rétine, etc.; enfin Trousseau décrivit sous le nom d'*adénie* des cas dans lesquels l'hypertrophie ganglionnaire ne s'accompagnait d'aucune altération du sang. Nous adopterons le mot de *pseudo-leucémie*, proposé par Wunderlich, pour désigner l'adénie, et nous l'appliquerons à tous les cas dans lesquels les altérations sont celles de la leucémie, l'augmentation de leucocytes dans le sang faisant seule défaut.

ÉTIOLOGIE. — Les causes de la leucémie sont inconnues ; les hommes paraissent plus prédisposés que les femmes ; c'est une maladie de l'âge adulte. On a accusé les excès alcooliques et l'infection palustre sans preuves suffisantes.

DESCRIPTION. — Le début de la leucémie est lent, insidieux ; les malades éprouvent de la faiblesse générale, ils pâlissent ; le plus souvent on croit à une anémie simple; l'examen du sang peut seul révéler la nature de la maladie.

L'hypertrophie de la rate ou des ganglions lymphatiques est en général le symptôme qui met sur la voie du diagnostic ; lorsqu'un malade affaibli, anémié, présente une rate volumineuse, en l'absence d'antécédents palustres, l'idée de leucémie s'impose ; l'examen du sang lève tous les doutes.

La rate peut prendre un volume considérable ; il n'est pas très rare de la voir descendre jusque dans la fosse iliaque gauche ; son bord antérieur est dur, tranchant, facile à sentir par la palpation ; à la percussion, on constate souvent, sur la ligne qui va du bord antérieur de l'aisselle à l'épine iliaque antéro-supérieure, une matité de 30 à 35 centimètres ; en avant et en haut, la matité de la rate se confond avec celle du foie. L'hypocondre gauche est parfois le siège de douleurs spontanées ou provoquées par la pression, douleurs qui dépendent de la périsplénite et des adhérences que la rate contracte avec les parties voisines, le diaphragme en particulier.

L'hypertrophie du foie porte sur toute la masse de l'organe, dont le bord antérieur dépasse les fausses côtes de plusieurs travers de doigt. Les douleurs sont plus rares dans l'hypocondre droit que dans l'hypocondre gauche.

Les adénopathies leucémiques siègent dans les ganglions lymphatiques profonds, ganglions mésentériques, ganglions bronchiques, ou dans les ganglions superficiels, dont l'hypertrophie donne lieu à la formation de tumeurs sur différents points du corps, en particulier sur les parties latérales du cou, aux aisselles et aux aines. Ces tumeurs sont indolentes, les ganglions restent distincts les uns des autres ; il est très rare qu'ils s'enflamment et qu'ils suppurent.

Les ganglions bronchiques hypertrophiés peuvent comprimer les bronches, ce qui entraîne des troubles graves de la respiration.

Tandis que ces symptômes locaux s'accusent, l'état général s'aggrave de plus en plus ; la pâleur de la face, la perte des forces, la prostration, le découragement, les vertiges, la céphalalgie, la tendance aux syncopes, rappellent les symptômes des anémies graves. L'amaigrissement ne se prononce, en général, qu'à une période assez avancée. Le pouls est faible, dépressible ; des souffles anémiques se produisent au cœur et dans les vaisseaux du cou. La dyspnée, souvent considérable, tient à la pauvreté du sang en globules rouges et au refoulement du diaphragme par la rate et le foie hypertrophiés ; dans quelques cas elle prend une gravité exceptionnelle par suite de l'hypertrophie des ganglions bronchiques.

Du côté des voies digestives, il faut noter surtout la fréquence de la diarrhée. La soif est vive, la langue humide, l'appétit conservé ; il existe parfois des nausées et des vomissements.

Les urines, normales le plus souvent, deviennent quelquefois albumineuses à la dernière période.

Les troubles de la vue sont assez communs, l'acuité et le champ visuels sont diminués. L'examen ophthalmoscopique permet de constater ce qui suit : à la première période le fond de l'œil a une teinte jaune orangé, les contours de la papille et des vaisseaux sont mal limités, on dirait qu'un crêpe est étendu sur la rétine ; à une période plus avancée, on distingue de nombreuses taches hémorrhagiques disposées le long des vaisseaux et abondantes surtout au pôle postérieur. Il existe également des taches blanchâtres exsudatives, mais pas de taches graisseuses, brillantes, comme dans la rétinite albuminurique.

L'aggravation des symptômes précédents conduit à la période cachectique de la leucémie, caractérisée par la tendance aux hémorrhagies, aux œdèmes, à l'anasarque, enfin dans bon nombre de cas par une véritable fièvre hectique.

Les épistaxis, les entérorrhagies, les hémorrhagies gingivales, le purpura se montrent avec une grande fréquence ; viennent ensuite l'hémorrhagie cérébrale, l'hématémèse, l'hématurie, l'hémoptysie et les métrorrhagies. Ces hémorrhagies contribuent par leur abondance à précipiter la marche de la maladie. On a noté quelquefois une tuméfaction des gencives analogue à celle des scorbutiques.

L'ascite, l'œdème des membres inférieurs, l'anasarque sont signalés dans un grand nombre d'observations ; le sang chargé de leucocytes circule difficilement dans les capillaires qui s'obstruent ; la pression sanguine augmente et le sérum transsude ou bien les vaisseaux se rompent ; ainsi s'explique la tendance aux œdèmes et aux hémorrhagies.

La mort arrive brusquement à la suite d'une syncope ou d'une hémorrhagie cérébrale, ou bien les malades s'éteignent progressivement ; il existe en général du délire par anémie cérébrale à la période ultime.

La durée moyenne est de treize à quatorze mois. Durée minima, trois mois ; maxima, quatre ans (Isambert). Dans tous les cas connus la maladie s'est terminée par la mort.

Formes irrégulières. Pseudo-leucémies. — La leucémie ne se présente pas toujours sous la forme classique que nous venons de décrire ; elle a, comme la plupart des maladies, ses formes irrégulières, dont on a voulu faire quelquefois des espèces morbides distinctes. La tuméfaction de la rate et celle du foie peuvent manquer ; les altérations se concentrent sur les ganglions lymphatiques, sur l'intestin ou sur la moelle des os, enfin on ne constate pas toujours un excès de leucocytes dans le sang.

La pseudo-leucémie ganglionnaire ou *adénie* (Trousseau) est caractérisée par la formation sur différents points du corps de tumeurs dues à l'hypertrophie simple des ganglions lymphatiques sans altération du sang. Ces tumeurs, qui prennent souvent un volume considérable, se développent surtout dans les régions sous-maxillaires et cervicales, dans les aisselles et aux aines ; elles donnent lieu à des déformations caractéristiques ; la tête, qui repose sur une masse ganglionnaire considérable, semble petite, les tumeurs des aisselles envahissent les régions pectorales et simulent chez quelques malades des mamelles volumineuses. Les tumeurs sont indolentes ; on sent facilement par la palpation qu'elles sont constituées par une agglomération de ganglions, dont quelques-uns ont le volume de grosses noix ou d'œufs de poule ; elles ne suppurent jamais. Les ganglions profonds se prennent aussi, les ganglions bronchiques hypertrophiés compriment la trachée et les bronches et déterminent des accès de suffocation. Les tumeurs situées sur le trajet des gros vaisseaux donnent lieu à des œdèmes, particulièrement aux membres inférieurs.

Dans ces cas d'adénie il n'y a pas d'excès de leucocytes dans le sang, il existe seulement de l'anémie.

Plusieurs observateurs ont noté que l'adénie semblait parfois se rattacher à une lésion locale, à une otite, par exemple, qui donnait lieu d'abord à une hypertrophie des ganglions correspondants, la lésion se généralisait ensuite peu à peu ; les irritations locales jouent sans doute ici, comme dans la plupart des maladies générales, le rôle de cause prédisposante, elles déterminent la localisation sur tel ou tel point, mais il est difficile de croire qu'elles suffisent à elles seules à provoquer l'adénie ; dans bon nombre de cas, les hypertrophies ganglionnaires sont évidemment primitives et elles éclatent en même temps sur un grand nombre de points.

Les pseudo-leucémies caractérisées par des lésions de la moelle des os ou de l'intestin sans altération de la rate ni des ganglions périphériques ont une marche insidieuse; elles se traduisent seulement par les symptômes des anémies graves; à la dernière période il survient assez souvent de la fièvre.

On pourrait encore rattacher aux pseudo-leucémies les lymphadénomes qui se produisent sur différents points du corps, dans les médiastins en particulier, sans augmentation du nombre des leucocytes du sang.

ANATOMIE PATHOLOGIQUE. — Le sang perd sa couleur rutilante, il prend une nuance violette, lie de vin, chocolat dans les cas très avancés; dans le cœur ou dans les gros vaisseaux, il présente souvent l'aspect du pus avec lequel on l'a confondu quelquefois. Lorsqu'on abandonne une certaine quantité de sang leucémique dans une éprouvette, après l'avoir défibriné, le liquide se sépare en trois couches bien distinctes : les globules rouges qui sont les plus lourds tombent au fond du vase, les leucocytes forment une deuxième couche plus ou moins épaisse, suivant leur abondance, le sérum surnage (Donné).

A l'état normal le chiffre des globules blancs est à celui des globules rouges, comme 1 à 400 ou 500; dans la leucémie on a vu la proportion s'élever à 1 pour 20, 1 pour 10, 1 pour 5; parfois même les leucocytes sont aussi nombreux que les globules, rouges. Les globulins prédominent chez quelques malades; dans une observation de Blache, Robin et Isambert, les globulins étaient aux leucocytes vrais comme 80 à 1.

L'examen chimique du sang a démontré une diminution notable des globules rouges, de l'albumine et de la fibrine, une augmentation de l'eau et des matières grasses.

Les organes lymphatiques, comme la rate et les ganglions, subissent une hypertrophie simple qui porte sur tous les éléments; les autres organes, le foie et les reins par exemple, présentent les altérations suivantes : les leucocytes s'accumulent d'abord dans les vaisseaux, qui en sont comme injectés, puis ils sortent des vaisseaux soit par diapédèse, soit par rupture des parois vasculaires et il se forme alors, à côté des éléments normaux plus ou moins altérés, du tissu adénoïde (His) constitué par des leucocytes en grand nombre et par un réticulum délicat analogue à celui des ganglions lymphatiques normaux; pour voir le réticulum, il est nécessaire d'enlever les leucocytes à l'aide du pinceau sur quelques points des préparations. Le tissu adénoïde peut être réuni sous forme de tumeurs blanchâtres, visibles à l'œil nu, qui ont été confondues plus d'une fois avec le cancer, ou bien infiltré entre les éléments normaux.

La rate est altérée dix-neuf fois sur vingt, son poids varie d'un kilogramme à 3k,500, sa consistance est augmentée ; elle conserve sa forme, et ne s'affaisse pas sur la table de l'amphithéâtre ; le parenchyme splénique présente une coloration d'un rose violet ou d'un rouge brun ; d'autres fois, les corpuscules de Malpighi hypertrophiés apparaissent sous la forme de taches blanchâtres, arrondies. Les infarctus ne sont pas très rares.

La capsule de la rate est souvent enflammée (périsplénite) et adhérente aux parties voisines.

Les ganglions lymphatiques hypertrophiés forment quelquefois sur un même point, dans l'aisselle par exemple, des masses qui pèsent de 400 à 500 grammes, voire même 1 kilogramme ; les ganglions les plus gros ont le volume d'œufs de poule ; leur aspect est normal sur la coupe ; cependant il peut arriver qu'ils soient caséeux et semblables, à l'œil nu, à des ganglions tuberculeux.

Le foie est hypertrophié douze à quatorze fois sur vingt ; tantôt sa coloration est plus ou moins altérée, mais uniforme, tantôt on constate une série de tumeurs blanchâtres. Ces deux aspects correspondent aux altérations décrites plus haut ; dans le premier cas, il y a seulement réplétion des vaisseaux par les globules blancs ; dans le deuxième, des amas de tissu adénoïde se sont formés sur différents points.

L'hypertrophie des reins, moins fréquente que celle du foie, est également caractérisée, dans les cas avancés, par l'existence d'un tissu adénoïde, véritable néoplasme, qui dissocie les tubuli et qui infiltre toute la substance rénale ou qui est distribué sous forme de tumeurs.

Les follicules isolés de l'intestin et les glandes de Peyer s'hypertrophient ; l'altération peut même s'étendre en dehors des follicules à une grande partie de la muqueuse intestinale. Dans un cas publié par le docteur Kelsch, l'infiltration lymphoïde était générale, elle prédominait même en dehors des follicules. Les tumeurs leucémiques de l'intestin s'ulcèrent quelquefois.

L'hypertrophie des amygdales et des follicules clos de la base de la langue est signalée dans quelques observations.

Les fibres musculaires du cœur sont infiltrées et comme dissociées par des accumulations de leucocytes ou par des traînées de tissu adénoïde bien caractérisé. Les poumons sont engoués, œdématiés, ou bien il existe des infarctus hémorrhagiques et des ecchymoses sous-pleurales.

Le tissu spongieux des os est raréfié, surtout dans les vertèbres et le sternum ; la moelle des os présente des teintes variables, qui, sur la coupe, donnent lieu à des marbrures rouges, grises ou jaunâtres ; la coloration grise est quelquefois uniforme. Le microscope démontre l'existence, sur les points malades, de nombreux éléments analogues à ceux de la lymphe et du réticulum caractéristique du tissu adénoïde.

La rétine est le siège d'un grand nombre de petits foyers hémorrhagiques présentant quelquefois des points blancs centraux ; ces hémorrhagies, composées en grande partie de leucocytes, se font soit en arrière de la lame criblée, soit dans la papille, soit dans l'épanouissement des fibres. Les éléments normaux de la rétine ne sont pas altérés (Poncet). On n'a pas trouvé jusqu'ici de tissu lymphoïde véritable dans la rétine.

DIAGNOSTIC. — Le diagnostic de la leucémie, à la période d'état, est assez facile ; l'hypertrophie de la rate et du foie, les tumeurs ganglionnaires, la pâleur, la débilité générale font songer nécessairement à la leucémie ; l'examen histologique du sang est toujours nécessaire pour confirmer le diagnostic. Cet examen se fait de la manière suivante : après avoir préparé un verre porte-objet et un verre couvre-objet, on pique la pulpe d'un des doigts du malade avec une épingle propre, on met une goutte de sang sur la lame porte-objet, puis, après avoir déposé sur la lamelle couvre-objet la légère buée que fournit l'haleine, on l'applique sur la goutte de sang qui s'étale ; afin d'éviter l'évaporation, on borde à la paraffine. Lorsqu'on examine ainsi une préparation de sang normal avec un grossissement de 170 diamètres environ (oculaire I et objectif VI de Verick, par exemple), on ne voit, dans le champ du microscope, que trois à quatre globules blancs à la fois ; sur les préparations de sang leucémique, on reconnaît au premier coup d'œil une augmentation considérable du nombre des leucocytes. S'il y en a quatre-vingts, en moyenne, dans le champ de la préparation, on peut en conclure qu'ils sont vingt fois plus nombreux qu'à l'état normal ; par la numération successive des globules rouges et des globules blancs, on arrive à des chiffres plus exacts.

Il faut se rappeler qu'il existe des leucocytoses physiologiques (allaitement) ou pathologiques (pyohémie, fièvre puerpérale, etc.) ; il est rare, du reste, que l'excès des globules blancs atteigne alors les chiffres qu'on observe dans la leucémie ; on devra s'assurer par des examens successifs que l'augmentation du nombre des leucocytes est un phénomène persistant et non passager. Dans certains cas, ce sont les globulins qui dominent.

A ses débuts, la leucémie peut être confondue avec toutes les maladies qui s'accompagnent de débilité générale et d'anémie sans localisations appréciables : telles sont l'anémie, la maladie bronzée d'Addison, certaines formes de tuberculose. L'augmentation du nombre des leucocytes n'est pas toujours assez considérable au début pour caractériser l'état morbide ; on est obligé d'attendre pour formuler un diagnostic précis.

L'adénie, avec ses tumeurs ganglionnaires multiples, se reconnaît facilement ; on ne la confondra pas avec les adénites des scrofuleux, qui ont de la tendance à suppurer et qui n'ont ni le volume, ni la marche rapidement progressive des adénopathies de la pseudo-leucémie ganglionnaire. Les autres espèces de pseudo-leucémies, celles qui se localisent, par exemple, sur la moelle des os ou sur l'intestin, sont au contraire d'un diagnostic très difficile, sinon impossible ; on les confond surtout avec la tuberculose, avec l'anémie à forme rapide et parfois avec la fièvre typhoïde à forme ambulatoire ; nous avons vu que certains faits décrits sous le nom d'anémie pernicieuse devaient rentrer dans l'histoire des pseudo-leucémies.

La leucémie peut simuler aussi le scorbut, surtout lorsque les gencives sont tuméfiées et saignantes ; l'examen attentif des causes qui ont présidé au développement de la maladie et l'absence, chez les scorbutiques, d'un excès de globules blancs dans le sang, permettront d'établir le diagnostic différentiel.

La leucémie a été probablement décrite plus d'une fois sous le nom d'*hémophilie*.

Le *pronostic* est excessivement grave, puisque dans tous les cas connus la maladie s'est terminée par la mort. Parmi les symptômes les plus fâcheux, il faut noter la tendance aux hémorrhagies et les troubles de la respiration annonçant une compression des bronches. La gravité est en rapport avec l'excès des leucocytes du sang.

Traitement. — Aucun médicament n'a de prise sur la leucémie. On doit conseiller seulement une médication tonique et reconstituante ; le vin, le quinquina, l'arsenic à petite dose, peuvent rendre des services et ralentir la marche de la maladie. Les malades seront placés dans de bonnes conditions hygiéniques et l'on traitera avec soin les complications, on s'efforcera en particulier d'arrêter, par le tamponnement des fosses nasales, les épistaxis qui entraînent souvent la mort par leur abondance et qui affaiblissent en tous cas les malades.

Dans l'adénie, lorsque des tumeurs cervicales volumineuses compriment la trachée et menacent d'entraîner l'asphyxie, l'indication de la trachéotomie se pose quelquefois ; cette opération n'apporte pas un grand soulagement aux malades, car les tumeurs s'enfoncent derrière le sternum et vont comprimer la partie inférieure de la trachée.

Virchow. Die Leukämie (Archiv fur path. Anat., 1847, et Pathologie cellulaire, trad. de Straus). — Bennett. On Leucocythemia, 1852. — Vidal. De la leucocythémie splénique. Paris, 1856. — L. Laveran. Note sur un cas d'hémophilie avec leucocythémie et altération de la rate (Gaz. hebd., 1857). — Leudet. Étude des lésions viscérales de la leucémie (Gaz. méd. de Paris, 1858). — J. Simon. De la leucocythémie, th., Paris, 1861. — Trousseau. Clinique. Leçons sur la leucocythémie et sur l'adénie. — Feltz. Mém. sur la leucémie (Gaz. méd. de Strasbourg, 1865). — Wunderlich. Arch. der Heilkunde, 1866. — Ollivier et Ranvier. Obs. pour servir à l'hist. de la leucocythémie (Gaz. méd. de Paris, 1867). — Béhier. Union méd., 1869. Isambert. Art. Leucocythémie, in Dict. encycl. des sc. méd., 1869. — Kelsch. Note pour servir à l'hist. de la lymphadénie (Bull. de la Soc. anat., 1873). — Poncet. Rétinite leucocythémique (Arch. de physiol., 1874). — Cornil et Ranvier. Histologie pathol., 1876. — R. Aubert. Des lymphadénomes du médiastin th., Paris, 1877 — E. Demange. Sur la lymphadénie, th. de Paris, 1877.

SCORBUT

Si nous avions fait une classe des *maladies d'alimentation*, le scorbut y aurait trouvé sa place, car il paraît démontré que la privation de végétaux et de fruits frais joue le principal rôle dans sa pathogénie; mais les maladies d'alimentation rentrent soit dans les empoisonnements (ergotisme, alcoolisme), soit dans les dyscrasies (scorbut), soit dans les maladies parasitaires (trichinose, ladrerie), et l'introduction de ce nouveau groupe dans la classification des maladies ferait double emploi.

Les conditions d'alimentation étant souvent les mêmes pour un grand nombre d'hommes, il en résulte que les maladies d'alimentation et le scorbut en particulier prennent souvent la forme épidémique. L'histoire des épidémies de scorbut est très intéressante; elle montre que la maladie s'est toujours développée dans des conditions identiques, et par suite elle est le préambule nécessaire du chapitre *étiologie*. Dans toutes les épidémies scorbutiques connues, il s'agit d'armées mal ravitaillées, d'équipages tenant la mer depuis longtemps, de villes assiégées, de populations souffrant de la disette ou de la famine, de prisonniers mal nourris.

En 1218 et 1249 le scorbut règne en Égypte sur les armées des croisés : le sire de Joinville fait un tableau navrant de l'armée et des souffrances des malheureux scorbutiques, auxquels les barbiers, chirurgiens du temps, tailladaient les gencives. Aux quinzième et seizième siècles, le scorbut est endémique dans le nord de l'Europe, et il constitue le fléau des navigateurs qui entreprennent les grands voyages de découvertes. Parmi les faits les plus connus, nous citerons l'épidémie qui atteignit les compagnons de Vasco de Gama sur la côte d'Afrique, en 1490; l'épidémie de 1535 sur les équipages de J. Cartier, dans la rivière du Canada; l'épidémie de 1552, dans l'armée de Charles-Quint devant Metz; celles des sièges de Bréda (1625), de Nuremberg (1631), de Thorn (1703), des équipages d'Ellis, dans la baie d'Hudson (1746), de la flotte de l'amiral Anson. Le scorbut était alors confondu avec d'autres maladies, en particulier avec le typhus pétéchial, ce qui explique comment beaucoup de médecins et Boerhaave lui-même croyaient à sa contagion; on distinguait un scorbut de mer et un scorbut de terre, un scorbut alcalin, etc. C'est à Lind que revient le mérite d'avoir écarté de la description du scorbut toutes les maladies étrangères qu'on y rattachait, et d'avoir prouvé, dans son admirable monographie (1753), que toutes les variétés de scorbut décrites par les auteurs n'avaient pas leur raison d'être; à lui aussi et à Bachstrom l'honneur d'avoir compris quelles étaient les causes du scorbut et d'avoir préconisé le seul traitement rationnel.

En 1801, le scorbut sévit sur l'armée française d'Égypte, bloquée à Alexandrie; en 1807 et 1808, il règne dans les garnisons françaises des villes de Prusse; en 1828 et 1840, dans l'armée russe; en 1847, à la suite d'une année de disette, en Angleterre, en Belgique et même en France; pendant la guerre de Crimée (1854-1856), le scorbut a eu une grande part dans l'effrayante mortalité de nos soldats; il a régné, mais sous une forme assez bénigne, pendant le siège de Paris (1870-1871).

En dehors de ces épidémies, le scorbut a donné lieu à des manifestations moins importantes, au point de vue du nombre et de la gravité des cas, dans les prisons, dans les pénitenciers, dans les bagnes; il a été observé à diverses reprises dans de petites garnisons de l'Algérie et des Indes, et aujourd'hui encore il est endémique dans les pénitenciers militaires ainsi que dans les ateliers de travaux publics de l'Algérie; enfin il a continué à se montrer avec une assez grande fréquence sur les navires qui font de longs voyages et qui ne sont pas pourvus de vivres frais en quantité suffisante.

Étiologie. — Bachstrom attribue le scorbut à la privation de végétaux frais; pour Lind, le froid humide et la privation de végétaux frais sont les principales causes de la maladie. Bien que l'auteur anglais donne au froid humide le premier rang dans le chapitre relatif à l'étiologie du scorbut, il est facile de voir, dans les pages qu'il consacre au traitement, que la principale indication thérapeutique consiste, pour lui comme pour Bachstrom, dans l'administration aux malades de fruits et de végétaux frais; il n'y a donc pas contradiction entre les opinions soutenues par Bachstrom et Lind; les analogies sont, au contraire, évidentes, indiscutables. Le froid humide est seulement une cause adjuvante du scorbut qui s'est développé maintes fois dans les zones intertropicales; la chaleur torride a pour effet, comme les froids extrêmes et prolongés, d'empêcher toute végétation et de donner lieu à une pénurie de légumes et de fruits frais qui engendre le scorbut. L'analyse de toutes les épidémies scorbutiques connues démontre que la maladie s'est toujours développée sur des hommes privés depuis un certain temps de végétaux frais ou n'en recevant qu'une quantité insuffisante, et qu'elle a toujours disparu dès que les conditions d'alimentation ont été modifiées. Il n'y a pas d'exemple d'une épidémie scorbutique sévissant sur la population d'une ville assiégée et continuant à s'étendre après le ravitaillement de cette ville.

Lorsqu'on fait une enquête sur les causes d'une épidémie de scorbut qui règne, par exemple, dans une prison, il ne faut pas se contenter de cette assertion que les prisonniers reçoivent des *vivres frais*; sous ce nom de vivres frais on peut n'avoir en vue que la viande fraîche; la viande fraîche ne suffit pas à prévenir le scorbut. On ne doit pas non plus se contenter de voir si les légumes frais figurent dans le régime réglementaire; il faut s'assurer si pendant quelque temps les légumes frais n'ont pas été supprimés et remplacés par des légumes secs, si les légumes frais sont de bonne qualité et en quantité suffisante. Il faut rechercher enfin si les hommes atteints de scorbut n'ont pas été mis à un régime particulier, privés par mesure disciplinaire d'une partie de leurs aliments; dans les pénitenciers de l'Algérie, le scorbut s'observe presque exclusivement chez les hommes qui sont mis en cellule et qui ne reçoivent pour toute alimentation que du pain et de l'eau. C'est parce qu'ils ont négligé de se livrer à ces investigations que quelques observateurs ont pu soutenir que le scorbut se développait quelquefois chez des individus bien nourris et recevant des *vivres frais*. Souvent aussi on a confondu le scorbut avec d'autres affections dans l'étiologie desquelles la privation des végétaux frais ne joue en effet aucun rôle.

Quelques observateurs ont cherché à démontrer que le scorbut était une maladie infectieuse et contagieuse; le scorbut a régné souvent en même temps que le typhus exanthématique, maladie essentiellement contagieuse, et l'on conçoit que le mode de propagation du typhus ait pu être attribué au scorbut, qui le compliquait dans bon nombre de cas. Dans les épidémies bien limitées de scorbut, il n'y a pas d'exemple de contagion de la maladie ; c'est ainsi que dans les épidémies de scorbut des prisons, jamais la maladie ne se propage aux gardiens ou aux infirmiers qui sont en contact journalier avec les malades.

DESCRIPTION. — Le scorbut se prépare toujours lentement ; il n'a pas une période d'incubation régulière comme les maladies miasmatiques ou virulentes.

La plupart des auteurs s'accordent à reconnaître trois périodes dans l'évolution du scorbut : une période initiale, une période d'état, une période terminale ou cachectique.

La *première période* est caractérisée surtout par l'abattement, la mélancolie et par des douleurs qui augmentent pendant les mouvements. Le visage pâlit, la peau prend une teinte terreuse, se dessèche et se couvre, particulièrement aux membres inférieurs, de petites élevures facilement appréciables au toucher, qui ont fait comparer la peau des scorbutiques à celle des individus saisis par le froid et ayant la *chair de poule :* ces élevures ou *pétéchies folliculaires* ont une coloration d'un bleu lilas ou d'un rouge sale ; lorsqu'on écarte avec une épingle les cellules épidermiques, on découvre le plus souvent un poil enroulé au centre de chaque élevure.

Les douleurs siègent soit dans les membres, surtout au niveau des articulations, soit dans les lombes et à la base de la poitrine ; l'exagération de ces douleurs pendant les contractions musculaires inspire aux scorbutiques une véritable horreur pour le mouvement ; le besoin invincible de repos qu'ils manifestent est un excellent symptôme du début.

L'esprit est abattu, peu sensible aux impressions du dehors.

La respiration est difficile ; le pouls petit. Les urines sont peu abondantes et sédimenteuses ; la constipation est la règle. Il n'y a pas de fièvre.

La *période d'état* est caractérisée par l'aggravation des symptômes précédents, par des hémorrhagies qui se produisent, soit à la surface des muqueuses, des gencives en particulier, soit dans le tissu cellulaire sous-cutané ou profond et par des œdèmes durs. Les gencives se tuméfient et deviennent d'un rouge foncé presque ecchymotique ; parfois la tuméfaction est telle, que les dents sont complètement cachées par le boursouflement de la muqueuse ; ces fongosités saignent au moindre contact et rendent la mastication impossible, ou du moins très pénible. La muqueuse de la voûte et du voile du palais se recouvre assez souvent aussi de larges ecchymoses ; l'haleine des malades est fétide ; la matière colorante du sang, mélangée à du tartre, recouvre les dents et une partie de la muqueuse buccale d'un enduit noirâtre ; des bulles remplies de sang liquide, extravasé, soulèvent çà et là l'épithélium et leur rupture est suivie d'hémorrhagies.

Du côté de la peau, les hémorrhagies ou ecchymoses se produisent d'abord aux membres inférieurs ; au début, elles ont la largeur d'une pièce d'un franc ou de cinquante centimes, mais elles ne tardent pas à s'accroître et l'on en voit qui ont la largeur de la main ou qui sont même plus étendues (Lind). La peau prend successivement, au niveau de ces ecchymoses, une coloration d'un rouge foncé, noirâtre, puis des teintes verdâtres et jaunâtres, comme dans les ecchymoses qui succèdent à des traumatismes. Les moindres contusions donnent lieu, chez les scorbutiques, à des ecchymoses, et c'est probablement parce que les membres inférieurs sont très exposés aux contusions, que les ecchymoses y sont plus fréquentes que partout ailleurs. Il se forme assez souvent, au niveau des ecchymoses, des espèces de furoncles qui, en s'ouvrant, donnent naissance à des ulcères scorbutiques ; la surface de ces ulcères se recouvre d'une sanie brunâtre et de fongosités qui s'accroissent avec une grande rapidité.

D'autres hémorrhagies se produisent plus profondément, soit dans le tissu cellulaire, soit dans l'intérieur des muscles ; les sièges d'élection de ces foyers hémorrhagiques sont : le creux poplité, le mollet, la cuisse et le pli de l'aine. Les hémorrhagies interstitielles des muscles fléchisseurs de la jambe sur la cuisse amènent des rétractions très douloureuses ; les muscles des mollets, infiltrés de sang, ont la dureté du bois. La peau des membres inférieurs et le tissu cellulaire sous-jacent sont en outre le siège d'un œdème dur qui commence, chez beaucoup de malades, par le tissu cellulaire situé entre le tibia et le tendon d'Achille.

Les malades restent immobiles, les membres inférieurs sont souvent rétractés ; les douleurs ont pour principaux sièges la tête et les reins. La respiration est difficile ; il existe une sensation très pénible d'oppression et de constriction à la base de la poitrine ; parfois les accès de dyspnée sont extrêmement pénibles et les malades sont menacés d'asphyxie sans que l'auscultation ni la percussion de la poitrine rendent compte de ces symptômes.

La peau de la face présente une pâleur verdâtre ; il existe plutôt de la bouffissure que de l'amaigrissement.

Dans les cas, assez rares aujourd'hui, où la maladie passe à la *troisième période*, tous les symptômes précédents s'aggravent. les ecchymoses se multiplient et peuvent s'étendre à tout un membre ; la tuméfaction des gencives est portée à son plus haut degré, les dents deviennent branlantes et leur chute s'accompagne d'hémorrhagies difficiles à arrêter. Chez les jeunes gens. les épiphyses se séparent du corps des os longs. L'abattement est extrême, il se produit des accès fébriles irréguliers, la peau a une teinte blanche, cireuse, elle se couvre de sueurs froides et visqueuses qui lui donnent un aspect brillant. Les sphincters se relâchent et des évacuations sanguinolentes simulent parfois la dysenterie. La dyspnée devient extrême, le pouls est filiforme : les malades succombent lentement dans une adynamie profonde, ou bien ils sont enlevés brusquement par une syncope.

Formes irrégulières. Complications. — Le scorbut ne se présente pas toujours avec le cortège des symptômes classiques énumérés plus haut ; les formes frustes et les formes compliquées sont nombreuses. En Crimée, la tuméfaction des gencives manquait chez un grand nombre de malades ; le scorbut peut se traduire seulement par des douleurs musculaires, par un affaiblissement général avec horreur du mouvement, par un œdème dur des membres inférieurs avec formation de tumeurs dans les creux poplités. L'héméralopie épidémique a été observée souvent en même temps que le scorbut et elle a été décrite par quelques auteurs comme une forme fruste du scorbut. L'héméralopie semble en effet se rattacher, comme le scorbut, à un vice d'alimentation ; mais, tandis que la privation de végétaux frais joue le principal rôle dans l'étiologie du scorbut, c'est la privation de certaines matières grasses d'origine animale qui semble être la cause des épidémies d'héméralopie (A. Laveran, *Traité des maladies des armées*, p. 518).

Le scorbut se complique souvent d'autres maladies et les types morbides qui naissent de ces unions ne sont pas toujours faciles à reconnaître. Lind a cité avec raison la fièvre pétéchiale parmi les complications les plus terribles du scorbut. En Crimée, le scorbut se compliquait chez nos soldats de diarrhée, de dysenterie, de typhus, de congélations, etc., si bien qu'il devenait difficile de faire la part de chacune de ces maladies.

Dans quelques épidémies, les complications thoraciques domi-

neut : la pneumonie scorbutique a une marche analogue à celle
de la pneumonie de la cachexie palustre ; le début est insidieux ;
il y a une splénisation du poumon plutôt qu'une hépatisation
véritable. La pleurésie et la péricardite hémorrhagiques peuvent
se montrer aussi avec une assez grande fréquence.

ANATOMIE PATHOLOGIQUE. — Pendant longtemps, on a répété,
avec Scudamore, qu'il y avait une *dissolution* du sang chez les
scorbutiques ; on expliquait ainsi la tendance aux hémorrhagies.
Magendie, Andral et Gavarret croyaient encore qu'il y avait une
diminution notable du chiffre de la fibrine dans le sang des
scorbutiques. Les recherches de L. Laveran et Millon, de Becquerel et Rodier, de Chalvet, ont démontré que la quantité de
fibrine était, au contraire, supérieure au chiffre normal dans la
majorité des cas. Chalvet a constaté dans ses analyses du sang
scorbutique : 1° un excès de fibrine, 3gr,50 à 4 grammes au lieu
de 2 grammes pour 1000 ; 2° une diminution du chiffre des globules : minimum, 60 pour 1000 au lieu de 128 ; 3° une augmentation légère du chiffre de l'albumine. D'après Chalvet, l'hypoglobulie est due à l'insuffisance des sels à base de potasse dans
l'alimentation ; comme ces sels sont fournis à l'état normal par
les végétaux, au moins pour la meilleure part, et qu'ils entrent
dans la composition des globules du sang, on comprend que
cette théorie chimique de la pathogénie du scorbut ait tenté
plusieurs observateurs ; elle a été défendue avec talent par Garrod et Chalvet, mais les objections qu'on peut lui adresser sont
nombreuses, et de nouvelles recherches sont indispensables à ce
sujet.

Lorsqu'on pratique des incisions au niveau des ecchymoses
sous-cutanées, on constate que le sang est infiltré dans la peau
et dans le tissu conjonctif sous-jacent ; il n'existe nulle part de
collections sanguines, rien ne s'écoule sur la coupe. L'examen
microscopique de la peau montre que l'épiderme est épaissi,
notamment au niveau des poils : les poils sont souvent contour-
nés, pelotonnés sur eux-mêmes, et les cellules épidermiques
forment au-dessus d'eux une espèce d'opercule. Au niveau des
ecchymoses récentes le tissu conjonctif sous-cutané est infiltré
de globules rouges qui ont conservé leur forme caractéristique
et leur aspect normal ; les hématies dissocient les faisceaux du
tissu conjonctif et se répandent jusque dans le pannicule graisseux sous-cutané. Lorsque les ecchymoses sont anciennes, les
hématies sont altérées plus ou moins profondément, et au milieu
des hématies on distingue les leucocytes qui renferment de la

matière pigmentaire. Les petits vaisseaux cutanés ne sont pas altérés en général.

Lorsqu'il existe des hémorrhagies intra-musculaires, le tissu musculaire pris au niveau des foyers hémorrhagiques est profondément altéré. Les fibres musculaires, dissociées par le sang qui infiltre le muscle, sont atrophiées et l'on constate les altérations ordinaires de la myosite à des degrés qui varient avec l'ancienneté des lésions musculaires. Les muscles qui n'ont pas subi l'infiltration sanguine sont rarement altérés ; il en est de même du myocarde.

Il existe souvent des épanchements séreux ou sanguinolents dans les plèvres et dans le péricarde. Les ecchymoses souspleurales et sous-péricardiques sont très communes.

Les poumons sont souvent altérés ; on y constate des noyaux indurés, hémorrhagiques et des lésions inflammatoires plus ou moins étendues. Lorsqu'on examine au microscope un foyer d'hémorrhagie pulmonaire en voie de résorption, on constate au centre un magma jaunâtre d'aspect colloïde, formé par les hématies altérées et de la fibrine ; tout autour de ce magma on distingue des hématies déformées remplissant les alvéoles pulmonaires ; les leucocytes mélangés aux hématies et les cellules endothéliales des cloisons interalvéolaires sont chargés de matière pigmentaire.

Le foie présente d'ordinaire les altérations de la dégénérescence graisseuse ; la dégénérescence porte principalement sur la périphérie des lobules, comme dans le foie des phthisiques.

La rate est assez souvent augmentée de volume et ramollie.

Les reins sont d'ordinaire à l'état sain. On n'a noté aucune altération constante du tube digestif, ni des centres nerveux.

Chez les jeunes gens, les épiphyses des os longs sont séparées de la diaphyse ; les côtes, des cartilages costaux. La moelle des os paraît altérée, ainsi que la substance spongieuse ; lorsqu'on pressait entre les doigts l'extrémité des côtes qui commençait à se séparer des cartilages, on en faisait sortir, dit Poupart (cité par Lind), une grande quantité de matière corrompue, et après l'avoir exprimée il ne restait plus que les deux lames osseuses de la côte.

DIAGNOSTIC. PRONOSTIC. — Le diagnostic est difficile au début des épidémies, lorsque les malades ne présentent encore ni les ecchymoses, ni les œdèmes durs, ni la tuméfaction des gencives ; il importe cependant de reconnaître la maladie de bonne heure, afin de prendre les mesures propres à arrêter ses progrès.

Les symptômes initiaux les plus importants sont : l'affaiblissement général sans cause apparente, la pâleur de la face, les douleurs dans les membres et le besoin irrésistible de repos qui se traduit par la manière d'être et par les attitudes des malades. Le piqueté scorbutique avec sécheresse de la peau se montre de bonne heure et facilite le diagnostic. Les conditions générales d'hygiène et d'alimentation dans lesquelles se trouvent les malades fournissent aussi des indications utiles. Il est clair que l'attention sera toujours en éveil si l'on est appelé à soigner des marins embarqués depuis longtemps ou des prisonniers mal nourris. Il faut bien savoir cependant que le scorbut peut se présenter à l'état sporadique chez des personnes qui, par goût ou pour toute autre cause, ne font pas entrer les légumes frais, non plus que les fruits, dans leur alimentation.

Les douleurs scorbutiques peuvent être confondues avec des douleurs rhumatismales ; le rhumatisme musculaire ne s'accompagne pas des symptômes généraux : abattement, besoin de repos, anémie, qui s'observent chez les scorbutiques ; les hémorrhagies, les indurations des muscles et du tissu cellulaire, principalement au cou-de-pied et au creux poplité, viennent bientôt lever tous les doutes.

Certains cas d'anémie pernicieuse et de pseudo-leucémie ont une grande analogie avec le scorbut. Il n'y a pas chez les scorbutiques d'excès de leucocytes dans le sang ; par suite, le diagnostic différentiel avec la leucémie est facile, bien que la tuméfaction des gencives puisse se produire sous le même aspect dans les deux maladies.

On ne confondra pas avec le scorbut le *purpura*, maladie fébrile, sporadique, qui se développe en dehors des conditions étiologiques particulières au scorbut et qui ne s'accompagne pas de tuméfaction des gencives.

Lorsque le scorbut se combine à d'autres maladies, au typhus, à la dysenterie, etc., il peut passer inaperçu, l'attention étant distraite par la maladie la plus bruyante. On est en général guidé par l'épidémicité du scorbut ; les cas dans lesquels la maladie se présente isolée, avec sa symptomatologie classique, éclairent ceux dans lesquels l'état scorbutique est à un plan secondaire et ne se traduit que par des symptômes obscurs.

Le *pronostic* n'est pas grave lorsque le scorbut n'est pas arrivé à la période cachectique et qu'on peut soustraire les malades aux causes qui l'ont fait naître ; si, au contraire, les scorbutiques sont condamnés à la même alimentation, s'ils restent privés de végétaux et de fruits frais, leur état va s'aggravant de jour en jour et la mort survient fatalement. L'influence du scorbut est surtout désastreuse lorsque, en même temps que lui, règnent d'autres maladies épidémiques, la dysenterie, le typhus par exemple.

Les végétaux et les fruits frais améliorent rapidement l'état des malades. Ils arrêtent l'épidémie dans sa marche. Mais il ne faudrait pas croire qu'il suffit de modifier ainsi le régime pour voir les scorbutiques se rétablir en quelques jours; chez quelques-uns la cachexie est si profonde, que la réparation est impossible; d'autres conservent pendant longtemps des traces de scorbut, telles que douleurs névralgiques, faiblesse, atrophie de quelques muscles, induration de la région poplitée ou des muscles du mollet, etc.

PROPHYLAXIE. TRAITEMENT. — Le scorbut est une maladie que l'on peut prévenir; les mesures prophylactiques ont donc ici une importance exceptionnelle. Tous les fruits, tous les végétaux frais, sont d'excellents antiscorbutiques; il n'est pas nécessaire de les donner en grande abondance; au bagne de Brest, il a suffi d'un repas de viande et de légumes frais par semaine pour faire disparaître le scorbut qui y était endémique. Une fois la maladie développée, il faut user plus largement des fruits et des végétaux pour la guérir; aussi tel moyen qui réussit comme prophylactique est-il un moyen curatif assez médiocre. Les légumes secs ou conservés après ébullition n'ont plus de propriétés antiscorbutiques.

Dans la marine anglaise on a adopté depuis longtemps, pour prévenir le scorbut, un mélange de jus de citron et d'alcool (*lime juice*), que les règlements prescrivent de distribuer à tous les équipages des navires qui sont en mer depuis quatorze jours. Cette pratique a eu d'excellents résultats: le scorbut, autrefois si commun dans la marine anglaise, y est devenu très rare.

L'usage de la viande fraîche ne peut pas remplacer celui des végétaux et des fruits frais; il est certain cependant que la viande fraîche est préférable aux salaisons.

Le manque de variété dans l'alimentation, l'habitation de locaux froids et humides, les fatigues excessives, l'inaction absolue, les impressions tristes, la nostalgie, sont des causes prédisposantes, dont la prophylaxie doit tenir grand compte.

Lorsque le scorbut est déclaré, les fruits et les végétaux frais forment encore la base du traitement. Le cresson, la moutarde, le raifort, le cochléaria ont reçu plus spécialement le nom d'antiscorbutiques; mais la plupart des plantes et des fruits pouvant entrer dans l'alimentation jouissent de propriétés analogues. Les oranges, les citrons sont les meilleurs médicaments à opposer au scorbut, ainsi que Lind l'a démontré.

Le bitartrate et le chlorate de potasse peuvent, en l'absence de végétaux frais, rendre quelques services. Il en est de même du vin bouilli qui renferme une grande quantité de bitartrate de potasse.

Les scorbutiques seront transportés dans un endroit sec et bien aéré, on leur donnera une alimentation appropriée à l'état de la muqueuse buccale, dont la tuméfaction gêne la mastication : le vin, le fer, le quinquina sont d'excellents adjuvants.

Contre les ulcérations des gencives on emploiera des lotions astringentes avec une solution de sulfate de fer ou de quinquina, ou bien on passera sur les gencives un pinceau trempé dans l'acide chlorhydrique.

Les bains tièdes, les frictions avec les liniments opiacés ou chloroformés, le massage, les mouvements passifs imprimés aux membres diminuent les douleurs et empêchent les rétractions.

LIND. Traité du scorbut, 1753. Traduct. in Encyclop. des sc. méd. — LARREY. Mém. de chirurgie milit., t. II, p. 282. — L. LAVERAN. Considér. sur le scorbut (Travaux de la Soc. des sc. méd. de la Moselle, Metz, 1848). — THOLOZAN. Gaz. méd. de Paris, 1855. — DELPECH. Le scorbut pendant le siège de Paris (Gaz. hebdom., 1871). — LASÈGUE et LEGROUX. Arch. gén. de méd., 1861. — CHALVET. Communic. à la Soc. méd. des hôpitaux, 1871, et Gaz. hebdom., 1871, n° 13. — BROUARDEL. Revue des cours sc., 1872, p. 1165. — Discussion sur la nature du scorbut à l'Acad. de méd., 1874. — Discours de MM. Villemin, Le Roy de Méricourt et Bouchardat. — A. LAVERAN. Traité des maladies des armées, p. 478. Paris, 1875. — ROCHEFORT. L'expédition arctique anglaise et le scorbut (Arch. de méd. navale, 1877). — J. MAHÉ. Art. Scorbut, in Dict. encycl. des sc. méd. — H. REY. Scorbut, in Nouv. Dict. de méd. et de chir. prat., t. XXXII, 1882. — DE BEURMANN. Etude sur les causes et les symptômes du scorbut des prisonniers (Arch. gén. de méd., 1884, p. 23). — LAVERAN. Du scorbut (Arch. de méd. milit., 1884, t. III, p. 338). — LANCEREAUX. Le scorbut des prisons (Ann. d'hyg. publ., 1885, t. XIII, p. 296).

MALADIE D'ADDISON

La maladie décrite en 1855 par Addison, et rattachée par lui à une altération des capsules surrénales, est caractérisée au point de vue clinique : par une asthénie générale, par des troubles gastriques et des douleurs siégeant à l'épigastre et aux lombes, enfin par une coloration bronzée de la peau avec des taches pigmentaires sur les muqueuses.

Le nom de *maladie d'Addison* doit être préféré à celui de *ma-*

ladie bronzée, attendu que la pigmentation de la peau peut faire défaut.

ÉTIOLOGIE. — La maladie d'Addison est tantôt primitive, tantôt consécutive; la tuberculose lui est souvent associée, quelques observateurs ont même prétendu qu'il s'agissait d'une forme de la tuberculose et non d'une espèce morbide distincte.

La maladie d'Addison, plus commune chez l'homme que chez la femme, présente son maximum de fréquence de vingt à quarante ans.

DESCRIPTION. — On peut reconnaître deux formes principales : une *forme rapide*, une *forme lente;* cette dernière étant la plus fréquente, c'est par elle que nous commencerons.

La maladie d'Addison à forme lente débute d'une façon insidieuse; elle ne se manifeste tout d'abord que par une fatigue insolite, par un accablement dont les causes échappent et qui augmente d'une façon progressive.

La maladie confirmée est caractérisée par des *douleurs*, des *troubles gastriques*, une *teinte bronzée de la peau* et une *asthénie profonde ;* ces symptômes ne se succèdent pas toujours dans le même ordre.

Les douleurs siègent à l'épigastre et aux lombes, quelquefois dans les membres ou dans l'hypocondre droit; elles ont souvent le caractère des névralgies. Les troubles gastro-intestinaux se produisent tantôt dès le début, tantôt à une période assez avancée, alors que la mélanodermie est déjà manifeste. Il existe de l'anorexie, un dégoût profond pour certains aliments, des vomissements alimentaires ou bilieux, de la constipation ou de la diarrhée.

La coloration bronzée est générale, elle est plus marquée seulement sur les parties qui, à l'état sain, sont riches en pigment : aréoles des mamelons, peau des parties génitales, du visage, du cou et des mains. La teinte de la peau est uniforme, elle ressemble à celle du hâle; mais elle ne se limite pas comme cette dernière aux parties découvertes. Wilks a comparé avec raison la physionomie des malades atteints de maladie d'Addison à celle des mulâtres; la blancheur nacrée des sclérotiques ressort vivement sur le fond sombre de la face.

La pigmentation se produit également sur les muqueuses; des taches brunâtres apparaissent sur la muqueuse des lèvres ou à la face interne des joues; elles rappellent l'aspect de la muqueuse buccale chez certains chiens de race (Trousseau). Les muqueuses gingivale et linguale, celles des petites lèvres et du gland peuvent aussi être le siège de dépôts pigmentaires.

La dépression générale qui caractérise le début de la maladie s'accroît pendant la période d'état ; les mouvements sont alanguis, pénibles, l'esprit est paresseux ; il existe souvent de l'amaigrissement et de l'anémie, mais la prostration des forces n'est pas en rapport avec le degré d'anémie présenté par les malades.

Les symptômes de la période d'état vont s'aggravant et donnent lieu, au bout d'un temps variable, à l'état cachectique ; la débilité est extrême, les malades ont des vertiges, des syncopes ; le pouls est petit, misérable ; les extrémités se refroidissent ; l'intelligence persiste souvent jusqu'à la fin. La mort a lieu brusquement, par syncope, ou à la suite de convulsions violentes ; d'autres fois les malades s'éteignent après une longue agonie que caractérise l'état adynamique.

La durée de cette forme à marche lente est de deux ans en moyenne.

La forme rapide de la maladie d'Addison peut évoluer en quelques semaines, sa durée moyenne est de trois mois. Les symptômes sont les mêmes que dans la forme lente, seulement leur acuité est beaucoup plus grande ; c'est ainsi que les accidents gastro-intestinaux, liés à la maladie d'Addison à marche rapide, ont pu simuler des accidents cholériformes ou des empoisonnements. La mort peut arriver avant que la pigmentation de la peau et des muqueuses ait eu le temps de se produire. Tandis que la forme lente est apyrétique, la forme rapide, aiguë, s'accompagne parfois de mouvements fébriles, voire même de frissons violents.

Dans quelques cas, on voit se produire des œdèmes, de l'ascite, de l'albuminurie ; mais la complication la plus commune de la maladie d'Addison est sans contredit la tuberculose, qui est notée dans plus du tiers des cas (B. Ball).

Anatomie pathologique. — Les altérations des capsules surrénales, bien qu'elles ne soient pas constantes dans la maladie d'Addison, présentent, sans contredit, un très grand intérêt, et leur fréquente coexistence avec les symptômes qui caractérisent cette maladie est aujourd'hui un fait démontré. Dans bon nombre de cas, les lésions des capsules ne peuvent pas être rattachées à la tuberculose. Les capsules surrénales hypertrophiées atteignent assez souvent le volume d'un gros œuf de poule, elles adhèrent aux organes voisins, particulièrement aux reins et, à droite, à la face inférieure du foie. Les deux substances, qui à l'état normal composent les capsules, sont méconnaissables ; elles sont remplacées par un tissu d'un blanc grisâtre, dur, lardacé ; au centre, on trouve soit de petits abcès, soit des foyers de matière caséeuse ou crétacée.

L'examen histologique révèle des altérations différentes suivant que la marche de la maladie a été rapide ou lente ; dans le premier cas, ce qui domine c'est une infiltration du tissu par des éléments embryonnaires qui çà et là sont collectés sous forme de petits abcès ; dans le second cas, l'altération prend les caractères de l'inflammation chronique ; une trame fibreuse très épaisse s'organise, les éléments normaux des capsules sont détruits, et il se forme des foyers caséeux qui peuvent s'imprégner de sels calcaires. En somme, les lésions des capsules surrénales sont celles de l'inflammation en général. Lorsque la maladie d'Addison est unie à la tuberculose, les lésions des capsules sont de même ordre que celles des autres organes, et l'on y trouve de véritables granulations tuberculeuses avec des masses caséeuses.

Le pigment se dépose surtout dans la couche de Malpighi comme chez les nègres et les mulâtres ; il est rare d'en rencontrer dans le sang. Le nombre des leucocytes est souvent augmenté.

Dans quelques autopsies, on a noté l'hypertrophie de la rate, des ganglions mésentériques et des follicules clos isolés ou agminés de l'intestin.

Des altérations des ganglions semi-lunaires et du plexus solaire ont été signalées dans dix-neuf cas (Rosenthal) ; d'après Schmidt, Jaccoud, Rosenthal, Semmola, ce sont les lésions du grand sympathique et de la moelle épinière qui jouent le principal rôle dans la pathogénie de la maladie d'Addison, et les altérations des capsules surrénales ne provoquent si souvent la maladie que par suite du voisinage de ganglions nerveux importants. Cette théorie permet de comprendre pourquoi l'altération des capsules surrénales n'est pas constante, les lésions du grand sympathique pouvant être primitives. Rosenthal place la maladie d'Addison parmi les névroses vaso-motrices et trophiques ; nous pensons qu'il est prématuré de lui assigner une place parmi les maladies du système nerveux et que de nouvelles recherches sont nécessaires, d'autant plus qu'aux faits positifs d'altérations du grand sympathique on peut opposer des faits négatifs en assez grand nombre.

DIAGNOSTIC. PRONOSTIC. — Dans les cas où la maladie d'Addison présente une marche rapide qui ne donne pas à la pigmentation de la peau et des muqueuses le temps de se produire, on peut la confondre avec l'anémie, avec la tuberculose ou avec la leucémie. Généralement, le nombre des globules rouges est beaucoup moins diminué que dans l'anémie et celui des leucocytes beaucoup moins augmenté que dans la leucémie. L'asthénie, les symptômes gastro-intestinaux, les douleurs épigastriques et lombaires permettraient certainement de diagnostiquer la maladie d'Addison à forme rapide, s'il s'agissait d'une maladie plus commune ; mais la rareté de ses coups fait qu'elle vient presque toujours surprendre le praticien.

Lorsque la pigmentation de la peau et des muqueuses est bien marquée, le diagnostic est facile, l'esprit du médecin est mis immédiatement en éveil. La teinte ictérique est facile à distinguer de la mélanodermie de la maladie d'Addison ; il suffit d'examiner les sclérotiques ; on peut aussi rechercher la présence du pigment biliaire dans l'urine. Chez les phthisiques, la peau prend assez souvent une teinte terreuse, mais cette pigmentation se limite à quelques parties du corps, à la face en particulier, et les taches pigmentaires des muqueuses font défaut. Dans l'entérite chronique, chez des individus misérables, mal nourris, couverts de crasse et de vermine, les téguments prennent une teinte ardoisée, surtout à la face, au cou, aux mains et aux avant-bras ; la peau est alors sèche, rude, squameuse, tandis que dans la maladie d'Addison elle est souple et lisse.

Dans la cachexie palustre, l'anémie domine la scène, la pigmentation de la peau est peu marquée, les taches font défaut sur les muqueuses ; enfin les antécédents et l'hypertrophie de la rate ne laissent pas place au doute.

Les malades qui ont pris pendant longtemps du nitrate d'argent peuvent présenter une teinte brunâtre assez foncée, surtout s'ils ont l'imprudence de prendre des bains sulfureux ; l'interrogatoire permettra d'éviter facilement cette cause d'erreur.

Une fois le diagnostic posé, il faut se demander si la maladie est simple ou compliquée ; il faut rechercher en particulier s'il n'existe pas de signes de tuberculose.

La maladie d'Addison a une marche progressive ; elle aboutit presque fatalement à la mort au bout d'un temps qui varie de quelques semaines à sept ou huit ans. Les faits de guérison qui ont été cités ne sont pas probants ; les malades n'ont pas été suivis assez longtemps pour qu'on puisse affirmer qu'il s'agissait de guérisons véritables et non de simples rémissions ; il n'est pas très rare, dans la maladie qui nous occupe, d'observer des paroxysmes caractérisés par l'augmentation des douleurs et des symptômes gastro-intestinaux ; au bout de quelques jours ou de quelques semaines, l'état des malades s'améliore, les vomissements cessent, les forces reviennent ; on peut croire à une guérison ; ce n'est, en général, qu'une amélioration passagère, une halte dans l'évolution progressive du mal.

Les cas dans lesquels les symptômes gastro-intestinaux prennent, dès le début, une grande intensité et qui s'accompagnent d'une asthénie profonde sont les plus défavorables au point de vue du pronostic.

TRAITEMENT. — Les principales indications consistent : 1° à combattre, à l'aide d'une médication générale tonique et reconstituante, la tendance si marquée à l'affaiblissement ; 2° à traiter les principaux symptômes : les troubles gastro-intestinaux, les douleurs, etc.

Pour remplir la première de ces indications, il faut d'abord placer les malades dans des conditions hygiéniques aussi bonnes que possible ; une bonne nourriture, une existence tranquille, à l'abri des fatigues et des inquiétudes, sont indispensables. Le vin de quinquina, le fer, l'huile de morue, lorsqu'elle est tolérée, rendent des services en ralentissant la dénutrition et en prévenant la tuberculose, cette redoutable complication de la maladie d'Addison. L'hydrothérapie doit être conseillée au début seulement, lorsque la réaction est facile.

Contre les douleurs, on emploiera les vésicatoires, les injections hypodermiques de chlorhydrate de morphine ; contre les vomissements, la glace, les boissons effervescentes, le régime lacté. Les purgatifs produisent facilement des diarrhées profuses qui affaiblissent les malades et qui sont parfois difficiles à arrêter ; on sera donc très sobre de purgatifs.

ADDISON. Des effets généraux et locaux des maladies des capsules surrénales. London, 1855. — MARTINEAU. De la maladie d'Addison, thèse, Paris, 1863. — JACCOUD. Art. *Maladie bronzée*, in Nouv. Dict. de méd. et de chir. prat., 1866. — GREENHOW. On Addison's Disease. London, 1866. — SIREDEY. Union médicale, 1867. — TROUSSEAU. Clinique méd., 7e édition. — H. BALL. Art. *Maladie bronzée*, in Dict. encycl. des sc. méd., 1870. — EULENBURG et GUTTMANN. Pathologie der Sympathicus. Berlin, 1873. — A. LAVERAN. Deux observations de maladie d'Addison sans coloration bronzée (Gaz. hebd., 1873). — CHARRIN. Maladie bronzée hématique des enfants nouveau-nés, thèse, Paris, 1873. — GUERMONPREZ. Contrib. à l'étude de la maladie bronzée d'Addison, thèse, Paris, 1876. — CORNIL et RANVIER. Manuel d'histo'og c pathologique. Paris, 1876, p. 1004. — ROSENTHAL. Traité clinique des maladies du système nerveux, trad. franç. de Lubanski, 1877, p. 811. — DEMONTROND. Étude sur la maladie d'Addison, thèse, Paris, 1878.— BOCHEFONTAINE. Sur quelques altérations des capsules surrénales (Acad. des sc., séance du 5 avril 1880). — SEMMOLA. De la pathogénie nerveuse de la maladie d'Addison. Comm. au Congrès de Londres, 1881, et Gaz. hebd., 1881, p. 540.

PELLAGRE

La pellagre est une maladie générale caractérisée par des érythèmes qui apparaissent exclusivement sur les parties découvertes, par des troubles gastro-intestinaux et nerveux, enfin, à la dernière période, par un état cachectique et souvent par l'aliénation mentale.

La pellagre paraît avoir été inconnue en Europe avant 1720; c'est en Espagne, dans le district d'Oviédo, qu'elle fit sa première apparition; en 1760, elle envahit l'Italie, où elle prit une grande extension; aujourd'hui encore, elle est endémique à des degrés divers dans les provinces de Pérouse, d'Urbin et de Pesare, de Ravenne, dans une partie de la Toscane et du Piémont, dans la Vénétie et le Milanais. En 1820, la pellagre s'étendit en France, dans le bassin d'Arcachon et dans celui de l'Adour, dans la Gironde et les Landes. Plusieurs cas de pellagre furent observés à Paris en 1842 et 1843 par Th. Roussel. D'après les recherches de Landouzy, la Champagne serait depuis 1863 le siège d'un foyer endémique de la pellagre, foyer beaucoup moins important que celui des Landes. Enfin on a signalé sur un grand nombre de points des cas sporadiques de pellagre.

ÉTIOLOGIE. — Quelques auteurs ont voulu faire de la pellagre une intoxication par le maïs altéré; l'apparition de la pellagre en Europe avait coïncidé avec l'introduction de la culture du maïs et la maladie sévissait principalement sur les populations qui font de la farine de maïs leur nourriture habituelle : c'en était assez pour justifier cette hypothèse. D'après Balardini, c'est le *verdet* ou *verderame*, champignon qui se développe sur le maïs de mauvaise qualité après les saisons pluvieuses, qui constituerait le principe toxique. Malheureusement pour cette théorie, la pellagre a été rencontrée dans des pays, comme la Champagne, où le maïs n'est pas cultivé, chez des personnes qui n'avaient jamais mangé un grain de maïs, et, pour concilier ces faits avec la théorie de Balardini, il faudrait admettre que le verdet peut se développer sur d'autres céréales que le maïs (Constantin Paul). La plupart des auteurs sont aujourd'hui d'accord pour dire que la pellagre n'est pas une intoxication par le verdet, mais une maladie générale dont les causes sont complexes; l'alimentation par la farine de maïs, très pauvre en principes azotés, joue un rôle important, mais il faut aussi faire une large place dans l'étiologie de la pellagre à ce syndrome social : la misère. C'est en effet sur

les populations pauvres, dans les villages éloignés des grands
centres de population, que règne la pellagre. On l'observe sur
les deux sexes ; les parents atteints de pellagre transmettent à
leurs enfants une évidente prédisposition pour cette maladie
(Boudin).

DESCRIPTION. — La pellagre débute en général au printemps ;
elle se manifeste tout d'abord par des *érythèmes* qui se localisent
sur les parties découvertes et exposées aux rayons du soleil ;
c'est ainsi que la face, le cou et les mains sont presque toujours le
siège des érythèmes pellagreux. Chez les individus qui marchent
nu-pieds ou dont la poitrine n'est pas exactement recouverte
par la chemise, l'érythème peut se produire aux pieds ou au
niveau du sternum. Lorsqu'un vêtement est déchiré et laisse
voir la peau dans une petite étendue, l'érythème pellagreux se
développe sur ce point et respecte les parties voisines. C'est donc
bien l'action des rayons solaires sur la peau des pellagreux, et
très probablement celle des rayons chimiques, qui donne lieu
à l'érythème.

Les malades éprouvent au niveau des plaques érythémateuses
une sensation de prurit ou de cuisson. Ces plaques se recouvrent
assez souvent de vésicules ou de bulles remplies d'une sérosité
roussâtre ; au bout d'un certain temps, l'épiderme se dessèche et
il se produit une desquamation.

Les accidents peuvent rester localisés, mais le plus souvent des
symptômes généraux accompagnent l'apparition de l'érythème ;
les malades ressentent une fatigue générale, ils deviennent non-
chalants et tristes, ils ont des douleurs le long du dos et dans les
membres, des vertiges, des bourdonnements d'oreille ; les fonctions digestives se troublent, il existe de l'anorexie, des nausées
et souvent de la diarrhée.

Aux mois de juillet et d'août, l'état des malades s'améliore et,
au commencement de l'hiver, tous les symptômes disparaissent.
On pourrait croire la guérison complète, si l'on ne savait par
expérience que ces rémissions sont de courte durée ; on peut prévoir presque à coup sûr que le printemps suivant ramènera les
troubles morbides, et que d'année en année l'état des malades ira
en s'aggravant.

Après un ou plusieurs de ces paroxysmes estivaux, les altérations de la peau deviennent permanentes : la peau est dure, sèche,
fendillée, recouverte de squames ou de croûtes ; à la face elle a
parfois une coloration brunâtre comme dans la maladie d'Addison.

Les symptômes nerveux et gastro-intestinaux prennent une importance croissante. Des vomissements fréquents, une diarrhée opiniâtre affaiblissent de plus en plus les malades. Des douleurs vives se font sentir le long du rachis et dans les membres, l'affaiblissement musculaire rend la marche vacillante et les mouvements des mains maladroits ; la démarche ressemble à celle des ataxiques ; la langue et la mâchoire sont agitées par un tremblement analogue à celui des paralytiques généraux ; les sens sont émoussés. L'intelligence n'est pas épargnée ; on a décrit souvent une forme de délire avec mélancolie et tendance au suicide par submersion qui serait propre aux pellagreux ; les médecins qui ont observé dans les asiles d'aliénés un grand nombre de pellagreux ont établi que chez ces malades on rencontrait toutes les formes d'aliénation mentale : la manie, la lypémanie, la monomanie, la stupidité (Billod).

Les symptômes nerveux présentent en somme dans la pellagre une grande analogie avec ceux de la paralysie générale. La parole s'embarrasse, la paralysie augmente ; la démence et le marasme caractérisent la période terminale.

La durée de la pellagre est toujours assez longue, il est rare que la mort arrive avant la troisième année ; quelques malades présentent pendant quinze ou vingt ans l'érythème pellagreux sans troubles profonds de l'état général.

ANATOMIE PATHOLOGIQUE. — Dans les cas qui évoluent rapidement, il peut se faire que l'autopsie ne révèle aucune lésion macroscopique importante ; lorsque la maladie a suivi la marche décrite plus haut, et qu'elle s'est terminée, comme c'est la règle, par l'aliénation mentale et la démence, on constate presque toujours des lésions des centres nerveux ; les couches superficielles de l'encéphale et la moelle sont ramollies ; les méninges cérébrales adhèrent aux circonvolutions ; il est probable qu'une étude histologique des centres nerveux montrerait des lésions analogues à celles de la paralysie générale.

Les lésions de l'appareil digestif sont variables, la muqueuse intestinale est tantôt pâle, amincie, tantôt rouge, injectée ou même ulcérée sur quelques points.

DIAGNOSTIC. — L'érythème pellagreux peut être confondu avec le coup de soleil qui, comme lui, se développe de préférence au printemps et n'occupe que les parties découvertes ; le coup de soleil a une marche beaucoup plus rapide que l'érythème pellagreux, il évolue en quelques jours ; on est guidé, du reste, par la connaissance de l'endémicité de la pellagre dans la localité où l'on observe, et par les conditions d'existence des malades, la pellagre ne s'observant que dans les classes les plus misérables de la société.

L'eczéma, le lichen, l'ichthyose, le pityriasis versicolor ne se limitent pas aux parties découvertes et leur marche n'obéit pas, comme celle de l'érythème pellagreux, aux influences saisonnières; l'ichthyose est une difformité de la peau presque toujours congénitale.

Les troubles gastro-intestinaux ou nerveux, lorsqu'ils sont très marqués, peuvent attirer toute l'attention et induire en erreur. La nature véritable des accidents passe inaperçue, on diagnostique une diarrhée chronique, l'aliénation mentale, la paralysie générale progressive, on ne voit pas que ce sont là les symptômes d'une maladie générale, la pellagre. Un interrogatoire plus attentif des malades ou des personnes qui les entourent et l'examen des parties découvertes qui, dans les cas avancés, présentent presque toujours des lésions permanentes, mettront le médecin à même d'éviter cette erreur. Le diagnostic est surtout difficile pour la pellagre sporadique ; dans les foyers d'endémicité, l'attention est tenue en éveil, et les médecins apprennent de bonne heure à reconnaître les caractères de la maladie.

Le *pronostic* de la pellagre est très grave lorsqu'on ne peut pas soustraire de bonne heure les malades à leurs misérables conditions d'existence ; la gravité du pronostic croît naturellement en raison de l'importance des désordres gastro-intestinaux et nerveux.

Lorsque les symptômes d'affaiblissement ou l'ataxie des mouvements se sont produits, la maladie est tout à fait incurable, à plus forte raison en est-il ainsi lorsqu'il existe des signes d'aliénation mentale. Les asiles d'aliénés de la haute Italie renferment un grand nombre de pellagreux, dont la folie, variable de forme au début, aboutit plus ou moins rapidement à la démence et à la mort.

TRAITEMENT. — Le traitement est surtout hygiénique; la meilleure mesure à prendre serait d'éloigner les pellagreux des localités où la maladie est endémique, dès l'apparition de l'érythème; malheureusement on en est réduit, dans l'immense majorité des cas, à soigner sur place et dans des conditions déplorables d'alimentation, une maladie qui n'est pas justiciable de la thérapeutique proprement dite, car aucun médicament ne réussit à arrêter son évolution.

Afin d'éviter le retour de l'érythème, on recommandera aux malades qui ont déjà subi une première atteinte de se couvrir les mains et la figure, surtout au printemps, et d'éviter le soleil.

On prescrira une alimentation substantielle dont on exclura autant que possible la farine de maïs. Le régime lacté peut rendre des services pendant les paroxysmes.

Les bains tièdes ont été vivement recommandés par les médecins italiens; ils modifient l'état de la peau, calment les symptômes nerveux et apportent au malade un soulagement notable.

Les ferrugineux, les amers, le quinquina, l'hydrothérapie, doivent être mis en usage pour combattre l'affaiblissement progressif.

BAILLARGER. De la paralysie pellagreuse (Mém. de l'Acad. de méd., 1848). — BOUDIN. Traité de géogr. et de statist. méd. Paris, 1858. — LANDOUZY. De la pellagre sporadique (Arch. gén. de méd., 1859, et Paris, 1860, 1 vol. gr. in-8°). — HURST Études sur la pellagre (Rec. mém. méd. milit., 1862). — LANDOUZY. Leçons sur la pellagre (Gaz. des hôp. et Union méd., 1860-1863). — H. GINTRAC. De la pellagre dans le dép. de la Gironde. Rapp. de Hillairet (Soc. méd. des hôp., 1863). — LEUDET. Note sur la pellagre sporadique à Rouen (Acad. des sc , 1864). — Th. ROUSSEL. De la pellagre et des pseudo-pellagres. Paris, 1866. — BILLOD. Traité de la pellagre. Paris, 1870. — DÉJEANNE. De quelques pseudo-pellagres, th , Paris, 1871. — WINTERNITZ. Étude clinique sur la pellagre (Viertelj. für Dermat., 1876). — CH. BOUCHARD. Expériences relatives à la production de l'érythème solaire, et plus particulièrement de l'érythème pellagreux (Soc. de biologie, 26 mai 1877). — BONNAN. De la pellagre dans les Landes, th., Paris, 1878. — J. ARNOULD. Art. *Pellagre*, in Diction. encyc. des sc. méd.

CACHEXIE PACHYDERMIQUE

Synonymie : *myxœdème, œdème crétinoïde.*

En 1874, W. Gull signalait à la Société clinique de Londres une maladie nouvelle ou qui du moins avait été confondue jusque-là avec d'autres états pathologiques. Depuis cette époque on a publié, tant en France qu'en Angleterre, un certain nombre d'observations qui se rapportent évidemment au type morbide décrit par les auteurs anglais sous le nom de *myxœdeme;* en France on a généralement adopté l'expression de *cachexie pachydermique* proposée par Charcot pour désigner la même maladie.

ÉTIOLOGIE. — C'est chez la femme adulte qu'on a le plus souvent l'occasion de rencontrer la cachexie pachydermique, Gull croyait même qu'il s'agissait d'une maladie spéciale à la femme. Charcot a observé cette maladie chez l'homme, Bourneville et d'Olier en ont cité un exemple chez l'enfant. Le sexe féminin n'en reste pas moins une cause prédisposante très évidente.

Parmi les causes occasionnelles les moins douteuses, il faut noter : le froid humide, puis les influences morales dépressives : les chagrins, les tracas domestiques.

DESCRIPTION. — Le symptôme fondamental de la maladie consiste dans un œdème dur, qui prédomine à la face et aux extrémités, donne aux malades un aspect très caractéristique rappelant au premier abord celui des brightiques à la période d'anasarque.

La physionomie a perdu toute expression; on dirait que la face est recouverte d'un masque; les traits sont bouffis comme dans l'anasarque, mais la peau résiste au doigt et ne garde pas son empreinte. Les paupières inférieures sont tuméfiées, ridées. le nez est épaté, les lèvres sont épaissies, cyanosées; la bouche, qui est élargie transversalement, ne s'ouvre que difficilement.

Les extrémités inférieures sont tuméfiées, déformées, comme dans l'éléphantiasis, d'où le nom de *cachexie pachydermique*. La peau est rugueuse, sèche, squameuse; elle résiste à la pression du doigt et n'en garde pas l'empreinte, contrairement à ce qui arrive dans l'anasarque.

Les mains sont épaisses, larges, et, suivant l'expression de Gull, elles ont une forme de *bêche :* les doigts se fléchissent difficilement, et, par suite, les malades ne peuvent plus exécuter les ouvrages qui exigent un peu de précision dans les mouvements des mains.

Dans les cas avancés, l'œdème dur envahit le tronc; les saillies et les dépressions normales disparaissent.

La sécrétion des glandes sébacées et des glandes sudoripares est supprimée presque complètement. Les poils et les cheveux tombent, et l'on observe quelquefois des altérations des ongles.

Les muqueuses participent souvent aux altérations de la peau : les gencives sont tuméfiées et saignantes; la langue est épaisse. ce qui donne à la parole un caractère particulier, le malade parle lentement, avec peine; il nasonne comme au début de l'amygdalite (Ord); l'infiltration œdémateuse s'étend quelquefois au voile du palais et au larynx; la voix est alors voilée, éteinte.

Les malades sont toujours fortement anémiés et très apathiques; les mouvements sont lents, la force musculaire est diminuée, bien qu'il n'existe pas de paralysie proprement dite. Tous les mouvements s'exécutent lentement et amènent vite la fatigue.

Les malades accusent d'ordinaire une sensation de froid, et en réalité leur température est souvent un peu inférieure à la normale. Les échanges organiques se font évidemment avec peu d'activité. La quantité d'urée éliminée avec les urines dans les vingt-quatre heures est notablement inférieure à la normale (Hadden).

L'intelligence est presque toujours affaiblie; la torpeur intellectuelle peut aller jusqu'au crétinisme, surtout lorsque la maladie se développe chez des enfants. Certains malades sont somnolents, d'autres ont du délire et tombent quelquefois dans un état d'aliénation incurable.

Le corps thyroïde serait souvent atrophié, au dire de Hadden, mais l'état du corps thyroïde est très difficile à apprécier à travers des tissus atteints d'œdème dur, et les autopsies sont encore très rares.

Les urines ne sont pas albumineuses; la cachexie pachydermique peut cependant, surtout à sa dernière période, se compliquer de néphrite chronique; on constate alors de l'albuminurie, et l'œdème vrai vient s'ajouter à l'œdème dur préexistant.

Le plus souvent il n'existe aucun signe d'une affection organique du cœur. La respiration est généralement difficile.

Quelques malades se plaignent de dysphagie, de dyspepsie; la constipation est la règle.

Les règles sont souvent absentes ou peu abondantes; quelques malades atteintes de cachexie pachydermique ont eu des grossesses régulières.

Le début de la maladie est en général insidieux, cependant, chez un malade de M. le professeur Charcot, l'apparition de l'œdème dur fut précédée par des frissons violents. La marche de la maladie est toujours lente.

D'après Feris, le myxœdème et le beriberi ne formeraient qu'une seule entité morbide.

ANATOMIE ET PHYSIOLOGIE PATHOLOGIQUES. — Ord a eu deux fois l'occasion d'étudier les lésions de la cachexie pachydermique sur le cadavre; les principales altérations étaient les suivantes : œdème généralisé de la peau ne donnant que peu de sérosité à la pression; épanchements dans les grandes cavités séreuses; athérome artériel prononcé surtout dans les artères de la base du cerveau; néphrite interstitielle avec hypertrophie du cœur; œdème dur du voile du palais, du larynx, de l'estomac et des autres viscères; diminution considérable du corps thyroïde.

L'examen histologique montre que le tissu conjonctif a subi, non seulement dans la peau, mais dans la plupart des organes : foie, reins, cœur, muscles, etc., une dégénérescence mucoïde gélatiniforme. Les éléments normaux enserrés au milieu du tissu de nouvelle formation s'atrophient souvent; c'est ce qui a lieu par exemple pour les glandes sudoripares.

Ord a fait remarquer avec raison que plusieurs symptômes de la cachexie pachydermique s'expliquent par ce fait que les terminaisons nerveuses plongées au milieu d'une substance isolante, subissent plus difficilement et plus faiblement qu'à l'état normal les excitations extérieures; l'apathie, la lenteur des mouvements, l'obtusion des sensations ne paraissent pas avoir d'autres causes que cet encapuchonnement des terminaisons nerveuses. L'affaiblissement de l'intelligence, qui est presque constant, et le crétinisme qui a été observé dans quelques cas, ne peuvent pas s'expliquer de la même manière, sauf peut-être chez les enfants; chez l'adulte, lorsque l'éducation du système nerveux est parfaite, la perte d'un ou de plusieurs sens n'amène pas l'affaiblissement de l'intelligence.

Goodhart a émis l'opinion que les symptômes cérébraux étaient dus à une altération du tissu conjonctif de l'encéphale analogue à celle qu'on rencontre dans les autres organes. Cette opinion paraît assez vraisemblable, cependant Ord n'a pas réussi à constater de lésions cérébrales dans les deux autopsies qu'il a faites.

D'après Gull, la cachexie pachydermique devrait être considérée comme un état voisin du crétinisme.

M. le docteur Morvan, qui a eu souvent l'occasion d'observer la cachexie pachydermique dans la basse Bretagne, pense qu'il s'agit d'un œdème névro-paralytique; mais il y a là plus que de l'œdème, il y a une altération du tissu conjonctif qui ne paraît pas pouvoir s'expliquer par une simple paralysie des vasomoteurs.

Avant de conclure, il faut attendre de nouveaux faits et surtout des recherches anatomo-pathologiques plus complètes et plus précises.

TRAITEMENT. — On conseillera aux malades les toniques et le séjour dans un climat doux et tempéré.

M. Charcot a signalé une amélioration chez un de ses malades sous l'influence de la diète lactée, des bains sulfureux, du massage et du séjour dans un climat sec et tempéré.

S. W. GULL. Sur un état crétinoïde survenant chez la femme à l'âge adulte (Trans. of the clin. Soc., 1874). — Dr W. ORD. Du myxœdème (Medico-chirurg. Trans., 1878). — Du même. Clinical lecture on myxœdème (British med. Journ., 1878). — OLIVE. Sur le myxœdème (Arch. gén. de méd., 1879). HADDEN. Du myxœdème (Progr. méd., 1880, p. 603 et 625). G. BALLET. Cachexie pachydermique (Progr. méd., 1880, p. 605) THAON De la cachexie pachydermique (Rev. mens. de méd.

et de chir., 10 août 1880). — W. HAMMOND. On myxœdème (Saint-Louis clin. Record, nº 4, 1880). — BOURNEVILLE et D'OLIER. Note sur un cas de crétinisme avec myxœdème (Progr. méd., 1880, p. 709). — FOURNIER. Gaz. hebd., 1882, p. 55. — CHARPENTIER. Progrès méd., 1882, p. 81. — HAMILTON. The med. Record, 9 déc. 1882. — HADDEN. Les symptômes nerveux du myxœdème (The Brain, juillet 1882). — B. FERIS. Myxœdème et beriberi (Gaz. hebd., 1883, p. 383).

SIXIÈME SECTION

INTOXICATIONS

Sous le nom d'*intoxications* ou *empoisonnements*, on désigne les états morbides qui résultent de l'introduction, dans l'économie, de substances autres que les miasmes, les virus ou les parasites capables de détruire la santé ou d'amener la mort, sans agir toutefois d'une façon mécanique. Les différences qui existent entre les empoisonnements et les maladies miasmatiques ou virulentes sont nombreuses, et c'est par une extension abusive et condamnable qu'on emploie quelquefois les mots *intoxication*, *empoisonnement*, pour désigner les maladies produites par les miasmes ou les virus. L'action des poisons est d'autant plus redoutable que la dose introduite dans l'économie est plus forte; les effets ne varient pas d'un homme à l'autre, à moins d'une assuétude progressive et prolongée ou de particularités individuelles (idiosyncrasies); un premier empoisonnement ne donne aucune immunité pour la substance toxique qui en a été la cause. L'action des poisons est immédiate, au moins lorsque les substances toxiques ont été ingérées à forte dose; les troubles morbides éclatent dès que l'absorption a eu lieu, dès que l'agent toxique est arrivé en contact avec les éléments de nos tissus; il n'y a pas, comme dans les maladies miasmatiques ou virulentes, une période d'incubation.

Le mode d'action des poisons est très variable; on peut distinguer, avec Tardieu :

1º Les *poisons irritants et corrosifs*, leur action locale irritative peut aller jusqu'à l'inflammation la plus violente, jusqu'à la mortification et la destruction des tissus; les organes digestifs sont presque exclusivement atteints. Dans cette classe rentrent les *acides*, les *alcalis*, le *chlore*, l'*iode*, le *brome*, les *sulfures alcalins*, les *purgatifs drastiques*.

2º Les *poisons hyposthénisants*, qui donnent lieu à une irrita-

tion locale faible et à des accidents généraux caractérisés par une
dépression rapide et profonde des forces vitales; tels sont l'*arsenic*, le *phosphore*, le *mercure*, la *digitale*, la *ciguë*.

3° Les *poisons stupéfiants*, qui agissent directement sur le système nerveux et qui produisent facilement la stupeur : *plomb,
acide carbonique, oxyde de carbone, hydrogène sulfuré, éther,
chloroforme, belladone, tabac*.

4° Les *poisons narcotiques : opium* et ses *alcaloïdes*.

5° Les *poisons névrosthéniques*, qui déterminent une excitation
violente des centres nerveux : *noix vomique, acide prussique,
aconit, sulfate de quinine, cantharides, alcool*.

Si nous voulions passer en revue tous les empoisonnements,
nous sortirions du domaine classique de la pathologie interne
pour faire une incursion fort longue sur celui de la toxicologie et
de la médecine légale. Nous renverrons donc le lecteur, pour
l'étude des empoisonnements, aux livres qui s'en occupent d'une
manière spéciale, et en particulier à l'excellent *Traité des empoisonnements* de A. Tardieu; nous ne traiterons que de l'*alcoolisme*
et du *saturnisme*. Ces deux intoxications, par leur fréquence, par
les symptômes variés, par les lésions multiples auxquels elles
donnent lieu, méritent en effet d'attirer tout spécialement l'attention du médecin.

ALCOOLISME

L'alcool pris à petite dose, sous forme de boissons fermentées
(vin, bière), est un tonique extrêmement précieux; nous croyons
même qu'on ne peut pas lui refuser sans injustice le nom d'aliment; pris à forte dose ou à doses très répétées, l'alcool produit
des accidents aigus ou chroniques qui sont compris sous le nom
d'*alcoolisme*.

L'alcoolisme est beaucoup plus fréquent dans les pays froids
que dans les pays chauds ou tempérés; c'est en Suède, en Angleterre, en Russie, en Allemagne, qu'on abuse le plus des boissons
alcooliques; dans ces climats, l'homme éprouve le besoin de se
tonifier, et l'expérience de tous les jours démontre que les boissons alcooliques prises à doses modérées sont fort utiles dans la
lutte contre le froid. L'usage amène facilement l'abus.

Toutes les boissons alcooliques peuvent produire l'intoxication;
les plus dangereuses sont celles qui renferment de grandes quantités d'alcool, surtout s'il s'agit non de vins ou de liqueurs natu-

rels, mais de produits fabriqués avec des alcools de grain ou de betteraves. Parmi les boissons les plus nuisibles, il faut citer également l'absinthe, qui renferme une essence dont les effets toxiques s'ajoutent à ceux de l'alcool.

Les boissons alcooliques sont nuisibles surtout lorsqu'elles sont prises à jeun, le matin par exemple, comme beaucoup d'ouvriers et de soldats ont malheureusement l'habitude de le faire; au moment des repas, elles se mélangent avec les aliments, et leur action irritante sur les organes est beaucoup moins vive; l'orgasme des muqueuses stomacale et intestinale pendant la digestion rend ces muqueuses moins vulnérables; d'autre part, l'activité de la circulation et des sécrétions pendant cette période fait que l'alcool est éliminé rapidement.

DESCRIPTION. — *Alcoolisme aigu.* — L'alcool, à l'instar d'un grand nombre de poisons, détermine d'abord des phénomènes d'excitation du système nerveux cérébro-spinal, puis des phénomènes de dépression, la paralysie, l'anesthésie, le coma.

La période d'excitation de l'alcoolisme aigu est bien connue sous les noms d'*ébriété* ou d'*ivresse;* la physionomie du buveur s'anime, ses yeux brillent; les plus moroses deviennent bavards et bruyants; le besoin de mouvement se traduit par des actions excentriques; les mouvements deviennent incertains, irréguliers; la démarche de l'homme ivre est caractéristique, il existe une espèce d'ataxie, et alors même que le malade veut dissimuler son état, il n'arrive pas à régulariser ses mouvements. La sensibilité est exaltée, tous les sentiments sont poussés à l'extrême et les passions n'ont plus dans la raison leur frein naturel; la colère, la joie immodérée, la tristesse s'emparent de l'esprit pour les motifs les plus futiles et quelquefois sans motif apparent. La vue s'obscurcit, les oreilles bourdonnent; l'homme ivre a le vertige, il voit tourner autour de lui les objets qui l'entourent, et cette sensation vertigineuse contribue avec la réplétion de l'estomac à produire le vomissement qui est précédé d'un malaise épigastrique considérable. La face pâlit et se couvre de sueurs froides, puis l'estomac se vide. Lorsque les vomissements se produisent rapidement et qu'ils sont abondants, l'intoxication s'arrête, le malaise disparaît, et, après quelques heures de sommeil, tous les troubles nerveux sont dissipés, il ne reste que de la fatigue et de l'embarras gastrique.

Les symptômes d'excitation varient, du reste, avec la nature des boissons alcooliques et avec le caractère des buveurs; le champagne produit une ivresse gaie, bruyante; l'eau-de-vie, surtout l'eau-de-vie de grain et l'absinthe, excitent aux passions violentes et poussent souvent à des actes criminels ; la bière donne lieu à des symptômes gastriques particulièrement pénibles. En étudiant l'alcoolisme chronique, nous verrons que ses symptômes varient également avec la nature de la boisson préférée de l'ivrogne. Quant aux modifications que le caractère de chaque individu apporte dans le tableau de l'ivresse, elles se traduisent par la prédominance des idées gaies chez les uns, des idées tristes chez les autres, etc.

L'alcoolisme aigu peut s'accompagner d'attaques épileptiformes. Ces convulsions violentes sont surtout produites par l'abus des eaux-de-vie de mauvaise qualité, des eaux-de-vie de grain, par exemple, et de l'absinthe. Magnan, en donnant à des animaux de l'essence d'absinthe à haute dose, a réussi à provoquer chez eux des convulsions, toniques d'abord, puis cloniques comme dans l'épilepsie. D'après E. Lancereaux, les phénomènes de l'absinthisme aigu se rapprocheraient de l'hystérie plutôt que de l'épilepsie.

Pendant la période d'excitation de l'alcoolisme aigu, la respiration et la circulation s'accélèrent, les sécrétions sont activées, principalement la sécrétion urinaire, l'organisme s'efforce d'éliminer l'alcool qui se retrouve en grande quantité dans les urines et dans l'air expiré.

Lorsque les boissons alcooliques ont été ingérées en plus grande quantité ou lorsque le vomissement n'a pas rejeté une partie de l'alcool non encore absorbé, l'ivresse, après une période d'excitation de durée variable, passe à la deuxième période ou, si l'on veut, au deuxième degré. La paralysie remplace l'excitation, la parole s'embarrasse de plus en plus, l'intelligence s'anéantit, les malades tombent sans connaissance et les excitations les plus vives ne réussissent pas à les tirer de cet état; la résolution musculaire et l'anesthésie sont complètes, la respiration est stertoreuse, en un mot, c'est le *coma*; on peut comparer cet état à celui qu'on provoque à l'aide des inhalations chloroformiques. Avant la découverte du chloroforme, quelques rebouteurs avaient imaginé de plonger les patients dans le coma alcoolique, afin d'obtenir la résolution musculaire et de réduire plus facilement les luxations.

Le coma alcoolique se dissipe souvent de lui-même au bout d'un temps variable, mais il peut se terminer par la mort. Les congestions pulmonaires se produisent facilement, surtout si les malades restent exposés à l'air froid du dehors; dans d'autres cas, la mort est la conséquence d'accidents cérébraux, d'hémorrhagies méningées par exemple.

Lorsque l'ingestion de l'alcool a lieu très rapidement et à forte dose, la mort est très prompte. Tardieu rapporte l'histoire d'un homme qui, après avoir bu d'un seul trait un litre d'eau-de-vie, tomba comme foudroyé et expira sans avoir repris connaissance après une agonie de seize heures.

Alcoolisme chronique. — L'alcoolisme chronique se produit souvent sans avoir été précédé par les accidents de l'alcoolisme aigu. C'est là un fait important au point de vue du diagnostic. Le soupçon d'alcoolisme ne doit pas tomber devant cette assertion que les malades ne se sont jamais enivrés, on peut même dire que les troubles graves et les lésions de l'alcoolisme chronique sont plus fréquents chez les buveurs qui abusent journellement des alcooliques sans s'enivrer jamais, que chez ceux qui de temps en temps font des excès copieux, mais passagers.

C'est du côté des voies digestives et du système nerveux que se produisent les principaux symptômes de l'alcoolisme chronique.

Il est naturel que l'alcool exerce d'abord son action irritante sur l'estomac; la gastrite alcoolique a survécu au naufrage des gastrites auxquelles Broussais avait fait une part trop large, mais dont l'existence ne saurait être contestée. Les ivrognes perdent l'appétit, ils éprouvent une sensation de brûlure à l'épigastre, ou *pyrosis*, et le long de l'œsophage, ils vomissent le matin une matière glaireuse ou *pituite;* au bout d'un certain temps la muqueuse stomacale peut s'ulcérer et les symptômes de l'ulcère rond de l'estomac viennent alors s'ajouter à ceux de l'alcoolisme.

L'alcool absorbé par les branches de la veine porte se rend dans le foie et s'y accumule, d'où la fréquence des altérations de ce viscère chez les ivrognes. La cirrhose du foie est le plus souvent d'origine alcoolique; dans quelques cas, il se produit une atrophie jaune aiguë du foie avec accidents nerveux relevant de l'acholie. Nous n'avons pas à faire ici l'histoire de ces complications (voy. *Maladies du foie*).

Les troubles du système nerveux qui se rattachent à l'alcoolisme chronique sont nombreux, ils portent à la fois sur les mouvements, sur la sensibilité et sur l'intelligence.

Le *tremblement* est un des symptômes les plus constants et les plus précoces; c'est aux membres supérieurs qu'il est le plus facile à constater, parce que les mouvements des mains exigent une précision beaucoup plus grande pour la préhension des petits

objets, l'action d'écrire, etc., que ceux des membres inférieurs
pour la station debout ou pour la marche. Le tremblement
alcoolique est surtout marqué le matin, à jeun; dans la journée
il se dissipe complètement, les libations matinales contribuent
à le faire disparaître, ce qui encourage les malades à de nouveaux
excès, ou du moins ce qui leur en fournit le prétexte. Les crampes,
les soubresauts des muscles, la parésie, sont des phénomènes
moins constants et, en général, plus tardifs.

La sensibilité est souvent pervertie ou abolie; les malades accusent des fourmillements dans les membres inférieurs, il existe
de l'hyperesthésie ou de l'anesthésie qui peut se limiter exactement à l'une des moitiés du corps, hémianesthésie de nature
alcoolique (Magnan). Le goût, l'ouïe, la vue s'affaiblissent, ou
bien leurs fonctions perverties sont le point de départ des hallucinations qui tourmentent la plupart de ces malades.

Parmi les désordres nerveux les plus fréquents il faut citer les
accès de délire aigu, les attaques épileptiformes, la lypémanie et
la paralysie générale.

Le sommeil est troublé par des rêvasseries continuelles; les
malades ont le cauchemar, ils sont tourmentés par des hallucinations de la vue ou de l'ouïe; ils voient des animaux, des rats,
des souris qui traversent leur chambre et se promènent sur
leur lit; ils croient entendre des propos malveillants, des injures
à leur adresse. Des accès de délire peuvent se produire brusquement sans avoir été précédés d'aucun trouble de l'intelligence;
les malades, dont les hallucinations redoublent, se croient poursuivis, menacés, ils cherchent par tous les moyens possibles à
se délivrer de la persécution dont ils sont l'objet. La tendance
au suicide est souvent une conséquence de cet état.

Les convulsions épileptiformes des alcooliques simulent complètement l'épilepsie essentielle; elles se dissipent lorsque les
malades sont assujettis à la sobriété forcée qu'impose le
régime hospitalier, pour reparaître dès que, abandonnés à euxmêmes, ils commettent de nouveaux excès. Ces attaques épileptiformes ne sont pas particulières aux buveurs d'absinthe.

D'après E. Lancereaux, l'absinthisme chronique pourrait donner
naissance à des accidents analogues à ceux de l'hystérie, et un
certain nombre des faits publiés sous le nom d'hystérie chez
l'homme ne seraient que des cas d'absinthisme chronique; l'hystérie peut se produire chez l'homme en dehors de l'absinthisme et
de l'alcoolisme, et dans les cas où elle se montre chez des sujets
adonnés du reste aux boissons alcooliques, il est bien difficile

de faire la part de l'alcoolisme ou de l'absinthisme et des autres causes.

Lorsque le délire alcoolique est violent et agité, on lui donne le nom de *delirium tremens*. Cet état peut se produire à la suite d'excès aigus entés sur des excès chroniques ; d'autres fois, au contraire, il est la conséquence de la suppression brusque des excitants alcooliques ; le *delirium tremens* éclate souvent aussi à l'occasion de traumatismes graves. L'excitation est si violente qu'on a de la peine à se rendre maître des malades et à les empêcher de nuire à eux-mêmes ou aux autres.

Les hallucinations de l'ouïe ont souvent pour conséquence le *délire de persécution* et la *lypémanie*. Les malades se croient poursuivis par des ennemis invisibles qui murmurent sans cesse à leurs oreilles des menaces ou des injures ; on en voit qui se bouchent les oreilles pour échapper à cette persécution, mais c'est en vain, les voix continuent à se faire entendre ; les malades, tristes, soupçonneux, taciturnes, prennent l'aspect et les allures des lypémaniaques.

L'alcoolisme aboutit fréquemment à la paralysie générale ; sur 62 cas de paralysie générale terminés par la mort, Calmeil a trouvé que dix-sept fois la maladie relevait de l'alcoolisme. On a cherché à distinguer la folie alcoolique de la paralysie générale ou périencéphalite diffuse ; le plus souvent le diagnostic différentiel est impossible.

La nature des boissons imprime un cachet spécial à l'alcoolisme chronique : le buveur d'eau-de-vie est amaigri, efflanqué, bilieux ; il ne mange plus, sa physionomie morose, son caractère emporté et difficile, reflètent l'état de sa muqueuse stomacale enflammée et de son foie cirrhotique ; le buveur de bière, au contraire, est gras et rose, l'estomac est dilaté pour emmagasiner la grande quantité de bière qui s'y accumule journellement, mais la muqueuse n'est pas enflammée, et le buveur de bière, ayant un bon estomac, a le plus souvent un bon caractère ; les reins, dont le travail est considérablement augmenté, ont au contraire chez lui une prédisposition morbide évidente, qui se traduit par la fréquence de l'albuminurie ; l'absinthisme chronique donne lieu à des accès de délire furieux, il aboutit rapidement à l'aliénation mentale et à la paralysie générale.

Anatomie pathologique. — Chez les individus qui succombent à l'alcoolisme aigu on trouve une congestion intense des poumons, du cerveau et des méninges ; le cœur droit et les grosses veines sont remplis d'un sang noir, liquide ; la muqueuse stomacale est vivement injectée et présente des taches ecchymotiques. Sur sept autopsies de sujets morts en état d'ivresse, Tardieu a constaté : 1° une congestion constante des poumons, des méninges et du cerveau; 2° deux fois une apoplexie pulmonaire, cinq fois une hémorrhagie méningée; dans deux de ces cas, outre l'épanchement sanguin des méninges, il s'était formé un épanchement abondant dans les ventricules latéraux; tous les tissus dégagent une odeur d'alcool ou d'aldéhyde.

Les lésions de l'alcoolisme chronique sont très variées au point de vue de leur siège; au point de vue de leur nature, on peut dire qu'il s'agit presque toujours d'une *inflammation du tissu conjonctif interstitiel* des organes, ou d'une *dégénérescence graisseuse* des éléments propres des tissus.

L'estomac est dilaté chez les buveurs de bière, rétréci chez les buveurs d'eau-de-vie, la muqueuse est injectée ou marbrée de taches brunâtres; on y rencontre assez souvent des érosions ou de véritables ulcères ronds. Quand les excès ont été très répétés, il peut arriver que la couche celluleuse de l'estomac participe à l'inflammation de la muqueuse; l'abondance du tissu fibreux de nouvelle formation donne aux parois de l'estomac une consistance toute particulière, l'estomac ne s'affaisse plus quand on le pose sur la table de l'amphithéâtre, il ressemble à une poche en caoutchouc. Brinton a décrit cette altération sous le nom de *linitis plastique*. Des ulcérations peuvent se rencontrer aussi dans le duodénum.

Le foie est presque toujours altéré chez les ivrognes, et ses lésions correspondent exactement aux deux types des lésions alcooliques signalées plus haut : inflammation chronique ou *cirrhose*, et dégénérescence graisseuse ou *stéatose*. La cirrhose atrophique a reçu en Angleterre le nom de *gin drinker's liver*. La dégénérescence graisseuse accompagne toujours la cirrhose, mais, en dehors des cas où elle joue un rôle secondaire, où elle est produite en quelque sorte mécaniquement par la pression du tissu fibreux qui enserre les lobules hépatiques, la stéatose aiguë du foie entraîne quelquefois la mort par elle-même en donnant lieu à des symptômes analogues à ceux de l'ictère grave; à l'autopsie, on trouve une cirrhose commençante et une dégénérescence graisseuse des cellules du foie qui ne sont pas détruites comme dans l'atrophie jaune aiguë du foie, ou hépatite parenchymateuse.

La capsule du foie, épaissie, enflammée, peut être le point de départ d'une péritonite chronique partielle ou générale.

La muqueuse du larynx est épaissie, injectée. Chez les malades qui succombent au *delirium tremens,* il existe une congestion vive des poumons.

L'endartérite et l'athérome sont des altérations très communes dans l'alcoolisme chronique ; le cœur est souvent graisseux. Plusieurs observateurs ont constaté, après Magnus Huss, l'existence de globules graisseux dans le sang des ivrognes.

Les altérations du système nerveux varient suivant la période à laquelle les malades ont succombé et suivant la nature des accidents qui ont entraîné la mort. Les lésions des méninges cérébrales sont fréquentes chez les vieux ivrognes : pachyméningite, inflammation de l'arachnoïde et de la pie-mère. Chez les malades qui meurent après avoir présenté les symptômes de la paralysie générale, on trouve les lésions ordinaires de la périencéphalite diffuse.

Les reins sont souvent malades ; ils peuvent être le siège d'une néphrite interstitielle ou d'une dégénérescence graisseuse qui porte sur l'épithélium des tubuli.

Les muscles et les os offrent presque toujours un état graisseux plus ou moins prononcé.

DIAGNOSTIC. PRONOSTIC. — Le diagnostic de l'alcoolisme aigu est facile, sauf dans les cas où les malades sont plongés dans le coma et où l'on manque de renseignements sur les débuts des accidents ; le coma alcoolique peut être confondu en particulier avec la congestion ou l'hémorrhagie cérébrale, et, dans les pays chauds, avec le coup de chaleur ou bien avec les accidents pernicieux du paludisme.

L'haleine des malades répand le plus souvent une odeur caractéristique ; en cas de doute, il faut admettre l'hypothèse de la maladie qui fournit les indications thérapeutiques les plus urgentes.

L'anorexie avec pyrosis, le tremblement des mains, l'insomnie, les hallucinations terrifiantes, sont les principaux signes de l'alcoolisme chronique ; pour constater le tremblement, il faut avoir soin de faire étendre la main dans la posture du serment. Nous ne nous arrêterons pas au diagnostic différentiel des nombreuses manifestations de l'alcoolisme, telles que cirrhose du foie, ulcère rond de l'estomac, néphrite, délire aigu, lypémanie, paralysie générale, etc. ; le plus souvent, la nature des accidents est établie par une enquête sur les habitudes du sujet ; cette enquête doit être faite avec soin. L'alcoolisme chronique s'observe souvent chez des personnes qui, à priori, ne paraissent pas devoir être soupçonnées et qui nient énergiquement tout excès alcoolique, parce que, dans le langage du monde, ce nom ne s'applique guère qu'à l'alcoolisme aigu.

Le pronostic de l'alcoolisme aigu n'est pas grave en général ; cependant la mort peut se produire par congestion pulmonaire ou par congestion cérébrale, surtout si les individus en état d'ivresse restent exposés au froid.

L'alcoolisme chronique est souvent l'origine de lésions organiques très graves, comme la cirrhose du foie, la néphrite chronique, la paralysie générale, etc. ; il aboutit fréquemment au suicide et à l'aliénation mentale ; ce qui aggrave encore son pronostic, c'est qu'il imprime un caractère de malignité à toutes les maladies accidentelles ; la pneumonie des alcooliques s'accompagne presque toujours de délire et se termine souvent par la mort ; les traumatismes ont chez les ivrognes une gravité exceptionnelle. L'influence désastreuse de l'alcoolisme est plus apparente encore dans les pays chauds que dans nos climats ; les accidents pernicieux, la fièvre jaune, les abcès du foie sévissent principalement sur les personnes qui abusent des boissons alcooliques.

Lorsque les malades renoncent à temps à leurs funestes habitudes, la guérison est possible ; malheureusement les conversions sont très rares, et peu de proverbes sont plus vrais que celui qui dit : *Qui a bu boira.*

TRAITEMENT. — La répression des abus alcooliques est une question de morale et de police dont nous n'avons pas à nous occuper ici.

Dans le traitement de l'ivresse, la première indication est de favoriser l'élimination de l'alcool qui se trouve encore dans l'estomac ou qui a déjà pénétré dans la circulation ; les vomitifs, la titillation de la luette, l'ammoniaque (15 à 20 gouttes dans un verre d'eau), sont des moyens excellents pour arrêter l'empoisonnement ; le café rend aussi des services ; il agit surtout comme diurétique. Dans la forme comateuse de l'ivresse, lorsque les accidents ont de la tendance à s'aggraver, on doit prescrire le traitement de la congestion cérébrale ou de la congestion pulmonaire suivant les indications ; les sangsues aux apophyses mastoïdes, la glace en permanence sur la tête, les sinapismes ou les vésicatoires aux mollets, les ventouses sèches appliquées en grand nombre, etc.

Il est dangereux de mettre la camisole de force aux malades atteints de *delirium tremens ;* ce moyen de contention favorise l'asphyxie; les malades seront placés dans un cabinet installé de façon qu'ils ne puissent pas se blesser et on les surveillera avec soin. L'opium, la digitale, le chloroforme, ont été préconisés successivement dans le traitement du *delirium tremens*, mais il n'est pas démontré que l'expectation pure et simple, aidée seulement de quelques boissons diurétiques, ne soit pas préférable. M. Féréol a appliqué avec succès le traitement par les bains froids au délire alcoolique aigu (*Soc. méd. des hôp.*, 8 juin 1877). Le bromure de potassium et l'hydrate de chloral peuvent rendre des services. Les malades ne seront pas privés tout d'un coup de leur excitant habituel.

Le traitement de l'alcoolisme chronique doit avoir pour principal but de supprimer la cause du mal ; il faut montrer aux malades qu'ils courent à leur perte en s'abandonnant à leur goût pour la boisson. Les indications symptomatiques sont très variables. Les chapitres relatifs à la *gastrite*, à l'*ulcère rond de l'estomac*, à la *cirrhose du foie*, à la *néphrite*, à la *paralysie générale*, compléteront naturellement celui-ci.

MAGNUS HUSS. Alcoolism. chronicus. Leipzig, 1852. — RACLE. De l'alcoolisme, th. de concours, 1860. — PERRIN, LALLEMAND et DUROY. Du rôle de l'alcool et des anesthésiques dans l'organisme. Paris, 1860. — E. LANCEREAUX. Art. *Alcoolisme*, in Dict. encycl. des sc. méd., 1865. — LASÈGUE. Du délire alcoolique subaigu (Arch. de méd., 1869). — GALLARD. Troubles digestifs dus à l'alcoolisme (Union méd., 1869). — ARON. De l'ictère grave de cause alcoolique (Gaz. hebd., 1869).— BRINTON. Traité des malad. de l'estomac. — MAGNAN. Rech. de physiol. pathol. avec l'alcool et l'essence d'absinthe (Arch. de phys., 1873, p. 115). — Du même. MAGNAN. De l'hémianesthésie dans l'alcoolisme chron. (Gaz. hebd., 1873).— Du même. Des diverses formes de délire alcoolique (Gaz. hebd., 1874).— LEUDET. De l'alcoolisme dans les classes aisées (Gaz. des hôp., 1874). — A. LAVERAN. Traité des mal. des armées, 1875, p. 533. — Du même. Contrib. à l'étude de la gastrite et de l'ulcère rond de l'estomac (Arch. de physiol., 1875). — P. GRODVOLLE. Des altérations du foie dans l'alcoolisme, th., Paris, 1875. — DUJARDIN-BEAUMETZ et AUDIGÉ. Rech. expér. sur la puissance toxique des alcools. Paris, 1879. — LANCEREAUX. De l'absinthisme aigu (Acad. de méd., 7 septembre 1880). — Du même. L'absinthisme chronique et l'absinthisme héréditaire (Acad. de méd., 19 octobre 1880). — Du même. De la paralysie alcoolique (Gaz. hebd., 1881, p. 119).

INTOXICATION SATURNINE

On désigne sous le nom d'*intoxication saturnine* l'ensemble des phénomènes morbides qui résultent de l'introduction du plomb dans l'organisme et de son action prolongée sur les tissus de notre économie.

Ces accidents ont été connus et décrits dès la plus haute antiquité (Nicandre, Celse, Dioscoride). Galien, Arétée, Paul d'Égine, ont donné la relation de certaines épidémies de coliques, accompagnées de *paralysie* et d'*epilepsie*, dont l'origine plombiqu paraît incontestable. Toutefois, la description symptomatique a précédé de longtemps la notion étiologique, puisqu'il faut venir jusqu'en 1616 pour voir rapporter à sa véritable cause la *colique végétale*, comme on disait alors (Citois, Cahagnasius).

Bientôt après, Stockhusen (1656) signale les accidents auxquels sont exposés les ouvriers qui travaillent dans les mines de plomb; Wepfer montre le danger qu'entraîne l'usage des vins falsifiés par la litharge (1671) et l'on ne tarde pas à reconnaître l'analogie de la *colique végétale* et de la *colique métallique* (Combalusier, *Réflexions sur la colique de Poitou et des peintres*).

A la fin du dix-huitième siècle, de Haen et Stoll publient des études cliniques d'une merveilleuse exactitude, qui ont été complétées dans ce siècle par les remarquables travaux de Tanquerel des Planches, de Grisolle, de Duchenne (de Boulogne), et plus près de nous, d'Auguste Ollivier, de Leudet, de J. Renaut et de Manouvriez (de Valenciennes).

ÉTIOLOGIE. — Les causes de l'intoxication saturnine sont multiples et des plus variées; nous ne pouvons que signaler ici les principales.

C'est, en première ligne, l'ensemble des professions où l'on manie le métal pur ou ses combinaisons diverses : travail dans les mines, dans les fabriques de céruse, de minium; peintres en bâtiment (ponçage); vitriers (mastic au blanc de céruse); faïenciers, coloristes, restaurateurs de tableaux, ouvriers en papier peint, imprimeurs, brosseurs de caractères, chaudronniers, ferblantiers, lapidaires, tisserands (Lyon et Rouen), potiers de terre, émailleurs de télégraphe, polisseurs de camées (Proust), blanchisseuses de dentelles, fabricants de verre mousseline (Hillairet, Gallard), fabricants de plomb de chasse, fabricants de mèches de briquets de poche (colorées au chromate de plomb, Lancereaux), dessinateurs en broderie, fabricants de cartes glacées, fabricants d'instruments de musique (Napias), de toiles cirées, de biberons en caoutchouc, etc., etc.

L'usage de boissons frelatées avec de la litharge ou qui ont séjourné dans des vases ou des conduites de plomb, figure fréquemment parmi les causes des accidents saturnins (accident de Claremont rapporté par M. H. Gueneau de Mussy). A côté d'elles, il faut mentionner les aliments enveloppés dans du papier de plomb (beurre, conserves, thé (Potain), sel marin, etc.). Le tabac à priser lui-même conservé dans des enveloppes plombiques a pu déterminer l'intoxication saturnine (Pauly).

L'emploi des cosmétiques, dont le blanc de céruse constitue

une des bases importantes, est aussi une cause d'intoxication plombique (1).

Disons enfin que ni l'âge, ni le sexe ne mettent à l'abri de l'intoxication qui semble être favorisée par une température élevée (Tanquerel). D'après Dutroulau et Delaunay, l'intoxication saturnine, inconnue chez les nègres, serait plus spécialement l'apanage des races supérieures.

Le plomb peut pénétrer dans notre organisme par plusieurs voies différentes. Les muqueuses gastrique et pulmonaire sont les portes d'entrée les plus habituelles; mais l'absorption périphérique n'est pas rare. On a vu la colique saturnine à la suite d'application d'eau blanche sur des piqûres de sangsues (Béhier), ou d'injections vaginales. Niée par Mayençon, Bergeret, etc., l'absorption cutanée paraît évidente à M. Manouvriez, qui, de plus, a cru pouvoir admettre une intoxication périphérique locale, témoin, entre autres exemples convaincants, l'observation fameuse de ce cacheteur de bouteilles, qui n'eut d'autre manifestation de l'empoisonnement saturnin qu'une paralysie du pouce qui lui servait à revêtir le bouchon avec la capsule.

Quoi qu'il en soit, le métal semble pénétrer dans le sang sous forme d'*albuminate de plomb*; il circule à l'état soluble, puis il peut suivre deux voies différentes : ou bien il est éliminé par le rein, ce qui arrive généralement pour la majeure partie du métal absorbé, ou bien il se fixe dans les tissus, et la portion ainsi fixée constitue *comme un fonds de réserve* qui, à un moment donné, rentre dans la circulation générale et devient le point de départ de nouveaux accidents. Ainsi s'expliquent les *paroxysmes* ou recrudescences qui s'observent parfois dans le cours de l'intoxication chronique *en dehors d'une nouvelle infection*. Une fois parvenu dans l'organisme, le poison semble porter son action principalement sur le globule sanguin, la fibre musculaire striée et les éléments nerveux.

Description. — Parmi les manifestations symptomatiques de l'intoxication saturnine, les unes, la colique par exemple, peuvent saisir l'individu au milieu des apparences de la santé, et sans que l'organisme porte l'empreinte préalable d'une altération générale; elles offrent, dans leur apparition et leur durée, un certain degré de soudaineté et d'acuité qui leur a mérité le nom d'*intoxication saturnine aiguë*; les autres, au contraire, néces-

(1) Consulter, pour plus de détails, les tables qui figurent dans le grand ouvrage de Tanquerel, ou la thèse d'agrégation de J. Renaut.

sitent pour se produire une dégradation spéciale de l'économie et comme une imprégnation de molécules plombiques ayant adultéré auparavant les tissus et l'ensemble de la constitution; à celles-ci s'applique le nom d'*intoxication saturnine chronique*. Tandis que les premières, malgré toute leur intensité, laquelle dépend uniquement de la quantité de poison absorbée et de la réceptivité de l'individu, peuvent rester isolées, si la matière nocive s'est totalement éliminée et si l'organisme a été soustrait à la cause de l'intoxication; les secondes, traduisant un état de détérioration qui s'est installé lentement, progressivement, grâce à l'action permanente du poison, conduisent, si elles ne sont pas enrayées à temps, à la cachexie saturnine, terme ultime de tous les accidents.

Intoxication aiguë. — La *colique de plomb*, qui constitue le type de l'intoxication saturnine aiguë, peut aussi se rencontrer dans le cours de l'intoxication saturnine chronique; elle résulte alors de l'introduction de nouvelles particules plombiques dans un organisme déjà saturé ou de la rentrée dans le torrent circulatoire, sous l'influence d'un excès de régime ou de toute autre cause, de celles qui étaient fixées dans les tissus.

La colique peut débuter brusquement, sans phénomène prémonitoire; ce sont les douleurs abdominales accompagnées de *constipation* qui ouvrent la scène : ceci s'observe principalement dans les cas d'intoxication accidentelle. D'autres fois l'entéralgie est précédée, et cela même pendant plusieurs jours, de troubles des fonctions digestives. Il est rare que les choses ne se passent pas ainsi chez les ouvriers des fabriques de céruse ou chez ceux qui sont journellement en contact avec les préparations plombiques. On observe de la céphalalgie, presque toujours une constipation opiniâtre, du dégoût pour les aliments; la langue est large, étalée, saburrale; puis après trente-six ou quarante-huit heures au plus, la colique éclate avec son appareil symptomatique caractéristique.

L'habitus du malade présente quelque chose de tout spécial. La figure est pâle, les traits tirés portent l'empreinte d'une inexprimable souffrance. Indifférent à tout ce qui se passe autour de lui et absorbé par la douleur, le malade pousse par intervalles des gémissements plaintifs et appelle un soulagement; il se tord dans son lit, se couche sur le ventre; en un mot il n'est pas de situation qu'il ne prenne dans l'espoir d'apaiser ses tortures. Les *douleurs* qu'il ressent et qu'il localise bien dans le *creux épigastrique* sont continues, mais elles présentent des paroxysmes

atroces qui les rendent presque tolérables dans leurs intervalles. Une palpation superficielle les exagère, car souvent il
existe une hyperesthésie des parois, tandis qu'une *pression large
et profonde* les atténue le plus habituellement; c'est là un caractère essentiel qui a été noté depuis longtemps par Fernel. En
même temps, la *constipation* est absolue, opiniâtre; elle ne cède
quelquefois qu'après plusieurs jours d'un traitement plus énergique. Le ventre est dur, *déprimé;* on y perçoit les saillies musculaires des grands droits énergiquement contractés.

Il existe encore d'autres phénomènes importants à noter du
côté des voies digestives. C'est d'abord, au niveau de la sertissure
des dents et principalement des incisives et des canines, un
liséré bleuâtre (liséré de Burton) qui manque rarement et qui est
vraisemblablement occasionné soit par le dépôt direct de particules métalliques (sulfure de plomb) sur le rebord des gencives, soit par de petites embolies capillaires d'origine métallique
à la surface des gencives (Cras), soit encore par des globules
blancs chargés de pigment et qui se sont fixés à travers les
mailles du derme muqueux (J. Renaut). Des taches de coloration
analogue, sortes de tatouages, peuvent s'observer encore à la
face interne des joues (Gubler). La langue reste sale; il y a des
nausées, quelquefois des vomissements; assez souvent un léger
degré d'ictère, lequel peut exister dès le début de la colique.
Sur quinze cas de colique des peintres que nous avons observés
en juin et juillet 1876, ce symptôme n'a pas fait défaut une
seule fois. Cet ictère doit être distingué de l'ictère cachectique
de l'intoxication saturnine chronique (ictère hémaphéique de
Gubler), il tient très probablement à la rétraction du foie que
l'on rencontre presque constamment pendant toute la durée de
la colique.

L'appareil de la circulation offre des particularités intéressantes. On perçoit fréquemment un souffle systolique à la base
du cœur. Ce bruit de souffle peut être simplement l'indice d'une
anémie aiguë que la numération des globules fait aisément reconnaître, ou bien il est l'expression d'une sorte de rétrécissement que l'état de spasme auquel participe tout le système artériel
ne rend point invraisemblable.

Le pouls, en effet, est dur et lent; *on dirait d'un fil de fer
fortement tendu* (Stoll). Si l'on applique le sphygmographe sur
l'artère radiale, on obtient un tracé qui dénote une tension exagérée.

Ce tracé (fig. 31) est caractérisé par une pulsation très longue, offrant une ligne ascensionnelle courte, légèrement inclinée, et un sommet avec deux, quelquefois trois rebondissements ; le second généralement plus accentué que le premier, *constitue le sommet de la pulsation*. Les rebondissements forment comme une espèce de plateau qui précède immédiatement le dicrotisme normal, une ligne de descente rectiligne, sans accidents, termine la pulsation.

Ce tracé est *pathognomonique*, car, ainsi que nous croyons l'avoir démontré, il ne se présente dans aucune autre intoxication.

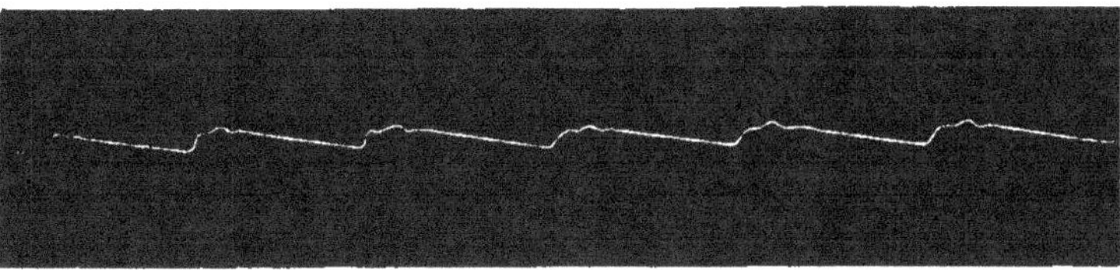

Fig. 31. — Colique de plomb. Tracé recueilli trois jours après le début des accidents.

Quand la colique est passée, la *tension artérielle s'abaisse* sans tomber toutefois au-dessous de la normale, et le tracé sphygmographique peut ressembler à un tracé d'insuffisance aortique. Il arrive même parfois que l'analogie ne s'arrête pas au tracé ; comme dans l'insuffisance aortique véritable, le malade peut présenter en ce cas un souffle diastolique de la base et le double souffle de la fémorale (Potain) ; mais la disparition de ces signes à l'approche de la convalescence prouve leur origine purement fonctionnelle.

L'état du sang a été soigneusement étudié par Malassez. Le chiffre des globules peut tomber jusqu'à 2 300 000 par millimètre cube. Ceux-ci sont altérés, plus volumineux qu'à l'état normal ; ils éprouvent une certaine difficulté à traverser le réseau capillaire. Sous l'influence des purgatifs on voit ce chiffre s'élever rapidement ; mais ce fait est loin d'appartenir en propre à la colique de plomb, il s'observe à la suite de toute spoliation séreuse (Brouardel).

Gaucher et Cuisinier ont constaté pendant la colique une diminution notable dans l'excrétion de l'urée : ils l'attribuent à un ralentissement marqué des combustions organiques.

Ces accidents, qui durent en général de trois à six jours, présentent des paroxysmes et des rémissions des plus variables, au point de vue de l'intensité et de la durée ; ils peuvent reparaître brusquement sous l'influence d'une cause insignifiante, alors que la guérison semblait assurée. Après eux persiste toujours un certain degré de pâleur et d'affaiblissement qui peut se prolonger pendant quelque temps.

Diverses opinions ont été émises sur la nature de la colique saturnine. Les uns en ont fait une simple névralgie de l'intestin ; Briquet la localisait dans les muscles des parois de l'abdomen ; Kussmaul a pensé pouvoir la rattacher à une altération du plexus lombaire ; Harnack à une irritation des ganglions contenus dans les parois de l'intestin. Franz Riegel fait de la douleur un phénomène secondaire à l'augmentation générale de la tension artérielle, due elle-même à l'action primitive du plomb sur les vasomoteurs. Nous inclinons, pour notre part, à l'attribuer à l'action du plomb sur les fibres lisses de l'intestin ; l'état de spasme qui s'observe en même temps dans d'autres systèmes ou appareils (système artériel, foie, etc.) vient à l'appui de cette manière de voir. Hitzig, d'ailleurs, a bien démontré cette influence du plomb sur la contraction des artérioles.

Intoxication saturnine chronique. — On peut presque dire qu'il n'existe pas d'appareil ou de système organique dont les fonctions et la structure elle-même ne puissent être compromises dans le cours de l'intoxication saturnine chronique ; mais, tandis que, dans certains cas, ces altérations se localisent sur un appareil ou un organe, d'autres fois elles en frappent plusieurs simultanément ; alors ne tarde pas à se prononcer un état de détérioration générale que nous aurons à décrire sous le nom de *cachexie saturnine.*

Nous passerons sommairement en revue les principaux accidents, en commençant par les plus importants, qui sont aussi les plus fréquents et qui intéressent surtout le *système nerveux*, le *système musculaire, l'appareil circulatoire* et le *rein*.

A. *Système nerveux.* — Il peut être atteint dans ses différents départements et dans ses différents modes de fonctionnement.

1° *Troubles de la sensibilité.* — Ce sont des anesthésies ou des hyperesthésies.

L'anesthésie peut être *partielle* ou *totale*, limitée aux sensations tactiles ou étendue aux sensations douloureuses (analgésie) ou thermiques (thermanesthésie). Elle affecte, dans sa distribution, les dispositions les plus irrégulières ; représentée parfois par quelques plaques diffuses sur les parties externes du mollet ou de la cuisse (Gubler), elle revêt dans d'autres cas les carac-

tères de l'hémianesthésie (Vulpian, Raymond) et de l'hémianesthésie avec ses modalités diverses, hémianesthésie partielle,
cérébrale ou hystérique (Hamant) ; elle peut alors être accompagnée d'hémiplégie.

D'autres fois, c'est un simple retard dans la perception des
excitations cutanées (dysesthésie de Brouardel).

Hyperesthésie. — On note souvent une sensibilité exagérée de
certaines parties de tégument externe, principalement au niveau
des parois abdominales. Il suffit parfois d'un attouchement léger
pour provoquer la douleur.

A cette catégorie de symptômes appartiennent aussi les arthralgies, myosalgies, névralgies intercostales ou autres, qui sont si
communes dans l'intoxication saturnine chronique. Les arthralgies doivent être différenciées de l'arthrite saturnine. Elles ne
sont accompagnées ni de rougeur à la peau, ni de gonflement
articulaire ; leur point de départ semble être dans l'hyperesthésie du réseau nerveux si abondant que M. Sappey a décrit
autour des tendons musculaires.

La névralgie intercostale s'observe surtout à une période
avancée de l'intoxication ; aussi est-il difficile de spécifier si c'est
à l'anémie ou à l'action propre du poison qu'elle doit être rapportée (Jaccoud).

2° Troubles de la motilité. — Les *paralysies saturnines* représentent, sans contredit, une des manifestations les plus fréquentes de l'intoxication plombique. Elles sont le plus souvent
partielles et portent surtout *sur les extenseurs de la main et des
doigts.* Duchenne (de Boulogne) les a étudiées et décrites avec
la plus scrupuleuse exactitude.

La paralysie des extenseurs débute ordinairement avec une
certaine brusquerie ; une maladresse inaccoutumée apprend au
malade que ses doigts ne sont plus aptes à le servir. D'autres
fois, c'est après quelques jours de malaise que les accidents surviennent ; mais quel que soit le mode de début, la paralysie s'établit *sans fièvre, sans douleur.* Ce sont les deux doigts du milieu
de la main (médius et annulaire) qui sont les premiers frappés
et qui restent fléchis dans la main, constituant ainsi une disposition toute particulière des doigts qu'on désigne vulgairement
par cette expression : *faire les cornes ;* puis arrive le tour de
l'index et du petit doigt, qui, ayant leurs extenseurs propres,
peuvent résister plus longtemps.

La paralysie semble donc suivre un ordre méthodique : elle
frappe d'abord l'extenseur commun des doigts, les extenseurs de

l'index, du petit doigt, puis elle peut s'étendre aux deux radiaux, ce qui rend la flexion de la main sur l'avant-bras beaucoup plus complète; Duchenne l'a vue, dans quelques cas, gagner les muscles de l'éminence thénar, ou encore suivre une marche ascendante et affecter le triceps brachial ou le deltoïde. Plus rarement la paralysie peut suivre un ordre inverse et débuter par le pouce ou le petit doigt (Vulpian, Raymond).

On a observé quelquefois la paralysie du court supinateur et des interosseux; mais à part quelques très rares exceptions (Proust, Elgnowski, Samson), le long supinateur n'est jamais touché.

La paralysie des extenseurs, quelquefois unilatérale (Gaucher), atteint le plus souvent les deux bras à la fois ; elle peut présenter toute une série de degrés, depuis la simple parésie jusqu'à l'impotence fonctionnelle complète. Avec un traitement approprié, elle peut guérir assez rapidement (dix, quinze jours) ; mais les récidives sont fréquentes et la paralysie se complique au bout d'un certain temps d'*atrophie musculaire*.

Un fait qui a été bien mis en lumière par Duchenne (de Boulogne), et sur lequel, dans ces dernières années, Erb et Eulenburg sont revenus avec beaucoup de soin, c'est l'importance que l'on peut tirer de l'exploration électrique au point de vue du diagnostic et du pronostic de ces paralysies.

On sait bien aujourd'hui que le plus souvent, dans les paralysies saturnines, la *contractilité électrique s'efface avant la contractilité volontaire* (Vulpian et Raymond), et que lorsque les deux espèces de contractilités ont été perdues, la contractilité volontaire revient la première. Lorsque la contractilité musculaire a complètement disparu, l'atrophie apparaît presque fatalement. Il y a là un signe de la plus haute valeur, pour faire reconnaître la paralysie saturnine de la paralysie du radial à frigore, dans laquelle la contractilité électro-musculaire est habituellement conservée.

Notons enfin, ainsi que Erb et Eulenburg ont été les premiers à le faire remarquer, la rapide apparition de la *réaction de dégénérescence* au niveau des muscles parésiés.

Nous rappellerons à ce propos que la réaction de dégénérescence consiste dans le renversement des lois assignées par Pflüger à l'excitabilité musculaire galvanique, et tandis qu'à l'état normal, la contraction de fermeture au pôle négatif (katode) s'obtient avec un nombre d'éléments plus faible que celui qui serait nécessaire pour produire une semblable contraction au pôle positif (anode), dans les conditions pathologiques c'est au contraire au pôle positif que la contraction de fermeture s'accuse de préférence ; autrement dit PFC > NFC, alors que la notation normale serait NFC > PFC.

A côté de la paralysie des extenseurs signalons la *tumeur dorsale du poignet*, signalée depuis longtemps par de Haen, mais étudiée surtout par M. Gubler. C'est une tuméfaction le plus souvent indolente, qui s'observe sur le dos du poignet entre les tendons des extenseurs, et qui semble liée à l'inflammation des gaines synoviales des tendons de la région ; elle disparaît généralement quand la paralysie est guérie. Tout en étant particulièrement fréquente en pareil cas, la tumeur dorsale du poignet est loin d'appartenir exclusivement à la paralysie saturnine des extenseurs : on peut l'observer dans un certain nombre d'autres parésies d'origine cérébro-spinale, hémiplégies, sclérose latérale amyotrophique, etc.

La nature de la paralysie saturnine est loin d'être absolument élucidée. On a successivement incriminé les muscles (Duchenne), les nerfs ou les centres nerveux (Westphal, Kussmaul). La théorie musculaire proprement dite est aujourd'hui complètement abandonnée, depuis que les recherches de Heubel, de Bourceret, etc., ont démontré que le tissu musculaire était de tous les tissus celui qui subit le moins l'imprégnation plombique. Par contre la théorie nerveuse compte plus de partisans.

Lancereaux, en 1863, a trouvé une altération des extrémités nerveuses. En 1869, Charcot et Gombault ont rencontré dans un cas une altération du tronc du nerf radial avec dégénérescence des muscles ; la moelle était saine ; mais depuis, M. Raymond a pu constater une atrophie des grandes cellules nerveuses des cornes antérieures de la moelle dans un cas de paralysie saturnine, et Déjerine a rencontré deux fois sur cinq des lésions des racines cervicales. Il est vrai que pour Friedlander ces altérations peuvent être attribuées à une névrite ascendante. De nouvelles recherches sont donc nécessaires. Quoi qu'il en soit, il est permis de penser dès maintenant que l'origine absolument nerveuse de la paralysie ne saurait être acceptée sans réserve. Comment admettre, en effet, qu'une altération du radial ne s'étende pas à toutes ses branches ? Les conditions d'irrigation sanguine auxquelles sont soumis les muscles de l'avant-bras doivent peut-être entrer ici en ligne de compte. Hitzig a déjà ébauché une théorie à ce sujet ; il a cherché à établir que le long *supinateur* qui, au point de vue physiologique, fait déjà partie des muscles fléchisseurs, se *sépare encore des extenseurs* au point de vue de sa circulation veineuse. De cette sorte, il échapperait à l'imprégnation nocive à laquelle est exposé, pendant les mouvements de flexion, le groupe des extenseurs par suite du reflux d'un sang chargé de molécules plombiques dans le diverticulum formé par les veines profondes.

Plus récemment encore, R. Lépine, qui admet l'origine spinale de la paralysie saturnine, explique l'intégrité du long supinateur par ce fait que dans la moelle cervicale les origines des nerfs présidant à la contraction de ce muscle appartiendraient à la colonne des fléchisseurs, parfaitement distincte de celle des extenseurs.

Nous avons insisté avec complaisance sur la *paralysie des extenseurs*, parce qu'elle est extrêmement commune dans l'intoxication saturnine, mais les phénomènes paralytiques se présentent encore sous beaucoup d'autres formes. Nous ne faisons que les énumérer : forme hémiplégique (Vulpian et Raymond), forme paraplégique (très rare, Jaccoud) ou monoparaplégique (J. Teissier), paralysies localisées des muscles extenseurs du pied et des péroniers latéraux (Manouvriez); cette forme peut avoir une marche ascendante et s'étendre aux quatre membres, paralysies des muscles du tronc, du larynx, du diaphragme (Grancher). Chez les chevaux, la paralysie des aryténoïdiens est fréquente (Bretonneau, Bouley).

Tremblement saturnin. — Il est assez fréquent dans l'intoxication saturnine chronique et peut affecter toutes les formes possibles (Raymond), depuis celle du tremblement chronique jusqu'à celle de l'ataxie. Tantôt, et le plus habituellement, ce sont de simples trémulations musculaires qu'on peut enregistrer au sphygmographe ; elles peuvent se montrer après la colique. D'autres fois le tremblement est aussi accusé que le tremblement mercuriel. Sa nature saturnine a été niée, et plusieurs auteurs n'ont voulu voir dans ce tremblement qu'un tremblement occasionné par l'alcool, dont les peintres et les ouvriers des grandes usines abusent si souvent; il n'apparait qu'à une période avancée de l'intoxication.

M. Gubler a décrit une troisième forme de tremblement saturnin, à laquelle il a appliqué le nom d'*astasie musculaire*. Ce tremblement serait souvent un signe précurseur de la paralysie.

3° *Encéphalopathie saturnine*. — Cet accident, bien mis en lumière par les travaux de Grisolle, de Tanquerel, d'Empis et de Robinet, est, en somme, une manifestation peu commune de l'intoxication saturnine (sept fois sur soixante malades, Grisolle);

il survient après quelques jours de malaise vague ou bien il
éclate brusquement. Il peut revêtir trois formes principales :

La *forme délirante :* le plus habituellement c'est un délire
calme, tranquille. Dans quelques cas exceptionnels le malade, en
proie à des hallucinations terrifiantes, est pris de délire furieux.

La *forme convulsive,* présentant elle-même deux variétés : ou
bien les convulsions sont *partielles,* localisées à un membre ou à
un groupe musculaire, ou bien elles sont *générales ;* dans ce cas
il y a le plus souvent perte de connaissance (la crise est dite
épileptiforme).

On a cherché à distinguer cette attaque épileptiforme de la
véritable épilepsie, on a noté dans quelques cas l'absence de cri
et d'aura ; mais il n'y a encore rien de certain à cet égard. Les
attaques peuvent se rapprocher et simuler un véritable *état de
mal.* L'état de la température n'a pas été suffisamment étudié
(une observation de Lépine avec abaissement thermique). Les
urines peuvent être albumineuses (Tanquerel).

Forme comateuse : elle peut exister d'emblée ; le plus souvent
elle succède à la forme précédente. Le coma peut persister de
deux à huit jours (Jaccoud).

Le malade succombe parfois au milieu d'un de ces accès,
d'autres fois les accidents se dissipent progressivement ; l'encéphalopathie constitue en tout cas un avertissement sévère, qui
dénote un degré prononcé de l'intoxication.

Malgré les recherches de Cornil et de Renaut, les examens
microscopiques n'ont point éclairé encore la pathogénie de cet
accident redoutable : on a trouvé le cerveau pâle avec une teinte
subictérique ou couleur pâte de guimauve et des circonvolutions
très étalées.

Il y a présence du plomb, constatée par plusieurs observateurs
(Daremberg, Heubel), ce qui a conduit à penser que les accidents
cérébraux pouvaient dépendre de l'action directe des molécules
de plomb sur la pulpe cérébrale. Les recherches plus récentes
de Malassez ont montré que le plomb n'existe que dans les vaisseaux du cerveau, et qu'il suffit d'un lavage préalable pour le
faire disparaître (1), aussi a-t-on de la tendance aujourd'hui à
regarder l'encéphalopathie saturnine comme de nature anémique
et à la placer sous l'influence d'une ischémie cérébrale, pouvant

---

(1) Disons cependant que dans le cas de l'homme aux balles de plomb, de
Esbain, Esbach, après avoir pris toutes les précautions nécessaires, a pu
retirer 0ᵍʳ,006 de plomb de l'encéphale ; le foie en contenait 0ᵍʳ,03ℓ.

L. et T. — Pathol. méd.   I. — 26

tenir elle-même soit à l'hypoglobulie, soit à la constriction spasmodique des artérioles du cerveau (Rosenstein).

Nous ne citons que pour mémoire l'opinion de Tanquerel, qui faisait de l'encéphalopathie saturnine un accident d'origine sympathique et la décrivait comme une névrose spéciale, et la théorie urémique exposée dans la thèse de Danjoy, que les faits, du reste, contredisent chaque jour.

4° *Troubles rares du système nerveux.* — Ils comprennent les altérations des organes des sens et quelques manifestations exceptionnelles du côté du système cérébro-spinal.

L'amaurose saturnine a été étudiée par Duplay en 1834, et plus récemment par Hutchinson, Wecker, etc. Elle est purement fonctionnelle (paralysie des muscles de l'accommodation), ou bien elle dépend d'altérations du fond de l'œil, qui ressemblent beaucoup à celles de la rétinite albuminurique. On a rencontré aussi dans un certain nombre de cas une véritable névrite du nerf optique. Tanquerel a plusieurs fois observé de la surdité.

Disons enfin que dans quelques circonstances, absolument rares, on a noté de l'hémichorée (Louis). Vulpian et Fournier ont décrit l'ataxie saturnine. Nous en avons observé nous-mêmes plusieurs cas indéniables. Duchenne (de Boulogne) a cité un fait d'atrophie musculaire progressive, et Devouges plusieurs cas de paralysie générale, qui semblent pouvoir être imputés au saturnisme chronique.

B. *Système musculaire.* — Ce que nous avons dit au sujet des paralysies saturnines nous dispense d'entrer ici dans de grands développements; nous indiquerons simplement les altérations anatomiques qui se traduisent cliniquement par l'atrophie musculaire. Ces altérations ont été étudiées et classées par M. Gombault comme il suit : 1° atrophie simple totale de la fibre musculaire; 2° atrophie par prolifération nucléaire segmentant la fibre en plusieurs portions (caractéristique, d'après J. Renaut) ; il peut y avoir en outre infiltration graisseuse; 3° atrophie par prolifération conjonctive.

Les atrophies d'origine saturnine doivent être soigneusement distinguées des atrophies d'origine cérébrale ou médullaire; on trouvera les éléments du diagnostic dans le chapitre qui traite des maladies du système nerveux.

C. *Appareil circulatoire.* — Les lésions peuvent atteindre l'appareil périphérique ou l'organe central de la circulation (Durozier, Ollivier, Potain, Garrod). Ce sont les lésions de l'athérome (v. v. ce chapitre) qui se décèlent à l'exploration digitale et à l'exploration par le sphygmographe ; le tracé présente le plateau caractéristique, avec de fines trémulations à la ligne de descente dues au tremblement musculaire.

Le muscle cardiaque peut être intéressé ; il présente de l'hypertrophie avec dilatation des cavités, ou bien une dégénérescence de la fibre musculaire. Andral avait autrefois rapporté quatorze cas d'hypertrophie du ventricule gauche. Kussmaul et Mayer ont noté l'atrophie du myocarde ; on a constaté aussi des faits de péricardite. Sur vingt-quatre autopsies de saturnins, Leudet a trouvé le cœur malade dix-sept fois.

Quand les valvules sont altérées, — ce qui est rare, — la lésion porte alors sur les valvules aortiques (Leudet).

M. Leudet, qui a trouvé en même temps les lésions propres au foie cardiaque, considère ces altérations comme habituellement primitives. Aug. Ollivier les rattache, au contraire, aux altérations rénales que nous allons décrire.

D. *Rein.* — L'albuminurie n'est pas rare dans le cours du saturnisme chronique (Mém. d'Ollivier, 1853). Elle coïncide souvent ou alterne avec une élimination importante d'uro-hématine, résultat d'une distinction globulaire interne. Les autopsies ont révélé, en outre, l'existence d'un certain nombre de lésions rénales utiles à relever : infarctus uratique (Cornil), dégénérescence graisseuse des épithéliums (Ollivier), mais surtout lésions glomérulaires ou vasculaires qui rappellent exactement les altérations de la néphrite interstitielle. Si l'on rapproche ces altérations de celles que nous avons mentionnées plus haut (athérome artériel généralisé, hypertrophie du cœur, amaurose par atrophie papillaire ou rétinite hémorrhagique), on reconnaîtra facilement le tableau de la *néphrite interstitielle commune.* L'analogie est encore plus frappante quand on analyse les faits de goutte saturnine, aujourd'hui parfaitement démontrés et dont nous sommes entraînés à dire quelques mots.

Goutte saturnine. — La goutte saturnine avait été déjà signalée par Mursgrave et Falconer (1772), à la suite de la colique de Poitou. Parry et Barlow, au commencement de notre siècle, l'avaient également décrite succinctement ; Tanquerel et Grisolle l'avaient aussi mentionnée, mais c'est surtout depuis les travaux de Garrod, de Bence Jones, de Charcot, A. Ollivier, Wilks, Lancereaux, Potain, etc., que ces accidents singuliers nous sont bien connus.

L'existence de la goutte chez les saturnins ne saurait d'ailleurs nous surprendre maintenant que nous connaissons les modifications des humeurs spéciales à la goutte vulgaire, et que nous en pouvons rapprocher celles qui résultent de l'intoxication plombique, c'est-à-dire la présence en excès dans le sang de l'urée et de l'acide urique, et leur diminution parallèle dans les urines, en dehors de certaines périodes critiques (Bouchard, Seguin et Hanot, Gaucher, etc.).

La *goutte saturnine*, comme la goutte d'origine héréditaire, *peut se présenter sous la forme aiguë* ou *sous la forme chronique;* mais elle évolue avec des caractères spéciaux qui la distinguent dans une certaine mesure de la goutte commune et qui peuvent se résumer ainsi : 1° tendance à la généralisation ; 2° production rapide des tophus (Bucquoy) ; 3° déformations articulaires précoces qui conduisent à l'impotence dans un laps de temps restreint ; 4° la fréquence de l'albuminurie avec tendance marquée vers la cachexie.

Disons, en outre, qu'elle semble être le résultat d'une intoxication lente et à petites doses (elle peut exister sans coliques antérieures), et que sa marche paraît être influencée par l'évolution des saisons (retour au printemps et à l'automne).

D'autres appareils organiques peuvent encore être altérés par l'intoxication saturnine chronique. *Du côté du systéme digestif,* outre des phénomènes scorbutiques, quelquefois observés du côté des gencives, on note des troubles dyspeptiques tenant soit à l'anémie, soit à une altération des glandules mêmes de l'estomac ; nous ne parlerons pas de la colique, qui nous a déjà longuement arrêtés. *Du côté de l'appareil respiratoire,* c'est une dyspnée spéciale déjà vue par Grisolle, mais décrite principalement par Lewy et C. Paul (asthme saturnin); *du côté du systéme tendineux,* des synovites auxquelles on a cru pouvoir rattacher la *tumeur dorsale du poignet; du côté du systéme osseux,* de véritables nécroses (Lewy) particulièrement localisées à la mâchoire supérieure (15 fois sur 1188 saturnins).

DIAGNOSTIC. — Il est important de reconnaître dès l'origine la colique saturnine et de la distinguer des autres maladies où les douleurs abdominales violentes et la constipation peuvent se rencontrer, principalement des coliques hépatiques ou néphrétiques et de l'étranglement interne. Le plus souvent le diagnostic se fera sans difficulté ; il faut bien savoir cependant que la douleur, dans la colique de plomb, peut affecter le siège spécial des irradiations douloureuses propres à ces différents états morbides (phénomène lié probablement à un état spasmodique des conduits biliaires ou des canaux excréteurs de l'urine). Il faudra alors insister tout spécialement sur les anamnestiques, la profession du malade, l'état des gencives, du foie, etc., l'examen du pouls sera aussi d'un précieux secours.

L'existence constante du ballonnement du ventre, en cas d'obstruction intestinale, est un signe important au point de vue du diagnostic différentiel.

On évitera aussi de confondre la colique de plomb avec des accidents de péritonite ou d'empoisonnement, qui se distinguent ordinairement par des vomissements de nature spéciale et par une diarrhée plus ou moins intense.

Nous avons insisté assez longuement sur les caractères des paralysies saturnines : localisation fréquente dans les extenseurs, perte rapide de la contractilité électrique, etc., pour qu'il soit superflu d'y revenir ici. Les paralysies périphériques du nerf radial ont une grande analogie avec les paralysies saturnines des extrémités supérieures ; nous nous occupons plus loin (voy. *Maladies des nerfs*) de ce diagnostic différentiel. Quant aux autres accidents du saturnisme chronique, leur diagnostic est en général facilité par la connaissance qu'on a de la profession et des antécédents morbides des malades.

PRONOSTIC. — L'intoxication saturnine chronique, bien que pouvant guérir, même après ces manifestations graves, doit être toujours considérée comme des plus sérieuses. La multiplicité des lésions qu'elle provoque et l'action *stéatosante* du plomb sur les tissus conduisent presque fatalement à cet état de détérioration générale qui a reçu le nom de *cachexie saturnine*.

L'individu, pâle et amaigri, présente une coloration terreuse des téguments ; il mange peu et digère mal ; ses forces s'amoindrissent progressivement ; il est marqué au cachet d'une anémie profonde. On constate chez lui l'existence de souffles cardio-vasculaires, parfois de l'œdème malléolaire et cette teinte subictérique, tenant probablement à la destruction des globules rouges du sang qui constitue l'ictère hémaphéique (Gubler). Il peut mourir au milieu de cet amoindrissement total des actes nutritifs, ou bien (fait plus rare) il est enlevé par une hémorrhagie cérébrale (Tanquerel, Grisolle), ou telle autre complication tenant aux altérations spéciales que nous avons signalées (embolie, thrombose artérielle, éclampsie, etc.).

Le saturnisme chronique ne se transmet pas aux descendants, mais il est prouvé qu'il favorise les métrorrhagies et l'avortement (C. Paul) et que la mortalité est grande parmi les enfants des saturnins, qui seraient particulièrement prédisposés à l'idiotie ou aux autres dégradations du système nerveux (Roque).

Quant au prétendu antagonisme entre le saturnisme chronique et la tuberculose (Tanquerel, Pidoux), il ne saurait être plus longtemps admis (Leudet); chaque jour de nouveaux faits viennent le contredire. L'un de nous a observé chez un saturnin, outre les lésions d'une tuberculose pulmonaire avancée, un tubercule cérébral qui avait rendu le diagnostic des accidents cérébraux des plus difficiles et fait croire à de l'encéphalopathie saturnine.

TRAITEMENT. — Le traitement de la colique de plomb comporte *deux grandes indications :* combattre la douleur et faire cesser la constipation. Ce résultat une fois obtenu, on cherchera à favoriser l'élimination du plomb.

Contre la douleur on prescrira les applications calmantes : cataplasmes laudanisés, compresses chloroformées, la belladone généralement administrée aujourd'hui et avec succès dans les hôpitaux de Lyon, suivant la méthode de Bonder ; mais on aura recours surtout aux injections hypodermiques de morphine ou d'atropine en cas d'insuccès des premières ; ces dernières toutefois ne doivent être employées qu'avec une extrême prudence. L'électricité, dans quelques cas, semble avoir rendu des services (Roth). La constipation sera combattue par les purgatifs, séné, sulfate de soude, etc.

Plus tard on cherchera à faciliter l'élimination du poison. Dans ce but, on conseillera les bains (bains de vapeur, bains sulfureux), on donnera à l'intérieur l'iodure de potassium qui, d'après Gubler, a la propriété de favoriser la désassimilation des albuminates métalliques fixés dans les tissus. Les recherches récentes et plus spécialement celles de Pouchet semblent prouver l'heureuse influence de l'iodure de potassium sur l'élimination du plomb par les urines.

Le traitement de l'intoxication saturnine chronique est naturellement aussi variable que sont nombreuses les manifestations cliniques de cet empoisonnement. Les paralysies seront combattues par l'électricité (courants constants). Les bromures seront administrés contre certains des accidents nerveux (accidents convulsifs, tremblement) ; ce dernier est principalement justiciable du phosphure de zinc (Gueneau de Mussy). La dyspepsie sera traitée par les moyens appropriés (en particulier les amers et la noix vomique). La constipation sera soigneusement évitée.

On cherchera par-dessus tout à favoriser l'élimination du plomb par toutes les voies qui peuvent être utilisées : tube digestif, rein, peau. Dans ce but on prescrira les purgatifs, les diurétiques et principalement les bains. L'iodure de potassium à l'intérieur, les sulfureux ont aussi donné parfois de bons résultats. Les toniques seront largement employés.

On n'oubliera pas non plus le *traitement prophylactique* : on conseillera aux ouvriers qui manient directement le plomb de travailler avec des gants, de ne prendre leurs repas qu'après s'être soigneusement lavés ; aux peintres de ne pas tenir leurs pinceaux à la bouche, etc.

TANQUEREL. Traité des maladies de plomb, 1839. — DUPLAY. Amaurose suite de colique de plomb (Arch. gén. méd., 1844). — EMPIS et ROBINET. Encéphalopathie saturn. (Arch. gén. med., 1851). — BRIQUET. Arch. gén. méd., 1858. — GARROD. Méd. chirurg. Trans., 1854. — POTAIN. Le foie dans la colique saturn. (Soc. méd. des hôpit., 1860). — Auguste OLLIVIER, Albuminurie saturn. (Arch. de méd., 1863). — CHARCOT. Gazette hebdomadaire, 1863. — HILLAIRET. Int. sat. chez les ouvriers pour verre-mousseline (Arch. de méd., 1865). — GALLARD. Int. sat. chez les ouvriers pour verre-mousseline (Ann. d'hygiène, 1866). — JACCOUD. Névropathie saturn. (Clinique Charité, 1867). — GUBLER. Tumeur dorsale des mains (Soc. méd. hôpit., 1868). — HÉRARD. Tumeur dorsale des mains (Soc. méd. hôpit., 1868). — BUCQUOY. Pathogénie de la goutte dans ses rapports avec l'intoxic. saturnine (Union méd., 1868. BUCQUOY, CHAUFFARD, POTAIN, GUBLER. Mém. de la Soc. méd. des hôp., 1868). — LAFONT. Tremblement saturnin, th., Paris, 1869. — LÉWY. Seltene Formen der Bleivergiftung (Œster. Zeits. f. prakt. Heilk., 1870). — LORAIN. Le pouls, 1870. HEUBEL. Pathogenie und Symptom der chronischen Bleivergiftung. Berlin, 1871. DUCHENNE (de Boulogne). Électrisation localisée, 1872. — FERNET. Les tremblements, thèse conc., 1872. — BOUCHARD. Altérat. de l'urine (Soc. biol., 1873). MALASSEZ. Rech. sur l'anémie saturn. (Gaz. méd., Paris, 1873). — MANOUVRIEZ. Intoxication saturn. par absorption cutanée, thèse, Paris, 1874. — G. DAREMBERG. Présence du plomb dans le cerveau (Acad. des sciences, 1874). — PINET. Goutte saturn., thèse, Paris, 1874. — LEUDET. Clinique de l'Hôtel-Dieu de Rouen, 1874. GUENEAU DE MUSSY. Clinique, 1874. — RENAUT. Intox. saturn., thèse conc., 1875. — LECORCHÉ. Maladies des reins, 1875. — TEISSIER (J.). Le pouls dans la colique des peintres (Assoc. franç. avanc. des sciences, 1876). — HALMAGRAND. Goutte saturnine, th., Paris, 1876. — DUCAMP. Épidémie d'intox. saturn., communic. à la Soc. de méd. publique, 1877. — J. TEISSIER. Valeur thérap. des courants continus, thèse conc., 1878. — FRANK-RIEGEL. Deutsch. Arch. f. klin. Med., 1878. — J. RENAUT. Gaz. méd. de Paris, nᵒˢ 32-33, 1878. — ERICH-HARNA. Action du plomb sur l'organisme (Arch. für experim. Path. und Pharmac., Bd IX, 1878). — PROUST. Intoxication saturnine des polisseuses de camées (Bull. Acad. de méd., t. VII, série 3). — LESPILLE-MOUTARD. Névrite optique saturnine, th. de Paris, 1878. Hémianesthésie saturnine, th. de Hamant, 1879. — VULPIAN. Clinique de la Charité, 1879, p. 530 à 555. — POTAIN. Intoxication saturnine rapidem. mortelle par ingestion de balles de plomb (Annales d'hygiène publique, 1879). — POUCHET. Action de l'iodure de potassium sur l'élimination du plomb (Arch. phys., 1880). — GAUCH. Traitement de la colique de plomb par la belladone, th. de Lyon, 1881. — LANCEREAUX. Parallèle de la goutte saturnine avec la goutte ordinaire (Arch. gén. méd., 1881). — GAUCHER. Troubles de la sécrétion urinaire chez les saturnins (Rev. mens., 1881). — SAMSONE. Paralysie saturnine, th., Paris, 1882. — LÉPINE. Même sujet (Lyon méd., 1883). — JACCOUD. Goutte et saturnisme (Gaz. des hôpit., 1883. — VERDUGO. Contrib. à l'étude de la goutte saturnine, th., Paris, 1883. — Ch. BOUCHARD. Maladie par ralentissement de la nutrition, 1885. — DUROZIER. Rétrécissement mitral pur et intoxicat. saturnine (Un. méd., 1885). — S. PERRET. Clin. méd. de l'Hôtel-Dieu de Lyon, 1887.

DEUXIÈME PARTIE

MALADIES LOCALES

MALADIES DU SYSTÈME NERVEUX

Afin de procéder du simple au composé, nous commencerons l'étude des maladies du système nerveux par celle des maladies des nerfs; puis viendront les maladies de la moelle, du bulbe et de la protubérance, du cerveau et du cervelet.

Certaines maladies, comme la sclérose en plaques disséminées et la paralysie générale, portent à la fois sur la moelle et sur l'encéphale, et l'on serait tenté d'en former une classe spéciale; nous nous conformerons à l'usage en plaçant ces maladies parmi celles de la moelle ou celles de l'encéphale, suivant que les symptômes spinaux ou cérébraux seront prédominants.

Nous étudierons en dernier lieu les maladies des méninges cérébrales et les névroses. Pour les maladies mentales, nous renverrons le lecteur aux traités spéciaux.

MALADIES DES NERFS

NÉVRITE

La névrite ou inflammation des nerfs est une maladie très commune, bien que la plupart des traités de pathologie interne et d'anatomie pathologique la passent sous silence ou lui assignent du moins un rôle des plus modestes; l'étude de la névrite a fait depuis quelques années de grands progrès, et l'on peut prévoir que ce chapitre de la pathologie prendra une importance de plus en plus grande.

ÉTIOLOGIE. — La névrite est spontanée ou bien elle est provoquée par un traumatisme, par la compression due à une tumeur, ou par l'inflammation d'un organe voisin. La névrite est

commune dans le saturnisme; elle se produit aussi assez souvent
à la suite de maladies générales, comme la variole, la fièvre
typhoïde, la diphthérie, etc. Nous n'avons pas à nous occuper ici
des névrites traumatiques; néanmoins, comme ces névrites, bien
étudiées par W. Mitchell, sont les mieux connues, nous aurons
plus d'une fois à comparer les effets de la névrite spontanée à
ceux de la névrite traumatique, qui a, pour ainsi dire, la valeur
d'une maladie expérimentale.

Les nerfs qui sont placés au voisinage d'organes enflammés ou
qui traversent des foyers de suppuration sont souvent atteints
de névrite. C'est ainsi que les maladies de la plèvre se compliquent souvent de névrite intercostale, et que le psoïtis s'accompagne presque toujours d'une inflammation de quelques-unes
des branches du plexus lombaire. Chez la plupart des phthisiques, il existe de la névrite des premiers nerfs intercostaux,
ce qui tient à la fréquence, chez ces malades, de la pleurésie du
sommet.

Parmi les causes de la névrite spontanée, il faut citer en première ligne les refroidissements.

DESCRIPTION. — La névrite peut être aiguë ou chronique.

La *névrite aiguë* spontanée est rare, le nerf malade est le siège
de douleurs extrêmement vives, généralement continues avec
des exacerbations; la pression est douloureuse sur tout son
trajet, principalement au niveau des points où le nerf est superficiel, et par suite moins bien protégé par les parties molles.
Quelquefois le trajet du nerf se dessine sur la peau par une
traînée rougeâtre, comme dans la lymphangite, ce qui tient à
l'injection vive du névrilème et du tissu conjonctif ambiant; les
douleurs s'irradient dans les nerfs voisins; enfin on voit se
produire des lésions de nutrition dont nous parlerons plus loin
à propos des névrites subaiguës et chroniques.

La névrite aiguë se termine par résolution ou bien elle passe
à l'état chronique; elle peut aussi devenir ascendante et provoquer une myélite aiguë.

Dans la *névrite chronique*, les nerfs malades sont augmentés
de volume; lorsqu'ils sont gros et superficiels, comme le sciatique, on peut les sentir à la palpation sous forme de cordons
plus ou moins durs.

Les *troubles de la sensibilité* sont ceux qui attirent en général
le plus l'attention. La pression est douloureuse sur tout le trajet
des nerfs, tandis que, dans les névralgies, il existe des points
plus spécialement douloureux. Les douleurs spontanées suivent

le trajet des nerfs; elles peuvent être intermittentes même dans des cas de névrite traumatique (W. Mitchell), le plus souvent elles sont continues avec des exacerbations; les douleurs sont ou lancinantes ou cuisantes. Chez quelques malades, à la suite des vives souffrances occasionnées par la névrite, la totalité du corps s'hyperesthésie, toute sensation se transforme en douleur (W. Mitchell).

L'anesthésie, qui succède souvent à l'hyperesthésie, peut porter à la fois sur la sensibilité tactile, sur la sensibilité générale ou à la douleur et sur le sens de la température. Comme il est question pour la première fois de ces différentes espèces de sensibilités, nous devons nous y arrêter un peu et indiquer les moyens de les explorer.

Sensibilité tactile. — Après avoir bandé les yeux du malade, on touche la surface de la peau avec la pointe d'un crayon mousse ou bien on opère une légère traction sur les poils de la région qu'on veut explorer; si la sensibilité est conservée, le malade apprécie parfaitement les moindres impressions du crayon, les plus légères tractions sur les poils; si elle est diminuée, la pression et la traction, pour être perçues, ont besoin d'être faites avec plus de force; enfin, quand la sensibilité tactile est abolie, le malade ne sent plus rien, il ne peut plus dire quelle est la région touchée. Ce sont là des approximations qui suffisent d'ordinaire dans la pratique; quand on veut mesurer exactement la sensibilité tactile, il faut se servir d'un instrument spécial, l'*æsthésiomètre;* c'est un compas à pointes mousses, qui porte une échelle permettant d'apprécier l'écartement des branches; après avoir bandé les yeux du malade, on cherche la moindre distance à laquelle les pointes du compas donnent deux impressions distinctes. Cette distance varie beaucoup à l'état normal suivant les régions; à la joue et à la paume de la main, elle est de 5 millimètres seulement, tandis qu'à la cuisse elle est de 50 millimètres environ. Il existe des tables, dressées par Weber et par M. Manouvriez, qui donnent les distances limites normales; les variations individuelles sont assez grandes, de sorte qu'il faut autant que possible opérer sur les régions saines, puis sur les régions malades chez le même individu; les pointes du compas doivent être appliquées en même temps, et leur température doit être à peu près égale à celle de la peau; M. Manouvriez a conseillé de construire des æsthésiomètres à pointes isolantes d'ivoire; la partie qu'on examine doit être dans l'immobilité complète.

Sensibilité générale ou *sensibilité à la douleur.* Pour l'apprécier, on se sert d'une aiguille que l'on pique plus ou moins profondément suivant que l'anesthésie est plus ou moins complète. On peut employer aussi la brosse électrique, qui fournit quelquefois des sensations, alors que les piqûres d'aiguilles ne sont plus perçues.

Sens de la température. — On l'apprécie en mettant en contact avec la peau des objets froids ou chauds, un morceau de glace par exemple, et un objet métallique quelconque préalablement chauffé à 40 ou 50 degrés. Cette sensibilité à la température est quelquefois pervertie, les corps froids donnent une sensation de brûlure, et, réciproquement, les corps chauds donnent une sensation de froid. En général, la sensibilité à la température subit les mêmes variations que la sensibilité à la douleur.

Les *troubles de la motilité*, dans la névrite chronique, consistent en contractures spasmodiques, en spasmes douloureux qui, dans la névrite traumatique, peuvent se produire au moment de la blessure, sous l'influence d'une excitation réflexe, ou bien à une époque éloignée, comme conséquence de l'altération progressive des nerfs; quand cette altération a envahi la plupart des faisceaux nerveux, la paralysie succède à la contracture.

Si l'inflammation siège dans un nerf exclusivement moteur, comme le facial, ou exclusivement sensitif comme la grosse branche du trijumeau, les troubles de sensibilité font défaut dans le premier cas, les troubles de motilité dans le deuxième.

Dans les nerfs mixtes, l'inflammation (névrite parenchymateuse) paraît pouvoir se localiser sur les filets moteurs en respectant les filets sensitifs; d'où l'absence de douleur que l'on observe dans certaines névrites chroniques parenchymateuses (Joffroy).

Les troubles de nutrition ou *troubles trophiques* portent principalement sur la peau. On voit se produire des éruptions vésiculeuses ou bulleuses, la peau prend un aspect lisse et rougeâtre, les ongles s'incurvent, ils sont épaissis, desséchés, squameux; les poils, les cheveux changent de couleur ou tombent, le tissu conjonctif sous-cutané est quelquefois le siège d'un œdème local dur. Parmi les troubles trophiques les plus communs, il faut citer : 1° les groupes d'herpès qui se développent sur le trajet des nerfs enflammés et qui constituent le *zona;* 2° une altération de la peau qui a été décrite sous les noms de *glossy skin* (peau lisse), de *causalgie* (W. Mitchell) et d'*érythème* (Mougeot); la peau est d'un rouge vif ou marbrée de taches rouges et blanches; elle présente une surface tendue, luisante comme si elle avait été revêtue d'une couche de vernis. Paget a comparé très justement cet aspect à celui des engelures; il existe des douleurs plus ou moins vives, et en particulier une sensation de cuisson; des vésicules ou de petites bulles apparaissent souvent sur les surfaces érythémateuses.

La peau est sèche ou bien, au contraire, il se produit des sueurs locales.

La névrite parenchymateuse primitive se traduit quelquefois par des plaques gangreneuses sur un ou sur plusieurs points du tégument externe; elle paraît jouer un rôle important dans les lésions de la lèpre.

En dehors des altérations de la peau et de ses annexes on peut observer l'atrophie rapide des muscles innervés par le nerf enflammé et des arthrites analogues aux arthrites rhumatismales. La névrite parenchymateuse généralisée peut simuler les atrophies musculaires d'origine spinale (voy. *Maladies de la moelle. Atrophie musculaire progressive*).

Le zona ophthalmique se complique souvent de kératite et il peut en résulter une fonte de l'œil.

Variétés. Complications. — La clinique démontre clairement que certaines sciatiques et certaines paralysies périphériques des nerfs circonflexe et cubital doivent rentrer dans les névrites; on peut prévoir que ces maladies, ainsi que la plupart des paralysies périphériques du radial et du facial, seront décrites un jour sous les noms de *névrite sciatique, névrite circonflexe, névrite cubitale, névrite radiale, névrite faciale;* mais les preuves anatomiques faisant défaut, nous ne nous croyons pas encore autorisés à tenter cette innovation. Nous nous conformerons donc à l'usage en décrivant à part les paralysies périphériques.

La maladie décrite sous le nom de trophonévrose faciale est très probablement aussi occasionnée par une névrite; ici encore il faut attendre les révélations de l'anatomie pathologique.

La névrite et la périnévrite optiques sont assez communes; il s'agit presque toujours d'altérations secondaires à des maladies de l'encéphale.

La névrite a de la tendance à se propager vers les centres. C'est ainsi qu'on peut voir une névrite du plexus brachial se compliquer au bout de quelque temps d'une paralysie et d'une atrophie du membre du côté opposé, puis de tous les symptômes d'une myélite aiguë ou chronique. Leyden, Charcot, Poncet ont publié des faits très probants à cet égard. Leudet a vu une névrite développée sous l'influence de l'asphyxie par la vapeur de charbon se compliquer de myélite huit jours après son début. Les altérations des nerfs de la queue de cheval peuvent déterminer une sclérose secondaire des faisceaux spinaux postérieurs.

Les expériences de Tiesler et de Hayem sur des animaux démontrent la réalité des névrites ascendantes qui, dans certains cas, paraissent être la cause du tétanos.

Graves a émis il y a longtemps l'opinion que certaines paraplégies *a frigore* étaient produites par une névrite ascendante, et cette explication est aujourd'hui adoptée par un grand nombre d'auteurs pour les myélites qui succèdent à des inflammations des organes génito-urinaires.

ANATOMIE PATHOLOGIQUE. — Un nerf se compose d'une série de faisceaux de tubes nerveux réunis par un tissu conjonctif qui se condense autour de chaque faisceau de tubes nerveux (gaines lamelleuses) et autour du nerf lui-même (névrilème). Chaque tube nerveux présente à considérer : 1° un filament central ou cylindre-axe qui paraît être la partie la plus importante du tube nerveux au point de vue fonctionnel ; 2° une gaine de myéline qui entoure le cylindre-axe ; 3° une enveloppe très mince ou gaine de Schwann. Ranvier a démontré qu'il existe de distance en distance sur le trajet des tubes nerveux, des étranglements annulaires au niveau desquels le manchon de myéline qui entoure le cylindre-axe se trouve interrompu. Chaque segment compris entre deux étranglements ou anneaux (segment interannulaire) contient un noyau accolé à la face profonde de la gaine de Schwann ; ces noyaux paraissent jouer un rôle important dans les altérations qui caractérisent certaines formes de névrite.

L'inflammation des nerfs porte tantôt sur le tissu conjonctif situé entre les faisceaux de tubes nerveux (tissu conjonctif interfasciculaire) et sur le névrilème, tantôt sur les faisceaux de tubes nerveux ; de là deux espèces de névrites : la *névrite interstitielle* à laquelle se rattache la *périnévrite*, et la *névrite parenchymateuse*. La névrite interstitielle et la névrite parenchymateuse peuvent du reste coïncider et s'associer de différentes manières.

Dans la névrite interstitielle les altérations des nerfs enflammés sont très appréciables, même à l'œil nu : les nerfs sont augmentés de volume, ils forment des cordons durs, rigides, le névrilème et le tissu conjonctif interfasciculaire sont épaissis, finement injectés, infiltrés d'éléments embryonnaires s'il s'agit d'une névrite aiguë. Les tubes nerveux ne sont pas altérés dans la névrite interstitielle pure, ils subissent seulement la compression qui résulte de l'épaississement du tissu conjonctif.

Dans la névrite parenchymateuse il arrive souvent que le nerf enflammé ne présente pas d'altérations macroscopiques bien apparentes; c'est seulement lorsque la névrite est ancienne et qu'elle a envahi la plupart des tubes nerveux qu'on peut la reconnaître à l'œil nu; les nerfs sont diminués de volume, non indurés; ils présentent souvent une teinte grisâtre. L'examen histologique montre que le tissu conjonctif est intact et que les altérations portent sur les tubes nerveux. La myéline se segmente d'abord, il en résulte que les tubes nerveux se renflent sur certains points et s'étranglent sur d'autres (disposition en chapelet); les noyaux des segments interannulaires se tuméfient et compriment les cylindres d'axe, puis les noyaux prolifèrent; les cylindres d'axe subissent aussi des altérations, ils deviennent inégaux et finissent par disparaître. A une dernière phase la myéline et les cylindres d'axe ont disparu, il ne reste que des gaines vides renfermant de distance en distance des noyaux.

Au point de vue du pronostic, on peut établir deux degrés dans les altérations de la névrite parenchymateuse. Premier degré : les nerfs malades ne sont altérés que dans une partie de leur étendue; les cylindres d'axe ne sont pas détruits mais simplement comprimés par la tuméfaction des noyaux des gaines et par leur prolifération. Dans ce cas la réparation peut se faire très rapidement. Deuxième degré : les cylindres d'axe sont détruits, et la destruction de ces cylindres dans un segment même très limité d'un nerf détermine dans toute la partie périphérique les altérations connues sous le nom de *dégénérescence wallérienne*. Dans ce cas la réparation est impossible, la maladie incurable.

Ces altérations des nerfs expliquent facilement les troubles de la sensibilité ou du mouvement qu'on observe dans les névrites; il est facile de comprendre que la compression des tubes nerveux sensitifs ou moteurs par les éléments de nouvelle formation détermine des troubles de la sensibilité ou du mouvement, nous croyons inutile d'insister; les troubles trophiques symptomatiques des névrites sont d'une interprétation plus délicate. Les troubles vaso-moteurs exercent sans contredit une certaine influence, mais on ne peut guère leur assigner que la valeur d'une cause prédisposante; quelques auteurs ont admis sans preuves suffisantes l'existence de fibres nerveuses trophiques; enfin on a supposé que les centres nerveux exerçaient sur la nutrition des tissus par l'intermédiaire des nerfs une influence excitante selon les uns (Waller, Vulpian), modératrice suivant les autres (Cl. Bernard, Ranvier), et que cette influence venant à disparaître par suite des altérations des nerfs, il en résultait des troubles trophiques. Malheureusement pour cette théorie il ne suffit pas de couper les nerfs qui se rendent à une partie du corps pour voir apparaître des troubles trophiques dans cette partie, il est même très rare que les troubles trophiques se produisent à la suite de la section simple d'un nerf, tandis qu'ils sont presque constants dans la névrite.

Nous aurons l'occasion de revenir sur cette question lorsque nous nous occuperons des troubles trophiques qui s'observent dans les maladies de la moelle.

Des faits rapportés par O. Wiss et Weidner, il résulte que l'inflammation qui aboutit au zona ophthalmique peut occuper le ganglion de Gasser.

DIAGNOSTIC. PRONOSTIC. — Le caractère des douleurs spontanées qui sont en général continues, avec exacerbations, et qui suivent le trajet des nerfs malades, les douleurs à la pression qui ne se limitent pas à certains points comme dans les névralgies, enfin les lésions trophiques constituent les principaux caractères des névrites. Il faut toujours rechercher s'il n'existe pas sur le trajet des nerfs malades quelque cause d'irritation ou de compression: la névrite du sciatique, par exemple, est souvent produite par des tumeurs du bassin. On doit également interroger avec soin les centres nerveux, car il arrive souvent que des maladies qui paraissent se rattacher à des lésions nerveuses périphériques se compliquent au bout de quelque temps de symptômes qui ne laissent pas de doutes sur leur origine centrale.

La névrite menace rarement la vie des malades; mais, par l'acuité et la persistance des douleurs, par les altérations trophiques qu'elle ne tarde pas à déterminer, elle constitue une maladie très sérieuse; on doit toujours craindre sa marche ascendante.

Des lésions de nutrition, des contractures très prononcées et persistantes, une anesthésie ou une paralysie complète, sont généralement des symptômes de mauvais augure. Il faut interroger la contractilité musculaire à l'aide de l'électricité; tant que les muscles se contractent si peu que ce soit, il y a espoir (Duchenne, W. Mitchell).

TRAITEMENT. — Dans la névrite aiguë, on emploiera les émissions sanguines locales, ventouses scarifiées ou sangsues sur le trajet du nerf, puis les révulsifs et en particulier les vésicatoires.

Dès le début, il faut calmer les douleurs vives, et le meilleur moyen d'atteindre rapidement ce but consiste dans l'emploi des injections hypodermiques de chlorhydrate de morphine; on peut aussi faire absorber la morphine à la surface des vésicatoires. On cherchera, bien entendu, à écarter toutes les causes d'irritation qui ont pu agir sur le nerf.

Dans la névrite chronique, ce sont les révulsifs, les vésicatoires appliqués sur le trajet du nerf malade, qui rendent le plus de services, avec les injections hypodermiques destinées à soulager les douleurs. Lorsqu'il y a lieu de penser que le processus inflammatoire est en voie de décroissance, on doit faire usage de l'électricité pour faciliter le retour des fonctions nerveuses, et principalement pour empêcher l'atrophie des muscles en attendant que les fonctions du nerf malade se rétablissent complètement. On a conseillé tour à tour les courants continus et la faradisation localisée; c'est ce dernier procédé qui nous paraît le plus efficace. Les frictions et le massage sont utiles pour rétablir les fonctions de la peau.

BEAU. De la névrite et de la névralgie intercostales (Arch. de méd., 1847). — Du même. De la névrite intercostale dans la phthisie pulm. (Union méd., 1849). — W. MITCHELL, MOREHOUSE et KEEN. Recherches sur les lésions traumatiques des nerfs. Philadelphie, 1864. — LEUDET. Arch. de méd., 1865. — DUMÉNIL. Névrite chronique ascendante (Gaz. hebd., 1866). — JACCOUD. Atrophie nerveuse progressive (Clin. méd., 1867). — COUYBA. Des troubles trophiques conséc. aux lésions traumatiques de la moelle et des nerfs, th., Paris, 1871. — O. WISS. Beitrage zur Kenntniss der Herpes zoster (Arch. der Heilkunde, 1871). — HYBORD. Du zona ophthalmique, th., Paris, 1872. — CHARCOT. Leçons sur les malad. du syst. nerveux, 1872. — PORSON, th., Paris, 1873. — PIERRET. Plusieurs cas de névrite parenchymateuse (Arch. de physiol., 1874). — KLEMN. Ueber neuritis migrans, th., Strasbourg, 1874. — W. MITCHELL. Des lésions des nerfs et de leurs conséquences, traduct. de Dastre. Paris, 1874. — HAYEM. Des altérations médullaires que provoquent les lésions des nerfs (Arch. de physiol., 1873, et Soc. de biologie, 1875). — PONCET. Soc. de biol. et Gaz. méd., 1875. — RENDU. Des anesthésies spontanées, th. d'agrégation, Paris, 1875. — LANDOUZY. De la sciatique et de l'atrophie musculaire qui peut la compliquer (Arch. de méd., 1875). — MANOUVRIEZ. Nouvel æsthésiomètre à pointes isolantes (Arch. de physiol., 1876). — MOUGEOT. Recherches sur quelques troubles de nutrition conséc. aux affect. des nerfs, th., Paris, 1877. — LABADIE-LAGRAVE. Art. Nerfs (pathol. int.) (Nouv. Dict. de méd. et de chir. prat., 1877, t. XXIII). — J. RENAUT. Art. Nerfs (anatomie) (Dict. encycl. des sc. méd.). — H. EICHORST. Un cas de névrite aiguë progressive (Arch. für path. Anat. de Virchow, 1877). — A. LAVERAN. Contrib. à l'anat. pathol. du tétanos et de la névrite ascendante aiguë (Arch. de physiol., 1877). — ROSENTHAL. Traité clin. des malad. du syst. nerveux, traduct. de Lubanski. Paris, 1877. — FOURNIER-BERGERON. Contribut. à l'étude de la névrite ascendante, th., Paris, 1878. — CH. FERNET. De la sciatique et de sa nature (Arch. de méd., 1878). — ROSENBACH. Rech. expérim. sur la névrite (Arch. f. experim. Path., 1877, anal. in Rev. des sc. méd., 1878, t. XI, p. 486). — JOFFROY. De la névrite parenchymateuse spontanée, générale ou partielle (Arch. de physiol., 1879). — A. CHANDELUX. Obs. pour servir à l'hist. des lésions nerveuses dans le zona (Arch. de physiol., 1879). — C. BOECH. Névrite traumatique ascendante (Schmidt's Jahrbücher, 1880). — Gombault. Note sur le rôle des lésions segment. dans l'évol. de la névrite parenchymateuse (Progr. méd., 1881, p. 318). — Rey-Barreau. Contrib. à l'étude de la névrite traumatique, th., Paris, 1881. — Déjerine et Leloir. Rech. anatomo-path. et clin. sur les altér. nerveuses dans certains cas de gangrène et dans la lèpre (Arch. de physiol., 1881, p. [988). — Ollier. Contrib. à l'étude de la névrite ascendante, th., Paris, 1882. — Pitres et Vaillard. Des névrites périphériques non traumatiques (Arch. de neurologie, 1883). — Des mêmes. Altérations des nerfs périphériques dans deux cas de maux perforants (Arch. de physiol., 1885). — Charvot. Note pour servir à l'histoire de la névrite ascendante (Revue méd. de l'Est, 1885).

NÉVRALGIES

Chaussier a proposé, en 1801, le mot *névralgies* pour désigner les affections douloureuses ayant leur siège dans les nerfs cérébro-spinaux. Quelques auteurs, Valleix et Grisolle en particulier, ont fait rentrer dans la définition de la névralgie l'absence de toute lésion matérielle des nerfs qui sont le siège des douleurs. Il est impossible d'affirmer que la névralgie est une maladie purement fonctionnelle, *sine materiâ;* il est bien probable, au contraire, que quand un nerf périphérique devient douloureux sous l'influence du froid, par exemple, c'est qu'il y a eu quelque modification apportée dans sa structure ; nous ignorons la véritable nature de cette altération ; ce n'est pas une raison pour la nier. Dans l'état actuel de la science, le mieux est de se contenter d'une définition purement symptomatique et de dire : la névralgie est une maladie du système nerveux périphérique, caractérisée par des douleurs paroxystiques, rémittentes ou intermittentes, qui suivent exactement le trajet des nerfs et qui ne s'accompagnent pas, comme dans la névrite, de troubles trophiques. Il est certain que cette définition ne trace pas exactement la limite de la névrite et de la névralgie ; mais, puisque cette incertitude existe dans les faits, il serait absurde de vouloir la supprimer entièrement dans les mots.

Les névralgies peuvent siéger dans les nerfs du grand sympathique, qui se distribuent aux organes internes ; c'est ainsi qu'il existe une gastralgie, une entéralgie, etc. ; nous ne nous occuperons pas ici des névralgies viscérales, dont la description viendra plus naturellement à propos des maladies de chaque organe en particulier.

ÉTIOLOGIE. — Au point de vue étiologique, on peut diviser les névralgies ainsi qu'il suit : 1° *névralgies de cause directe*, produites le plus souvent par le froid, par la compression ou la contusion des nerfs ; la carie dentaire est une des causes les plus communes de la névralgie faciale, qui, d'abord localisée à une

L. et T. — Pathol. méd.   I. — 27

des branches du trijumeau, finit par donner lieu à des douleurs irradiées dans la plupart des autres branches de ce nerf; 2° *névralgies de cause réflexe*, telles sont les névralgies qui se produisent à la suite d'affections viscérales, la névralgie lombo-abdominale, par exemple, qui est si commune à la suite des maladies de l'utérus; 3° *névralgies qui se rattachent à des maladies générales*, anémie, fièvres palustres, saturnisme. Nous avons déjà eu l'occasion de nous occuper de cette dernière classe de névralgies, notamment des névralgies intermittentes, qui constituent une des variétés les plus communes des fièvres larvées; nous n'aurons à y revenir ici qu'au point de vue du diagnostic différentiel.

DESCRIPTION. — *Caractères généraux.* — Les symptômes des névralgies sont naturellement assez variables, suivant que tel ou tel nerf est atteint; mais avant de nous occuper des différences qui résultent de telle ou telle localisation, il est nécessaire d'indiquer les caractères généraux des névralgies, afin d'éviter des redites à propos de chaque névralgie en particulier.

Les névralgies siègent généralement d'un seul côté du corps; elles sont *unilatérales*, et on les observe plus souvent à gauche qu'à droite.

La *douleur* est le symptôme fondamental des névralgies; il y a lieu de distinguer la *douleur spontanée* et la *douleur provoquée.*

Les malades accusent une douleur sourde, contusive, dans la région innervée par le nerf malade, et des élancements, des *éclairs de douleur*, suivant l'expression dont ils se servent souvent; ces élancements se reproduisent avec une fréquence très variable; dans quelques cas et en dehors de toute influence palustre, les douleurs prennent une forme intermittente; les malades ont, chaque jour, à peu près à la même heure, des accès douloureux qui durent plus ou moins longtemps, et dans l'intervalle de ces accès, ils ne se ressentent pas de leur névralgie.

Il n'est pas rare de voir une névralgie d'abord localisée dans une branche d'un nerf ou d'un plexus nerveux s'étendre peu à peu à toutes les branches du nerf ou du plexus.

La peau est souvent hyperesthésiée au niveau des expansions terminales du nerf malade; le moindre attouchement détermine une sensation désagréable; plus fréquemment il est nécessaire d'exercer une pression un peu forte pour provoquer des douleurs, et l'on constate facilement que le nerf n'est pas également sensible sur tout son trajet; il existe des *points douloureux* qui ont été étudiés avec beaucoup de soin par Valleix.

Les points douloureux névralgiques ne sont pas disposés au hasard ; on les trouve : 1° aux points d'émergence des troncs nerveux (points sus-orbitaire, sous-orbitaire et mentonnier dans la névralgie faciale) ; 2° dans les points où un nerf traverse un muscle pour se rapprocher de la peau et s'y distribuer (telles sont les branches postérieures des nerfs spinaux, qui donnent lieu au point douloureux postérieur dans la névralgie intercostale) ; 3° dans les points où les rameaux terminaux d'un nerf viennent s'épuiser dans les téguments ; 4° aux endroits où les troncs nerveux, par suite du trajet qu'ils ont à parcourir, deviennent très superficiels.

Trousseau attribuait une grande importance à un *point douloureux apophysaire*, qui, d'après lui, existerait toujours au niveau des apophyses épineuses des vertèbres dans le point où le nerf douloureux s'engage dans les trous de conjugaison.

La recherche des points douloureux est facile quand on connaît bien la disposition des nerfs ; lorsque les nerfs sont superficiels et que les douleurs sont très vives, la pression doit être légère ; si, au contraire, on cherche les points douloureux là où les nerfs sont bien protégés (partie supérieure du sciatique, branches postérieures des nerfs dorsaux), la pression doit être forte.

Lorsqu'un point douloureux a été comprimé à plusieurs reprises, il peut se faire que la douleur disparaisse momentanément (Valleix, Bassereau).

Les organes dans lesquels se rendent les nerfs peuvent être troublés dans leurs fonctions, les muscles sont agités quelquefois par des contractions involontaires ; la sécrétion des larmes est augmentée pendant les paroxysmes de la névralgie faciale. Dans les névralgies invétérées, il peut y avoir une légère atrophie des muscles condamnés au repos par la persistance des douleurs ; lorsque les troubles trophiques sont bien marqués, et surtout lorsqu'ils se produisent de bonne heure, on doit conclure à l'existence d'une névrite.

Nous allons maintenant passer en revue les variétés les plus communes des névralgies, en signalant les caractères particuliers à chacune d'elles ; nous nous occuperons ensuite du traitement des névralgies en général.

Névralgie de la cinquième paire ou névralgie faciale. — Les points douloureux principaux correspondent exactement aux points d'émergence des branches du trijumeau : *point sus-orbitaire, point sous-orbitaire, point mentonnier ;* en outre, on trouve souvent un point douloureux nasal à l'union de l'os nasal avec le cartilage de l'aile du nez et d'autres points douloureux au niveau des bosses frontale et pariétale. D'après Trousseau, les apophyses épineuses des premières vertèbres cervicales seraient douloureuses à la pression ; c'est là un symptôme au moins inconstant de la névralgie faciale. L'une des branches du trijumeau peut être atteinte isolément, la branche sus-orbitaire par exemple ; alors on ne trouve que le point douloureux correspondant à cette branche, lorsque le nerf buccal est pris, il en résulte des douleurs intolérables pendant la mastication.

Les muscles de la face sont agités, chez quelques malades, de mouvements convulsifs qui constituent le *tic douloureux* de la face ; au moment des paroxysmes, l'œil du côté correspondant à la névralgie devient souvent rouge et larmoyant, il peut y avoir hypersécrétion du mucus nasal. Les dents et les bulbes des cheveux sont le siège d'une hyperesthésie très douloureuse.

Trousseau a décrit sous le nom de *névralgie épileptiforme* une variété extrêmement douloureuse et rebelle de la névralgie faciale ; le nom de « névralgie épileptiforme » a été critiqué avec raison, car cette affection ne paraît avoir aucune parenté avec l'épilepsie. Cette forme grave de la névralgie faciale se caractérise par des douleurs très vives, paroxystiques, dans une ou plusieurs branches du trijumeau ; le malade ressent tout à coup une horrible douleur dans un des côtés de la face, il porte vivement ses mains à la région douloureuse qu'il frictionne violemment ; s'il était assis, il se lève et se promène en poussant des gémissements, ou bien il se répand en imprécations ; la figure grimace sous l'étreinte de la souffrance, parfois tous les muscles d'un côté de la face sont agités de mouvements convulsifs. Ces accès durent dix, quinze secondes, une minute au plus ; mais ils peuvent se reproduire un grand nombre de fois dans les vingt-quatre heures, et l'on conçoit que l'existence devienne intolérable ; l'imminence d'un nouvel accès empoisonne même les moments de répit, les malades n'osent plus ni parler, ni même manger, car les mouvements nécessaires à ces actes réveillent les douleurs ; les moindres alternatives de chaud ou de froid donnent lieu aussi à des paroxysmes (Trousseau). La guérison est exceptionnelle, et c'est à grand'peine que l'on procure aux malades un soulagement temporaire.

Cette forme grave est heureusement rare ; le plus souvent les douleurs de la névralgie faciale cèdent à un traitement approprié, mais les rechutes sont communes.

La névralgie faciale est souvent confondue avec l'odontalgie ;

les malades se font enlever successivement plusieurs dents qui ne sont pas cariées et dont l'avulsion ne met pas fin aux douleurs. Lorsque la carie dentaire est le point de départ de la névralgie, l'avulsion des dents malades est au contraire indiquée.

Les névralgies intermittentes d'origine palustre se localisent souvent dans les branches du trijumeau, en particulier dans le nerf sus-orbitaire. Le retour franchement intermittent des douleurs et la facilité avec laquelle elles cèdent au sulfate de quinine sont les meilleurs caractères de la névralgie palustre.

Quelques auteurs ont admis sans preuves suffisantes une névralgie du nerf facial ; le nerf facial est un nerf moteur, et rien ne démontre qu'il puisse devenir le siège de sensations douloureuses.

Névralgie cervico-occipitale. — Bien décrite pour la première fois par Valleix, la névralgie cervico-occipitale a son siège dans les branches postérieures des quatre premiers nerfs cervicaux et principalement dans le nerf sous-occipital.

Les malades éprouvent dans l'une des moitiés des régions occipitale et cervicale postérieures une douleur continue et gravative, puis des élancements douloureux intermittents, qui partent toujours au-dessous de l'occiput et vont retentir à la partie supérieure du crâne. Les points douloureux principaux sont : le *point occipital*, qui correspond à l'émergence du grand nerf occipital ; le *point cervical superficiel*, situé sur le bord postérieur du sterno-mastoïdien, que contournent les branches du plexus cervical ; les *points pariétal, mastoïdien* et *auriculaire*.

On ne confondra la névralgie cervico-occipitale ni avec le torticolis, qui a son siège dans les muscles, lesquels sont contracturés et douloureux à la pression, ni avec la céphalalgie occipitale qui accompagne les tumeurs du cervelet ou qui se montre dans le cours de la syphilis ; dans ces derniers cas, les douleurs sont bilatérales, tandis que la névralgie cervico-occipitale, comme toutes les névralgies, ne siège en général que d'un côté.

Névralgie cervico-brachiale. — La plupart des branches du plexus brachial peuvent être le siège des douleurs ; le nerf cubital est le plus fréquemment pris ; les principaux points douloureux sont le point *axillaire*, le point *épitrochléen* et le point *cubito-carpien*. Les règles générales, formulées plus haut au sujet des points douloureux névralgiques, nous dispensent d'insister longuement sur les motifs de ces localisations ; chacun sait que le plexus brachial occupe dans l'aisselle une position superficielle et que le nerf cubital, à son passage dans la gouttière épitrochléenne, n'est recouvert que par la peau ; le point cubito-carpien est situé à l'endroit où le nerf cubital passe au-devant du carpe pour se porter dans la paume de la main.

D'autres points douloureux peuvent se rencontrer à l'endroit où le nerf radial contourne l'humérus, à la partie inférieure du radius, au niveau des apophyses épineuses des vertèbres cervicales et en dehors de ces apophyses, dans les points qui correspondent à l'émergence des branches postérieures des nerfs cervicaux.

La névralgie cervico-brachiale ne peut guère être confondue qu'avec un rhumatisme musculaire. La nature paroxystique des douleurs, l'existence des points douloureux sur le trajet des nerfs, l'insensibilité à la pression des masses musculaires permettent d'exclure l'idée de rhumatisme musculaire.

Les douleurs se localisent parfois dans le nerf circonflexe; il en résulte des douleurs vives dans l'épaule, douleurs qui se compliquent souvent d'atrophie et de paralysie du deltoïde. A propos des paralysies locales, nous reviendrons sur cette forme clinique qui vraisemblablement doit être rattachée à une névrite du nerf circonflexe.

Névralgie diaphragmatique ou phrénique. — La névralgie du nerf phrénique a été très bien décrite par M. Peter ; elle peut être primitive, idiopathique, et alors elle siège en général à gauche, ou bien elle relève d'une pleurésie diaphragmatique, d'une péricardite ou encore d'affections de la rate ou du foie.

Les malades accusent des douleurs plus ou moins vives à la base de la poitrine d'un côté et dans l'épaule correspondante.

Les foyers de douleur à la pression sont : 1° les *insertions antérieures du diaphragme* aux septième, huitième, neuvième et dixième côtés; 2° les *insertions postérieures*, surtout celle de la dernière côte; 3° la partie latérale du cou *au-devant du scalène antérieur;* on sait que le nerf phrénique est, en ce point, très superficiel ; quelquefois il existe aussi une douleur sternale au niveau du deuxième ou du troisième espace intercostal; 4° les *apophyses épineuses* qui correspondent aux origines du plexus cervical, surtout celles des troisième et quatrième vertèbres cervicales.

Des douleurs irradiées se font sentir à la partie interne de la clavicule, dans la région latérale du cou, à la mâchoire inférieure, dans l'épaule, enfin dans le bras et la main du côté correspondant.

Parmi les troubles fonctionnels occasionnés par la névralgie du phrénique, il faut citer en première ligne ceux de la *respiration ;* tous les mouvements du thorax sont douloureux ; les malades, qui craignent de réveiller ces douleurs, font des inspirations courtes, ils disent que la douleur « coupe la respiration » ; l'effort, la toux, le rire, donnent lieu à des souffrances encore plus vives ; la mastication est gênée ; le bras est engourdi et l'affaiblissement peut aller jusqu'à la paralysie.

Il n'existe pas en général de troubles du côté du cœur dépendant de la névralgie, mais il y a souvent une affection organique du cœur concomitante.

On peut confondre la névralgie du phrénique avec une pleurésie diaphragmatique, avec une péricardite, une hépatite, enfin avec l'angine de poitrine ; ces maladies se compliquent du reste souvent de névralgie du phrénique, et lorsqu'on a constaté l'existence de la névralgie, on doit rechercher avec soin s'il n'existe pas dans les organes profonds quelque altération qui l'explique. La pleurésie diaphragmatique et la péricardite donnent à l'auscultation et à la percussion des symptômes assez faciles à interpréter dans la plupart des cas ; l'hépatite ne se présente guère que dans les pays chauds et elle s'accompagne d'augmentation de volume du foie, de fièvre, etc. ; quant à l'angine de poitrine, elle donne lieu à des accès extrêmement douloureux, caractérisés par une sensation d'oppression et d'angoisse qui fait défaut dans la névralgie phrénique.

Névralgie intercostale. — La névralgie intercostale est très commune, particulièrement chez les sujets nerveux et anémiques, elle siège presque toujours à gauche et occupe en même temps plusieurs nerfs intercostaux. Un grand nombre de maladies des organes thoraciques ou abdominaux se compliquent de névralgie intercostale : telles sont la pleurésie, la phthisie pulmonaire, les maladies du foie, des reins et de l'utérus.

La névralgie intercostale se traduit par une douleur sourde, contusive, au niveau d'un ou plusieurs espaces intercostaux voisins, et par des élancements douloureux qui se produisent de temps à autre, principalement à l'occasion des mouvements respiratoires ou de ceux qui accompagnent la toux et l'éternuement.

Les points douloureux à la pression sont au nombre de trois et se répartissent en général ainsi qu'il suit (Valleix) : 1° *point postérieur* situé au niveau de la gouttière vertébrale, en dehors des apophyses épineuses ; 2° *point moyen latéral,* correspondant à la partie moyenne de l'espace intercostal ; 3° *point antérieur,* correspondant à l'expansion terminale des nerfs malades et situé un peu en dehors du sternum, s'il s'agit des nerfs intercostaux supérieurs, à l'épigastre, s'il s'agit des nerfs inférieurs. Dans la recherche de ces points douloureux, il faut tenir compte de l'obliquité des côtes et des nerfs intercostaux qui suivent leur bord inférieur ; le point névralgique antérieur n'est pas situé sur le même plan horizontal que le point postérieur, mais beaucoup plus bas ; il est du reste facile de suivre les espaces intercostaux avec le doigt. L'anatomie explique la répartition de ces points douloureux : 1° les nerfs dorsaux, en sortant des trous de conjugaison, fournissent des rameaux qui se rendent à la peau du dos en traversant les muscles des gouttières vertébrales, d'où le point postérieur ; 2° les nerfs intercostaux, arrivés sur les parties latérales à distance à peu près égale du sternum et du rachis, envoient dans la peau une branche qui devient superficielle, d'où le point douloureux latéral ; enfin, 3° à la partie antérieure, le nerf intercostal lui-même se divise dans la peau, d'où le point antérieur ou d'*expansion terminale* suivant l'expression employée par Trousseau. Ces trois points douloureux n'existent pas toujours, le point moyen en particulier manque assez souvent. D'après Trousseau, le point postérieur ne siégerait pas dans la gouttière vertébrale, mais au niveau des apophyses épineuses, d'où le nom de *point apophysaire* proposé par lui. Dans certains cas, il n'existe pas de points douloureux bien limités, la douleur à la pression se retrouve dans tout l'espace intercostal correspondant au nerf malade ; des irradiations douloureuses peuvent se produire dans le cou, dans le bras et dans la glande mammaire (mastodynie).

La névralgie intercostale donne lieu à de fréquentes erreurs de diagnostic ; elle est confondue avec des maladies des organes profonds, ou, inversement, des maladies des organes profonds qui s'accompagnent de douleurs plus ou moins semblables à celles de la névralgie intercostale sont prises pour de simples névralgies.

Les mouvements de la respiration et les battements du cœur exagérant les douleurs névralgiques, certains malades affectés de simples névralgies intercostales se figurent qu'ils sont atteints d'affections très graves des poumons et du cœur ; ils deviennent hypocondriaques, se condamnent à un repos absolu et se figurent qu'ils vont succomber à la rupture d'un anévrysme, par exemple. Lorsque la névralgie siège au niveau des quatrième, cinquième ou sixième nerfs intercostaux du côté gauche, l'ébranlement de la paroi thoracique qui accompagne le choc du cœur augmente les douleurs comme fait la pression du doigt. L'auscultation et la percussion de la poitrine permettront de distinguer facilement la névralgie intercostale de la pleurésie et de la péricardite ; l'existence d'un mouvement fébrile doit faire écarter l'idée d'une névralgie intercostale simple.

La périhépatite et la périsplénite donnent lieu fréquemment à des douleurs analogues aux douleurs névralgiques ou même à des névralgies véritables ; mais les symptômes concomitants, les changements de volume du foie ou de la rate, la douleur à la pression profonde, fournissent presque toujours les éléments d'un diagnostic exact.

La pleurodynie ou rhumatisme des muscles de la paroi thoracique se distingue de la névralgie intercostale par l'absence de points douloureux limités ; la douleur est diffuse, elle ne suit pas exactement les nerfs, et elle augmente lorsqu'on pince les muscles ou qu'on exerce une pression au niveau de leurs insertions.

Le diagnostic différentiel de la névralgie intercostale et de la névrite intercostale est impossible dans beaucoup de cas ; lorsque les douleurs se rattachent à une affection locale : pleurésie chronique, carie costale, etc. ; lorsqu'elles sont continues et non plus paroxystiques, comme dans les névralgies, et que la pression est douloureuse sur tout le trajet des nerfs, lorsque enfin il existe des troubles trophiques comme dans le *zona*, on peut admettre qu'il s'agit d'une névrite.

Les douleurs extrêmement vives qui surviennent dans la carie ou le cancer des vertèbres, par suite de la compression des nerfs intercostaux dans les trous de conjugaison, sont souvent confondues avec la névralgie intercostale ; ces douleurs siègent, en général, des deux côtés, et elles ont un caractère de gravité et de ténacité très rare dans les névralgies simples ; l'existence de tumeurs, de déformations de la colonne vertébrale, les phénomènes de compression de la moelle épinière, lèvent bientôt tous les doutes. La confusion est encore plus facile à éviter avec les douleurs en ceinture de la myélite.

Névralgie lombo-abdominale. — La névralgie lombo-abdominale a son siège dans les branches supérieures du plexus lombaire ; les principaux points douloureux sont : le *point lombaire*, en dehors des premières vertèbres lombaires ; le *point iliaque moyen*, un peu au-dessus du milieu de la crête de l'os des iles ; le *point iliaque antérieur*, entre les épines iliaques antérieures où s'engage le nerf fémoro-cutané ; les points *hypogastrique, inguinal et scrotal ;* chez la femme, le point scrotal est remplacé par des points douloureux au niveau de la grande lèvre et du col de l'utérus (Valleix).

Les douleurs se limitent parfois à quelques branches du plexus, à celles qui se rendent au scrotum et au testicule par exemple (névralgie ilio-scrotale).

La confusion peut avoir lieu surtout avec le *lumbago*. Dans cette dernière affection, les douleurs ne se montrent guère que dans les mouvements ; elles sont le plus souvent bilatérales ; on ne trouve pas les points douloureux névralgiques, la sensibilité à la pression est également répartie dans tout l'espace qui correspond aux masses sacro-lombaires. La colique néphrétique présente une certaine analogie avec la névralgie ilio-scrotale ; la rétraction du testicule vers l'anneau et l'absence de points névralgiques caractérisent la première de ces affections ; la présence de petits graviers dans les urines lève tous les doutes.

Névralgie crurale. — Décrite par Cotugno, sous le nom d'*ischias nervosa antica*, et par Chaussier, sous celui de névralgie *fémoro-prétibiale*, cette névralgie siège, comme son nom l'indique, dans le nerf crural. Les douleurs se produisent à la partie antéro-interne de la cuisse et du genou, rarement elles s'étendent le long du saphène interne à la malléole interne, au bord interne et au dos du pied jusqu'aux premiers orteils. Les principaux points douloureux sont, d'après Valleix, le *point inguinal*, le *point crural moyen*, le *point condylo-rotulien interne*, le *point malléolaire interne* et le *point plantaire interne*. Ces dénominations sont assez claires pour se passer de commentaires. La névralgie crurale est beaucoup plus rare que la névralgie sciatique.

Romberg a décrit comme une forme spéciale la névralgie du nerf obturateur, dont les signes sont du reste assez obscurs.

Névralgie sciatique. — Elle a été décrite sous le nom d'*ischias nervosa postica* (Cotugno), de *névralgie fémoro-poplitée* (Chaussier), de *goutte sciatique ;* généralement on la désigne du seul mot de sciatique. C'est une des névralgies les plus communes ; elle est rare chez les enfants, c'est de vingt à soixante ans qu'elle présente son maximum de fréquence ; l'homme y est plus prédisposé que la femme, probablement parce que sa vie extérieure l'expose davantage aux variations brusques de température, au

froid humide, qui sont les causes les plus communes de la sciatique.

Les malades ressentent tout d'abord une sensation de lourdeur, d'engourdissement, de froid ou de chaleur brûlante dans
l'un des membres inférieurs ; bientôt des élancements douloureux se produisent, et, par la direction qu'ils suivent, ces élancements permettent de reconnaître rapidement la sciatique ; lorsqu'on dit au malade de tracer avec le doigt le trajet que suivent
les douleurs, il marque sur sa peau la direction du nerf sciatique,
comme ferait le meilleur anatomiste (Cotugno) ; généralement
les élancements vont du centre à la périphérie, ils s'arrêtent
au niveau du creux poplité ou bien ils gagnent la face externe de
la jambe et de la plante du pied. Les mouvements, la marche, la
toux, les inspirations profondes, exagèrent les douleurs.

Les principaux points douloureux sont : le *point fessier*, qui
correspond au sommet de l'échancrure sciatique, lieu d'émergence du nerf ; les *points trochantérien, fémoraux* sur le trajet
du sciatique à la partie postérieure de la cuisse ; les *points
poplité, péronier* (au-dessous de la tête du péroné, là où le nerf
sciatique poplité externe contourne l'os), *malléolaire externe* et
plantaires. Les douleurs sont quelquefois localisées à la plante
du pied, ce qui a conduit à décrire une *névralgie plantaire*.

Pour peu que la névralgie soit intense, les malades sont condamnés à l'immobilité ; les douleurs se calment plus ou moins
rapidement, mais les récidives sont fréquentes.

Les névralgies sciatiques simples ne s'accompagnent pas de
troubles trophiques, tout au plus observe-t-on un peu d'atrophie
du membre, comme conséquence de l'immobilité prolongée ;
dans les sciatiques névrites, au contraire, l'atrophie des muscles
se montre de bonne heure, les douleurs existent sur tout le
trajet du nerf qui est induré, et dans quelques cas on voit apparaître des groupes d'herpès ou des œdèmes partiels ; ces différences entre la névralgie sciatique et la névrite sciatique ont
été bien indiquées par M. Landouzy ; mais il faut avouer que,
dans la pratique, il est souvent difficile de se prononcer. Il n'est
pas démontré que la névralgie sciatique ne puisse pas aboutir au
bout d'un certain temps à la névrite chronique.

La sciatique une fois reconnue, il faut se demander si elle n'est
pas symptomatique ; la compression produite par des tumeurs
du petit bassin est une cause commune de névralgie ou de névrite
sciatique.

On ne confondra avec la sciatique ni les douleurs rhumatismales, qui se localisent en général dans les articulations et qui ne sont pas limitées à l'un des membres inférieurs, ni les douleurs provoquées par les différentes espèces de myélites, douleurs qui s'étendent le plus souvent aux deux membres inférieurs, et qui s'accompagnent de paralysie ou d'ataxie des mouvements. La coxalgie à la première période donne lieu à des douleurs à la partie supérieure de la cuisse et dans le genou qui pourraient faire croire à la sciatique, il suffit de signaler la possibilité de cette erreur.

TRAITEMENT DES NÉVRALGIES. — Lorsqu'on a constaté l'existence d'une névralgie, il faut naturellement se demander quelle en est la cause; comme l'a dit Trousseau, les névralgies sont souvent symptomatiques. Il est clair que les indications thérapeutiques seront très différentes, suivant que la névralgie se rattachera à une maladie générale, par exemple, ou à un état purement local. Ici, comme toujours en pathologie, il faut chercher à remplir l'indication causale et non pas seulement les indications symptomatiques. Si les malades sont anémiques, on traitera l'anémie en même temps que la névralgie ; si les douleurs sont intermittentes et si l'on est en pays palustre, on prescrira le sulfate de quinine; si une cause locale d'irritation provoque les douleurs, on cherchera à la faire disparaître.

Les injections hypodermiques de chlorhydrate de morphine constituent un des meilleurs moyens de soulager les douleurs névralgiques; on injecte *loco dolenti* un centigramme de chlorhydrate de morphine en solution s'il s'agit d'un homme adulte ; chez la femme la dose doit être plus faible. Les vésicatoires pansés à la morphine permettent de réunir l'action révulsive éminemment utile dans la curation des névralgies à l'action calmante des sels de morphine. On a conseillé également les frictions avec le liniment chloroformé, l'acupuncture, les injections hypodermiques avec un liquide irritant sur le trajet du nerf malade, la cautérisation ponctuée et l'électrisation cutanée dont Duchenne (de Boulogne) vante les effets ; afin de limiter l'action de l'électricité à la peau, on la dessèche avec de la poudre d'amidon, puis on l'électrise à l'aide du balai électrique; il faut que l'impression soit vive et subite. A la suite de l'électrisation cutanée, on voit se produire des taches érythémateuses; les douleurs peuvent disparaître après une seule séance, il faut en général de six à huit séances; même dans les cas si rebelles de névralgie épileptiforme, on peut obtenir à l'aide de ce procédé des améliorations (Duchenne).

L'antipyrine a été employée avec succès dans le traitement des névralgies sous forme de médicament interne (2 à 4 grammes par jour) ou sous forme d'injections hypodermiques à la dose d'un gramme. L'antipyrine est très soluble dans l'eau, et l'on peut employer une solution renfermant parties égales d'eau et d'antipyrine ; mais les injections faites avec cette solution forte sont parfois assez douloureuses ; on fera sagement d'employer une solution un peu plus diluée, 1 gramme d'antipyrine, par exemple, pour 2 grammes d'eau.

Debove a employé dans le traitement de la sciatique la congélation produite sur le trajet du nerf sciatique avec le chlorure de méthyle, liquide qui permet d'obtenir un froid de — 23 degrés. On s'expose par ce traitement à provoquer la formation d'eschares ; il ne faut y recourir que dans des cas de névralgies très rebelles. Féréol a employé avec succès dans les névralgies rebelles le sulfate de cuivre ammoniacal, $0^{gr},10$ à $0^{gr},15$ par jour dans une potion.

Le sulfate de quinine réussit quelquefois dans des névralgies qui, sans être d'origine palustre, affectent une tendance à l'intermittence. Trousseau recommande l'opium à haute dose à l'intérieur dans le traitement de la névralgie épileptiforme. On a conseillé encore la section ou la résection des nerfs douloureux ; ces opérations apportent généralement un soulagement momentané, mais les douleurs ne tardent pas à reparaître, soit que le nerf se régénère, soit que les douleurs qui ne se produisent plus que dans le bout central soient rapportées, par une illusion nerveuse très fréquente, à la périphérie.

BASSEREAU. Essai sur la névralgie des nerfs intercostaux, th., Paris, 1840.— VALLEIX. Traité des névralgies. Paris, 1841. — GRISOLLE. Journ. des conn. médico-chirurg., 1845. — BEAU. De la névrite et de la névralgie intercostale (Arch. de méd., 1847). – MARROTTE. Sur les névralgies périodiques (Arch. de méd., 1852). — NOTTA. Sur les lésions fonctionn. qui sont sous la dépendance des névralgies (Arch. de méd., 1854). — ROMBERG. Lehrb. der Nervenkrankh., 3° édit., Berlin, 1857. — LABOULBÈNE. Des névralgies viscérales, th. pour l'agrég., Paris, 1860. — TROUSSEAU. Clinique, 7e édit., t. II. — LASÈGUE. Consid. sur la sciatique (Arch. de méd., 1864). — LAGRELETTE. De la sciatique, th., Paris, 1869. — M. PETER. Des points de côté (Gaz. des hôp., 1869). — Du même. De la névralgie diaphragmatique (Arch. de méd., 1871). — HUBERT-VALLEROUX. Des altérations de la sensibilité cutanée dans la sciatique, th., Paris, 1870. — DUCHENNE. De l'électris. local., 3° édit., Paris, 1872, p. 798. — TESTAUD. Névralgie diaphragmatique, th., Paris, 1873. — LANDOUZY. Op. cit. — BOISSON. Névralgie trifaciale, troubles trophiques, th., Paris, 1876. — POUEY. Essai sur le diagnost. différ. de la névrite et de la névralgie, th., Paris, 1877. — M. ROSENTHAL. Op. cit. — HALLOPEAU. Art. *Névralgies* (Nouv. Dict. de méd. et de chirurg. pratiques, 1877, t. XXIII). — HOMOLLE. Art. *Sciatique* (ibid., t. XXXII). — DEBOVE. Traitement de la névralgie sciatique par la méth. de la congélation (Soc. méd. des hôp., 1884 et 1887). — TENNESON. Même sujet (Soc. méd. des hôp., 1885).

Les plus intéressantes des paralysies périphériques sont celles du *facial,* du **radial,** du *circonflexe* (paralysie du deltoïde), du cubital et certaines paralysies du plexus brachial sur lesquelles Erb et Remak ont appelé l'attention. La dénomination de paralysies *a frigore,* employée par quelques auteurs, doit être rejetée, car s'il est prouvé que le froid joue un rôle important dans la pathogénie de ces affections, il n'est pas moins certain qu'elles relèvent souvent d'autres causes. Nous ne parlerons pas ici des paralysies des nerfs oculo-moteurs, parce qu'elles sont presque toujours symptomatiques d'affections des centres nerveux. Les paralysies saturnines et les paralysies diphthéritiques rentrent dans l'histoire du saturnisme et de la diphthérie.

PARALYSIE DU NERF FACIAL

Synonymie : *Paralysie faciale, paralysie de la septieme paire, hémiplégie faciale.*

ÉTIOLOGIE. — Le refroidissement est une des causes les plus communes de l'hémiplégie faciale ; l'effet suit si rapidement la cause, dans bon nombre de cas, qu'il est impossible de contester l'étiologie *a frigore.* Tantôt c'est un voyageur qui, en hiver, reste exposé dans un wagon à l'air froid d'une fenêtre ouverte ou mal fermée ; tantôt il s'agit d'une personne qui, chez elle et pendant son sommeil, reçoit sur la figure un courant d'air froid ; la paralysie survient très vite, les malades s'aperçoivent avec étonnement que leurs traits sont déviés, ils n'éprouvent en général aucune douleur, mais seulement une gêne plus ou moins notable dans tous les mouvements qui nécessitent l'intervention des muscles faciaux.

La paralysie faciale peut être une suite de l'otite moyenne ; chez les nouveau-nés elle est produite quelquefois par la compression des branches du forceps.

DESCRIPTION. — Ce qui frappe tout d'abord quand on examine un malade atteint d'hémiplégie faciale, c'est l'asymétrie du visage ; l'irrégularité des traits dépend à la fois de la perte de tonicité des muscles du côté malade et de la prédominance d'action des muscles du côté sain qui n'ont plus d'antagonistes. La commissure labiale du côté sain est tirée en haut et en arrière, tandis que celle du côté malade est abaissée, la lèvre de ce côté ne retient plus la salive qui s'écoule au dehors ; le sillon naso-labial du côté malade est effacé ainsi que les rides transversales du front ; l'aile du nez suit passivement les mouvements d'inspiration et d'expiration ; enfin, par suite de la paralysie du muscle de Horner, le grand angle de l'œil du côté de l'hémiplégie est déformé, les points lacrymaux sont portés en avant et les larmes s'écoulent le long des joues (Duchenne).

L'asymétrie de la face devient plus apparente encore lorsque le malade parle ou rit : la commissure labiale du côté sain est alors entraînée fortement en arrière et en haut, et la différence entre les sillons naso-labiaux devient bien plus nette qu'à l'état de repos.

La prononciation des labiales est défectueuse ; lorsque le malade parle ou qu'il respire un peu fortement, la joue du côté paralysé est soulevée à chaque expiration, puis retombe comme un voile inerte ; on a indiqué quelquefois ce phénomène en disant que le malade *fume la pipe*. Il est impossible au malade de siffler, et lorsqu'on lui commande de gonfler ses joues comme s'il s'apprêtait à souffler, l'air s'échappe entre les lèvres paralysées, les joues se dégonflent immédiatement comme un ballon crevé. Pendant la mastication une partie des aliments s'accumule entre la joue et l'arcade dentaire du côté de l'hémiplégie, le malade est obligé de se servir de son doigt pour obvier à cet inconvénient ; enfin par suite de la prédominance d'action du releveur de la paupière supérieure innervé par le moteur oculaire commun, l'occlusion de l'œil est incomplète ou impossible, ce qui gêne beaucoup les malades, principalement pour le sommeil. La sensibilité est intacte et en général il n'y a pas de douleurs.

Les symptômes de l'hémiplégie faciale ne sont pas toujours aussi accentués ; dans la description qui précède nous avons eu en vue une paralysie faciale complète.

Lorsque l'hémiplégie dépend d'une lésion du nerf à son passage dans le rocher, comme il arrive dans certains cas d'otite, quelques symptômes nouveaux viennent s'ajouter à ceux qui précèdent ; les rameaux nerveux qui se séparent du facial dans son trajet à l'intérieur du canal de Fallope et qui échappent à la paralysie *a frigore* sont, en effet, atteints dans ce cas ; la luette est déviée du côté sain, le voile du palais présente du côté malade une flaccidité qui contraste avec la courbure régulière du côté sain (paralysie du grand nerf pétreux superficiel) ; la pointe de la langue est déviée du *côté malade* (paralysie du digastrique et du stylo-glosse) ; enfin on note dans quelques cas une diminution du goût, qui a été expliquée par la paralysie des muscles érecteurs des papilles de la langue, une diminution de la sécrétion salivaire (paralysie de la corde du tympan) et des troubles de l'ouïe qui paraissent dépendre de la paralysie des muscles moteurs des osselets.

Dans l'hémiplégie faciale *a frigore* la contractilité électrique est toujours diminuée ; elle disparaît quelquefois dès le troisième ou le quatrième jour (Duchenne). L'état de la contractilité électro-musculaire a, comme nous le verrons, une grande importance au point de vue du pronostic. D'après Erb, quand le gonflement du nerf facial reste limité à la portion extra-pétreuse, l'électricité peut encore produire des contractions ; dans le cas contraire, la compression du nerf étant plus forte, la contractilité électrique est perdue en même temps que la contractilité volontaire. Cette explication est très vraisemblable, mais la démonstration anatomo-pathologique fait encore défaut. Lorsque l'hémiplégie faciale dépend d'une lésion du nerf dans le rocher, la contractilité musculaire disparaît également.

La paralysie faciale peut être double, *diplégie faciale ;* on ne constate plus alors l'asymétrie de la face, mais seulement la disparition des sillons naso-labiaux et des rides du front ; l'immobilité des traits donne à la physionomie une apparence caractéristique, il semble que le malade ait un masque sur la figure ; les troubles fonctionnels : difficulté de prononcer certaines lettres, gêne de la déglutition, impossibilité de siffler, etc., sont naturellement beaucoup plus marqués que dans l'hémiplégie.

À la suite de la paralysie faciale *a frigore* on voit assez souvent se produire de la contracture des muscles primitivement paralysés ; il en résulte que la déviation de la commissure labiale se fait non plus du côté sain, mais du côté malade ; un examen superficiel pourrait faire supposer alors que la paralysie siège du côté sain ; en interrogeant avec soin ces malades, en faisant exécuter des mouvements des lèvres, on évitera facilement cette cause d'erreur.

DIAGNOSTIC. PRONOSTIC. — Le diagnostic de l'hémiplégie faciale ne présente pas en général de difficultés : la déviation des traits, l'impossibilité de siffler ou de gonfler les joues sont des signes caractéristiques qui se retrouvent même dans les cas légers ; nous avons indiqué plus haut les causes d'erreur qui dépendent d'une paralysie faciale double ou d'une contracture secondaire des muscles paralysés. Mais le clinicien ne doit pas se contenter du diagnostic d'hémiplégie faciale, il doit se demander de quelle nature est cette paralysie : s'agit-il d'une hémiplégie *a frigore*? le nerf facial est-il comprimé dans le canal de Fallope? ou bien la paralysie est-elle de cause centrale? On sait, en effet, que les maladies de l'encéphale et de la protubérance annulaire donnent souvent lieu, entre autres symptômes, à l'hémiplégie faciale.

Les lésions cérébrales ne donnent presque jamais naissance à la paralysie faciale sans provoquer, en même temps, une paralysie des membres qui siège du même côté; les paralysies faciales d'origine cérébrale sont incomplètes, elles n'atteignent que les muscles innervés par les branches inférieures du facial ou facial inférieur, par suite le mouvement d'occlusion des paupières est conservé; enfin la contractilité électrique persiste pendant très longtemps dans les muscles paralysés, contrairement à ce qui a lieu dans les hémiplégies faciales d'origine périphérique.

Lorsque l'hémiplégie est sous la dépendance d'une lésion protubérantielle, la contractilité électrique disparaît assez rapidement, ce qui pourrait faire croire à une paralysie périphérique; mais on observe alors, soit une hémiplégie des membres du côté opposé à la paralysie faciale (hémiplégie alterne), soit une paralysie des nerfs dont les noyaux d'origine sont voisins de ceux du facial sous le plancher du quatrième ventricule, tels que les nerfs oculo-moteurs ou le trijumeau; s'il existe, par exemple, une hémianesthésie faciale chez un malade porteur d'une hémiplégie faciale, il faudra écarter l'idée d'une affection d'origine périphérique.

Straus a recommandé l'emploi de la pilocarpine dans le diagnostic différentiel des hémiplégies faciales. Si chez un malade atteint d'hémiplégie faciale d'origine cérébrale on fait une injection hypodermique de nitrate de pilocarpine (1 centigramme à 1 centigramme 1/2) au niveau du sternum, la sudation s'établit en même temps du côté sain et du côté malade de la face. Lorsqu'on fait la même expérience chez un malade atteint de paralysie faciale d'origine périphérique à forme grave, avec perte complète de la contractilité faradique des muscles, on constate presque toujours que la sudation du côté paralysé se produit avec un retard d'une ou deux minutes sur celle du côté sain.

Nous avons indiqué plus haut quelques-uns des caractères qui distinguent l'hémiplégie faciale *a frigore* de celle qui est due à la compression du nerf dans le canal de Fallope; dans ce dernier cas, on constate le plus souvent d'autres signes d'une affection du rocher ou de l'oreille moyenne, tels que : surdité, douleurs, écoulement purulent par l'oreille, polype, etc.

L'hémiplégie faciale *a frigore* dure rarement moins de deux septénaires; elle peut se prolonger bien davantage, soit que les muscles restent à l'état de flaccidité, soit qu'ils se contracturent. L'exploration à l'aide de l'électricité fournit, au point de vue du pronostic, des renseignements précieux; on peut, avec Duchenne, distinguer deux degrés dans la paralysie faciale *a frigore :* les paralysies du premier degré se caractérisent par une simple diminution de la contractilité électro-musculaire, celles du deuxième degré par une diminution considérable ou une disparition de cette propriété; les premières sont d'un pronostic bien moins grave que les dernières.

La gravité des paralysies par compression ou destruction du nerf facial dans l'aqueduc de Fallope dépend de la nature des altérations primitives.

TRAITEMENT. — La médication révulsive et l'électrisation localisée sont les principaux moyens de traitement applicables à la paralysie du nerf facial. Les frictions avec le liniment ammoniacal, avec le baume opodeldoch, avec l'huile de croton, les vésicatoires appliqués en avant de l'oreille, donnent de bons résultats.

Lorsque la contractilité électrique a entièrement disparu, il est inutile d'électriser les muscles, il faut employer les révulsifs et attendre que la contractilité commence à reparaître pour faire usage de l'électricité. Lorsque la contractilité électrique est seulement diminuée, on peut employer tout de suite l'électricité; on évitera de provoquer des contractures en ayant soin de ne faire usage que de courants faibles et à intermittences éloignées (Duchenne). La contracture est annoncée par des spasmes partiels des muscles de la face du côté paralysé et par des douleurs musculaires ou névralgiques; lorsque des spasmes même partiels et passagers se produisent, il faut cesser à l'instant l'application de l'électricité. La contracture s'empare presque toujours en premier lieu du grand zygomatique, la commissure labiale est alors plus élevée du côté malade que du côté sain à l'état de repos.

On a conseillé l'emploi de la strychnine par la méthode endermique ou hypodermique dans les cas d'hémiplégie faciale rebelle; on saupoudre, par exemple, un petit vésicatoire avec 5 milligrammes de strychnine ou de sulfate de strychnine; on peut élever progressivement la dose jusqu'à 25 milligrammes (Bouchardat). Cette application est douloureuse.

MONTAULT. Dissert. sur l'hémiplégie faciale. Paris, 1831. — ROMBERG. Casper's Woehenschr., 1835. — BÉRARD. Art. *Hémiplégie faciale* du Dict. en 30 vol.— LANDOUZY. Essai sur l'hémiplégie faciale chez les nouveau-nés. Paris, 1839. — Du même. De l'altér. de l'ouïe dans la paralysie faciale (Gaz. méd. de Paris, 1851). — BERNARD. De l'altér. du goût dans la paralysie du nerf facial (Arch. de méd., 1843). — LIÉGEOIS. Physiol. du nerf facial, th., Paris, 1858. — MARCHAL (de Calvi). Remarques et observ. sur les affect. névropathiques (Rec. mém. méd. milit., 2e série, t. IX, p. 188). — PIERRESON. De la diplégie faciale (Arch. de méd., 1867, t. II, p. 159).— DUCHENNE (de Boulogne). Op. cit., p. 852. — GÉRARD. Étude sur la paralysie double de la septième paire, th., Paris, 1870. — ERB. De la paralysie faciale d'origine rhumat. (Deutsch. Archiv f. klin. Med., 1875). — Du même. Maladies périphériques des nerfs cérébro-spinaux (Handbuch der Pathologie de Ziemssen. Leipzig, 1885). — ROSENTHAL. Op. cit. — H. GINTRAC. Art. *Face* (Nouv. Dictionn. de méd. et de chirurg. prat.). — AUGÉ, th., Paris, 1878. — GAUMETOU. Des troubles oculaires dans la paralysie faciale, th., Paris, 1878. — STRAUS. Des modific. dans la sudation de la face provoquées par la pilocarpine (Soc. de biol., 25 octobre 1879).

PARALYSIE DU NERF RADIAL

ÉTIOLOGIE. — De même que la paralysie du facial, celle du radial dépend en général du refroidissement; elle se produit souvent chez des ouvriers qui, après un travail pénible, se sont endormis dans un endroit humide, l'un des bras appliqué sur le sol; à leur réveil, les malades s'aperçoivent qu'ils ne peuvent plus relever le poignet ni étendre les doigts.

La compression vient en seconde ligne parmi les causes de cette paralysie; c'est par la compression qu'il faut expliquer la paralysie du radial chez les personnes qui s'endorment l'un des bras appuyé sur le dos d'une chaise, et probablement aussi celle qui a été décrite chez les porteurs d'eau de Rennes (Bachon).

On a cité dans ces dernières années un certain nombre de cas de paralysie du nerf radial à la suite d'injections sous-cutanées d'éther (Moizard, Remak, Mendel, Poelcher).

DESCRIPTION. — L'invasion est le plus souvent brusque; on s'endort bien portant, on se réveille avec une paralysie des extenseurs de la main et des doigts; il existe de l'engourdissement ou des fourmillements dans le membre malade; du reste, pas de douleurs vives.

Voici, d'après Duchenne, les principaux caractères de la paralysie du nerf radial : 1° le poignet est constamment infléchi à angle droit; le malade ne peut ni le relever, ni le mouvoir latéralement lorsque l'avant-bras et la main reposent sur un plan horizontal (paralysie des radiaux et du cubital postérieur); 2° le bras étant dans l'extension et dans la pronation, la supination ne peut être obtenue qu'avec la flexion, ce qui s'explique par la paralysie du court supinateur et par l'action du biceps qui imprime un mouvement de supination à l'avant-bras en même temps qu'il le fléchit sur le bras; 3° l'avant-bras étant dans la demi-flexion et dans la demi-pronation, si l'on engage le malade à continuer avec force le mouvement de flexion, et si l'on applique la main au niveau du bord externe de la face antérieure du coude, on ne sent pas le long supinateur se contracter; 4° l'extension des premières phalanges est impossible par suite de la paralysie de l'extenseur commun; 5° les interosseux, innervés par le cubital, ne sont pas atteints, aussi les mouvements de latéralité des doigts sont conservés et le malade les exécute facilement quand la main est placée sur un plan horizontal; il en est de même des mouvements d'extension des deux dernières phalanges, quand on a soin de maintenir les premières en extension sur les métacarpiens; 6° quand on se fait serrer la main par le malade, on constate que les mouvements de flexion ont moins de force du côté de la paralysie du radial; les muscles fléchisseurs, n'ayant plus d'antagonistes, sont dans un état de raccourcissement continuel qui diminue la force de leurs contractions; lorsqu'on maintient artificiellement le poignet dans la position d'extension sur l'avant-bras, les mouvements de flexion de la main et des doigts s'exécutent avec autant de force qu'à l'état sain.

Contrairement à ce qui a lieu dans l'hémiplégie faciale, les muscles atteints de la paralysie *a frigore* ou par compression mécanique du nerf radial conservent leur sensibilité électrique.

La plupart des usages de la main sont perdus à la suite de la paralysie du nerf radial; la guérison est heureusement la règle lorsqu'on met en usage un traitement rationnel.

Dans les cas où la paralysie persiste longtemps, il se produit de l'amaigrissement des muscles extenseurs; en général, on n'observe pas de troubles trophiques.

La paralysie du nerf radial ne peut être confondue qu'avec la paralysie saturnine des extrémités supérieures qui, elle aussi, porte sur les extenseurs. La paralysie saturnine s'observe en général des deux côtés; elle se produit lentement, progressivement, tandis que la paralysie du radial est unilatérale et s'établit très rapidement. Ainsi que Duchenne l'a fait remarquer, la contractilité électro-musculaire est considérablement affaiblie, sinon abolie, chez les saturnins, tandis qu'elle est conservée dans la paralysie du radial *a frigore* ou par compression; enfin le long supinateur est généralement épargné dans la paralysie saturnine, tandis qu'il est toujours atteint dans la paralysie du nerf radial. Pour savoir si une paralysie des extenseurs est ou non d'origine saturnine, il suffit, d'après Duchenne, de faire fléchir l'avant-bras avec force et de chercher si l'on sent le relief du long supinateur ou si ce relief fait défaut; dans le premier cas, on peut conclure à la paralysie saturnine. On trouvera du reste dans la marche de la maladie, dans les antécédents et dans la profession du malade, dans les autres signes de l'intoxication saturnine : liséré plombique des gencives, paralysies multiples, coliques sèches, etc., les éléments d'un diagnostic différentiel plus approfondi.

Les moyens de *traitement* sont les mêmes que dans la paralysie du nerf facial; on emploiera les révulsifs, les vésicatoires en particulier et l'électrisation localisée, qui est d'un maniement plus facile que dans l'hémiplégie faciale, car il est rare d'observer des contractures.

DUCHENNE (de Boulogne). Op. cit., p. 700. — PANAS. Communic. à l'Acad. de méd., 1871 et Archives de méd., 1873, t. I, p. 657. — BACHON. Paralysie du nerf radial chez les porteurs d'eau de Rennes (Rec. mém. méd. milit., 3ᵉ série, t. XI, p. 323). — TRANCHANT (J.). De la paralysie traumatique du nerf radial, th., Paris, 1873. — CHAPON. De la paralysie du nerf radial, th., Paris, 1874. — VICENTE. Paralysie *a frigore* du nerf radial, th., Paris, 1876. — DUPLAY. Paralysie du nerf radial de cause périphérique (Progrès méd., 1877). — ERB. Op. cit. — DIEULAFOY. Gaz. hebd., 1878, p. 341. — BATHIAT. Étude sur le pronostic et le traitement de la paralysie *a frigore* du nerf radial, th., Paris, 1879. — JOFFROY. Du rôle de la compression dans la production de la paralysie radiale (Soc. méd. des hôp., 1884). — MONDAN. Des paralysies du nerf radial liées aux fractures de l'humérus (Revue de chirurgie, 1884, t. IV, p. 196). — POELCHER. Paralysie du nerf radial à la suite d'injections souscutanées d'éther (Deutsche mediz. Wochensch., 1886).

PARALYSIE DU DELTOÏDE

Sous le nom de *rhumatisme deltoïdien* on a confondu : 1º la névralgie du nerf circonflexe ; 2º la paralysie atrophique du deltoïde qui est occasionnée très probablement par une névrite du nerf circonflexe ; 3º le rhumatisme deltoïdien proprement dit. L'absence de données anatomo-pathologiques précises explique les divergences des auteurs à ce sujet.

Les malades éprouvent des douleurs très vives dans l'épaule, douleurs qui suivent le trajet du nerf circonflexe et qui s'exagèrent par les mouvements ; cette période douloureuse, après avoir duré un certain temps, fait place à la période paralytique et atrophique ; la paralysie peut se limiter à certains faisceaux du deltoïde, la contractilité électro-musculaire est diminuée ou abolie et l'atrophie ne tarde pas à se produire.

La paralysie atrophique du deltoïde peut être confondue avec le rhumatisme musculaire du deltoïde, avec l'arthrite de l'épaule, enfin avec la névralgie du circonflexe. La névralgie du circonflexe donne lieu à des douleurs identiques à celles qui précèdent la paralysie du deltoïde dans la névrite du circonflexe, mais ces douleurs disparaissent assez facilement sous l'influence d'un traitement approprié ; on ne voit survenir ni la paralysie, ni l'atrophie du muscle deltoïde, qui reprend ses fonctions dès que les douleurs ont disparu. Il est rare que le rhumatisme musculaire se localise dans le seul muscle deltoïde et qu'il donne lieu à des douleurs aussi vives que celles qui accompagnent la névrite du circonflexe ; ces douleurs, en tout cas, ne suivent pas le trajet du nerf, elles siègent plus spécialement aux insertions musculaires. L'arthrite scapulo-humérale s'accompagne de tuméfaction, ou, s'il s'agit d'une arthrite sèche, de craquements dans les mouvements articulaires ; le diagnostic de la névrite du circonflexe et de l'arthrite scapulo-humérale présente du reste, il faut l'avouer, de sérieuses difficultés.

Duchenne fait un grand éloge de l'électrisation cutanée dans ce qu'il appelle le *rhumatisme deltoïdien simple ;* il est bien probable que les cas qui guérissent après quelques séances d'électrisation cutanée doivent être rapportés à des névralgies du nerf circonflexe. On se débarrasse moins facilement de la névrite ; l'électrisation rend encore des services en empêchant l'atrophie du deltoïde, mais il faut surtout, à l'aide des révulsifs, s'efforcer d'arrêter les progrès de la névrite. Le chlorhydrate de morphine, employé comme dans les névralgies par la méthode endermique ou hypodermique, sert à calmer les douleurs.

DUCHENNE. Op. cit., p. 694.

PARALYSIE DU NERF CUBITAL

La paralysie *a frigore* du nerf cubital est très rare ; dans la plupart des faits publiés jusqu'à ce jour, cette paralysie était due à des lésions récentes ou anciennes de l'articulation du coude : fractures, luxations, arthrites, etc., à des contusions ou à la compression du nerf cubital. La névrite du nerf cubital a son siège d'élection au niveau de la gouttière épitrochlo-olécrânienne;

c'est là en effet que le nerf est le plus superficiel, le plus vulné-
rable par conséquent.

La paralysie du nerf cubital donne lieu à une déformation très
caractéristique de la main, connue sous le nom de *main en griffe*.
La main, du côté où siège la paralysie, est décharnée ; les espaces
intermétacarpiens se dessinent en creux (atrophie des muscles
interosseux) ; l'éminence thénar est remplacée par un méplat ;
les premières phalanges des quatre derniers doigts sont dans
l'extension et les deux dernières dans la flexion (d'où le nom de
main en griffe). Cette déformation s'explique facilement par la
paralysie et l'atrophie des interosseux qui sont innervés par des
filets du cubital, les interosseux sont en effet fléchisseurs des
premières phalanges et extenseurs des deux dernières (Duchenne);
la paralysie de ces muscles a naturellement pour effet de rendre
permanente l'action de leurs antagonistes. La disposition en
griffe est moins apparente à l'index et au médius qu'à l'annulaire et à l'auriculaire, ce qui tient à ce que les deux premiers
lombricaux, qui sont innervés par le nerf médian, suppléent en
partie les deux premiers interosseux. Les mouvements d'adduction du pouce et d'opposition aux autres doigts ne sont pas supprimés, mais ils s'exécutent plus difficilement qu'à l'état normal
(paralysie de l'adducteur du pouce).

La paralysie du cubital antérieur est facile à constater : dans
la flexion de la main sur l'avant-bras on ne sent plus le tendon
de ce muscle se tendre sous la peau ; l'atrophie du cubital antérieur et celle des deux faisceaux internes du fléchisseur profond
se traduisent par une diminution de volume de l'avant-bras qu'il
est aisé de constater par la mensuration comparée des deux
avant-bras.

Les troubles de la sensibilité sont assez variables suivant la
nature des lésions du nerf cubital et suivant les phases de la
maladie. La névrite du cubital s'accompagne de douleurs vives,
névralgiques, qui suivent le trajet du nerf, et d'une sensation
d'engourdissement et de fourmillements qui siège principalement
sur les deux derniers doigts. Il existe souvent une zone d'anesthésie à la face interne de la main et de l'avant-bras, mais cette
zone, alors même que la destruction du nerf est complète, est
bien loin de correspondre à toutes les parties de la peau innervées par le nerf cubital, ce qui s'explique par les nombreuses
anastomoses des nerfs de l'avant-bras et de la main.

L'atrophie des muscles innervés par le cubital est constante,
on peut observer aussi d'autres troubles trophiques.

L'atrophie musculaire progressive donne lieu à des déformations des mains analogues à celles que produit la paralysie du cubital, mais ces déformations sont rarement limitées à une seule main ; nous aurons du reste l'occasion de revenir sur ce diagnostic différentiel (voy. *Atrophie musculaire progressive*).

Lorsqu'on observe les signes de la paralysie du cubital, il faut explorer avec beaucoup de soin l'articulation du coude et le nerf cubital à son passage dans la gouttière épitrochlo-olécrânienne, il faut s'enquérir s'il n'y a pas eu autrefois une fracture ou une luxation du coude, s'il n'existe pas une exostose comprimant le nerf, etc.

On cherchera tout d'abord à supprimer les causes de compression ou d'irritation du nerf, on combattra la névrite à l'aide des révulsifs, enfin on emploiera l'électricité (courants continus ou courants intermittents) qui rend dans ce cas de très grands services.

GRANGER. Paralysies du cubital à la suite des fractures de l'épitrochlée (Edinbourg. Journal, 1858). — DUCHENNE (de Boulogne). De l'électrisation localisée, 3ᵉ édit.. 1872, p. 543. — PANAS. Sur une cause peu connue de paralysie du nerf cubital (Académie de médecine, 1877, et Archives de médecine, 1878). — FÈVRE. Etude sur la paralysie du nerf cubital, th , Paris, 1878. — CHARCOT. Article *Cubital* (nerf), in Dict. encycl. des sc. méd.

PARALYSIES RADICULAIRES DU PLEXUS BRACHIAL

Les paralysies du plexus brachial ne sont pas très rares, mais le plus souvent ces paralysies, par leur origine, relèvent bien plutôt de la chirurgie que de la médecine. Telles sont les paralysies du plexus brachial qu'on observe à la suite des fractures de la tête de l'humérus ou des luxations scapulo-humérales, ou encore à la suite de la compression produite dans le creux axillaire par les béquilles ; telles aussi les paralysies qui surviennent quelquefois chez le nouveau-né à la suite de certaines manœuvres nécessitées par un accouchement laborieux (paralysies obstétricales de Duchenne).

Les paralysies que l'on peut appeler médicales sont rares pour le plexus brachial, il existe cependant une variété de paralysie partielle de ce plexus qui mérite de nous arrêter. Duchenne, Erb et Remak ont fait connaître cette forme curieuse de paralysie partielle du plexus brachial dans laquelle le deltoïde, le biceps, le coraco-brachial, le long supinateur et quelquefois le court supinateur sont seuls atteints de paralysie. On se rappelle que le deltoïde est innervé par le nerf circonflexe, le biceps et le coraco-brachial par le musculo-cutané, le long et le court supinateur par le nerf radial ; il paraît donc très difficile, au premier abord, d'expliquer comment ces muscles peuvent être atteints de paralysie, alors que les autres muscles innervés par le musculo-cutané et par le nerf radial conservent leurs mouvements. Le groupement des muscles paralysés signalé par Duchenne, Erb et par Remak se rencontre trop souvent pour qu'on puisse le considérer comme un effet du hasard. Erb a fourni, du reste, une explication très rationnelle de cette paralysie partielle du plexus brachial.

En excitant, à l'aide d'une fine électrode, un point déterminé situé entre les scalènes et correspondant à l'émergence des cinquième et sixième nerfs cervicaux, on arrive à faire contracter simultanément le deltoïde, le biceps, le coraco-brachial et le long supinateur, indépendamment de tous les autres muscles du membre supérieur ; on peut donc admettre, avec Erb, que les filets moteurs des quatre muscles atteints dans la paralysie partielle du plexus brachial sur laquelle il a attiré l'attention, sont réunis en un point du plexus brachial avoisinant les scalènes, et que ce sont les lésions portant sur ce point du plexus brachial qui donnent lieu à cette variété de paralysie.

Ferrier et Gerald Yeo ont fait sur des singes des expériences qui démontrent que les plexus nerveux, et le plexus brachial en particulier, jouent un rôle important dans la coordination des mouvements, et qu'ils ont pour principale fonction de distribuer les fibres nerveuses motrices, et de les associer pour ainsi dire en différents troncs nerveux qui se rendent aux muscles qui doivent agir simultanément pour exécuter tel ou tel mouvement.

Les recherches des anatomistes et des physiologistes montrent que les nerfs moteurs des membres supérieurs constituent dans les plexus brachiaux d'inextricables réseaux ; on a pu déterminer cependant avec une certaine précision quelles étaient les origines les plus ordinaires des principaux nerfs fournis par le plexus brachial. Il paraît établi que dans la paralysie radiculaire du type Duchenne-Erb, la lésion porte sur les cinquième et sixième racines cervicales.

On peut dire d'une façon générale que les noyaux moteurs des muscles sont superposés dans la moelle suivant un ordre qui correspond à la situation du muscle dans le membre ; ils siègent plus ou moins haut suivant que le muscle est plus ou moins haut dans le membre et qu'il est externe ou interne (Forgue).

Les causes les plus ordinaires de ces paralysies sont le refroidissement ou la compression de cause externe ou de cause interne (tumeurs du cou, etc.).

Les malades accusent d'ordinaire des douleurs plus ou moins vives dans le cou, dans l'épaule, et des irradiations douloureuses qui s'étendent dans le bras, l'avant-bras et la main ; il existe souvent une sensation d'engourdissement et de fourmillements dans le pouce et dans l'index, enfin le bras s'affaiblit plus ou moins rapidement, et il arrive un moment où le malade ne peut plus le soulever ; l'exploration des muscles montre que le deltoïde, le biceps, le coraco-brachial, le long supinateur et quelquefois le court supinateur sont paralysés.

Il existe souvent des zones d'anesthésie plus ou moins complète dans les régions de la peau innervées par le musculo-cutané ou le radial, mais les fibres sensitives sont en général moins profondément atteintes que les fibres motrices.

La paralysie partielle du plexus brachial peut prendre d'autres formes que celle qui a été décrite par Duchenne, Erb et Remak ; Straus a publié une observation de paralysie du plexus brachial dans laquelle la paralysie portait sur toutes les branches du plexus brachial à l'exception du nerf médian, les fibres sensitives étaient atteintes comme les fibres motrices, la zone cutanée qui reçoit les filets nerveux du nerf médian avait seule conservé sa sensibilité.

M. le docteur Secretan a réuni vingt-six observations de paralysies radiculaires du plexus brachial. Le nombre des muscles atteints varie beaucoup, mais il y a un groupement des muscles paralysés qui revient très souvent : c'est celui qui a été signalé par Duchenne et par Erb, et dans lequel la paralysie porte sur le deltoïde, les fléchisseurs de l'avant-bras (biceps, brachial antérieur) et sur le long supinateur. A ce groupe fondamental se joignent par ordre de fréquence les muscles suivants : court supinateur, sus et sous-épineux, grand pectoral, trapèze, sous-scapulaire.

La paralysie obstétricale du plexus brachial porte d'ordinaire sur le deltoïde, le biceps, le coraco-brachial, et en outre, sur le sous-épineux ; il s'agit donc d'une paralysie de même nature que celle décrite par Erb et Remak ; on conçoit que la pointe d'une des branches du forceps puisse comprimer le plexus brachial un peu en dehors des scalènes.

Les paralysies partielles du plexus brachial d'origine périphérique sont quelquefois assez difficiles à distinguer des monoplégies brachiales d'origine centrale. Les circonstances dans lesquelles la paralysie est survenue, l'âge des malades, les symptômes concomitants fourniront des indications très utiles, la monoplégie de cause cérébrale se produit le plus souvent chez des individus âgés, qui présentent d'autres signes d'une affection cérébrale, qui ne se sont pas exposés au refroidissement en couchant, par exemple, sur la terre nue et humide, ou qui n'ont pas subi de compression au niveau du plexus brachial. La monoplégie brachiale de cause cérébrale est distribuée d'ordinaire plus régulièrement sur les muscles du membre malade que la paralysie de cause périphérique, elle ne s'accompagne d'aucun trouble de la sensibilité, elle est souvent passagère et, si elle persiste, elle se complique souvent de contracture.

L'électricité (courants continus ou interrompus) fournit ici comme pour les autres paralysies périphériques la médication la plus efficace.

Duchenne (de Boulogne). De l'électrisation localisée, 3ᵉ édit., p. 320 et 357. — Erb. Verhandl. des Heidelb. Naturhist. med. Vereins, 1875, et Centralb. f. med. Wissensch., 1876, p. 396. — Remak (fils). Zur Pathologie der Lähmungen des plexus brachialis (Berlin. klin. Wochenschr., 1877). — I. Straus. Note sur un cas de paralysie du plexus brachial (Gaz. hebd., 1880). — Sarrade. Sur certaines formes rares de paralysie du plexus brachial, th., Paris, 1880. — Lannois. Contribution à l'étude des paralysies spontanées du plexus brachial (Revue de méd., 1881, p. 988). — Ch. Féré. Etude anat. et crit. sur les plexus des nerfs spinaux (Arch. de neurologie, 1883). — E. Forgue. Distrib. des racines motrices dans les muscles des membres, th., Montpellier, 1883. — H. Secretan. Contrib. à l'étude des paralysies radiculaires du plexus brach., Paris, 1885.

ATROPHIE UNILATÉRALE DE LA FACE

Synonymie : *Trophonévrose* (Romberg). — *Aplasie lamineuse
progressive* (Lande).

En plaçant ici la description de cette singulière maladie décrite pour la première fois par Romberg, nous n'entendons pas affirmer qu'il s'agit d'une maladie du système nerveux périphérique; on en est encore réduit aux conjectures sur la nature véritable de cette maladie, mais ses analogies avec les lésions trophiques consécutives aux névrites sont assez nombreuses pour la faire admettre provisoirement dans le cadre des maladies des nerfs. Nous ne discuterons pas les théories émises sur la nature de l'atrophie unilatérale de la face ; il faut laisser la parole aux faits qui bientôt, sans doute, viendront juger la question ; il est probable que s'il s'agissait d'une maladie plus commune, nous serions déjà édifiés sur la nature des altérations qui la produisent.

DESCRIPTION. — Le premier phénomène morbide consiste d'ordinaire dans l'apparition d'une tache sur la peau du visage; cette tache est colorée en jaune ou en brun, ou bien elle résulte d'une décoloration avec atrophie de la peau ; elle apparaît presque toujours sur le trajet d'un nerf.

L'atrophie envahit lentement et de proche en proche tout un côté de la face sans jamais dépasser la ligne médiane. La peau amincie, rétractée comme un tissu de cicatrice, est accolée aux os ; le système pileux est atteint de bonne heure, la barbe et les cheveux blanchissent ou tombent du côté atrophié, ce qui donne aux malades un aspect caractéristique, surtout s'ils laissent croître leur barbe du côté sain. La transpiration cutanée et la sécrétion sébacée sont souvent diminuées ou abolies. La circulation se fait régulièrement, il n'y a pas d'atrophie des artères; les muscles amincis et en partie atrophiés, restent contractiles. Il existe souvent une légère déviation de la face du côté malade et des contractions fibrillaires des muscles. Dans presque toutes les observations on signale l'existence de douleurs névralgiques intenses du côté malade, sans anesthésie ni hyperesthésie.

Les os, et en particulier le maxillaire supérieur, peuvent participer à l'atrophie, ce qui augmente l'asymétrie de la face.

Il n'existe, le plus souvent, aucun trouble des organes des sens.

Charcot a insisté sur les analogies qui existent entre l'aplasie lamineuse et la sclérodermie.

Dans un cas observé par Delamare chez un jeune officier, l'aplasie lamineuse coïncidait avec des troubles intellectuels très prononcés.

L'atrophie unilatérale de la face a une marche lentement progressive, elle ne paraît pas menacer directement la vie des malades.

L'électrisation cutanée et les courants continus ont été employés sans beaucoup de succès. On traitera les douleurs comme celles des névralgies ordinaires.

LANDE. Essai sur l'aplasie lamineuse, th., Paris, 1870. — H. FREMY. Etude critique de la trophonévrose faciale, th., Paris, 1872. — VULPIAN. Leçons sur les vaso-moteurs, Paris, 1874, p. 427. — COURTET. Etude sur une observ. nouvelle d'atrophie unilatérale de la face, th., Paris, 1875. — WHITESIDE HIME. De l'hémiatrophie progressive de la face (The British med. Journ., 1876).— ROSENTHAL. Op. cit., p. 794. — H. GIN-

Trac. Art. *Face* (Nouv. Dict. de méd. et de chir. prat.). — O. Berger (Deutsch. Arch.
f. klin. Med., Bd XXII, p. 432). — Grasset. Leçons sur les mal. du syst. nerveux, t. II, 1879. — Delamare. Contribution à l'histoire de l'aplasie lamineuse
progress. de la face (Rec. mém. méd. milit, 1880, p. 484) — Charcot. Leçon clin. sur
la sclérodermie et l'hémiatrophie faciale (Progr. méd., 880, p. 1050).

MALADIES DE LA MOELLE

CONSIDÉRATIONS ANATOMIQUES ET PHYSIOLOGIQUES

Avant d'aborder la description des maladies de la moelle, il
nous paraît indispensable de rappeler les détails de structure de
cet organe et les lois de physiologie qui intéressent plus spécialement le pathologiste.

La moelle présentant dans toute sa hauteur une structure à
peu près identique, il nous suffira d'étudier une coupe histolo-
logique de la moelle colorée par le carmin et montée dans le
baume du Canada.

Sur cette coupe, on distingue parfaitement à l'œil nu la substance grise, qui a une teinte rose, et la substance blanche, qui
a une teinte plus pâle ; les sillons antérieur et postérieur séparent
la moelle en deux moitiés symétriques. La substance grise se
divise de chaque côté en corne antérieure et postérieure ; la corne
postérieure est plus longue et plus effilée que l'antérieure ; les
cornes antérieure et postérieure d'un côté, formant par leur réunion une espèce de croissant, sont réunies à celles du côté
opposé par une bandelette de substance grise au centre de
laquelle se trouve le canal central de la moelle ou épendyme ; la
partie de la substance grise située en avant de l'épendyme a reçu
le nom de *commissure grise antérieure ;* celle située en arrière,
le nom de *commissure grise postérieure ;* en avant des commissures grises, on trouve la *commissure blanche* antérieure formant
le fond du sillon antérieur.

Les cornes antérieure et postérieure donnent naissance aux
racines antérieures et postérieures des nerfs rachidiens et la
substance blanche de la moelle se trouve ainsi divisée, dans
chacune des moitiés de l'organe, en trois cordons : *antérieur,
latéral* et *postérieur* (fig. 32).

La partie des cordons postérieurs, qui limite le sillon postérieur se colore un peu plus fortement par le carmin que le reste
de la substance blanche ; nous verrons plus loin que ces faisceaux des cordons postérieurs, qui ont reçu le nom de *cordons
de Goll,* présentent une structure histologique un peu différente

de celle de la substance blanche normale et qu'au point de vue pathologique ils jouissent aussi d'une certaine indépendance; la substance blanche, qui dans chacun des cordons postérieurs est située entre le cordon de Goll en dedans et la corne postérieure en dehors, constitue la *zone radiculaire postérieure*.

A la partie interne des cornes antérieures, il faut aussi noter deux petits faisceaux triangulaires que rien ne distingue à l'état normal, mais dont l'anatomie pathologique démontre l'indépendance, ce sont les *cordons de Türck*.

Dans les cornes antérieures on distingue, même avec un faible

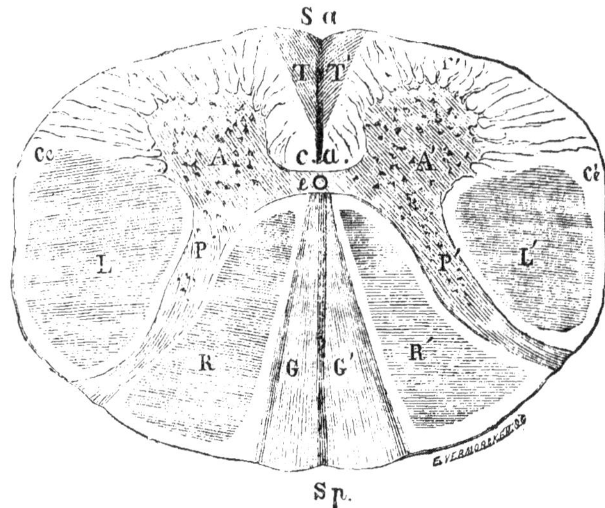

Fig. 32. — Coupe de la moelle normale. — A, A'. Cornes antérieures. — P, P'. Cornes postérieures. — L. L'. Faisceaux pyramidaux croisés. — Ce, Cé. Faisceaux cérébelleux directs. — T, T'. Cordons de Türck ou faisceaux pyramidaux directs. — r'. r, Zones radiculaires antérieures. — R, R'. Zones radiculaires postérieures. — G, G'. Cordons de Goll — e. Canal central ou épendyme. — ca. Commissure blanche antérieure. — Sa. Sillon antérieur. — Sp. Sillon postérieur.

grossissement, des cellules nerveuses volumineuses qui forment dans chacune des cornes trois groupes distincts.

Pour montrer l'importance de ces notions anatomiques, il nous suffira de dire que certaines maladies de la moelle se localisent exactement dans un cordon nerveux ou dans un groupe de cellules; exemples : l'ataxie locomotrice progressive est caractérisée au point de vue anatomique par une inflammation chronique ou sclérose des cordons postérieurs, et plus spécialement des zones radiculaires postérieures ; la sclérose latérale amyotrophique par une sclérose des cordons latéraux avec atrophie secondaire des cellules nerveuses des cornes antérieures ; la paralysie spinale infantile, par une myélite aiguë des cornes antérieures, et l'atrophie musculaire progressive par une myélite chronique localisée également dans les cornes antérieures.

L'anatomie pathologique montre également que les cordons latéraux peuvent se décomposer en deux parties : une partie interne qui occupe toute la partie postérieure et interne du cordon latéral, *faisceau pyramidal croisé* (Charcot), et une zone très étroite située en dehors de ce faisceau, à laquelle Flechsig a donné le nom de *faisceau cérébelleux direct*.

Nous verrons, en étudiant les maladies cérébrales, que certaines lésions du cerveau s'accompagnent toujours d'altérations secondaires du bulbe et de la moelle ; ces altérations sont des scléroses systématiques qui portent : 1° sur le faisceau de Türck du même côté que la lésion cérébrale ; 2° sur la partie postérieure et interne du cordon latéral du côté opposé. Il est facile de constater sur une moelle ainsi altérée que le faisceau de Türck et le faisceau latéral sclérosés se continuent avec l'une des pyramides antérieures du bulbe, le premier directement, le second après s'être entre-croisé sur la ligne médiane avec le faisceau du côté opposé, d'où les noms de *faisceau pyramidal direct* et *faisceau pyramidal croisé*.

Les faisceaux pyramidaux se prolongent dans la protubérance annulaire, dans les pédoncules cérébraux et dans le cerveau lui-même (capsule interne, couronne rayonnante) ; ils vont aboutir en fin de compte dans les circonvolutions motrices.

A la suite d'une lésion unilatérale du cerveau il arrive quelquefois qu'on observe une sclérose descendante des deux faisceaux latéraux, incomplète d'un côté (Charcot, Pitres) ; ce qui tend à démontrer qu'un certain nombre de fibres des faisceaux pyramidaux s'entre-croisent dans la moelle et subissent par conséquent un double entre-croisement, le premier dans le bulbe, le deuxième dans la moelle à différentes hauteurs.

Les faisceaux cérébelleux directs, qui ne sont pas atteints dans la sclérose descendante de cause cérébrale, subissent dans d'autres cas des altérations systématiques indépendantes (voy. *Compression de la moelle*).

Par leur extrémité supérieure les faisceaux cérébelleux aboutissent au cervelet, qu'ils mettent ainsi en rapport avec la moelle épinière.

Nous aurons souvent l'occasion de revenir sur ces scléroses secondaires, mais nous devions signaler tout d'abord le rôle important qu'elles ont joué dans la délimitation des différents faisceaux de la substance blanche de la moelle.

La zone de substance blanche qui entoure les cornes antérieures a reçu les noms de *zone radiculaire antérieure* (Pierret) ou de *région fondamentale des faisceaux latéraux* (Flechsig).

Les éléments nerveux qui constituent la partie essentielle de la moelle sont soutenus par une gangue de tissu conjonctif qui se condense à la surface de la moelle en un anneau fibreux; de là partent des cloisons qui vont se perdre dans le tissu conjonctif périépendymaire; entre les éléments nerveux eux-mêmes, soit dans la substance blanche, soit dans la substance grise, on trouve des fibrilles très minces de tissu conjonctif avec des cellules plates de distance en distance. Cette gangue conjonctive des centres nerveux a été décrite par Virchow sous le nom de *nevroglie*, elle joue dans l'histoire des myélites un rôle très important. Le tissu conjonctif est particulièrement abondant à la partie interne des cordons postérieurs, dans les cordons de Goll.

La substance blanche présente sur la coupe une structure qui rappelle celle des nerfs, avec cette différence qu'il n'y a ni gaines lamelleuses circonscrivant les faisceaux nerveux, ni gaines de Schwann entourant les tubes nerveux eux-mêmes; on distingue une série de petits disques juxtaposés avec un point central qui se colore par le carmin : ce sont les sections des tubes nerveux et de leurs cylindres d'axe; les disques sont séparés par des fibrilles de tissu conjonctif que le carmin colore en rose, comme les cylindres d'axe.

Les tubes nerveux, en pénétrant dans la substance grise, se dépouillent de leur myéline et se réduisent aux cylindres d'axe; la disparition de la myéline et la pigmentation des cellules nerveuses expliquent la coloration grisâtre des parties centrales de la moelle.

Chacune des cornes antérieures renferme, ainsi que nous l'avons déjà dit, trois groupes de grandes cellules très caractéristiques; le diamètre de ces cellules est de 100 millièmes de millimètre environ, quelques-unes ont jusqu'à 120 ou 130 millièmes de millimètre; leur forme est polygonale; elles contiennent des granulations pigmentaires, un gros noyau et un nucléole. Des angles de ces cellules partent des prolongements dits *prolongements de protoplasma*, qui vont en s'effilant et qui semblent s'anastomoser avec ceux des cellules voisines. Outre les prolongements protoplasmiques, chaque cellule nerveuse est pourvue, d'après les recherches de Deiters, d'un prolongement nerveux proprement dit, ou *prolongement de Deiters*, qui s'embranche sur un des prolongements protoplasmiques, et qui se dirige vers les racines antérieures; ce dernier prolongement ne serait autre qu'un cylindre d'axe qui se recouvrirait bientôt d'un manchon de myéline pour constituer un tube nerveux.

Dans les racines postérieures, il existe également des cellules nerveuses; mais la petitesse de ces éléments rend leur étude plus difficile que celle des cellules des cornes antérieures ou cellules motrices.

Pendant longtemps la moelle a été considérée comme un simple appareil de transmission, comme un faisceau résultant de la réunion des nerfs périphériques; tous les physiologistes sont aujourd'hui d'accord pour reconnaître que la moelle est à la fois un *centre* et un *conducteur nerveux*.

De la moelle comme organe conducteur. — Si l'on coupe, chez un animal, les faisceaux postérieurs de la moelle transversalement et dans toute leur épaisseur à la région dorsale, la sensibilité est conservée dans les membres postérieurs; on y observe même une légère hyperesthésie; si, chez un autre animal, on coupe toute la moelle en ne respectant que les faisceaux postérieurs, on observe à la suite de cette opération une anesthésie complète des membres postérieurs. De ces deux expériences on peut conclure que les cordons postérieurs ne servent que fort peu à la transmission des impressions sensitives, qui se fait surtout par la substance grise. La clinique confirme ces faits expérimentaux; en effet, l'anesthésie des membres inférieurs indique toujours une altération de la substance grise, tandis que les cordons postérieurs peuvent être enflammés ou comprimés par des tumeurs sans qu'il en résulte aucun trouble de la sensibilité.

Les fibres des racines postérieures qui apportent les impressions sensitives (Magendie, Ch. Bell) paraissent s'entre-croiser peu de temps après leur entrée dans la moelle; c'est là du moins la meilleure explication qui ait été donnée des faits suivants. Lorsqu'on pratique l'hémisection de la moelle dans la région dorsale, on sait, depuis Galien, qu'il se produit une paralysie motrice du côté correspondant à celui de la section, mais la sensibilité ne disparaît pas de ce côté, on y observe au contraire de l'hyperesthésie, tandis que le membre postérieur du côté *opposé* devient insensible; en d'autres termes, la paralysie

L. et T. — Pathol. méd.

motrice est directe, la paralysie sensitive est croisée. Les fibres motrices s'entre-croisant au niveau du bulbe, on comprend très bien, si l'on admet avec Brown-Séquard l'entre-croisement des racines postérieures à leur entrée dans la moelle, qu'une hémisection intéresse les fibres motrices provenant du membre inférieur droit, par exemple, et les fibres sensitives provenant du membre inférieur gauche; quant à l'hyperesthésie qui survient du côté de l'hémisection, elle est due, soit à la paralysie des vaso-moteurs (Brown-Séquard), soit à l'irritation mécanique (Vulpian). Dans un grand nombre de cas, on a pu constater que les traumatismes et les compressions intéressant une moitié latérale de la moelle, chez l'homme, produisaient les mêmes effets que l'hémisection chez les animaux, c'est-à-dire : du côté lésé, une paralysie motrice avec hyperesthésie, et du côté opposé, une perte plus ou moins complète de la sensibilité.

La section complète des faisceaux antéro-latéraux abolit la motilité volontaire et la section de toute la moelle, à l'exception de ces faisceaux, ne fait pas disparaître cette motilité (Schiff, Vulpian); d'où l'on peut conclure que les faisceaux antéro-latéraux sont la voie véritable des incitations volontaires, ainsi que Magendie l'a soutenu le premier; mais la substance grise joue aussi un rôle important dans ces phénomènes de transmission ; les lésions étendues de cette substance dans la région dorsale produisent, chez les animaux, une notable diminution de la motilité volontaire, et la myélite antérieure aiguë, qui se localise exactement dans les cornes antérieures, détermine très rapidement des paralysies motrices.

De la moelle comme centre nerveux. — Lorsque, après avoir décapité une grenouille, on vient à exciter d'une façon quelconque un point du corps de l'animal, on voit aussitôt se produire des mouvements qui varient suivant la nature de l'excitation; ces mouvements, qui ne sont pas *voulus*, puisqu'ils persistent après l'ablation du cerveau, ont reçu le nom de *mouvements réflexes* et pendant longtemps on a cru qu'ils avaient toujours leur point de départ dans la moelle ; on sait aujourd'hui que la *réflexion* des actions nerveuses peut se produire dans les ganglions du grand sympathique aussi bien que dans la moelle.

Les mouvements qui se produisent chez la grenouille décapitée peuvent être *associés, coordonnes ;* si on laisse tomber sur la peau du ventre une goutte d'acide sulfurique, l'animal exécute des mouvements pour se débarrasser du caustique ; jetée dans un vase rempli d'eau, la grenouille se met à nager très régulièrement et ne s'arrête que devant un obstacle mécanique.

La moelle peut, à elle seule et sans l'aide du cerveau, présider à l'accomplissement d'actes qui exigent une grande coordination, une impression venue de la périphérie suffit à provoquer toute une série de mouvements complexes ; Flourens a dit avec raison que la moelle était l'organe de *dispersion des irritations.* Cette dispersion se fait au moyen de la substance grise et des tubes nerveux qui mettent en rapport les différents centres nerveux médullaires ; lorsque la substance grise a été détruite dans une certaine hauteur, les réflexes ne se produisent plus dans la partie correspondante ; lorsque les zones radiculaires postérieures sont altérées dans une certaine étendue, les mouvements deviennent incoordonnés ; il est probable que ces zones renferment la plupart des tubes nerveux destinés à mettre en communication des cellules nerveuses situées à toutes les hauteurs de la moelle.

Non seulement, après l'ablation du cerveau ou la section du bulbe, la moelle conserve chez les animaux la propriété de présider aux mouvements réflexes, mais cette propriété est exaltée. De même chez l'homme, à la suite de blessures intéressant la totalité de la moelle ou de myélites partielles bien limitées, on observe dans les membres inférieurs une exagération des réflexes ; dans quelques cas l'excitabilité est telle qu'il se produit des convulsions des membres inférieurs. Lorsque le segment de la moelle situé au-dessous de la partie détruite est lui-même désorganisé, les réflexes disparaissent complètement.

On a insisté beaucoup, dans ces dernières années, sur l'importance clinique des phénomènes réflexes, connus sous le nom de *réflexes tendineux ;* le plus important de ces réflexes est celui qui a été décrit sous les noms de *réflexe du tendon rotulien,* de *phénomene du genou, clonus du genou, réflexe patellaire,* etc. Soit un malade atteint d'hémiplégie avec contracture commençante : si chez ce malade on soulève la jambe paralysée en passant une main sous le genou, et qu'on vienne alors frapper un coup brusque (en appliquant une chiquenaude par exemple) sur le tendon rotulien, presque immédiatement après le choc, et sans que la volonté du malade intervienne, on voit la jambe se redresser brusquement pour retomber bientôt après ; quelquefois un seul choc est suivi de deux ou trois oscillations successives.

Ce phénomène réflexe existe à l'état normal et il n'acquiert une signification pathologique que quand il est notablement exagéré ou lorsqu'il disparait. Les recherches de Fürbinger et Schultze (*Centralbl. f. d. Nervenkrankh.*, 1875), et celles plus précises encore de Tschirjew (*Arch. f. Psych.*, 1878), montrent bien qu'il s'agit d'un réflexe spinal. Ce mouvement réflexe existe à l'état normal chez le lapin et il cesse de se produire lorsque la moelle épinière est détruite entre les cinquième et sixième vertèbres lombaires ; si l'on coupe des deux côtés les racines postérieures ou les racines antérieures de la sixième paire lombaire qui, chez le lapin, fournit presque entièrement le nerf crural, le réflexe cesse d'exister des deux côtés ; il manque d'un seul côté si l'on sectionne la racine antérieure ou la racine postérieure de la sixième paire de ce côté, en respectant les racines de la sixième paire du côté opposé.

Les réflexes produits par la percussion des tendons du triceps brachial, du biceps, etc., sont beaucoup moins marqués et ont beaucoup moins d'importance, au point de vue clinique, que le réflexe du tendon rotulien.

Le phénomène du genou s'observe dans les myélites qui s'accompagnent de sclérose des cordons latéraux et il précède d'ordinaire l'apparition des contractures ; il fait défaut le plus souvent dans l'ataxie locomotrice et dans les myélites des cornes antérieures.

Du réflexe du tendon rotulien on peut rapprocher, au point de vue physiologique, le phénomène connu sous le nom de *phénomène du pied, clonus du pied, trépidation provoquee*, etc. Avec cette différence cependant qu'il s'agit cette fois d'un symptôme morbide qui à l'état normal n'existe même pas à l'état rudimentaire. Le phénomène du pied se produit dans les mêmes conditions que le phénomène du genou, c'est-à-dire chez les malades qui sont atteints de sclérose des cordons latéraux et menacés de contractures. Voici en quoi il consiste : si chez un hémiplégique menacé de contracture on soulève le membre inférieur paralysé, en plaçant une main sous le jarret de façon que la jambe soit ballante, et si à l'aide de l'autre main on fléchit brusquement, et à plusieurs reprises si cela est nécessaire, la pointe du pied, on provoque dans le pied une série de secousses, une *trémulation* en un mot, qui peut persister pendant plusieurs minutes.

Un phénomène analogue se produit quelquefois au membre supérieur lorsque chez un hémiplégique menacé de contractures on soulève brusquement la main par le bout des doigts.

La trémulation provoquée de la main ou du pied est un phénomène du même ordre que les réflexes tendineux ; dans les deux cas c'est l'exagération du pouvoir réflexe de la moelle qui est en jeu ; dans les deux cas il s'agit d'une excitation purement dynamique de la substance grise ; lorsque cette excitation s'exagère encore davantage, on voit se produire les contractures.

Les impresions sensitives colligées par la moelle sont transmises au cerveau et l'encéphale juge du siège et de la nature des impressions, d'après la manière dont ces impressions lui arrivent ; « la perceptivité encéphalique ne s'exerce que sur les impressions médullaires » (Vulpian). Il en résulte que l'encéphale se trompe souvent ; il rapporte, par exemple, à la périphérie des douleurs qui ont leur point de départ dans la moelle. Les malades atteints de myélite accusent des douleurs en ceinture, des élancements et des fourmillements dans les extrémités ; on peut comparer ce phénomène à celui des blessés qui ressentent des douleurs dans un membre amputé.

La moelle n'entre pas seulement en action, lorsqu'une excitation lui arrive de la périphérie ou de l'encéphale, elle exerce une influence constante sur le système musculaire ; c'est à elle en effet qu'il faut rapporter la *tonicité des muscles*.

Le phénomène de la tonicité est surtout apparent pour les sphincters anal et vésical qui, chez les malades atteints de paraplégie, laissent écouler les matières fécales et les urines ; mais il n'a pas moins d'importance dans le fonctionnement des muscles de la vie animale et dans celui des vaso-moteurs. Lorsqu'un muscle ou un groupe de muscles est paralysé, les muscles entraînent la partie à laquelle ils s'insèrent dans le sens de leur action normale ; un grand nombre de pieds bots se développent par ce mécanisme ; il en est de même pour le strabisme paralytique, pour les déviations de la face consécutives à l'hémiplégie faciale, etc.

A la tonicité musculaire paraît se rattacher un symptôme qui se rencontre souvent dans l'histoire des maladies de la moelle : la *contracture*. Les muscles des parties contracturées sont durs, rigides, en état de contraction permanente ; ils impriment aux membres des attitudes vicieuses très caractéristiques. Le tonus musculaire paraît être sous la dépendance des cellules nerveuses des cornes antérieures de la moelle ; les lésions médullaires qui provoquent la contracture ont leur siège d'élection dans les cordons latéraux ou plus exactement dans les faisceaux pyramidaux croisés (sclérose descendante secondaire, sclérose latérale amyotrophique, etc.). Il est facile de comprendre pourquoi le phénomène de la contracture, qui est une exagération morbide du tonus musculaire, est produit, non par des lésions des cornes antérieures elles-mêmes, mais par des lésions des parties voisines ; l'altération des cellules nerveuses des cornes antérieures ne peut produire que la perte du tonus musculaire, tandis que l'inflammation des cordons latéraux détermine dans ces cellules une irritation purement *dynamique* (Charcot) dont la contracture est la conséquence. La cause immédiate de la contracture est dans la substance grise et non dans le faisceau latéral dont la sclérose n'entraîne la contracture que d'une façon secondaire ; si la sclérose des faisceaux latéraux s'accompagne de contractures, cela tient aux rapports intimes qui existent entre ces faisceaux et les cornes antérieures.

L'hémisection de la moelle dans la région dorsale détermine chez les animaux une augmentation considérable de la température dans le membre supérieur correspondant (Brown-Séquard), ce qui s'explique par la perte de tonicité des muscles des petits vaisseaux. Les nerfs vaso-moteurs ne tirent pas leur origine d'un seul point de la moelle, comme on l'a prétendu ; ils naissent sur toute la hauteur de cet organe et ils s'en séparent avec les racines antérieures, ce qui est naturel puisqu'il s'agit de fibres motrices. On comprend que la destruction de la moelle ait pour effet d'abolir la tonicité des muscles vasculaires dans les régions qui tirent leurs nerfs vaso-moteurs de la partie désorganisée, d'où la dilatation des vaisseaux et l'élévation de la température ; tandis que l'irritation médullaire, augmentant la tonicité ou mettant en jeu la contractilité, abaisse la température. Des lésions traumatiques de la moelle, des tumeurs qui la compriment peuvent, en effet, agir sur la température des extrémités. Il est à noter que les fibres vaso-motrices destinées à une partie du corps ne naissent pas sur le même point de la moelle que les fibres motrices ou sensitives de cette partie. L'origine des nerfs vasculaires des membres inférieurs est dans la moelle dorsale, au-dessus de celle des nerfs moteurs des membres inférieurs ; les fibres vaso-motrices des membres supérieurs quittent la moelle, d'après E. Cyon, avec les troisième et septième racines dorsales ; les nerfs vasculaires de la tête paraissent sortir de la moelle avec les racines de la troisième paire dorsale.

Les centres vaso-moteurs d'où naissent avec les filets du grand sympathique les nerfs vasculaires, sont disséminés dans toute la hauteur de la moelle épinière. D'après Owsjannikow et Pierret, les fibres d'origine du grand sympathique naîtraient d'une région de l'axe gris avoisinant la colonne de Clarke. Ce sont les lésions des régions postérieures de la moelle qui retentissent le plus souvent sur les centres vasculaires; les troubles vaso-moteurs sont fréquents, par exemple, dans l'ataxie locomotrice.

Par l'intermédiaire des nerfs vaso-moteurs, la moelle peut agir sur les sécrétions, sur les sueurs, sur les urines; elle peut donner lieu à des œdèmes partiels et provoquer des troubles de la nutrition entravant la circulation. On s'est demandé avec raison si, en dehors de cette action qui s'exerce par l'intermédiaire des vaso-moteurs, la moelle ne pouvait pas influencer d'une manière directe la nutrition des tissus.

La section transversale de la moelle à la région dorsale chez les animaux n'amène pas de troubles graves dans la nutrition des membres postérieurs; les muscles et les autres tissus gardent pendant longtemps des caractères à peu près normaux; les plaies, les brûlures faites sur les membres paralysés guérissent comme si la moelle était intacte (Brown-Séquard); les lésions qu'on observe quelquefois chez les animaux en expérience s'expliquent par une action mécanique; on les évite en protégeant contre les traumatismes les parties paralysées. Au contraire, chez l'homme, à la suite de certaines lésions irritatives de la moelle épinière, on voit se produire rapidement des lésions trophiques, telles que gangrènes périphériques, atrophie du système musculaire, arthrites, etc. Des lésions traumatiques de la moelle peuvent se compliquer dès le deuxième jour après l'accident d'eschares au sacrum et aux fesses (Brodie); il est impossible d'expliquer ces faits par la pression du décubitus. Nous avons signalé, à propos des altérations des nerfs, des faits analogues à ceux-ci; la section simple d'un nerf détermine des altérations de nutrition beaucoup moins profondes, beaucoup moins rapides que l'inflammation de ce nerf. Ce sont les inflammations de la substance grise de la moelle qui provoquent le plus souvent les troubles trophiques; la myélite centrale aiguë s'accompagne presque toujours d'eschares précoces, *decubitus acutus*; la myélite antérieure aiguë ou paralysie infantile aboutit à une atrophie rapide des muscles paralysés, et la myélite antérieure chronique ou atrophie musculaire progressive est précisément caractérisée par des lésions trophiques des muscles; les lésions des os et des articulations ne sont pas très rares, notamment dans l'ataxie locomotrice.

Il paraît démontré qu'à l'état pathologique, la moelle et les nerfs enflammés peuvent agir directement sur la nutrition des tissus; ce n'est pas une raison pour conclure à l'existence de nerfs trophiques que personne n'a jamais vus; cette action paraît pouvoir s'exercer par l'intermédiaire des fibres sensitives dont les fonctions sont perverties (Charcot, Vulpian).

Il est à noter que les altérations trophiques qui surviennent dans les myélites sont différentes, suivant que l'inflammation porte plus spécialement sur telle ou telle partie : la myélite des cornes antérieures amène une atrophie rapide des muscles, et chez les enfants un arrêt de développement du système osseux; la myélite aiguë diffuse se complique rapidement d'eschares, qui font défaut dans la myélite antérieure aiguë. Ce fait témoigne contre l'existence de nerfs trophiques spéciaux; car, si ces nerfs existaient, il est probable qu'ils émaneraient de la même région de la moelle, des cornes antérieures ou des cornes postérieures, et qu'une lésion portant sur leurs points d'origine déterminerait des troubles trophiques dans tous les tissus à la fois.

Longet. Traité de physiologie. 1842. — Brown-Séquard. Expér. sur les plaies de la moelle épinière (C. r. de la Soc. de biol., 1849-1851). — Du même. Leçons sur le vaso-moteurs, trad. de Béni-Barde. Paris, 1872. — Vulpian. Leçons sur la physiol. du syst. nerveux. Paris, 1866. — Rendu (H.). Des troubles fonctionnels du grand sympathique observés dans les plaies de la moelle cervicale (Arch. de méd., 1869). — Pierret. Sur le faisceau postérieur de la moelle (Arch. de physiol., 1873). — Charcot. Leçons de la Faculté de méd. (Progrès méd., 1874). — Farabeuf, Vulpian. Art. *Moelle* (Dict. encycl. des sc. méd., 1874). — H. Parinaud. Influence de la moelle sur la température (Arch. de physiol., 1877). — Charcot. Leçons de la Faculté de méd., 1879 (Progrès méd., 1879-1880). — Renaut et Fr. Franck. Art. *Syst. nerveux* (anat. et physiol.). (Dict. encycl. des sc. méd.). — Arnozan. Des lésions trophiques consécut. aux mal. du syst. nerveux th. d'agrég.). Paris, 1880. — Pitres. Des scléroses bilatérales de la moelle épinière consécut. à des lésions unilatérales du cerveau (Gaz. hebd., 1881, p. 429). — Féré. Traité d'anat. médicale du syst. nerv. Paris, 1886.

DE LA COMPRESSION DE LA MOELLE

Les lésions capables de produire la compression de la moelle peuvent se diviser en trois groupes principaux : 1° lésions vertébrales; 2° tumeurs des méninges; 3° tumeurs intra-spinales.

Les fractures des vertèbres, les exostoses, les arthrites vertébrales, le mal de Pott et le cancer vertébral sont les lésions du rachis qui donnent le plus fréquemment lieu à la compression de la moelle. Le mal vertébral cancéreux est rarement primitif, mais il se montre assez souvent d'une façon secondaire, à la suite du cancer du sein, par exemple; les noyaux cancéreux peuvent rester latents dans le corps des vertèbres; d'autres fois, il se produit des déformations analogues à celles du mal de Pott, par suite de l'affaissement des vertèbres qui ont subi la dégénérescence cancéreuse.

Toutes les tumeurs des méninges : gros tubercules, néoplasmes inflammatoires, sarcomes, kystes à échinocoques, etc., peuvent amener la compression de la moelle, pour peu que leur volume soit suffisant. Parmi les tumeurs *intra-spinales* susceptibles de comprimer les éléments nerveux de la moelle, nous citerons : les gros tubercules, les gommes syphilitiques, les gliômes.

Description. — L'action des tumeurs sur la moelle se décompose en deux phases plus ou moins distinctes : *première phase*. la tumeur n'exerce sur la moelle qu'une action mécanique, les effets produits sont analogues à ceux qu'on obtient par la section ou par la compression de tels ou tels faisceaux ; *deuxième phase*, l'irritation produite par la tumeur donne lieu à une myélite transverse au niveau du point comprimé, et les symptômes de la myélite viennent s'ajouter à ceux qui sont la conséquence de la compression.

Les symptômes varient, du reste, suivant que la compression porte sur la partie supérieure ou sur la partie inférieure de la moelle ; suivant qu'elle intéresse les deux moitiés de la moelle ou qu'elle limite son action à l'une d'elles, etc. Nous nous occuperons d'abord des phénomènes qu'on observe lorsque la compression porte sur la région dorso-lombaire, ce qui est le cas le plus fréquent, puis nous dirons quelques mots des compressions de la moelle cervicale.

Les phénomènes morbides qui sont la suite de la compression de la moelle se développent lentement, insidieusement, les malades accusent des douleurs névralgiques qui tiennent à la compression des nerfs rachidiens dans les trous de conjugaison ; ces douleurs prennent dans le mal vertébral cancéreux une intensité vraiment caractéristique. Les nerfs comprimés peuvent s'enflammer, on observe alors des symptômes de névrite : hyperesthésie, puis anesthésie sur le trajet des nerfs enflammés, zona, contractures, atrophie des muscles.

Si la tumeur comprime également les deux moitiés de la moelle, on voit se développer peu à peu les signes de la paralysie des membres inférieurs ou *paraplégie*. Les troubles moteurs se produisent les premiers ; la sensibilité reste longtemps intacte, ce qui tient à ce que les impressions de sensibilité sont conduites par la substance grise, qui ne subit les effets de la compression qu'après les cordons blancs.

Le malade se plaint de faiblesse des membres inférieurs ; il éprouve une fatigue rapide lorsqu'il marche; les pieds traînent sur le sol; la pointe du pied s'accroche à toutes les aspérités; pour éviter cet inconvénient, le malade marche *en fauchant*, c'est-à-dire que les pieds décrivent à chaque pas une courbe excentrique, puis retombent à plat sur le sol; une rotation alternative des deux moitiés du bassin facilite l'exécution de ces mouvements des membres inférieurs. La paraplégie faisant de nouveaux progrès, la marche devient de plus en plus difficile; le malade a besoin d'une canne pour se soutenir, il ne peut plus détacher ses pieds du sol, bientôt la marche et la station debout elle-même sont rendues impossibles par l'affaiblissement croissant des membres inférieurs, mais les malades étendus dans leur lit exécutent encore quelques mouvements, ils fléchissent, par exemple, la jambe sur la cuisse en traînant le talon sur le lit et font mouvoir les orteils. La compression continuant à agir, la paraplégie ne tarde pas à devenir complète, les membres inférieurs sont étendus comme des masses inertes auxquelles le malade ne peut imprimer volontairement aucun mouvement; pour les changer de position, il est obligé de se faire aider ou de se servir de ses membres supérieurs.

Au début de la paraplégie, il existe de la constipation et de la rétention d'urine qui, à la dernière période, se changent souvent en une incontinence des matières fécales et des urines; cette dernière phase correspond à la perte de tonicité des sphincters anal et vésical; la parésie du gros intestin et de la vessie, qui caractérise la première, dépend d'une diminution de la contractilité des muscles de ces réservoirs et de la sensibilité des muqueuses.

Les troubles de la sensibilité surviennent le plus souvent d'une façon tardive; les réflexes sont exagérés lorsque la compression a séparé, pour ainsi dire, de l'encéphale une portion de la moelle; le malade ne peut imprimer aucun mouvement volontaire à ses membres inférieurs, et cependant la plus légère excitation périphérique provoque dans ces membres des mouvements violents et quelquefois de véritables convulsions. La sensibilité disparaît en dernier lieu, l'anesthésie commence par les régions plantaires.

Les troubles trophiques sont rares ou ne se montrent du moins qu'à une période très avancée de la maladie. Sous l'influence de l'irritation produite par la tumeur qui comprime la moelle, on voit se développer, au bout d'un certain temps, une myélite qui donne lieu d'abord à une rigidité temporaire et intermittente des membres inférieurs, puis à des contractures permanentes, en extension d'abord, puis en flexion (voy. *Myélites chroniques*).

Lorsque la compression ne porte que sur une des moitiés latérales de la moelle, on observe l'*hémiparaplégie avec unesthésie croisée*, c'est-à-dire qu'il y a paralysie motrice dans le membre inférieur du côté sur lequel porte la compression et anesthésie du côté opposé ; c'est ce qui se produit chez les animaux, à la suite de l'hémisection de la moelle épinière, ainsi que nous l'avons dit plus haut.

En général, la paralysie du mouvement du côté lésé n'est pas complète, et il existe en même temps un affaiblissement du côté opposé ; ce qui s'explique par un entre-croisement incomplet des faisceaux latéraux dans la moelle (Schiff, Vulpian, Charcot).

La compression de la moelle cervicale, si elle est suffisante, donne lieu à une paralysie des quatre membres, *paralysie cervicale;* dans quelques cas les membres supérieurs seuls sont paralysés, peut-être parce que les conducteurs des incitations motrices volontaires des membres supérieurs sont plus superficiels, et par suite plus faciles à comprimer que ceux des membres inférieurs. On observe souvent des troubles oculopupillaires caractérisés par la contraction ou la dilatation de l'iris, des troubles vaso-moteurs, de la dyspnée, qui s'explique par la paralysie d'un certain nombre des muscles servant à la respiration, des troubles fonctionnels de la vessie et du rectum, enfin des convulsions générales de cause spinale ; l'intelligence reste intacte. Plus la lésion est élevée, plus il faut craindre l'invasion des phénomènes bulbaires et la mort par asphyxie ou par syncope.

ANATOMIE PATHOLOGIQUE. — Nous n'avons pas à faire l'histoire de toutes les lésions qui peuvent amener la compression de la moelle ; nous dirons seulement quelques mots du mal de Pott, qui doit être rangé au premier rang parmi ces lésions.

Ce n'est pas l'affaissement du corps des vertèbres qui, chez les malades atteints de carie vertébrale, donne lieu à la compression de la moelle ; il est bien établi aujourd'hui que la marche de la paraplégie est à peu près indépendante des déviations du rachis. Le mal de Pott peut se compliquer de paraplégie, alors qu'il n'existe qu'une déviation très faible de la colonne vertébrale, tandis que la paraplégie manque dans des cas où la déviation est extrêmement prononcée ; enfin la paraplégie peut guérir alors que la déviation osseuse persiste. La compression de la moelle, chez les malades atteints de mal de Pott avec paraplégie, est produite par des masses caséeuses provenant des vertèbres malades, par des abcès ossifluents ou bien par l'épaississement inflammatoire de la dure-mère, *pachyméningite externe* ou *interne;* le pus contenu dans les abcès peut se résorber en partie, la saillie formée par la dure-mère, enflammée et recouverte d'exsudats, peut diminuer ou disparaître ; ce qui permet de comprendre pourquoi la paraplégie du mal de Pott est susceptible de guérison (Michaud, Charcot).

Nous n'avons pas à insister sur les lésions osseuses qui sont le point de départ du mal de Pott ; il nous suffira de rappeler qu'il s'agit tantôt d'ostéites simples, tantôt d'ostéites tuberculeuses caractérisées par l'existence de gros tubercules des os et de granulations grises dans la moelle osseuse ; l'ostéite (simple ou tuberculeuse) détruit plus ou moins le corps d'une ou de plusieurs vertèbres, d'où l'inflexion à angle postérieur très saillant que l'on rencontre dans le mal de Pott et qui se distingue au premier coup d'œil des courbures arrondies du rachitisme.

Au bout d'un certain temps, l'irritation produite par la tumeur donne naissance à une myélite transverse qui a en général les caractères de la sclérose annulaire, si la compression a porté sur les deux moitiés de la moelle. Pour la description anatomique de la sclérose, nous renvoyons le lecteur à l'histoire des myélites chroniques ; mais nous devons dire ici quelques mots des altérations qui succèdent à ces myélites.

De même que certaines lésions du cerveau entraînent des altérations secondaires de la moelle épinière, qui se caractérisent par une sclérose descendante du faisceau latéral du côté opposé à la lésion encéphalique (Türck, Ch. Bouchard), les myélites transverses par compression ont pour conséquence la dégénérescence scléreuse de certains faisceaux de la moelle ; cette sclérose occupe, dans le bout inférieur de la moelle, c'est-à-dire au-dessous de la tumeur : 1° les cordons de Türck ou faisceaux pyramidaux directs ; 2° la partie interne et postérieure des cordons latéraux ou faisceaux pyramidaux croisés ; dans le bout supérieur de la moelle, c'est-à-dire au-dessus de la tumeur, elle occupe : 1° les faisceaux cérébelleux ; 2° les faisceaux de Goll en respectant complètement les faisceaux pyramidaux. Lorsqu'il existe une lésion hémilatérale de la moelle, les dégénérescences secondaires se produisent des deux côtés ; mais elles sont beaucoup plus complètes du côté lésé que de l'autre côté. La myélite transverse par compression se complique donc d'une sclérose descendante des cordons lateraux et d'une sclérose ascendante partielle des cordons postérieurs ; c'est très probablement à la sclérose des cordons latéraux qu'il faut attribuer les contractures secondaires.

Diagnostic. Pronostic. — La paraplégie par compression de la moelle peut être confondue surtout avec la myélite chronique circonscrite ; dans l'un et l'autre cas, le début est lent, la marche progressive, et la paraplégie constitue le symptôme fondamental. La paraplégie par compression s'accompagne en général de douleurs névralgiques très fortes dues à la compression des nerfs rachidiens : l'un des membres inférieurs est souvent plus affaibli que l'autre, enfin les troubles de sensibilité et les troubles trophiques sont moins marqués et plus tardifs que dans la myélite ; l'existence d'une déviation angulaire du rachis ou d'une tumeur cancéreuse sur un point du corps facilite singulièrement le diagnostic ; lorsqu'il s'est produit une sclérose annulaire et une dégénérescence consécutive des cordons latéraux, ces derniers signes peuvent seuls permettre d'écarter l'idée d'une myélite primitive.

Après avoir porté le diagnostic de compression de la moelle, il reste à établir quelle est la nature de la tumeur comprimante ; s'il s'agit d'un cancéreux ou d'un tuberculeux, on songera naturellement à un mal vertébral cancéreux ou à un gros tubercule de la moelle ou des méninges spinales ; si quelques apophyses épineuses sont saillantes et douloureuses à la pression, on diagnostiquera une carie vertébrale ; enfin, si le malade a eu la syphilis, on inclinera vers l'existence d'une gomme ou d'une exostose.

Des tumeurs liquides (abcès, kystes hydatiques, anévrysmes) peuvent se vider dans le canal rachidien ; dans ces cas, après une période de développement lent et progressif de la maladie, on observe tout à coup des symptômes aigus très graves et le plus souvent mortels.

Le pronostic varie avec la nature de la cause qui a donné lieu à la compression ; le mal vertébral cancéreux est toujours mortel, tandis que la paraplégie produite par un mal de Pott non tuberculeux est curable ; de même que celle qui résulte de la présence d'une gomme ou d'une exostose syphilitique dans le canal rachidien. Le danger est d'autant plus grand que la compression porte sur un point plus élevé de la moelle épinière ; l'existence de contractures des membres et de troubles de la sensibilité annonce une myélite secondaire et aggrave par conséquent le pronostic.

Traitement. — La thérapeutique n'est efficace que dans les compressions d'origine syphilitique ou dans celles qui sont la conséquence du mal de Pott tuberculeux ; dans le premier cas, on prescrira le mercure et l'iodure de potassium, en insistant sur ce dernier médicament, dont il ne faut pas craindre d'élever les doses. Sous l'influence de ce traitement, les paralysies syphilitiques disparaissent avec une rapidité merveilleuse, à condition que le tissu de la moelle ne soit pas altéré profondément. Dans la paraplégie consécutive au mal de Pott, le meilleur mode de traitement consiste dans les cautérisations ponctuées superficielles faites le long du rachis, surtout à l'endroit où existe l'altération osseuse ; ces cautérisations doivent être répétées de temps à autre, elles donnent des résultats bien plus satisfaisants que les cautérisations profondes que l'on pratiquait autrefois. On doit prescrire en même temps un régime tonique et reconstituant et placer les malades dans des conditions d'hygiène aussi bonnes que possible ; tous ces moyens échouent lorsque le mal de Pott est de nature tuberculeuse.

Dans le mal vertébral cancéreux, on doit se proposer comme unique but de soulager les malades ; les injections hypodermiques de chlorhydrate de morphine rendent de grands services.

M. HAWKINS. Case of malignant Disease of the spinal Column (Med.-chir. Transac, 1845). — LEYDEN. Ueber Wirbelkrebs (Charité Ann. Berlin, t. I). — LEUDET. Curabilité des accidents paralytiques conséc. au mal vertébral de Pott (Soc. de biologie, 1862-1863). — CHARCOT. Sur la paraplégie douloureuse (Soc. méd. des hôpit., 1865). — BOUCHARD. Des dégén. second. de la moelle épinière (Arch. de méd , 1866). — TRIPIER. Du cancer de la colonne vertébrale et de ses rapports avec la paraplégie douloureuse, th., Paris, 1866. — CHARCOT. Hémiparaplégie par compression de la moelle (Arch. de physiol., 1869). — GENRET. De la paraplégie des cancéreux, th., Paris, 1870. — MICHAUD. Sur la méningite et la myélite dans le mal vertébral, th., Paris, 1871. — HASNE. Essai sur les tumeurs intrarachidiennes, th., Paris, 1872. — CHARCOT. De la compression lente de la moelle épinière, in Leçons sur les maladies du système nerveux. — COURJON. Etude sur la paraplégie dans le mal de Pott, th., Paris, 1874. — LIOUVILLE et STRAUS. Compre. sion de la moelle par des hydatides (Soc. de biol., 1875). — HUTCHINSON. Sur l'état de la température et de la circulation après les lésions de la moelle cervicale (Arch. de méd., 1875). — RICARD (L.). Paraplégic curable dans le mal de Pott, th., Paris, 1876 — BELLENCONTRE. Compression de la moelle par des kystes hydatiques, th., Paris, 1876. — VINOT (H.). Contrib. à l'étude des lésions unilatérales de la moelle, th., Paris, 1876. — HALLOPEAU. Art. Moelle (Nouv. Dict de méd. et de chir. prat.). — VULPIAN. Leç. sur les mal. du syst. nerveux, 1877, p. 14. — ROSENTHAL. Op. cit. — HUGO KOBNER. De l'hémiplégie spinale (Deutsch. Arch f. klin Med.. 1877). — SCHULIZE. Contrib. à l'étude des tumeurs de la moelle (Arch. f. Psych., 1878). — W. ROTH Gliôme diffus de la moelle. Syringomyélie (Arch. de physiol., 1878). — LEYDEN. Traité clinique des maladies de la moelle épinière. Traduction française par Richard et Viry. Paris, 1879. — GOWERS. Du diagnostic des maladies de la moelle. Trad. franç. du docteur Jennings. Paris, 1882. — BYROM BRAWMELL. Maladies de la moelle. Trad. franç. de MM. Poupinel et Thoinot. Paris, 1883.

DES MYÉLITES

Nous avons dit au début de cet ouvrage que la théorie de Broussais, inadmissible pour les maladies générales, s'appliquait bien à la plupart des maladies locales; les maladies de la moelle fournissent une preuve excellente à l'appui de cette assertion, car leur classification se réduit presque entièrement à une classification des myélites.

Les différences de structure des organes impriment souvent au processus inflammatoire des caractères particuliers, tel est le cas pour la moelle; l'inflammation s'y caractérise tantôt par un ramollissement de la substance blanche, tantôt par une atrophie des cellules nerveuses de la substance grise. La formation d'abcès y est très rare. Les myélites se distinguent encore des inflammations des autres organes par la tendance qu'elles ont à se limiter à certains faisceaux de la substance blanche ou à certaines parties de la substance grise, à *se systématiser*, suivant l'heureuse expression employée par MM. Vulpian et Charcot.

Nous baserons la classification des myélites sur les deux caractères suivants : 1° *rapidité plus ou moins grande de l'évolution;* 2° *existence des lésions systématique ou non systématiques.*

MYÉLITES AIGUES.....	SYSTÉMATIQUES	Myélite antérieure aiguë (paralysie infantile). Myélite antérieure ascendante subaiguë.
	NON SYSTÉMATIQUES	Myélite aiguë généralisée. Myélite aiguë circonscrite. Paralysie ascendante aiguë.
MYÉLITES CHRONIQUES	SYSTÉMATIQUES	Sclérose des cordons postérieurs (ataxie locom. progressive). Sclérose latérale amyotrophique. Tabes spasmodique. Atrophie musculaire progressive.
	NON SYSTÉMATIQUES	Sclérose en plaques. Myélites chroniques diffuses.

Quelques auteurs ont classé les myélites en *interstitielles* et *parenchymateuses*, suivant que le processus inflammatoire paraissait se localiser primitivement dans le tissu conjonctif interstitiel (névroglie), ou dans les éléments nerveux eux-mêmes (tubes nerveux, cylindres d'axe, cellules nerveuses); malheureusement, il est souvent difficile de dire dans quels éléments une myélite a débuté, et dans beaucoup de cas les altérations portent à la fois sur le tissu conjonctif et sur les éléments nerveux. Les myélites parenchymateuses sont, du reste, le plus souvent systématiques, de sorte que la division des myélites en *systématiques* et *non systématiques* correspond à peu près à celle de *myélites parenchymateuses* et *myelites interstitielles;* elle a de plus l'avantage de ne pas préjuger la question encore controversée du siège initial de l'inflammation et de rappeler le principal caractère anatomopathologique des myélites.

Après avoir décrit les myélites aiguës et chroniques, nous nous occuperons : 1° des paraplégies réflexes, 2° des paraplégies par ischémie ou par congestion de la moelle, 3° de l'hématomyélie et de l'hématorachis, 4° des méningites spinales.

MYÉLITES AIGUËS

MYÉLITE ANTÉRIEURE AIGUË

Synonymie : *Paralysie infantile. Paralysie atrophique de l'enfance. Tephro-myélite antérieure aiguë. Paralysie spinale atrophique.*

La myélite antérieure aiguë a été décrite pendant longtemps sous le nom de *paralysie infantile* et considérée comme une névrose; c'est ainsi que Heine (1840) et Rilliet (1851) ont envisagé cette maladie, dont ils ont donné, du reste, des descriptions cliniques excellentes. Les travaux ultérieurs, ceux en particulier de Duchenne, de Charcot, de Cornil, de Prevost et Vulpian ont montré : 1° que la paralysie dite *infantile* pouvait se rencontrer chez l'adulte; 2° qu'il ne s'agissait pas d'une névrose, mais d'une myélite caractérisée par une altération constante des cornes antérieures.

Étiologie. — La myélite antérieure aiguë présente son maximum de fréquence chez les enfants d'un à deux ans, mais on l'observe également dans la seconde enfance et chez l'adulte. Il est souvent impossible de découvrir chez les enfants une cause quelconque à la maladie; la dentition, les fièvres essentielles ont été citées parmi les conditions prédisposantes. Dans les faits recueillis chez l'adulte, l'influence du froid paraît bien établie; témoin ce Russe dont parle Duchenne qui fut frappé de paralysie après s'être couché nu dans la neige; Kussmaul, Cuming, Bernhardt ont cité des faits également probants en faveur de l'étiologie *a frigore*. L'un de nous a publié l'observation d'un jeune soldat qui fut frappé de paralysie atrophique après avoir passé une nuit sur la terre humide.

Description. — On peut distinguer dans la marche de la maladie une *période paralytique* et une *période atrophique*.

Le début est celui d'une affection aiguë et souvent fébrile; la fièvre initiale a une durée très variable; tantôt elle ne dure que quelques heures, tantôt elle se prolonge pendant dix ou quinze jours; parfois même elle s'accompagne d'un état typhoïde, qui rend le diagnostic difficile; elle peut faire complètement défaut.

La paralysie s'établit très rapidement; en vingt-quatre ou quarante-huit heures, elle a presque toujours atteint son maximum; son étendue et son mode de répartition sont très variables : tantôt les quatre membres sont frappés, tantôt il existe une hémiplégie ou une paraplégie, quelquefois l'un des membres supérieurs est pris avec le membre inférieur du côté opposé; la paralysie peut enfin se limiter à quelques muscles.

La contractilité électro-musculaire disparaît rapidement dans les muscles paralysés; dès le septième ou le huitième jour elle est parfois complètement abolie.

Il n'existe jamais de troubles des fonctions de la vessie ni du rectum.

La sensibilité est conservée; quelques malades ressentent des élancements douloureux dans les membres paralysés.

L'intelligence est intacte; chez les enfants, on observe quelquefois des convulsions pendant la période fébrile.

Après une durée de huit à quinze jours, la paralysie entre en voie de décroissance. Les mouvements reviennent dans un certain nombre de muscles, tandis que les autres restent paralysés et subissent une atrophie rapide (période atrophique). Même dans les cas où l'atrophie se limite à quelques muscles d'un membre, il peut en résulter des troubles graves; les antagonistes des muscles paralysés augmentent les déformations résultant de la paralysie et de l'atrophie de certains groupes de muscles. C'est ainsi que se produisent le plus souvent les pieds bots. Chez les enfants, l'atrophie musculaire se complique de l'arrêt de développement des os; de là, ces bras ou ces jambes rudimentaires qu'on observe chez quelques adultes. Il est à remarquer que, dans certains cas, l'arrêt de développement porte plus particulièrement sur les os, tandis que dans d'autres c'est l'atrophie musculaire qui domine, comme si les centres trophiques des os et des muscles étaient différents.

Anatomie pathologique. — La myélite antérieure aiguë donne lieu à une atrophie des cellules nerveuses des cornes antérieures; ces cellules deviennent petites, globuleuses; elles sont

L. et T. — Pathol. méd.   I. — 30

fortement pigmentées, leurs prolongements protoplasmiques disparaissent et les cornes antérieures elles-mêmes diminuent de volume au niveau des points lésés; les altérations se limitent exactement aux cornes antérieures. Les malades ne succombant, en général, que longtemps après avoir subi l'atteinte de myélite aiguë, on a rarement l'occasion d'observer les lésions à la période d'évolution, d'où les dissidences qui existent entre les auteurs à ce sujet. D'après Charcot, Parrot et Joffroy, l'inflammation se localise primitivement sur les cellules nerveuses elles-mêmes; d'après Roger, Damaschino et Schultze, c'est la névroglie qui s'enflamme la première, l'altération des cellules nerveuses est secondaire. Consécutivement à la myélite antérieure aiguë et à la sclérose des cornes grises antérieures, qui en est la suite, on peut observer la sclérose des cordons latéraux et l'atrophie des racines antérieures.

Il n'est pas très rare de voir l'atrophie musculaire progressive se développer chez des individus qui ont été frappés antérieurement de paralysie atrophique infantile : Raymond, Carrier, Hayem, Quinquaud, Oulmont, ont cité des faits de ce genre. On s'explique très bien que la sclérose des cornes antérieures constitue pour ainsi dire une épine dans la substance grise de la moelle et que le travail inflammatoire puisse recommencer au bout de plusieurs années.

Les muscles s'altèrent rapidement dans les parties paralysées et en voie d'atrophie; à l'aide de l'emporte-pièce de Duchenne, on peut étudier ces altérations sur le vivant; la striation transversale disparaît d'abord, puis le contenu des fibres devient granuleux et enfin graisseux; les fibres diminuent de volume, et lorsque l'atrophie est complète, elles sont réduites pour ainsi dire à leur gaine d'enveloppe. Il n'y a pas de prolifération du tissu conjonctif. La graisse qui s'accumule quelquefois dans l'intérieur des muscles dégénérés ou dans le tissu cellulaire sous-cutané peut masquer l'atrophie musculaire.

DIAGNOSTIC. PRONOSTIC. — La marche de la myélite antérieure aiguë est très caractéristique; l'invasion rapide et le plus souvent fébrile, l'amélioration qui survient dans les symptômes paralytiques au bout de quelques jours, l'atrophie des muscles dans lesquels la contractilité n'a pas reparu, l'intégrité de la sensibilité, l'absence de troubles de la miction et de la défécation, forment un ensemble de symptômes que l'on ne retrouve dans aucune autre maladie. La myélite antérieure ascendante subaiguë présente quelques analogies avec l'espèce morbide que nous venons de décrire, mais elle a une période d'augment beaucoup plus longue que la paralysie infantile; elle donne plus rarement lieu à des atrophies musculaires irrémédiables, et elle ne s'observe guère que chez l'adulte.

La confusion est impossible avec l'atrophie musculaire progressive, maladie chronique qui débute presque toujours par les muscles des mains et qui, du reste, détruit les muscles sans les paralyser d'abord.

La disparition rapide de la contractilité électro-musculaire est un bon signe des paralysies qui relèvent de la myélite antérieure aiguë.

La paralysie spinale atrophique ne menace pas en général la vie des malades, mais il est rare qu'elle guérisse sans laisser des traces indélébiles de son passage. Dans les cas les plus favorables, l'atrophie définitive ne porte que sur un muscle, voire même sur quelques faisceaux d'un muscle ; c'est ainsi que la partie antérieure du deltoïde peut être seule détruite, tandis que les faisceaux moyen et postérieur reprennent au bout d'un certain temps leur volume et leurs fonctions ; mais à côté de ces cas heureux, il en est beaucoup d'autres où la paralysie persiste dans tous les muscles d'un ou de plusieurs membres. L'arrêt de développement des os aggrave le pronostic chez les enfants.

L'importance fonctionnelle des muscles atteints doit être prise en sérieuse considération dans l'établissement du pronostic. La perte complète du deltoïde et des fléchisseurs de l'avant-bras sur le bras annule presque entièrement l'usage du membre supérieur ; les fonctions du membre inférieur sont moins compromises par la perte de tous les muscles moteurs du pied que par la paralysie de certains d'entre eux qui entraîne des déviations dans le sens des antagonistes (Duchenne).

L'exploration à l'aide de l'électricité fournit des renseignements précieux au point de vue du pronostic. Lorsque la contractilité électro-musculaire a disparu complètement dans un groupe de muscles qui présentent déjà des signes d'atrophie, le pronostic est très mauvais ; au contraire, si le courant électrique réveille quelques contractions, si faibles qu'elles soient, on peut conserver l'espoir de ramener les mouvements dans les muscles.

TRAITEMENT. — Au début, il faut recourir aux antiphlogistiques et aux révulsifs : les antiphlogistiques sont indiqués surtout dans les cas où il existe de la fièvre ; on appliquera des ventouses scarifiées le long de la colonne vertébrale ou bien des sangsues en nombre variable suivant l'âge des malades. Les purgatifs sont également indiqués.

Lorsque la période aiguë est terminée, l'excitation électrique des muscles paralysés constitue la médication la plus utile ; dans tous les cas où la contractilité est seulement diminuée, l'électricité amène une guérison complète et rapide (Duchenne) ; il faut employer des courants à intermittences éloignées et électriser les muscles isolément ; une excitation électrique trop forte avec les piles à intermittences très rapprochées que l'on emploie d'ordinaire fait souvent plus de mal que de bien. Quand la contractilité a disparu complètement, il faut encore employer avec persistance l'électricité, mais sans se faire d'illusions sur le résultat probable. Les courants continus ont été conseillés, ils ne donnent pas des résultats aussi satisfaisants que les courants interrompus maniés par une main exercée.

Lorsque certains muscles sont entièrement détruits, on peut souvent, à l'aide d'appareils orthopédiques, remédier dans une certaine mesure à l'impotence fonctionnelle d'un membre. Les indications à remplir sont très variées et nous sommes obligés de renvoyer le lecteur au *Traité d'électrisation localisée* de Duchenne et aux ouvrages spéciaux relatifs à l'orthopédie.

RILLIET. Gaz. méd. de Paris, 1851. — DUCHENNE (de Boulogne). De la paralysie atroph. graiss. de l'enfance (Gaz. hebd., 1855, et Traité d'électris. local., 3ᵉ édit., p. 381). — RILLIET et BARTHEZ. Traité des malad. des enfants. Paris, 1861, t. II, p. 545. — CORNIL. Soc. de biol., 1863. — DUCHENNE de Boulogne (fils), th., Paris, 1864). — LABORDE, th., Paris, 1864. — VULPIAN et PRÉVOST. Soc. de biol., 1866. — PARROT et JOFFROY. Note sur un cas de paral. infant. (Arch. de physiol., 1870, p. 309). — ROGER et DAMASCHINO. Gaz. méd., 1871. — CHARCOT. Des amyotrophies spinales, in Leç. sur les malad. du syst. nerveux. — PETITFILS, th., Paris, 1873. — TARTIÈRE, th., Paris, 1874. — BOURNEVILLE et TEINTURIER. De la paralysie spinale chez l'adulte (Progr. méd., 1875). — A. LAVERAN. Un cas de myélite antér. aiguë chez l'adulte (Progr. méd., 1876). — HERMANN, th., Paris, 1876. — COUTY. Gaz. méd., 1876. — HALLOPEAU. Art. Moelle, in Nouv. Dict. de méd. et de chir. prat. — TRIPIER. Paralysie spinale de l'adulte (Lyon méd., 1877). — SEGUIN. Myélite des cornes ant. New-York, 1877. — COCHE, th., Paris, 1878. — H. HAMON, th., Paris, 1878. — DÉJERINE. Note sur deux cas de paralysie infantile (Soc. anat., 1878). — SCHULTZE. Des lésions anatomiques de la moelle dans la paralysie atrophique des adultes (Virchow's Arch., 1878). — BATAILLE. Contrib. à l'étude de la paralysie spinale atrophique de l'adulte, th., Paris, 1878. — ROGER et DAMASCHINO. Des altérations de la moelle dans la paral. spinale de l'enfance et dans l'atrophie musculaire progressive (Revue de méd., 1881).

MYÉLITE ANTÉRIEURE ASCENDANTE SUBAIGUË

La myélite antérieure ascendante subaiguë a été décrite par Duchenne (de Boulogne) sous le nom de *paralysie générale spi-*

nale antérieure subaiguë ; c'est une maladie rare et encore mal définie au point de vue anatomo-pathologique, mais son existence comme entité morbide distincte ne nous paraît pas contestable. Son *étiologie* est très obscure.

DESCRIPTION. — Les malades éprouvent tout d'abord un affaiblissement des membres inférieurs ou de l'un de ces membres ; les fléchisseurs du pied sur la jambe, puis les fléchisseurs de la cuisse sur le bassin sont en général affectés les premiers ; la paralysie envahit ensuite les extenseurs de la jambe sur la cuisse. La marche, la station debout deviennent impossibles, enfin tous les mouvements des membres inférieurs sont abolis.

La contractilité électrique des muscles paralysés diminue rapidement ; en même temps il se produit une atrophie en masse de ces muscles.

Les muscles du tronc et ceux des membres supérieurs sont ensuite envahis progressivement ; si la maladie ne s'arrête pas dans sa marche, on voit survenir des troubles de la prononciation et de la déglutition (paralysie des muscles de la face et de la langue), enfin la respiration est atteinte et les malades succombent à l'asphyxie ou à la syncope.

La paralysie peut être *descendante* ; elle revêt quelquefois temporairement la forme *hémiplégique*.

Il n'y a aucun trouble de la sensibilité ni de l'intelligence ; aucun désordre de la miction, ni de la défécation.

La durée est variable ; tantôt la myélite antérieure ascendante envahit en quelques semaines les quatre membres, tantôt ses progrès sont lents et sa durée se chiffre par années. Il peut y avoir des temps d'arrêt plus ou moins longs. Chose remarquable, cette paralysie ascendante se termine assez souvent par la guérison ; au moment où elle menace d'envahir le bulbe, elle s'arrête tout à coup et rétrograde.

On ne connaît pas encore exactement les lésions de la paralysie générale spinale, mais les analogies permettent de croire qu'elles portent sur les cornes antérieures de la moelle.

DIAGNOSTIC. PRONOSTIC. — Les caractères fondamentaux de la paralysie spinale se résument ainsi : 1° affaiblissement progressif, puis paralysie complète affectant d'ordinaire primitivement les membres inférieurs et se généralisant ensuite ; 2° diminution rapide de la contractilité électrique des muscles paralysés ; 3° atrophie en masse des muscles paralysés ; 4° intégrité de la sensibilité et de l'intelligence, absence de troubles de la miction et de la défécation ; 5° rétrocession assez fréquente de la paralysie, qui peut disparaître complètement.

La myélite antérieure aiguë (paralysie infantile) a une marche beaucoup plus rapide ; elle arrive en quelques heures ou en quelques jours à son maximum d'intensité, et elle s'accompagne assez souvent de fièvre ; l'atrophie consécutive se limite d'ordinaire à quelques groupes de muscles, ce n'est pas une atrophie en masse comme dans la paralysie générale spinale.

La paralysie ascendante aiguë ou maladie de Landry a une marche très rapide, et elle se termine presque invariablement par la mort. La sensibilité n'est pas toujours respectée.

La paralysie générale proprement dite, ou paralysie des aliénés, peut débuter par des symptômes spinaux, mais il s'agit alors de myélites diffuses avec troubles de la sensibilité, de la miction et de la défécation ; l'apparition de troubles psychiques lève tous les doutes.

Le pronostic de la paralysie générale spinale est grave sans contredit, et le médecin éprouve une anxiété légitime quand il assiste à l'évolution de cette maladie. Les membres supérieurs se paralysent après les inférieurs ; les muscles de la respiration se prennent ensuite et le diaphragme reste quelquefois seul pour entretenir la respiration et la vie ; il y a là un moment critique : si la lésion remontait quelques centimètres plus haut, la mort serait inévitable ; heureusement il n'est pas rare de voir la maladie s'arrêter spontanément dans sa marche ascendante, puis rétrocéder peu à peu. Les chances de guérison sont bien plus grandes que dans la myélite aiguë diffuse, c'est là un fait que le praticien ne doit jamais perdre de vue ; il évitera ainsi de présenter comme désespéré l'état d'un malade qui peut se rétablir assez rapidement, erreur de pronostic qui serait très préjudiciable à sa réputation, car, (suivant la très juste remarque de Trousseau, on pardonne plus volontiers à un médecin de laisser mourir un malade que de ne pas prévoir exactement l'issue d'une maladie.

Traitement. — Au début, surtout lorsque la marche est rapide, on doit faire usage des antiphlogistiques (sangsues, ventouses scarifiées) et des révulsifs (vésicatoires) ; plus tard, lorsque la paralysie paraît vouloir persister dans certains muscles, l'emploi de l'électricité est indiqué ; on peut, suivant le conseil de Duchenne, employer concurremment un courant continu descendant et l'électrisation localisée.

DUCHENNE (de Boulogne). De l'électrisat. localisée, 1872, 3ᵉ édit., p. 459. — VULPIAN.
Leç. sur les malad. du syst. nerv., 1877. — LANDOUZY et DÉJERINE. Des paral. gén.
spinales à marche rapide et curables (Revue de méd., 1882). — GRASSET. Op. cit.

MYÉLITES AIGUËS DIFFUSES

ÉTIOLOGIE. — Les causes les plus connues de la myélite aiguë
diffuse sont : le froid, les fatigues excessives, les affections de la
vessie ; la plupart des maladies aiguës peuvent se compliquer de
myélite.

DESCRIPTION. — A. *Myélite aiguë diffuse généralisée.* — Le
début est rapide, presque toujours fébrile ; les malades éprouvent
des douleurs en ceinture et des fourmillements dans les extrémités inférieures ; les apophyses épineuses sont douloureuses à
la pression au niveau de la région de la moelle qui est le siège
primitif de l'inflammation ; les troubles de la motilité et ceux de
la sensibilité suivent une marche presque parallèle. L'affaiblissement des membres supérieurs fait de rapides progrès ; en trente-
six ou quarante-huit heures la paraplégie peut être complète ; en
même temps il se produit une anesthésie qui commence en général
par la plante des pieds et qui remonte progressivement vers la
racine des membres. Lorsque la paraplégie est incomplète et
que la marche est encore possible, l'anesthésie plantaire occasionne une gêne notable, les malades ne sentent pas le sol ou
bien ils ont la même sensation que s'ils marchaient sur un oreiller de plume. La sensibilité à la température est souvent pervertie, les corps froids donnent une sensation de brûlure, surtout
au niveau de la région du tronc qui est le siège des douleurs en
ceinture, ou réciproquement les corps chauds déterminent une
sensation de froid.

Les réflexes peuvent être exagérés au début, ce qui indique
que l'inflammation a isolé pour ainsi dire du cerveau la partie
inférieure de la moelle, laquelle n'a pas encore subi d'altération
profonde ; par suite de la généralisation de l'inflammation, les
réflexes ne tardent pas à disparaître.

En même temps que ces troubles de la motilité et de la sensibilité des membres inférieurs, on voit survenir des désordres de
la miction et de la défécation, caractérisés d'abord par de la rétention des matières fécales et des urines, puis par de l'incontinence. Au début il peut y avoir une surexcitation des organes
génitaux qui se transforme bientôt en impuissance.

La myélite diffuse aiguë a souvent une marche ascendante ; la paralysie gagne les muscles du tronc, ceux des membres supérieurs, enfin les muscles de la respiration, et la mort arrive par asphyxie ou syncope.

Dans certains cas la paralysie fait tout à coup de rapides progrès; en quelques instants une paraplégie légère devient complète, ou bien une paralysie limitée aux membres inférieurs envahit les supérieurs et les muscles respiratoires; la formation de foyers d'hémorrhagie dans l'intérieur de la moelle, ou *hématomyélie*, est la cause ordinaire de cette aggravation subite des accidents.

La myélite aiguë se complique presque toujours de *troubles trophiques* et en particulier d'eschares au sacrum, auxquelles on a donné le nom de *decubitus acutus*, pour les distinguer des eschares à développement lent, *decubitus chronicus*, qui sont l'effet de la pression prolongée sur une partie du corps. Une plaque érythémateuse se montre tout d'abord au sacrum; elle s'élargit rapidement en s'étendant d'une façon symétrique de chaque côté de la ligne médiane, puis elle se recouvre au centre de vésicules ou de bulles qui renferment un liquide sanieux; l'épiderme soulevé se détache et laisse à nu une surface grisâtre ou brunâtre qui ne tarde pas à devenir entièrement noire; la couleur des parties sphacélées tranche alors fortement sur la teinte d'un rouge feu des parties érythémateuses qui les entourent. Si les malades survivent assez longtemps, l'eschare se détache et met à nu une plaie sanieuse qui va parfois jusqu'aux os du bassin; dans d'autres cas, il se produit des phlegmons gangreneux du périnée qui, par eux-mêmes, peuvent entraîner la mort.

On observe également des troubles trophiques du côté des muscles et des articulations (myosite interstitielle, arthropathies); enfin des troubles de la sécrétion urinaire et des œdèmes partiels. Brodie a vu les urines devenir alcalines du deuxième au huitième jour; parfois il existe une néphro-cystite purulente.

La contractilité électro-musculaire disparaît rapidement.

La *durée* est variable; la mort peut survenir du deuxième au quatrième jour, surtout lorsqu'il y a hématomyélie. A côté de ces cas de myélite suraiguë, on en pourrait citer d'autres qui ont été décrits quelquefois sous les noms de myélites diffuses *subaiguës*, de *paralysie générale spinale subaiguë diffuse* (Duchenne). Dans les cas moyens, la durée de la maladie est de trois semaines environ.

B. *Myélite aiguë diffuse partielle.* — Les symptômes de la

myélite aiguë partielle sont variables avec le siège des altérations; on peut distinguer : *a.* une myélite *dorso-lombaire;* *b.* une myélite *cervico-dorsale; c.* une myélite *unilatérale.*

La *myélite dorso-lombaire*, qui siège au niveau du renflement de ce nom, répond au type classique de la myélite aiguë; c'est la forme la plus commune. Le début est en général moins brusque que dans la myélite aiguë généralisée, la fièvre n'est pas très vive et dure peu; les malades éprouvent une sensation de constriction douloureuse au niveau du point correspondant à la partie supérieure du foyer de myélite; il leur semble que la partie inférieure de la poitrine est comprimée, enserrée dans un lien étroit; des fourmillements, des élancements se font sentir dans les extrémités inférieures; la sensibilité, exaltée d'abord, diminue rapidement ainsi que la motilité; la paraplégie bientôt complète se complique des troubles de la miction et de la défécation et des altérations trophiques signalés plus haut à propos de la myélite aiguë généralisée.

La myélite aiguë dorso-lombaire peut guérir, mais le plus souvent elle passe à l'état chronique, quand elle ne se termine pas par la mort.

La *myélite cervico-dorsale* donne lieu quelquefois à une paralysie isolée des membres supérieurs, le plus souvent la paraplégie occupe les quatre membres. Outre les troubles de sensibilité, de motilité et de nutrition qui ont une grande analogie avec ceux de la myélite aiguë généralisée, on observe : 1° des troubles oculo-pupillaires, qui s'expliquent par la lésion du centre cilio-spinal; les pupilles, d'abord dilatées, se resserrent ensuite; il peut y avoir également des troubles vaso-moteurs du côté de la face; 2° des troubles gastriques analogues aux crises gastriques de l'ataxie locomotrice (Charcot); 3° de la dyspnée, qui s'explique par la paralysie de quelques-uns des muscles qui coopèrent à l'acte de la respiration; de la gêne de la déglutition, du hoquet; 4° un ralentissement du pouls bientôt suivi d'une accélération; 5° une élévation de la température, qui se transforme le plus souvent en un abaissement dès que la paralysie est complète.

La myélite cervico-dorsale ayant pour effet d'isoler toute la partie inférieure de la moelle, les réflexes sont notablement exagérés dans les membres inférieurs; on peut observer des contractures.

Lorsque la myélite s'étend à la partie supérieure de la moelle cervicale et à la région bulbaire, on constate alors des troubles graves de la respiration et de la circulation, la mort arrive le plus souvent par asphyxie.

La myélite peut se circonscrire à l'une des moitiés latérales de la moelle; il en résulte soit une paralysie limitée à un seul membre : *monoplégie;* soit la paralysie de deux membres du même côté : *hémiplégie*, suivant la hauteur à laquelle siège l'altération. L'anesthésie s'observe du côté opposé à l'hémiplégie, comme dans les cas de compression d'une moitié latérale de la moelle; l'eschare se produit, non sur la ligne médiane, mais latéralement, du côté qui n'est pas paralysé, tandis que les lésions musculaires et les arthropathies siègent du côté paralysé. Les faits de myélite unilatérale sont très rares, l'inflammation, après avoir envahi une moitié de la moelle, ne tarde pas en général à s'étendre à l'autre moitié.

ANATOMIE PATHOLOGIQUE. — Dans bon nombre de cas, la moelle est ramollie et fluctuante au niveau des points enflammés; elle s'aplatit sur la table d'amphithéâtre, et lorsqu'on la coupe il s'écoule par la surface de section une bouillie blanchâtre. Dans les cas d'hématomyélie, on trouve dans la substance grise du sang plus ou moins transformé; le foyer hémorrhagique peut occuper la substance grise dans toute la hauteur de la moelle, comme dans les cas rapportés par Cruveilhier et par L. Colin.

Les lésions médullaires ne sont pas toujours aussi appréciables à l'œil nu; il peut arriver que la consistance de la moelle soit peu altérée et que sur des coupes on distingue encore la substance grise et la substance blanche dans leurs rapports normaux, sans autre altération qu'une injection plus ou moins vive. L'examen histologique est indispensable pour apprécier l'étendue des altérations.

Au point de vue de cet examen, on peut distinguer deux degrés de myélite aiguë : 1º cas dans lesquels la moelle a une consistance à peu près normale; 2º cas dans lesquels la moelle est réduite en bouillie. Dans le premier cas on doit faire durcir la moelle dans une solution faible d'acide chromique, et pratiquer ensuite des coupes minces qui sont colorées au carmin et montées dans le baume du Canada; il est facile de constater ainsi que les altérations portent à fois sur la névroglie et sur les éléments nerveux. La névroglie notablement épaissie occupe dans les préparations un espace bien plus considérable qu'à l'état normal, et se colore vivement par le carmin; elle est infiltrée d'éléments embryonnaires en grand nombre et de corps granuleux. Les cellules nerveuses subissent des transformations analogues à celles qui ont été décrites à propos de la myélite antérieure aiguë; elles s'atrophient et se réduisent à de petites masses globuleuses et pigmentées qui finissent même par disparaître; plus rarement elles sont tuméfiées, globuleuses, *hydropiques;* leurs prolongements sont alors épaissis et tortueux (Charcot). Les cylindres d'axe participent souvent à l'altération, ils doublent ou triplent d'épaisseur, et ils présentent de distance en distance des renflements fusiformes; cette *tuméfaction moniliforme* des cylindres d'axe a été décrite par Fromman et Charcot.

Dans les cas où la moelle est ramollie, diffluente, la matière blanchâtre qui s'écoule sur les coupes renferme les éléments suivants : 1° des globules blancs et des globules rouges en nombre très variable; 2° des gouttelettes de graisse ou de myéline; 3° de grands éléments arrondis et fortement granuleux qui ne sont autres que les cellules de la névroglie tuméfiées et chargées de gouttelettes de myéline; ces éléments absorbent probablement la myéline comme les leucocytes font des poussières fines mises à leur contact; 4° des cellules nerveuses plus ou moins altérées, granuleuses, ayant perdu leurs prolongements; 5° des fibres nerveuses et des cylindres d'axe moniliformes.

Entre ces deux extrêmes : altérations de la moelle à peine appréciables à l'œil nu, diffluence complète, il y a une série d'intermédiaires.

Lorsque la myélite est partielle et qu'elle n'entraîne pas la mort, le foyer de ramollissement se cicatrise, les éléments détruits se résorbent, la névroglie prolifère et donne lieu à une cicatrice fibreuse, jaunâtre, analogue aux plaques jaunes qui sont les cicatrices des foyers de ramollissement de l'encéphale.

Les lésions musculaires consécutives à la myélite aiguë consistent en de véritables *myosites* caractérisées par la prolifération du tissu conjonctif.

Diagnostic. Pronostic. — La fièvre initiale, les douleurs en ceinture et les fourmillements dans les extrémités, les progrès rapides de la paraplégie, l'anesthésie, les troubles de la miction et de la défécation, les altérations trophiques, constituent les caractères les plus importants au point de vue du diagnostic. On ne confondra pas la myélite diffuse aiguë avec les myélites antérieures aiguës qui ne s'accompagnent pas de troubles de la sensibilité, n'entravent pas les fonctions de la vessie ni du rectum, et ne donnent lieu en fait de troubles trophiques qu'à une atrophie des muscles paralysés.

La paraplégie par compression de la moelle a une marche

lente, progressive; à moins de complication, elle ne s'accompagne pas de fièvre, les troubles de sensibilité et les troubles trophiques ne surviennent qu'à une période avancée, enfin la paralysie est souvent plus marquée d'un côté que de l'autre, contrairement à ce qui a lieu dans la myélite diffuse.

La paraplégie hystérique débute brusquement et sans fièvre; elle est le plus souvent précédée par des attaques convulsives; la contractilité électrique est conservée dans les muscles paralysés et l'on n'observe aucune altération trophique; la paralysie peut guérir brusquement.

Les myélites chroniques se différencient de la myélite aiguë diffuse par la lenteur même de leur évolution.

La myélite subaiguë s'accompagne parfois à son début de douleurs vives le long des nerfs ou dans les muscles, qui peuvent être confondues avec des névralgies ou avec le rhumatisme musculaire. Il faut se rappeler que les névralgies sont presque toujours unilatérales; les points névralgiques font du reste défaut dans les douleurs qui sont sous la dépendance de la myélite; les troubles de la motilité viennent bientôt lever tous les doutes.

Lorsque dans le cours d'une myélite aiguë on voit la paraplégie se compléter tout à coup, on peut soupçonner l'hématomyélie.

La méningite spinale aiguë est une affection rare dans l'histoire de laquelle les troubles de la sensibilité tiennent la première place; nous aurons plus tard l'occasion d'y revenir.

La myélite aiguë généralisée est presque toujours mortelle, il est très rare qu'elle s'arrête dans sa marche ascendante; dans les cas compliqués d'hématomyélie la maladie peut évoluer en vingt-quatre ou quarante-huit heures; la mort résulte d'ordinaire de la paralysie des muscles de la respiration et de l'asphyxie consécutive, elle peut être le fait des eschares qui donnent lieu à un empoisonnement septique accompagné de fièvre hectique ou même à la pyohémie caractérisée par la formation d'abcès métastatiques.

Le pronostic des myélites partielles varie avec leur degré d'acuité et avec leur siège; la myélite aiguë cervicale est très grave, elle s'étend presque toujours au bulbe; la myélite lombo-dorsale au contraire se termine quelquefois par guérison ou bien elle passe à l'état chronique.

L'existence d'altérations trophiques précoces est généralement d'un très mauvais pronostic.

TRAITEMENT. — Au début il faut mettre en usage le traitement antiphlogistique, on fera des applications de sangsues et de ventouses scarifiées le long du rachis ; le nombre des sangsues et des ventouses scarifiées que l'on doit prescrire varie naturellement avec l'âge et la constitution des malades ; les purgatifs sont indiqués à la fois pour combattre la constipation et pour opérer une révulsion sur la muqueuse digestive ; le calomel a été spécialement conseillé, mais il n'est pas sûr qu'il fournisse de meilleurs résultats que les autres purgatifs. L'application du froid le long de la colonne vertébrale est difficile et mal supportée en général ; les bains tièdes au contraire apportent souvent un soulagement notable. Lorsque la fièvre a disparu, on fait usage avec avantage des révulsifs (vésicatoires, pointes de feu) appliqués le long de la colonne vertébrale.

Il faut sonder les malades deux ou trois fois par jour dans les cas où il existe de la rétention d'urine ; pour prévenir la formation des eschares, on entretiendra les malades dans une propreté parfaite, on les couchera sur un matelas à air ou à eau en ayant soin de les retourner de temps en temps ; enfin, dès que l'érythème apparaîtra au sacrum, on lavera la peau plusieurs fois par jour avec de l'eau blanche, en ayant soin de la bien sécher au moyen de poudre de riz ou d'amidon. Une fois l'eschare formée, on peut faire un pansement avec de la poudre de charbon et de quinquina ou d'iodoforme appliquée directement sur les tissus malades et maintenue à l'aide d'un bandage approprié ; ces poudres ont l'avantage de désinfecter la plaie, de la dessécher et de faciliter la cicatrisation ; mais ce dernier résultat est rarement obtenu dans les eschares aiguës qui, en dépit de tous les traitements, continuent à s'étendre en largeur et en profondeur ; le pus réussit même quelquefois à se frayer une route dans l'intérieur du canal rachidien.

OLLIVIER (d'Angers). Traité des malad. de la moelle épinière, 1837. — CRUVEILHIER. Atlas d'anat. pathol., livrais. III. — JACCOUD. Des paraplégies et de l'ataxie, 1864. — L. COLIN. Études clin. de méd. milit., 1864. — HAYEM. Des hémorrhagies intra-rachidiennes, th. d'agrég., Paris, 1872. — DUJARDIN-BEAUMETZ. De la myélite aiguë, th. d'agrég., Paris, 1872. — CHARCOT. Troubles trophiques consée. aux malad. de la moelle, op. cit. — Du même. Sur la tuméfaction des cellules nerveuses motrices et des cylindres d'axe des tubes nerv. dans certains cas de myélite (Arch. de physiol., 1871-1872). — BERNHEIM. Art. Moelle (Dict. encycl. des sc. méd.). — LEYDEN. Traité des malad. de la moelle, trad. par Richard et Viry. — MARTINEAU, DUMONTPALLIER, GÉRIN-ROZE. Observ. de myélites aiguës généralisées, in Bull. de la Soc. méd. des hôp., 1874-1875. — ROSENTHAL, HALLOPEAU, VULPIAN. Op. cit. — BERTRAND. Essai sur la myélite aiguë centrale ascendante, th., Paris, 1877. — A. PROUST et JOFFROY. Contrib. à l'étude de la myélite aiguë (Revue mens. de méd. et de chir., 1878).

PARALYSIE ASCENDANTE AIGUË

Synonymie : *Maladie de Landry.*

La paralysie ascendante aiguë a été bien décrite pour la première fois par Landry, et en l'absence de données exactes sur les altérations de la moelle qui en sont la cause, il conviendrait peut-être de lui donner le nom de *maladie de Landry,* afin de la distinguer des myélites proprement dites qui prennent souvent une forme ascendante.

La paralysie ascendante aiguë est une maladie de l'âge adulte, ses causes sont peu connues.

Description. — La maladie débute sans fièvre et en général sans douleurs vives, par un affaiblissement et un engourdissement des extrémités inférieures qui aboutissent rapidement à une paralysie complète. La paralysie s'étend ensuite aux muscles du tronc, puis à ceux des extrémités supérieures. Une dyspnée extrême est la conséquence de la paralysie des muscles du thorax ; l'œsophage, le larynx sont envahis à leur tour, enfin la paralysie du diaphragme entraîne la mort par asphyxie.

La contractilité électrique diminue rapidement dans les muscles paralysés.

Les troubles de la sensibilité, de la miction et de la défécation sont inconstants ; la sensibilité est ordinairement diminuée (Vulpian). L'intelligence reste intacte.

La mort survient d'habitude en six, huit ou douze jours, quelquefois cependant elle est un peu moins prompte ; il est très rare que la maladie s'arrête dans sa marche et qu'elle rétrograde.

Anatomie pathologique. — Il est très probable qu'il existe des modifications dans la moelle, mais ces modifications doivent être très délicates, car d'excellents observateurs les ont recherchées en vain. Dans un cas observé par Reinhard, la moelle ne présentait à l'œil nu aucun caractère anormal, mais le microscope permit de constater de petits foyers de myélite disséminés ; les cylindres d'axe étaient tuméfiés et les vaisseaux entourés d'exsudats.

Dans un cas de paralysie ascendante aiguë rapporté par MM. Pitres et Vaillard, la moelle, le bulbe et la protubérance annulaire étaient parfaitement sains ; par contre les nerfs périphériques présentaient des altérations graves et profondes caractérisées par la segmentation de la gaine de myéline, l'altération générale et la section précoce du cylindre axe. Déjerine avait déjà signalé un fait analogue.

La paralysie ascendante aiguë ne serait-elle qu'une névrite aiguë généralisée? Il serait prématuré de conclure en s'appuyant sur les deux faits de Déjerine et de Pitres et Vaillard, mais à l'avenir il ne faudra plus se contenter d'examiner les centres nerveux chez les sujets qui auront succombé à la paralysie ascendante aiguë, le système nerveux périphérique devra être examiné aussi avec beaucoup de soin.

Diagnostic. Pronostic. — Les principaux caractères de la maladie sont : l'extension rapide de la paralysie qui justifie parfaitement le nom de *paralysie ascendante aiguë*, l'affaiblissement de la contractilité électro-musculaire, l'apyrexie, l'absence de troubles intellectuels, l'intégrité ordinaire des fonctions de la vessie et du rectum.

La myélite antérieure aiguë (paralysie infantile) a un début plus brusque que la paralysie ascendante, elle s'accompagne souvent de fièvre; arrivée à la période d'état, la maladie s'arrête, la paralysie se circonscrit et les muscles s'atrophient; en général la vie n'est pas menacée.

La myélite antérieure ascendante subaiguë a une marche plus lente que la paralysie ascendante aiguë, elle ne s'accompagne d'aucun trouble de la sensibilité et elle donne lieu à une atrophie en masse des membres; il n'est pas rare de la voir s'arrêter dans sa marche et rétrocéder jusqu'à la guérison complète, ce qui suffirait à la séparer de la maladie de Landry.

La myélite diffuse prend souvent une forme ascendante qui rappelle au point de vue des phénomènes paralytiques la marche de la paralysie ascendante aiguë, mais alors on observe des troubles nombreux de la sensibilité, des fourmillements dans les extrémités, de l'hyperesthésie, puis de l'anesthésie, des troubles constants de la miction et de la défécation et la formation rapide des escharres.

On appliquera le *traitement* de la myélite aiguë diffuse.

Landry. Paralysie ascendante aiguë (Gaz. hebd., 1859). — Pellegrino Levi. Arch. de méd., 1868. — Chalvet. De la paral. ascend. aiguë, th., Paris, 1871. — Déjerine et Goetz. Note sur un cas de paral. ascend. aiguë (Arch. de physiol., 1876, p. 312). — Reinhard. Un cas de paral. asc. aiguë (Deutsh. Arch. f. klin. Med., 1877). — Vulpian. Malad. du syst. nerveux, 1877, p. 188. — Eisenlohr. Un cas de paral. ascendante aiguë (Virchow's Archiv, 1878). — Déjerine. Recherches sur les lésions du syst. nerveux dans la paral. ascend. aiguë, th., Paris, 1879. — P. Sauze. Étude clinique sur la paral. spin. aiguë de l'adulte, th., Paris, 1881. — Roussel. Observ. d'un cas de

paralysie ascendante aiguë (Arch. de méd. navale, 1883). — GRASSET. Op. cit.— PITRES
et VAILLARD. Contrib. à l'étude de la paralysie ascendante aiguë (Arch. de physiol.,
15 février 1887).

ATAXIE LOCOMOTRICE PROGRESSIVE

Synonymie : *Sclérose des cordons postérieurs. — Tabes dorsalis.*

De 1850 à 1858, Duchenne (de Boulogne), s'occupant d'étudier
la force des mouvements partiels dans l'état de santé et dans
l'état de maladie, remarqua qu'un certain nombre de malades
atteints en apparence de paraplégie avaient conservé une grande
force dans les mouvements partiels des membres, et que, si la
marche était chez eux difficile ou impossible, cela dépendait surtout du défaut de coordination des mouvements ; il acheva le
tableau de l'*ataxie locomotrice* en décrivant admirablement les
douleurs fulgurantes et caractéristiques de la première période
de la maladie et l'atrophie des nerfs optiques. Avant Duchenne,
Romberg avait déjà entrevu l'existence de cette maladie ; la description qu'il en avait donnée sous le nom de *tabes dorsalis* était
si imparfaite, qu'il est juste d'attribuer à Duchenne le mérite de
la découverte.

On fit d'abord de l'ataxie locomotrice une névrose ; Trousseau,
qui a contribué puissamment à faire connaître cette maladie,
parle bien de l'induration des cordons postérieurs de la moelle,
mais il considère cette lésion comme inconstante, secondaire, et
avec la plupart des auteurs contemporains, il range l'ataxie locomotrice parmi les névroses. Les travaux postérieurs, ceux de l'école
de la Salpêtrière en particulier, ont démontré qu'il s'agissait
d'une myélite chronique, d'une sclérose systématique des cordons
postérieurs. L'histoire clinique de l'ataxie locomotrice progressive a fait aussi de grands progrès dans ces dernières années ; à
côté des cas types on est arrivé à reconnaître des formes anormales, irrégulières ; on a étudié avec soin les arthropathies, les
troubles de la sensibilité, les crises gastriques, les symptômes
céphaliques, etc.

ÉTIOLOGIE. — L'ataxie locomotrice est beaucoup plus fréquente
chez l'homme que chez la femme ; elle s'observe presque toujours
chez l'adulte de vingt à quarante ans ; on a accusé les excès vénériens, les refroidissements, la syphilis. Les recherches faites
dans ces dernières années tendent à incriminer de plus en plus
cette dernière cause ; l'influence pathogénique de la syphilis sur

l'ataxie |locomotrice est admise, notamment par les auteurs anglais, comme un fait démontré (Gowers). Trousseau a insisté avec raison sur les rapports qui existent entre l'ataxie locomotrice et d'autres maladies du système nerveux : hypocondrie, épilepsie, incontinence d'urine, etc. L'hérédité joue dans certains cas un rôle manifeste.

L'un de nous a cru pouvoir résumer ainsi qu'il suit les causes du tabes :

1° *Causes générales diathésiques prédisposantes :* rhumatisme, syphilis, alcoolisme, saturnisme, goutte.

2° *Causes secondaires déterminantes :* excès vénériens, traumatisme, fatigues exagérées, surmenage, refroidissement brusque, hérédité nerveuse, hérédité directe (1).

DESCRIPTION. — Nous décrirons d'abord les formes régulières de l'ataxie locomotrice, puis nous consacrerons un chapitre aux formes anormales et aux complications.

La plupart des auteurs s'accordent à distinguer trois périodes dans l'évolution ordinaire de la maladie : 1° *période initiale,* caractérisée par les douleurs fulgurantes et souvent par le strabisme et l'atrophie papillaire ; 2° *période d'état* ou *d'incoordination motrice ;* 3° *période terminale* ou *paralytique.*

1° *Période initiale.* — L'ataxie locomotrice débute lentement, insidieusement ; les douleurs fulgurantes, qui sont un des principaux symptômes du début, peuvent exister pendant plusieurs années avant l'apparition des symptômes d'incoordination motrice qui caractérisent la période d'état. Ces douleurs reviennent sous la forme d'accès dont la durée est de quatre à cinq jours ; elles sont en général *lancinantes,* les malades ressentent tout à coup sur le trajet des nerfs des membres inférieurs une douleur extrêmement vive qui dure peu de temps, mais qui se reproduit bientôt ; l'acuité de ces douleurs les a fait comparer aux décharges électriques, aux effets de la foudre, d'où le nom de *douleurs fulgurantes.* D'autres fois les malades ont la sensation d'un instrument piquant qu'on enfoncerait dans les chairs en lui imprimant un mouvement de torsion, *douleurs térébrantes ;* ou bien il leur semble que certaines parties des membres ou du tronc sont étroitement serrées dans un étau, *douleurs constrictives.* Les douleurs constrictives sont permanentes chez quelques malades qui dépeignent énergiquement leurs souffrances en disant que des lames

(1) J. Teissier, *Sur l'étiologie de l'ataxie locomotrice (la Province médicale,* 26 février 1887).

L. et T. — Pathol. méd.   I. — 31

de fer entourent leur poitrine et s'enfoncent dans leurs chairs ; à ces douleurs viennent s'ajouter de temps en temps les accès de douleurs fulgurantes, plus terribles encore, qui arrachent des cris ou des gémissements aux natures les plus énergiques. A la suite des crises de douleurs fulgurantes on voit quelquefois des ecchymoses se produire sur les membres en dehors de tout traumatisme (I. Straus).

Les douleurs peuvent être *viscérales;* certains malades ont des envies incessantes d'uriner ou d'aller à la selle ; ils éprouvent des élancements douloureux au niveau du col de la vessie, dans l'urèthre ou dans le rectum; parfois ils ont la sensation d'un corps volumineux qui serait introduit dans le rectum. Les *crises gastriques* surviennent d'ordinaire en même temps que les accès de douleurs fulgurantes : les douleurs partent des aines et vont se fixer à la région épigastrique, entre les épaules et autour de la base du thorax, elles s'accompagnent de vomissements presque incessants et très pénibles ; les matières vomies contiennent quelquefois du sang ; ces crises gastriques, tout à fait analogues aux accès de gastralgie, durent habituellement deux à trois jours; dans l'intervalle, les fonctions de l'estomac s'exécutent bien (Delamare, Charcot). On observe parfois des coliques néphrétiques comme symptôme initial de l'ataxie (M. Raynaud).

Les lésions des nerfs crâniens et bulbaires, très communes à cette période, constituent souvent le premier symptôme de la maladie ; on observe tantôt du strabisme accompagné de diplopie, tantôt un affaiblissement de la vision, avec atrophie de la papille d'un côté ou des deux côtés. Les paralysies de la troisième paire, de la quatrième ou de la sixième sont en général unilatérales. La paralysie de la troisième paire (moteur oculaire commun) est caractérisée par : le prolapsus de la paupière supérieure, le strabisme externe, l'abolition des mouvements de rotation du globe oculaire autour de son axe antéro-postérieur (paralysie du petit oblique) ; lorsque le malade incline sa tête du côté opposé à la paralysie, il perçoit deux images, l'une droite qui correspond à l'œil sain, l'autre oblique qui correspond à l'œil affecté ; enfin la pupille est dilatée et immobile. La paralysie de la quatrième paire (pathétique) se traduit par l'impossibilité du mouvement de rotation de l'œil affecté et par une diplopie dans laquelle les deux images s'écartent quand le malade incline la tête du côté paralysé. Quant à la paralysie de la sixième paire (moteur oculaire externe), elle donne lieu à un strabisme interne.

M. Galezowski a observé trois autres variétés de paralysies ocu-

laires dans l'ataxie locomotrice : 1° paralysie de la troisième et
de la quatrième paire du même œil, caractérisée par une diplopie
avec images homonymes qui s'écartent d'autant plus que l'on
porte le regard en bas et en dehors ou en haut et en dehors ;
2° paralysie ou affaiblissement de tous les nerfs oculo-moteurs
des deux yeux ; ces paralysies commencent par un nerf et se
généralisent progressivement ; on peut voir ainsi se produire la
paralysie complète de tous les muscles moteurs des yeux ; 3° paralysie des fibres inférieures du droit interne et des fibres internes
du droit inférieur, d'où une diplopie aux images croisées. Ces
paralysies oculaires disparaissent souvent après une durée
variable.

L'altération des nerfs optiques s'annonce par une diminution
progressive de l'acuité visuelle d'un côté ou des deux côtés à la
fois et par la perte de la notion des couleurs ou *achromatopsie*.
Les malades perdent tout d'abord la notion du rouge et du vert,
les arbres couverts de feuilles leur paraissent gris et non plus
verts et ils se plaignent souvent spontanément de cette altération
de la vision (Galezowski). A l'ophthalmoscope, la papille d'un
blanc nacré se détache vivement sur le fond de l'œil, ses bords
sont parfaitement nets, elle n'est plus transparente ; les vaisseaux,
beaucoup moins volumineux qu'à l'état sain, ne peuvent plus être
suivis à leur entrée dans la papille. L'atrophie papillaire aboutit
plus ou moins rapidement à la cécité complète ; il est rare, heureusement, que les deux yeux se prennent en même temps.

On observe quelquefois au début de l'ataxie locomotrice des
accidents bulbaires passagers qu'il ne faut pas confondre avec
les accidents bulbaires de la période terminale. La paralysie
labio-glosso-laryngée, qui survient quelquefois brusquement chez
les ataxiques à la première période de la maladie, paraît être due
à une hypérémie bulbaire, elle se dissipe d'ordinaire assez
rapidement (Joffroy et Hanot).

2° *Période d'état*. — La période d'état est caractérisée par des
troubles de sensibilité et de motilité, et en particulier par l'*incoordination motrice* qui a donné son nom à la maladie. Au début
de cette période, les malades peuvent encore marcher, mais déjà
les mouvements sont difficiles, particulièrement dans l'obscurité ;
la coordination des mouvements, qui d'ordinaire est spontanée,
a besoin de l'intervention de l'intelligence et de la vue. Bientôt
la démarche devient assez caractéristique pour qu'on puisse poser
le diagnostic à distance.

Les malades ne traînent pas les pieds comme les paraplégiques, ils les jettent au contraire en avant et en dehors, puis les ramènent sur le sol, qu'ils frappent du talon en produisant un bruit de piétinement ; ils marchent vite, à pas pressés, et une fois lancés ils ont de la peine à s'arrêter ou à changer de direction. L'incoordination s'accentue lorsque les yeux sont fermés : tel malade qui les yeux ouverts marche encore assez régulièrement, chancelle et tombe dès qu'il essaye d'avancer les yeux fermés. Romberg a indiqué le signe suivant : lorsqu'on prescrit à un ataxique de se tenir debout, immobile, les talons rapprochés et les yeux fermés, on le voit chanceler et chercher aussitôt un point d'appui pour éviter une chute imminente.

Bientôt le désordre des mouvements est tel que les malades ont de la peine à se tenir debout ; lorsqu'on les fait soutenir par des aides et qu'on leur ordonne de marcher, on constate que les jambes sont projetées follement à droite et à gauche. Chose remarquable, ces malades qui ne peuvent plus ni marcher ni se lever, et qui pendant longtemps ont été confondus avec les paraplégiques, conservent encore une grande vigueur musculaire ; couchés, ils peuvent exécuter des mouvements partiels de flexion ou d'extension des membres inférieurs avec force ; on peut s'en assurer facilement en essayant d'empêcher les mouvements pendant qu'ils les exécutent, ou bien en faisant usage du dynamomètre, qui donne des résultats plus précis. Trousseau, qui aimait les démonstrations capables de laisser un souvenir durable dans l'esprit des élèves, montrait à sa clinique que tel ataxique qui ne marchait qu'avec la plus grande difficulté pouvait encore porter sur son dos un ou même deux de ses auditeurs. C'est cette différence remarquable entre la faiblesse apparente et la force réelle des mouvements qui a été le point de départ de la découverte de l'ataxie locomotrice.

L'empreinte du pied des ataxiques se distingue des empreintes plantaires de sujets sains ou atteints de différentes maladies nerveuses par un rétrécissement de la plante du pied et par ce fait que l'empreinte du gros orteil se continue sans interruption avec celle qui correspond à la tête des métatarsiens (1).

Pendant longtemps l'incoordination reste limitée aux membres inférieurs, elle ne s'étend guère aux membres supérieurs qu'à la troisième période, c'est-à-dire lorsque la marche est impossible et que l'incoordination fait place à la paralysie.

Les troubles de la sensibilité sont très nombreux et très variés,

(1) J. Teissier, *Lyon médical*, 12 juillet 1885. — H. Couturier, thèse, Lyon, 1885.

tantôt ils précèdent l'incoordination motrice, tantôt ils ne se produisent qu'à une période plus ou moins avancée de la période d'état. Il existe généralement de l'anesthésie plantaire, les malades croient marcher sur un tapis moelleux ou sur de la ouate; la sensibilité à la douleur disparaît la première, tandis que la sensibilité à la température est parfois exagérée; il existe souvent un retard assez considérable entre l'impression et la sensation. Les troubles de la sensibilité occupent souvent la presque totalité du tronc et des membres; lorsque les malades reposent dans leur lit, il leur semble qu'ils sont suspendus dans l'air, et que toute la partie inférieure du corps fait défaut; ils sont incapables de dire si leurs jambes sont fléchies ou étendues sous leurs couvertures, et, quand on leur ordonne de toucher avec la main tel ou tel point des membres inférieurs, ils n'y arrivent qu'après de nombreux tâtonnements.

On a attribué ce phénomène à la perte du *sens musculaire*, mais l'existence de ce sens n'est pas démontrée; il est probable que l'anesthésie des parties profondes, des articulations et des tissus périarticulaires en particulier est la véritable cause de l'impossibilité où sont les malades de reconnaître la position donnée à leurs membres.

Les douleurs fulgurantes se calment généralement à cette période dans les membres inférieurs, mais on les observe dans les membres supérieurs et à la face; il est à noter en effet que la sclérose des cordons postérieurs ayant une marche ascendante, la maladie est toujours beaucoup plus avancée dans les membres inférieurs que dans les membres supérieurs.

Les douleurs des membres supérieurs ont le même caractère qu'aux membres inférieurs. A la face, les malades se plaignent souvent de *coups de canif* dans les différentes branches cutanées du trijumeau, particulièrement dans les rameaux orbitaires; assez souvent il existe une zone d'hyperesthésie. Les douleurs circum-orbitaires simulent parfois l'hémicrânie; elles s'accompagnent de photophobie, d'écoulement de larmes et de troubles vaso-moteurs. Certains malades disent qu'il leur semble qu'on leur arrache les yeux, ils voient des lumières, des étincelles. Les douleurs peuvent également siéger dans l'oreille, dans le conduit auditif; les bourdonnements, les sifflements, l'affaiblissement de l'ouïe, voire même la surdité complète sont notés dans un certain nombre d'observations. Les nerfs olfactifs sont quelquefois atteints, les malades ont la sensation d'odeurs désagréables et plus tard il survient une anosmie complète.

L'anesthésie de la face dans l'ataxie a été signalée par Duchenne et Trousseau, elle peut s'étendre au pharynx et produire la dysphagie.

Les troubles fonctionnels des organes génitaux sont presque constants chez les ataxiques; l'*anaphrodisie* se produit tout d'un coup, ou bien elle est précédée par une période de surexcitation génitale, de priapisme douloureux.

L'excrétion des urines et des matières fécales est souvent difficile à la fin de cette période; il existe une constipation opiniâtre et de la rétention d'urine qui se transforme plus tard en incontinence.

3° *Période terminale.* — Elle est caractérisée par la paralysie plus ou moins complète des membres inférieurs, par l'extension des symptômes morbides aux membres supérieurs et à la face, par l'incontinence des urines et des matières fécales, par la tendance aux eschares et par des troubles graves de la respiration. Les malades ne peuvent plus quitter leur lit, ils perdent rapidement leurs forces et ils finissent par succomber, soit à des phénomènes de paralysie bulbaire, soit à des complications : eschares, tuberculose pulmonaire, etc.

Le nom de *tabes dorsalis* adopté par Romberg convient surtout à cette période ultime; nous ne croyons pas qu'il soit préférable à celui d'*ataxie locomotrice* proposé par Duchenne; sans doute ce dernier nom s'applique mal à la période initiale ou des douleurs fulgurantes, mais il a l'avantage de désigner le caractère fondamental de la maladie et de rappeler que le mérite de la découverte de l'ataxie locomotrice revient à Duchenne.

La durée des différentes périodes d'ataxie est très variable; la période initiale caractérisée par les douleurs fulgurantes et par les paralysies des muscles oculaires peut se prolonger pendant plus de *douze ans* avant d'aboutir à la période d'état; d'autres fois au contraire l'ataxie arrive en six mois ou un an à la troisième période; ces derniers cas sont rares.

ANOMALIES. COMPLICATIONS. — L'ataxie locomotrice ne suit pas toujours la marche classique que nous venons d'indiquer; les symptômes du début en particulier sont assez variables; l'amaurose peut se produire isolément sans douleurs fulgurantes, ou bien les douleurs se localisent sur un point spécial et simulent une névralgie faciale par exemple, ou bien une affection organique de tel ou tel viscère; les douleurs vésicales ou rectales font croire à l'existence d'une maladie de la vessie ou du rectum, les crises gastriques à une affection de l'estomac, surtout si les vomissements sont mélangés de sang, les crises néphrétiques à des coliques néphrétiques.

Parmi les complications de l'ataxie qui donnent le plus souvent lieu à des erreurs de diagnostic, nous signalerons : les arthropathies, l'atrophie musculaire, les symptômes laryngo-bronchiques, les vertiges laryngé et auditif.

Arthropathies, lésions osseuses, fractures spontanées. — Les arthropathies des ataxiques débutent presque toujours d'une façon brusque, inopinée, sans cause extérieure appréciable; il se produit au niveau d'un des genoux, par exemple, une tuméfaction considérable qui ne se limite pas à l'articulation; l'un des membres inférieurs peut être œdématié dans une grande partie de sa hauteur; du reste, il n'y a pas de réaction, pas de douleur, pas de rougeur vive à la peau, les malades éprouvent seulement une gêne dans les mouvements qui tient à l'existence d'une hydarthrose. Au bout de quelques jours l'œdème périarticulaire se limite, puis disparaît; il ne reste bientôt plus qu'un épanchement intra-articulaire plus ou moins considérable qui lui-même finit par se résorber. L'arthropathie peut guérir rapidement sans laisser d'autres traces de son passage que des craquements articulaires, mais souvent aussi elle se complique de désordres très graves, les têtes osseuses s'usent, il se produit des luxations et des fractures spontanées.

C'est au niveau des genoux et des épaules que siègent le plus souvent ces arthropathies; les formes bénignes s'observent presque toujours à la période initiale ou à la période d'état; les luxations et les fractures spontanées sont des accidents de la troisième période, mais ici les articulations ne sont pas seules en cause, il existe un trouble évident de la nutrition des os.

Les arthropathies des ataxiques présentent des caractères en quelque sorte spécifiques, il est impossible de soutenir qu'il s'agit d'arthrites rhumatismales ou d'arthrites sèches. L'arthrite sèche ne s'accompagne ni d'épanchements articulaires, ni d'œdèmes périarticulaires; elle produit à la longue une usure légère des têtes osseuses avec éburnation des surfaces articulaires et ostéophytes périarticulaires, enfin la lésion se limite aux articulations; dans l'arthropathie des ataxiques au contraire l'usure des os est rapide et atteint des proportions étonnantes : des os comme le fémur ou l'humérus peuvent être réduits à la moitié ou même au tiers de leur longueur normale. La diaphyse est malade comme les épiphyses, si bien que les fractures spontanées sont communes. Les ostéophytes qui, dans certains cas d'arthrite sèche de la hanche, prennent un développement si considérable sont très rares dans l'arthropathie des ataxiques. Le diagnostic différentiel avec les autres formes d'arthrite est encore plus facile, nous n'y insistons pas.

L'ostéite envahit quelquefois les os de la face. Chez un malade observé par l'un de nous, des fragments du maxillaire supérieur étaient éliminés de temps en temps et les dents de la mâchoire supérieure, parfaitement saines d'ailleurs, ainsi que les gencives, étaient chassées des alvéoles.

Hanot a cité deux observations de mal perforant du pied chez des ataxiques; il est possible que le mal perforant ne soit dans certains cas qu'un trouble trophique de l'ataxie.

Il résulte des recherches de l'un de nous qu'on observe quelquefois chez les ataxiques : 1° des perforations des valvules aortiques qui peuvent entraîner une véritable insuffisance aortique ou favoriser la déchirure des valvules dans l'effort; 2° des perforations de la trachée; 3° des perforations de l'intestin. Ces différentes altérations paraissent relever du même processus que le mal perforant plantaire (1).

Atrophie musculaire. — Certains muscles disparaissent peu à peu, comme dans l'atrophie musculaire progressive, en produisant des déformations caractéristiques; la contractilité électrique persiste tant qu'il y a un nombre suffisant de fibres saines. Cette atrophie musculaire survenant dans le cours de l'ataxie locomotrice, loin de contredire la théorie des localisations spinales, leur apporte au contraire un nouvel appui, attendu que dans les cas où l'ataxie locomotrice se complique d'atrophie musculaire on observe à l'autopsie une atrophie des cellules des cornes antérieures (Charcot).

Chez les ataxiques, il n'est pas rare de voir se produire des œdèmes auxquels on ne peut assigner d'autre cause qu'un trouble de l'innervation vaso-motrice. L'œdème occupe une étendue variable, tantôt il accompagne les crises douloureuses, se limite aux parties qui sont le siège de douleurs et se déplace en même temps que les douleurs, tantôt il envahit tout un membre ou même se généralise et prend les allures d'une véritable anasarque.

Symptômes laryngo-bronchiques, vertige laryngé, maladie de

(1) J. Teissier, *Note sur les lésions trophiques des valvules aortiques dans l'ataxie (Lyon méd.*, 10 février 1884). — Zohrab, Thèse de Lyon, 1885. — J. Teissier et Favel, *Perforation spontanée de la trachée et de l'œsophage chez un ataxique* (Soc. méd. de Lyon, 1887).

Ménière, hémiplégie transitoire, affections du cœur et des reins. — Quelques ataxiques sont pris de temps à autre d'une toux quinteuse, suffocante, convulsive, analogue à celle de la coqueluche, suivie comme dans cette affection d'une inspiration bruyante, ou *reprise*, la glotte est contractée; ces crises s'accompagnent de phénomènes congestifs vers la peau, de cyanose, de sueurs, d'hyperesthésie, de douleurs dans le dos ou dans les épaules. Les signes stéthoscopiques ne sont nullement en rapport avec l'intensité de la toux et de la dyspnée : dans l'intervalle des accès, la respiration se fait bien (Féréol). La toux laryngée et les spasmes bronchiques peuvent précéder de beaucoup les troubles de la sensibilité et de la motilité dans les membres. Le spasme de la glotte se complique chez quelques malades de vertiges suivis ou non de chute, mais sans perte de connaissance (vertige laryngé); enfin on observe parfois des convulsions, et la mort subite ou rapide peut être la suite des accidents laryngés (Charcot).

Certains malades sont atteints de troubles de la déglutition; ils sont obligés d'avaler lentement et en s'étudiant, sans quoi une partie des aliments passe dans le larynx et provoque de violents accès de toux.

La *maladie de Ménière* (voy. *Névroses*) s'observe assez souvent chez les ataxiques ; il existe des bourdonnements, des sifflements dans les oreilles, de la surdité et à certains moments les malades sont pris de vertiges; c'est bien la maladie de Ménière, seulement le point de départ, au lieu d'être à la périphérie dans une lésion de l'oreille interne ou moyenne, est *central* (Charcot).

On observe quelquefois des hémiplégies transitoires (Debove).

Berger et Rosenbach, Grasset et Letulle ont appelé l'attention sur la coexistence assez fréquente de l'ataxie locomotrice et des lésions cardiaques ; Debove a constaté plusieurs fois la néphrite interstitielle et l'hypertrophie du cœur chez des ataxiques. Faut-il voir dans ces faits de simples coïncidences, ou bien faut-il admettre qu'il existe une relation entre les lésions de la moelle et celles du cœur et des reins? La question est à l'étude.

ANATOMIE PATHOLOGIQUE. — L'ataxie locomotrice s'accompagne toujours d'une altération des cordons postérieurs de la moelle ; le plus souvent cette altération s'étend à toute l'épaisseur de ces cordons, et elle est visible même à l'œil nu; les cordons postérieurs (cordons de Goll et zones radiculaires postérieures) sont indurés, rétractés, grisâtres, *induration grise ou sclérose des cordons postérieurs.* De plus, les racines postérieures des nerfs spinaux sont atrophiées et il existe de la méningite spinale postérieure ; quelques nerfs cérébraux présentent aussi, en général, les signes de la dégénérescence grise.

Dans certains cas à marche rapide, les altérations de la moelle ne sont pas visibles à l'œil nu ; d'autre part, l'examen macroscopique ne rend pas compte de la délimitation exacte des lésions ; il est donc nécessaire de procéder dans tous les cas à l'examen histologique.

Sur des coupes minces de la moelle colorées par le carmin et montées dans le baume du Canada, on constate tout d'abord que les cordons postérieurs prennent une teinte rose beaucoup plus foncée que les cordons antérieurs et latéraux ; l'épaississement considérable de la névroglie et la disparition plus ou moins complète de la myéline expliquent cette coloration ; c'est aussi à la disparition de la myéline qu'il faut attribuer la teinte grisâtre des cordons postérieurs à l'état frais. L'hyperplasie des éléments de la névroglie avec métamorphose fibrillaire consécutive, constitue la lésion fondamentale de la sclérose des cordons postérieurs comme de toutes les scléroses. La lésion irritative a-t-elle son point de départ dans le tissu conjonctif et les altérations des éléments nerveux sont-elles secondaires? ou bien au contraire l'irritation de ces derniers éléments est-elle primitive? La question n'est pas encore jugée.

Nous avons vu dans un des précédents chapitres que dans les cas anciens de compression de la moelle on observait des dégénérescences secondaires et en particulier une sclérose ascendante des cordons de Goll ; les symptômes d'incoordination motrice ne se montrant pas alors dans les membres supérieurs, on pouvait en conclure que l'altération des cordons de Goll n'était pas indispensable à la production de l'ataxie locomotrice ; il résulte en effet des recherches de MM. Charcot et Pierret que, dans certains cas d'ataxie, les cordons de Goll sont épargnés et que la véritable lésion de l'ataxie locomotrice consiste dans la sclérose des *zones radiculaires postérieures*. C'est probablement à l'altération des fibres commissurales, qui, à l'état sain, réunissent les différents centres médullaires et leur permettent de coopérer à l'accomplissement des mouvements compliqués de la locomotion qu'il faut attribuer l'incoordination motrice. Les altérations des zones radiculaires postérieures s'étendent facilement à la substance grise des cornes postérieures : de là les troubles nombreux de la sensibilité qui se produisent chez les ataxiques. Dans les cas compliqués d'atrophie musculaire, il y a, comme dans l'atrophie musculaire progressive, destruction plus ou moins complète des grandes cellules des cornes antérieures au niveau des points d'origine des nerfs qui se rendaient aux muscles atrophiés. L'inflammation se propage probablement le long des fibres nerveuses qui se détachent des faisceaux postérieurs pour se rendre aux cornes antérieures (Charcot).

L'altération des grandes cellules des cornes antérieures a été notée également chez des sujets qui avaient présenté des arthropathies, mais la relation entre cette lésion et les arthropathies n'est pas encore bien démontrée.

Il existe souvent chez les tabétiques des névrites périphériques qui débutent par les extrémités terminales des nerfs. Ces névrites, dont la localisation varie beaucoup d'un sujet à l'autre, et qui n'ont aucun rapport constant avec les lésions médullaires, atteignent indifféremment les nerfs sensitifs, les nerfs mixtes ou les nerfs viscéraux.

C'est à l'existence de ces névrites périphériques qu'il faut rapporter probablement un certain nombre de symptômes inconstants du tabes tels que les troubles trophiques cutanés : mal perforant, chute et dystrophie des ongles, plaques d'anesthésie cutanée, certaines paralysies motrices, les arthropathies, etc.

Liouville et Longuet, qui ont étudié les altérations des os chez les ataxiques, ont constaté l'existence d'une véritable ostéite raréfiante qui ne diffère pas de l'ostéite qu'on rencontre chez les vieillards, ostéite consistant dans la dilatation des canalicules de Havers, l'état embryonnaire de la moelle et la destruction des ostéoplastes. Il est à remarquer que les fractures spontanées se consolident assez facilement chez les ataxiques et que le cal présente souvent une grande résistance.

Diagnostic. Pronostic. — Les symptômes les plus importants au point de vue du diagnostic de l'ataxie à la première période sont : les douleurs fulgurantes, la paralysie des oculo-moteurs et l'amaurose. Il faut surtout se bien pénétrer de cette idée, que l'incoordination motrice manque toujours au début et qu'elle peut faire défaut pendant un grand nombre d'années. Les crises gastriques ou néphrétiques, les troubles laryngo-bronchiques, les arthropathies peuvent aussi marquer le début de l'ataxie locomotrice. Les caractères de l'atrophie papillaire des ataxiques permettent souvent de porter le diagnostic avant l'apparition de tout autre symptôme ; dans la neuro-rétinite qui complique les affections cérébrales, les lésions du fond de l'œil sont bien différentes ; la papille est tuméfiée, ses bords mal accusés sont recouverts par un exsudat grisâtre ; les vaisseaux, ordinairement dilatés, paraissent interrompus çà et là, enfin les deux yeux sont en général pris du même coup.

Les douleurs fulgurantes sont souvent confondues avec les douleurs névralgiques ou rhumatismales ; les douleurs névralgiques sont presque toujours unilatérales, de plus elles s'accompagnent de la formation de points douloureux sur le trajet des nerfs ; quant aux douleurs rhumatismales, elles n'ont pas le caractère d'acuité des douleurs de l'ataxie et elles augmentent surtout dans les mouvements.

A la période d'état, l'incoordination des mouvements et la démarche si caractéristique des malades rendent le diagnostic très facile. La paralysie générale ou périencéphalite diffuse peut s'accompagner de phénomènes ataxiques, ainsi que nous le verrons ; mais on observe alors des troubles de l'intelligence et de la parole, qui font défaut dans l'ataxie locomotrice progressive. On ne confondra pas l'incoordination motrice des ataxiques avec les mouvements désordonnés des choréiques, ni avec le tremblement de la paralysie agitante ; car dans ces derniers cas les mouvements involontaires persistent au repos, tandis que chez l'ataxique tout rentre dans l'ordre dès que le malade s'assied ou se couche. Dans la sclérose en plaques, le tremblement se produit seulement, il est vrai, à l'occasion des mouvements ; mais chez l'ataxique, les mouvements incoordonnés n'ont pas le caractère d'un tremblement ; de plus, dans la sclérose en plaques, on observe un trouble de la parole, analogue à celui de la paralysie générale, et le symptôme le plus fréquent du côté des yeux est le nystagmus, très rare dans l'ataxie locomotrice. Il peut arriver que la sclérose en plaques se complique d'une incoordination motrice des membres inférieurs, identique à celle de l'ataxie ; mais alors les plaques de sclérose ont envahi les cordons postérieurs dans une assez grande étendue, et l'anatomie pathologique rend compte de la complexité des symptômes.

Le diagnostic de l'ataxie locomotrice et de la myélite chronique diffuse ne présente plus aujourd'hui de difficultés, la démarche des malades permet à elle seule de distinguer ces deux états, la confusion ne serait possible qu'à la dernière période de l'ataxie, alors que la paralysie l'emporte sur l'ataxie ; la myélite chronique diffuse ne s'accompagne ni de paralysies des oculo-moteurs, ni d'amaurose, ni de douleurs fulgurantes.

Chez les ataxiques on ne provoque pas la trépidation en relevant la pointe des pieds, et la percussion du tendon rotulien ne détermine pas de mouvement réflexe exagéré ; ce sont là de bons caractères différentiels de l'ataxie et des myélites intéressant les cordons latéraux (Charcot).

L'ataxie locomotrice compliquée d'atrophie musculaire ne sera pas confondue avec l'atrophie musculaire progressive, dans la symptomatologie de laquelle ne figurent ni les douleurs fulgurantes, ni les symptômes oculaires, ni l'incoordination motrice.

Nous avons signalé déjà les erreurs de diagnostic auxquelles pouvaient donner lieu les crises gastriques, les arthropathies et les troubles laryngo-bronchiques, nous n'y reviendrons pas.

L'ataxie locomotrice mérite bien l'épithète de *progressive*; sa marche peut être plus ou moins lente, la maladie peut durer quinze ou vingt ans ; mais presque jamais elle ne rétrograde ; on n'a cité jusqu'ici aucun exemple authentique de guérison, et il faut s'estimer très heureux lorsqu'on obtient des améliorations temporaires. Le pronostic est d'autant plus grave que la succession des différentes périodes est plus rapide ; lorsque la première période a duré huit ou dix ans avant d'aboutir à l'incoordination motrice, on peut généralement prévoir que la période d'état sera, elle aussi, très longue.

Traitement. — La première indication consiste à rejeter tous les modes de traitement qui ont été reconnus inutiles ou nuisibles ; les vésicatoires, les cautères à la pâte de Vienne appliqués le long de la colonne vertébrale ; les cautérisations au fer rouge, ponctuées ou transcurrentes, sont de nul effet ou même aggravent l'état des malades.

Le nitrate d'argent (2 à 5 centigrammes par jour) et le phosphore (1 à 5 milligrammes par jour), sous forme de capsules d'huile phosphorée, ont été employés sans succès ; il faut rejeter surtout le phosphore qui produit facilement des troubles gastro-intestinaux, vomissements, diarrhée, etc. L'hydrothérapie, les eaux minérales salines ou sulfureuses ne sont applicables qu'au début, alors que le malade a conservé assez de vigueur pour réagir sous la douche ou pour se déplacer facilement ; il faut manier avec précaution ces agents thérapeutiques qui augmentent quelquefois l'excitation médullaire et les douleurs.

Chez les sujets syphilitiques il y a lieu d'employer le traitement spécifique mixte (mercure et iodure de potassium).

L'efficacité des courants continus préconisés par Remak et Benedikt est très contestable. Voici les règles formulées par Legros et Onimus pour l'emploi de ces courants : il est complètement inutile d'électriser les muscles, on doit agir directement sur la moelle ; à cet effet le pôle positif sera placé sur la région lombaire, le pôle négatif sur la région cervicale, de manière à produire un *courant ascendant*, lequel donne en général de meilleurs effets chez les ataxiques que le courant descendant; on emploiera d'abord douze ou quinze éléments, et si le malade supporte bien ce courant on ira jusqu'à trente. Il ne faut pas commencer avec un courant trop fort qui produit chez quelques malades une excitation très pénible, et une aggravation des douleurs.

La différence d'action des courants ascendants et descendants n'est rien moins que démontrée (Teissier, thèse d'agrégation, Paris, 1878).

Contre les douleurs périphériques Duchenne conseille l'électrisation cutanée avec le courant interrompu.

Le bromure de potassium (4 à 6 grammes par jour pendant plusieurs semaines) calme quelquefois les douleurs; la belladone, les préparations opiacées rendent aussi de grands services, les injections hypodermiques de chlorhydrate de morphine parviennent presque seules à calmer les crises de douleurs fulgurantes; les injections hypodermiques de chloroforme que nous avons employées comparativement sont bien loin d'avoir la même efficacité et donnent lieu quelquefois à la formation d'eschares.

L'antipyrine à la dose de 2 à 4 grammes à l'intérieur ou sous forme d'injections hypodermiques calme les douleurs presque aussi bien que la morphine et paraît appelée à rendre d'importants services dans le traitement des douleurs des ataxiques.

Leyden recommande beaucoup les bains chauds prolongés et l'exercice musculaire. Les eaux de Néris seront conseillées avec succès au début.

Les douleurs ont quelquefois une acuité et une persistance telles que les malheureux malades épuisent rapidement tous ces moyens de traitement sans soulagement notable. Dans ces cas rebelles l'élongation des nerfs a été faite plusieurs fois avec succès (Debove, *Soc. méd. des hôp.*, 10 déc. 1880); mais les faits sont encore trop peu nombreux pour qu'il soit possible de dire si cette opération est destinée à prendre une place définitive dans le traitement de l'ataxie locomotrice.

On s'efforcera de prévenir la formation d'eschares au sacrum.

DUCHENNE (de Boulogne). De l'ataxie locomot. progress. (Arch. de méd., 1858-1859). — Du même. De l'électris. localisée. — TEISSIER. De l'ataxie musculaire (Gaz. méd. de Lyon, 1861-1862). — TROUSSEAU. Clin. méd. de l'Hôtel-Dieu de Paris, t. 6ᵉ édit., 1882, t. II, p. 601. — JACCOUD. Les paraplégies et l'ataxie du mouvement. Paris,

1864. — Topinard. De l'ataxie locomotrice. Paris, 1864. — Carre (d'Avignon).
Nouv. rech. sur l'ataxie locom. progr. (myélophthisie ataxique). Paris, 1865. — Delamare. Des troubles gastriques dans l'ataxie locomotrice progressive, th., Paris, 1866.
— Axenfeld. Art. *Ataxie locomotrice* (Dict. encyclop. des sc. méd.). — Féréol. De
quelques symptômes viscéraux et en particulier des symptômes laryngo-bronchiques
dans l'ataxie locom. (Soc. méd. des hôp., 1868, mémoires, p. 82). — Charcot. Des
anomalies de l'ataxie locom. Op. cit. — B. Ball. Des arthropathies consécutives à
l'ataxie locom. (Gaz. des hôp., 1869). — Bourneville. Étude sur les arthropathies
(Revue photogr. des hôp., 1870-1871). — Onimus et Legros. Traité d'électricité méd.
Paris, 1872; 2e édit., 1887. — Charcot. Luxat. et fractures spontanées multiples chez
une femme ataxique (Arch. de physiol., 1874). — Charcot et Joffroy. Note sur une
lésion de la substance grise de la moelle épinière observée dans un cas d'arthropathie
liée à l'ataxie locom. (Arch. de physiol., t. III, p. 306). — Pierret. Note sur la sclérose des cordons postérieurs dans l'ataxie locom. (Arch. de physiol., 1872). — Petit.
Contrib. à l'histoire des crises gastriques dans l'ataxie, th., Paris, 1874. — Forestier.
Considérat. sur quelques points de l'ataxie locom., th., Paris, 1874. — Bouchard.
Étude sur les troubles viscéraux dans l'ataxie, th., Paris, 1875. — A. Blum. Des arthropathies d'origine nerveuse, th. d'agrég. (chirurgie), Paris, 1875. — Leyden. Traité
des malad. de la moelle, trad. par Richard et Viry. — G. Lecomte. Des complic.
osseuses et artic. de l'ataxie locom., th., Paris, 1876. — M. Raynaud. Des crises
néphrétiques dans l'ataxie locom. (Acad. de méd., 1er août 1876). — Pierret. Essai
sur les symptômes céphaliques du *tabes dorsalis*, th., Paris, 1876. — Trifaud. Des
troubles de la sensibilité dans l'ataxie locom., th., Paris, 1876. — B. Teissier. Des
névroses viscérales dans les affections cérébro-spinales (Assoc. franç., Clermont, 1876).
— J. Michel. Des arthropathies dans le cours de l'ataxie locom. (Gaz. hebd., 1877).
— Galezowski. De quelques formes rares de paralysies oculaires dans l'ataxie locom.
(Soc. de biol., 1877). — Oulmont. Fractures spontanées dans l'ataxie locom. (Progrès
méd., 1877, p. 541). — Rosenthal. Op. cit. — Charcot. Leçons de la Salpêtrière,
1877. — P. Oulmont. De la répartition des troubles de la sensibilité dans le tabes
dorsal et de son étude par la méthode graphique (Soc. de biol., 17 févr. 1877, et Gaz.
méd. de Paris, no 19). — L.-J. Teissier. De la valeur thérapeutique des courants
continus, th. d'agrég., Paris, 1878. — Isaza. Contrib. à l'étude des symptômes bulbaires dans l'ataxie. Paris, 1878. — Ferry. Rech. sur l'étiologie de l'ataxie progress.,
th., Paris, 1879. — Félix. Des troubles gastriques dans l'ataxie locomotrice progressive, th., Paris, 1880. — Krishaber. Du spasme laryngé dans l'ataxie locomotrice
(Gaz. hebd., 1880). — Hanot. Deux observations de mal perforant avec ataxie locom.
(Arch. de physiol., 1881). — Gowers. Syphilis et ataxie locomotrice (The Lancet,
15 janv. 1881). — Jeoffroy et Hanot. Sur les accidents bulbaires à début rapide de
l'ataxie locom. (Congrès d'Alger, 1881). — Cherchewski. Contrib. à l'étude des crises
laryngées tabétiques (Revue de méd., 1881, p. 541). — Debove. De l'hémiplégie des
ataxiques (Progr. méd., 1881). — I. Straus. Des ecchymoses tabétiques à la suite
des crises de douleurs fulgurantes. (Arch. de neurologie, 1881). — Grasset. Traité des
maladies du système nerveux, 1882. — Lecoq. Des accidents apoplectiques dans le
cours de l'ataxie locomotrice (Revue de méd., 1882, p. 492). — Domecq-Turon. De la
chute et de la dystrophie des ongles chez les ataxiques, th., Bordeaux, 1882-1883. —
Marie et Walton. Des troubles vertigineux dans le *tabes* (Revue de médecine, 1883).
— Raymond. Art. *Tabes dorsalis* (Dict. encyclop. des sc. médic.). — Pitres et
Vaillard. Contrib. à l'étude des névrites périphériques chez les tabétiques (Rev. de
méd., 1886). — Rivière. De l'anesthésie et de l'atrophie testiculaires dans l'ataxie
locomotrice, th., Bordeaux, 1886.

MALADIE DE FRIEDREICH

En 1863 et en 1876, Friedreich a publié des observations d'*ataxie locomotrice héréditaire* qui différaient notablement des formes classiques de l'ataxie. Des faits semblables ont été observés depuis par Schmidt, Gowers, Brousse, Leubuscher, Schultze, Rudimeyer, Waelle, Musso et par l'un de nous. La maladie décrite par Friedreich constitue un type morbide assez bien caractérisé pour qu'on lui assigne une place à part à côté de l'ataxie locomotrice.

ÉTIOLOGIE. — La maladie de Friedreich n'est pas commune, on n'en connaît guère jusqu'à ce jour que quarante observations, dont deux seulement recueillies en France (Brousse, J. Teissier). La maladie est souvent héréditaire et il est fréquent d'en observer plusieurs cas dans une même famille. Les neuf malades observés par Friedreich appartenaient à trois familles ; cinq observations de Gowers ont été recueillies dans la même famille ; de même pour les faits cités par Musso.

Les premiers symptômes de l'ataxie héréditaire se montrent d'ordinaire à l'époque de la puberté, de douze à dix-huit ans (Friedreich, Musso), mais la maladie a été observée également chez l'adulte. D'après les faits recueillis par Friedreich, la maladie serait plus commune chez les filles que chez les garçons, contrairement à ce qui a lieu pour l'ataxie locomotrice classique.

DESCRIPTION. — L'*incoordination motrice* constitue le principal symptôme de la maladie de Friedreich ; elle présente une grande analogie avec celle des ataxiques proprement dits, mais elle n'augmente pas dans l'obscurité ou quand les malades ferment les yeux.

Les troubles de la sensibilité si communs et si variés chez les ataxiques sont très rares dans la maladie de Friedreich ; on n'observe ni douleurs fulgurantes précédant ou accompagnant l'incoordination motrice, ni zones d'anesthésie, ni perte de la sensibilité musculaire ou articulaire. Lorsqu'on ferme les yeux des malades et qu'on fait exécuter des mouvements aux membres, on constate que la notion des changements de position est conservée.

La paralysie et les contractures ne s'observent que comme complications, et en général à une période très avancée de la maladie.

Le *nystagmus* et l'*embarras de la parole*, très rares dans l'ataxie, sont très communs dans la maladie de Friedreich; sur les neuf malades dont Friedreich a rapporté les observations, cinq présentèrent ce symptôme; le nystagmus était bilatéral et transversal; il ne s'observait pas au repos, mais seulement quand le malade fixait un objet.

L'embarras de la parole est caractérisé par une espèce de bégaiement qui va en augmentant et qui finit par rendre la parole inintelligible. Il n'existe pas de paralysie de la langue, mais seulement un trouble de la coordination des mouvements. C'est là un des principaux symptômes de la maladie de Friedreich.

Le phénomène du genou était aboli chez plusieurs malades.

La déviation de la colonne vertébrale a été notée cinq fois sur neuf par Friedreich (scoliose de la région dorsale).

Dans quelques cas les malades ont présenté des troubles des sécrétions ou des vaso-moteurs : polyurie, sueurs, diarrhée, érythèmes, etc.

La maladie a une marche lente; elle ne menace pas directement l'existence; mais, si sa marche est lente, elle est progressive, et l'on ne connaît pas d'exemple de guérison. Dans les cas où l'autopsie a pu être faite, les malades avaient succombé à des maladies intercurrentes.

ANATOMIE PATHOLOGIQUE. — La lésion anatomique de la maladie de Friedreich consiste, comme celle de l'ataxie ordinaire, en une sclérose des cordons postérieurs, mais la lésion de la maladie de Friedreich se distingue cependant de celle de l'ataxie par quelques caractères particuliers. La sclérose se localise exactement dans les cordons postérieurs, elle envahit très rarement les cordons latéraux et la substance grise, ce qui au contraire est commun à une période avancée de l'ataxie et ce qui explique l'absence de troubles de la sensibilité chez les malades atteints de la forme d'ataxie héréditaire décrite par Friedreich.

La sclérose des cordons postérieurs, qui se limite très exactement latéralement, a au contraire une grande tendance à s'étendre dans le sens longitudinal, ce qui explique l'envahissement rapide des membres supérieurs et l'apparition précoce de l'embarras de la parole et du nystagmus (F. Raymond).

DIAGNOSTIC. — La maladie de Friedreich se rapproche de l'ataxie locomotrice par l'incoordination motrice et de la sclérose en plaques par l'embarras de la parole et par la fréquence du nystagmus. Nous avons déjà fait ressortir, en exposant les symptômes de la maladie, les différences qui existent avec l'ataxie; l'incoordination motrice elle-même, qui constitue le symptôme commun le plus important, n'a pas les mêmes caractères dans les deux maladies; dans la maladie de Friedreich l'incoordination motrice ne s'accompagne pas de douleurs fulgurantes, elle se montre d'emblée comme premier symptôme, et s'étend rapidement aux membres supérieurs; l'incoordination n'augmente pas dans l'obscurité ou lorsqu'on prescrit au malade de fermer les yeux. L'embarras de la parole, le nystagmus, l'incurvation de la colonne vertébrale sont des symptômes presque inconnus dans l'histoire de l'ataxie.

L'incoordination motrice de la maladie de Friedreich est bien différente du tremblement qui caractérise la sclérose en plaques; on n'observe pas, chez les malades qui en sont atteints, les symptômes cérébraux, qui sont si communs dans la sclérose en plaques, enfin la marche des deux maladies est différente; on n'observe pas dans la maladie de Friedreich les périodes de rémission qui ont été souvent notées dans la sclérose en plaques.

Traitement. — Les traitements mis en usage jusqu'ici ont été impuissants à arrêter l'évolution d'ailleurs fort lente de la maladie.

Friedreich. De l'atrophie dégénérative des cordons postérieurs de la moelle (Virchow's Arch., 1863). — Du même. De la forme héréd. de l'ataxie (Même recueil, 1876). - Brousse. De l'ataxie héréditaire, th., Montpellier, 1882. — Schultze (Neurol. Centralbl., 1883, n° 13). — J. Teissier. Un cas de maladie de Friedreich (Soc. de méd. de Lyon et Lyon méd., 1884). — Charcot. Leçon clinique sur l'ataxie héréd. et la sclérose en plaques (Progr. méd., 1884). — G. Musso. Sur la maladie de Friedreich (La Rivista clinica, 1884). — F. Raymond. Article *Tabes dorsalis* (Dict. encycl. des sc. méd.). — Cuche. Étude sur la maladie de Friedreich, th., Lyon, 1887.

SCLÉROSE LATÉRALE AMYOTROPHIQUE

Depuis les travaux de Türck et de Ch. Bouchard, on sait que certaines lésions de l'encéphale ont pour conséquence des dégénérescences secondaires de la moelle qui se caractérisent : au point de vue anatomique, par une sclérose du cordon latéral du côté opposé à la lésion encéphalique, et au point de vue clinique par des contractures des membres paralysés.

La sclérose des cordons latéraux de la moelle peut se présenter comme lésion *primitive*, elle est alors presque toujours symétrique : *sclérose latérale symétrique*, et elle s'accompagne le plus souvent d'atrophie musculaire : *sclérose latérale amyotrophique*. M. Charcot a donné de cette maladie une excellente description que nous devrons nous contenter de résumer.

Étiologie. — Contrairement à ce qui a lieu pour l'ataxie locomotrice, la sclérose latérale paraît se présenter plus souvent chez la femme que chez l'homme; c'est de vingt-six à cinquante ans qu'elle s'observe d'ordinaire; l'humidité et le froid ont été invoqués ici comme pour la plupart des myélites.

Description. — La maladie débute par un affaiblissement des membres supérieurs qui est précédé parfois de douleurs, de fourmillements; la paralysie s'établit lentement, il n'y a pas de fièvre. Les membres supérieurs se prennent souvent l'un après l'autre.

Les muscles paralysés ne tardent pas à s'atrophier; l'atrophie ne procède pas avec l'irrégularité qui caractérise l'atrophie musculaire progressive, on ne voit pas des muscles intacts à côté de muscles détruits, il s'agit d'une atrophie en masse qui s'étend d'une façon uniforme à tous les muscles des membres supérieurs. Les muscles en voie d'atrophie présentent des mouvements fibrillaires; ils se contractent sous l'influence des courants électriques tant que l'atrophie n'est pas complète.

La paralysie et l'atrophie se compliquent bientôt de *contractures* qui constituent le symptôme fondamental de la maladie. Les bras sont appliqués le long du corps, et toute tentative faite pour les en éloigner provoque de vives douleurs; les avant-bras sont demi-fléchis ainsi que les poignets; les mains sont dans la pronation et les doigts se fléchissent si fortement que les ongles s'enfoncent dans les chairs. Lorsque les malades peuvent encore imprimer quelques mouvements à leurs membres contracturés, et qu'on leur ordonne d'élever le bras, le membre est pris d'un tremblement analogue à celui qu'on observe dans la sclérose en plaques et aussi dans certains cas de dégénérescence secondaire de la moelle.

Au bout d'un temps variable, mais qui dépasse rarement six ou neuf mois, les membres inférieurs se prennent à leur tour; comme aux membres supérieurs, il s'agit tout d'abord d'une paralysie incomplète ou *parésie*, mais la phase atrophique fait le plus souvent défaut, l'intégrité des muscles des jambes contraste d'une façon singulière avec l'émaciation et l'atrophie des membres supérieurs. La rigidité musculaire complique bientôt l'affaiblissement des membres inférieurs et rend la marche impossible; les malades étendus dans leur lit ne peuvent plus imprimer aucun mouvement à leurs membres inférieurs qui sont rigides comme des barres de fer; la position la plus commune des membres inférieurs est l'extension avec adduction; les pieds sont dans l'attitude du pied bot varus équin; lorsqu'on essaye d'imprimer des mouvements à l'articulation du cou-de-pied en pressant fortement et à plusieurs reprises sur la plante du pied, on voit se produire un tremblement involontaire ou *trémulation*, qui porte sur la jambe et sur le pied, et qui continue après qu'on a cessé d'agir sur le pied; ce phénomène de la trémulation provoquée du pied (phénomène du pied) se retrouve en même temps que le réflexe du tendon rotulien (phénomène du genou) dans toutes les myélites chroniques qui s'accompagnent de sclérose des cordons latéraux; il précède d'ordinaire l'apparition des contractures.

Les muscles du cou et de la tête peuvent aussi être atteints. La rigidité des muscles du cou immobilise la tête, les malades ne peuvent plus imprimer à leur tête aucun mouvement; quelquefois les muscles élévateurs du maxillaire inférieur sont contracturés, et le mouvement d'écartement des mâchoires étant très limité, l'alimentation devient difficile.

Il n'y a pas de troubles de la miction ni de la défécation, pas de tendance à la formation d'eschares.

L'intelligence est en général conservée, des troubles cérébraux sont notés dans quelques observations; la vue et l'ouïe sont presque toujours intactes. Les troubles de la sensibilité consistent seulement dans des douleurs plus ou moins vives accompagnées d'engourdissement et de fourmillements dans les extrémités.

La mort est ordinairement la conséquence de l'envahissement du bulbe; la paralysie de la langue amène une gêne de la déglutition et une difficulté de l'articulation des mots; la paralysie laryngée rend la parole nasonnée et augmente la gêne de la déglutition; sous l'influence de la paralysie de l'orbiculaire des lèvres la bouche s'élargit, reste entr'ouverte et laisse écouler la salive; les sillons naso-labiaux s'accentuent, la physionomie prend une expression particulière; enfin la paralysie des pneumogastriques entraîne des troubles graves de la respiration et de la circulation et la mort ne tarde pas à se produire. Lorsque nous nous occuperons de la pathologie du bulbe, nous étudierons avec détail ces symptômes; la paralysie bulbaire, qui est l'aboutissant d'un grand nombre de myélites, peut en effet se présenter isolément, elle constitue alors la paralysie labio-glosso-laryngée qui, par sa marche lente et progressive, par l'absence de complication dans les autres parties du système nerveux, se prête bien à l'analyse clinique.

On peut résumer ainsi qu'il suit la marche de la maladie dans les cas réguliers (Charcot) :

Première période. — Parésie des membres supérieurs et atrophie en masse des muscles de ces membres bientôt suivie de contractures.

Deuxième période. — Parésie puis rigidité permanente des membres inférieurs sans atrophie notable.

Troisième période. — Aggravation des symptômes précédents et apparition des signes de paralysie bulbaire.

La marche de la sclérose latérale est assez rapide; six mois ou un an après le début des premiers symptômes, la maladie a souvent parcouru les deux premières périodes; la mort arrive au bout de deux ou trois ans en moyenne (Charcot).

Les anomalies dans la marche de la sclérose latérale ne sont pas nombreuses : les membres inférieurs sont parfois atteints les premiers, ou bien la maladie se limite pendant quelque temps à un seul membre ou aux deux membres du même côté (forme hémiplégique); les phénomènes bulbaires peuvent aussi se produire dès le début.

ANATOMIE PATHOLOGIQUE. — Sur la moelle fraîche on constate une induration grise des cordons latéraux analogue à celle des cordons postérieurs dans l'ataxie locomotrice; les coupes minces pratiquées à différentes hauteurs après durcissement montrent ordinairement les altérations suivantes : dans la région cervicale la sclérose occupe la plus grande partie des cordons latéraux, elle s'étend de chaque côté, en avant jusqu'à la corne antérieure, en arrière jusqu'à la corne postérieure; il existe presque toujours en dehors un mince tractus de substance blanche normale qui sépare les parties sclérosées de la superficie de la moelle. Les petits faisceaux de Türck participent quelquefois à l'altération. A la région dorsale, la sclérose est limitée à la moitié postérieure des cordons latéraux et elle se rapproche en dehors de la superficie de la moelle; enfin, à la région lombaire l'altération est encore moins étendue, elle n'occupe plus guère que le quart postérieur des cordons latéraux et en dehors elle touche à la zone corticale de la moelle.

Les pyramides antérieures du bulbe, continuation des cordons latéraux, sont envahies dans toute leur hauteur par la sclérose que l'on peut poursuivre jusque dans la protubérance annulaire et même dans l'étage inférieur ou *pied* des pédoncules cérébraux.

Dans certains cas l'altération remonte jusqu'aux zones motrices du cerveau; MM. Kahler et Pick ont constaté dans un cas de sclérose latérale amyotrophique une diminution de volume des

circonvolutions de la zone motrice dans les hémisphères cérébraux.

Il résulte également des recherches de Kojewnikoff et de
MM. Charcot et Marie que les altérations de la sclérose latérale
amyotrophique peuvent s'étendre à la capsule interne et même
aux circonvolutions motrices de l'encéphale, l'altération des circonvolutions motrices est caractérisée par l'atrophie des grandes
cellules pyramidales de ces circonvolutions.

La sclérose latérale amyotrophique intéresse donc finalement
le système moteur tout entier depuis les grandes cellules de la
zone motrice de l'encéphale jusqu'aux cellules des cornes antérieures de la moelle et, par l'intermédiaire de ces dernières, les
muscles eux-mêmes.

S'il était prouvé qu'il existe toujours dans la sclérose latérale
amyotrophique des altérations de la zone motrice du cerveau,
cela faciliterait beaucoup la compréhension de cette myélite chronique systématique qui rentrerait dans l'étude des dégénérescences secondaires de la moelle; malheureusement cette interprétation est en désaccord avec la plupart des faits connus, qui
semblent démontrer que la sclérose latérale amyotrophique prend
naissance dans la région cervicale de la moelle et que, quand
elle s'élève jusqu'à l'encéphale, c'est par une marche ascendante
(Debove et Gombault).

Du côté de la substance grise les lésions sont identiques à
celles de l'atrophie musculaire progressive, c'est-à-dire qu'elles
consistent en une atrophie des grandes cellules nerveuses des
cornes antérieures; cette altération prédomine presque toujours
dans la région cervicale, ce qui est en rapport avec la limitation
de l'atrophie aux membres supérieurs. Dans le bulbe les noyaux
de substance grise qui semblent continuer les cornes antérieures
de la moelle (noyaux de l'hypoglosse, du spinal et du facial) sont
également atrophiés.

Les faisceaux pyramidaux croisés sont en rapport dans la
moelle avec les cellules des cornes antérieures; il est donc facile
de comprendre pourquoi la sclérose des cordons latéraux s'accompagne presque toujours d'atrophie musculaire par suite des
altérations secondaires dont les cornes antérieures sont le siège;
es scléroses latérales consécutives aux lésions de la capsule
interne se compliquent quelquefois aussi de lésions des cornes
antérieures et d'atrophie musculaire.

Les lésions des muscles sont un peu différentes de celles qu'on
observe dans l'atrophie musculaire progressive, en ce sens que

l'hyperplasie du tissu conjonctif est plus manifeste. Une lipomatose interstitielle masque parfois l'atrophie des muscles.

DIAGNOSTIC. — On s'explique difficilement que quelques auteurs soutiennent encore l'identité de la sclérose latérale amyotrophique et de l'atrophie musculaire progressive, tant les caractères différentiels de ces deux maladies sont nombreux et précis : dans l'atrophie musculaire progressive on n'observe ni parésie initiale des membres, ni contractures; les muscles sont détruits les uns après les autres, il n'y a pas d'atrophie en masse comme dans la sclérose latérale; enfin l'atrophie musculaire progressive a une marche lente, tandis que la sclérose des cordons latéraux évolue assez rapidement.

La compression de la moelle cervicale peut donner lieu à des symptômes analogues à ceux de la sclérose latérale; la myélite transverse qui se produit alors se complique en effet de sclérose descendante des cordons latéraux et de contractures des membres; mais en général il n'y a pas dans ce cas de lésions des cellules des cornes antérieures et par suite pas d'atrophie musculaire.

Le *pronostic* est très grave; dans tous les cas connus la maladie s'est terminée par la mort.

On a employé sans succès les courants continus, les cautérisations ponctuées le long du rachis, l'iodure de potassium, etc.

CHARCOT. Leçons sur les malad. du syst. nerveux; des amyotrophies spinales. — JOFFROY et CHARCOT. Arch. de physiol., 1866, p. 356. — GOMBAULT. Même rec., 1871-1872, p. 509. — LEYDEN, HALLOPEAU, ROSENTHAL. Op. cit. — GOMBAULT. Etude sur la sclérose latérale amyotroph., th., Paris, 1877. — DEBOVE et GOMBAULT. Contrib. à l'étude de la sclérose latérale amyotroph. (Arch. de physiol., 1879, p. 751). — CHARCOT. Leçons de la Salpêtrière publiées par Brissaud dans le Progrès méd., 1880, p. 1-41. — CHARCOT et MARIE. Deux nouveaux cas de sclérose latérale amyotrophique suivis d'autopsie (Arch. de neurologie, juillet 1885). — A. TACUSSEL. Essai sur le tabes moteur, th., Lyon, 1887. — A. FLORAND. Contrib. à l'étude de la sclérose latérale amyotroph., th., Paris, 1887.

TABES DORSAL SPASMODIQUE

Sous le nom de *tabes dorsal spasmodique*, M. Charcot a décrit une variété de myélite chronique caractérisée principalement par la contracture en extension des membres inférieurs, variété qui avait été entrevue déjà par Ollivier (d'Angers) et par Erb.

ÉTIOLOGIE. — Le tabes dorsal spasmodique s'observe surtout entre trente et quarante ans, il paraît être un peu moins fréquent chez la femme que chez l'homme. L'action prolongée du froid humide est invoquée dans plusieurs observations.

DESCRIPTION. — La symptomatologie est très simple et par cela même elle contraste avec celle des autres myélites chroniques; tout se réduit pour ainsi dire à une contracture des membres inférieurs. Il existe d'abord un état parétique des extrémités inférieures, les malades se plaignent de se fatiguer rapidement, leurs pieds leur paraissent lourds et ils ont quelque peine à les soulever pendant la marche. Bientôt des spasmes musculaires se produisent sous forme d'accès, les membres inférieurs se raidissent momentanément, ou bien ils sont pris, au moment où les malades posent les pieds à terre, d'un mouvement de trépidation. On peut provoquer cette trépidation en relevant brusquement la pointe du pied; mais cette manœuvre échoue dans les cas où la rigidité est très considérable. La trépidation est parfois si marquée dans les deux membres inférieurs, qu'il en résulte des crises convulsives auxquelles on a donné à tort le nom d'*épilepsie spinale*. La percussion du tendon rotulien donne lieu à des réflexes exagérés (Erb).

La contracture s'accentue de plus en plus et elle imprime à la démarche des malades un caractère spécial qui a été parfaitement décrit par Ollivier (d'Angers) et par M. Charcot : « Les membres inférieurs rigides dans toutes leurs articulations, énergiquement appliqués l'un contre l'autre, ne se peuvent séparer qu'à la suite d'efforts où les muscles qui s'insèrent au bassin paraissent jouer le rôle principal et dans lesquels le tronc se renverse en arrière. Les pieds pendant ce temps ne se détachent qu'à grand'peine du sol auquel ils semblent fixés fortement, produisant dans leur mouvement de progression un bruit de frottement, s'accrochant au moindre obstacle, s'embarrassant souvent l'un dans l'autre. Ils sont fréquemment, en outre, agités par la trépidation qui peut s'étendre vers la racine du membre et imprimer même, parfois, au corps tout entier une sorte de vibration. Le malade progresse ainsi aidé d'une canne ou de béquilles, lentement, péniblement. Mais l'allure, toutefois, est assez ferme, et, trait important à relever, contrairement à ce qui aurait lieu dans l'ataxie, elle n'est en rien modifiée par l'occlusion des yeux » (Charcot, *Leç. sur les maladies du système nerveux*, t. II, p. 281).

Il arrive un moment où la marche devient impossible; lorsque les malades sont assis, les jambes au lieu de se fléchir restent absolument rigides dans l'extension et dans l'adduction, les genoux sont serrés l'un contre l'autre, et lorsqu'on réussit à introduire une main entre eux, elle est prise comme dans un ressort. Les pieds sont dans la position du pied bot varus équin.

Il n'y a chez ces malades aucun trouble de la sensibilité; la miction et la défécation s'exécutent régulièrement; la miction est seulement gênée chez la femme par le rapprochement des cuisses. Il n'y a pas de tendance à la formation d'eschares, les muscles ne s'atrophient pas; enfin le sens génital n'est pas atteint comme chez les ataxiques.

Cet état peut rester stationnaire pendant assez longtemps : tantôt la contracture se limite aux membres inférieurs et la mort arrive par suite de complications, telles que la tuberculose pulmonaire; tantôt la maladie s'étend, mais toujours d'une façon tardive, aux membres supérieurs et aux muscles de l'abdomen. Il se produit un état parétique des mains, les doigts se fléchissent involontairement dans la paume de la main, puis la contracture devient permanente et s'étend au poignet, au coude et à l'épaule; les membres supérieurs rigides sont alors appliqués plus ou moins fortement sur les côtés du tronc. La trépidation s'observe plus rarement et d'une façon bien moins nette aux membres supérieurs qu'aux membres inférieurs.

Lorsque les masses sacro-lombaires et les muscles de l'abdomen se prennent, il se produit une ensellure, le ventre est proéminent et dur à la pression.

La marche du tabes spasmodique est progressive mais très lente; il n'est pas rare de voir des malades qui en sont atteints depuis dix ou quinze ans.

Anatomie pathologique. — D'après Charcot, la lésion du tabes spasmodique serait une sclérose primitive des cordons latéraux. Les quelques autopsies qui ont été pratiquées jusqu'ici ne sont pas favorables à la doctrine qui fait du tabes spasmodique une entité morbide distincte des autres espèces de scléroses. Dans plusieurs cas où le diagnostic de tabes spasmodique avait été porté, l'autopsie a révélé les lésions de la sclérose en plaques.

L'existence du tabes spasmodique en tant qu'entité morbide, a été contestée par Riklin, Leyden, Ballet, Popoff, Raymond. Raymond ne trouve à retenir que sept cas de sclérose latérale primitive parmi les observations publiées jusqu'ici, encore ces faits sont-ils pour la plupart sujets à discussion.

DIAGNOSTIC. — Le tabes spasmodique est facile à distinguer de l'ataxie locomotrice, les troubles de la motilité ne sont pas précédés ici par des douleurs fulgurantes, les symptômes céphaliques font défaut ; à la période d'état, les différences ne sont pas moins grandes entre les deux maladies ; l'ataxique marche difficilement, parce qu'il ne peut pas coordonner les mouvements nécessaires à la locomotion ; chez l'homme atteint de tabes spasmodique, la difficulté de la marche résulte de la rigidité des membres inférieurs et de la déformation des pieds qui ne reposent plus que sur la pointe. Chez les ataxiques on ne peut provoquer ni la trémulation des pieds, ni les réflexes tendineux exagérés. L'absence de troubles de la sensibilité, de désordres de la miction et de la défécation, l'intégrité du sens génital, le peu de tendance aux troubles trophiques sont encore des caractères différentiels importants.

Le tabes spasmodique peut être confondu surtout avec les autres formes de myélite chronique qui s'accompagnent de contracture, et ici le clinicien rencontre assez souvent de sérieuses difficultés ; d'une façon générale on peut dire que le tabes spasmodique se caractérise surtout par la monotonie des phénomènes morbides auxquels il donne lieu (Charcot) : il ne s'accompagne ni de troubles de la sensibilité comme la myélite chronique transverse spontanée ou par compression, ni d'atrophie comme la sclérose latérale amyotrophique, ni de symptômes céphaliques comme la sclérose en plaques. Lorsque la sclérose en plaques n'occupe que les cordons latéraux de la moelle, il est très difficile de la distinguer du tabes spasmodique, il est même possible que le tabes spasmodique ne soit qu'une forme spinale de la sclérose en plaques.

Les contractures hystériques surviennent brusquement, elles s'accompagnent d'autres symptômes hystériques : attaques convulsives, hémianesthésie, sensibilité ovarienne, etc.

Le *pronostic* est grave, en ce sens que la maladie ne rétrocède pas et qu'elle donne lieu au bout de quelques années à une impotence presque absolue, mais la vie des malades n'est pas immédiatement menacée ; le tabes spasmodique a, comme nous l'avons dit, une marche lente, et le plus souvent la mort est le fait, non de la myélite elle-même, mais de maladies intercurrentes.

TRAITEMENT. — On conseillera, comme dans l'ataxie locomotrice, l'emploi des courants continus et de l'hydrothérapie. Le bromure de potassium à haute dose diminue la trépidation et les contractures, mais ses effets ne persistent pas. Dans un cas où la maladie était récente, Erb prétend avoir obtenu la guérison par la galvanothérapie.

Erb. Sur un complexus symptomatique peu connu d'origine spinale (Berlin. klin.
Woch., 1875, n° 26). — Betous. Tabes dorsal spasmodique, th., Paris, 1876. —
Charcot. Leç. sur les malad. du syst. nerv., 1877. — O. Berger. Contrib. à l'étude
de la sclérose des cordons latér. (Deutsch. Zeitsch. f prakt. Med., 1877). — Erb. De la
paralysie spinale spastique (Arch. de Virchow, 1877, t. LXX, p. 241). — Leprêtre.
Contrib. à l'étude de l'épilepsie spinale, th., Paris, 1878. — Charcot. Progr. méd.,
1880, p. 287. — Ferrand. Études sur le tabes dorsal spasmodique, th., Paris, 1881.
— Raymond. Art. *Tabes spasmodique* (Dict. encycl. des sc. méd.).

ATROPHIE MUSCULAIRE PROGRESSIVE

La découverte de l'atrophie musculaire progressive appartient
à Duchenne (de Boulogne) qui dans son *Traité de l'électrisation
localisée*, en a donné une description magistrale ; Aran, Cruveilhier et Trousseau ont contribué à faire connaître les caractères
cliniques de la maladie ; enfin les recherches anatomo-pathologiques de MM. Luys, Charcot et Joffroy, Vulpian et Hayem, ont
démontré qu'il ne s'agissait pas d'une maladie primitive des
muscles, comme l'avait cru d'abord Duchenne, ni d'une lésion des
racines antérieures de la moelle suivant l'opinion émise par
Cruveilhier, mais d'une *myélite chronique systématique des cornes
anterieures*, caractérisée principalement par l'atrophie des
grandes cellules nerveuses dites cellules motrices.

Dans ces dernières années, on a publié un certain nombre de
faits qui tendent à démontrer que l'atrophie musculaire peut être
d'origine périphérique et résulter soit de névrites chroniques
multiples sans altérations de la moelle, soit d'une altération primitive des muscles (myopathie atrophique progressive) ; nous
étudierons plus tard cette dernière affection quand nous nous
occuperons des maladies du système musculaire.

ÉTIOLOGIE. - L'atrophie musculaire progressive s'attaque principalement aux adultes ; on l'observe cependant quelquefois chez
les enfants, et chez eux la maladie a une évolution un peu différente de celle qu'elle présente chez l'adulte. L'hérédité joue un
rôle assez important. Les fatigues musculaires exagérées sont
une des causes les mieux démontrées ; en général, l'atrophie
commence par les groupes de muscles qui ont dû fournir la plus
grande somme de travail. Quelques faits démontrent qu'une névrite ascendante peut être le point de départ de l'atrophie musculaire progressive. On a vu aussi quelquefois l'atrophie musculaire progressive se développer chez des individus qui longtemps
auparavant avaient été atteints de paralysie infantile (myélite antérieure aiguë). On conçoit facilement que la sclérose des cornes

antérieures, qui est la lésion de la paralysie infantile, puisse devenir le point de départ de la myélite antérieure chronique systématique qui caractérise l'atrophie musculaire progressive au point de vue anatomique.

DESCRIPTION. — L'atrophie musculaire progressive a au début l'apparence d'une affection locale, d'une paralysie de tel ou tel muscle appartenant presque toujours aux membres supérieurs; les malades se plaignent de ne plus pouvoir exécuter certains mouvements ou du moins de ne les exécuter qu'avec une grande difficulté; il n'y a ni fièvre, ni malaise général, ni douleur d'aucune sorte. Lorsque le muscle atteint est superficiel, l'atrophie se caractérise nettement par la diminution ou la disparition du relief musculaire; on constate de plus, si l'atrophie n'est pas complète, que le muscle peut encore se contracter soit volontairement, soit sous l'influence de l'électricité, seulement les contractions sont d'autant plus faibles que le nombre des fibres saines est moins considérable; en un mot, le phénomène primitif est *l'atrophie;* la paralysie est secondaire ou plutôt elle n'existe à aucun moment, car un muscle *détruit* n'est pas un muscle *paralysé*.

L'irrégularité avec laquelle se produit l'atrophie des muscles est un des principaux caractères de la maladie; tandis que l'atrophie dans la sclérose latérale amyotrophique, par exemple, porte à la fois sur tous les muscles d'un membre, ici on trouve souvent un muscle atrophié au milieu de muscles sains; bien plus, l'atrophie n'atteint parfois que quelques faisceaux d'un muscle, en respectant les faisceaux voisins.

Les muscles en voie d'atrophie présentent souvent des *contractions fibrillaires;* la peau qui les recouvre est soulevée comme par des fils qui se tendraient, puis se relâcheraient au-dessous d'elle; plus rarement ces contractions ont l'apparence de mouvements vermiculaires; il ne faut pas leur attribuer une importance exagérée, car elles ne sont pas constantes dans l'atrophie musculaire et on peut les rencontrer dans d'autres affections, voire même chez des sujets parfaitement sains.

Les déformations et les désordres fonctionnels varient naturellement avec les muscles atrophiés. Les déformations tiennent d'une part à la disparition des masses musculaires, d'autre part à la prédominance d'action des antagonistes des muscles atrophiés. La disparition des muscles est d'autant plus choquante pour l'œil de l'observateur, qu'il ne s'agit pas d'une atrophie en masse et que les muscles voisins de celui qui a disparu ont conservé leur relief normal ; mais l'inspection n'est pas toujours suffisante : une couche graisseuse abondante dissimule quelquefois l'atrophie musculaire, et d'autre part certains muscles profonds, dont l'importance fonctionnelle n'est pas très grande, peuvent disparaître sans produire de déformation appréciable à l'œil et sans que les malades eux-mêmes s'en aperçoivent. Il importe donc d'employer l'électricité pour s'assurer de l'existence des muscles : si l'atrophie est peu avancée, ils se contractent, mais faiblement ; si elle est complète, on n'obtient aucune contraction.

Il est impossible de passer en revue toutes les déformations, tous les désordres fonctionnels qui peuvent être la suite de l'atrophie musculaire progressive, car chaque muscle peut être atteint isolément et chaque muscle a une action spéciale ; heureusement pour le nosographe, la maladie se localise presque toujours, à ses débuts du moins, dans les mêmes muscles, et ce sont naturellement les caractères cliniques du début qu'il importe le plus de connaître afin d'arriver rapidement au diagnostic.

Dans l'immense majorité des cas, l'atrophie musculaire progressive débute par les muscles des membres supérieurs, et plus spécialement par les *petits muscles des mains*. Les muscles de l'éminence thénar s'atrophient les premiers, le relief normal est remplacé par un méplat ; par suite de la disparition du court abducteur du pouce, le premier métacarpien se rapproche du deuxième, les muscles de l'éminence thénar et les interosseux sont affectés ensuite. L'atrophie des interosseux palmaires a pour effet de donner à la main la forme dite *en griffe;* le mécanisme de cette déformation très caractéristique a été bien étudié par Duchenne (de Boulogne). Les interosseux sont fléchisseurs des premières phalanges et extenseurs des deux dernières ; il en résulte que, ces muscles étant détruits, l'action de leurs antagonistes entraîne l'extension des premières phalanges et la flexion des deux dernières. Les espaces intermétacarpiens sont déprimés : quand tous les muscles fléchisseurs et extenseurs des doigts sont atteints, la main prend une forme cadavérique (Duchenne), les avant-bras sont comme desséchés.

L'atrophie, d'abord unilatérale, ne tarde pas à gagner les muscles du côté opposé ; les mêmes muscles sont ordinairement pris aux deux membres.

Parmi les muscles du bras et de l'épaule, le biceps, le brachial antérieur, le deltoïde sont en général atteints de bonne heure, tandis que le triceps brachial ne se prend qu'en dernier lieu ; la disparition du biceps et du deltoïde a pour effet d'empêcher les mouvements de flexion de l'avant-bras sur le bras et ceux d'élévation du bras, d'où une gêne fonctionnelle très considérable, qui équivaut presque à la paralysie complète du membre supérieur ; l'absence des reliefs normaux du deltoïde et du biceps donne aux membres un aspect tout à fait caractéristique.

Quelques muscles du tronc sont presque toujours atrophiés en même temps que ceux des membres supérieurs, la portion inférieure du trapèze est atteinte une des premières ; il en résulte que le bord spinal de l'omoplate est plus éloigné de la ligne médiane du côté malade que du côté sain, et que le moignon de l'épaule est abaissé ; la portion claviculaire du trapèze est au contraire, dans la plupart des cas, l'*ultimum moriens* des muscles du tronc.

L'atrophie s'étend progressivement aux pectoraux, aux grands dorsaux, aux rhomboïdes, aux angulaires des omoplates, aux extenseurs et aux fléchisseurs de la tête, aux sacro-spinaux, aux grands dentelés, aux muscles de l'abdomen, enfin aux muscles servant à la respiration.

L'atrophie des pectoraux, des grands dorsaux et des grands dentelés donne à la poitrine un aspect décharné très caractéristique, surtout lorsque les muscles voisins ont été épargnés et qu'ils servent au contraste.

La disparition des grands dentelés donne lieu à une gêne dans les mouvements d'élévation des bras et à une attitude vicieuse des omoplates, qui ne sont plus maintenues contre la paroi thoracique ; pendant les mouvements d'élévation des bras, il se produit de profondes dépressions entre les omoplates et la cage thoracique : c'est l'exagération des *scapulæ alatæ* que l'on trouve chez les phthisiques.

L'atrophie des muscles de la nuque a pour conséquence la flexion permanente de la tête.

La destruction des muscles sacro-spinaux donne lieu, comme celle des muscles de la paroi abdominale à une incurvation de la colonne vertébrale ou *lordose*, qui a pour effet de déplacer le centre de gravité et pour but d'éviter les chutes ; dans les cas où les extenseurs du tronc (sacro-spinaux) font défaut, la ligne de gravité du tronc conduite verticalement de la première apophyse épineuse dorsale tombe en arrière du sacrum, tandis que dans les cas d'atrophie des muscles de la paroi antérieure de l'abdomen cette ligne de gravité tombe en avant du sacrum (Duchenne).

L'atrophie du diaphragme entraîne une dyspnée considérable ;

la voix est faible, la respiration très courte, la moindre bronchite suffit dans cet état pour amener la mort. Lorsque les intercostaux sont pris en même temps que le diaphragme, la mort par asphyxie est inévitable ; lorsqu'ils sont pris isolément, le diaphragme suffit à entretenir la respiration qui présente le type abdominal ; la partie supérieure de la cage thoracique ne se dilate plus, la voix est faible, les malades ne peuvent plus ni chanter, ni crier, ni souffler avec force. La poitrine se rétrécit chez les sujets dont les intercostaux ne fonctionnent plus, elle s'élargit au contraire à la suite de l'atrophie du diaphragme (Duchenne).

Les muscles des membres inférieurs ne sont presque jamais atteints qu'à la période ultime de la maladie et bien longtemps après que l'atrophie des membres supérieurs a commencé ; deux fois seulement sur cent cinquante-neuf cas, Duchenne a vu l'atrophie musculaire débuter par les membres inférieurs en attaquant les muscles fléchisseurs du pied sur la jambe.

Les muscles servant à la mastication, les abaisseurs de la mâchoire en particulier, sont quelquefois atteints par l'atrophie ; les mouvements d'abaissement de la mâchoire inférieure deviennent difficiles ou impossibles, les malades portent la mâchoire inférieure en avant, probablement à l'aide des ptérygoïdiens, et c'est dans l'intervalle laissé libre entre les dents supérieures et les inférieures qu'ils parviennent à faire pénétrer à grand'peine des aliments liquides.

En général, il n'existe chez les malades atteints d'atrophie musculaire progressive aucun trouble de la sensibilité. Cependant Duchenne a noté dans quelques cas une diminution de la sensibilité cutanée au niveau des parties atrophiées.

Les altérations trophiques de la peau et des articulations sont très rares . un malade que l'un de nous a observé à la clinique de Duchenne présentait des groupes de vésicules et un état lisse de la peau sur quelques parties des mains.

La température des membres s'abaisse lorsque l'atrophie a détruit un certain nombre de muscles.

L'intelligence reste intacte jusqu'à la fin.

Il n'y a aucun trouble de la miction ni de la défécation.

La marche de l'atrophie musculaire est en général très lente ; dans des cas exceptionnels, la maladie arrive à sa période ultime en moins de deux ans. L'atrophie peut se limiter pendant dix ou douze ans aux muscles de l'éminence thénar par exemple. Alors même qu'un grand nombre de muscles sont détruits, la vie n'est pas menacée tant que les muscles essentiels à l'acte respiratoire sont conservés ; il est heureusement rare que le diaphragme et les intercostaux soient atteints les premiers.

L'atrophie musculaire progressive s'observe parfois chez les enfants ; elle débute en général entre cinq et sept ans par l'*atrophie des muscles de la face :* l'orbiculaire des lèvres se prend tout d'abord et son défaut de contractilité occasionne un épaississement des lèvres ; la physionomie exprime l'hébétude au repos ; pendant le rire, qui a un caractère sardonique, les joues s'aplatissent ; l'articulation des labiales est difficile. Plus tard l'atrophie gagne les muscles des membres supérieurs, le tronc et en dernier lieu les membres inférieurs (Duchenne).

Eulenburg, Eichorst, Hammond, Charcot ont publié dans ces dernières années un certain nombre de cas de paralysie musculaire atrophique de l'enfance, qui diffèrent notablement des formes classiques de l'atrophie musculaire et qui paraissent constituer une variété assez bien définie au point de vue clinique ; le nom de *paralysie juvénile atrophique des extrémités* a été proposé pour désigner cette maladie.

Cette paralysie atrophique des extrémités débute presque toujours dans l'enfance ; elle atteint souvent plusieurs membres d'une même famille.

L'atrophie commence par les muscles des pieds et des jambes ; les muscles du tronc et de la face sont en général épargnés. Après un intervalle plus ou moins long, la paralysie atrophique s'étend assez souvent aux muscles des extrémités supérieures. Les muscles en voie d'atrophie présentent des contractions fibrillaires, et les extrémités malades sont souvent le siège de troubles vaso-moteurs.

ANATOMIE PATHOLOGIQUE. — On a placé tour à tour les lésions de l'atrophie musculaire dans les muscles, dans les nerfs, dans les racines antérieures, enfin dans les cornes antérieures de la moelle ; aujourd'hui il paraît démontré que les altérations de la moelle constituent la lésion primitive, fondamentale de l'atrophie musculaire progressive, et que les lésions des racines antérieures, des nerfs et des muscles sont secondaires ; il faut donc renverser l'ordre chronologique dans lequel ces altérations ont été découvertes et donner la première place à la lésion qui a été décrite en dernier lieu, c'est-à-dire à la myélite des cornes antérieures.

Sur les coupes de la moelle fraîche provenant des sujets morts d'atrophie musculaire progressive, on constate parfois un état comme gélatineux des cornes antérieures ; le plus souvent l'examen histologique révèle seul les altérations de la moelle, qui, à l'œil nu, présente des caractères normaux. Cet examen montre ce qui suit : les cornes antérieures se font remarquer par leur pauvreté en grandes cellules nerveuses; celles des cellules motrices qui n'ont pas complètement disparu ont perdu leurs prolongements, elles sont devenues globuleuses, petites, pigmentées. Dans l'intervalle des cellules la névroglie est épaissie, riche en noyaux de nouvelle formation et les vaisseaux capillaires sont dilatés. L'inflammation prend-elle naissance dans les éléments nerveux eux-mêmes ou dans la névroglie? Ici, comme pour la myélite antérieure aiguë, les deux opinions peuvent se soutenir.

L'altération des cellules motrices n'existe que dans les régions de la moelle qui envoient des nerfs aux muscles atrophiés, c'est-à-dire que, si les muscles des membres inférieurs ont été respectés, on ne constatera aucune lésion au niveau du renflement dorsolombaire; sur une même coupe de la moelle on trouve souvent des groupes de cellules intactes à côté de cellules profondément altérées, ce qui concorde avec l'envahissement si irrégulier des muscles.

Les cordons antérieurs présentent assez souvent des traces de sclérose sur le trajet intra-médullaire des racines antérieures des nerfs spinaux, et ces racines elles-mêmes sont atrophiées, réduites à la moitié ou au tiers de leur volume normal, grisâtres. Cette dégénérescence des racines antérieures se poursuit quelquefois assez loin dans les nerfs; les nerfs phréniques en particulier sont habituellement grêles et grisâtres. Lorsqu'on étudie au microscope les racines antérieures ou les nerfs altérés, on constate que les tubes nerveux sont en beaucoup moins grand nombre qu'à l'état normal, et que le tissu conjonctif est au contraire beaucoup plus abondant. Dans les tubes nerveux en voie d'atrophie, les cylindres d'axe ont disparu, la myéline est fragmentée, et il existe une prolifération des noyaux de la gaine. Ces altérations ont une grande analogie avec celles qui se produisent dans le bout périphérique des nerfs coupés, et l'on est autorisé à croire qu'elles sont de même nature que ces dernières; les expériences de Waller démontrent en effet que les nerfs moteurs ont leurs centres trophiques dans les cornes antérieures.

Les autres parties du système nerveux cérébro-spinal sont à l'état sain, ainsi que le grand sympathique.

D'après les recherches de Debove, de Joffroy et de Leyden, à côté de cette atrophie musculaire progressive d'origine centrale due à une téphro-myélite systématique, il faudrait faire une place à une autre espèce d'atrophie musculaire progressive qui présente avec la première les plus grandes analogies cliniques, mais qui s'en éloigne beaucoup au point de vue anatomique, car elle est due à des névrites parenchymateuses généralisées sans altération de la moelle.

Sur le cadavre les muscles dégénérés présentent une coloration rosée ou feuille morte, d'autant plus remarquable que des muscles rouges normaux se trouvent à côté des muscles malades; souvent même l'altération ne porte que sur quelques faisceaux des muscles; on dirait que des fragments de muscles de grenouille ou de poisson ont été interposés aux muscles rouges de l'homme.

Les altérations histologiques des muscles peuvent se résumer ainsi : les fibres musculaires diminuent de volume, les stries tendent à disparaître, puis le contenu des fibres devient granuleux ou granulo-graisseux; ce qui domine, c'est l'*atrophie simple* des fibres musculaires; on observe parfois des traces de prolifération du tissu conjonctif ou bien une lipomatose interstitielle, qui pendant la vie masque en partie l'atrophie.

DIAGNOSTIC. — Le diagnostic différentiel avec les autres variétés de myélites ne présente pas de difficultés; on ne confondra l'atrophie musculaire progressive ni avec la myélite antérieure aiguë, dont le début est brusque, qui s'accompagne de fièvre et dans laquelle une paralysie souvent très étendue est le symptôme initial; ni avec la paralysie spinale ascendante, dont la marche est beaucoup plus rapide, et dans la symptomatologie de laquelle les phénomènes paralytiques jouent le principal rôle. La sclérose latérale amyotrophique avec l'état parétique initial et les contractures qui la caractérisent diffère considérablement de l'atrophie musculaire progressive; on trouve aussi dans la manière dont se produit l'atrophie des muscles, dans les deux maladies, un signe diagnostique important : chez les malades atteints de sclérose latérale amyotrophique, il y a une atrophie en masse des muscles des membres supérieurs, tandis que dans l'atrophie musculaire progressive la destruction se produit avec une grande irrégularité.

Les lésions de quelques nerfs donnent lieu à des atrophies partielles et à des déformations qui ont fait croire plus d'une fois à l'existence d'une atrophie musculaire progressive.

La compression du nerf cubital, par exemple, entraîne la paralysie des interosseux et une déformation en griffe de la main analogue à celle que produit l'atrophie musculaire progressive. La paralysie du cubital est assez souvent la suite de la compression de ce nerf; on la voit survenir chez les ouvriers qui ont toujours le coude appuyé sur un corps dur, ou bien chez des personnes qui ont eu d'anciennes fractures du coude ou de l'épitrochlée; il existe en général de la névrite, de la douleur, puis de l'anesthésie dans les parties de la peau innervées par le cubital; l'atrophie se limite exactement aux muscles qui reçoivent leurs nerfs du cubital au-dessous de sa lésion : les muscles de l'épaule, du bras, ceux de la main du côté opposé, etc., sont parfaitement sains. Duchenne fait remarquer de plus que, dans la griffe consécutive à la lésion du cubital, les deux derniers doigts sont plus crochus que les premiers, tandis que dans l'atrophie musculaire progressive la griffe est également prononcée pour tous les doigts. Les deux premiers lombricaux étant innervés par le nerf médian et ayant une action analogue à celle des interosseux, on conçoit que dans la paralysie du nerf cubital la déformation soit moins grande pour les deux premiers doigts que pour les derniers (Duchenne, *De l'électris. local.*, 3ᵉ édit., p. 542. — Panas, *De la paralysie du nerf cubital*, Acad. de méd., 13 février 1877).

La paralysie atrophique ou rhumatismale atrophique du deltoïde peut aussi faire croire à l'existence de l'atrophie musculaire progressive; il suffit de rappeler que la paralysie atrophique du deltoïde s'accompagne de douleurs très vives.

Les déformations des mains dans le rhumatisme articulaire chronique ont une grande analogie avec celles qui se produisent sous l'influence de l'atrophie musculaire progressive, mais les douleurs et les tuméfactions articulaires ne peuvent pas laisser de doute sur la véritable nature de la maladie.

Les paralysies saturnines portent spécialement sur les extenseurs des doigts, qui sont paralysés, non atrophiés; la perte rapide de la contractilité électrique, les antécédents morbides des malades, leur profession, l'existence du liséré plombique des gencives, facilitent du reste le diagnostic.

Certaines formes de lèpre s'accompagnent d'une déformation en griffe des mains (Duchenne).

Le *pronostic* de l'atrophie musculaire progressive est très grave; les muscles de la respiration finissent toujours par être envahis et les malades succombent à l'asphyxie; mais, ainsi que nous l'avons déjà dit, la marche de la maladie est le plus souvent très lente; l'atrophie peut se limiter pendant longtemps à un petit nombre de muscles des membres supérieurs et subir des temps d'arrêt très prolongés dans son évolution progressive. Lorsque l'atrophie a débuté à la suite de fatigues, dans des muscles soumis à un travail excessif, le pronostic est meilleur que dans les cas où elle se développe sous l'influence d'une prédisposition individuelle assez souvent héréditaire (Duchenne).

TRAITEMENT. — L'électricité constitue le principal agent thérapeutique et le plus efficace que l'on puisse opposer à l'atrophie musculaire progressive ; on ne guérit pas la maladie, mais on ralentit son évolution et l'on prolonge de beaucoup l'existence des malades.

Il est bon d'employer alternativement les courants interrompus qui excitent la vitalité des muscles et les courants continus qui agissent sur la moelle. Duchenne a formulé les règles suivantes pour la faradisation localisée des muscles :

1° Promener les rhéophores humides, aussi rapprochés l'un de l'autre que possible, sur la surface de chacun des muscles malades, avec un courant d'induction à tension plus ou moins grande, de manière que l'excitation puisse atteindre tous les éléments anatomiques qui entrent dans la composition de ces muscles ;

2° Exciter en général modérément les muscles et appliquer un courant à intermittences éloignées ;

3° Faradiser seulement ceux des muscles atrophiés qui répondent encore à l'excitation électrique ; parmi ces derniers, faradiser de préférence ceux dont les fonctions sont le plus utiles à l'usage des membres ; enfin terminer chaque séance par la faradisation légère des muscles les plus importants parmi ceux qui sont menacés par la marche envahissante de l'atrophie.

Les muscles complètement atrophiés ne se régénèrent pas ; mais, tant qu'il existe dans un muscle malade des faisceaux contractiles, ces faisceaux peuvent devenir le noyau d'autres faisceaux musculaires, dont le volume augmente peu à peu sous l'influence de la faradisation localisée.

Le courant continu sera appliqué sur la colonne vertébrale, comme il a été dit à propos de l'ataxie locomotrice.

Si l'atrophie musculaire est survenue à la suite de fatigues, si elle porte particulièrement sur certains muscles soumis, de par la profession du malade, à un travail excessif, on prescrira le repos ou un changement de profession.

On soumettra les malades à un traitement général tonique et reconstituant.

ARAN. Rech. sur une maladie non encore décrite du syst. musculaire (Arch. de méd., 1850 . — DUCHENNE (de Boulogne). Arch. de méd., 1853. — Du même. De la physiologie des mouvements. Paris, 1867. — Du même. Traité de l'électrisation localisée, 3e édit .

1872, p. 486. — CRUVEILHIER. Sur la paralysie musc. progressive atrophique (Arch. de méd., 1853-1856). — HÉRARD et LUYS. Gaz. méd. de Paris, 1860. — VULPIAN. Union méd., 1863. — J. SIMON. Art. *Atrophie musc. progress.*, in Diction. de méd. et de chir. prat., 1866. — DUMÉNIL. Nouveaux faits relatifs à la pathogénie de l'atrophie musc. progress. (Gaz. hebd., 1867). — HAYEM. Note sur un cas d'atrophie musculaire progress. avec lésions de la moelle (Arch. de physiol , 1867). — OLLIVIER. Des atrophies musc., th. d'agrég., Paris, 1869. — CHARCOT et JOFFROY. Deux cas d'atrophie musc. progressive avec lésions de la subst. grise et des faisceaux antéro-latéraux (Arch. de physiol., 1869). — CHARCOT. Note sur un cas d'atrophie musc. spinale protopathique (Arch. de physiol., 1875). — BOURCERET. Note sur quelques cas d'atrophie musc. (Arch. de phys., 1876). — ROSENTHAL. Op. cit. — DEBOVE. Note sur un cas d'atrophie musc. protopathique (Progr. méd., 1878, p. 856). — JOFFROY. De la névrite parenchym. spontanée, généralisée ou partielle (Arch. de physiol., 1879). — TROUSSEAU. Clinique méd., 7e édit., 1882. — LANDOUZY et DÉJERINE. De la myopathie atrophique progressive (Rev. de méd., 1885). — CHARCOT et MARIE. Sur une forme particulière d'atrophie muscul. progress. (Rev. de méd., 1886). — JOFFROY. Même sujet (Soc. des hôpit., 23 avril 1886). — P. PARISOT. Pathogénie des atrophies musc., th. d'agrég., Paris, 1886.

SCLÉROSE EN PLAQUES

La sclérose en plaques a été confondue pendant longtemps avec d'autres maladies du système nerveux, notamment avec la paralysie agitante. Cruveilhier a figuré dans son magnifique *Atlas* les lésions de la sclérose en plaques; à MM. Vulpian et Charcot revient le mérite d'avoir tracé le tableau clinique de la maladie, qui a pris définitivement place dans le cadre nosologique. La thèse d'Ordenstein (1868) et le mémoire publié en 1869 par MM. Bourneville et Guérard ont beaucoup contribué à faire connaître la sclérose en plaques.

Les plaques de sclérose sont quelquefois limitées à la moelle, mais c'est là une exception assez rare ; le plus souvent elles occupent aussi l'encéphale, la protubérance et le bulbe : il s'agit donc, non d'une myélite simple, mais d'une maladie des centres nerveux ; les symptômes spinaux ont du reste la première place dans la plupart des cas.

ÉTIOLOGIE. — La sclérose en plaques débute de vingt à vingt-cinq ans ; elle a été observée cependant chez des sujets âgés de quatorze à seize ans ; à partir de trente ans elle devient rare ; sa fréquence paraît plus grande chez la femme que chez l'homme. Le froid humide et les impressions tristes, les chagrins prolongés, sont les circonstances étiologiques invoquées dans le plus grand nombre des cas.

La sclérose en plaques s'observe assez souvent chez les enfants vers l'âge de trois à quatre ans. Les manifestations cliniques chez les enfants sont analogues à celles qui s'observent chez l'adulte.

Description. — Les plaques de sclérose peuvent se disséminer sur tous les points des centres nerveux ; on comprend donc que la symptomatologie de la maladie qui nous occupe soit assez variable ; suivant que les lésions se limitent à l'encéphale ou à la moelle, ou bien qu'elles envahissent à la fois l'encéphale et la moelle, on a les formes *cérébrale*, *spinale* et *cérébro-spinale* ; cette dernière, étant de beaucoup la plus fréquente, doit servir de type pour la description de la maladie.

L'affaiblissement des membres inférieurs ou seulement de l'un d'eux est en général le premier phénomène morbide accusé par les malades ; la marche est fatigante, peu assurée, les faux pas sont fréquents ; il n'existe pas de troubles de la sensibilité, pas d'anesthésie, pas de douleurs fulgurantes : quelques malades accusent seulement une sensation d'engourdissement et parfois des fourmillements dans les membres paralysés.

La paralysie se produit le plus souvent d'une façon lente et progressive ; quelquefois elle augmente assez brusquement dans l'un des membres inférieurs ; il peut arriver aussi que l'état des malades s'améliore à ce point qu'ils se croient guéris pendant un certain temps.

La paraplégie est presque toujours incomplète. Les membres supérieurs ne sont généralement envahis qu'à une période assez avancée.

Des symptômes *céphaliques* peuvent marquer le début de la maladie comme dans l'ataxie locomotrice : parmi les plus fréquents il faut citer : l'*amblyopie*, la *diplopie* et le *nystagmus*. L'amblyopie n'aboutit presque jamais à une cécité complète et l'examen ophthalmoscopique révèle rarement une atrophie de la papille analogue à celle des ataxiques. Le nystagmus est un symptôme important de la sclérose en plaques, car il se rencontre environ dans la moitié des cas et il est exceptionnel dans les autres myélites ; les yeux oscillent sans cesse de droite à gauche et de gauche à droite ; le mouvement s'exagère lorsque les malades fixent attentivement un objet.

Il existe assez souvent des vertiges ; dans quelques cas on a noté l'existence de crises gastriques, analogues à celles des ataxiques.

Au bout d'un temps variable on voit apparaître deux des symptômes les plus caractéristiques de la sclérose en plaques : le *tremblement* et l'*embarras de la parole*.

Les caractères du tremblement méritent de nous arrêter. Lorsque les malades sont couchés dans leur lit et au repos com-

plet, on n'observe aucune trace de tremblement, les membres
sont immobiles ; pour rendre apparent le désordre musculaire,
il suffit de faire exécuter un mouvement. On présente, par
exemple, au malade un verre rempli d'eau à moitié et on lui
ordonne de le porter à ses lèvres ; dès que le malade s'est emparé
du verre, son bras est pris d'un tremblement rythmique dont les
oscillations deviennent d'autant plus grandes que le verre
approche davantage des lèvres, si bien que l'eau est projetée ou
que le verre vient heurter les dents. Contrairement à ce qui a
lieu chez les choréiques, qui ne sont pas maîtres de leurs mouvements et qui portent à leur oreille ou à leur front une cuiller ou
un verre destiné à leur bouche, la direction générale du mouvement persiste chez les malades atteints de sclérose en plaques.
Le tremblement, si manifeste lorsqu'il s'agit de mouvements un
peu étendus, est au contraire nul ou peu marqué dans les mouvements d'une faible amplitude, tels que ceux que nécessite
l'action d'écrire, d'effiler du linge, etc.

Le tremblement ne se limite pas aux membres supérieurs, il
s'étend aux membres inférieurs et aux muscles du tronc et du
cou ; pendant la marche l'agitation est générale ; le tremblement
peut même persister dans la tête lorsque les malades sont assis :
les muscles du tronc et du cou sont en effet à l'état de contraction dans cette position, surtout si la tête ne repose pas sur un
oreiller ; pour obtenir le relâchement musculaire complet, il est
nécessaire de faire coucher les malades. Sous l'influence de
l'émotion, le tremblement s'exagère assez souvent.

L'embarras de la parole ressemble beaucoup à celui qu'on
observe dans la paralysie générale : la parole est lente, traînante,
« les mots sont comme scandés, il y a une pause entre chaque
syllabe et celles-ci sont prononcées lentement » (Charcot. *Leçons
sur les mal. du syst. nerv.*, t. 1, p. 208). Cet embarras de la parole s'aggrave peu à peu et il arrive un moment où les malades
ont beaucoup de peine à se faire comprendre.

Il n'existe, en général, à la période d'état, aucun trouble de
l'intelligence ; les fonctions de la vessie et du rectum s'accomplissent régulièrement, on ne voit se produire ni eschares ni
atrophie musculaire.

Des contractures remplacent peu à peu les paralysies ; la raideur des membres inférieurs est d'abord intermittente : elle se
produit sous forme d'accès, puis elle devient permanente ; les
membres inférieurs sont dans l'extension et l'adduction, les pieds
ont l'attitude du varus équin ; la rigidité est telle que chez cer-

tains malades, en soulevant l'un des membres inférieurs, on soulève toute la partie inférieure du tronc. C'est en somme l'état qui a déjà été décrit à propos du *tabes spasmodique*, seulement ici il se complique d'un grand nombre d'autres symptômes, au lieu de se présenter isolément. En pressant sur la pointe des pieds contracturés on fait apparaitre la trémulation, et quelquefois ce tremblement provoqué, bien distinct de celui qui se produit à l'occasion des mouvements voulus, se propage d'un membre à l'autre (épilepsie spinale).

Dans les cas assez rares où la contracture s'étend aux membres supérieurs, ceux-ci sont dans l'extension forcée et appliqués sur les côtés du tronc.

Le tremblement et l'embarras de la parole vont en s'aggravant; le désordre des mouvements est tel que les malades ne peuvent plus faire usage de leurs mains pour se nourrir; le tremblement ne disparaît que lorsque la contracture immobilise les membres.

Le faciès des malades a un caractère singulier : il exprime l'hébétude ou la stupeur, le regard est vague, les lèvres sont entr'ouvertes; l'intelligence s'affaiblit de plus en plus, la mémoire se perd, les facultés affectives s'émoussent, les malades sont indifférents à tout ce qui les entoure, ils pleurent ou rient sans motif, quelquefois on observe le délire des grandeurs ou la lypémanie.

Les malades succombent fréquemment à la pneumonie ou à la tuberculose pulmonaire. A cette période ultime il n'est pas rare non plus d'observer des eschares ou bien des cystites purulentes qui hâtent la terminaison fatale. La mort arrive quelquefois avec des symptômes de paralysie bulbaire; dans ces cas on trouve à l'autopsie des plaques de sclérose sur le plancher du quatrième ventricule.

FORMES RARES. COMPLICATIONS.— *Forme spinale.* Les symptômes céphaliques font défaut, ainsi que l'embarras de la parole ; la maladie peut prendre la forme hémiplégique ou bien la forme paraplégique ; elle a alors une grande ressemblance avec le tabes spasmodique. Dans la *forme cérébrale* ce sont au contraire les symptômes céphaliques qui dominent, le tremblement des membres fait défaut, les troubles de l'intelligence se produisent de bonne heure et font ressembler la maladie à la paralysie générale.

Parmi les symptômes insolites qui viennent quelquefois compliquer la marche de la sclérose en plaques, nous citerons les *attaques apoplectiformes*, l'*ataxie* et l'*atrophie musculaire*. Les attaques apoplectiformes, analogues à celles qui se produisent dans un grand nombre d'affections cérébrales, s'accompagnent de perte de connaissance avec résolution complète des membres, leur durée est en général assez courte; des attaques convulsives, épileptiformes, peuvent également se produire. Quelques malades ont la démarche des ataxiques et se plaignent de douleurs fulgurantes, d'autres sont pris d'atrophie musculaire progressive; on conçoit facilement que ces complications surviennent lorsque les plaques de sclérose envahissent les cordons postérieurs dans une certaine étendue, ou les cornes antérieures.

La durée moyenne de la sclérose en plaques est de six à dix ans.

ANATOMIE PATHOLOGIQUE. — Les plaques de sclérose, très faciles à voir à l'œil nu, sont disséminées irrégulièrement; elles ont cependant des endroits de prédilection : dans le cerveau les ilots de sclérose siègent dans les couches profondes de la substance grise, et ne se voient par conséquent que sur des coupes ; il est très fréquent d'en rencontrer dans le corps calleux, sous l'épendyme des ventricules, sur les pédoncules cérébraux, sur la protubérance et le bulbe, particulièrement au niveau du plancher du quatrième ventricule. Les bandelettes optiques, les nerfs optiques et olfactifs subissent, dans bon nombre de cas, la transformation scléreuse ; on est souvent surpris de trouver une dégénérescence profonde des nerfs optiques sur des sujets dont la vue était seulement affaiblie. Dans la moelle, les plaques occupent de préférence les cordons antéro-latéraux: elles sont en général superficielles ; la substance grise n'est envahie qu'à une période très avancée de la maladie. Les sillons de la moelle ne sont pas respectés comme dans les scléroses fasciculées ou systématiques; une plaque de sclérose, après avoir envahi les cordons antéro-latéraux, peut très bien s'étendre aux cordons postérieurs. Il est à noter qu'il ne se produit pas de dégénérescences secondaires de la moelle comme dans les cas de sclérose transverse. Les plaques ont le plus souvent une forme arrondie ; la consistance du tissu nerveux est augmentée à leur niveau; leur coloration est grisâtre, analogue à celle de la substance grise; à l'air elles deviennent jaunâtres ou bien même elles prennent une teinte rosée.

La sclérose en plaques est caractérisée comme les autres scléroses par une végétation luxuriante du tissu conjonctif; mais, tandis que les éléments nerveux et en particulier les cylindres d'axe sont détruits de bonne heure dans les autres variétés de scléroses, on les retrouve intacts pendant longtemps dans les plaques de sclérose. Cette intégrité des cylindres d'axe explique comment les fonctions des nerfs envahis ne sont pas nécessairement abolies, et aussi comment la paralysie des membres présente des améliorations temporaires qui ne sont aussi marquées dans aucune autre espèce de sclérose. On trouve dans les plaques, outre le tissu conjonctif et les cylindres d'axe, des granulations graisseuses, des fragments de myéline et des corps granuleux.

L'anatomie pathologique explique bien certains symptômes de la sclérose en plaques; l'embarras de la parole et les phénomènes bulbaires qui se produisent dans quelques cas sont évidemment la conséquence des plaques situées sur le plancher du quatrième ventricule; la parésie des membres et les contractures dépendent des plaques situées sur les cordons antéro-latéraux; quant au tremblement, l'explication suivante, proposée par M. le professeur Charcot, est assez plausible : les cylindres d'axe peuvent encore transmettre les ordres de la volonté; mais, dépouillés de leur myéline, ils ne remplissent plus convenablement leurs fonctions, ainsi qu'il arrive pour des fils télégraphiques qui ne sont pas bien isolés.

Diagnostic. — La sclérose en plaques à forme cérébro-spinale, caractérisée par : l'affaiblissement des membres inférieurs, par le nystagmus, le tremblement accompagnant les mouvements intentionnels et l'embarras de la parole, est d'un diagnostic facile; la paralysie agitante, qui a été pendant longtemps confondue avec elle, ne donne lieu ni aux symptômes céphaliques, ni à une paralysie aussi prononcée et aussi précoce des membres, ni aux contractures secondaires, ni à l'embarras de la parole; quant au tremblement qui est commun aux deux maladies, il présente dans la paralysie agitante des caractères bien différents de ceux du tremblement de la sclérose en plaques : il persiste à l'*état de repos* et se traduit par des oscillations régulières et non par des secousses rythmiques; la paralysie agitante est compatible avec une longue existence, tandis que la sclérose en plaques a une marche progressive et relativement rapide. Nous aurons l'occasion de revenir plus tard sur les caractères de la paralysie agitante (voy. *Névroses*).

Dans l'ataxie locomotrice, le nystagmus et l'embarras de la parole font défaut; on observe au contraire : des douleurs fulgurantes, de l'anesthésie, et une incoordination motrice sans parésie des membres inférieurs, qui ne figurent pas parmi les symptômes ordinaires de la sclérose en plaques; les plaques de sclérose peuvent, il est vrai, envahir dans une certaine étendue les cordons postérieurs et donner lieu à une véritable ataxie. A une période avancée de la sclérose fasciculée des cordons postérieurs, il existe assez souvent une incoordination des membres supérieurs, qui se produit seulement à l'occasion des mouvements intentionnels et qui ressemble au tremblement de la sclérose en plaques. Avec un peu d'attention on arrive cependant à reconnaître encore des différences entre les mouvements saccadés et exagérés de l'ataxique et le tremblement du malade atteint de sclérose en plaques. Lorsque l'ataxique veut saisir un objet, ses doigts s'écartent et se mettent en extension forcée, l'objet est saisi par un mouvement de flexion brusque et presque convulsif; on n'observe rien d'analogue dans la sclérose en plaques; l'obscurité augmente l'incoordination motrice dans l'ataxie, tandis qu'elle n'agit pas sur le tremblement de la sclérose en plaques (Charcot).

La paralysie générale progressive ne s'accompagne pas de tremblement, et les troubles intellectuels sont en général beaucoup plus marqués que dans la sclérose en plaques; néanmoins le diagnostic différentiel de ces deux maladies présente de très sérieuses difficultés lorsque la sclérose en plaques prend la forme cérébrale.

Dans les cas où la sclérose en plaques se limite à la moelle, il est facile de la confondre avec la myélite diffuse, avec la myélite transverse par compression, ou encore avec le tabes spasmodique; l'absence de troubles de la sensibilité et d'altérations trophiques précoces dans la sclérose en plaques, l'existence de paralysies incomplètes et variables dans leur intensité, constituent les meilleurs caractères différentiels lorsque les symptômes céphaliques, l'embarras de la parole et le tremblement font défaut.

Le *pronostic* est très grave : la sclérose en plaques a presque toujours une marche progressive; cependant, depuis que l'on a appris à la mieux connaître et que les observations se sont multipliées, on a constaté que dans certains cas il y avait des temps d'arrêt, des rémissions plus ou moins complètes et parfois assez persistantes.

Traitement. — L'hydrothérapie et les courants continus employés comme dans l'ataxie locomotrice sont les seuls moyens de traitement qui aient donné quelques résultats favorables. Le nitrate d'argent est contre-indiqué par les contractures; au début de la maladie, il donne lieu parfois à des améliorations temporaires; ces améliorations peuvent, il est vrai, se produire spontanément, ce qui rend très difficile l'appréciation des résultats obtenus.

CRUVEILHIER. Atlas d'anat. pathol., 22ᵉ et 23ᵉ livraisons in-folio. — VULPIAN. Note sur la sclérose en plaques de la moelle (Union méd., 1866). — ORDENSTEIN. Sur la paralysie agitante et la sclérose en plaques, th., Paris, 1867. — BOURNEVILLE et GUÉRARD. De la sclérose en plaques disséminées. Paris, 1869. — LIOUVILLE. Soc. de biol., 1869. — BOURNEVILLE. Nouv. étude sur quelques points de la sclérose en plaques disséminées. Paris, 1869. — CHARCOT. Leçons sur les mal. du système nerveux, 1873. — TIMAL (Ed.). Étude sur quelques complic. de la sclérose en plaques disséminées, th., Paris, 1873. — HALLOPEAU. Op. cit. — PITRES. Contrib. à l'étude des anomalies de la sclérose en plaques disséminées (Revue mens. de méd. et de chir., 1877, p. 893). — CHRISTIDIS. De la sclérose multiple du cerveau et de la moelle épinière (Verhandl. der phys. med. Gesellsch. Würzburg, Band X, p. 1). — MARIE. De la sclérose en plaques chez les enfants (Rev. de méd., 1883). — Du même. Sclérose en plaques et maladies infectieuses (Progrès méd., 1884). — CHARCOT. Troubles oculaires de la sclérose en plaques (Progr. méd., 1884).

MYÉLITES CHRONIQUES DIFFUSES

On a séparé successivement de l'histoire de la myélite chronique, telle que l'entendaient les anciens auteurs : l'ataxie locomotrice, la sclérose latérale amyotrophique, la sclérose en plaques, le tabes spasmodique, la myélite par compression de la moelle ; après ce départ, les cas de myélite chronique qui restent forment-ils un groupe homogène ? doit-on arrêter là le travail d'analyse ? Il est bien probable qu'on arrivera encore à séparer du groupe des myélites chroniques diffuses quelques espèces morbides bien caractérisées au point de vue clinique ; des tentatives ont été déjà faites dans ce sens, mais les résultats ont été trop incomplets pour que nous puissions songer à donner ici une description méthodique d'espèces morbides dont l'enfantement n'est pas terminé. Nous décrirons les symptômes communs aux myélites chroniques diffuses, puis nous indiquerons ceux qui sont propres à telle ou telle variété, suivant en cela le plan qui a été adopté par Hallopeau dans un très intéressant mémoire sur les myélites chroniques (*Arch. de méd.*, 1871-1872).

ÉTIOLOGIE. — La myélite chronique diffuse présente son maximum de fréquence chez l'adulte ; l'influence des refroidissements et du froid humide est une des mieux démontrées ; les excès vénériens et les excès alcooliques sont des causes prédisposantes.

Des tumeurs comprimant la moelle, des névrites ascendantes peuvent être l'origine des myélites chroniques, qui parfois aussi succèdent à des myélites aiguës.

DESCRIPTION. — La myélite chronique diffuse est presque toujours partielle : c'est le renflement dorso-lombaire qui est atteint le plus fréquemment ; la myélite diffuse dorso-lombaire mérite donc de nous arrêter d'abord.

La maladie débute tantôt assez brusquement, tantôt d'une manière lente et insidieuse, par des douleurs et un affaiblissement des membres inférieurs. Les douleurs siègent surtout dans la région dorsale, elles irradient de là dans les parois thoraciques et dans les membres inférieurs ; les malades accusent une sensation de constriction à la base de la poitrine ou au niveau de l'abdomen (douleur en ceinture) ; ils éprouvent dans les extrémités inférieures des élancements, des sensations de froid et surtout des fourmillements dans la plante des pieds ; bientôt la sensibilité diminue, il semble aux malades qu'ils marchent sur un tapis ou sur du duvet. La pression des apophyses épineuses est douloureuse au niveau du segment de la moelle atteint par l'inflammation.

Les troubles de la motilité marchent presque toujours de pair avec les troubles de la sensibilité ; ils se caractérisent par un affaiblissement des membres inférieurs et quelquefois par des crampes, des contractures passagères ou persistantes ; nous n'avons pas à revenir ici sur la description des différents degrés de la paraplégie, qui a déjà été faite à propos des compressions de la moelle.

La contractilité électrique des muscles paralysés est diminuée ou même abolie.

Les troubles de la miction et de la défécation sont constants ; il existe d'abord de la rétention des urines et une constipation opiniâtre ; à une période plus avancée de la maladie, la rétention est remplacée par de l'incontinence.

Les lésions trophiques viennent tôt ou tard compliquer l'état des malades ; les muscles s'atrophient, il se produit des eschares au sacrum, et cela d'autant plus facilement que les malades se retournent avec peine dans leur lit et que la peau des parties déclives est irritée par l'urine ammoniacale qui souille sans cesse la literie.

Il survient parfois un œdème des membres inférieurs qui paraît se rattacher à la paralysie des vaso-moteurs.

La myélite chronique peut se limiter au renflement dorso-lombaire, la mort arrive alors par suite d'une néphro-cystite ou bien elle est consécutive aux eschares ; d'autres fois la myélite devient ascendante.

Lorsque la myélite chronique débute dans la région cervicale, les douleurs et l'affaiblissement musculaire se montrent d'abord dans les membres supérieurs; ils y sont du moins plus marqués que dans les inférieurs; dans la grande majorité des cas, les lésions ne tardent pas à se généraliser et l'on observe une paralysie des quatre membres.

La myélite peut se limiter au début à l'une des moitiés de la moelle et donner lieu aux symptômes de l'hémiparaplégie décrite à propos de la compression de la moelle.

VARIÉTÉS. — 1° *Sclérose transverse.* — La sclérose transverse est souvent consécutive à la compression de la moelle, mais elle peut survenir aussi spontanément. Les symptômes sont ceux de la myélite chronique diffuse, avec cette particularité qu'on voit survenir au bout d'un certain temps une contracture des membres inférieurs, contracture qui s'explique par une dégénérescence secondaire des cordons latéraux.

2° *Myélite diffuse centrale; syringomyélie; myélite chronique périépendymaire.* — Dans les cas assez rares où l'inflammation se limite aux parties centrales de la moelle, les principaux symptômes consistent dans des paralysies bientôt suivies d'atrophie musculaire, les troubles de la sensibilité peuvent faire presque entièrement défaut. Cette forme a été confondue assez souvent avec l'atrophie musculaire progressive.

3° *Myélite périphérique, myélo-méningite, sclérose annulaire.* — Il n'existe que deux exemples de cette forme, exemples dus à Fromman et Vulpian ; la myélite paraît devoir être considérée dans ce cas comme une complication de la méningite chronique. Au point de vue clinique la myélite périphérique se distingue des autres myélites diffuses par l'absence d'atrophie musculaire.

ANATOMIE PATHOLOGIQUE. — L'inflammation chronique diffuse de la moelle se caractérise tantôt par une induration scléreuse, tantôt par un ramollissement de la moelle. La sclérose transverse est constituée par une prolifération de la gangue conjonctive analogue à celle de la sclérose en plaques, avec cette différence que les dégénérescences secondaires sont ici la règle ; ces dégénérescences se produisent, ainsi que nous l'avons dit en traitant de la compression de la moelle : 1° dans les cordons latéraux au-dessous de la partie lésée; 2° dans les cordons de Goll au-dessus.

Les foyers de ramollissement sont plus ou moins étendus ; à leur niveau la moelle a perdu sa forme, sa consistance ; lorsqu'on pratique une section transversale, on ne reconnaît plus la disposition normale de la substance blanche et de la substance grise, il s'écoule une bouillie blanchâtre ou jaunâtre qui est constituée : 1° par des granulations nombreuses de myéline ou de graisse ; 2° par des corps granuleux qui paraissent être des cellules du tissu conjonctif tuméfiées et chargées de corpuscules de myéline ; 3° par des leucocytes et quelques globules rouges ; 4° par des débris de tubes nerveux et de cylindres d'axe. Dans quelques cas il se produit des hémorrhagies : la bouillie prend alors une coloration rougeâtre, ocreuse, et au microscope on trouve de nombreux globules rouges si l'hémorrhagie est récente, de l'hématine si elle est ancienne.

Dans les cas où les foyers de ramollissement sont anciens et bien limités, il existe à la périphérie une zone de prolifération secondaire que l'on peut comparer à la membrane pyohémique des abcès. Lorsque les foyers de ramollissement n'ont pas entraîné la mort et que les malades succombent plus tard à quelque complication, on trouve au niveau de ces foyers des plaques indurées, jaunâtres, analogues à celles qui se forment dans le cerveau à la suite des foyers de ramollissement et qui sont connues sous le nom de *plaques jaunes*.

Dans les cas de myélite centrale, le canal épendymaire est entouré d'un anneau de sclérose plus ou moins épais, et dans la moelle les principales altérations portent sur la substance grise ; les cellules des cornes antérieures sont atrophiées sur un grand nombre de points. Le canal épendymaire est souvent dilaté et rempli de sérosité ; cette altération, qui a été décrite par quelques auteurs comme une affection spéciale, paraît se rattacher presque toujours à la myélite chronique.

La myélite diffuse peut se compliquer de plaques de sclérose disséminées. On comprend que dans ces cas les symptômes de la sclérose en plaques se confondent avec ceux de la myélite diffuse et forment un tableau clinique très complexe.

Un certain nombre de muscles sont toujours atrophiés, surtout dans la myélite centrale ; ils ont le même aspect pâle, chair de poisson ou de grenouille que dans l'atrophie musculaire progressive ; les lésions des fibres musculaires étudiées au microscope sont analogues à celles qu'on rencontre dans cette dernière affection.

DIAGNOSTIC. PRONOSTIC. — L'apparition simultanée sur différents points du corps de paralysies à marche lente et progressive, de troubles de la sensibilité et d'altérations trophiques, permet en général de porter assez facilement le diagnostic de myélite chronique diffuse.

Les douleurs de la myélite chronique au début sont souvent confondues avec le rhumatisme chronique ; l'existence d'une douleur à la pression des apophyses épineuses, le caractère de constance des douleurs, l'absence de tuméfactions articulaires, enfin les troubles de la motilité et de la sensibilité qui ne tardent pas à se produire dans la myélite chronique, ne peuvent pas laisser longtemps le diagnostic douteux.

Les douleurs fulgurantes de l'ataxie locomotrice diffèrent notablement des sensations douloureuses qui accompagnent la myélite diffuse ; chez l'ataxique il n'y a pas de paralysie, au moins dans les premières périodes, mais seulement de l'incoordination motrice. Les symptômes céphaliques de la sclérose des cordons postérieurs et de la sclérose en plaques font défaut dans la myélite chronique diffuse ; le tremblement est un symptôme assez rare.

La myélite diffuse centrale a été confondue plus d'une fois avec l'atrophie musculaire progressive ; elle donne lieu en effet à l'atrophie d'un certain nombre de muscles, mais l'atrophie est ici précédée par la paralysie.

La compression de la moelle par une tumeur est souvent difficile à distinguer d'une myélite transverse ; lorsque la tumeur a provoqué une inflammation secondaire de la moelle, le diagnostic est même impossible, à moins qu'il n'existe quelque déformation du rachis. La compression de la moelle donne lieu en général à des douleurs névralgiques très vives ; contrairement à ce qui arrive dans la myélite, les troubles de sensibilité, les fourmillements, l'anesthésie des membres inférieurs ne surviennent qu'à une période avancée ; enfin la paraplégie par compression est presque toujours plus marquée d'un côté.

Les paralysies saturnines portent sur les extenseurs et ne s'accompagnent pas de douleurs ; la profession des malades et les antécédents morbides mettent, du reste, sur la voie du diagnostic.

Les paralysies et les contractures hystériques se produisent brusquement, les troubles trophiques font défaut, la contractilité électro-musculaire est le plus souvent conservée, enfin on trouve en général dans les antécédents morbides ou dans l'état actuel d'autres signes d'hystérie : attaques convulsives, ovaralgie, hémianesthésie, etc.

Nous nous occuperons plus tard du diagnostic différentiel de la myélite chronique diffuse et des paraplégies dites *réflexes*.

La myélite chronique diffuse guérit rarement, mais elle a assez souvent une marche lente avec des temps d'arrêt prolongés. La myélite diffuse centrale se termine quelquefois par la guérison. Parmi les complications qui entraînent le plus souvent la mort. il faut citer : les eschares, les néphro-cystites et l'infection purulente.

TRAITEMENT. — Contre les douleurs du début, on emploiera les révulsifs appliqués sur la colonne vertébrale (ventouses sèches ou scarifiées, vésicatoires) et surtout les injections hypodermiques de chlorhydrate de morphine. Les pointes de feu appliquées le long du rachis donnent de bons résultats, sans avoir les inconvénients des cautères à la pâte de Vienne ou des cautérisations transcurrentes que l'on doit proscrire.

Contre les atrophies musculaires, on fera usage de l'électrisation localisée. Les courants continus ont été employés quelquefois avec succès ; on ne les appliquera pas sur les membres paralysés, mais sur le rachis, de façon à agir sur les parties malades de la moelle. Les séances doivent être d'une demi-heure à une heure environ, mais au début il faut agir avec prudence et n'employer qu'un petit nombre d'éléments ; on interrompra le traitement si des phénomènes d'excitation se produisent après les premières séances. L'hydrothérapie trouve surtout son indication au début, lorsque la myélite chronique n'est encore caractérisée que par un affaiblissement des membres ; les eaux minérales salines ou sulfureuses sont aussi d'un utile emploi.

On s'efforcera, à l'aide de soins minutieux de propreté, de prévenir la formation des eschares au sacrum ; le matelas à eau doit être prescrit toutes les fois que la chose est possible. Le rectum et la vessie doivent être surveillés avec soin ; en cas de rétention des urines, on sondera plusieurs fois par jour les malades, on ne les laissera pas uriner par regorgement ; contre la constipation on fera usage des lavements froids et huileux ; si ces derniers sont sans effet, on prescrira des lavements purgatifs.

OLLIVIER (d'Angers). Op. cit. — HALLOPEAU. Contrib. à l'étude de la sclérose diffuse périépendymaire (Gaz. méd. de Paris, 1870). — Du même. Des myélites chron. diffuses (Arch. de méd., 1871-1872). — Du même. Art. *Moelle* (Nouv. Diction. de méd. et de chir. prat.). — CHARCOT. Leçons sur les mal. du syst. nerveux. — LEYDEN. BERNHEIM, ROSENTHAL, VULPIAN. Op. cit. — KILLIAN. Un cas de myélite diffuse chron. (Arch. f. Psych. u. Nervenk., 1876). — BUSSARD. Un cas de myélite chron. avec plaques de sclérose (Gaz. hebd., 1877). — DÉJERINE. Sur une forme particulière et curable de myélite centrale diffuse chron. (Rev. de méd., 1882).

PARAPLÉGIES RÉFLEXES

Dans le cours des maladies des voies génito-urinaires, on voit quelquefois se produire un affaiblissement des membres inférieurs qui ne se rattache pas à une altération matérielle des éléments anatomiques de la moelle et auquel on a donné le nom de *paraplégie réflexe*. La fréquence de ces paralysies a été beaucoup exagérée à une époque où l'on croyait pouvoir déclarer que la moelle était saine lorsqu'elle ne présentait pas de lésion macroscopique; c'est ainsi que Stanley et R. Leroy (d'Etiolles) ont décrit plus d'une fois la myélite diffuse avec néphro-cystite consécutive sous le nom de *paraplégie réflexe*. Il faut éliminer du cadre de ces paraplégies, non seulement les faits de myélite primitive avec altération consécutive des voies urinaires, mais aussi les faits dans lesquels une névrite ascendante partie des organes malades a provoqué une inflammation de la moelle.

ÉTIOLOGIE. — Parmi les organes dont l'irritation est le plus souvent le point de départ des paraplégies réflexes, il faut citer : la vessie, les reins, le canal de l'urèthre, la prostate et l'utérus. Une irritation périphérique quelconque, une névralgie, une arthrite du genou, des vers intestinaux, peuvent produire des effets analogues.

Brown-Séquard. qui a fait une savante étude des paraplégies réflexes, admet que les irritations périphériques, après avoir atteint la moelle, sont réfléchies sur les vaisseaux sanguins intramédullaires qui se contractent. La paraplégie réflexe rentrerait ainsi dans les paraplégies par ischémie; d'après Jaccoud, la paralysie serait la conséquence de l'épuisement nerveux de la moelle.

DESCRIPTION. — Les paraplégies réflexes surviennent en général brusquement chez des malades qui sont atteints d'une affection des reins, de la vessie, du canal de l'urèthre ou de l'utérus ; les membres inférieurs sont affaiblis ; il est très rare d'observer une paraplégie complète. La sensibilité peut être diminuée : il n'y a en général ni douleurs, ni anesthésie complète, ni troubles trophiques des muscles ou de la peau. Le tableau clinique de la paraplégie réflexe est donc très simple, et par cela même il se distingue facilement de celui de la myélite. La marche des deux maladies présente aussi de grandes différences, que Brown-Séquard a résumées de la façon suivante :

Paraplégie réflexe : grandes modifications dans le degré de la paralysie, correspondant à celles des maladies des organes urinaires; guérison souvent et rapidement obtenue ou survenant spontanément après une notable amélioration ou la guérison de l'affection urinaire.

Paraplégie suite de myélite : amélioration rare et ne succédant pas aux changements survenus dans l'état des organes urinaires; fréquemment un progrès lent vers une terminaison fatale ; rarement une amélioration notable, et encore plus rarement une guérison complète.

Il faut bien savoir que dans la myélite chronique les troubles des voies urinaires : paralysie de la vessie, néphro-cystite, etc., peuvent acquérir rapidement une importance qui attire toute l'attention des malades à une époque où l'affaiblissement des membres inférieurs est encore peu marqué.

TRAITEMENT. — Lorsqu'il y a lieu de supposer qu'une paraplégie est d'origine réflexe, il faut s'efforcer de faire disparaître la cause d'irritation périphérique; c'est ainsi qu'en traitant une cystite ou une métrite, en dilatant un rétrécissement de l'urèthre, en redressant un utérus qui était dans l'antéflexion, on a réussi à faire disparaître des paraplégies. Les résultats de ces traitements serviront à établir le diagnostic exact; si après la suppression des causes d'irritation périphérique la paraplégie persiste et s'aggrave, on pourra rejeter l'idée de paralysie réflexe.

RAOUL LEROY (d'Etiolles). Des paralysies des membres inférieurs, etc. Paris, 1856. — STANLEY. London med. Transact., t. XVIII, p. 260. — ESNAULT. Des paraplégies symptomatiques de la métrite et du phlegmon utérin, th., Paris, 1857. — VALLIN. Des paralysies sympath. des maladies de l'utérus et de ses annexes, th., Paris, 1858. — NONAT. Traité pratique des maladies de l'utérus. Paris, 1868. — JACCOUD. Des paraplégies. — BROWN-SÉQUARD. Leçons sur le diagn. et le trait. des principales formes de paralysie des membres infér., 1865. — Du même. Leçons sur les vaso-moteurs. Paris, 1872. — CHARCOT. Des paraplégies urinaires (Mouvem. méd., 1872, et Leç. sur les mal. du syst. nerveux, t. II, p. 295). — A. LAVERAN. Observ. de myélite centrale subaiguë, remarques sur les paraplégies dites réflexes (Arch. de physiol., 1875, p. 867). — ROSENTHAL, HALLOPEAU, VULPIAN. Op. cit.

PARAPLÉGIE PAR ISCHÉMIE DE LA MOELLE — IRRITATION SPINALE — CONGESTION SPINALE

La multiplicité des artères qui fournissent du sang à la moelle épinière et les nombreuses anastomoses qu'elles présentent entre elles font que les ramollissements consécutifs à des embolies ou à des thromboses, si importants dans la pathologie cérébrale, sont ici très rares. Les expérimentateurs qui ont cherché à déterminer chez les animaux des obstructions des artères spinales ne sont arrivés à un résultat positif qu'en plaçant dans l'artère crurale d'un chien, par exemple, une canule très longue, dont l'extrémité arrivait jusqu'au niveau du point de bifurcation de l'aorte, et en poussant par cette canule un liquide tenant en suspension des particules solides très fines ; les remous qui se produisent entre le courant sanguin et le liquide injecté de cette manière favorisent l'introduction des embolies dans les artères intercostales (Panum, Feltz) ; on peut obtenir ainsi des paraplégies complètes.

Les particules solides venant du cœur ne pénètrent que très difficilement dans les artères intercostales dont la direction est perpendiculaire à celle de l'aorte ou qui se dirigent même, ainsi que cela a lieu pour les artères intercostales supérieures, dans un sens opposé à celui du courant sanguin de l'aorte. Les artères spinales sont aussi bien moins souvent atteintes d'inflammation chronique et d'athérome que les artères cérébrales.

D'après Brown-Séquard, les paraplégies réflexes seraient des paraplégies par ischémie, mais c'est là une hypothèse contestable.

Les seules paraplégies qui se rattachent directement à l'anémie de la moelle sont celles qui surviennent à la suite de l'oblitération de l'aorte, comme dans le cas remarquable qui a été publié par Barth ; l'aorte était oblitérée par un caillot ancien qui remontait jusqu'au-dessus des rénales, et qui s'étendait en bas dans les artères iliaques ; des faits analogues ont été cités par Abercrombie, Gull, Cummins, Schreiber, Duchek, Barié et Du Castel. Chez le cheval on observe assez souvent une boiterie intermittente qui se rattache à une oblitération plus ou moins complète de l'aorte. La ligature de l'aorte abdominale produit chez les animaux une paralysie des membres postérieurs.

D'après les expériences de Schiff et de Vulpian, c'est bien l'anémie de la moelle qui joue le principal rôle et non l'anémie des muscles, ainsi qu'on aurait pu le croire. Cependant l'anémie des muscles qui s'observe à la suite de l'oblitération d'une des grosses artères des membres inférieurs peut amener aussi des troubles caractérisés principalement par une claudication intermittente si l'oblitération est incomplète. La quantité de sang qui arrive aux muscles est suffisante au repos, mais ne suffit plus quand ces muscles entrent en action pendant la marche (A. Sabourin, *Consid. sur la claudication intermittente par oblitération artérielle.* Thèse, Paris, 1873. — Charcot, *Clinique de la Salpêtrière, Progrès médical*, 1887).

Effets de l'ischémie médullaire. — Lorsque l'anémie survient brusquement, on observe quelques symptômes d'excitation de la moelle : contractures, convulsions cloniques, etc.; les membres inférieurs se paralysent ensuite, la sensibilité disparaît en même temps que la motilité. La marche de la paralysie varie beaucoup avec le degré de l'anémie médullaire; si le sang arrive encore à la moelle en quantité suffisante, les mouvements peuvent s'exécuter régulièrement au repos : c'est seulement lorsque le malade a marché pendant quelque temps que la paralysie se manifeste. Dans l'observation de Barth, la paraplégie ne devint complète qu'au bout de deux ans. Si l'oblitération artérielle remonte assez haut dans l'aorte, il existe des troubles de la miction et de la défécation.

Les mouvements réflexes sont généralement abolis dans les parties paralysées.

Il est bien rare que l'ischémie de la moelle soit suffisante pour donner lieu au ramollissement.

La paraplégie par ischémie ne sera pas confondue avec la myélite chronique, qui s'accompagne généralement de douleurs beaucoup plus vives et de troubles trophiques; l'examen des artères des membres inférieurs, la petitesse ou la disparition du pouls à la crurale, le refroidissement des membres inférieurs permettront de reconnaître l'obstruction de l'aorte.

On comprend qu'il soit impossible de remplir l'indication causale dans les cas d'obstruction de l'aorte. Les bains tièdes, la strychnine, l'hydrothérapie, l'électricité sont des moyens palliatifs qui peuvent rendre des services.

Lorsqu'il y a lieu de croire que la claudication intermittente dépend des lésions artérielles, il faut prescrire le repos; la marche exaspère en effet les accidents et peut avoir pour conséquence le sphacèle du membre dont l'artère est oblitérée. Il faut attendre que la circulation collatérale s'établisse.

D'après Hammond, l'affection connue sous le nom d'*irritation spinale* doit être considérée comme une anémie des cordons postérieurs de la moelle. Parmi les principaux symptômes de cette maladie, assez mal définie encore, il faut citer des douleurs spontanées et des douleurs à la pression au niveau des apophyses épineuses, des spasmes musculaires, des vertiges, des bourdonnements d'oreilles, des troubles de la vue et quelquefois des convulsions qui paraissent se rattacher à l'anémie bulbaire. Tous les agents thérapeutiques qui accroissent l'activité circulatoire et l'afflux sanguin dans la moelle agissent favorablement; tels sont :

l'opium et la strychnine, tandis que ceux qui augmentent l'anémie, comme l'ergot de seigle, sont nuisibles. On prescrira en outre un régime tonique et reconstituant, le fer, le quinquina, les alcooliques.

La *congestion de la moelle* peut être passive ou active; la congestion passive, telle qu'on l'observe chez les malades atteints d'affections cardiaques, ne se traduit généralement par aucun symptôme spécial; quant à la congestion active, elle rentre le plus souvent dans le cadre de la myélite, dont elle constitue un des premiers degrés; les paralysies, les anesthésies, les atrophies musculaires consécutives aux maladies aiguës, à la fièvre typhoïde en particulier, doivent être rapportées, non à une simple congestion, mais à une inflammation de la moelle.

Les paraplégies qui apparaissent à la suite de la suppression brusque des règles et qui guérissent rapidement au moment où l'écoulement menstruel se rétablit, nous semblent mériter à peu près seules le titre de *paraplégies par congestion*.

Lorsqu'il y a lieu de soupçonner qu'une paraplégie dépend de l'état congestif de la moelle, il faut employer les médicaments qui, comme l'ergot de seigle, font contracter les petits vaisseaux, les émissions sanguines locales, si l'état général le permet, les ventouses sèches appliquées tous les jours ou tous les deux jours le long du rachis. Si la paraplégie paraît se rattacher à la suppression des règles, tous les efforts tendront à rétablir le flux menstruel.

PARAPLÉGIE PAR ISCHÉMIE, IRRITATION SPINALE. — BARTH. Oblitérat. complète de l'aorte (Arch. de méd., 1835). — MOUTARD-MARTIN. Paraplégies causées par des hémorrhagies utér. ou rectales (Un. méd., 1852). — ABEILLE. Etudes cliniques sur la paraplégie indépend. de la myélite. Paris, 1854. — CUMMINS. Dublin Quaterly Journ., 1856. — GULL. Guy's Hosp. Rep., 1 58. — VULPIAN. Sur la durée et la persistance des propriétés des muscles, des nerfs et de la moelle (Gaz. hebd., 1861). — PANUM. Rech. expér. sur la physiol et la pathol. de l'embolie (Arch. f. Anat. und Physiol., Berlin, 1863-1864). — FELTZ. Étude clin. et expér. des embolies capillaires. Paris, 1868. — E. BERTIN. Art. *Moelle* (Anémie) (Dict. encycl. des sc. méd). — DESNOS. Paraplégie par oblitér. de l'aorte abdom. (Gaz. méd., 1876). — HAMMOND. On spinal irritation (Americ. Clin. Lect., New-York, 1876 et Traité des maladies nerveuses, traduit par Labadie-Lagrave. Paris, 1880). — GAUTHIER. Paraplégie ischémique, th., Paris, 1876. — VULPIAN. Anémie de la moelle, in Leçons sur les mal. du syst. nerv., 1877, p. 98. — ROSENTHAL. Op. cit. — BARIÉ et DU CASTEL. Paraplégie suite d'oblit. embolique de l'aorte (Progrès méd., 1877, p. 1001). — WEISS. Embolie des artères de la moelle lombaire (Wien. med. Woch., n° 42, 1882, anal. in Arch. de méd., 1883, t. II, p. 99).
CONGESTION DE LA MOELLE. — DECHAMBRE. Paraplégies des femmes enceintes (Gaz. hebd., 1862). — LEUDET. Rech. sur la congestion de la moelle survenant à la suite de chutes ou d'efforts violents (Arch. de méd., 1863). — JACCOUD, BROWN-SÉQUARD. Loc. cit. — PEYTARD. Des congestions rachidiennes de cause menstruelle, th. Paris

1867. — Desnos. Obs. de congestion méningo-spinale a frigore (Gaz. méd., 1870). — Wood. On Congestion of the spine (Philadelphia med. Times, 1872). — E. Barié. Étude sur la ménopause, th., Paris, 1877. — Hallopeau. Op. cit. — Vulpian. Op. cit., p. 78. — Schneider. Des paralysies consécutives aux maladies aiguës, th., Paris, 1877. — Landouzy. Paral. dans les maladies aiguës, th. d'agrég., Paris, 1889.

HÉMATOMYÉLIE

En traitant de la myélite aiguë, nous avons dit que l'hémorrhagie intra-médullaire ou *hématomyélie* se présentait le plus souvent comme complication de la myélite, suivant l'opinion émise par Charcot; quelques faits montrent cependant que les hémorrhagies intra-médullaires peuvent être primitives et qu'il n'y a pas lieu de rayer l'hématomyélie du cadre des maladies.

Parmi les *causes* de l'hématomyélie, les auteurs signalent le froid et la suppression des règles qui déterminent probablement une congestion de la moelle.

Dans les faits cités par Jaccoud et Saccheo, l'hémorrhagie médullaire s'accompagnait d'une hémorrhagie cérébrale.

DESCRIPTION. — La maladie débute brusquement par une *apoplexie spinale*, de même que les hémorrhagies de l'encéphale s'annoncent par une *apoplexie cérebrale*. Si l'hémorrhagie siège à la partie inférieure de la moelle, les membres inférieurs seuls sont paralysés; si elle se produit à la partie supérieure, on observe une paralysie des quatre membres; la paralysie peut être assez brusque pour causer la chute. L'intelligence est conservée; la sensibilité est le plus souvent affaiblie. Les sphincters de la vessie et du rectum sont presque toujours paralysés.

Après ce premier choc, les symptômes diminuent d'intensité ou bien la paralysie reste complète.

Assez souvent les malades accusent des douleurs au niveau des apophyses épineuses ou des irradiations, des fourmillements dans les membres inférieurs; des contractions spasmodiques peuvent aussi se produire.

Il peut se faire que l'hémorrhagie occupe seulement une des moitiés latérales de la moelle; elle donne lieu alors à l'hémiparaplégie avec anesthésie croisée comme dans les cas de compression unilatérale.

La marche de la maladie est rapide, le *decubitus acutus* est la règle.

Lorsque l'hémorrhagie occupe la région cervicale, les troubles de la respiration ou de la circulation ne tardent pas à amener la mort.

Dans les cas où la maladie se prolonge, on voit survenir des troubles trophiques : atrophie musculaire, eschares, néphro-cystite.

Anatomie pathologique. — Les foyers hémorrhagiques occupent toujours la substance grise; ils sont formés de sang pur épanché dans une cavité anfractueuse ou mêlé à la substance de la moelle ramollie et diffluente; les parois de ces foyers sont rougeâtres, infiltrées par la matière colorante du sang. Parfois la pression du sang écarte les faisceaux blancs de la moelle et le foyer hémorrhagique vient faire saillie sous les méninges spinales; on peut constater sur les artérioles spinales des anévrysmes capillaires analogues à ceux qui sont la source ordinaire des hémorrhagies de l'encéphale.

Il est rare que les malades survivent assez longtemps pour que les foyers médullaires subissent les modifications qu'on rencontre souvent dans les foyers hémorrhagiques anciens de l'encéphale ou *foyers ocreux*.

Des dégénérescences secondaires de la moelle se produisent comme à la suite de la myélite transverse.

Diagnostic. — On peut confondre l'hématomyélie avec toutes les maladies de la moelle qui ont un début très brusque, une marche très aiguë, et en particulier avec la myélite aiguë, avec les paraplégies par ischémie ou par compression de la moelle à la suite de la rupture d'un abcès ou d'un kyste dans le canal rachidien ou de l'hématorachis.

Dans la myélite aiguë, le début de la paralysie est moins brusque que dans l'hématomyélie; il est précédé par une période de fièvre et les douleurs sont généralement assez vives. La myélite antérieure aiguë (paralysie infantile) a souvent un début assez rapide pour faire songer à une hémorrhagie intra-médullaire; l'erreur ne peut pas être de longue durée, car dans la myélite antérieure aiguë il n'y a ni trouble de la sensibilité, ni désordres de la miction ou de la défécation, ni eschares.

Le diagnostic présente de grandes difficultés dans les cas où des myélites centrales se compliquent rapidement d'hématomyélie.

Les paraplégies par ischémie ou par compression brusque ne donnent pas lieu aux troubles trophiques précoces si fréquents dans l'hématomyélie, et elles s'accompagnent souvent de douleurs vives, méningitiques.

Le *pronostic* est très grave, la mort est le plus souvent la conséquence des altérations trophiques. Dans quelques cas cependant on a vu les symptômes s'amender et une guérison plus ou moins complète se produire : il est probable que des foyers hémorrhagiques très peu étendus peuvent se cicatriser sans entraver notablement le fonctionnement de la moelle.

TRAITEMENT. — Au début, il sera bon de faire usage des antiphlogistiques et des révulsifs (sangsues, ventouses scarifiées, vésicatoires le long de la colonne vertébrale), plus encore pour empêcher l'inflammation secondaire de la moelle que pour favoriser la résorption du sang épanché. On s'efforcera de prévenir la formation des eschares par les moyens indiqués à propos de la myélite aiguë; on videra la vessie plusieurs fois par jour et l'on prescrira des lavements laxatifs s'il y a constipation.

CRUVEILHIER. Atlas d'anat. path., livraison III. — DULAURIER. De l'hémorrhagie de la moelle, th., Paris, 1850. — DURIAU. De l'apoplexie de la moelle épinière (Union méd., 1859). — L. COLIN. Études clin. de méd. milit. et Soc. méd. des hôpit., 1862. — LEVIER. Beitrag z. Path. der Ruckenmarks Apoplexie. Berne, 1864. — MOUTON, th., Paris, 1865. — GOLTDAMMER. Contrib. à l'étude de l'apoplexie spinale (Arch. für path. Anat. de Virchow, 1867). — GORSSE. De l'hémorrhagie intra-médullaire, th., Strasbourg, 1870. — BOURNEVILLE. Hémorrh. de la moelle épinière (Gaz. méd., 1871). — LIOUVILLE. Mém. de la Soc. de biol., 1872. — HAYEM, thèse citée, 1872. — FRONMULLER. Spinal apoplexie (Memorabilien, Heilbronn., 1872). — HALLOPEAU, VULPIAN. Op. cit. — BOPPE. Contrib. à l'étude de l'hémorrhagie spontanée de la moelle ou hématomyélie, th., Paris, 1881.

HÉMATORACHIS

Les hémorrhagies extra-médullaires ou *hématorachis* peuvent se produire soit en dehors de la dure-mère, soit dans la cavité arachnoïdienne, soit enfin au-dessous de l'arachnoïde. L'hématorachis intra-arachnoïdienne constitue la variété la moins rare et la plus importante au point de vue clinique.

ÉTIOLOGIE. — Les traumatismes sont une des causes les plus fréquentes de l'hématorachis, qui peut également être la conséquence des congestions vives de la moelle et de ses enveloppes, qu'on observe, par exemple, chez les malades atteints d'épilepsie, de tétanos ou de rage. Des anévrysmes en se rompant dans le canal rachidien peuvent donner lieu à l'inondation médullaire; enfin la pachyméningite spinale est quelquefois l'origine de ces hémorrhagies comme des hémorrhagies méningées cérébrales, mais c'est là un fait assez rare. Nous ne parlons pas des hémorrhagies méningées qui surviennent dans le cours de quelques fièvres graves, ni de celles qui sont consécutives à l'hémorrhagie cérébrale, lorsque le sang parvient à se frayer une route à travers les ventricules jusqu'au-dessous des méninges spinales ; dans ces derniers cas les foyers hémorrhagiques méningés n'ont qu'une importance très secondaire.

DESCRIPTION. — Les symptômes varient suivant la rapidité avec laquelle le sang s'épanche dans les méninges et avec l'abondance de l'épanchement. Si le sang fait irruption très brusquement et en grande quantité, il peut en résulter une paraplégie à invasion très brusque par compression de la moelle. En général, on observe d'abord des phénomènes d'excitation, le sang épanché irrite les méninges, et les malades éprouvent des douleurs le long du rachis, des irradiations douloureuses, des secousses convulsives ou des contractures dans les membres inférieurs, et souvent de la raideur dans les muscles du cou et du dos.

Au bout d'un certain temps, le sang épanché donne naissance à des dépôts fibrineux qui entourent la moelle et les racines nerveuses ; de là des symptômes analogues à ceux de la compression ou de l'ischémie de la moelle : les membres inférieurs s'affaiblissent, la sensibilité s'émousse, les sphincters se paralysent. Tantôt les phénomènes d'excitation de la première période se calment, tantôt ils se prononcent davantage sous l'influence d'une méningite secondaire. Les douleurs augmentent ainsi que les contractures ; il survient quelquefois de la fièvre et de véritables convulsions.

L'hématorachis est une affection si rare, que nous ne croyons pas devoir nous arrêter davantage à sa description.

Le sang épanché subit les transformations habituelles du sang extravasé ; des expériences de Vulpian démontrent que la résorption du sang est très rapide lorsqu'on détermine chez les animaux une hématorachis en coupant un des sinus vertébraux ou en injectant du sang dans la cavité arachnoïdienne (*Malad. du syst. nerveux*, 1877, p. 89).

Le traitement est le même que dans l'hématomyélie.

BOSCREDON. De l'apoplexie méningée spinale, th., Paris, 1855. — VULPIAN. Op. cit.

MALADIES DES MÉNINGES SPINALES

PACHYMÉNINGITE CERVICALE

La dure-mère spinale s'enflamme quelquefois spontanément, elle s'épaissit et détermine une compression de la moelle. Le siège de prédilection de la *pachyméningite spinale* est à la région cervicale ; il en résulte qu'elle se traduit par un ensemble de symptômes presque toujours les mêmes qui ont été très bien décrits par MM. Charcot et Joffroy.

ÉTIOLOGIE. — Le froid humide, les refroidissements et les traumatismes qui portent sur la région cervicale sont les principales causes de la pachyméningite ; nous ne parlons pas des cas assez fréquents où l'inflammation de la dure-mère est symptomatique d'une maladie des vertèbres.

DESCRIPTION. — On peut diviser la maladie en deux périodes : une *période douloureuse* et une *période paralytique* et *atrophique* (Charcot).

Les douleurs extrêmement vives qui caractérisent la maladie au début occupent surtout la partie postérieure du cou ; les irradiations douloureuses s'étendent jusqu'au sommet de la tête et dans les membres supérieurs ; ces douleurs sont permanentes avec des exacerbations ou accès douloureux ; les malades éprouvent en même temps des sensations de fourmillements ou d'engourdissement dans les membres supérieurs et une raideur du cou analogue à celle du mal de Pott sous-occipital. Des éruptions bulleuses ou pemphigoïdes se produisent quelquefois le long des nerfs du plexus cervical ou du plexus brachial.

Les membres supérieurs ne tardent pas à s'affaiblir, et les muscles s'atrophient en masse. Les douleurs disparaissent en même temps que la paralysie se prononce de plus en plus. Les membres inférieurs ne sont pas atteints, au début du moins, et l'on a le spectacle assez peu ordinaire d'un malade qui marche, qui ne présente aucun trouble de la motilité dans les membres inférieurs et dont les bras pendent inertes sur les côtés du tronc. Les muscles innervés par le radial sont souvent épargnés ; il en résulte que la main prend une forme spéciale, le poignet se renverse sur l'avant-bras dans l'extension forcée et les doigts sont dans la demi-flexion : c'est là une forme de griffe bien différente de celle qui accompagne l'atrophie musculaire progressive.

Des contractures peuvent se produire alors, ainsi que des plaques d'anesthésie plus ou moins étendues.

Si la maladie continue à progresser, les membres inférieurs se paralysent à leur tour et se contracturent ; mais il ne se produit pas d'atrophie des masses musculaires aux membres inférieurs.

La pachyméningite spinale peut siéger dans d'autres régions que la région cervicale, à la région lombaire par exemple ; elle donne lieu alors à des douleurs dans la partie inférieure du tronc et dans les membres inférieurs, puis à des symptômes de compression du renflement dorso-lombaire. Dans le mal de Pott on rencontre tantôt la pachyméningite externe, tantôt la pachyméningite interne.

La pachyméningite cervicale a généralement une marche lente ; soit spontanément, soit sous l'influence de traitements appropriés, elle peut s'arrêter et rétrograder plus ou moins complètement.

ANATOMIE PATHOLOGIQUE. — L'altération primitive semble porter sur la dure-mère, qui s'épaissit par suite de l'apposition de couches concentriques à sa surface interne ; le tissu de nouvelle formation devient dense, fibreux, bien différent en cela du tissu mou, riche en vaisseaux à parois minces et friables, qui constitue la pachyméningite cérébrale et qui donne naissance aux hématomes. L'épaississement de la dure-mère spinale a pour premier effet la compression des nerfs, d'où la période douloureuse signalée plus haut ; il se produit quelquefois de véritables névrites. La pachyméningite commence le plus souvent par la partie postérieure ; il en résulte que ce sont les racines sensitives qui sont comprimées les premières. Lorsque l'anneau fibreux a pris un développement plus considérable, la moelle elle-même est comprimée et s'enflamme ; la myélite transverse entraîne à son tour la sclérose descendante des cordons latéraux ; les membres inférieurs se contracturent ; mais, comme la substance grise des cornes antérieures n'est lésée qu'à la partie supérieure de la moelle, l'atrophie musculaire reste limitée aux membres supérieurs, elle ne s'étend pas aux inférieurs.

DIAGNOSTIC. — La pachyméningite cervicale constitue un type clinique bien distinct de la myélite transverse cervicale ; dans la pachyméningite cervicale les membres supérieurs sont seuls paralysés et atrophiés au début, les membres inférieurs restent longtemps valides ; les douleurs initiales ont une intensité particulière et l'on observe parfois de véritables névrites des nerfs comprimés ; dans la myélite cervicale transverse, les membres

inférieurs sont paralysés comme les supérieurs ; des eschares se
développent aux fesses, la vessie et le rectum se paralysent de
bonne heure, enfin la terminaison fatale est la règle, tandis que
la pachyméningite peut guérir. Ce diagnostic différentiel a été
très bien formulé par Joffroy, mais il ne s'applique qu'aux cas
où la pachyméningite n'a agi encore que par *compression*, sans
donner lieu à une myélite transverse secondaire, ainsi que cela
arrive presque toujours à une période avancée de la maladie.

La pachyméningite cervicale peut être confondue avec le mal
de Pott ; l'existence d'une déformation de la colonne vertébrale
ou d'abcès métastatiques vient souvent en aide au clinicien ; les
compressions dues aux tumeurs portent en général beaucoup
plus sur un côté de la moelle que sur l'autre, au début du moins,
tandis que dans la pachyméningite cervicale la paralysie est
ordinairement symétrique. Dans la sclérose latérale amyotrophique la période douloureuse fait défaut.

La pachyméningite spinale *peut guérir*, ce qui augmente beaucoup l'intérêt clinique de cette espèce morbide ; on comprend
toute l'importance d'un diagnostic exact au point de vue du pronostic et du traitement. Lorsque la maladie est à sa première
période, la résolution peut être complète ; lorsque les membres
supérieurs sont déjà paralysés et en partie atrophiés, des diffor-
mités plus ou moins sérieuses persistent presque toujours ; enfin,
lorsque la pachyméningite s'est compliquée de myélite transverse
et de sclérose descendante des cordons latéraux, on ne peut
espérer que des améliorations très incomplètes.

Les moyens de *traitement* qui se sont montrés les plus efficaces sont : les cautérisations ponctuées le long de la région
cervicale postérieure, les courants continus et l'électrisation par
le courant interrompu des muscles en voie d'atrophie.

A. JOFFROY. De la pachyméningite cervicale hypertrophique, th., Paris, 1873. —
CHARCOT. Progrès méd., 1874, et Leçons clin. sur les malad. du syst. nerveux. —
JOFFROY. Considér. et observ. relat. à la pachyméningite cervicale hypert (Arch. de
méd., 1876, t. II, p. 542). — LEWITZKY. Un cas de pachyméningite spin. (Berlin.
klin. Wochensch., 1877). — BURTIN (L.). Pachyméningite spinale hypertrophique,
th., Paris, 1878.

MÉNINGITES SPINALES

L'inflammation de l'arachnoïde et de la pie-mère spinales s'observe le plus souvent à l'état de complication, la méningite spinale aiguë accompagnant la méningite cérébrale, et la méningite
spinale chronique, la myélite périphérique ; néanmoins, ces

maladies pouvant se présenter à l'état isolé, il est indispensable de leur consacrer quelques lignes.

ÉTIOLOGIE. — La cause la plus fréquente de la méningite spinale est le froid ; les traumatismes, la carie vertébrale, les abcès qui se vident dans le canal rachidien peuvent provoquer l'inflammation des méninges spinales ; les eschares au sacrum donnent lieu quelquefois à des infiltrations purulentes dans l'intérieur du rachis. La méningite spinale tuberculeuse n'est pas fréquente et elle s'accompagne presque toujours de localisations sur les méninges cérébrales.

DESCRIPTION. — A. *Méningite spinale aiguë.*—La *douleur* constitue le symptôme dominant ; les malades accusent des douleurs le long du rachis, douleurs qui s'exagèrent par la pression des apophyses épineuses, irradient dans les membres et se compliquent d'une hyperesthésie de la peau. On observe souvent au début un mouvement fébrile d'intensité variable. Il n'y a pas de paralysie complète, mais seulement de l'affaiblissement ; de plus, les malades redoutent ces mouvements, parce qu'ils augmentent leurs souffrances. Les membres sont contracturés ou agités de tremblements. L'intelligence est conservée, mais les malades sont anxieux et se répandent en plaintes continuelles ou en cris s'il s'agit de jeunes enfants. Les contractures des muscles spinaux donnent lieu à l'opisthotonos comme chez les tétaniques.

Cette première période, ou *période d'excitation*, est en général très courte, elle ne dure guère plus de vingt-quatre ou quarante-huit heures ; elle est alors remplacée par une *période de dépression* caractérisée par la diminution des douleurs et l'apparition de paralysies et d'anesthésies qui dépendent d'une compression de la moelle. La myélite aiguë peut, du reste, venir compliquer la méningite.

Tantôt la méningite spinale aiguë gagne les méninges cérébrales, tantôt elle passe à l'état chronique, tantôt enfin elle se termine par la guérison.

B. *Méningite spinale chronique.* — La maladie débute lentement par des douleurs dorsales ou lombaires qui augmentent par la pression des apophyses épineuses et surtout par les mouvements ; ces douleurs irradient dans les membres inférieurs ; il existe de l'hyperesthésie de la peau, les moindres excitations provoquent des crampes, des contractures douloureuses des muscles, les membres inférieurs sont maintenus dans la flexion forcée et tout effort pour les ramener dans l'extension provoque de vives souffrances. Ces contractures de la méningite spinale ne se rattachent pas, comme celles des myélites chroniques, à une sclérose des cordons latéraux, elles sont comparables aux contractures précoces qui se montrent dans certains cas d'hémorrhagie cérébrale avec inondation ventriculaire ou irritation simple des méninges, tandis que les contractures des myélites chroniques correspondraient à celles qui dépendent de la dégénérescence secondaire de la moelle dans les cas d'hémorrhagie cérébrale intéressant la capsule interne. Les symptômes d'irritation peuvent persister pendant longtemps ; d'autres fois ils font place assez rapidement à la paralysie.

L'inflammation se propage souvent des méninges à la substance blanche de la moelle ; il en résulte une myélite chronique avec ramollissement ou bien une sclérose annulaire. Il est probable que beaucoup de cas classés autrefois parmi les méningites spinales doivent rentrer dans les méningo-myélites ; depuis que l'étude des lésions anatomiques de la moelle est faite avec soin, les méningites spinales simples sont devenues très rares. Dans les cas où l'inflammation de la moelle succède à celle des méninges on observe, bien entendu, tous les symptômes de la myélite diffuse : paralysie, anesthésie, troubles de la miction et de la défécation, altérations trophiques ; cette myélite secondaire entraîne souvent la mort.

ANATOMIE PATHOLOGIQUE. — Dans la méningite aiguë, l'arachnoïde est vivement injectée, épaissie, recouverte de fausses membranes et de débris fibrineux ; dans la cavité de l'arachnoïde on trouve un liquide plus ou moins abondant, louche ou purulent. On décrivait autrefois sous le nom d'*hydrorachis aiguë* les cas dans lesquels le liquide épanché était très abondant. L'inflammation s'étend presque toujours à la pie-mère, qui est infiltrée également par des exsudats et des éléments de nouvelle formation. Lorsque la moelle a été simplement comprimée, elle est pâle et de consistance à peu près normale, mais le plus souvent on la trouve ramollie, soit par le fait de l'inflammation, soit par suite de la macération dans le liquide épanché.

Dans la méningite chronique, les exsudats s'organisent, l'arachnoïde et la pie-mère épaissies forment un manchon fibreux qui comprime la moelle ou l'origine des nerfs, des adhérences s'établissent entre les deux feuillets de l'arachnoïde, et au milieu des tractus fibreux on trouve un liquide séreux ou puriforme. Le plus souvent l'inflammation chronique gagne le tissu conjonctif de la moelle, et la méningite chronique se complique de myélite périphérique.

Dans la méningite spinale aiguë ou chronique, les lésions sont toujours plus prononcées à la partie postérieure de la moelle. Les fibres nerveuses sensitives qui se rendent à la pie-mère sont beaucoup plus nombreuses à la partie postérieure qu'à la partie antérieure, et il est naturel, suivant la remarque de Vulpian, que la phlogose soit plus vive au niveau des parties les plus irritables.

DIAGNOSTIC. — La méningite spinale est quelquefois une forme atténuée de la méningite cérébro-spinale épidémique; le tableau clinique est le même, mais la méningite simple se présente toujours à l'état sporadique, tandis que la méningite cérébro-spinale donne lieu à des épidémies plus ou moins étendues.

La méningite spinale aiguë se distingue de la myélite aiguë par la période douloureuse qui précède l'apparition des troubles de la motilité; en outre, la paralysie et l'anesthésie sont rarement complètes dans la méningite; les troubles de la miction et de la défécation et les altérations trophiques ne se présentent guère que dans les cas où la méningite se complique de myélite. La fièvre initiale, la période douloureuse précédant les contractures, l'absence de trismus, l'affaiblissement des membres inférieurs séparent nettement la méningite spinale aiguë du tétanos, qui, du reste, débute presque toujours à la suite de blessures. La tétanie ou contracture essentielle des extrémités est le plus souvent apyrétique et les douleurs qui l'accompagnent sont légères comparativement à celles de la méningite; l'apparition des contractures est ici le phénomène primitif.

La méningite chronique se sépare de la myélite chronique diffuse par l'intensité de la douleur dorsale et des irradiations douloureuses dans les membres, par l'apparition précoce des contractures, le faible degré de la paralysie, enfin par l'absence de troubles de la miction et de la défécation et de lésions trophiques; il est rare, ainsi que nous l'avons déjà dit, que l'inflammation ne dépasse pas les méninges, et le plus souvent les symptômes de la myélite se mélangent à ceux de la méningite.

Le *pronostic* de la méningite aiguë est grave; on doit craindre de voir l'inflammation s'étendre aux méninges cérébrales; le pronostic de la méningite chronique est également très sérieux, en raison de la myélite de voisinage; lorsque l'inflammation se limite aux méninges spinales et que la moelle n'a pas été fortement touchée, la guérison est possible.

TRAITEMENT. — Dans la méningite aiguë il faut faire d'abord des émissions sanguines locales abondantes; les applications successives de sangsues le long de la colonne vertébrale sont très utiles;

l'application des ventouses scarifiées est douloureuse et mal supportée dans les cas aigus. Si les douleurs sont très vives, on fera des injections de chlorhydrate de morphine, ou bien on prescrira l'hydrate de chloral à l'intérieur (2 à 4 grammes chez l'adulte). Les purgatifs sont indiqués ; on a conseillé surtout le calomel. Lorsque la méningite aiguë est arrivée à la deuxième période et que les phénomènes de dépression, de paralysie, ont remplacé les phénomènes d'excitation, les révulsifs trouvent leur indication ; on appliquera des vésicatoires ou des pointes de feu le long de la colonne vertébrale.

Dans la méningite spinale chronique, on aura recours aux vésicatoires et aux pointes de feu, on prescrira des bains sulfureux ou bien on enverra les malades à Bourbonne ou à Barèges.

Parent-Duchatelet et Martinet. Rech. sur l'inflamm. de l'arachnoïde spinale et cérébrale. Paris, 1821. — Reeves. Spinal meningitis (Monthly Journ. of med. sc., 1855). — Kohler. Monogr. der Meningitis spinalis. Leipzig und Heidelberg, 1861. — E. Gintrac. De la méningite rhumatismale. Bordeaux, 1865. — Liouville. Contrib. à l'étude de la méningite cérébro-spin. tuberc. (Arch. de physiol., 1870) — Michaud. De la méningite et de la myélite dans le mal vertébral, 1871. — L. Laveran. Art. *Méningite* (Dict. encycl. des sc. méd.). — Vulpian. Leçons sur les malad. du syst. nerv., 1877, p. 111. — Jaccoud, Rosenthal, Hallopeau. Op. cit. — Lemoine et Lannois. Périméningite spinale aiguë (Revue de méd., 1882).

MALADIES DU BULBE ET DE LA PROTUBÉRANCE ANNULAIRE

CONSIDÉRATIONS ANATOMIQUES ET PHYSIOLOGIQUES

La moelle épinière subit au niveau du bulbe une transformation profonde ; les cordons latéraux s'infléchissent brusquement et s'entre-croisent sur la ligne médiane pour former les pyramides antérieures du bulbe, tandis que les cordons antérieurs de la moelle sont refoulés latéralement ; en écartant sur un bulbe normal les pyramides antérieures, on distingue assez bien cet entre-croisement, qui devient tout à fait manifeste dans les cas où il existe une dégénérescence de la moelle consécutive à une lésion en foyer du cerveau. Dans ces cas de dégénérescence secondaire, il est facile de constater en outre que l'entre-croisement est incomplet et que, à côté des faisceaux pyramidaux croisés, il existe dans la moelle des faisceaux pyramidaux directs (faisceaux de Türck). Nous avons déjà eu l'occasion de signaler l'existence de ces différents faisceaux dans la moelle épinière. Il arrive quelquefois que l'entre-croisement des pyramides est très incomplet ;

le faisceau pyramidal direct peut être, dans ces cas, plus volumineux que le faisceau pyramidal croisé (Charcot). En même temps que les cordons latéraux s'infléchissent et se portent en avant, le canal central de la moelle ou épendyme est refoulé en arrière, il finit par s'ouvrir pour former le plancher du quatrième ventricule; la substance grise qui entourait le canal central et qui, après l'ouverture de ce canal, est située de chaque côté de la ligne médiane, sous le plancher du quatrième ventricule, fournit les noyaux d'origine des nerfs moteurs, tandis que les cornes postérieures déjetées latéralement sont l'origine des nerfs sensitifs.

A la partie antérieure ou inférieure du bulbe apparaissent des fibres arciformes à direction transversale qui, en se multipliant, constituent un peu plus haut la saillie de la protubérance annulaire.

Nous n'avons pas à reproduire ici la description du bulbe et de la protubérance, qui se trouve dans tous les ouvrages d'anatomie et que nous supposons connue; nous nous contenterons d'indiquer d'une façon sommaire la disposition des noyaux d'origine des nerfs bulbaires. Ces noyaux sont situés au-dessous du plancher du quatrième ventricule; avant de dire à quels points de la superficie ils correspondent, il est utile de rappeler les principaux détails de structure du plancher du quatrième ventricule.

Le plancher du quatrième ventricule forme un losange dont le grand axe est constitué par la continuation du canal central (*sillon médian*), tandis que les tractus blanchâtres des racines des nerfs acoustiques forment le petit axe *d d'* (fig. 33). Ces deux axes séparent le plancher du quatrième ventricule en quatre triangles qui sont symétriques deux à deux; il suffit donc d'étudier un des triangles supérieurs et un des triangles inférieurs.

Dans le triangle supérieur on distingue des tractus blanchâtres qui se dirigent en dehors, vers le cervelet, et dont le plus apparent a reçu le nom de baguette d'harmonie de Bergmann (*e e'*); au-dessus de cette baguette on trouve une petite saillie (*f*), dite saillie du genou facial ou *eminentia teres*, au-dessous une autre saillie plus légère qui correspond au noyau supérieur du nerf acoustique (*g*).

Le triangle inférieur se décompose lui-même en trois petits triangles : *aile blanche interne* (1); la base de ce triangle est située en haut, et sa pointe correspond à l'extrémité inférieure du losange formé par le plancher du quatrième ventricule; la coloration de ce petit espace tranche par sa blancheur sur celle du triangle voisin, dont la teinte est grisâtre ; *aile grise* (2) : la base de ce triangle est en bas ; *aile blanche externe* (3) : ce troisième triangle, situé en dehors des deux autres, présente une teinte blanche comme le premier.

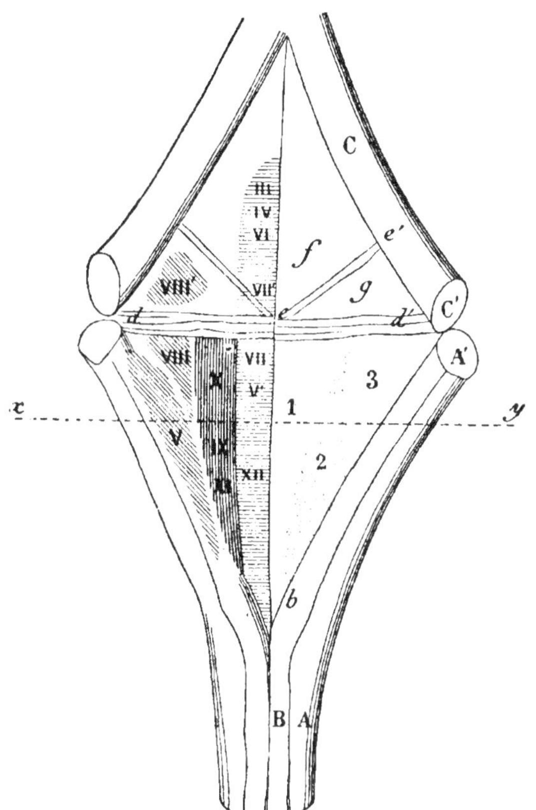

Fig. 33. — Schéma destiné à faire comprendre la disposition des nerfs bulbaires au-dessous du plancher du quatrième ventricule. Les noyaux d'origine des nerfs ne sont indiqués que d'un côté. — A, faisceau bulbaire postérieur et corps restiforme. — A', surface de section du pédoncule cérébelleux inférieur. — B, pyramide postérieure avec son renflement ou mamelon *b*. — C, C, pédoncule cérébelleux supérieur. — *d*, *d'*, racines du nerf acoustique. — *e*, *e'*, baguette d'harmonie de Bergmann. — *f*, eminentia teres. — *g*, saillie du noyau supérieur de l'acoustique. — 1, aile blanche interne. — 2, aile grise. — 3, aile blanche externe. — La colonne des nerfs moteurs est couverte de traits transversaux, celle des nerfs mixtes de traits longitudinaux, celle des nerfs sensitifs de traits obliques. Les chiffres romains indiquent la situation des noyaux d'origine des différentes paires nerveuses : ainsi le noyau de l'hypoglosse (12e paire) est marqué par le chiffre XII, les noyaux inférieur et supérieur du facial sont marqués VII, VII'.

Les noyaux bulbaires étant situés au-dessous du plancher du quatrième ventricule, on ne pourrait les mettre à nu qu'après avoir enlevé les couches les plus superficielles ; encore n'arriverait-on pas par ce procédé à les voir tous à la fois, car ils ne sont pas sur le même plan. Pour apercevoir tous les noyaux bulbaires

dans la situation exacte qu'ils occupent et dans toute leur étendue,
il faudrait que l'on pût rendre transparente comme du verre la
substance blanche qui les entoure (Charcot). On n'a pu arriver à
la connaissance exacte de la structure du bulbe qu'en pratiquant
des coupes successives dans toute sa hauteur et en utilisant
toutes les données de l'anatomie pathologique, de la clinique et
de la physiologie expérimentale; aujourd'hui encore, malgré de
très nombreuses études, plusieurs points restent obscurs.

Les noyaux des nerfs bulbaires sont constitués par de petites
colonnes de substance grise qui présentent souvent une assez
grande hauteur pour un même nerf; c'est ce qui arrive, par

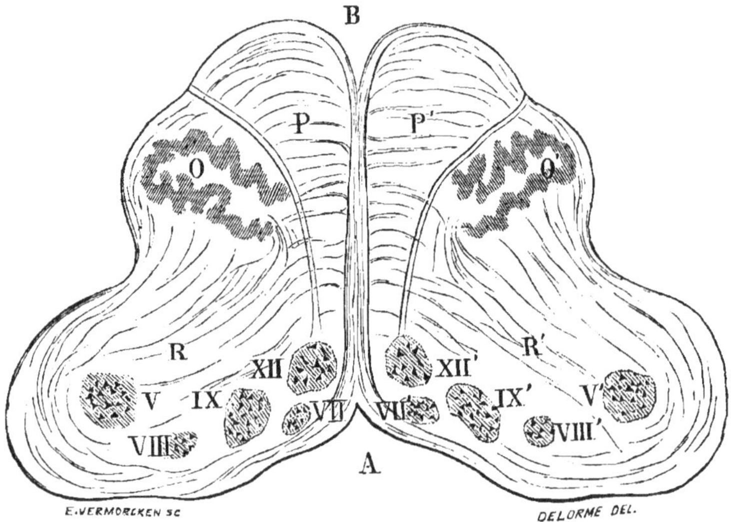

Fig. 34. — Coupe schématique du bulbe suivant une ligne qui, dans la figure précédente, est représentée par la ligne pointillée *x y*. — A, plancher du quatrième ventricule. — B, sillon antérieur. — P, P', coupe des pyramides antérieures. — R, R', coupe
des corps restiformes. — O, O', olives. — XII, XII', noyaux des nerfs hypoglosses
vus sur la coupe. — VII, VII', fasciculus teres. — IX, IX', noyaux du spinal.
— VIII, VIII', partie inférieure des noyaux de l'acoustique.— V, V', noyaux sensitifs
du trijumeau.

exemple, pour le grand hypoglosse. Considérés dans leur ensemble,
ces noyaux d'origine des nerfs forment trois colonnes principales : colonne interne ou *des nerfs moteurs;* colonne moyenne
ou *des nerfs mixtes;* colonne externe ou *des nerfs sensitifs.*

La situation générale de ces trois colonnes a été représentée
sur la figure schématique ci-jointe (fig. 33), les barres transver-

sales correspondent aux nerfs moteurs, les barres longitudinales aux nerfs mixtes, les barres obliques aux nerfs sensitifs.

La colonne des nerfs moteurs correspond dans la partie inférieure du plancher du quatrième ventricule à l'aile blanche interne; elle comprend : 1° un noyau très volumineux et très allongé, qui est le noyau d'origine de l'hypoglosse (XII); 2° au-dessus se trouve le noyau inférieur du facial (VII), lequel envoie un prolongement grêle connu sous le nom de fasciculus teres vers la partie inférieure, entre le noyau de l'hypoglosse et la colonne des nerfs mixtes. Dans la partie supérieure du plancher ventriculaire qui correspond à la protubérance annulaire, la colonne des nerfs moteurs se continue par : 3° le noyau supérieur du facial (VII'), au niveau de l'eminentia teres; 4° les noyaux des moteurs oculaires commun et externe et du pathétique (VI, III, IV). Le noyau de la racine motrice du trijumeau (V') paraît être très voisin du noyau du facial inférieur.

La colonne des nerfs mixtes correspond à peu près à l'aile grise ; elle comprend les noyaux d'origine du glosso-pharyngien (XI), du spinal (IX) et du pneumogastrique (X).

La colonne des nerfs sensitifs comprend : 1° le noyau de la racine sensitive du trijumeau qui, situé tout à fait en dehors, dans l'épaisseur des corps restiformes (V), représente dans le bulbe les cornes postérieures de la moelle; 2° les noyaux de l'acoustique situés : l'inférieur (VIII) au niveau de l'aile blanche externe ; le supérieur (VIII') entre les racines de l'acoustique et la baguette d'harmonie de Bergmann.

Tous ces noyaux sont symétriques de chaque côté de la ligne médiane.

Il nous sera facile maintenant de nous rendre compte de l'aspect que présentent les noyaux bulbaires sur des coupes transversales ; supposons une coupe mince pratiquée sur un point du bulbe correspondant à la ligne x, y de la figure schématique 33, nous trouverons sur cette coupe, convenablement colorée et montée dans le baume du Canada, une série d'ilots de substance grise représentant les noyaux. De chaque côté de la ligne médiane on voit (fig. 34) les noyaux d'origine des nerfs hypoglosses (XII, XII') ; en dehors et en avant, le *fasciculus teres* qui a été regardé pendant longtemps comme un prolongement du noyau facial inférieur (VII, VII') ; puis la coupe de la colonne des nerfs mixtes qui à ce niveau correspond aux nerfs spinaux (IX, IX') ; l'extrémité du noyau inférieur de l'acoustique (VIII, VIII') ; enfin, dans l'intérieur des corps restiformes, les noyaux sensitifs des nerfs trijumeaux (V, V'). Tous ces noyaux sont situés à peu de distance du plancher du quatrième ventricule (A), tandis que du côté opposé (face antérieure ou inférieure du bulbe) on trouve la coupe des pyramides antérieures (P, P'), celle des olives (O, O') et des corps restiformes (R, R'), enfin un système de fibres commissurales.

Le nerf facial a deux noyaux : 1° un noyau supérieur qui se confond avec le noyau de la sixième paire (moteur oculaire externe) ; 2° un noyau inférieur situé plus profondément dans l'intérieur du bulbe et s'étendant en hauteur depuis le bord inférieur de la protubérance annulaire jusqu'au niveau de la partie moyenne du noyau commun au facial et au moteur oculaire externe ; ce dernier noyau, composé lui-même d'un certain nombre de petits amas de cellules motrices, présente un aspect *acineux* (Charcot). Nous verrons plus loin que certaines paralysies portent sur les muscles innervés par la branche inférieure du facial, en épargnant les muscles innervés par la branche supérieure de ce nerf ; dans ces cas l'anatomie pathologique démontre que le noyau inférieur du facial est seul altéré ; le noyau supérieur est sain, et en général, on n'observe pas non plus d'altération du fasciculus teres, ce qui prouve que l'opinion qui faisait de ce noyau l'origine inférieure du noyau du facial était erronée.

Mathias-Duval et Graux ont pu suivre des fibres qui, parties du noyau du moteur oculaire externe d'un côté, vont s'unir aux fibres radiculaires du moteur oculaire commun du côté opposé. La troisième paire a donc une double origine, ce qui permet d'expliquer les faits de paralysie fonctionnelle d'un droit interne, associée à la paralysie du droit externe de l'autre côté.

Les nerfs crâniens ne se terminent pas dans les noyaux bulbaires, ils se prolongent jusqu'à l'écorce grise du cerveau ; les preuves que l'on a de cette terminaison, pour n'être pas directes (il n'est pas possible de suivre les nerfs dans la masse encéphalique), n'en sont pas moins certaines. Les nerfs bulbaires moteurs, comme le facial, les oculo-moteurs, la branche motrice du spinal, unissent leurs racines à celles des nerf moteurs des membres, et après avoir contribué à former la capsule interne et la couronne rayonnante, vont aboutir aux circonvolutions motrices ; de même pour les nerfs sensitifs dont les racines cérébrales plongent dans la partie postérieure des hémisphères cérébraux.

Les racines des nerfs bulbaires s'entre-croisent comme celles des nerfs rachidiens. Cet entre-croisement se fait à différentes hauteurs ; il paraît bien établi, par exemple, que les racines cérébrales des nerfs de la sixième, de la septième et de la onzième paire (racine motrice) s'entre-croisent vers la partie moyenne de la protubérance annulaire, tandis que les faisceaux pyramidaux qui représentent les racines cérébrales des nerfs rachidiens moteurs s'entre-croisent à la partie inférieure du bulbe, et que les racines des nerfs sensitifs s'entre-croisent encore plus bas sur toute la hauteur de la moelle. On s'explique ainsi que des lésions qui portent sur des parties intermédiaires aux points où se font l'entre-croisement des racines cérébrales des nerfs bulbaires et celui des faisceaux pyramidaux (tel est le cas de la protubérance annulaire) donnent lieu à des paralysies directes des nerfs bulbaires et à des paralysies croisées des nerfs rachidiens ; nous verrons que les paralysies qui ont reçu le nom de paralysies alternes sont un des meilleurs signes des lésions de la protubérance annulaire. Au contraire, les lésions qui siègent au-dessus de l'entre-croisement des nerfs bulbaires comme au-dessus de l'entre-croisement des nerfs rachidiens (lésions des hémisphères cérébraux) produisent des troubles de la sensibilité et du mouvement qui sont également croisés pour les nerfs bulbaires et pour les nerfs rachidiens (hémiplégie, hémianesthésie de cause cérébrale).

La partie du plancher du quatrième ventricule située au-dessus des racines du nerf acoustique forme la face postérieure ou supérieure de la protubérance annulaire ; la face inférieure ou basilaire de la protubérance présente un sillon dans lequel se loge l'artère basilaire, et elle est constituée : 1° par des fibres transversales qui proviennent de l'épanouissement des pédoncules cérébelleux moyens ; 2° par des faisceaux longitudinaux qui passent au-dessous des premiers comme de l'eau passe sous un pont, d'où le nom de *pont de Varole,* et qui se continuent d'une part avec les pyramides du bulbe, d'autre part avec les pédoncules cérébraux.

La disposition des artères qui fournissent du sang au bulbe et à la protubérance est intéressante à étudier, car les lésions de circulation, sans occuper une place aussi importante que dans la pathologie du cerveau, sont déjà beaucoup plus communes que dans la moelle.

D'après les recherches de Duret, les arteres nourricières du bulbe et de la protubérance se divisent ainsi : 1° artères des racines des nerfs ou radiculaires ; 2° artères des noyaux d'origine des nerfs ; 3° artères des autres parties du bulbe et de la protubérance. Les plus importantes de ces artères sont sans contredit les artères nourricières des noyaux d'origine des nerfs ; ces artérioles très fines se séparent à angle aigu des troncs artériels (vertébrales, spinale antérieure, basilaire) et se dirigent presque en droite ligne jusqu'au plancher du quatrième ventricule : ce sont des artères *terminales*, c'est-à-dire qu'elles ne présentent pas d'anastomoses à leur partie périphérique ; leur oblitération entraîne nécessairement l'ischémie, puis le ramollissement des parties auxquelles elles se distribuent.

Les artères *protubérantielles* naissent à la partie supérieure du tronc de la basilaire, elles traversent la protubérance annulaire et fournissent du sang aux noyaux situés dans la partie supérieure du plancher du quatrième ventricule ; il en résulte qu'une oblitération qui porte seulement sur la partie supérieure de l'artère basilaire, en laissant libres la partie inférieure de cette artère et les vertébrales, se traduit par des troubles oculaires : strabisme à début rapide, chute des paupières, etc., et par une paralysie du facial supérieur.

Les artères sous-protubérantielles naissent de la partie inférieure du tronc de la basilaire, elles se rendent aux noyaux qui occupent la partie moyenne du plancher du quatrième ventricule et principalement aux noyaux des pneumogastriques ; l'interruption complète de la circulation dans la partie inférieure de l'artère basilaire a pour effet la mort subite.

Les artères bulbaires viennent de l'artère spinale antérieure, branche des vertébrales, elles se rendent à travers le bulbe aux noyaux situés dans la partie inférieure du plancher ventriculaire ; l'interruption de la circulation dans les artères vertébrales et dans l'artère spinale antérieure amène une paralysie de l'hypoglosse, du spinal et du facial inférieur, autrement dit une paralysie labio-glosso-laryngée qui ne diffère de la paralysie labio-glosso-laryngée due à l'atrophie lente des noyaux des nerfs bulbaires, que par la rapidité de son début.

Comme la moelle, le bulbe est à la fois un appareil conducteur destiné à relier les nerfs à l'encéphale et un centre nerveux dont l'importance est considérable, parce que quelques-uns des nerfs bulbaires, le pneumogastrique en particulier, président aux fonctions les plus essentielles de la vie. Les faisceaux blancs qui jouent le rôle des conducteurs sont situés à la partie antérieure ou inférieure, tandis que les cellules nerveuses qui constituent les noyaux d'origine des nerfs bulbaires sont agglomérées à la partie postérieure ou supérieure au-dessous du plancher du quatrième ventricule; il s'ensuit que les lésions du bulbe ont des conséquences bien différentes suivant qu'elles portent sur la partie antérieure ou sur la partie postérieure; la même remarque est applicable à la protubérance annulaire.

Lorsqu'on pratique une hémisection du bulbe, les choses se passent, relativement à la sensibilité, comme après l'hémisection de la moelle épinière; on observe une anesthésie, incomplète il est vrai, du côté opposé, tandis que la sensibilité est plutôt exaltée que diminuée du côté de l'hémisection; on peut en conclure, avec Brown-Séquard, que l'entre-croisement des fibres sensitives se fait au-dessous du bulbe, mais cet entre-croisement est incomplet, car l'anesthésie qui se produit du côté opposé à l'hémisection est loin d'être absolue.

Au contraire de ce qui arrive pour la moelle épinière l'hémisection du bulbe entraîne une paralysie des mouvements du côté opposé, ce qui tient à ce que les faisceaux conducteurs de la motricité s'entre-croisent à la partie inférieure du bulbe. La section longitudinale du bulbe sur la ligne médiane n'entraîne pas une paralysie complète des quatre membres (Vulpian) : l'entre-croisement des conducteurs de la motilité n'est donc pas complet.

Ainsi la destruction ou la compression des conducteurs nerveux d'une des moitiés latérales du bulbe doit avoir pour conséquences : une hémiplégie et une hémianesthésie du côté opposé à la lésion et une hyperesthésie de l'autre côté ; l'hémianesthésie de cause bulbaire ou protubérantielle ne porte ni sur la vue, ni sur l'odorat, contrairement à ce qui a lieu dans l'hémianesthésie de cause cérébrale.

Lorry et Legallois avaient déjà vu que les lésions du bulbe au niveau des racines des nerfs pneumogastriques entraînaient rapidement la mort. Flourens précisa ces expériences et démontra qu'une lésion même très limitée du bulbe au niveau du V de substance grise du plancher du quatrième ventricule donnait lieu à une mort immédiate, d'où le nom de *nœud vital* qu'il donna à ce point. Les interprétations de ce fait ont varié, mais le fait en lui-même a été vérifié par tous les expérimentateurs. La clinique confirme ces résultats en montrant que la compression brusque du bulbe, l'anémie des noyaux des pneumogastriques, ou la destruction de ces noyaux par l'inflammation entraînent la mort par syncope ou par asphyxie.

Le facial, le spinal, le glosso-pharyngien, l'hypoglosse ont leurs noyaux d'origine dans le bulbe, qui par suite préside aux fonctions d'*expression*, de la *parole* (dans ce qu'elle a de mécanique) et de la *déglutition*. Les noyaux de ces nerfs sont doubles et symétriquement situés de chaque côté de la ligne médiane, mais ils sont reliés par des fibres commissurales qui permettent aux mouvements de se coordonner ; quand on détruit les commissures en faisant la section du plancher du quatrième ventricule sur la ligne médiane, le synchronisme des mouvements auxquels président les nerfs bulbaires est détruit, ce qui s'observe facilement pour le clignement des paupières, par exemple.

Le facial inférieur est souvent paralysé en même temps que le grand hypoglosse, le glosso-pharyngien et le spinal (paralysie labio-glosso-laryngée), sans que le facial supérieur soit atteint, ce qui s'explique par la disposition des deux noyaux du facial.

Quelques auteurs ont placé dans le bulbe le centre vaso-moteur (Schiff, Owsjannikow) ; une section pratiquée à la partie supérieure de la moelle détermine en effet une augmentation de la température et une diminution de la tension vasculaire dans toutes les parties du corps situées au-dessous ; mais, si l'on vient à pratiquer une section au-dessous de la première, dans la région dorsale de la moelle, par exemple, on voit encore la température s'élever davantage dans les membres postérieurs ; on doit en conclure, avec Vulpian, qu'il n'existe pas de centre vaso-moteur unique ayant son siège dans le bulbe, et que les nerfs vaso-moteurs comme les nerfs moteurs de la vie animale ont des centres d'origine échelonnés dans toute la longueur de la moelle et du bulbe.

Les expériences de Cl. Bernard ont démontré que les lésions du bulbe pouvaient exercer une influence remarquable sur les sécrétions : en piquant le plancher du quatrième ventricule, au voisinage de l'origine des nerfs pneumogastriques, on détermine rapidement l'apparition du sucre dans les urines ; cette glycosurie, qui du reste est très passagère, se rattache probablement à des troubles vaso-moteurs du foie. En piquant le plancher du quatrième ventricule sur la ligne médiane entre les origines des nerfs acoustiques et pneumogastriques, on provoque ordinairement à la fois le diabète et la polyurie ; si la piqûre est faite un peu plus haut, on ne produit le plus souvent que la polyurie. La clinique confirme ces résultats expérimentaux ; la coïncidence de la glycosurie et des lésions du plancher du quatrième ventricule a été signalée dans un certain nombre de cas. Les troubles des sécrétions ne sont pas particuliers, du reste, aux lésions du bulbe, ils ont été notés également dans des affections n'intéressant que les hémisphères cérébraux (Ollivier).

Luys. Rech. sur le syst. nerv. cérébro-spinal. Paris, 1864, et Iconographie photographique des centres nerveux. Paris, 1873. — Vulpian. Leç. sur la physiologie du syst. nerv. Paris, 1866, et Leç. sur l'appareil vaso-moteur, 1874. — Lockhart-Clarke. Rech. sur la structure intime du cerveau, 1867. — Duret. Sur la distribution des artères nourricières du bulbe rachidien (Arch. de physiol., 1873). — Farabeuf. Art. *Moelle allongée* (Dictionn. encyclop. des sc. méd., 1874). — Charcot. Cours d'anat. pathol. — M. Duval. Art. *Nerveux (Système)* (Nouv. Dict. de méd. et de chir. pratiques, 1877). — Du même. Origines réelles des nerfs crâniens (Journ. de l'anat., janv. 1879). — M. Duval et Raymond. Paralysie labio-glosso-laryngée (Arch. de physiol., 1879, p. 735). — Graux. De la paralysie du moteur oculaire externe avec déviation conjuguée, th., Paris, 1878.

DE LA COMPRESSION DU BULBE

La compression porte plus souvent sur la partie antérieure du bulbe que sur la partie postérieure qui est protégée par le cervelet ; il en résulte que dans la plupart des cas les faisceaux blancs sont intéressés, tandis que les noyaux d'origine des nerfs bulbaires échappent à la compression. Parmi les causes les plus fréquentes de la compression du bulbe il faut citer les déplacements des premières vertèbres cervicales, les luxations et l'hypertrophie de l'apophyse odontoïde, les tumeurs des méninges, les gros tubercules, les anévrysmes de l'artère basilaire ou des vertébrales.

Les tumeurs qui se développent dans l'intérieur des faisceaux blancs du bulbe peuvent rester à l'état latent ; il est arrivé récemment à l'un de nous de rencontrer dans les pyramides antérieures plusieurs tubercules de la grosseur de petits pois sur un sujet qui pendant la vie n'avait présenté aucun symptôme bulbaire, aucune paralysie. Les tubes nerveux avaient été écartés et non détruits par le néoplasme.

Dans les cas où la compression est forte et très brusque, comme il arrive, par exemple, à la suite de la luxation de l'apophyse odontoïde, la mort peut être instantanée ; la compression, bien qu'elle porte sur la partie antérieure, est transmise jusqu'aux noyaux des pneumogastriques, la mort arrive par syncope.

Lorsque la compression est lente et progressive, elle se traduit par des symptômes différents suivant qu'elle est unilatérale ou qu'elle porte sur les deux pyramides antérieures.

Si les deux pyramides antérieures sont intéressées, il en résulte une paraplégie plus ou moins complète des quatre membres ; la sensibilité est généralement conservée, au moins au début. Une inflammation du bulbe caractérisée par un foyer de ramollissement ou par une sclérose transverse est souvent la conséquence de la compression prolongée ; la sclérose transverse entraîne à son tour des dégénérescences secondaires des faisceaux latéraux de la moelle et des contractures des membres paralysés.

Si l'une des pyramides est plus spécialement lésée, on observe une *hémiplégie croisée*, c'est-à-dire une paralysie qui porte sur les membres du côté opposé à celui de la lésion; il peut cependant arriver qu'une compression unilatérale donne lieu à une paraplégie des quatre membres, plus marquée seulement d'un côté, ce qui s'explique par l'entre-croisement incomplet des pyramides. Il est rare que les noyaux des nerfs bulbaires soient lésés; quand on observe des symptômes de paralysie bulbaire proprement dite dépendant de la paralysie du grand hypoglosse, du spinal, du glosso-pharyngien ou du pneumogastrique, c'est le plus souvent parce que ces nerfs sont intéressés en dehors de leur trajet bulbaire.

Dans les cas où la partie postérieure du bulbe est comprimée, ainsi que cela peut arriver chez les malades atteints de tumeurs du cervelet, on observe les symptômes de la paralysie bulbaire proprement dite, tels que : embarras de la parole, troubles de la déglutition, paralysie du facial, sans paralysie des membres, enfin la mort subite par syncope ; M. Bourdon a cité un exemple remarquable de tumeur du cervelet comprimant le plancher du quatrième ventricule et ayant déterminé ces symptômes.

Lorsqu'il y a lieu de soupçonner une compression du bulbe, on doit naturellement s'efforcer de remplir l'indication principale en faisant cesser la compression. Dans les cas d'arthrite cervicale avec subluxation de l'apophyse odontoïde, il faut redresser la tête au moyen d'appareils appropriés, en même temps on traitera l'arthrite cervicale par la cautérisation ponctuée et l'on prescrira un régime tonique. La cautérisation ponctuée est également le meilleur moyen de combattre la pachyméningite. S'il existe des antécédents syphilitiques, on prescrira le traitement spécifique.

B. Teissier. De l'arthrite cervicale, th., Paris, 1841. — Hallopeau. Des paralysies bulbaires, th. d'agrégation, Paris, 1875.

DES INFLAMMATIONS DU BULBE

Les inflammations du bulbe sont souvent secondaires ; les myélites aiguës ou chroniques se propagent fréquemment au bulbe ; en faisant l'histoire de ces maladies, nous avons eu plus d'une fois à signaler parmi les symptômes terminaux les phénomènes de *paralysie bulbaire*.

Dans la sclérose latérale amyotrophique la mort arrive presque toujours à la suite de l'envahissement du bulbe ; on constate à l'autopsie une atrophie plus ou moins complète des noyaux d'origine des nerfs bulbaires.

Dans la myélite diffuse centrale, les phénomènes de paralysie bulbaire sont plus rares.

Dans la sclérose en plaques, le bulbe est presque toujours atteint ; le plancher du quatrième ventricule est un des lieux d'élection des plaques de sclérose qui s'étendent plus ou moins profondément et qui peuvent détruire une grande partie des noyaux des nerfs bulbaires ; l'embarras de la parole figure parmi les principaux caractères de cette maladie et la mort arrive souvent par asphyxie ou syncope.

La myélite chronique des cornes antérieures, qui constitue la lésion de l'atrophie musculaire progressive, peut s'étendre au bulbe ; nous verrons même plus loin que quelques auteurs n'ont voulu voir dans la paralysie labio-glosso qu'une des formes de l'atrophie musculaire progressive.

Les paralysies bulbaires secondaires ont une grande analogie symptomatique avec la paralysie labio-glosso, à la description de laquelle nous renvoyons le lecteur.

La paralysie générale s'accompagne presque toujours de lésions du plancher du quatrième ventricule.

Dans l'ataxie locomotrice il n'est pas rare d'observer des altérations de la colonne sensitive des noyaux d'origine des nerfs bulbaires, colonne qui représente, comme nous l'avons déjà dit, les cornes postérieures de la moelle.

Les lésions de la capsule interne, celles des pédoncules cérébraux et de la protubérance donnent lieu à des dégénérescences secondaires qui occupent la partie superficielle des pyramides antérieures ; lorsque la lésion primitive est unilatérale, ce qui est la règle, la dégénérescence occupe dans le bulbe la pyramide antérieure du même côté que la lésion.

Les inflammations primitives du bulbe sont rares ; on a cité cependant quelques exemples de sclérose primitive du bulbe ; la *paralysie labio-glosso-laryngée* constitue la paralysie bulbaire par excellence.

HALLOPEAU. Op. cit. — MAGNAN et MIERZEJEWSKI. Des lésions ventriculaires dans la paralysie générale (Arch. de physiol., 1873). — HUGUENIN. Sclérose du bulbe (Correspond. Blatt f. Schweiz. Aerzte, 1876). — Voyez en outre la bibliographie des articles consacrés à la sclérose latérale amyotrophique et à la sclérose en plaques.

PARALYSIE LABIO-GLOSSO-LARYNGÉE

Duchenne (de Boulogne) a décrit le premier la paralysie labio-glosso-laryngée sous le nom de *paralysie musculaire progressive de la langue, du voile du palais et des lèvres;* la dénomination de *paralysie labio-glosso-laryngée* proposée par Trousseau a l'avantage d'être plus courte ; elle a été adoptée par tous les auteurs et par Duchenne lui-même.

L'étiologie de la paralysie labio-glosso est très obscure, on peut dire seulement que c'est une maladie de l'âge adulte et que les chagrins prolongés, les inquiétudes, paraissent jouer le rôle de causes prédisposantes.

DESCRIPTION. — Le début est lent, insidieux, apyrétique ; la *difficulté de la prononciation* et la *gêne de la déglutition* sont en général les premiers symptômes morbides qui attirent l'attention des malades.

La langue reste fixée dans l'arcade dentaire inférieure, sa pointe ne peut plus s'appliquer contre l'arcade dentaire supérieure, ni sa face dorsale contre la voûte palatine ; il en résulte des désordres de plus en plus marqués de la prononciation et de la déglutition. La difficulté d'articulation porte principalement sur les palatines et les dentales, les lettres *c, k* sont prononcées comme *ch ;* on se fait une idée du trouble de la prononciation chez ces malades en parlant, la langue étant retenue abaissée et immobile au niveau du plancher de la bouche (Duchenne).

La difficulté de la déglutition, peu marquée au début, s'accentue de plus en plus ; les liquides sont avalés difficilement, la salive s'accumule dans la bouche et souvent elle devient visqueuse, gluante ; les malades se nettoient sans cesse la bouche avec leur doigt ou leur mouchoir.

La paralysie de l'orbiculaire des lèvres et celle du voile du palais viennent bientôt aggraver les effets de la paralysie linguale. La paralysie des lèvres fait que les malades ne peuvent plus prononcer convenablement les voyelles *o, i ;* ils sont dans l'impossibilité de contracter les lèvres comme dans l'action de siffler ou de donner un baiser, la salive s'écoule au dehors, ce qui les oblige à tenir sans cesse leur mouchoir appliqué devant leur bouche ; Duchenne, dans sa clinique, insistait sur ce dernier détail, qui a en effet une véritable importance au point de vue du diagnostic.

Par suite de la paralysie de l'orbiculaire des lèvres, les muscles moteurs des commissures ont une action prédominante, la bouche s'élargit, les sillons naso-labiaux se creusent, la physionomie a un air pleureur ; pendant le rire, les commissures labiales sont fortement entraînées en arrière et les malades sont parfois obligés de se servir de leurs mains pour les ramener dans la situation normale. Les muscles innervés par le facial supérieur ne sont presque jamais paralysés.

La paralysie des muscles du voile du palais, et en particulier des fibres musculaires du sphincter, qui à certains moments sépare l'arrière-bouche de l'arrière-cavité des fosses nasales, fait que l'air, au lieu de sortir seulement par la bouche pendant que le malade parle, s'engage en partie dans les fosses nasales ; la voix est faible et nasonnée ; les aliments liquides reviennent facilement par les fosses nasales. En pinçant le nez du malade pendant qu'il parle, on remédie en partie au vice de prononciation dépendant de la paralysie du voile du palais ; l'air expiré doit en effet passer alors par la bouche, le courant ne se divise plus.

La déformation du voile du palais n'est très apparente à l'inspection que dans les cas où la paralysie porte sur un seul côté ; on constate alors facilement l'asymétrie du voile du palais qui reste arrondi en voûte du côté sain, tandis que du côté paralysé il est flasque et aplati ; la sensibilité étant conservée, lorsqu'on touche le voile du palais paralysé avec le doigt ou avec un crayon, on peut le voir se contracter ; les mouvements que l'on provoque ainsi sont de nature réflexe, et nous avons vu à propos de la physiologie de la moelle, que les mouvements réflexes étaient souvent conservés ou même exagérés dans des parties entièrement soustraites à l'influence de la volonté.

Les ptérygoïdiens ne se prennent qu'à une période avancée de la maladie, les mouvements de diduction de la mâchoire deviennent difficiles ; cette paralysie des ptérygoïdiens est d'un pronostic très fâcheux ; l'observation démontre en effet que les troubles de la respiration et de la circulation ne tardent pas à se montrer à sa suite, parfois même la mort survient subitement par syncope (Duchenne).

Les troubles de la respiration sont caractérisés par des accès d'étouffement qui, d'après Duchenne, dépendraient d'une paralysie des muscles bronchiques ou muscles de Reissessen. Les malades crachent difficilement, et par suite les moindres complications bronchiques ont chez eux une gravité considérable. Du côté de la circulation, on note souvent à la dernière période des palpitations de cœur qui s'accompagnent d'une anxiété extrême, le pouls est irrégulier, intermittent.

Les symptômes généraux sont très peu importants; il n'y a pas de fièvre, pas de douleurs, les fonctions digestives s'accomplissent régulièrement au début, mais la gêne de la déglutition vient bientôt entraver la nutrition; les malades aimant mieux endurer la faim que de prolonger les souffrances qui accompagnent l'acte de la déglutition, se nourrissent mal et s'affaiblissent de plus en plus; la perte abondante de salive est aussi une cause d'affaiblissement. L'intelligence est intacte; cependant les malades s'émeuvent en général facilement.

Dans quelques cas les paralysies bulbaires se compliquent d'atrophie des muscles des membres et du tronc; il n'y a pas lieu cependant de confondre la paralysie labio-glosso-laryngée avec l'atrophie musculaire progressive, car, suivant la juste remarque de Duchenne, le phénomène dominant dans la première de ces maladies c'est la *paralysie*, tandis que la seconde c'est l'*atrophie*. On peut objecter, il est vrai, que l'atrophie est masquée au niveau des muscles des lèvres et dans la langue par une lipomatose interstitielle ou une sclérose des muscles. Les lésions anatomiques de la paralysie labio-glosso présentent une analogie incontestable avec celles de l'atrophie musculaire progressive, et l'on conçoit qu'on ait tenté de réunir ces deux espèces morbides; mais la clinique, tout en révélant ici, comme pour la plupart des myélites, l'existence de cas complexes, de formes hybrides, nous paraît plaider en faveur de la séparation établie par Duchenne entre la paralysie labio-glosso et l'atrophie musculaire progressive.

La marche de la maladie est toujours chronique et progressive; la durée minima est de six mois, la durée maxima de trois ans, d'après les observations de Duchenne.

Anatomie pathologique. — Dès 1860, Duchenne (de Boulogne) avait placé dans le bulbe le siège de la paralyie labio-glosso-laryngée, mais c'est à Charcot que revient l'honneur d'avoir donné la démonstration de ce fait. Les cellules nerveuses qui constituent les noyaux d'origine des nerfs bulbaires subissent des altérations analogues à celles des cellules des cornes antérieures de la substance grise de la moelle dans l'atrophie musculaire progressive; les prolongements protoplasmiques disparaissent, les cellules deviennent globuleuses, se chargent de pigment et finissent par s'atrophier complètement. Sur une coupe du bulbe le noyau de l'hypoglosse, si visible à l'état normal, n'est plus marqué que par quelques cellules déformées et à peine reconnaissables. D'après Charcot, l'altération a son siège primitif dans les éléments nerveux eux-mêmes et non dans la névroglie.

Cette atrophie des noyaux d'origine des nerfs bulbaires rend très bien compte de la marche de la maladie; les noyaux des nerfs hypoglosses sont d'abord atteints (paralysie de la langue), puis les noyaux inférieurs des nerfs faciaux (paralysie des lèvres et du voile du palais), les noyaux moteurs de la cinquième paire sont envahis à leur tour (paralysie des ptérygoïdiens), et bientôt après les noyaux des nerfs spinaux et pneumogastriques (troubles de la respiration et de la circulation; mort subite). Comme l'atrophie des noyaux des pneumogastriques entraîne nécessairement la mort, on comprend que l'altération n'ait pas le temps de s'étendre aux noyaux situés plus haut (facial supérieur, oculo-moteurs); d'où l'absence ordinaire de paralysies des orbiculaires des paupières et des moteurs oculaires; dans certains cas cependant l'inflammation envahit les noyaux supérieurs des nerfs faciaux avant ceux des pneumogastriques.

On n'est pas encore exactement fixé sur l'importance des lésions musculaires; Charcot a noté dans un cas des lésions des fibres musculaires de la langue qui étaient granuleuses avec ou sans disparition des stries transversales; dans d'autres autopsies il est dit que les muscles étaient à l'état sain. De nouvelles recherches sont indispensables.

DIAGNOSTIC. PRONOSTIC. — Au début, lorsque la maladie n'est caractérisée que par la gêne de la déglutition et de la prononciation, le diagnostic présente quelques difficultés qui disparaissent en grande partie à la période d'état, lorsque la paralysie de la langue, des lèvres et du voile du palais est très prononcée; la salive s'écoule sans cesse à l'extérieur, la physionomie présente un aspect particulier et la prononciation est caractéristique.

La paralysie labio-glosso-laryngée a été confondue avec la pharyngite et la stomatite; la difficulté de la déglutition, la parésie du voile du palais, la salive visqueuse qui empâte la bouche, sont en effet des symptômes que l'on rencontre dans les inflammations de la muqueuse de la bouche et du pharynx; mais il existe en même temps de la rougeur, de la tuméfaction, de la douleur, tandis que chez les malades atteints de paralysie labio-glosso la muqueuse conserve son aspect normal; l'embarras de la parole n'existe pas chez les malades atteints de pharyngite et la langue garde toute la liberté de ses mouvements.

La paralysie simple du voile du palais se distingue de la paralysie labio-glosso par l'absence des paralysies de la langue et des lèvres qui précèdent presque toujours, dans cette dernière maladie, l'apparition de la paralysie du voile du palais.

La paralysie de la septième paire ne peut être confondue avec la paralysie labio-glosso que dans les cas où elle est double; les muscles innervés par les faciaux supérieurs sont paralysés comme ceux innervés par les faciaux inférieurs; ce qui n'a presque jamais lieu dans la paralysie labio-glosso; l'intégrité de la contractilité électrique de l'orbiculaire des lèvres est aussi un bon caractère différentiel, car la contractilité électrique, presque toujours abolie ou notablement diminuée dans les paralysies faciales d'origine périphérique, persiste chez les malades atteints de paralysie labio-glosso (Duchenne).

Dans les cas exceptionnels où l'atrophie musculaire débute par les muscles de la langue, la langue s'atrophie, se ride à la surface et sa paralysie est alors une conséquence de la destruction progressive des fibres musculaires, tandis que dans la paralysie labio-glosso la paralysie est le phénomène primitif; l'atrophie ne tarde pas du reste à s'étendre à d'autres muscles du tronc et des membres et à produire les déformations caractéristiques de l'atrophie musculaire progressive.

La paralysie générale s'accompagne d'un trouble de la parole et parfois aussi de paralysie du voile du palais, mais la langue et les lèvres ne sont pas paralysées au même degré que dans la paralysie labio-glosso, et de plus il existe en général des troubles de l'intelligence.

Le *pronostic* est des plus graves : on peut espérer seulement de ralentir la marche de la maladie à l'aide d'une médication appropriée ; la disparition des mouvements de diduction de la mâchoire inférieure, les troubles de la respiration et de la circulation doivent faire craindre une terminaison prochaine ; le médecin doit alors avertir la famille des malades de la possibilité d'une mort subite.

Traitement. — L'électrisation des muscles paralysés a paru donner des résultats favorables; il ne faut pas se contenter d'électriser les lèvres, on fera passer également le courant dans les muscles de la langue et dans ceux du voile du palais, en se servant de longues aiguilles métalliques accolées et montées sur un manche commun qu'il est facile de porter jusqu'au fond de la bouche. Le courant doit être faible et les intermittences très espacées; il serait dangereux d'électriser le voile du palais ou la langue avec les courants que l'on emploie d'ordinaire pour l'électrisation des muscles des membres, courants dont les intermittences sont beaucoup trop rapides ; on risquerait de déterminer une syncope par l'excitation du bulbe.

On s'efforcera de nourrir les malades en leur procurant des aliments demi-solides qui sont avalés plus facilement que les liquides ou les aliments qui exigent une mastication prolongée.

DUCHENNE (de Boulogne). Arch. gén. de méd., 1860. — Du même. De l'électrisation localisée, 3e édit., p. 564. — TROUSSEAU. Clinique de l'Hôtel-Dieu. — CHARCOT. Note sur un cas de paralysie glosso-laryngée suivi d'autopsie (Arch. de physiol., 1870). — DÉCHERY. Quelques formes d'atrophie et de paralysie d'origine bulbaire, th., Paris, 1870. — CHARCOT. Des amyotrophies spinales, in Leç. sur les mal. du syst. nerv. — HALLOPEAU. Des paralysies bulbaires, th. de concours pour l'agrég., Paris, 1875. — ROSENTHAL. Op. cit. — A. PITRES et C. SABOURIN. Note sur un cas de paralysie labio-glosso-laryngée protopathique (Arch. de physiol., 1879, p. 723). — M. DUVAL et RAYMOND. Paralysie labio-glosso-laryngée (Même recueil, 1879, p. 735).

HÉMORRHAGIES ET RAMOLLISSEMENTS ISCHÉMIQUES DU BULBE

Le bulbe peut être le siège de foyers hémorrhagiques ou de foyers de ramollissement consécutifs à l'oblitération par embolie ou thrombose de ses artères nourricières ; on observe alors des symptômes graves et le plus souvent mortels dont la description commune peut être faite sous le titre de *paralysies bulbaires aiguës*.

Dans les cas d'hémorrhagie abondante ou bien lorsque les artères nourricières des noyaux des pneumo-gastriques viennent à être oblitérées tout à coup par un embolus occupant la partie inférieure du tronc de l'artère basilaire, la mort arrive subitement par syncope, comme chez les animaux dont on détruit le *nœud vital*. Si les foyers hémorrhagiques sont peu considérables, ou bien si l'oblitération artérielle ne porte que sur les artères nourricières des noyaux bulbaires inférieurs, on voit se produire subitement des paralysies qui généralement ne s'accompagnent pas de perte de connaissance. Les symptômes des hémorrhagies bulbaires varient suivant que les foyers siègent à la partie antérieure ou à la partie postérieure du bulbe, sur la ligne médiane ou dans l'une des pyramides antérieures ; ces hémorrhagies sont du reste assez rares ; les oblitérations par thrombose ou embolie des artères vertébrales et du tronc basilaire sont plus communes.

A la suite de l'oblitération des artères vertébrales et de l'artère spinale antérieure qui en émane, on voit se produire les symptômes de la paralysie labio-glosso, mais les paralysies de la langue, des lèvres et du voile du palais, au lieu d'avoir une marche lente et progressive, arrivent en quelques instants ou en quelques heures à leur maximum; les malades s'aperçoivent tout à coup qu'ils ne peuvent plus parler, leur langue et leurs lèvres sont immobiles; les membres peuvent être également paralysés. Les paralysies des membres et même celles des muscles de la langue, de la face et du voile du palais sont en général plus marquées d'un côté que de l'autre.

Dans quelques cas on a noté des troubles de la sensibilité consistant en une anesthésie des membres paralysés.

Au bout de quelque temps, il se produit une amélioration notable, les paralysies diminuent d'étendue, les mouvements reviennent en partie dans les membres, la gêne de la parole et de la déglutition est moins considérable ; ou bien au contraire les symptômes vont en s'aggravant : c'est ce qui arrive dans les cas où une oblitération d'abord limitée à l'une des vertébrales se propage par accroissement successif du thrombus au tronc de l'artère basilaire; on voit alors survenir des troubles de la respiration et de la circulation, et les malades ne tardent pas à succomber.

L'*anatomie pathologique* des foyers bulbaires ne diffère pas notablement de celle des foyers cérébraux ; dans le cas d'hémorrhagie et de thrombose l'altération des artères est presque toujours le phénomène primitif; les anévrysmes capillaires sont ici, comme pour le cerveau, le point de départ ordinaire des hémorrhagies, et l'athérome très commun à la base du cerveau explique la plupart des thromboses. L'endocardite végétante est la cause la plus fréquente des embolies.

Le *diagnostic* des paralysies bulbaires aiguës ne présente pas de grandes difficultés à condition qu'elles n'entraînent pas la mort trop rapidement, auquel cas on peut les confondre avec toutes les lésions cérébrales capables de produire l'apoplexie et la mort rapide et même avec toutes les causes de mort subite.

La marche de la maladie, la rapidité de l'invasion, la période d'amélioration qui succède souvent aux paroxysmes, la paralysie concomitante des membres, l'inégalité avec laquelle les muscles de la face et de la langue sont atteints, distinguent nettement les paralysies bulbaires aiguës de la paralysie labio-glosso-laryngée.

Si le malade est porteur d'une affection cardiaque et si le début des accidents a été très brusque, on soupçonnera une embolie ; si les artères superficielles sont athéromateuses, si la marche des accidents est progressive, on pourra penser qu'il y a thrombose; le plus souvent il faudra se contenter du diagnostic de *foyer bulbaire*.

Les tumeurs du bulbe peuvent donner lieu à des accidents analogues à ceux des foyers bulbaires.

Le *pronostic* est très grave, le plus souvent les améliorations ne persistent pas, elles sont suivies de rechutes qui entrainent la mort; dans quelques cas cependant, on a vu les accidents rétrocéder et une guérison plus ou moins complète a été obtenue; on conçoit que de petits foyers hémorrhagiques puissent se cicatriser dans le bulbe comme dans le cerveau.

TRAITEMENT. — On prescrira au début les émissions sanguines s'il s'agit de malades vigoureux, les dérivatifs, tels que purgatifs drastiques, etc.; on n'emploiera l'électricité que deux ou trois mois après la disparition des accidents aigus, afin de combattre les paralysies persistantes, et la plus grande prudence devra présider à son emploi, surtout dans l'excitation des muscles de la face, de la langue et du palais.

HAYEM. Sur la thrombose par artérite du tronc basilaire (Arch. de physiol., 1868). — PROUST. Gaz. des hôp., 1870. — HURET. Tribut à l'histoire des artères vertébrales, th., Paris, 1872. — JOFFROY. Gaz. méd., 1872. — PONCET. Troubles du corps vitré conséc. à une artérite généralisée, thrombose du tronc basilaire (Ann. d'ocul., 1875). — GUILHEM. De la thrombose du tronc de l'artère basilaire, th., Paris, 1875. — HALLOPEAU, th. citée. — Du même. Note sur un cas de thrombose de l'artère basilaire (Arch. de physiol.,1876). — RIBARD, th., Paris, 1875. — J. HERRENSTADT. Sur la paralysie bulbaire apoplectiforme aiguë (Dissert. inaug., Breslau, 1877).

PARALYSIES BULBAIRES RÉFLEXES

Les physiologistes ont reconnu depuis longtemps que des excitations périphériques des nerfs sensitifs cérébro-spinaux ou du grand sympathique pouvaient produire des troubles graves de la circulation et même donner lieu à la mort subite.

Chez les animaux affaiblis par l'inanition, la moindre excitation provoque la syncope (Chossat); les tissus enflammés dont la sensibilité est exaltée sont particulièrement aptes à devenir le point de départ de réflexes qui retentissent sur le bulbe.

Un grand nombre de faits cliniques confirment ces données de la physiologie et de la pathologie expérimentales, en montrant que la paralysie réflexe du bulbe peut être la conséquence de traumatismes légers surtout chez des personnes affaiblies; c'est ainsi que de simples ponctions faites dans des cas de pleurésie, de kystes hydatiques ou d'abcès par congestion, ont pu produire la mort subite.

Il arrive souvent que les battements du cœur sont seulement ralentis, les malades éprouvent un étourdissement et reviennent rapidement à eux, mais d'autres fois l'arrêt du cœur est instantané et tous les soins pour rappeler la vie sont inutiles.

La syncope est surtout à craindre chez les personnes affaiblies par une longue maladie, et lorsque l'impression douloureuse est très brusque, comme il arrive lorsqu'on enfonce rapidement et à l'improviste un trocart dans les chairs.

On s'efforcera dans ces cas de syncope de rétablir la circulation et la respiration à l'aide de révulsifs cutanés, de flagellations avec un linge trempé dans l'eau froide, de brûlures superficielles au niveau des insertions du diaphragme (une allumette peut suffire) ; l'électricité constitue certainement le meilleur moyen quand on a un appareil sous la main ; on appliquera les électrodes sur le trajet des nerfs phréniques ou bien de chaque côté de la base du thorax, de façon à électriser le diaphragme.

Foucart. De la mort subite après la thoracocentèse. Paris, 1875. — Fr. Franck. Rech. sur le mécanisme des accidents cardiaques causés par les impressions douloureuses (Gaz. hebd., 1875). — Engel. De la syncope d'origine traumatique, th., Paris, 1877.

COMPRESSION DE LA PROTUBÉRANCE ANNULAIRE
TUMEURS

Parmi les causes de compression du mésencéphale, il faut noter en première ligne les tumeurs ; les tubercules prennent souvent un développement considérable dans l'intérieur de la protubérance annulaire ; on y a rencontré également des tumeurs cancéreuses, des kystes, etc. De gros anévrysmes de l'artère basilaire, des exostoses de la base du crâne, peuvent aussi amener la compression de la protubérance.

Description. — Nous supposerons qu'une tumeur, un gros tubercule par exemple, se développe lentement dans une des moitiés latérales de la protubérance ; cette hypothèse, qui répond du reste à la grande majorité des cas, nous permettra d'exposer les signes classiques des paralysies protubérantielles.

Les malades accusent tout d'abord un affaiblissement progressif dans l'un des côtés du corps, ils traînent la jambe de ce côté ; la paralysie du bras accompagne, précède ou suit celle du membre inférieur ; en un mot il existe une hémiplégie des membres, du côté droit par exemple. La sensibilité, épargnée au début, diminue ou disparaît au bout de quelque temps du côté paralysé. L'hémianesthésie peut être complète comme dans certains cas de lésions cérébrales, mais l'odorat et la vue sont épargnés. Les muscles de la face ne tardent pas à se prendre et, fait caractéristique, la paralysie faciale, au lieu de s'observer du même côté que la paralysie des membres, comme dans l'hémiplégie de cause cérébrale, se produit du côté opposé, c'est-à-dire du côté gauche dans notre hypothèse. MM. Millard et Gubler ont insisté avec raison sur ce signe très important des paralysies protubérantielles ; M. Gubler a donné à ces paralysies le nom de *paralysies alternes*. Quelquefois le facial est épargné et l'on observe, toujours du côté opposé à l'hémiplégie des membres, la paralysie d'un ou plusieurs muscles oculo-moteurs ; la paralysie du moteur oculaire externe du côté gauche dans l'exemple que nous avons choisi entraînerait un strabisme interne de l'œil gauche et la diplopie. La déviation des yeux est le plus souvent *conjuguée*, c'est-à-dire que les muscles qui, à l'état normal, fonctionnent en même temps, restent unis dans la paralysie, bien qu'ils soient innervés par des nerfs différents ; la paralysie du moteur oculaire externe de l'œil gauche, par exemple, s'accompagne d'une paralysie du moteur oculaire interne de l'œil droit ; cette dernière paralysie disparaît en grande partie, il est vrai, dans les mouvements qui ne sont pas associés, ce dont on s'assure facilement en fermant l'œil du côté opposé.

Dans quelques cas on observe de l'anesthésie faciale, de la surdité, de l'amblyopie, de la gêne de la parole et de la déglutition, enfin un mouvement de rotation de la tête. Nous nous occuperons plus loin du syndrome clinique caractérisé par la rotation de la tête et la déviation conjuguée des yeux ; ce syndrome se rencontre en effet plus souvent encore dans les maladies du cerveau que dans celles de la protubérance et son étude se rattache intimement à l'étude des localisations cérébrales. Dès maintenant nous pouvons dire qu'au point de vue clinique ce syndrome a une grande importance. En effet, on peut admettre qu'il existe une lésion de la protubérance : 1° lorsqu'un malade atteint d'hémiplégie et de rotation de la tête avec déviation conjuguée des yeux regarde les membres paralysés ; 2° lorsqu'un malade est atteint de convulsions ou de contractures limitées à un côté du corps et qu'il se détourne de ses membres convulsés. Dans les cas où la lésion est cérébrale, la rotation de la tête par rapport aux membres paralysés ou contracturés se fait en sens inverse.

L'intelligence est intacte ; les douleurs sont en général peu vives ; cependant la céphalalgie occipitale est notée dans un certain nombre d'observations. Les convulsions sont rares.

La polyurie, la glycosurie et l'albuminurie n'ont été signalées que dans un petit nombre de faits.

Si la tumeur siège sur la ligne médiane et si elle est assez volumineuse pour comprimer les deux moitiés de la protubérance, on conçoit qu'elle puisse donner lieu à une paralysie des quatre membres, mais le fait se présente rarement, et même dans les cas où elle finit par se généraliser, la paralysie prend presque toujours au début la forme hémiplégique.

La compression prolongée ou la destruction partielle de la protubérance peut avoir pour conséquence une dégénérescence secondaire de la moelle qui, lorsque la lésion protubérantielle est unilatérale, porte sur la pyramide antérieure du bulbe du même côté et sur le cordon latéral de la moelle du côté opposé ; à la suite de cette sclérose latérale les membres paralysés sont atteints de contracture.

Anatomie et physiologie pathologiques. — Les gros tubercules qui constituent les tumeurs les plus communes de la protubérance annulaire peuvent acquérir le volume d'une noisette ou d'une noix ; ils sont généralement durs, d'un blanc mat au centre avec une zone grisâtre à la périphérie ; au microscope on constate que la partie centrale est granuleuse, caséeuse, tandis que la zone grisâtre périphérique, constituée par des éléments jeunes, représente la zone de prolifération des granulations tuberculeuses simples ; ces gros tubercules sont constitués en réalité par une agglomération de granulations, ainsi que l'a dit Virchow. Les tubercules peuvent se développer primitivement dans la protubérance annulaire ; en général l'affection finit par se généraliser et les malades succombent à une tuberculose aiguë.

La compression produite par les tubercules ou par les autres tumeurs (anévrysmes de l'artère basilaire, exostoses, gommes syphilitiques, etc.) porte d'abord sur la partie antérieure de la protubérance, c'est-à-dire sur les faisceaux blancs ou conducteurs nerveux qui sont chargés de mettre le cerveau en communication avec la moelle épinière ; on comprend donc qu'un des premiers effets des tumeurs protubérantielles soit de donner lieu à une hémiplégie des membres, qui siège du côté opposé à la lésion, puisque l'entre-croisement des faisceaux moteurs se fait au-dessous, à la partie inférieure du bulbe ; l'anesthésie qui accompagne la paralysie motrice siège du même côté que cette dernière, contrairement à ce qui s'observe à la suite des lésions unilatérales de la moelle épinière. Cette différence s'explique très bien par l'hypothèse de l'entre-croisement des fibres sensitives dans la moelle au moment où elles vont fournir les racines postérieures des nerfs spinaux.

Sous l'influence de l'accroissement des tumeurs, la partie postérieure de la protubérance subit à son tour les effets de la compression ; or nous savons qu'à la partie postérieure se trouvent les noyaux du facial, des nerfs oculo-moteurs et le noyau supérieur du nerf auditif ; comme les nerfs qui en émanent ne s'entre-croisent pas après leur sortie de ces noyaux, on comprend que la compression du noyau du facial ou de l'oculo-moteur externe d'un côté ait pour effet de produire une paralysie faciale ou un strabisme convergent de ce côté, c'est-à-dire du côté opposé à la paralysie des membres ; ainsi s'expliquent les paralysies alternes si fréquentes dans les maladies de la protubérance annulaire.

Si la compression ne portait que sur les noyaux situés au niveau de la protubérance, elle ne donnerait lieu qu'à des paralysies du facial supérieur, des nerfs oculo-moteurs et du nerf auditif ; mais la protubérance et le bulbe ne sont pas séparés en arrière comme en avant, la face postérieure de la protubérance contribue avec la face postérieure du bulbe à former le plancher du quatrième ventricule ; il s'ensuit que des tumeurs bien limitées en avant dans la protubérance empiètent en arrière sur la face ventriculaire du bulbe et entraînent souvent la paralysie du noyau facial inférieur en même temps que celle du supérieur. On peut voir aussi se produire de la gêne de la déglutition et de la parole, de l'anesthésie faciale (compression de la racine sensitive du trijumeau), enfin des troubles de la respiration et de la circulation comme dans les paralysies bulbaires.

Pour comprendre la déviation conjuguée des yeux à la suite de la lésion d'un des noyaux des nerfs de la sixième paire, on est obligé d'admettre, suivant l'hypothèse de M. Foville, que le muscle droit interne de chaque œil reçoit son innervation de deux sources : de la sixième paire lorsque son action est synergique avec celle du droit externe du côté opposé, et de la troisième paire lorsqu'il agit isolément. Le mouvement de rotation de la tête s'explique assez bien par la paralysie des muscles rotateurs de la tête d'un côté et par la prédominance d'action des muscles du côté opposé.

La situation de la colonne des noyaux sensitifs dans le bulbe montre que les troubles de l'ouïe et l'anesthésie faciale ne peuvent se produire que dans les cas où la compression s'étend aux parties latérales ; la diminution ou la perte de l'ouïe, du goût et de la sensibilité faciale siègent du côté opposé à l'anesthésie des membres ; la vue et l'odorat sont conservés, ce qui permet de différencier l'hémianesthésie protubérantielle de l'hémianesthésie d'origine cérébrale. Les tumeurs de la protubérance, lorsqu'elles sont volumineuses, peuvent cependant comprimer les tubercules quadrijumeaux et donner lieu à une diminution de la vision. La diplopie est très commune ; elle s'explique facilement par la paralysie des oculo-moteurs.

DIAGNOSTIC. — L'hémiplégie alterne constitue un des meilleurs signes des paralysies protubérantielles, mais il faut bien savoir qu'elle n'est pas constante, et que d'autre part, elle peut dépendre de lésions dont le siège est très différent. Les tumeurs qui occupent les étages inférieurs du mésocéphale ne se traduisent que par une hémiplégie des membres sans paralysie de la face ; les noyaux du facial peuvent être respectés jusqu'au bout, mais en général les nerfs oculo-moteurs se prennent et leur paralysie est aussi significative que celle du facial.

Des lésions complexes portant d'une part sur l'un des hémisphères cérébraux, d'autre part sur le nerf facial ou sur l'un des oculo-moteurs du même côté, peuvent donner lieu à des paralysies alternes analogues à celles qui dépendent des lésions protubérantielles.

D'après MM. Prevost et Desnos, la rotation de la tête dans les affections de la protubérance se fait du côté de l'hémiplégie des membres, tandis qu'à la suite des lésions des hémisphères cérébraux cette rotation se fait du côté opposé à l'hémiplégie. Cette règle n'est pas absolue. Nous avons dit plus haut que la rotation de la tête pouvait se faire en sens inverse lorsqu'il existait de la contracture des membres ; de plus, nous verrons que des lésions cérébrales de cause irritative peuvent déterminer la rotation de la tête du côté des membres paralysés, si ces membres sont le siège de convulsions ou de contractures. La règle posée par MM. Prevost et Desnos n'en est pas moins très utile et très exacte dans les cas où il n'y a ni convulsions partielles ni contractures. Il est du reste assez facile de voir si la rotation de la tête est produite par la paralysie des muscles rotateurs d'un côté et par la prédominance d'action des muscles antagonistes, ou par la contracture plus ou moins persistante des muscles rotateurs d'un côté du cou. Dans le premier cas la rotation est persistante, réductible, c'est-à-dire qu'on peut ramener la tête dans sa position axile sans trop d'efforts; dès qu'on ne maintient plus la tête dans cette position, elle reprend lentement sa position pathologique; la déviation produite par les convulsions est passagère, on ne l'observe qu'au moment où se produisent des mouvements convulsifs des membres (dans l'épilepsie spinale, par exemple), et pendant que la face est déviée il est impossible de la ramener dans sa position axile.

Dans les cas où la compression de la protubérance n'est pas unilatérale et se traduit par un affaiblissement des quatre membres, plus marqué seulement d'un côté, on peut la confondre avec une compression de la moelle à la région cervicale ou du bulbe. La paralysie des nerfs bulbaires dont les noyaux correspondent à la face postérieure de la protubérance permettra quelquefois d'arriver à un diagnostic précis.

Bien que le développement des tumeurs soit lent et progressif, le début des paralysies qui en résultent peut être très brusque et simuler celui des lésions à foyer; c'est là un fait clinique parfaitement démontré que nous retrouverons plus tard en faisant l'histoire des tumeurs cérébrales; la tumeur reste d'abord à l'état latent, mais il arrive un moment où les éléments nerveux comprimés trop fortement ne peuvent plus remplir leurs fonctions; peut-être aussi les attaques apoplectiformes sont-elles dues à la gêne circulatoire et à l'anémie des parties voisines de la tumeur.

Le diagnostic de tumeur de la protubérance une fois posé, il faut se demander quelle est la nature de la tumeur. S'il s'agit d'un malade atteint de syphilis à la période des accidents tertiaires, on pourra conclure à l'existence d'une gomme ou d'une exostose; s'il existe des signes de tuberculose dans les poumons ou dans une autre partie du corps, le diagnostic de tubercule de la protubérance s'imposera; les gros tubercules de la protubérance peuvent du reste se développer chez des sujets qui n'ont pas l'apparence phthisique et qui pendant longtemps ne présentent aucun autre signe de tuberculose.

Le *pronostic* est très grave; la plupart des tumeurs ont une marche progressive contre laquelle nous ne pouvons rien; il n'y a d'exception à faire qu'en faveur des tumeurs syphilitiques, qui sont rares relativement aux autres. Le danger est d'autant plus considérable que la paralysie des membres est plus étendue et que les paralysies des nerfs bulbaires sont plus marquées; cette dernière circonstance permet en effet de dire que la lésion s'est étendue au plancher du quatrième ventricule.

Le *traitement* variera suivant qu'on soupçonnera la syphilis ou la tuberculose. Dans le premier cas on prescrira l'iodure de potassium à haute dose et le protoiodure de mercure ; dans le deuxième on donnera des toniques, des reconstituants, de façon à maintenir l'état général aussi bon que possible et à retarder la généralisation de la tuberculose.

MILLARD. Bull. de la Soc. anat., 1856. — GUBLER. Mém. sur les paralysies alternes (Gaz. hebd., 1856 et 1859). — GRIESINGER. Du diagnostic des maladies cérébrales (Arch. gén. de méd., 1860). — G. LADAME. Des tumeurs de la protubérance annulaire (Arch. gén. do méd., 1865). — TROUSSEAU. Des paralysies alternes, in Clin. méd. de l'Hôtel-Dieu. — LARCHER. Pathologie de la protubérance annulaire. Paris, 1868. — A. LAVERAN. Contribution à l'étude des tumeurs de la protubérance annulaire (Rec. Mém. méd. milit., 1870). — FÉRÉOL. Observ. de tubercule de la protub. annulaire (Bull. de la Soc. méd. des hôp., 1873, p. 124). — LEPINE. Soc. méd. des hôp., 1876. — COUTY. De l'hémianesthésie mésocéphalique (Gaz. hebd., 1877). — L. FEUILLET. Quelques cas d'hémianesthésie de cause mésocéphal., th., Paris, 1877. — COUTY. Sur quelques troubles sensitifs d'origine mésocéphal. (Gaz. hebd., 1878). — G. SIGERSON. De la paralysie alterne (The Dublin. Journ. of. med. sc., 1878). — LANDOUZY. De la déviation conjuguée des yeux, etc. (Progrès méd., 1879).

INFLAMMATIONS DE LA PROTUBÉRANCE ANNULAIRE
ABCÈS-SCLÉROSE

A mesure qu'on s'élève dans l'axe cérébro-spinal les inflammations systématiques diminuent d'importance, tandis que les lésions de circulation prennent un caractère de fréquence de plus en plus remarquable ; cette remarque, faite par M. le professeur Charcot, domine la pathologie générale des centres nerveux. Les inflammations systématiques, si nombreuses dans la moelle, ne sont plus représentées dans le bulbe que par la paralysie labio-glosso-laryngée, et elles disparaissent complètement a partir de la protubérance annulaire, ou du moins elles n'existent plus que sous la forme de scléroses descendantes consécutives à certaines lésions des hémisphères cérébraux. Au contraire, les ramollissements ischémiques, presque inconnus dans la moelle, augmentent de fréquence dans le bulbe et la protubérance, et constituent avec les hémorrhagies les lésions cérébrales les plus communes.

L'inflammation aiguë de la protubérance est très rare ; M. Larcher, dans son excellente monographie des maladies de la protubérance annulaire, n'a pu réunir que deux cas d'abcès de la protubérance. On a rapporté souvent sous ce titre des observations de ramollissement ischémique ou de tubercules ramollis constituant des foyers remplis d'une bouillie blanchâtre ou d'une matière caséeuse.

Les abcès de la protubérance, lorsqu'ils sont bien circonscrits, peuvent donner lieu à des symptômes analogues à ceux des tumeurs, la marche de la maladie est seulement plus rapide.

Dans la sclérose en plaques, la protubérance est souvent atteinte, les plaques siègent tantôt à la face inférieure, tantôt à la face supérieure ou ventriculaire de la protubérance et s'étendent plus ou moins profondément.

A la suite des lésions des hémisphères cérébraux intéressant la capsule interne, on voit la protubérance s'affaisser du côté correspondant à la lésion encéphalique. Les fibres transversales, superficielles, ne sont pas atteintes; la sclérose descendante porte sur les fibres longitudinales qui se continuent en haut avec l'étage inférieur des pédoncules cérébraux, en bas avec les pyramides antérieures du bulbe.

La sclérose de la protubérance annulaire est quelquefois primitive; les symptômes consistent principalement en un affaiblissement des membres qui va rarement jusqu'à la paralysie complète; la sensibilité peut être aussi diminuée.

Les noyaux gris situés sous le plancher du quatrième ventricule se prennent à leur tour; on observe alors de la gêne de la déglutition, par suite de la paralysie du voile du palais; la parole s'embarrasse, les muscles de la face et les oculo-moteurs se paralysent dans un ordre qui est très variable; la mort peut survenir brusquement, par syncope.

La sclérose se présente dans la protubérance annulaire avec les mêmes caractères que dans les autres parties des centres nerveux; la protubérance est généralement petite, grisâtre, très dure au toucher, très résistante lorsqu'on essaye de la couper ; quelques auteurs ont noté une augmentation sensible de la protubérance dans des cas de sclérose (Larcher) ; il est possible que, sous l'influence d'une prolifération active de la névroglie, il se produise tout d'abord une hypertrophie qui se change en atrophie, lorsque les éléments de nouvelle formation ont subi la transformation fibreuse.

Les inflammations primitives de la protubérance sont si rares, que nous ne croyons pas devoir insister davantage sur leur histoire.

LARCHER. Op. cit., p. 70 et 93. — FORGET, MEYNERT, cités par Larcher.

HÉMORRHAGIES ET RAMOLLISSEMENTS ISCHÉMIQUES DE LA PROTUBÉRANCE ANNULAIRE

Les hémorrhagies de la protubérance annulaire sont plus fréquentes que celles du bulbe. Larcher en a réuni quarante-quatre cas et il ne serait pas difficile d'accroître cette liste; les conditions étiologiques paraissent être les mêmes que pour l'hémorrhagie cérébrale. Sur quarante et un malades examinés au point de vue de l'âge, le plus jeune avait vingt-quatre ans, le plus âgé soixante-dix-neuf ans (Larcher).

Le ramollissement par ischémie de la protubérance est également une maladie de l'âge adulte ou de la vieillesse.

Description. — Les signes de l'hémorrhagie de la protubérance annulaire sont à très peu près les mêmes que ceux du ramollissement ischémique; au point de vue clinique on peut confondre ces deux maladies sous le nom de *foyers protuberantiels aigus*, comme l'hémorrhagie et le ramollissement ischémique du bulbe sous celui de *foyers bulbaires aigus*.

Deux cas peuvent se produire : tantôt le foyer est très étendu, situé au centre de la protubérance; l'invasion est alors brusque, apoplectiforme; tantôt le foyer est bien limité, situé sur l'une des moitiés latérales ; l'invasion toujours brusque ne s'accompagne pas dans ce cas de perte de connaissance, mais de paralysies qui prennent le plus souvent la forme hémiplégique.

Dans le premier cas l'attaque apoplectique peut être précédée de quelques prodromes, tels que vertiges, céphalalgie, ou bien elle se produit au milieu de l'état de santé le plus parfait; les malades tombent sans connaissance, les membres sont dans la résolution, la peau et les muqueuses sont insensibles, la respiration est stertoreuse et la mort peut arriver dans le coma. Il n'est pas rare d'observer des convulsions épileptiformes, des contractures; dans ces cas on constate en général que le foyer hémorrhagique s'est ouvert dans le quatrième ventricule ou bien qu'il s'est frayé une voie jusque dans les pédoncules cérébraux ou cérébelleux.

La deuxième forme clinique est plus commune que la forme apoplectique; les malades s'aperçoivent tout à coup que le bras et la jambe sont paralysés d'un côté; ils s'affaissent quelquefois parce que l'une de leurs jambes est incapable de supporter le poids du corps, mais l'intelligence est intacte; dans certains cas la paralysie n'arrive à son maximum qu'au bout de quelques jours. La paralysie des membres peut se compliquer d'une hémiplégie faciale qui siège du côté opposé à la paralysie des membres : on a alors l'hémiplégie alterne qui constitue, comme nous l'avons dit à propos des tumeurs de la protubérance, le meilleur signe des paralysies protubérantielles (Millard, Gubler).

Dans les cas où l'hémiplégie faciale fait défaut, on observe souvent des paralysies oculaires, en particulier un strabisme interne du côté opposé à l'hémiplégie des membres et une déviation conjuguée de l'autre l'œil. On a aussi noté, dans plusieurs cas d'hémorrhagie de la protubérance, un mouvement de rotation de la tête du côté de l'hémiplégie des membres (Desnos).

La paralysie peut porter sur les quatre membres ; elle est plus marquée tantôt dans les membres supérieurs, tantôt dans les inférieurs. Il arrive aussi assez souvent que la paralysie d'abord limitée à un membre ou à deux membres du même côté s'étend progressivement aux autres membres.

La sensibilité est généralement diminuée ou abolie dans les parties paralysées.

La gêne de la déglutition et de la prononciation, les troubles de l'ouïe, la dyspnée, la suffocation, qui sont souvent signalés dans les observations des foyers protubérantiels, s'expliquent par l'envahissement ou par la compression du bulbe.

Dans les cas où les foyers hémorrhagiques sont très peu étendus, le sang épanché peut se résorber, les mouvements reviennent plus ou moins complètement dans les parties paralysées ; en général, l'état s'aggrave de plus en plus et les malades ne tardent pas à succomber avec des symptômes de paralysie bulbaire.

Le pronostic des foyers protubérantiels est plus grave que celui des foyers cérébraux.

Anatomie pathologique. — Le mode de formation des foyers hémorrhagiques et des ramollissements ischémiques dans la protubérance est le même que dans les hémisphères cérébraux ; l'hémorrhagie protubérantielle se rattache le plus souvent à l'existence d'anévrysmes miliaires, et le ramollissement à l'oblitération des artères par embolie ou thrombose ; à propos des maladies du cerveau nous aurons l'occasion de décrire ces lésions vasculaires ; nous devons nous contenter d'indiquer ici les caractères particuliers des foyers protubérantiels.

Les dimensions des foyers hémorrhagiques de la protubérance sont très variables : tantôt ces foyers mesurent à peine le volume d'un noyau de cerise, tantôt au contraire ils occupent la plus grande partie de la protubérance qui est transformée pour ainsi dire en un foyer hémorrhagique; l'hémorrhagie se fait dans les parties centrales, sur la ligne médiane ou, plus souvent, dans une des moitiés seulement de l'organe. Comme la mort survient presque toujours rapidement, ces foyers ont des caractères analogues à ceux des foyers hémorrhagiques récents de l'encéphale; il existe à l'intérieur du sang noirâtre, liquide ou en partie coagulé, mélangé à des débris de substance nerveuse; les parois sont anfractueuses, injectées de sang; en enlevant avec soin le caillot et le sang, il est quelquefois possible de reconnaître les vaisseaux et les anévrysmes capillaires dont la rupture a été le point de départ de l'hémorrhagie.

Le foyer hémorrhagique peut être limité exactement à la protubérance; mais il arrive assez souvent, surtout dans les cas d'hémorrhagies abondantes, que le sang s'infiltre dans les organes voisins : pédoncules cérébraux, pédoncules cérébelleux, bulbe; ou bien s'épanche à la surface du quatrième ventricule et dans le canal rachidien en déchirant soit la partie postérieure, soit la partie antérieure de la protubérance.

Dans quelques cas on a trouvé dans la protubérance des foyers anciens en voie de cicatrisation.

Les lésions vasculaires qui entraînent le ramollissement ischémique de la protubérance sont les oblitérations par embolie ou par thrombose, qui portent particulièrement sur la partie supérieure du tronc de l'artère basilaire; lorsque les deux vertébrales et le tronc entier de la basilaire sont oblitérés, la mort arrive rapidement par paralysie bulbaire, et les symptômes du ramollissement de la protubérance n'ont pas le temps de se développer. L'endocardite rhumatismale est la cause ordinaire des embolies, et l'on conçoit la tendance de l'embolus à s'arrêter au point où l'artère basilaire se divise pour fournir les cérébrales postérieures; l'embolus se recouvre bientôt de couches fibrineuses qui augmentent son volume et qui déterminent l'oblitération du tronc basilaire dans toute sa partie supérieure; l'athérome, si fréquent dans les artères de la base du cerveau, est la cause ordinaire des thromboses de l'artère basilaire. Le ramollissement est plus ou moins marqué; tantôt la protubérance présente sur les points malades l'aspect d'une bouillie blanchâtre qui se dissocie sous l'action d'un mince filet d'eau; tantôt la diminution de consistance est moins marquée et il existe une injection vasculaire ou de petits points hémorrhagiques. Les foyers de ramollissement sont très limités lorsque l'athérome n'oblitère complètement que quelques-unes des artérioles qui partent de l'artère basilaire pour s'enfoncer dans la protubérance, et que la circulation se fait encore d'une façon suffisante dans les autres artérioles pour assurer la nutrition des parties auxquelles elles se distribuent.

DIAGNOSTIC. PRONOSTIC. — C'est surtout avec les maladies cérébrales que l'on est exposé à confondre l'hémorrhagie et le ramollissement de la protubérance.

Lorsque les foyers protubérantiels se caractérisent par la production brusque d'une hémiplégie alterne sans perte de connaissance, le diagnostic est facile ; on sait, en effet, que les foyers cérébraux donnent lieu à une hémiplégie faciale qui siège du même côté que l'hémiplégie des membres; mais les choses ne se passent pas toujours aussi simplement. Dans les cas où une attaque apoplectiforme marque le début de la maladie, la confusion avec une affection cérébrale est facile et même inévitable tant que le malade n'est pas sorti du coma; la paralysie du droit externe du côté opposé à l'hémiplégie des membres, le mouvement de rotation de la tête *du côté paralysé*, la gêne de la déglutition, sont de bons signes d'un foyer protubérantiel,

Les troubles de la respiration et de la circulation ainsi que la difficulté de la parole consécutive à la paralysie de l'hypoglosse annoncent que la paralysie s'étend au bulbe.

L'hémorrhagie et le ramollissement par embolie ont en général un début plus brusque que le ramollissement par thrombose; l'existence d'une affection cardiaque fera pencher la balance en faveur de l'embolie.

Quand les malades ne succombent pas rapidement dans le coma, la mort arrive le plus souvent au bout de quelques jours par suite de l'extension au bulbe des lésions de la protubérance; dans les cas de thrombose, par exemple, l'oblitération de la partie supérieure du tronc basilaire s'étend bientôt à la partie inférieure de ce vaisseau et aux artères vertébrales elles-mêmes, par suite de l'adjonction de nouveaux caillots au caillot primitif; de même à la suite de l'embolie.

Les petits foyers hémorrhagiques de la protubérance annulaire peuvent cependant se terminer par résorption et cicatrisation.

Le *traitement* doit être analogue à celui qui sera formulé plus loin à propos des hémorrhagies et du ramollissement ischémique du cerveau.

P. H. JOSIAS. Des hémorrhagies de la protubér. annulaire, th., Paris, 1851.— CUVELIER. Roc. mém. méd. milit., 1853. — E. KIRCHBERG, th., Paris, 1855. — MAILFERT. Des maladies de la protubér. annulaire, th., Paris, 1857. — MESNET. Arch. de méd.,

1861.— GUBLER, LARCHER. Op. cit. — DESNOS. Hémorrhagie de la protubér. annulaire (Bull. de la Soc. méd. des hôp., 1873, p. 87). — DEBOVE. Hémorrhagie de la protubér. annulaire (Soc. anat., 23 mai 1873).

MALADIES DU CERVEAU

CONSIDÉRATIONS ANATOMIQUES ET PHYSIOLOGIQUES.
DES LOCALISATIONS CÉRÉBRALES.

A une époque où le cerveau était considéré comme une masse de substance nerveuse à peu près homogène dont les différentes parties concouraient dans une mesure égale aux phénomènes psychiques, le médecin pouvait se contenter de notions anatomiques élémentaires sur la structure de ce centre nerveux; les recherches modernes sur les localisations cérébrales ont démontré la nécessité de la connaissance exacte de la topographie du cerveau, et ont si bien rattaché la pathologie à l'anatomie et à la physiologie qu'il est impossible aujourd'hui de traiter des maladies du cerveau, sans entrer au préalable dans quelques considérations anatomiques et physiologiques. Nous négligerons dans cette rapide étude tous les faits qui sont généralement connus et bien exposés dans les livres classiques d'anatomie, pour insister seulement sur les détails de structure qui ont une application directe à la pathologie, ainsi que sur la théorie des localisations cérébrales qui depuis plusieurs années a fait l'objet de nombreuses discussions.

Le cerveau se compose de deux hémisphères à peu près symétriques, reliés entre eux par des commissures dont la plus importante est le corps calleux, et rattachés à la protubérance annulaire par les pédoncules cérébraux.

Chaque hémisphère se compose de trois parties bien distinctes : 1° la substance grise périphérique qui tapisse les circonvolutions; 2° les masses grises centrales qui sont accolées au prolongement du pédoncule cérébral constituant la *capsule interne;* 3° une masse de substance blanche qui remplit l'espace situé entre la substance grise périphérique et la substance grise des masses centrales.

La figure 35 représente le schéma d'une coupe verticale du cerveau. On voit que la substance grise centrale se divise de chaque côté en trois noyaux qui sont : les noyaux intraventriculaires du corps strié (1, 1), les couches optiques (2, 2) et les noyaux extraventriculaires du corps strié (3, 3).

Circonvolutions cérébrales. — Lorsqu'on examine la surface du cerveau humain, il paraît tout d'abord impossible de se reconnaître au milieu de ce dédale de scissures, au milieu de ce fouillis de circonvolutions qui se replient sur elles-mêmes, changent de direction et s'embranchent les unes sur les autres. L'anatomie comparée a fourni heureusement d'importants points de repère ; le cerveau du singe présente une structure analogue à celle du cerveau de l'homme, mais beaucoup moins compliquée, si bien qu'il a pu servir en quelque sorte de schéma pour l'étude des circonvolutions du cerveau humain.

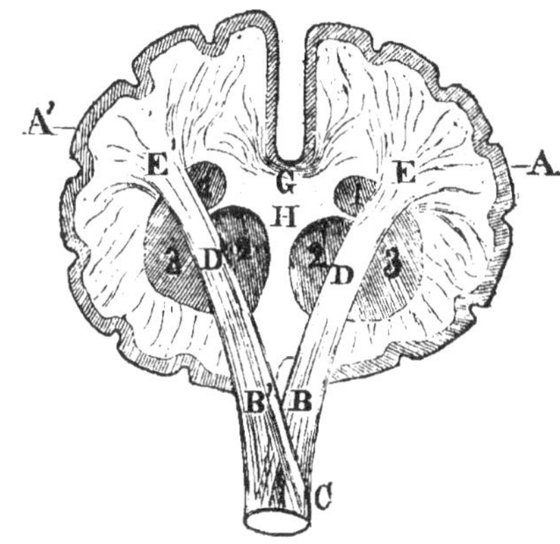

Fig. 35. — Schéma du cerveau, coupe passant par les noyaux gris centraux.— AA′, substance grise des circonvolutions. — BB′, pédoncules cérébraux s'entre-croisant en partie au niveau du bulbe C. — DD′, capsules internes. — EE′, couronnes rayonnantes. — G, pont de Varole. — H, cavité des ventricules. — 1, 1, noyaux caudés ou intra-ventriculaires des corps striés. — 2, 2, couches optiques. — 3, 3, noyaux lenticulaires ou extraventriculaires des corps striés.

Aujourd'hui il est facile de distinguer les unes des autres les différentes circonvolutions et, une lésion étant donnée, de dire sur quelle circonvolution elle siège, à quel endroit de cette circonvolution, tandis qu'autrefois on se contentait de noter si la lésion portait sur les parties antérieure, moyenne ou postérieure des hémisphères cérébraux.

Chaque hémisphère présente deux faces principales : une face externe et une face interne qui ne devient visible que lorsqu'on a séparé les deux hémisphères.

Sur la *face externe* on remarque d'abord une scissure profonde dans laquelle se loge l'artère cérébrale moyenne; cette scissure très apparente et connue depuis longtemps est la *scissure de Sylvius* (*ss*, fig. 36) ; une autre scissure également très importante est la *scissure de Rolando* (*sr*) qui vient tomber à peu près perpendiculairement sur la scissure de Sylvius ; chez le singe on trouve à la partie postérieure de l'hémisphère cérébral une scissure profonde dite *scissure perpendiculaire externe* qui chez l'homme n'est représentée que par une échancrure (*sop*). Si l'on prolonge par une ligne fictive la scissure de Sylvius jusqu'à la scissure perpendiculaire externe, on voit que chaque hémisphère cérébral est partagé en trois parties ou lobes par les scissures que nous venons de nommer : *lobe frontal* situé en avant du sillon de Rolando ; *lobe pariétal* entre le sillon de Rolando et la scissure de Sylvius prolongée ; *lobe temporo-occipital* au-dessous de cette dernière scissure et de la scissure perpendiculaire externe.

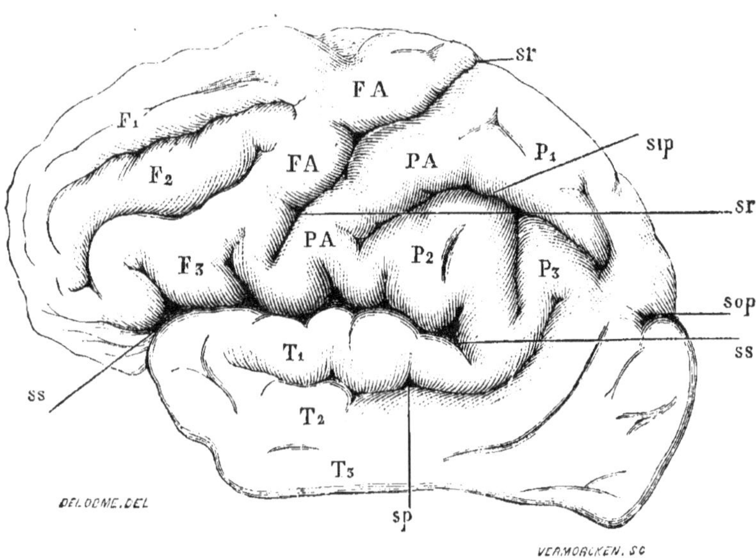

Fig. 36. — Surface externe d'un des hémisphères cérébraux. — *ss*, *ss*, scissure de Sylvius. — *sr*, *sr*, scissure de Rolando. — *sip*, scissure interpariétale. — *sp*, scissure parallèle. — *sop*, scissure pariéto-occipitale externe. — F₁, F₂, F₃, première, deuxième et troisième circonvolutions frontales. — P₁, lobule du pli pariétal. — P₂, lobule du pli courbe. — P₃, pli courbe. — T₁, T₂, T₃, première, deuxième et troisième circonvolutions temporales. (D'après M. Charcot, *Leç. sur les localis. dans les malad. cérébrales*, p. 15.)

Le lobe frontal comprend : 1° trois étages de circonvolutions horizontales qui ont pris les noms de *première*, *deuxième* et *troisième circonvolutions frontales*, la première circonvolution frontale (F₁) étant la plus élevée, tandis que la troisième (F₃) confine par sa partie postérieure à la scissure de Sylvius ; les recherches de Broca ont établi le rapport qui existe entre les lésions de la partie postérieure de cette circonvolution du côté gauche et l'aphasie, d'où le nom de *circonvolution de Broca* qui lui a été donné par quelques auteurs. La deuxième circonvolution frontale (F_2) est intermédiaire aux deux autres. 2° En arrière de ces trois étages de circonvolutions horizontales on trouve une circonvolution verticale qui borde en avant le sillon de Rolando (FA) et qui a reçu le nom de quatrième circonvolution frontale ou de *circonvolution frontale ascendante.*

Le lobe pariétal est divisé en deux parties par une scissure dite interpariétale (*sip*), et il présente en outre quelques scissures accessoires qui contribuent avec la première à limiter les circonvolutions pariétales, qui sont : la *circonvolution pariétale ascendante* (PA), qui est parallèle à la circonvolution frontale ascendante et qui borde en arrière le sillon de Rolando ; le *lobule pariétal supérieur* (P_1) ; le *lobule du pli courbe* (P_2) et enfin le *pli courbe* (P_3).

Le lobe temporal se divise en trois étages de circonvolutions qui ont reçu les noms de *première* (T_1), *deuxième* (T_2) et *troisième* (T_3) *circonvolutions temporales.* La scissure (*sp*) qui sépare les deux premières circonvolutions temporales et qui est parallèle à la scissure de Sylvius porte le nom de *scissure parallèle.*

Le lobe occipital est peu distinct chez l'homme en raison des nombreux plis de passage qui l'unissent aux lobes voisins.

A *la face interne de chaque hémisphère* on trouve une encoche (*sr*, fig. 37) qui représente l'extrémité supérieure du sillon de Rolando et qui peut servir de point de repère pour la description des scissures et des circonvolutions de cette partie des hémisphères. Au-dessous de l'encoche existe un lobule dit *lobule paracentral* (LP) qui paraît constitué par la réflexion des circonvolutions frontale et pariétale ascendantes sur la face interne ; au point de vue physiologique comme au point de vue anatomique, ce lobule se rattache à ces dernières circonvolutions. Le sillon *calloso-marginal* (*scm*) limite le lobule paracentral en bas et en arrière, le sillon qui limite le lobule en avant est moins profond ; enfin un petit sillon dit *sillon transverse* (*st*) existe au centre du lobule paracentral.

En avant du lobule paracentral, le sillon calloso-marginal divise la face antéro-interne de l'hémisphère cérébral en deux étages, l'un supérieur (CF) qui représente la *face interne de la première circonvolution frontale*, l'autre inférieur, qui a reçu le nom de *circonvolution du corps calleux* (CC) et qui se prolonge au-dessous du lobule paracentral.

En arrière du lobule paracentral, on trouve un lobule quadrilatère, *lobe carré* ou *avant-coin*, limité en arrière par une scissure assez profonde (*spo*) dite *scissure pariéto-occipitale*, puis un lobule triangulaire ou *coin* très bien circonscrit par la scissure pariéto-occipitale en haut et par une autre scissure profonde, la *scissure calcarine* (*sc*) en bas. Au-dessous de la scissure calcarine

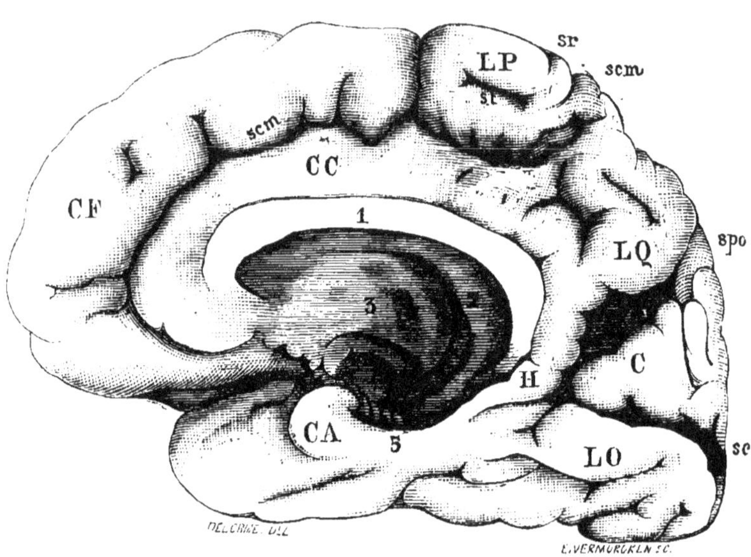

Fig. 37 — Face interne d'un des hémisphères cérébraux. — *sr*, extrémité supérieure du sillon de Rolando. — *scm*, scissure calloso-marginale. — *st*, sillon transversal du lobule paracentral. — *spo*, scissure pariéto-occipitale. — *sc*, scissure calcarine. — LP, lobule paracentral. — CF, face interne de la première circonvolution frontale. — CC, circonvolution du corps calleux. — LQ, lobe carré. — C, lobule cunéiforme ou coin. — Lo, lobe occipital. — H, circonvolution de l'hippocampe. — CA, circonvolution de la corne d'Ammon. — 1, coupe du corps calleux. — 2, cavité du ventricule latéral. — 3, couche optique. — 4, coupe du pédoncule cérébral. — 5, corps godronné. (D'après M. Charcot, *Localis. dans les malad. cérébrales.*)

se trouvent les circonvolutions du lobe occipital (LO). La *circonvolution de l'hippocampe* (H) et la *corne d'Ammon* (CA) méritent aussi d'être signalées; enfin on voit sur la coupe représentée dans la figure 37 : le corps calleux (1), la cavité des ventricules latéraux (2), la couche optique (3), et une partie du pédoncule cérébral aboutissant à cet hémisphère (4).

La substance grise des circonvolutions n'a pas partout une structure identique ; lorsqu'on pratique des coupes histologiques par le procédé que nous avons indiqué pour la moelle, au niveau des circonvolutions frontale et pariétale ascendantes, on constate, en allant de la superficie vers la profondeur : 1° une couche très pauvre en éléments nerveux et en vaisseaux; 2° une couche plus épaisse que la première, caractérisée par des cellules nerveuses de petites dimensions ; 3° une troisième couche dans laquelle les cellules nerveuses deviennent de plus en plus volumineuses; 4° une couche granuleuse; 5° enfin des éléments fusiformes dont la nature n'est pas exactement connue. Les cellules nerveuses sont constituées ici d'après le même type que dans la moelle, leur forme est seulement plus régulière; toutes les cellules ont une forme conique, le sommet du cône étant dirigé vers la superficie des circonvolutions ; on retrouve les prolongements protoplasmiques et le prolongement nerveux ou de Deiters qui vient aboutir à la base des petits cônes formés par les cellules ; enfin il existe dans chaque cellule un noyau, un nucléole et des corpuscules de pigment. Au niveau des circonvolutions frontale et pariétale ascendantes, ainsi qu'au niveau du lobule paracentral, les grandes cellules nerveuses sont en plus grand nombre que partout ailleurs, ce qui a fait donner à ce département le nom de zone des cellules gigantesques (Betz); ce détail de structure est d'autant plus intéressant qu'il paraît correspondre, ainsi que nous le verrons plus loin, à une différenciation fonctionnelle.

Au niveau des lobes occipitaux, la substance grise présente une disposition spéciale : elle est divisée en deux bandes par un tractus de substance blanche ou *ruban de Vicq d'Azir.*

Masses grises centrales. — Les masses grises centrales se composent pour chaque hémisphère de trois gros noyaux qui sont accolés à la capsule interne, prolongement du pédoncule cérébral. Lorsqu'on pratique une coupe transversale d'un des hémisphères au niveau du sillon de Rolando (fig. 38), on distingue facilement les détails qui suivent : un tractus blanc (CI) continue le pédoncule cérébral, c'est la *capsule interne :* à la face supérieure et interne se trouvent deux noyaux de substance grise; l'un, volumineux (CO), représente la coupe de la *couche optique,* l'autre, plus petit et situé au-dessus du précédent (NC), répond à la coupe du *noyau caudé* ou *intraventriculaire du corps strié;* à la face inférieure et externe est accolé un troisième noyau qui, sur la coupe, a une forme triangulaire, c'est le *noyau lenticulaire* (NL) ou *extraventriculaire du corps strié;* la coloration de ce dernier noyau n'est pas uniforme; on distingue facilement trois zones (1, 2, 3); la zone externe, la plus fortement colorée, a reçu le nom de *putamen;* en dehors du noyau lenticulaire, on trouve un tractus blanc, étroit (*ce*), ou *capsule externe*, puis une bandelette de substance grise qui a reçu le nom d'*avant-mur*, enfin les circonvolutions qui forment la scissure de Sylvius (*ss*) et qui à ce niveau ont reçu le nom de *circonvolutions de l'insula.*

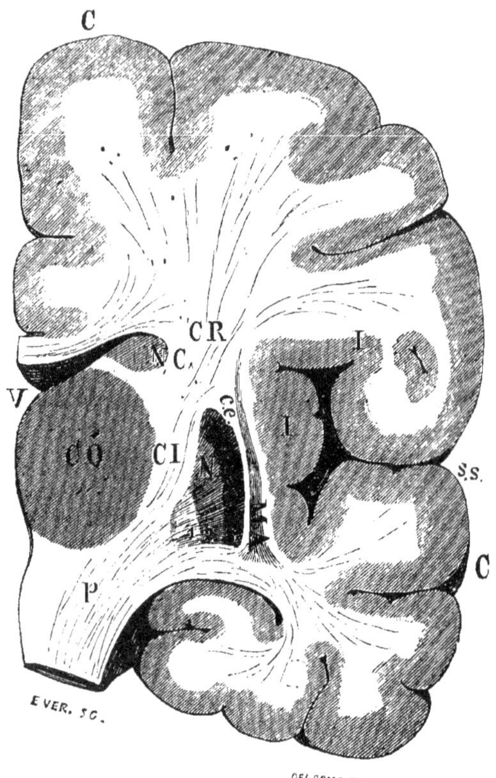

Fig. 38. — Coupe verticale d'un des hémisphères cérébraux. — P, pédoncule cérébral. — CI, capsule interne. — CR, couronne rayonnante. — CO, couche optique. — NC, noyau caudé ou intraventriculaire du corps strié. — NL, noyau lenticulaire ou extra-ventriculaire du corps strié avec ses trois étages, 1, 2, 3. — MA, avant-mur. — *ce*, capsule externe. — II, circonvolutions de l'insula. — *ss*, scissure de Sylvius. — C, C, circonvolutions cérébrales. — V, cavité des ventricules.

Lorsqu'on fait la coupe classique des ventricules, on met à nu les couches optiques et les noyaux caudés ou noyaux intraven-triculaires du corps strié, auxquels on donne assez souvent le nom de *corps striés*. La couche optique constitue dans chaque hémisphère un noyau ovoïde à peu près libre sur ses faces supérieure et interne, tandis que sa face externe adhère à la capsule interne. Le noyau caudé est piriforme, situé en avant et en dehors de la couche optique, sa face externe adhère également à la capsule interne.

Le noyau lenticulaire n'est pas visible à la surface des ventricules ; pour le mettre à nu, il est nécessaire de pratiquer des coupes transversales ou longitudinales. Sur les coupes transversales, on constate que le noyau lenticulaire a la forme triangulaire avec les trois segments décrits plus haut ; sur une coupe longitudinale, le noyau lenticulaire apparaît comme un amas de substance grise qui dépasse en longueur le noyau caudé et la couche optique ; par sa face interne, le noyau lenticulaire adhère à la capsule interne.

Masse blanche centrale et pédoncules cérébraux. — Chacun des pédoncules cérébraux présente deux étages de substance blanche ; l'un inférieur ou *pied*, l'autre supérieur ou *tegmentum:* séparés par un noyau de substance grise qui a reçu le nom de *locus niger de Sœmmering.* Les fibres du pédoncule cérébral pénètrent entre les noyaux gris centraux, elles s'étalent pour constituer la *capsule interne* et plus haut la *couronne rayonnante* (CR, fig. 38).

La capsule interne présente à considérer : 1° une partie antérieure située entre le noyau lenticulaire et le noyau caudé ; 2° une partie postérieure située entre le noyau lenticulaire et la couche optique ; 3° au point de réunion de ces deux parties un angle ou *genou.*

Parmi les fibres pédonculaires, les unes plongent dans les noyaux gris centraux, les autres se rendent, soit dans les circonvolutions antérieures (fibres motrices), soit dans les circonvolutions postérieures (fibres sensitives).

Parmi les fibres pédonculaires qui pénètrent dans les noyaux lenticulaires, bon nombre n'arrivent pas jusqu'aux segments moyen et externe, d'où la coloration plus foncée de ces segments, qui renferment moins de fibres blanches que le segment interne.

Les noyaux gris centraux sont reliés par des fibres rayonnantes à la substance grise corticale ; ces dernières fibres réunies aux fibres pédonculaires directes constituent la *couronne rayonnante* qui à l'œil nu paraît se continuer directement avec la capsule interne ; les fibres émanées de la couronne rayonnante vont aboutir aux circonvolutions.

La substance blanche centrale des hémisphères cérébraux est

en outre constituée par des fibres dites *d'association : fibres transversales* du corps calleux réunissant les deux hémisphères cérébraux, *commissures antéro-postérieures, fibres arciformes,* etc.

Les faisceaux pyramidaux de la moelle qui correspondent aux pyramides antérieures du bulbe occupent dans les pédoncules cérébraux l'étage inférieur ou pied, et d'une façon plus précise encore la partie moyenne de l'étage inférieur. Les faisceaux pyramidaux peuvent être suivis au delà des pédoncules cérébraux dans la profondeur des hémisphères ; ils occupent dans la capsule interne les deux tiers antérieurs du segment postérieur ou lenticulo-optique : M. Charcot a proposé de donner à cette partie de la capsule interne le nom de région pyramidale. Toute altération portant sur cette partie de la capsule entraîne une dégénérescence descendante du faisceau pyramidal correspondant au côté lésé. Le faisceau pyramidal va se rendre, en fin de compte, à la zone corticale motrice.

D'après les recherches de Flechsig, le développement du faisceau pyramidal se fait par une espèce de bourgeonnement dont le point d'origine est dans la zone corticale motrice. L'étude du cerveau des nouveau-nés démontre bien l'indépendance des fibres nerveuses du faisceau pyramidal (Flechsig, Parrot) ; lorsqu'on pratique une coupe longitudinale du cerveau d'un enfant âgé de quinze jours environ vers la partie moyenne d'un des hémisphères cérébraux, on constate que les lobes antérieur et postérieur sont grisâtres (par suite de l'organisation imparfaite des tubes nerveux et du manque de myéline), tandis que dans les lobes moyens on trouve deux tractus blancs auxquels Parrot a donné le nom d'*anse rolandique ;* ces tractus correspondent aux circonvolutions motrices et ils paraissent être en continuité avec les faisceaux pyramidaux. D'après Parrot, il y aurait pour ces faisceaux deux centres de formation, l'un dans les noyaux centraux, l'autre dans la substance grise des circonvolutions.

L'importance des troubles oculaires dans les maladies du cerveau nous oblige à entrer dans quelques détails relativement aux racines des nerfs optiques. Les nerfs optiques, après avoir constitué le *chiasma,* se continuent par les *bandelettes optiques,* que l'on suit facilement jusqu'aux *corps genouillés ;* d'autres faisceaux d'origine des nerfs optiques se rendent dans les *tubercules quadrijumeaux* et dans les *couches optiques,* puis de ces différents noyaux d'origine partent des fibres qui, se réunissant aux autres fibres sensitives, vont se rendre à la partie postérieure de la couronne rayonnante et dans les circonvolutions occipitales.

Lorsqu'une lésion siège sur le trajet d'un des nerfs optiques, en A par exemple (fig. 39), on comprend qu'il en résulte une amblyopie du même côté ; si elle siège sur la bandelette optique au point B, on observe une hémiopie latérale qui s'explique très bien par l'ingénieuse hypothèse de l'entre-croisement incomplet

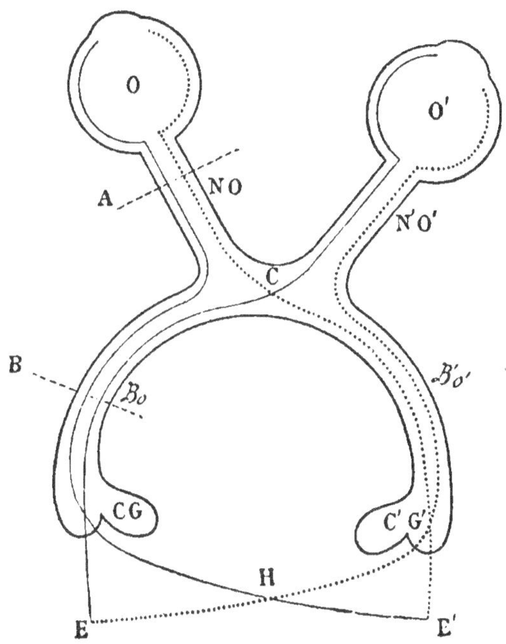

Fig. 39. — Figure schématique destinée à faire comprendre l'entre-croisement des fibres des nerfs optiques d'après Charcot. — NO, N'O', nerfs optiques. — O, O', globes oculaires. — Bo, B'o', bandelettes optiques. — CG, C'G', corps genouillés. — La marche des fibres dans les bandelettes optiques est figurée d'un côté par des traits pleins, de l'autre côté par un pointillé ; on voit que les fibres qui ne s'entre-croisent pas en avant au point C s'entre-croisent en arrière au point H.

des nerfs optiques au niveau du chiasma ; les traits pleins indiquant sur la figure le trajet des fibres nerveuses intéressées montrent que les moitiés gauches des rétines deviennent insensibles à l'action de la lumière ; le malade ne voit plus que la moitié gauche des objets qui sont placés devant lui, autrement dit il existe une *hémiopie latérale*. Une lésion siégeant au point C intéresserait les fibres qui se rendent aux parties internes des deux rétines, d'où une forme particulière d'hémiopie, l'*hémiopie temporale*.

Les lésions qui portent sur la partie postérieure de la couronne rayonnante entraînent non pas l'hémiopie, ainsi qu'on aurait pu s'y attendre, mais l'*amblyopie croisée* (Charcot); pour expliquer ce phénomène, on peut admettre que les fibres des nerfs optiques qui n'ont pas subi d'entre-croisement au niveau du chiasma s'entre-croisent en arrière, en H, par exemple ; on conçoit alors qu'une lésion siégeant en E puisse donner lieu à une amblyopie du côté opposé (Charcot).

Un grand nombre de maladies du cerveau sont le résultat de lésions vasculaires, aussi la disposition des vaisseaux cérébraux présente-t-elle pour le médecin un très grand intérêt.

Quatre grosses artères apportent du sang aux hémisphères cérébraux : les carotides internes et les vertébrales ; on sait comment ces artères s'anastomosent à la base du cerveau pour constituer l'hexagone de Willis, qui paraît chargé de répartir également le sang entre les différentes parties du cerveau et de régulariser la pression intravasculaire. Chacune des artères cérébrales (antérieure, moyenne ou sylvienne et postérieure) fournit : 1° des *artères corticales* destinées à la substance grise périphérique et à la substance blanche sous-jacente ; 2° des *artères* qui se rendent aux *noyaux gris centraux;* les artères corticales ne s'anastomosent pas avec ces dernières.

L'artère cérébrale moyenne ou sylvienne est sans contredit la plus intéressante à considérer à cause de l'importance des parties auxquelles elle se distribue et de la fréquence des altérations dont elle est le siège. A peu de distance de son origine, cette artère fournit de petites branches qui s'enfoncent dans les trous déchirés antérieurs et qui sont destinées aux noyaux gris centraux; puis elle se divise au niveau des circonvolutions de l'insula, en quatre ou cinq branches qui elles-mêmes vont se ramifiant; ces dernières branches, relativement assez volumineuses, rampent à la surface des circonvolutions, dans l'intérieur de la pie-mère, et donnent naissance à un grand nombre d'artérioles qui s'enfoncent en droite ligne dans l'intérieur des circonvolutions et s'arrêtent, les unes dans la substance grise corticale, les autres dans la substance blanche sous-jacente. Lorsqu'on pratique une coupe du cerveau, on voit sourdre au bout de quelques instants un grand nombre de gouttelettes de sang qui sont fournies par ces artérioles, phénomène qui a été décrit sous le nom de *piqueté* ou *sablé cérébral;* le piqueté est naturellement d'autant plus marqué que les artérioles renferment plus de sang.

Chaque branche artérielle a son territoire vasculaire spécial ; ses anastomoses avec les artérioles voisines sont très peu développées ou manquent complètement ; il en résulte que la circulation se rétablit difficilement quand une branche artérielle, même peu volumineuse, vient à être oblitérée. La partie postérieure de la troisième circonvolution frontale est nourrie par une des branches de la sylvienne ; l'oblitération de cette branche entraîne la nécrose de cette petite zone cérébrale et provoque l'aphasie si la lésion siège à gauche ; de même, l'oblitération des deuxième et troisième branches de l'artère sylvienne a pour conséquence le ramollissement des circonvolutions frontale et pariétale ascendantes qui sont nourries par ces artères, etc. Les branches de l'artère sylvienne destinées aux parties profondes nourrissent la plus grande partie des noyaux gris centraux ; les unes se distribuent au noyau lenticulaire, les autres ne font que traverser ce noyau et se rendent : les antérieures ou *lenticulostriées* au noyau caudé, les postérieures ou *lenticulo-optiques* à la couche optique ; ces artérioles donnent aussi des branches à la capsule interne.

L'artère cérébrale antérieure fournit : 1° des branches corticales ; 2° des artérioles destinées aux parties centrales et en particulier à la tête du noyau caudé.

L'artère cérébrale postérieure, outre ses branches corticales, fournit aux parties profondes des artérioles qui pénètrent par les trous déchirés postérieurs et qui sont destinées principalement à la couche optique.

Duret a fait en 1874, dans les *Archives de physiologie*, une étude très complète de la circulation cérébrale à laquelle nous renvoyons le lecteur pour plus de détails.

Les artérioles du cerveau sont entourées de *gaines lymphatiques* (Ch. Robin), espèces de manchons formés par une membrane anhiste ; à la face interne de cette membrane, on distingue de petits tractus qui la réunissent à la membrane externe ou *adventice* des artérioles et des noyaux appartenant à des cellules plates qui forment un revêtement très incomplet.

Les fonctions du cerveau sont extrêmement complexes : c'est dans les hémisphères cérébraux que les idées s'élaborent, se coordonnent ; là est le siège de la mémoire, du jugement, de l'imagination, de la volonté, des sentiments affectifs ; c'est de là que partent les ordres de mouvement pour les différentes parties du corps, c'est là enfin que les impressions de la sensibilité se transforment en sensations. Toutes les parties des hémisphères cérébraux concourent-elles à chacun de ces actes, ou bien au contraire chaque circonvolution, chaque lobule a-t-il une fonction spéciale ? En d'autres termes, s'agit-il d'un organe unique, homogène au point de vue fonctionnel, ou bien d'une réunion, d'une fédération de centres nerveux, suivant l'expression de Charcot ? Jusque dans ces dernières années, les physiologistes ont défendu à peu près exclusivement la première de ces hypothèses ; mais, depuis 1870, des faits nombreux sont venus témoigner en faveur de la théorie des localisations cérébrales, qui trouve dans la clinique de précieux arguments. Les recherches ont porté presque exclusivement sur le rôle des différentes parties du cerveau au point de vue de la motilité et de la sensibilité ; on conçoit que l'étude des autres fonctions cérébrales présente des difficultés encore plus considérables.

Pour Flourens et Longet, la substance grise corticale des hémisphères cérébraux était inexcitable ; en 1866, M. Vulpian écrivait encore que rien n'autorisait l'hypothèse des localisations dans la substance corticale (*Leçons sur la physiol. du syst. nerv.*, p. 719). Dès cette époque la localisation de la faculté du langage dans la partie postérieure de la troisième circonvolution frontale gauche, démontrée par Broca, fournissait un puissant argument aux partisans de la localisation ; mais ce fait, malgré son importance, était trop isolé pour entraîner la conviction. H. Jackson avait aussi cherché à démontrer que certaines lésions superficielles de l'encéphale pouvaient déterminer une forme spéciale d'hémiplégie ; les théories physiologiques régnantes firent qu'on n'accorda pas aux faits publiés par Jackson et par Bravais, qui avait précédé l'auteur anglais dans cette voie, toute l'attention qu'ils méritaient.

En 1870, Fritsch et Hitzig reprirent la question de l'excitabilité de l'écorce corticale du cerveau et conclurent de leurs expériences, faites principalement sur des chiens, que si un grand nombre de points de l'écorce grise étaient inexcitables, ainsi que l'avaient observé Flourens et Longet, l'excitation électrique portée sur certains points bien déterminés des hémisphères provoquait constamment des mouvements, et que, par suite, il y avait à la surface du cerveau des zones excitables situées, chez le chien, au niveau du sillon crucial dans les lobes antérieurs.

Ferrier répéta avec succès les expériences de Fritsch et Hitzig, d'abord sur des lapins, des chats et des chiens, puis sur des singes ; le cerveau du singe se rapprochant beaucoup, au point de vue de sa structure, du cerveau de l'homme, ces derniers faits ont un grand intérêt et nous croyons devoir indiquer les principaux centres psycho-moteurs d'après les expériences de Ferrier.

La figure 40 représente la face externe du cerveau d'un singe magot d'après Broca et Gromier ; on distingue facilement les scissures de Sylvius (*ss*) et de Rolando (*sr*), les circonvolutions frontale et pariétale ascendantes situées de chaque côté du sillon de Rolando, les circonvolutions frontales, les scissures parallèle (*sp*) et perpendiculaire externe (*spe*).

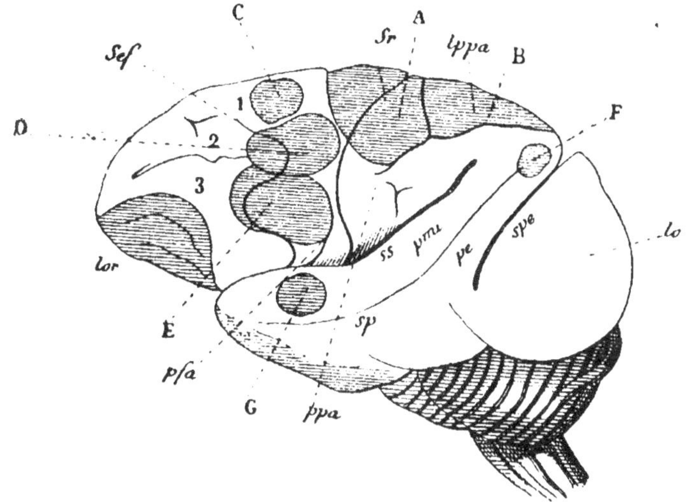

Fig. 40. — Face externe du cerveau du singe magot, d'après Broca et Gromier. Situation des centres moteurs d'après les expériences de Ferrier. — *ss*, scissure de Sylvius. — *sr*, sillon de Rolando. — *scf*, sillon courbe frontal. — *spe*, scissure perpendiculaire externe. — *sp*, scissure parallèle. — *pfa*, pli frontal ascendant. — 1, 2 et 3, premier, deuxième et troisième pli frontal. — *ppa*, pli pariétal et ascendant. — *lppa*, lobule du pli pariétal ascendant. — *pmi*, pli marginal inférieur. — *pc*, pli courbe. — *lo*, lobe occipital. — *lor*, lobe orbitaire. — A, centres pour les mouvements volontaires du membre antérieur. — B, centres pour le membre postérieur. — C, mouvements de rotation de la tête et du cou. — D, mouvements des muscles de la face. — E, mouvements de la langue, des mâchoires. — F, certains mouvements des yeux, vision. — G, centre en rapport avec les mouvements des oreilles et de l'audition.

D'après les expériences de Ferrier, les centres pour les mouvements du membre antérieur se trouvent dans la zone A, c'est-à-dire qu'en excitant à l'aide du courant électrique la substance grise comprise dans cette zone on provoque à volonté des mouvements dans le membre antérieur du côté opposé ; la zone B correspond aux centres moteurs du membre postérieur; l'excitation du point C donne lieu à des mouvements de rotation de la tête et du cou, celle du point D à des mouvements des muscles de la face ; celle du point E à des mouvements de la langue et des mâchoires; celle du point F à certains mouvements des yeux ; enfin le point G serait en rapport avec les mouvements des oreilles. Ces centres moteurs sont groupés, comme on voit, autour du sillon de Rolando.

On a objecté à ces expériences qu'en excitant à l'aide du courant électrique la superficie du cerveau on n'agissait pas seulement sur la substance grise corticale, mais aussi sur la substance blanche sous-jacente, et que la diffusion du courant sur les parties centrales pouvait bien être la cause des mouvements produits. L'excitation est certainement transmise à la substance blanche ; mais ne suffit-il pas de prouver, ainsi que l'a fait Ferrier, que l'excitation des mêmes points du cerveau provoque toujours les mêmes mouvements pour démontrer qu'il y a là une véritable localisation ? Si le mouvement produit est la conséquence d'une diffusion du courant électrique, pourquoi donc cette diffusion se fait-elle toujours dans le même sens ? pourquoi l'excitation de certaines circonvolutions reste-t-elle sans effet, alors que les circonvolutions voisines se prêtent si bien à la diffusion ? La diffusion des excitations est du reste manifeste dans certains cas donnés ; si l'on excite avec un courant faible le centre de mouvement du membre antérieur, on obtient une contraction physiologique de quelques groupes de muscles ; mais si, sans changer le point d'application des aiguilles, on augmente successivement l'intensité du courant, on voit se produire d'abord une contracture des muscles du membre antérieur, puis des mouvements convulsifs de la face et du membre postérieur du même côté, enfin une attaque épileptiforme. Ces conditions expérimentales sont réalisées chez l'homme lorsqu'il existe une tumeur au niveau des circonvolutions motrices ; on observe alors la forme particulière d'épilepsie qui a été décrite par Bravais et Jackson et qui est désignée sous les noms d'*épilepsie hémiplégique* et d'*épilepsie jacksonienne*.

Carville et Duret ont contrôlé les expériences de Ferrier à l'aide d'une méthode nouvelle qui consiste dans l'ablation des zones de la substance grise corticale qui sont le siège des centres moteurs. On détermine ainsi une paralysie ou plutôt une parésie des groupes musculaires qui sont sous la dépendance des zones enlevées. On peut encore, par l'excitation de la substance blanche sous-jacente à la substance grise enlevée, provoquer des mouvements ; mais l'animal en expérience n'exécute plus ces mouvements *volontairement ;* la substance grise des zones motrices doit donc être considérée comme servant de point de départ aux mouvements *voulus,* d'où le nom de points *psycho-moteurs* appliqué aux points de l'écorce grise du cerveau dont l'excitation physiologique ou artificielle provoque des mouvements. Lorsque la substance grise a été enlevée dans une très petite étendue, la parésie disparaît au bout de sept ou huit jours ; lorsque, au contraire, elle a été détruite sur une grande surface des circonvolutions motrices, la paralysie est beaucoup plus complète et plus persistante. Pour expliquer la disparition des accidents, on est obligé d'admettre que les zones de substance grise voisines de celle qui a été enlevée peuvent agir par *suppléance*, et l'on s'explique que cette action soit d'autant plus rapide et complète que la zone enlevée est moins étendue.

Un grand nombre de faits empruntés à la pathologie témoignent également en faveur des localisations corticales et méritent d'être rapprochés des résultats obtenus par l'expérimentation sur les animaux.

La localisation de la faculté du langage dans la troisième circonvolution frontale gauche est sans contredit un des faits les plus favorables à la théorie des localisations ; les quelques observations qui ont été données comme contradictoires à la loi de Broca pèchent toutes par le côté clinique ou par le côté anatomopathologique, et les faits conformes à cette loi sont aujourd'hui si nombreux, qu'on ne prend plus la peine de les enregistrer. Les lésions qui produisent l'aphasie peuvent être exactement limitées à la partie postérieure de la troisième circonvolution frontale gauche ; c'est ce qui arrive lorsqu'un embolus vient oblitérer la première branche de l'artère sylvienne.

Comment se fait-il que la faculté du langage soit sous la dépendance de l'hémisphère cérébral gauche ? La symétrie des fonctions des hémisphères cérébraux est donc incomplète ? La meilleure explication de ce fait a été donnée par P. Broca, qui a dit que l'homme était *gaucher du cerveau,* c'est-à-dire qu'il prenait l'habitude de se servir de l'hémisphère gauche de préférence à l'hémisphère droit, peut-être parce que le premier de ces hémisphères se développe plus rapidement et reçoit plus de sang que l'hémisphère du côté opposé ; cette *gaucherie cérébrale* explique comment la main droite est plus habile que la main gauche et comment la faculté du langage se localise dans l'hémisphère gauche.

La suppléance peut, du reste, se faire au moyen de l'hémisphère droit ; bon nombre d'aphasiques récupèrent la faculté du langage, bien que les lésions cérébrales qui ont provoqué l'aphasie subsistent. Le docteur J. Luys a cité en 1877 un très bel exemple de cette suppléance ; il s'agissait d'une femme qui à la suite d'une endocardite rhumatismale avait été atteinte d'hémiplégie du côté droit avec aphasie ; l'aphasie avait complètement disparu depuis plusieurs années lorsque la malade succomba à une affection intercurrente ; l'autopsie démontra qu'il y avait une atrophie complète de la partie postérieure de la troisième circonvolution frontale gauche, tandis que la circonvolution homologue du côté droit présentait un relief anormal, une véritable hypertrophie compensatrice (*Société médicale des hôpitaux*, 13 juillet 1877).

On a distingué dans ces dernières années plusieurs formes d'aphasie. A côté de l'aphasie proprement dite ou aphasie motrice, qui correspond au type décrit par Broca, les auteurs reconnaissent aujourd'hui : 1° l'*agraphie*, qui consiste dans la perte de l'usage des signes écrits et des signes mimiques ; 2° la *surdité verbale*, consistant dans la perte de l'audition des mots ; 3° la *cécité verbale*, caractérisée par la perte de la vision des signes écrits. Les lésions qui produisent l'agraphie, paraissent se localiser dans la partie postérieure de la deuxième circonvolution frontale du côté gauche. Les centres de l'aphasie motrice et de l'agraphie sont situés immédiatement en avant des centres moteurs de la face et des membres supérieurs, qui jouent un rôle important dans l'expression mimique. La surdité verbale paraît avoir sa lésion à la partie postérieure de la première circonvolution temporo-sphénoïdale gauche et la cécité verbale dans le lobule pariétal inférieur gauche.

C'est aussi dans le lobule pariétal inférieur que paraît siéger la lésion de l'*hémianopsie* ou perte unilatérale de la vision binoculaire ; on s'explique ainsi pourquoi ce trouble de la vision coïncide fréquemment avec la cécité verbale (Féré).

Il existe en somme, dans l'écorce cérébrale, une série de centres distincts qui tous jouent un rôle dans l'action de parler, et qui à l'état normal se prêtent un mutuel appui ; à l'état pathologique, ces centres peuvent être atteints isolément ou simultanément ; dans ce dernier cas, on observe des aphasies complexes.

Dans un cas de cécité verbale observé par l'un de nous, l'autopsie a révélé l'existence d'un foyer de ramollissement dans le lobule pariétal inférieur, un peu au-dessus du pli courbe (J. Teissier, *Archives de neurologie*, 1887).

Des lésions, même très superficielles, des circonvolutions frontale et pariétale ascendantes ou du lobule paracentral donnent lieu à des paralysies des membres du côté opposé, qui rappellent ce qu'on observe à la suite de l'ablation des zones motrices corticales (expériences de Carville et Duret), ou bien à la suite de l'excitation des points psycho-moteurs (expériences de Ferrier) : dans le premier cas, qui se présente assez souvent chez les paralytiques généraux, on voit se produire des paralysies partielles et temporaires ; dans le deuxième, on observe des phénomènes d'excitation qui, limités d'abord à un membre, peuvent se généraliser et produire l'épilepsie jacksonienne.

Chez des individus amputés d'un membre depuis plusieurs années quelques observateurs ont noté l'atrophie partielle et légère des circonvolutions motrices du côté opposé au membre amputé ; on conçoit facilement qu'un centre psycho-moteur n'ayant plus rien à faire s'atrophie. Peut-être arrivera-t-on par ce procédé à reconnaître quel est le siège des différents centres psycho-moteurs chez l'homme ; mais jusqu'ici rien n'indique qu'une localisation aussi précise que celle faite par Ferrier chez le singe soit possible chez l'homme. Les propositions suivantes résument l'état de nos connaissances à ce sujet : 1° des lésions des circonvolutions frontale et pariétale ascendantes, ainsi que celles du lobule paracentral, s'accompagnent toujours de troubles de la motilité dans le côté opposé du corps, tandis que les lésions même très étendues des autres parties de l'écorce grise n'entraînent aucun trouble de motilité. — 2° Le centre moteur du membre supérieur occupe une zone de l'écorce cérébrale comprenant les deux circonvolutions frontale et pariétale ascendantes, ainsi que les parties adjacentes des circonvolutions voisines, et non une partie bien limitée de cette zone. — 3° Le centre moteur du membre inférieur ne peut pas être séparé de celui du membre supérieur ; les mêmes points semblent pouvoir agir sur les deux membres du côté opposé, les parties supérieures de la zone motrice étant plus spécialement consacrées aux membres inférieurs. — 4° Le centre moteur de la face paraît devoir être localisé à l'extrémité postérieure de la deuxième circonvolution frontale et à la partie de la circonvolution frontale ascendante qui l'avoisine (Charcot et Pitres, Bourdon).

D'après L. Landouzy, des lésions corticales siégeant à la partie postérieure du lobe pariétal, au voisinage du pli courbe, pourraient produire la chute de la paupière ou *blépharoptose* du côté opposé. Cette blépharoptose d'origine corticale ne s'accompagnerait pas de paralysie des autres branches de la troisième paire, ce qui semblerait prouver que le nerf moteur oculaire commun a des foyers d'origine multiples.

La clinique, d'accord avec la physiologie expérimentale, tend à prouver qu'il existe aussi un centre psycho-moteur pour les muscles de la nuque, du cou et des yeux. La rotation de la tête et la déviation conjuguée des yeux figurent souvent au nombre des symptômes des affections cérébrales (méningite tuberculeuse, ramollissement cérébral, hémorrhagies cérébrales ou méningées), en même temps que d'autres troubles de la motilité, tels que : contractures, épilepsie spinale, paralysies de la face et des membres.

La figure 40 indique, d'après Ferrier, deux centres différents pour les mouvements de rotation de la tête et pour les mouvements des yeux ; chez l'homme, les centres psycho-moteurs qui président à ces mouvements paraissent être plus voisins que chez le singe ; il est en effet très rare qu'on observe la rotation de la tête sans la déviation conjuguée des yeux ou la déviation conjuguée des yeux sans la rotation de la tête. D'après les recherches de Landouzy, ces centres psycho-moteurs seraient situés, chez l'homme, sur la partie de l'hémisphère cérébral qui amorce le lobule pariétal au pied de la circonvolution pariétale ascendante.

Le sens de la rotation de la tête et de la déviation conjuguée des yeux dépend non seulement du siège de la lésion, mais aussi de la *nature* de cette lésion (Landouzy). Lorsqu'il s'agit d'une lésion cérébrale *irritative*, le malade tourne la tête et les yeux vers les membres convulsés, c'est-à-dire du côté opposé à la lésion encéphalique ; lorsque la lésion est de qualité *paralytique*, la rotation de la tête et des yeux se fait du côté des membres non paralysés, c'est-à-dire du côté de la lésion cérébrale. La rotation de la tête et la déviation conjuguée des yeux à gauche, par exemple, peuvent donc être produites ou bien par une lésion irritative des points de l'hémisphère droit du cerveau qui correspondent aux centres psycho-moteurs qui président à ces mouvements, ou bien par une lésion paralytique des mêmes points de l'hémisphère gauche ; c'est ainsi que la déviation de la bouche à gauche, par exemple, peut être la conséquence ou bien d'une paralysie du nerf facial droit et de la prédominance d'action des muscles du côté gauche, ou bien de l'irritation du nerf facial gauche et de la contracture qui en est la suite.

Les lésions de la protubérance annulaire peuvent aussi donner lieu à la rotation de la tête et à la déviation conjuguée des yeux : et ici encore le sens dans lequel se fait le mouvement dépend à la fois du siège et de la nature des lésions.

Les lésions de l'étage supérieur de la protubérance se traduisent par les mêmes effets, au point de vue du syndrome qui nous occupe, que les lésions cérébrales, mais pour les lésions des étages moyen et inférieur, il y a inversion dans les effets produits. Les lésions irritatives de ces derniers étages donnent lieu à une rotation de la tête et à une déviation conjuguée des yeux vers les membres sains, c'est-à-dire du côté où siège la lésion protubé-rantielle ; les lésions de nature paralytique produisent la rotation du côté des membres paralysés, c'est-à-dire du côté opposé au siège de la lésion protubérantielle.

Pour expliquer les effets inverses des lésions cérébrales et des lésions portant sur les étages inférieurs de la protubérance annulaire, on est conduit à admettre que les racines cérébrales des nerfs de la sixième et de la onzième paire qui jouent le principal rôle dans les mouvements de rotation de la tête et de déviation conjuguée des yeux s'entre-croisent vers la partie moyenne de la protubérance annulaire.

MM. Landouzy et Grasset ont étudié très complètement, au point de vue physiologique et au point de vue clinique, les mouvements de rotation de la tête et de déviation conjuguée des yeux (Landouzy, *Progrès médical*, 1879. — Grasset, *De la dévia-tion conjuguée des yeux*, 1879).

On a cherché à découvrir pour chaque espèce de sensibilité des centres corticaux comparables aux centres psycho-moteurs. Il semble résulter des derniers travaux publiés à ce sujet que la zone sensitive corticale comprend toute la partie postérieure des hémisphères cérébraux et que cette zone est commune aux différentes espèces de sensibilité.

Ces conclusions ne doivent être acceptées toutefois qu'avec réserve, car quelques faits observés chez l'homme semblent témoigner en faveur de la localisation cérébrale des différentes espèces de sensibilité, et, d'autre part, l'étude des phénomènes afférents à la sensibilité générale ou aux sens spéciaux présente chez les animaux de très grandes difficultés et ne conduit le plus souvent qu'à des résultats douteux.

La figure 41 indique d'après Féré les principales localisations corticales chez l'homme.

La théorie des localisations cérébrales compte encore des

adversaires. Brown-Séquard, tout en admettant que chaque fonction du cerveau s'accomplit par l'action d'éléments distincts, pense que les cellules servant à une même fonction sont disséminées dans l'encéphale et non réunies de manière à constituer des centres ; cette théorie est en complet désaccord avec les faits, qui démontrent que des lésions même peu étendues des circonvolutions motrices entraînent toujours des troubles de la

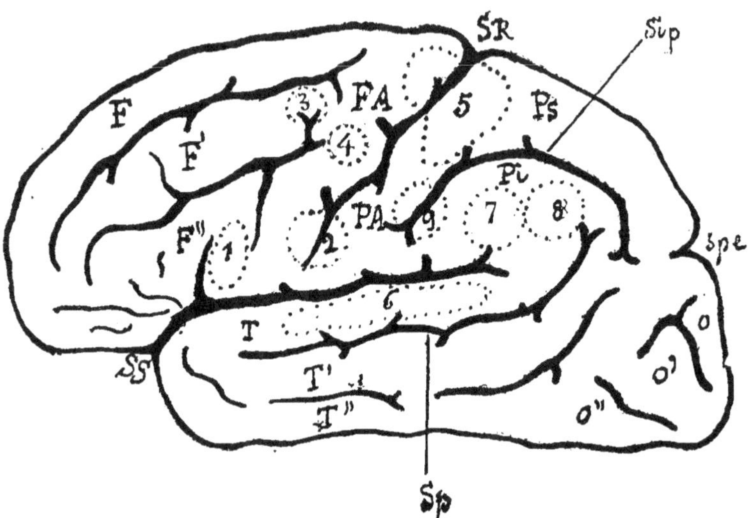

Fig. 41.— Schéma des localisations corticales chez l'homme, d'après Féré.— SS, scissure de Sylvius ; SR, sillon de Rolando ; *sip*, scissure interpariétale ; *sp*, scissure parallèle ; *spe*, scissure perpendiculaire externe ; F, F', F'', première, deuxième et troisième circonvolutions frontales ; FA, circonvolution frontale ascendante ; PA, circonvolution pariétale ascendante ; Ps, lobule pariétal supérieur ; Pi, lobule pariétal inférieur, lobule du pli courbe ; T, T', T'', première, deuxième, troisième circonvolutions temporales ; O, O', O'', première, deuxième, troisième circonvolutions occipitales ; 1, aphasie motrice ; 2, centre de la face ; 3, agraphie ; 4, centre du bras ; 5, centre de la jambe ; 6, surdité verbale ; 7, cécité verbale ; 8, mouvements des yeux, facial supérieur (?) ; 9, hémianopsie.

motilité que ne produisent jamais des lésions beaucoup plus considérables des circonvolutions postérieures par exemple. D'autres observateurs admettent la spécialisation des conducteurs nerveux, tout en niant l'existence de centres nerveux distincts dans la substance grise corticale (Vulpian). Dans l'état actuel de nos connaissances sur les fonctions des éléments nerveux, il est difficile d'admettre que la substance blanche soit le siège des localisations cérébrales, car ce sont les cellules nerveuses situées dans la substance grise qui ont le principal rôle dans les phénomènes cérébraux; ce sont elles qui mettent en jeu l'activité des conducteurs nerveux. Du reste, les auteurs qui localisent dans la substance blanche des circonvolutions cérébrales ne s'éloignent pas beaucoup de ceux qui localisent dans la substance grise et, au point de vue pratique qui nous importe surtout, on peut les faire rentrer dans le camp des localisateurs.

La théorie des localisations cérébrales est compliquée par l'existence de phénomènes nerveux *à distance* ou par *inhibition* (Brown-Séquard), très communs dans l'histoire des lésions cérébrales : c'est ainsi qu'une hémorrhagie peu abondante détermine la perte de connaissance, le coma (ictus apoplectique), et qu'une irritation de la membrane ventriculaire donne lieu à des phénomènes convulsifs. Les lésions cérébrales les plus intéressantes au point de vue de l'étude des localisations cérébrales sont celles qui agissent par destruction de telle ou telle partie, et non par irritation ou inhibition.

Les paralysies peuvent être mixtes, à la fois organiques et réflexes ou par inhibition ; c'est ce qui paraît se produire notamment au début des hémorrhagies cérébrales.

Il n'a été question jusqu'ici que des localisations dans les parties périphériques des hémisphères cérébraux ; nous avons à nous occuper maintenant des localisations dans les parties centrales. Les recherches sur les fonctions spéciales de la couche optique et des noyaux extra et intraventriculaires du corps strié n'ont encore abouti à aucun résultat précis. Les auteurs qui ont placé dans les couches optiques le siège du *sensorium commune* n'ont fourni à l'appui de cette opinion aucun fait probant : la clinique démontre que les lésions circonscrites aux noyaux gris centraux se traduisent par une hémiplégie qui n'a aucun caractère distinctif, quel que soit le noyau intéressé; s'il s'agit d'une hémorrhagie limitée à la couche optique ou à l'un des noyaux du corps strié l'hémiplégie est transitoire, passagère. Les lésions de la capsule interne et de la couronne rayonnante donnent lieu, au contraire, à des symptômes qui permettent de diagnostiquer assez exactement leur siège.

Lorsque la capsule interne est intéressée, il se produit une hémiplégie qui tout d'abord ne se distingue par aucun caractère spécial, mais cette hémiplégie ne se dissipe pas et elle se complique au bout d'un temps variable de contractures des membres paralysés. Il résulte des recherches de Ludwig Türck et de

Charcot et Bouchard que la destruction de la capsule interne d'un des hémisphères entraîne toujours une dégénérescence secondaire que l'on peut suivre dans le pédoncule cérébral correspondant, dans la protubérance, dans la pyramide antérieure du bulbe et dans le faisceau latéral de la moelle du côté opposé à la lésion encéphalique ; il s'agit d'une *sclérose descendante systématique*. Un foyer hémorrhagique très petit, mais ayant détruit la capsule interne, peut donc donner lieu à une hémiplégie persistante et suivie de contractures, tandis qu'un foyer hémorrhagique quatre ou cinq fois plus considérable, mais n'intéressant pas la capsule interne, ne produira qu'une hémiplégie temporaire.

La région de la capsule interne qui correspond aux deux tiers antérieurs du segment postérieur ou lenticulo-optique est celle dont la lésion entraîne invariablement une dégénérescence des faisceaux pyramidaux ; les lésions limitées au segment antérieur de la capsule interne (en avant du genou) déterminent une altération secondaire de la partie interne du pédoncule cérébral correspondant, sans lésion du faisceau pyramidal. Cette altération du faisceau pédonculaire interne ne peut pas être suivie dans le bulbe, il est donc probable que ce faisceau s'arrête dans la protubérance (Charcot) ; le dernier tiers du segment postérieur de la capsule paraît contenir seulement des fibres centripètes non susceptibles de subir la dégénérescence descendante.

Les lésions corticales des circonvolutions motrices peuvent donner lieu à des dégénérescences secondaires lorsqu'elles sont très étendues, ce qui démontre une fois de plus l'existence de faisceaux directs allant de la capsule interne aux circonvolutions sans interruption au niveau des noyaux gris centraux.

Charcot a assimilé très justement ces dégénérescences secondaires aux altérations qui se produisent dans le bout périphérique des nerfs sectionnés et qui ont été décrites par Waller. Le faisceau pyramidal séparé de son centre trophique qui se trouve dans la zone motrice du cerveau, dégénère comme un nerf séparé de la moelle. Les altérations de la sclérose descendante et celles de la névrite parenchymateuse qui se produit dans le bout périphérique des nerfs coupés sont du reste de même ordre. On a réussi à reproduire expérimentalement chez les animaux des dégénérescences secondaires de la moelle analogues à celles qui s'observent chez l'homme.

Les lésions de la partie antérieure de la couronne rayonnante ont les mêmes conséquences que celles de la capsule interne :

hémiplégie sans anesthésie, contractures secondaires ; au contraire, les lésions de la partie postérieure de la couronne rayonnante donnent lieu à l'*hémianesthésie* et souvent à l'*hémichorée*.

Dans l'hémianesthésie de cause cérébrale, le corps est partagé pour ainsi dire en deux moitiés, dont l'une est insensible, tandis que l'autre a sa sensibilité intacte ; au niveau de la face, du tronc, l'anesthésie s'arrête presque exactement à la ligne médiane ; les sens spéciaux sont atteints en même temps que la sensibilité au toucher et à la douleur ; du côté de la vue, on observe l'amblyopie croisée et non l'hémiopie. Nous avons reproduit plus haut l'ingénieuse explication de ce fait qui a été fournie par Charcot. Il est bien probable que tous les faisceaux nerveux sensitifs destinés à mettre le cerveau en communication avec la périphérie se réunissent à la partie postérieure de la couronne rayonnante pour se rendre aux circonvolutions postérieures.

Veyssière a réussi à produire l'hémianesthésie chez les animaux en sectionnant la partie postérieure du pied de la couronne rayonnante ; la physiologie expérimentale et la clinique sont donc ici complètement d'accord. Si, en clinique, on observe presque toujours l'hémiplégie en même temps que l'hémianesthésie, cela tient à ce que les lésions sont rarement limitées à la partie postérieure du pied de la couronne rayonnante ; les parties antérieures sont le plus souvent intéressées en même temps dans une étendue variable.

Lorsque la partie postérieure du pied de la couronne rayonnante est détruite, l'hémianesthésie persiste ; lorsqu'elle est simplement comprimée par un foyer hémorrhagique situé au voisinage, par exemple, l'hémianesthésie disparaît au moment où le sang épanché se résorbe. L'hémianesthésie se rencontre souvent dans l'hystérie avec tous les caractères qu'elle présente lorsqu'elle a son origine dans une lésion matérielle d'un des hémisphères cérébraux.

L'hémianesthésie s'accompagne quelquefois d'*hémichorée*, c'est-à-dire de mouvements involontaires et désordonnés des membres et de la face d'un côté du corps.

L'hémichorée peut du reste se rencontrer sans altérations de la sensibilité, d'où l'on doit conclure que, si les points dont les lésions donnent lieu à l'hémianesthésie et à l'hémichorée sont voisins, ils ne sont cependant pas identiques. D'après le professeur Charcot, les fibres dont la lésion provoque l'hémichorée se trouvent probablement dans la couronne rayonnante à côté et en avant de celles qui servent de voie de transmission aux impressions sensitives. Dans presque toutes les autopsies d'affections cérébrales avec hémichorée, on a noté la destruction de la partie postérieure de la couche optique ou *pulvinar*, ainsi que celle des fibres de la couronne rayonnante qui se rendent dans cette partie (Raymond).

L'instabilité des pieds et des mains décrite par Hammond sous le nom d'*athétose* ne paraît être qu'une forme de l'hémichorée.

La lésion d'un des pédoncules cérébraux produit une hémiplégie croisée avec hémianesthésie plus ou moins complète et souvent des mouvements convulsifs.

Contrairement à l'opinion émise par quelques physiologistes, le cerveau paraît exercer une influence sur les vaso-moteurs. Les troubles vaso-moteurs d'origine cérébrale accompagnent souvent des troubles de la sensibilité et correspondent à des lésions du lobe occipital et de la partie postérieure de la capsule interne.

Quelques observateurs ont supposé que la mensuration de la température faite sur les différents points du crâne pourrait fournir d'utiles renseignements sur l'état de l'encéphale. Le thermomètre appliqué sur les téguments du crâne ne peut donner que la température de ces téguments et rien n'indique que cette température soit en rapport direct avec celle des parties profondes, le contraire paraît même très probable. En somme, la thermométrie cérébrale ou plutôt péricrânienne (Blaise, thèse, Montpellier, 1881,) ne paraît pas appelée à enrichir beaucoup la séméiologie des maladies cérébrales.

BROCA. Sur le siège de la faculté du langage articulé (Bull. de la Soc. anat., 1861). — LUYS. Op. cit. — VULPIAN. Leç. sur la physiol. du syst. nerveux, 1866. — G. FRITSCH et HITZIG. Sur l'excitabilité électrique du cerveau (Arch. für Anatomie de Du Bois-Reymond, 1870). — Des mêmes. Recherches sur la physiologie pathologique du cerveau (Berlin. klin. Wochensch., 1873 et 1874). — A. PROUST. De l'aphasie (Arch. gén. de méd., 1872). — H. JACKSON. Obs. on the localisation of movements in the cerebral hemisphæres, London, 1873. — SCHIFF. Appendice à la 2ᵉ édit. des Leçons de physiol. expér. sur le syst. nerveux. Florence, 1873. — NOTHNAGEL. Rech. expér. sur les fonctions du cerveau (Arch. für path. Anat. de Virchow, 1873). — DURET. Recherches sur la circulation du cerveau (Arch. de physiol., 1874). — GROMIER. Études sur les circonvolutions cérébrales chez l'homme et chez le singe, th., Paris, 1871. — FERRIER. Rech. expérimentales sur la physiol. et la pathol. cérébrales, traduct. de H. DURET (Progrès méd., 1873 et 1874). — VEYSSIÈRE. Rech. clin. et expér. sur l'hémianesthésie de cause cérébrale, th., Paris, 1874. — VIRENQUE. De l'hémianesthésie, th., Paris, 1874. — PARANT. De la possibilité des suppléances cérébrales, th., 1875. — LÉPINE. De la localisation dans les maladies cérébrales, th., d'agrégation (médecine). Paris, 1875. — CHARCOT. Cours d'anat. pathol. (Progrès méd., 1875-1876). — Du même. Leçons sur les localisations dans les mal. du cerveau, Paris, 1876. — RAYMOND. Étude anat., physiol. et clin. sur l'hémianesthésie, l'hémichorée et les tremblements symptomatiques, th., Paris, 1876. — VULPIAN. Destruction de la subst. grise du gyrus sigmoïde du côté droit sur un chien (Arch. de physiol., 1876, p. 814). — L. COUTY. Étude relative à l'influence de l'encéphale sur les muscles de la vie organique et spéc. sur les organes cardio-vasculaires (Arch. de physiol., 1876, p. 665). — FÉRÉ. Notes sur quelques points de la topographie du cerveau (Arch. de physiol., 1876). — BOCHEFONTAINE. Étude expérimentale de l'influence exercée par la faradisation de l'écorce grise du cerveau sur quelques fonctions de la vie organique (Arch. de physiol., 1876). — S. POZZI. Art. *Circonvolutions cérébrales*, in *Dict. encycl. des sc. méd.*— P. BERGER. Art. *Corps opto-striés*, in même Dictionn.— DUVAL. Art. *Système nerveux*, in Nouv. Dictionnaire de méd. et de chir. prat.— BROADBENT. Rapport sur les localisations cérébrales (Congrès méd. de Genève, 1877). — BOURDON. Recherches cliniques sur les centres moteurs des membres (Acad. de méd., séance du 23 oct. 1877). — A. PITRES. Rech. sur les lésions du centre ovale des hémisphères cérébraux étudiées au point de vue des localisat. cérébrales. Paris, 1877. — L. LANDOUZY. Contrib. à l'étude des convulsions et paralysies liées aux méningo-encéphalites fronto-pariétales, th., Paris, 1876. — Du même. De la blépharoptose cérébrale (Arch. gén. de méd., 1877). — A. PITRES. Note sur la nomenclature. des différentes régions du centre ovale des hémisphères cérébraux (Arch. de physiol., 1877, p. 245). — CHARCOT et PITRES. Des localisations corticales (Revue mens. de méd. et de chir., 1877). — LUSSANA et LEMOIGNE. Des centres moteurs encéphaliques (Arch. de physiol., 1877, p. 342).— BROWN-SÉQUARD. Mém. sur la physiol. et la pathol. des diverses parties de l'encéphale (Arch. de physiol., 1877).— BROCA. Recherches sur l'action des hémisphères cérébraux (Acad. de méd., 15 mai 1877).— Fr. FRANCK et PITRES. Analyse expérimentale des mouvements provoqués par l'excitation des territoires de la substance grise du cerveau (Soc. de biologie, 22 décembre 1877). — Les mêmes. Des conditions de production et de généralisation des phénomènes convulsifs d'origine corticale (Soc. de biologie, 29 déc. 1877). — FERRIER. Les fonctions du cerveau. Paris, 2º édit., 1881. — HAMMOND. Traité des maladies du système nerveux, traduit par Labadie-Lagrave. Paris, 1880. — FERRIER. Gulstonian. Lectures, 1878. — LUCAS. Sur la circulation du cerveau, th., Paris, 1879. — La physiologie des localisations cérébrales en Allemagne. Recherches de M. Munk (Progrès méd., 1879). — CHARCOT. Cours de la Faculté (Progrès méd., 1879-1880). — COSSY. Étude expérimentale et clinique sur les ventricules latéraux, th., Paris, 1879. — J. PARROT. Sur le développement du cerveau chez les enfants du premier âge (Archives de physiologie, 1879, p. 505). — Ch. LABBÉ. Note sur la circulation veineuse du cerveau et sur le mode de développement des corpuscules de Pacchioni (Arch. de physiol., 1879).— DE BOYER. Étude topogr. sur les lésions corticales des hémisphères cérébraux. Paris, 1879. — L. LANDOUZY. De la déviation conjuguée des yeux et de la rotation de la tête, etc. (Progrès méd., 1879). — BETZ. Sur la structure microscopique de l'écorce cérébrale chez l'homme (Progrès méd., 1881). — BALLET. Recherches anatomiques et cliniques sur le faisceau sensitif, etc., th., Paris, 1881 — BALLET. Nouveau Dict. de méd. et de chirurgie prat., art. *Sensibilité*, t. XXXIII. — Sigmund EXNER. Rech. sur les localisations dans l'écorce des hémisphères cérébraux de l'homme. Vienne, 1881. — GIRARD. Étude sur l'épilepsie jacksonienne, th., Paris, 1882.— CHARCOT et PITRES. Étude de la doctrine des localisations cérébrales (Revue de méd., 1883). — FERRIER et Gerald YEO. Expér. sur les localisations cérébrales (Philosoph. trans. of the Royal Society, 1884).— BALLET. Le langage intérieur et les diverses formes de l'aphasie, th. d'agrég., Paris, 1886.— F. FRANCK et PITRES. Art. *Encéphale* (Dict. encycl. des sc. méd.).— Ch. FÉRÉ. Traité élém. d'anatomie médicale du syst. nerv. Paris, 1886.— J. TEISSIER et LECREUX. Sur les œdèmes vaso-moteurs (La Province méd., 1887, p. 85). — FERRAND. Leçons cliniques sur l'aphasie, Paris, 1887. — M. DUVAL. Conférence sur l'aphasie (Revue scient., 1887).

TUMEURS CÉRÉBRALES

Les tumeurs cérébrales, de nature très variable, sont produites tantôt aux dépens de la boîte crânienne (exostoses), tantôt aux dépens des méninges ou des gros vaisseaux (tumeurs de la dure-mère, anévrysmes de calibre) ; tantôt enfin elles ont leur siège dans la substance cérébrale proprement dite (gros tubercules, gliomes, tumeurs parasitaires, etc.).

On comprend qu'au point de vue clinique il soit nécessaire de rapprocher ces altérations, car il importe peu, du moment où il s'agit d'une action en quelque sorte mécanique, que les tumeurs soient constituées par du tissu osseux, par une dilatation vasculaire ou par des néoplasmes tuberculeux ou cancéreux. Bien que les abcès du cerveau se comportent souvent comme des tumeurs, nous croyons devoir renvoyer leur histoire au chapitre consacré à l'encéphalite.

DESCRIPTION. — Les manifestations cliniques sont très variables suivant le siège des tumeurs ; aussi est-il particulièrement difficile de tracer un tableau des effets produits par les tumeurs cérébrales. Pour les maladies qui ont un siège précis, des symptômes constants, fondamentaux, le nosologiste peut constituer des types morbides qui répondent à la grande majorité des cas et qui en sont pour ainsi dire les *schémas ;* mais pour les tumeurs cérébrales un pareil travail est impossible, car la symptomatologie est absolument différente suivant que la compression porte sur telle ou telle partie des hémisphères cérébraux. Nous devrons nous contenter de signaler les symptômes qui se rencontrent le plus fréquemment dans l'histoire de ces tumeurs ; les détails dans lesquels nous sommes entrés au sujet de l'étude de la structure du cerveau et des localisations cérébrales faciliteront notre tâche. Nous ferons cependant remarquer que les tumeurs cérébrales n'agissent pas seulement par compression ou par destruction de certaines parties des hémisphères ; elles provoquent des *actions à distance* qui rendent encore leur étude plus complexe.

Les tumeurs cérébrales peuvent rester latentes pendant long-temps ; c'est ce qui arrive en particulier lorsqu'elles se développent en dehors des circonvolutions motrices, dans les lobes postérieurs par exemple, surtout si leur accroissement est lent et progressif. Les troubles morbides dus à la présence des tumeurs n'apparaissent pas toujours lentement, ainsi qu'on pourrait le supposer : il n'est pas rare que le début des accidents soit marqué par une attaque apoplectiforme ou épileptiforme. Nous passerons successivement en revue les troubles de la *motilité*, de la *sensibilité* et de l'*intelligence*, qui se montrent le plus souvent chez les malades porteurs de tumeurs cérébrales et nous chercherons, à propos de chaque symptôme, à signaler le siège et la nature des lésions qui s'y rapportent.

A. *Troubles de la motilité.* — Les paralysies des membres ou de la face figurent en première ligne parmi les symptômes des tumeurs cérébrales. Quelquefois un seul membre est atteint (monoplégie), mais le plus souvent la paralysie prend tôt ou tard la forme hémiplégique. La paralysie est croisée, c'est-à-dire qu'elle siège du côté opposé à la tumeur cérébrale. Tantôt il s'agit au début d'un simple affaiblissement qui augmente peu à peu, tantôt la paralysie s'établit brusquement à la suite d'une attaque apoplectiforme; ce dernier mode d'invasion est à la vérité plus rare que le premier, mais la plupart des auteurs attribuent trop d'importance au *début lent et progressif* des symptômes dans le diagnostic des tumeurs cérébrales.

Les tumeurs donnent lieu à l'hémiplégie, soit en comprimant d'une façon uniforme tout un hémisphère cérébral, comme il arrive, par exemple, pour les hématomes un peu étendus de la dure-mère, soit en agissant directement sur les circonvolutions motrices au sein desquelles elles se développent; dans le premier cas, les paralysies sont le plus souvent incomplètes, elles ne sont pas suivies de contractures secondaires, tandis que dans le deuxième les tumeurs, après avoir agi par compression, détruisent souvent la substance cérébrale; il en résulte des hémiplégies complètes et des contractures secondaires, si la partie antérieure de la couronne rayonnante ou de la capsule interne a été lésée, ainsi que cela s'observe assez souvent à la suite de gros tubercules, de gliomes, de syphilomes siégeant dans les zones motrices.

Des tumeurs de la base du crâne peuvent comprimer les nerfs moteurs des yeux ou l'un des nerfs faciaux, en même temps qu'elles agissent par compression sur l'un des hémisphères cérébraux, d'où une paralysie directe des oculo-moteurs ou du facial et une hémiplégie croisée des membres, autrement dit une *paralysie alterne*, analogue à celles que nous avons étudiées en faisant l'histoire des maladies de la protubérance annulaire.

Le strabisme et la chute de la paupière se rencontrent assez fréquemment dans l'histoire des tumeurs cérébrales : lorsque la compression porte sur le nerf de la troisième paire, dans son trajet intracrânien ou au niveau de la fente sphénoïdale, il en résulte une paralysie de toutes les branches de ce nerf, paralysie qui se traduit en particulier par un strabisme externe, la chute de la paupière et la dilatation de la pupille. La chute de la paupière ou ptose peut se présenter isolément sans strabisme externe à la suite de lésions corticales siégeant dans les parties postérieures du lobe pariétal (Landouzy). La ptose cérébrale est croisée, c'est-à-dire qu'elle porte sur la paupière de l'œil gauche si la lésion siège dans l'hémisphère droit, tandis que la ptose consécutive à une lésion du nerf de la troisième paire occupe le même côté que la lésion. Il ne faut pas oublier que la chute de la paupière et le strabisme sont souvent des symptômes du début de l'ataxie locomotrice.

Après les paralysies viennent, par ordre d'importance, les *convulsions épileptiformes*, qui peuvent constituer pendant longtemps la seule manifestation des tumeurs cérébrales. Il est difficile de comprendre comment des tumeurs souvent très volumineuses des hémisphères cérébraux provoquent des manifestations intermittentes dans l'intervalle desquelles tout semble rentrer dans l'ordre ; quelle que soit l'explication de ce phénomène, le clinicien doit l'enregistrer comme un fait parfaitement démontré et d'une observation journalière.

Les convulsions épileptiformes symptomatiques de tumeurs cérébrales se présentent sous deux formes principales : 1° les attaques épileptiformes proprement dites ; 2° l'épilepsie hémiplégique ou épilepsie jacksonienne. Les attaques épileptiformes ne diffèrent presque pas au point de vue symptomatique des attaques d'épilepsie idiopathique, si bien que le diagnostic ne peut souvent être fait qu'en tenant compte des symptômes concomitants, céphalalgie persistante, paralysies, etc. Les tumeurs qui provoquent ces attaques sont presque toujours superficielles, *en contact avec les méninges;* elles peuvent du reste se rencontrer dans les lobes antérieurs ou postérieurs aussi bien que dans les lobes moyens.

L'épilepsie hémiplégique diffère notablement de l'épilepsie franche, et les tumeurs qui lui donnent naissance siègent toujours au niveau des circonvolutions motrices ou dans leur voisinage immédiat. Les caractères cliniques de l'épilepsie hémiplégique ont été bien indiqués par Bravais dès 1827, puis par Jackson et Charcot.

Les convulsions sont en général partielles et ne s'accompagnent pas de perte de connaissance ; le début le plus fréquent est celui qui a lieu par l'un des membres supérieurs ; après une courte période de convulsions toniques surviennent des secousses rythmiques. La tête est prise après le bras, elle s'incline du côté malade et la face devient grimaçante ; puis le membre inférieur se raidit dans l'extension forcée et il est secoué à son tour par des convulsions cloniques qui rappellent la trépidation de la sclérose latérale. Lorsque les phénomènes convulsifs commencent dans la face, ils s'étendent ensuite au membre supérieur et en dernier lieu au membre inférieur ; lorsque le membre inférieur est atteint le premier, les mouvements convulsifs s'étendent successivement au membre supérieur et à la face. Cet ordre n'est presque jamais interverti (Jackson, Charcot). Le plus souvent les convulsions restent limitées à une moitié du corps, d'où le nom d'*épilepsie hémiplégique*, mais il peut arriver qu'elles se généralisent ; c'est seulement dans ce dernier cas que les malades perdent connaissance. Les attaques peuvent se reproduire coup sur coup et simuler l'état de mal des épileptiques.

Dans l'intervalle des attaques tout rentre dans l'ordre, ou bien on observe une parésie des membres du côté où les convulsions se sont produites. Certaines manœuvres, telles que la flexion forcée de la main ou du pied, provoquent parfois les convulsions ; la compression ou la ligature d'un membre au début de l'attaque peut au contraire empêcher la généralisation du mal.

Parmi les tumeurs qui donnent lieu le plus souvent à l'épilepsie jacksonienne, il faut citer les gommes syphilitiques de la dure-mère (Charcot), les gros tubercules du cerveau, les gliomes ; des lésions autres que les tumeurs peuvent du reste la provoquer également lorsqu'elles siègent dans le domaine des circonvolutions motrices.

Nous avons dit plus haut que certaines tumeurs donnaient naissance à l'hémiplégie d'abord, puis à des contractures secondaires ; dans ces cas, il s'agit de tumeurs qui ont détruit la partie antérieure de la couronne rayonnante ou la capsule interne et qui ont donné lieu à des dégénérescences descendantes. L'un de nous a observé récemment un fait de ce genre. Il s'agissait d'une masse tuberculeuse qui siégeait dans les circonvolutions motrices et qui s'enfonçait jusque dans la partie antérieure de la couronne rayonnante. Pendant la vie, le malade avait présenté une hémiplégie du côté opposé accompagnée d'attaques épileptiformes, puis de contractures ; l'examen histologique du bulbe et de la moelle démontra les lésions caractéristiques de la sclérose descendante.

L'hémichorée peut être la conséquence de tumeurs cérébrales

occupant la partie postérieure de la couronne rayonnante ; elle est souvent associée à l'hémiplégie et à l'hémianesthésie. A propos de l'hémorrhagie cérébrale, nous reviendrons sur les caractères de l'hémichorée.

B. *Troubles de la sensibilité.* — Une céphalalgie plus ou moins intense accompagne d'ordinaire le développement des tumeurs cérébrales ; elle est tantôt continue, tantôt intermittente, paroxystique : les douleurs qui se rattachent à l'existence de tumeurs syphilitiques ont leur maximum d'intensité le soir ou pendant la nuit. Le siège externe de la douleur correspond parfois assez exactement à celui de la tumeur, mais le plus souvent la céphalalgie est généralisée ou bien elle occupe les régions frontales et elle n'a pas de rapport évident avec le siège de la tumeur ; la douleur limitée à la région occipitale est plus commune dans les tumeurs du cervelet que dans celles du cerveau.

Les tumeurs superficielles, en contact avec les méninges, provoquent en général une céphalalgie intense ; celles qui siègent au milieu de la substance cérébrale, dans les parties centrales, ne se manifestent au contraire le plus souvent par aucun symptôme douloureux.

La compression directe du trijumeau ou de l'une de ses branches par une tumeur de la base du crâne peut déterminer une névralgie ou une anesthésie faciale.

L'hémianesthésie est un symptôme assez rare des tumeurs cérébrales. Les troubles des sens spéciaux et en particulier de la vue et de l'ouïe, se rencontrent au contraire dans un assez grand nombre de cas. Du côté de la vue, on observe l'amblyopie, l'amaurose ou l'hémiopie ; à propos des localisations cérébrales, nous avons montré comment on pouvait expliquer les différentes formes de l'hémiopie, ainsi que l'amblyopie croisée qui se produit dans les cas où les tumeurs siègent dans la partie postérieure des hémisphères cérébraux. Il n'est pas rare de constater à l'ophthalmoscope les lésions de la névro-rétinite ; la papille est irrégulière, élargie, saillante, entourée d'une espèce de nuage blanchâtre formé par des exsudats qui recouvrent les vaisseaux dans une petite partie de leur parcours.

On a distingué une névro-rétinite par étranglement et une névro-rétinite descendante ; d'après de Graefe, la première de ces deux formes se rattacherait surtout à l'existence de tumeurs cérébrales, tandis que la seconde appartiendrait plus spécialement à la méningite de la base. Les règles posées par de Graefe sont trop souvent démenties par les faits, et les différences établies entre les deux espèces de névro-rétinites sont trop théoriques pour que nous insistions sur ce point.

Les bourdonnements d'oreilles et la surdité sont beaucoup moins fréquents que les troubles de la vue; la perte de l'odorat et du goût sont encore plus rares en dehors de l'hémianesthésie cérébrale, qui, comme nous l'avons déjà dit, affecte les sens spéciaux en même temps que la sensibilité au toucher et à la douleur d'un côté du corps.

C. *Troubles intellectuels*. — L'intelligence est en général conservée; le délire ne s'observe que lorsqu'il y a complication de méningite. Les vertiges, l'insomnie, les attaques apoplectiformes font assez souvent partie des symptômes des tumeurs cérébrales; l'aphasie peut être la conséquence de tumeurs siégeant au niveau de la partie postérieure de la troisième circonvolution frontale gauche, mais c'est là un fait assez rare; l'aphasie résulte le plus souvent d'oblitérations de l'artère sylvienne, aussi renverrons-nous l'étude de ce symptôme au chapitre qui sera consacré au ramollissement cérébral.

ANATOMIE PATHOLOGIQUE. — Nous ne pouvons pas songer à donner ici une description anatomique complète des tumeurs cérébrales; nous devrons nous contenter d'indiquer les principaux caractères de celles qui se rencontrent avec le plus de fréquence.

Les gros tubercules du cerveau constituent des masses dures, blanchâtres, qui peuvent atteindre le volume d'un œuf de poule : ils se développent dans les méninges, le long des vaisseaux, si bien que pendant longtemps ils sont énucléables; mais ils finissent par envahir la substance cérébrale elle-même, qui s'enflamme et se ramollit à leur contact. Lorsqu'on examine une surface de section de ces gros tubercules, on remarque une zone centrale d'un blanc mat, opaque, dure, et à la périphérie une zone grisâtre qui se confond insensiblement avec les parties voisines. D'après Virchow, ces gros tubercules sont constitués par l'agglomération de granulations tuberculeuses; en effet, on constate souvent au microscope une série de points opaques, granuleux, qui marquent le centre des granulations primitives, et tout autour de ces points centraux des zones de prolifération qui se confondent; mais, dans bon nombre de cas, il est assez difficile de reconnaître les granulations primitives, et la tumeur dans son ensemble rappelle la structure d'une granulation tuberculeuse gigantesque, la zone grisâtre correspondant à la zone de prolifération.

Des tumeurs cancéreuses développées dans les os du crâne, dans les méninges, dans l'orbite, etc., peuvent produire la compression du cerveau ; le carcinome débute quelquefois dans le cerveau ; l'encéphaloïde du cerveau est généralement mou et très vasculaire, le squirrhe est plus rare ; quant au carcinome mélanique du cerveau, il est presque toujours secondaire.

Ces tumeurs cancéreuses viennent quelquefois faire saillie à l'extérieur en perforant les os du crâne ou bien en pénétrant par le fond de l'orbite.

Le sarcome fuso-cellulaire du cerveau prend presque toujours naissance dans les méninges externes ou internes ; il peut acquérir un volume considérable dans l'intérieur des ventricules.

Le gliôme, variété de sarcome due à la prolifération de la névroglie (Virchow), se rencontre assez souvent dans les hémisphères cérébraux ; il constitue des tumeurs mal délimitées, de consistance variable, infiltrées dans les circonvolutions dont la forme est respectée ; tantôt il s'agit de tumeurs dures, tantôt de tumeurs molles et vasculaires qui sont fréquemment le siège d'hémorrhagies (gliômes hémorrhagiques).

Il faut signaler encore les myxomes, les papillomes, les sarcomes angiolithiques des méninges, l'hypertrophie de la glande pinéale, bien que ces tumeurs soient relativement rares. Nous nous occuperons plus tard des hématomes de la dure-mère.

Des exostoses développées aux dépens des os du crâne, des gommes syphilitiques des méninges ou de la substance cérébrale elle-même donnent lieu assez souvent à la compression des hémisphères cérébraux. Les gommes syphilitiques se rapprochent, au point de vue de leur aspect macroscopique, du tubercule et du gliôme.

Les gros anévrysmes ou anévrysmes *de calibre* des artères cérébrales sont en général consécutifs à la dégénérescence athéromateuse des artères ; les cérébrales moyennes sont beaucoup plus fréquemment atteintes que les cérébrales antérieures et postérieures (Gouguenheim). Des anévrysmes de l'extrémité supérieure de la carotide interne ont été observés assez souvent. Nous n'avons pas à insister sur la structure des anévrysmes des artères cérébrales ; elle rappelle complètement celle des anévrysmes en général. La rupture des poches anevrysmales entraîne rapidement la mort.

Il nous reste encore à signaler les tumeurs parasitaires ; des cysticerques ont été rencontrés plusieurs fois dans les hémisphères cérébraux ; les kystes à échinocoques sont plus fréquents. Küchenmeister a pu réunir 88 cas d'hydatides du cerveau et Clémenceau 56.

Lorsque sur le cadavre on a enlevé une tumeur qui comprimait un des lobes antérieurs, par exemple, et qui siégeait en dehors de l'hémisphère cérébral, on remarque que la dépression du cerveau persiste au niveau de la zone qui a été soumise à la compression ; la substance cérébrale est d'ailleurs intacte à ce niveau, et l'on conçoit que la compression venant à cesser, les fonctions puissent se rétablir ; mais, lorsque les tumeurs se développent dans la substance cérébrale elle-même, la compression se complique de la destruction des éléments nerveux. Des néoplasmes nés dans les méninges peuvent aussi amener à la longue l'inflammation et la destruction du tissu nerveux sous-jacent ; c'est ce qui arrive pour les gros tubercules.

Diagnostic. Pronostic. — Les troubles morbides que présente un malade se rattachent-ils à l'existence d'une tumeur cérébrale? Quelle est la nature de cette tumeur? Quel est son siège? Telles sont les questions qui se posent à propos du diagnostic des tumeurs cérébrales.

Nous n'avons pas à énumérer de nouveau tous les symptômes qui peuvent caractériser la présence de ces tumeurs ; nous dirons seulement que, lorsque quelques-uns de ces symptômes, tels que céphalalgie persistante, hémiplégie, attaques épileptiformes, se produisent chez un malade et qu'ils ne s'expliquent pas par l'existence d'une autre maladie bien caractérisée, il y a lieu de soupçonner l'existence d'une tumeur cérébrale.

La confusion peut être faite principalement avec des tumeurs du cervelet ou de la protubérance, avec l'hémorrhagie ou le ramollissement cérébral, enfin avec l'épilepsie essentielle.

Les tumeurs cérébelleuses se caractérisent surtout par la sensation vertigineuse qui les accompagne, par la fréquence des vomissements et de l'amaurose, par la céphalalgie occipitale, enfin par l'absence d'hémiplégie ; nous reviendrons, du reste, plus tard sur les symptômes des affections cérébelleuses ; quant aux tumeurs protubérantielles, nous avons vu qu'elles donnaient lieu fréquemment à des paralysies alternes qui sont au contraire très rares dans l'histoire des tumeurs cérébrales.

Si les paralysies se produisent lentement, progressivement, elles sont faciles à distinguer de celles qui surviennent brusquement à la suite des lésions vasculaires ; mais nous avons déjà dit que les tumeurs cérébrales, après une période de latence, pouvaient donner lieu à des attaques apoplectiformes analogues à celles qui accompagnent l'hémorrhagie cérébrale ou l'obstruction des troncs vasculaires. L'âge des malades et les symptômes concomitants, tels que : céphalalgie persistante, troubles de la vue par suite d'une névro-rétinite, fourniront alors des indications précieuses. Les tumeurs cérébrales peuvent se rencontrer à tout âge; mais elles ont leur maximum de fréquence chez l'adulte, tandis que les lésions vasculaires sont plus communes chez le vieillard; du reste, les tumeurs peuvent donner lieu à des attaques apoplectiformes, comme les hémorrhagies ou les ramollissements cérébraux.

Dans le cas où les tumeurs ne se manifestent que par des attaques épileptiformes, le diagnostic avec l'épilepsie franche présente de sérieuses difficultés; il faut se défier à priori d'une épilepsie qui débute chez l'adulte, en dehors de tout antécédent héréditaire; si l'épilepsie s'accompagne d'une céphalalgie qui persiste entre les attaques, d'un affaiblissement d'un côté du corps, le diagnostic devient beaucoup plus facile; il en est de même lorsqu'il s'agit d'une épilepsie hémiplégique sans perte de connaissance.

Les abcès du cerveau ont avec les tumeurs cérébrales une si grande analogie symptomatique, que quelques auteurs les décrivent avec les tumeurs. La marche des abcès du cerveau est en général beaucoup plus rapide que celle des néoplasmes proprement dits, il existe fréquemment un état fébrile. De plus, l'encéphalite aiguë suppurée est rarement primitive; elle est d'ordinaire consécutive à des affections des parois crâniennes et en particulier à des otites suppurées ou bien à des traumatismes.

Le diagnostic de la *nature* des tumeurs a une grande importance au point de vue du pronostic et du traitement. L'existence de tumeurs cancéreuses ou parasitaires sur d'autres points du corps facilite beaucoup le diagnostic; de même, lorsqu'il existe des signes de tuberculose pulmonaire, par exemple, chez un malade présentant quelques-uns des symptômes des tumeurs cérébrales, on peut soupçonner qu'il s'agit d'un néoplasme de nature tuberculeuse. S'il existe des granulations tuberculeuses de la choroïde, le diagnostic est encore moins douteux. Les symptômes généraux de la tuberculose : amaigrissement, fièvre hectique, sueurs nocturnes, doivent être pris en sérieuse considération, mais il faut bien savoir que ces symptômes peuvent faire défaut complètement lorsque la tuberculose est limitée à l'encéphale; ils n'apparaissent souvent que lorsque la tuberculose est généralisée.

La céphalalgie des syphilitiques présente des exacerbations nocturnes. Toutes les fois que les antécédents des malades permettent de croire qu'il s'agit d'une tumeur syphilitique, il faut se placer dans cette hypothèse, qui est une des plus favorables au point de vue du pronostic et instituer le traitement spécifique ; les résultats de ce traitement montreront si véritablement on avait affaire à une exostose ou à une gomme syphilitique.

Les anévrysmes des artères cérébrales donnent quelquefois naissance à des bruits de souffle que l'on perçoit à l'auscultation des parois crâniennes.

On tiendra compte, dans le diagnostic de la nature des tumeurs, de l'âge des malades. Les gros tubercules se rencontrent surtout chez les enfants ou les adolescents ; les hydatides, les anévrysmes de calibre, les tumeurs syphilitiques, présentent au contraire leur maximum de fréquence chez l'adulte et chez le vieillard.

Les hématomes de la dure-mère se produisent presque toujours comme complication de la pachyméningite, aussi les phénomènes de compression cérébrale qui en résultent s'accompagnent d'ordinaire de troubles intellectuels.

On interrogera avec soin les malades au point de vue des traumatismes, des enfoncements du crâne, des ostéites qui peuvent être le point de départ des phénomènes de compression. Dans bon nombre de cas, il est impossible de dire quel est le siège exact de la tumeur ; d'autres fois, le diagnostic du siège peut être fait avec une grande précision, grâce aux données que nous possédons sur les localisations cérébrales. Lorsqu'une tumeur, donne lieu à l'épilepsie hémiplégique gauche, on peut en conclure qu'elle siège dans les circonvolutions motrices du côté droit ; l'hémiplégie droite suivie de contractures indique une lésion de l'hémisphère gauche avec altération de la partie antérieure de la couronne rayonnante ou de la capsule interne ; l'hémianesthésie et l'hémichorée, une lésion de la partie postérieure de la couronne rayonnante ; l'hémiplégie avec strabisme, chute de la paupière, névro-rétinite, une tumeur de la base du crâne ; l'aphasie, une lésion de la partie postérieure de la circonvolution de Broca, etc. Le siège de la céphalalgie fournit souvent des indications précieuses ; dans un nombre considérable de cas, disent MM. Ball et Krishaber, la céphalalgie coïncide avec le siège précis de la tumeur (art. CERVEAU (*Pathologie*) in *Dictionn. encyclop. des sc. méd.*).

Le pronostic varie avec le siège et surtout avec la nature des tumeurs ; les néoplasmes qui se développent au niveau des circonvolutions motrices, qui détruisent la capsule interne ou la partie antérieure de la couronne rayonnante, donnent lieu à des symptômes bien plus gênants que ceux des circonvolutions antérieures ou postérieures; de même, il suffit d'une petite tumeur située au niveau de la circonvolution de Broca pour produire l'aphasie, tandis que des tumeurs très volumineuses peuvent se développer silencieusement dans d'autres parties du cerveau.

Les tumeurs syphilitiques sont seules susceptibles d'une résolution complète; encore faut-il qu'elles ne soient pas trop anciennes et qu'elles n'aient pas entraîné l'inflammation et la destruction de la substance cérébrale adjacente.

Les tumeurs parasitaires peuvent se flétrir et se résorber partiellement; mais cette terminaison n'est pas commune et nous ne possédons aucun moyen efficace de la provoquer.

Les anévrysmes des artères cérébrales entraînent en général la mort par rupture de la poche suivie d'hémorrhagie méningée; les gros tubercules se compliquent tôt ou tard de méningite aiguë ou de tuberculose généralisée; quant aux cancéreux, ils tombent dans la cachexie et ils succombent soit à l'affection cérébrale elle-même, soit à des complications.

Traitement. — L'indication causale ne peut être remplie que dans les cas où il s'agit de tumeurs syphilitiques; le traitement spécifique doit être appliqué avec beaucoup de résolution et de vigueur si l'on veut obtenir des résultats satisfaisants. On fera faire des frictions tous les jours ou tous les deux jours avec l'onguent mercuriel (4 à 8 grammes) et l'on prescrira en même temps l'iodure de potassium en solution ou en lavement, s'il existe des vomissements, à la dose de 4 à 6 grammes. Au bout d'une quinzaine de jours de ce traitement, s'il n'y a pas d'amélioration, on peut abandonner l'idée de tumeur syphilitique; si au contraire l'état du malade s'améliore, il faut continuer l'emploi du mercure et de l'iodure de potassium pendant longtemps en interrompant de temps à autre le traitement.

Les phénomènes de compression cérébrale qui se produisent à la suite de traumatismes, d'enfoncements du crâne, d'exostoses consécutives à l'ostéite, sont quelquefois justiciables de traitements chirurgicaux; c'est ainsi qu'en relevant un fragment d'os, en enlevant à l'aide du trépan quelques rondelles des os du crâne, on a pu faire cesser des phénomènes cérébraux graves, tels que l'hémiplégie ou l'épilepsie. Nous n'avons pas à insister sur ces faits, qui sont du domaine de la chirurgie.

Dans les cas de tumeurs non syphilitiques, le médecin en est réduit à une médication purement symptomatique; on peut bien essayer encore les propriétés *fondantes* de l'iodure de potassium, mais sans beaucoup d'espoir.

On combattra les douleurs de tête avec le chloral, l'antipyrine et au besoin avec les injections hypodermiques de chlorhydrate de morphine ; le bromure de potassium donne quelquefois des résultats favorables dans l'épilepsie symptomatique des tumeurs cérébrales.

L'électricité, les révulsifs, sont généralement plus nuisibles qu'utiles.

Lorsque les accidents cérébraux prennent une forme aiguë, lorsque la céphalalgie redouble et qu'elle s'accompagne de vomissements, d'un état fébrile et de délire, on doit soupçonner une poussée inflammatoire d'encéphalite ou de méningite ; on mettra alors en usage les émissions sanguines locales, les applications de glace sur la tête et les purgatifs.

En dehors de ces poussées aiguës, il faut soutenir l'état général à l'aide d'un bon régime et de médicaments toniques.

BRAVAIS, th., Paris, 1827. — RILLIET et BARTHEZ, 1861, t. III, p. 528. — GROS et LANCEREAUX. Des affections nerveuses syphilitiques, 1861. — GRIESINGER. Du diagnostic des malad. cérébrales (Arch. de Heilk., 1862). — WESTPHAL. De la syphilis cérébrale (Allg. Zeitschr. f. Psychiatrie, 1863). — LADAME. Symptomat. u. Diagn. der Hihrngeschwülste. Wurzburg, 1865.—GOUGUENHEIM. Des tumeurs anévrysmales des artères de la base du cerveau, th., Paris, 1866. — LORBER. Même sujet, th., Strasbourg, 1866. — ROUFLAY. Étude sur le diagnostic des tumeurs cérébrales, th., Strasbourg, 1866.— VIRY. Étude sur les cysticerques du cerveau, th., Strasbourg, 1867. — VIRCHOW. Traité des tumeurs. — CORNIL et RANVIER. Manuel d'hist. path. — JACKSON. A study on convulsions, in Transact. of the Andrews med. Assoc., t. III, 1870. — CLÉMENCEAU. Des entozoaires du cerveau humain, th. Paris, 1871. — SABATIÉ. Étude sur les tumeurs des méninges encéphaliques, th., Paris, 1873. — CHARCOT. De l'épilepsie partielle d'origine syphilitique, in Leç. sur les malad. du syst. nerveux, t. II, p. 342. — BALL et KRISHABER. Art. *Cerveau* (Pathologie), in Dict. encycl. des sc. méd., 1873. — A. FOURNIER. De l'épilepsie syphilitique tertiaire (Clinique de Lourcine, Paris, 1876). — A. LAVERAN. Gros tubercule siégeant au niveau des circonvolutions motrices (Soc. méd. des hôp., 1877). — Du même. Gliôme hémorrhagique du cerveau (Progrès méd., 21 avril 1877). — DAVAINE. Traité des entozoaires, 2ᵉ édit., Paris, 1877, p. 698. — SPILLMANN et SCHMITT. Contrib. à l'étude des tumeurs du quatrième ventric. (Arch. de méd., 1882). — L. JULLIEN. Traité des maladies vénériennes, 2ᵉ édit., Paris, 1886.

DES ENCÉPHALITES

L'encéphalite, considérée autrefois comme très fréquente, a perdu beaucoup de son importance depuis qu'il a été démontré que la plupart des lésions décrites sous le nom de *ramollissements* étaient la conséquence de la thrombose ou de l'embolie des vaisseaux cérébraux ; la réaction contre la théorie de Broussais a contribué à exagérer la rareté de l'encéphalite véritable. Le champ des lésions inflammatoires du cerveau est encore très vaste après l'élimination des ramollissements nécrobiotiques ; du reste, les oblitérations vasculaires cause des infarctus ont leur point de départ dans des inflammations de l'appareil circulatoire, et même sur ce terrain la doctrine de l'irritation peut se défendre.

Les inflammations du cerveau n'ont pas le caractère *systématique* d'un grand nombre de myélites ; en fait d'encéphalite systématique, nous ne trouvons que la dégénérescence secondaire de la capsule interne et du pédoncule cérébral ; cette sclérose descendante se produit quelquefois à la suite de lésions corticales très étendues des circonvolutions motrices (Charcot), mais presque toujours elle est la conséquence de lésions de la partie antérieure de la couronne rayonnante ou de la capsule interne.

Parmi les encéphalites secondaires qui ne méritent pas d'être étudiées à part, signalons les lésions inflammatoires qui accompagnent la méningite et celles qui se produisent autour des tumeurs cérébrales.

L'encéphalite aiguë suppurée est le plus souvent consécutive à des traumatismes, à des lésions de la boîte crânienne, et en particulier de l'oreille moyenne et du rocher ; mais elle peut aussi se produire primitivement.

Le docteur Popoff a décrit, en 1875, une encéphalite consécutive à la fièvre typhoïde qui serait caractérisée : 1° par l'accumulation de leucocytes dans la substance grise des circonvolutions ; 2° par la pénétration des leucocytes dans l'intérieur des grandes cellules nerveuses ; 3° par la prolifération de la névroglie ; 4° enfin par la segmentation des noyaux des cellules nerveuses elles-mêmes. D'après les recherches de l'un de nous (1), les altérations qui se rencontrent dans le cerveau des malades morts de fièvre typhoïde ne méritent pas en général le nom d'encéphalite ; les leucocytes disséminés dans la substance cérébrale sont en plus grand nombre qu'à l'état normal, et ils paraissent quelquefois avoir pénétré dans l'intérieur des cellules nerveuses ; mais la prolifération de la névroglie et des cellules nerveuses n'est rien moins que constante ; l'augmentation du nombre des leucocytes

---

(1) Ces recherches ont porté sur le cerveau de huit malades morts de fièvre typhoïde après avoir présenté des symptômes cérébraux très graves. Des fragments pris sur différentes circonvolutions de chaque cerveau ont été examinés au microscope après durcissement dans une solution d'acide chromique à 2/1000.

ne suffit pas pour caractériser l'encéphalite, surtout dans une maladie qui, comme la fièvre typhoïde, donne lieu à la leucocytose. Sans vouloir nier la possibilité de l'encéphalite dans la fièvre typhoïde et les maladies aiguës en général, nous pensons que cette altération ne se présente qu'à titre exceptionnel, à titre de complication, et qu'il n'y a pas lieu de décrire l'encéphalite typhoïdique comme une forme spéciale.

L'encéphalite et l'atrophie cérébrale infantiles sont assez mal connues, surtout au point de vue de leur étiologie et de leurs lésions anatomiques ; nous consacrerons cependant un chapitre à ces maladies, dont la symptomatologie présente un véritable intérêt. L'*athétose* qui a été décrite par Hammond comme une maladie spéciale se rattache le plus souvent à l'atrophie cérébrale infantile.

Les encéphalites chroniques affectent deux formes principales : la *méningo-encéphalite diffuse* ou *paralysie générale* et la *sclérose en plaques à forme cérébrale*. Dans la grande majorité des cas la sclérose en plaques prend la forme cérébro-spinale ; l'histoire de cette affection a été faite au chapitre des maladies de la moelle.

LALLEMAND. Rech. anatomo-pathol. sur l'encéphale et ses dépendances. Paris, 1824. — BOUILLAUD. Traité de l'encéphalite. Paris, 1825. — ABERCROMBIE. Des maladies de l'encéphale. 2e édit., traduct. de GENDRIN. Paris, 1835. — CALMEIL Traité des malad. inflammatoires du cerveau. Paris, 1859. — HAYEM. Des diverses formes d'encéphalite, th., Paris. 1868. — JACCOUD et HALLOPEAU. Article *Encéphalite*, in Nouv. Dictiona. de méd. et de chir. pratiques, 1870. — CORNIL et RANVIER. Manuel d'histologie path. — L. POPOFF. Des altérations du cerveau dans la fièvre typhoïde et de l'encéphalite traumatique (Rev. des sc. méd., t. VI, p. 460). — CARL. Rech. sur l'accumulation des leucocytes dans l'écorce cérébrale (Arch. f. Path. Anat. und Physiol., t. LXIX, p. 55. Anal. in Rev. des sc. méd., 1878).

ENCÉPHALITE AIGUE SUPPUREE. ABCÈS DU CERVEAU

L'encéphalite aiguë suppurée est le plus souvent secondaire, parmi les lésions qui lui donnent naissance, il faut citer en première ligne les traumatismes, les lésions de l'oreille et du rocher, les affections profondes des orbites et des fosses nasales, les ostéites de la boîte crânienne ; nous n'avons pas à nous occuper ici des abcès du cerveau consécutifs à la pyohémie.

L'otite est sans contredit une des causes les plus communes et les plus intéressantes de l'encéphalite au point de vue médical ; il n'est pas nécessaire que les lésions du rocher soient profondes pour faire naître des complications cérébrales, l'inflammation se propage à travers la fissure pétro-squameuse, le long des nerfs facial et acoustique, ou encore le long des petits vaisseaux qui traversent le rocher pour se rendre à la caisse du tympan.

La méningite suppurée est une suite très fréquente de l'otite suppurée, qui peut également donner naissance à une phlébite du sinus latéral et à une pyohémie consécutive, ou bien à des abcès cérébraux. Chose remarquable, les foyers purulents ne sont pas en général en contact immédiat avec le rocher ni avec la dure-mère qui le recouvre ; il existe entre la surface du rocher et l'abcès du cerveau une épaisseur plus ou moins grande de substance cérébrale, présentant à l'œil nu un aspect normal (Lebert, Tröltsch). On ignore par quelle voie l'inflammation gagne la substance cérébrale profonde en respectant les parties superficielles ; mais la localisation exacte des abcès au voisinage du tympan malade et l'absence de foyers purulents dans les autres parties du cerveau, ainsi que dans les viscères thoraciques ou abdominaux, ne permettent pas de révoquer en doute la relation directe de cause à effet.

L'encéphalite aiguë primitive se développe quelquefois en dehors de toute cause connue ; on a accusé l'insolation, les excès alcooliques, la syphilis. L'encéphalite aiguë suppurée s'observe principalement chez l'adulte ; elle est plus rare chez la femme que chez l'homme.

Description. — Les symptômes de l'encéphalite aiguë suppurée varient beaucoup avec le siège des lésions. Lorsque les abcès du cerveau se développent dans les lobes postérieurs assez profondément pour ne pas provoquer de méningite, les symptômes morbides peuvent faire défaut pendant longtemps ; l'un de nous a constaté récemment chez un homme jeune, vigoureux, qui avait succombé en quelques heures à des accidents cérébraux, trois abcès volumineux des lobes postérieurs ; le début de l'encéphalite avait certainement précédé de beaucoup l'apparition des troubles morbides ; ajoutons qu'il s'agissait dans ce cas d'une encéphalite primitive. Au contraire un abcès, même peu volumineux, siégeant au niveau des circonvolutions motrices, donnera lieu très rapidement à des paralysies, à l'épilepsie hémiplégique ; de même un abcès intéressant la partie postérieure de la troisième circonvolution frontale gauche provoquera l'aphasie. Les abcès du cerveau se comportent en somme comme les tumeurs, seulement leur évolution rapide, les inflammations des méninges qui les accompagnent souvent, la vive irritation qu'ils provoquent et l'intervention des actions à distance font que les phénomènes de localisation se présentent rarement à l'état isolé.

Parmi les symptômes les plus fréquents des abcès du cerveau, il faut citer : la *céphalalgie*, les *convulsions épileptiformes*, les *attaques apoplectiformes*, l'*hémiplégie*, le *délire*, le *coma* qui termine en général la scène et qui dans quelques cas se produit très rapidement après une période latente.

En général la fièvre n'est pas très vive à moins que l'encéphalite ne se complique de méningite aiguë; on observe alors des douleurs de tête atroces, des vomissements, le ralentissement du pouls, du délire.

Anatomie pathologique. — Il est rare de trouver sur le cadavre les lésions de l'encéphalite aiguë à la première période ; les foyers inflammatoires ont subi presque toujours la transformation purulente. Au début, il existe une induration passagère des parties enflammées; les vaisseaux gorgés de sang donnent à la substance cérébrale une coloration rosée, tandis que les exsudats et les éléments embryonnaires de nouvelle formation infiltrent la substance cérébrale et amènent rapidement sa fonte purulente. Les abcès sont tantôt régulièrement arrondis, tantôt anfractueux; le plus ordinairement, ils ont le volume d'une noisette ou d'une noix; il n'est pas rare d'en rencontrer plusieurs qui ne communiquent pas entre eux. Le pus peut fuser dans les ventricules ; l'encéphalite se complique alors d'abcès ventriculaires très étendus. Ces abcès renferment du pus jaunâtre ou verdâtre, crémeux, brunâtre, couleur chocolat, lorsque du sang s'est mélangé au pus.

Les globules de pus sont-ils produits par la prolifération des éléments de la névroglie ou bien par l'émigration des leucocytes à travers les parois des petits vaisseaux ? Il est probable que ces deux modes de formation du pus interviennent, quoique d'une manière inégale.

Lorsque les abcès sont récents, leur paroi est irrégulière, anfractueuse, des lambeaux de matière cérébrale libres ou adhérents à la paroi interne des foyers sont mélangés au pus. Dans les cas à marche lente, la surface interne des abcès est égale, lisse, recouverte par une membrane pyogénique.

Au microscope les parois des abcès cérébraux présentent les détails qui suivent : la partie interne qui était baignée par le pus est infiltrée d'éléments embryonnaires dans une étendue variable ;

ces éléments, identiques aux leucocytes, se colorent vivement par le carmin ; à mesure qu'on s'éloigne de la surface baignée par le pus, le nombre des éléments embryonnaires devient moins considérable, les vaisseaux sanguins sont beaucoup plus développés qu'à l'état normal et distendus par des globules rouges ; les gaines lymphatiques périvasculaires renferment un grand nombre de globules blancs. Les altérations des éléments nerveux semblent être consécutives à celles de la névroglie ; les cellules nerveuses de la substance corticale subissent des transformations analogues à celles des grandes cellules de la moelle dans la myélite aiguë, les prolongements protoplasmiques se raccourcissent ; les cellules qui, à l'état sain, ont une forme pyramidale, deviennent globuleuses, pigmentées, enfin leur noyau finit par disparaître et les cellules nerveuses s'atrophient au point de devenir méconnaissables au milieu des éléments de nouvelle formation qui les entourent. A mesure qu'on s'éloigne du foyer de suppuration, les éléments nerveux reprennent leurs caractères normaux.

Quelques auteurs (Tigges, Meschede, Popoff) ont décrit dans l'encéphalite une prolifération des noyaux des cellules nerveuses ; nous n'avons jamais rien observé d'analogue dans l'encéphalite aiguë, et nous pensons que les altérations des éléments nerveux sont consécutives à celles de la névroglie.

On rencontre encore dans le tissu cérébral enflammé, principalement dans les couches profondes de la substance corticale, des éléments composés d'un noyau ovalaire et de prolongements nombreux fins et ramifiés qui leur ont valu le nom de *cellules araignées ;* on ignore la véritable provenance de ces éléments ; il est probable cependant qu'il s'agit de cellules ramifiées de la substance conjonctive du cerveau ou névroglie, cellules dont les prolongements anastomotiques ne deviennent visibles que sous l'influence de l'inflammation. Les cellules araignées ont été observées également dans la substance cérébrale des paralytiques généraux (Lubimoff et Mierzejewski), dans un cas d'inflammation de la protubérance annulaire (Charcot et Gombault) et dans un cas de myélite (Pierret). On trouve enfin au voisinage des abcès cérébraux ou dans leur intérieur de grands éléments chargés de corpuscules de graisse ou de myéline ; ces éléments, dits *corpuscules de Glüge,* seront étudiés plus tard à propos de la paralysie générale et du ramollissement cérébral.

DIAGNOSTIC. — L'encéphalite aiguë qui se rattache à une fracture du crâne par exemple, ou bien à une otorrhée purulente, est d'un diagnostic relativement facile ; il ne faut pas oublier que l'otite est souvent méconnue ; les malades n'attachent aucune importance à un écoulement purulent peu abondant et indolore et ils ne songent pas à s'en plaindre ; le médecin ne doit donc jamais oublier d'explorer avec soin les oreilles des malades qui présentent des symptômes cérébraux. L'existence de traumatismes antérieurs, de chutes sur la tête, doit faire songer à l'encéphalite, alors même que les troubles cérébraux ne se sont produits que quelques jours ou quelques semaines après l'accident.

L'encéphalite idiopathique a souvent une marche insidieuse ainsi que nous l'avons dit, et les symptômes auxquels elle donne lieu sont si variables, qu'on ne la reconnaît le plus souvent qu'à l'autopsie. On doit songer à la possibilité d'un abcès du cerveau lorsqu'un malade présente des symptômes cérébraux analogues à ceux que produisent les tumeurs cérébrales, mais à marche aiguë. Le *pronostic* des abcès du cerveau est extrêmement grave.

Traitement. — Le traitement préventif a une grande importance lorsqu'il s'agit de maladies de l'oreille ; on s'efforcera de guérir les otites ou les otorrhées, de faciliter l'écoulement du pus au dehors, bien qu'il ne soit pas exact de soutenir, ainsi qu'on l'a fait, que les abcès du cerveau consécutifs à l'otite ne se produisent que lorsqu'il y a rétention du pus dans l'oreille moyenne. Dans les cas de traumatisme on peut aussi prévenir l'apparition de l'encéphalite aiguë à l'aide des antiphlogistiques ou bien en faisant cesser l'irritation qui résulte de l'enfoncement des os du crâne, etc.

Dans la première période de l'encéphalite aiguë l'emploi des antiphlogistiques est indiqué ; on appliquera des sangsues aux apophyses mastoïdes, des compresses froides ou une vessie remplie de glace sur la tête ; les purgatifs ont aussi un effet utile ; on prescrira naturellement un repos complet et l'on évitera particulièrement toutes les causes d'excitation cérébrale. Une fois les abcès formés, tous ces moyens thérapeutiques sont de peu d'utilité et, en dehors des cas où une intervention chirurgicale est possible, le malade est voué à une mort certaine. On sait que Dupuytren eut la hardiesse d'ouvrir un abcès du cerveau et la chance de sauver son opéré ; cet exemple mérite d'être imité, mais le chirurgien ne peut guère intervenir que dans les cas où une lésion traumatique du crâne rend le diagnostic très probable, en même temps qu'elle indique le point sur lequel il faut agir ; dans les cas d'encéphalite suppurée idiopathique ou consécutive à l'otite, le diagnostic est en général trop incertain et le siège de la collection purulente est trop peu précis pour qu'on ose pratiquer l'opération du trépan et enfoncer un bistouri dans le **cerveau**. La théorie des localisations cérébrales, en permettant, **au moins dans quelques cas**, de préciser le siège du mal, encouragera probablement ces hardiesses chirurgicales et augmentera leurs chances de succès.

ABERCROMBIE. Op. cit. — LEBERT. Anat. path. des abcès du cerveau (Arch. für path. Anat. de Virchow, 1856). — ROUIS. Abcès du lobe antérieur gauche du cerveau avec aphasie (Rec. mém. méd. milit., 2e série, t. XIV, p. 112). — GINTRAC. Sur l'abcès du cerveau (Journ. de méd. de Bordeaux, 1866).— RIBIÈRE, th., Paris, 1866.— BROUARDEL. Lésions du rocher. Paris, 1867. — GULL. Sur les abcès du cerveau (Med. Times and Gazette, 1868). — TRÖLTSCH. Traité pratique des maladies de l'oreille, trad. de KUHN et LÉVI. Paris, 1870, p. 424. — PROMPT. Des accidents encéphaliques occasionnés par l'otite, th., Paris, 1870. — LÉPINE. Sur un cas d'abcès d'un des lobes antérieurs du cerveau consécutif à une affection des fosses nasales (Revue mens. de méd. et de chir., 1877). — ARNOZAN. Art. *Encéphalite* (Dict. encyclop. des sc. méd.). — A. ROBIN. Des affections cérébrales consécutives aux lésions non traumatiques du rocher et de l'appareil auditif, th. d'agrég., Paris, 1883.

ENCÉPHALITE AIGUË ET ATROPHIE CÉRÉBRALE INFANTILES

L'encéphalite aiguë suppurée peut s'observer chez les jeunes enfants, mais on rencontre plus souvent chez eux une autre variété de l'encéphalite qui a été jusqu'ici peu étudiée, surtout au point de vue des lésions anatomiques. L'encéphalite aiguë infantile a une marche très rapide comme l'encéphalite suppurée ; mais, au lieu d'amener la mort dans presque tous les cas, comme cette dernière affection, elle aboutit fréquemment à une atrophie partielle du cerveau, et c'est sous le nom d'*atrophie cérébrale* qu'elle a été décrite le plus souvent. Au point de vue clinique, on peut comparer l'encéphalite infantile à la myélite antérieure aiguë qui caractérise la paralysie infantile ; dans les deux cas, il s'agit de maladies qui, sans être particulières à l'enfance, se produisent beaucoup plus souvent dans le jeune âge que chez l'adulte ; dans les deux cas, il s'agit d'inflammations du tissu nerveux qui ont une évolution très rapide et qui guérissent souvent, mais en laissant derrière elles des infirmités indélébiles.

ÉTIOLOGIE. — Le cerveau de l'enfant est évidemment bien moins protégé contre les influences du dehors que le cerveau de l'adulte ; les traumatismes, l'action du froid et de la chaleur arrivent facilement jusqu'à la substance cérébrale au travers des os du crâne, qui sont minces et à peine soudés entre eux.

DESCRIPTION. — L'encéphalite aiguë infantile débute en général brusquement par des convulsions accompagnées d'une fièvre plus ou moins vive ; l'âge des malades ne permet pas de dire s'il existe des douleurs vives ; l'intelligence peut être abolie rapidement, ou bien les petits malades reprennent connaissance après une ou plusieurs attaques convulsives, et l'on s'aperçoit alors qu'ils sont atteints d'hémiplégie portant sur la face et sur les membres du même côté.

Lorsque la mort n'est pas la conséquence de ces accidents, l'état des malades s'améliore au bout de quelques jours, la fièvre disparaît, mais les paralysies persistent ; parfois même l'intelligence ne revient pas ou revient d'une façon très incomplète.

Les membres paralysés ne sont pas frappés d'arrêt de développement comme dans la myélite antérieure aiguë ; les mouvements se rétablissent souvent d'une façon incomplète il est vrai, mais de manière à permettre la marche, et, au bout de quelque temps, on voit apparaître du côté hémiplégié des phénomènes de contracture ou des mouvements involontaires, choréiformes. Tantôt le bras et la jambe sont agités sans cesse par des contractions involontaires et désordonnées, comme dans la chorée essentielle, tantôt les mouvements se produisent avec une certaine lenteur et non avec la brusquerie des choréiques ; c'est à cette dernière forme de l'hémichorée que s'applique le nom d'*athétose* proposé par Hammond et défini par lui : « un état caractérisé par l'impossibilité où se trouvent les malades de maintenir les doigts et les orteils dans la position qu'on leur imprime et par leur mouvement continuel ». Pour compléter cette définition, il faudrait ajouter, ainsi que le fait observer M. Charcot : 1° que les mouvements se font lentement et que les doigts ont de la tendance à prendre une position forcée ; 2° que l'athétose ne reste pas toujours limitée aux doigts et aux orteils ; la main tout entière et le pied peuvent participer aux mouvements ; chez une malade de M. Charcot, les contractions involontaires se produisaient même dans quelques muscles du cou et de la face.

Pour rendre apparentes les contractions involontaires, il est quelquefois nécessaire de faire placer la main du malade sur une table en lui recommandant de la laisser immobile ; on voit bientôt les doigts se fléchir, puis s'écarter dans l'extension forcée ; ces mouvements se succèdent assez lentement pour que Hammond ait pu faire photographier les différentes positions que prend la main dans l'athétose.

Les mouvements intentionnels sont désordonnés, saccadés, les malades se soufflettent lorsqu'on leur ordonne de porter la main à la figure, ils parviennent à saisir les objets qu'on leur présente, en faisant pour s'en emparer des mouvements disproportionnés au but qu'ils doivent atteindre, mais ils ne tardent pas à les laisser tomber, le mouvement d'extension des doigts succédant, quoi qu'ils fassent, au mouvement de flexion. L'hémichorée et l'athétose peuvent du reste se rencontrer dans d'autres affections cérébrales.

Il existe souvent de l'hémianesthésie du côté du corps qui est le siège de l'hémiplégie et de l'athétose.

Les malades peuvent vivre pendant longtemps dans ces conditions, et lorsque la mort survient, c'est souvent à la suite de maladies indépendantes de la lésion cérébrale.

ANATOMIE PATHOLOGIQUE. — Lorsque la mort arrive rapidement, on constate à l'autopsie un ramollissement du cerveau sans lésions vasculaires ; dans un cas cité par Rilliet et Barthez d'après Niroch, le corps strié gauche était réduit en une bouillie d'un rouge brun, n'offrant plus aucune trace d'organisation ; dans un autre cas, emprunté au docteur Raichem, la substance corticale du cerveau était dans toute son étendue rosée et ramollie.

Lorsque les malades ne succombent que quelques années après avoir subi l'atteinte d'encéphalite aiguë, le cerveau présente des lésions atrophiques plus ou moins étendues, la substance cérébrale est détruite au niveau des points qui ont été le siège de l'encéphalite et remplacée par un tissu fibreux plus ou moins dense ; au centre des parties fibreuses il n'est pas rare de rencontrer des kystes séreux, ou bien les ventricules sont dilatés et le liquide ventriculaire remplit l'espace laissé vide par la disparition de la substance cérébrale (hydrocéphale *ex vacuo*). La thèse de Cotard renferme un grand nombre d'exemples d'atrophie cérébrale consécutive à l'encéphalite infantile.

La partie postérieure de la couronne rayonnante est souvent intéressée dans cette forme d'encéphalite, d'où la fréquence de l'hémianesthésie et de l'hémichorée ; les lésions de la partie antérieure de la couronne rayonnante et de la capsule interne expliquent l'hémiplégie et les contractures qui sont également fréquentes.

L'autopsie des individus atteints d'athétose révèle des lésions cérébrales assez variables comme siège et comme étendue ; ces lésions n'ont qu'un point de commun, c'est qu'elles avoisinent toujours la capsule interne ou plus exactement encore le faisceau pyramidal qui constitue les deux tiers antérieurs du segment postérieur de la capsule. L'athétose paraît résulter d'une irritation permanente du faisceau pyramidal, nous avons vu déjà que la destruction de ce faisceau donnait lieu à une hémiplégie persistante suivie de dégénérescence secondaire de la moelle; pour qu'il y ait athétose il est donc nécessaire, que l'altération du faisceau pyramidal soit peu profonde.

DIAGNOSTIC. — L'encéphalite aiguë infantile peut être confondue avec la méningite tuberculeuse qui s'accompagne aussi de convulsions; les douleurs de tête sont plus vives dans la méningite que dans l'encéphalite, elles se traduisent chez l'enfant par des plaintes continuelles, par des cris; le strabisme, très fréquent dans la méningite, est rare dans l'encéphalite; enfin la méningite ne s'accompagne presque jamais d'hémiplégie. Il faut se rappeler que beaucoup de maladies aiguës débutent chez les enfants par des convulsions et de la fièvre.

Le *pronostic* de l'encéphalite infantile aiguë est très sérieux, la mort peut survenir en quelques jours, et la guérison n'est le plus souvent obtenue qu'au prix d'infirmités incurables.

Le *traitement* consiste dans l'emploi des émissions sanguines locales, des applications froides, des révulsifs et des dérivatifs comme dans la méningite aiguë; s'il existe de l'hémiplégie, des sangsues (en nombre variable, suivant l'âge des enfants) seront appliquées du côté opposé à la paralysie.

RILLIET et BARTHEZ. Traité des maladies des enfants, 2e édit., 1861, t. I, p. 145. — COTARD. Étude sur l'atrophie cérébrale, th., Paris, 1868. — W. HAMMOND. De l'athétose (A. treatise of diseases of the nervous system. New-York, 1871), trad. franç, par Labadie-Lagrave. Paris, 1878. — GOWERS. De l'athétose et des désordres post-hémiplégiques du mouvement (The Lancet, 1876). — CHARCOT. Clin. de la Salpêtrière, décembre 1876 (Progrès méd., 28 avril 1877). — O. BERGER. Un cas d'athétose (Berliner klin. Wochensch., 1877). — A. PROUST. Soc. méd. des hôp., 1877. — RAYMOND, th. citée. — EWALD. Deux cas d'athétose (Deutsch. Arch. f. klin. Med., 1877) — P. OULMONT. Étude clinique sur l'athétose, th., Paris, 1878. — BRISSAUD. Lésions anatomiques et mécanisme de l'athétose (Gazette hebd., 1880).

PARALYSIE GÉNÉRALE

Synonymie : *Méningo-encéphalite diffuse, périencéphalite chronique
diffuse.*

La paralysie générale a été considérée pendant longtemps comme une maladie mentale *sine materia*, comme une névrose de l'intelligence; les recherches de Bayle et de Calmeil ont démontré qu'elle s'accompagnait de lésions inflammatoires des

L. et T. — Pathol. méd.   I. — 40

méninges et du cerveau, et la maladie a passé définitivement du cadre des névroses dans celui des affections organiques du cerveau. L'étude histologique des lésions de la paralysie générale a complété les résultats fournis par l'examen macroscopique, elle a montré que les lésions étaient constantes, qu'elles existaient même dans les cas peu avancés où l'examen à l'œil nu ne révélait rien d'anormal, et de plus elle a permis de constater que les lésions étaient beaucoup plus étendues qu'on ne l'avait cru tout d'abord. La paralysie générale n'est pas seulement une périencéphalite diffuse, l'inflammation est généralisée à tous les centres nerveux cérébro-spinaux, la moelle participe le plus souvent au processus morbide.

ÉTIOLOGIE. — La paralysie générale s'observe surtout chez l'adulte, de trente-cinq à quarante ans (Calmeil) ; elle est plus fréquente chez l'homme que chez la femme. Toutes les excitations cérébrales trop fortes ou trop souvent répétées ont leur place marquée dans l'étiologie de la paralysie générale : les excès de travail, les émotions morales vives, celles qui résultent en particulier du jeu ou de la spéculation, les excès vénériens, les excès alcooliques, les émotions tristes, la perte de la fortune, l'ambition déçue, sont les causes les plus ordinaires de la maladie ; l'abus du tabac doit être rangé parmi les causes prédisposantes ; enfin l'hérédité joue un rôle important (dans le tiers des cas, d'après Calmeil).

La paralysie générale peut succéder à toutes les formes de l'aliénation mentale.

DESCRIPTION. — On peut distinguer trois périodes dans la marche de la paralysie générale : une *période initiale*, une *période d'état* et une *période terminale*.

Les symptômes du début sont assez variables, si bien qu'il n'est pas toujours facile de reconnaître la paralysie générale à la période initiale. Des modifications dans le caractère et dans les habitudes des malades constituent souvent le premier symptôme morbide : tel individu très économe devient dépensier et prodigue ; tel autre se livre à des actes impudiques, à des emportements ou à des actes d'indélicatesse qui sortent entièrement de son caractère. Les idées ambitieuses dominent chez bon nombre de malades, sans prendre encore le caractère du délire ; d'autres deviennent réservés, inquiets, hypochondriaques. Dans quelques cas, la maladie commence par des troubles de la motilité des membres inférieurs qui ont une grande analogie avec ceux de l'ataxie locomotrice (forme spinale de la paralysie générale) ; on peut observer également des paralysies des nerfs crâniens, en particulier des troisième, quatrième et sixième paires (Magnan), ou bien une paralysie unilatérale du voile du palais avec déviation de la luette (Leudet, Linas). L'inégalité des pupilles est un symptôme très commun et généralement assez précoce ; quelques malades accusent des douleurs de tête, des vertiges, un affaiblissement de la vue.

Les principaux symptômes de la période d'état sont le *délire*, qui prend souvent la forme ambitieuse, la *gêne de la parole*, le *tremblement de la langue, des lèvres et des mains*, la *perte de la mémoire*.

Les paralytiques généraux, considérés à la période d'état, peuvent être rangés dans deux catégories principales : les premiers sont agités, bruyants, ils écrivent ou parlent sans cesse, vantent leur force, leur adresse, font étalage de richesses chimériques, se parent de titres qui ne leur appartiennent pas, se vantent d'être les parents ou les amis des personnages les plus célèbres, se disent *riches à millions* et prétendent qu'ils vont épouser la fille d'un roi ou qu'ils sont rois eux-mêmes, etc. ; chez eux les troubles de la motilité sont souvent peu accentués, au moins au début de la période d'état ; les autres sont tranquilles, silencieux, ils recherchent la solitude et n'ont pas habituellement d'idées délirantes ; la face est sans expression, la physionomie ne s'anime plus dans la conversation, la parole est embarrassée, la langue et les lèvres sont agitées par un tremblement qui s'exagère dans les mouvements, la mémoire se perd, les mains deviennent inhabiles, l'écriture est tremblée, irrégulière, les extrémités inférieures s'affaiblissent. On peut donner à la première de ces formes le nom de *forme délirante*, à la deuxième celui de *forme paralytique*.

A la période terminale, l'intelligence sombre complètement, les malades ne vivent plus pour ainsi dire que de la vie végétative, ils ne reconnaissent plus leurs parents ni leurs amis, ils deviennent gâteux et se laisseraient mourir de faim si l'on ne prenait pas soin de les alimenter. En même temps les phénomènes paralytiques augmentent, les membres s'affaiblissent de plus en plus et la parole devient tout à fait inintelligible. La mort arrive dans le marasme ou bien à la suite de complications.

Pour compléter ce tableau d'ensemble, il est nécessaire de revenir un peu sur les principaux symptômes et d'indiquer les complications les plus habituelles.

Les troubles psychiques n'ont pas toujours le caractère du délire ambitieux ou de satisfaction ; il n'est pas rare d'observer le *délire hypochondriaque* ou le *délire de persécution :* les malades sont découragés, inquiets, ils se figurent qu'ils ne peuvent plus manger, qu'on leur a fermé la bouche, qu'ils ne peuvent plus ouvrir les yeux, ou bien ils sont tourmentés par des hallucinations, ils crient *au voleur*, *à l'assassin*, ils voient des spectacles effrayants dans leurs rêves, ils sont entourés d'animaux, d'ennemis de toute espèce ; ils accueillent avec défiance les personnes qui viennent les visiter ou qui les soignent ; ils refusent de manger sous prétexte que leurs aliments sont empoisonnés, etc. Le délire de persécution et les hallucinations se rencontrent surtout dans la paralysie générale d'origine alcoolique, mais on peut les observer également en dehors de l'alcoolisme.

Les troubles de la motilité sont caractérisés par l'affaiblissement progressif des membres et par le tremblement ; l'affaiblissement est mieux caractérisé aux membres inférieurs, dont les fonctions exigent surtout de la force, tandis que le tremblement est plus marqué ou plus facile à constater aux membres supérieurs qui exécutent des mouvements nécessitant plus d'adresse que de force. Skae décrit ainsi l'ataxie qui accompagne quelquefois la paralysie générale : « Le malade se lève lentement de son siège, il se balance ; après quelques oscillations, il commence à marcher en écartant fortement les jambes ; puis arrêtant ses yeux sur l'objet vers lequel il tend, il se dirige vers lui aussi fermement qu'il peut. Si alors on lui ferme les yeux, il arrive souvent qu'il ne peut plus marcher et qu'il a grand'peine à se préserver d'une chute » (Skae cité par Jaccoud, *Pathol. int.*). On peut observer des douleurs fulgurantes comme dans l'ataxie. Les phénomènes spinaux peuvent aussi se caractériser par un engourdissement et un affaiblissement des membres inférieurs, ou même par une atrophie musculaire progressive.

Le trouble de la parole qui accompagne la paralysie générale est très caractéristique : la parole est lente, saccadée, les malades font de nombreuses pauses entre chaque mot, et quelquefois entre chaque syllabe, ce qui tient, d'une part, à l'affaiblissement de la mémoire, qui ne fournit plus les mots assez vite, d'autre part à la parésie ou au tremblement de la langue et des lèvres.

Les troubles de la sensibilité générale sont rares et très irréguliers dans leurs formes : tantôt les malades se plaignent d'engourdissement et de fourmillements dans les membres, tantôt il existe des hyperesthésies ou des anesthésies partielles.

Les sens spéciaux sont quelquefois affectés : la vue, l'odorat s'affaiblissent ; à l'examen ophthalmoscopique, on observe des exsudats autour de la papille ou le long des vaisseaux, parfois il existe une atrophie blanche des papilles.

Le timbre de la voix est souvent modifié par suite de la paralysie de l'une des cordes vocales.

La température du corps s'élève souvent au-dessus de la normale ; la fièvre n'accompagne pas seulement les phénomènes d'excitation, elle paraît se développer sous l'influence des altérations inflammatoires elles-mêmes (Magnan). La fréquence du pouls est très variable. Les fonctions respiratoires et digestives s'accomplissent en général d'une façon régulière.

La marche de la maladie est *progressive,* mais il peut y avoir des temps d'arrêt qui se traduisent par une amélioration notable dans l'état des malades, ou bien, au contraire, des poussées aiguës avec aggravation des symptômes ; il n'est pas rare d'observer alors des *attaques apoplectiformes.* Ces attaques s'accompagnent de perte de connaissance et d'affaiblissement d'un membre (monoplégie) ou des deux membres du même côté (hémiplégie) ; les paralysies peuvent survenir assez brusquement sans perte de connaissance ; en général elles se dissipent plus ou moins rapidement. Des attaques convulsives *épileptiformes* se produisent fréquemment aussi dans le cours de la paralysie générale ; elles ont été notées soixante fois sur cent à l'asile de West-Riding (Newcomble).

Il n'est pas rare d'observer au niveau de la conque des oreilles des tumeurs sanguines ou *hématomes du pavillon de l'oreille.*

La durée de la maladie varie beaucoup ; les formes aiguës peuvent évoluer en trois ou quatre mois ; dans d'autres cas, la vie se prolonge pendant quatre ou cinq ans, et même davantage ; la moyenne de l'existence des paralytiques généraux paraît être de dix-huit mois à deux ans.

ANATOMIE PATHOLOGIQUE. — A. *Lésions macroscopiques.* — Après avoir ouvert le crâne et enlevé la dure-mère, on constate que les méninges qui recouvrent les circonvolutions cérébrales présentent les caractères de la méningite chronique : elles sont épaissies, opaques, adhérentes à la substance cérébrale. Les membranes qui tapissent les ventricules et qui peuvent être considérées comme des méninges internes participent à l'inflammation ; on distingue, principalement au niveau du plancher du quatrième ventricule, une série de petites rugosités qui font ressembler cette surface, ordinairement lisse, à la langue d'un chat.

Les ventricules renferment généralement de la sérosité en grande quantité.

Les circonvolutions cérébrales atteintes par l'encéphalite sont d'abord hypertrophiées, aplaties par la compression ; les sillons qui les séparent tendent à s'effacer ; lorsqu'on enlève un lambeau des méninges, ce lambeau entraîne des fragments de substance grise qui donnent à la surface interne un aspect inégal analogue à celui d'une plaie recouverte de bourgeons charnus. La substance grise a, au niveau des points malades, une teinte *lilas* ou *lie de vin*, elle est ramollie et tombe en *deliquium* sous l'action d'un faible courant d'eau. Le ramollissement occupe surtout les couches moyennes de la substance grise, ce qui permet souvent d'enlever des lambeaux assez étendus des couches superficielles (Parchappe).

A une période avancée, les circonvolutions cérébrales, loin d'être hypertrophiées et ramollies, sont atrophiées et indurées ; au lieu de la teinte rose-lilas qui répond à la première période, on constate une teinte pâle des parties malades. Le cerveau tout entier peut être atrophié, en même temps sa consistance est augmentée.

La moelle épinière est ramollie ou bien elle présente des plaques de sclérose disséminées.

Certains nerfs crâniens sont assez souvent grisâtres, sclérosés. La sclérose du nerf optique se traduit pendant la vie par une atrophie de la papille visible à l'ophthalmoscope.

B. *Altérations histologiques.* — Les petites saillies du plancher du quatrième ventricule sont constituées par du tissu conjonctif embryonnaire. La surface épendymaire est recouverte à l'état normal par un épithélium cylindrique ; cet épithélium est soulevé d'abord par le tissu de nouvelle formation, puis il se rompt sur certains points, et ainsi se trouvent constitués les petits fibromes qui hérissent la surface des ventricules, celle du quatrième ventricule en particulier (Magnan et Mierzejewski).

Les lésions cérébrales consistent en une *encéphalite interstitielle diffuse :* les éléments de la névroglie sont atteints les premiers, ils se multiplient et donnent naissance à des cellules étoilées, ou cellules araignées ; ces cellules ne sont pas spéciales à la paralysie générale, ainsi que le croyait Lubimoff ; on les rencontre également dans les autres espèces d'encéphalite. L'inflammation n'est pas limitée à la substance grise des circonvolutions, mais c'est là qu'elle prédomine. Les vaisseaux sont nombreux ; les gaines lymphatiques sont distendues par des leucocytes.

Les altérations des éléments nerveux sont secondaires ; les prolongements protoplasmiques s'atrophient, les cellules tendent à prendre une forme globuleuse et se chargent de pigment ; les leucocytes s'introduisent parfois dans le protoplasma des cellules nerveuses. Tigges, Meynert, Hoffmann, Lubimoff ont admis que les noyaux des cellules nerveuses pouvaient proliférer et que le protoplasma lui-même subissait un commencement de segmentation ; cette opinion nous paraît encore très contestable. Nous n'avons jamais observé pour notre part la prolifération des cellules nerveuses et nous continuerons à croire, jusqu'à preuve du contraire, que les altérations qu'elles subissent sont secondaires, dégénératives.

Les altérations spinales sont celles de la myélite diffuse avec plaques de sclérose disséminées ; le degré de l'inflammation de la moelle est du reste très variable par rapport à celui de l'encéphalite : tantôt les lésions spinales sont très prononcées, tantôt au contraire elles sont légères ou font même complètement défaut. Les cordons postérieurs sont sclérosés chez les sujets qui ont présenté des phénomènes tabétiques ; dans les cas compliqués d'atrophie musculaire, on constate que l'inflammation s'est étendue aux cornes antérieures.

Les lésions anatomiques rendent parfaitement compte des symptômes. L'inflammation de l'écorce grise des hémisphères cérébraux explique les troubles intellectuels, les paralysies passagères (analogues à celles produites dans les expériences de Carville et Duret par l'ablation des zones de substance grise correspondant aux points psycho-moteurs), les attaques épileptiformes ou apoplectiformes ; les lésions du plancher du quatrième ventricule donnent lieu à la parésie de la langue et des lèvres ; celles de la moelle aux symptômes spinaux, tels que : ataxie, affaiblissement permanent des membres inférieurs, etc. Nous avons signalé deux formes cliniques principales : la *forme délirante* et la *forme paralytique;* il est probable qu'elles correspondent à des localisations primitives un peu différentes du processus anatomique, les circonvolutions postérieures étant affectées les premières dans la forme délirante, tandis que dans la paralytique les lésions se limitent pendant quelque temps à la région des circonvolutions motrices et à la moelle.

DIAGNOSTIC. — Les troubles intellectuels joints au tremblement des lèvres et de la langue, à l'hésitation de la parole et à l'inégalité des pupilles, caractérisent bien la paralysie générale, mais ces symptômes ne se trouvent pas toujours réunis ; lorsque les troubles intellectuels existent seuls, on peut croire à l'existence d'une monomanie ambitieuse ou de l'hypochondrie; au contraire, quand les symptômes spinaux prédominent, on peut confondre la paralysie générale avec une myélite et en particulier avec la sclérose des cordons postérieurs.

Dans la monomanie ambitieuse il y a beaucoup plus de suite dans les idées que dans la paralysie générale; le monomaniaque qui croit être dieu, roi ou pape, conforme toutes ses paroles, toutes ses actions à cette idée, tandis que les idées du paralytique général sont incohérentes : tel individu qui se dit millionnaire avoue qu'il travaille pour vivre, etc. La même différence existe entre la lypémanie véritable et le délire mélancolique ou hypocondriaque des paralytiques généraux.

Lorsque la maladie débute par des symptômes spinaux avec incoordination motrice, la confusion avec l'ataxie locomotrice est difficile à éviter, d'autant plus qu'on peut observer des douleurs fulgurantes et des symptômes céphaliques comme à la première période de l'ataxie. Les troubles de l'intelligence, le tremblement des lèvres et de la langue, l'hésitation de la parole ne tardent pas à se produire et lèvent alors tous les doutes. La paralysie générale n'a pas une marche aussi régulièrement progressive que l'ataxie locomotrice, on observe des améliorations temporaires qui parfois même peuvent faire croire à la guérison, puis des poussées aiguës, des attaques apoplectiformes, des paralysies temporaires, etc.

La sclérose en plaques présente des analogies assez nombreuses avec la paralysie générale; le trouble de la parole est à peu près le même dans les deux cas, mais le tremblement de la sclérose en plaques, ne survenant qu'à l'occasion de mouvements un peu étendus, ne ressemble pas au tremblement des paralytiques généraux qui s'accuse par de petites oscillations assez régulières.

Quelques auteurs ont essayé de tracer le diagnostic différentiel de la périencéphalite diffuse et de la paralysie générale d'origine alcoolique; les antécédents des malades, leurs habitudes alcooliques, la fréquence des hallucinations peuvent sans doute fournir des indications à cet égard, mais la paralysie d'origine alcoolique se confond presque complètement au point de vue clinique et anatomo-pathologique avec les autres formes de paralysie générale.

La syphilis cérébrale donne lieu quelquefois à un ensemble de symptômes qui rappellent ceux de la périencéphalite diffuse; voici, d'après Alfred Fournier, quels sont dans ce cas les principaux éléments du diagnostic différentiel : 1° le délire de satisfaction et des grandeurs, fréquent dans la paralysie générale, est rare dans la pseudo-paralysie générale d'origine syphilitique; 2° le tremblement qui se rencontre parfois chez les syphilitiques n'est pas comparable au frémissement fibrillaire, vermiculaire, si caractéristique chez les paralytiques généraux, surtout aux lèvres et à la langue; 3° les paralysies complètes des membres, assez fréquentes dans la syphilis cérébrale, sont rares dans la paralysie générale; 4° la syphilis s'accompagne d'un état cachectique de tout l'organisme et souvent de manifestations syphilitiques sur différents points du corps, tandis que dans la paralysie générale l'intégrité des fonctions de nutrition est remarquable, sauf à la dernière période; 5° enfin la marche des deux affections est différente; la syphilis cérébrale n'a pas la marche fatalement progressive de la paralysie générale, elle est curable (*Progrès méd.*, 1877, p. 785).

Les attaques apoplectiformes ou épileptiformes peuvent faire croire à l'existence d'un ramollissement, d'une congestion ou encore d'une tumeur du cerveau. Les attaques ne se produisent guère que chez des malades qui présentent déjà quelques signes de paralysie générale, tels que : inégalité des pupilles, tremblement des lèvres et de la langue, modification de l'écriture par suite du tremblement des mains, etc. Il faut avoir soin de faire écrire les malades qu'on soupçonne être atteints de paralysie générale; l'écriture est irrégulière, tremblée; certains mots sont tronqués ou passés; ces modifications sont surtout apparentes quand on a un point de comparaison dans une page écrite avant l'invasion de la maladie.

Le nom de paralysie générale *progressive* indique la gravité du pronostic; la maladie subit quelquefois des temps d'arrêt, mais presque jamais elle ne guérit. La mort peut arriver rapidement par suite d'une poussée d'encéphalite aiguë; d'autres fois les malades succombent lentement dans le marasme ou par le fait de complications. La fréquence des attaques apoplectiformes ou épileptiformes est d'un mauvais pronostic.

TRAITEMENT. — La nature inflammatoire des lésions de la paralysie générale paraît indiquer l'emploi des antiphlogistiques, des révulsifs, des dérivatifs; cependant il faut avouer que ces moyens de traitement sont ici de peu d'efficacité. Les applications de sangsues aux apophyses mastoïdes, les sétons et les vésicatoires à la nuque, les frictions sur le cuir chevelu avec l'huile de croton tiglium, les purgatifs drastiques n'arrêtent pas la maladie dans sa marche progressive, et, après avoir mis vainement en usage ces médications, on est conduit à se demander s'il ne faut pas épargner aux malades les inutiles souffrances d'un vésicatoire entretenu ou d'un séton.

Les toniques, l'acide arsénieux, l'hydrothérapie, procurent quelquefois des améliorations temporaires, surtout au début de la maladie. Les douches froides sont indiquées principalement dans la forme dépressive; dans les cas où l'excitation domine, les bains tièdes prolongés rendent plus de services.

Lorsqu'il existe du délire, les malades doivent être surveillés avec soin, isolés et placés dans des établissements destinés au traitement des aliénés, si les conditions de fortune et d'installation de leur famille ne permettent pas de leur accorder chez eux tout le confortable et toute la tranquillité nécessaires. Il y a malheureusement dans le public des préjugés contre les asiles d'aliénés; on se figure à tort que les malades ont plus de chances de guérison en restant au milieu de leur famille; on compte sur les distractions, sur le traitement moral, etc. Rien n'est plus faux; *l'isolement* est la première condition de guérison de la folie.

Il faut nourrir les malades, surveiller les fonctions intestinales et s'opposer autant que possible à la formation des eschares.

CALMEIL. De la paralysie considérée chez les aliénés. Paris, 1826. — BAYLE. Traité des maladies du cerveau et de ses membranes. Paris, 1826. — BAILLARGER. De la distinction des diverses espèces de paralysies générales (Ann. méd.-psych., 1854). — LINAS, th., Paris, 1857. — CALMEIL. Traité des malad. inflammat. du cerveau. Paris, 1859. — PARCHAPPE. De la folie paralytique, 1859. — MARCÉ. Traité des maladies mentales, 1862.— TIGGES. Allgem. Zeitschr. f. Psych., 1863.— MAGNAN. De la lésion anatomique de la paralysie générale. Paris, 1866. — WESTPHAL. Virchow's Arch., 1867. — LESCURE. Des formes de la paralysie générale et en particulier de la forme dépressive, th., Paris, 1871. — MAGNAN et MIERZEWJESKI. Des lésions des parois ventriculaires et des parties sous-jacentes dans la paralysie générale (Arch. de phys., 1873). — JACCOUD. Traité de pathologie interne. — L. BROWNE. Observ. laryngosc. dans la paralysie gén. (The West riding lunatic Asylum med. Reports, London, 1875). — NEWCOMBLE. Attaques épileptiformes dans la paralysie générale (même recueil, 1875). — MAGNAN. Rech. sur les centres nerveux. Paris, 1876.—W. SANDER. Sur les symptômes prémonitoires de la paral. gén. (Berlin. klin. Wochenschr., 1876). — MAGNAN. Élévation de la température dans la paralysie générale (Soc. de biol., 1876). — Aug. VOISIN. Des troubles de la parole dans la paralysie générale (Arch. de méd., 1876). — CAPRÉE. De quelques formes insolites dans la période de début de la paralysie générale, th., Paris, 1876.— DEJÉRINE. Paralysie générale, troubles trophiques cutanés, etc. (Arch. de physiol., 1876, p. 317). — A. FOVILLE. Des relations entre les troubles de la motilité dans la paralysie générale et les lésions de la couche corticale des circonvolutions fronto-pariétales (Ann. méd.-psychol., 5e série, 1877). — MAGNAN. Paralysie des nerfs crâniens au début de la paralysie générale (Soc. de biol., 1877, et Arch. de physiol., 1877, p. 840). — Du même. Localisat. cérébrales dans la paralysie générale (Rev. mens. de méd. et de chir., 1878, p. 34).

— A. Voisin. Traité de la paralysie générale des aliénés. Paris, 1878. — A. Foville. Article *Paralysie générale*, in Nouv. Diction. de méd. et de chir. prat., 1879. — Aug. Voisin. Leçons sur les maladies mentales et sur les maladies nerveuses. Paris, 1883. — J. Christian et A. Ritti. Art. *Paralysie générale* (Dict. encycl. des sc. méd.).

HÉMORRHAGIE CÉRÉBRALE

Synonymie : *Apoplexie cérébrale.*

Sous le nom d'*apoplexies*, on a désigné pendant longtemps toutes les maladies dans lesquelles il y avait perte subite du sentiment et du mouvement par tout le corps, à l'exception de la respiration et de la circulation ; le mot *apoplexie* avait alors un sens purement clinique, et il s'appliquait à des maladies d'origine et de nature très différentes. Valsalva et Morgagni reconnurent les premiers que l'apoplexie était souvent due à un épanchement de sang dans le cerveau, à une hémorrhagie cérébrale. Rochoux fit faire un nouveau pas à la question en démontrant que l'hémorrhagie cérébrale n'était pas toujours mortelle, comme l'avaient dit Valsalva et Morgagni, et qu'il n'était pas rare de trouver dans le cerveau des foyers hémorrhagiques anciens en voie de guérison, foyers dont il indiqua très bien les caractères. Le mot *apoplexie* fut alors détourné de son sens clinique, et on l'employa bientôt pour désigner non seulement les hémorrhagies cérébrales, mais les hémorrhagies interstitielles du poumon, de la rate et de tous les autres viscères. Nous pensons qu'il faut rendre au mot *apoplexie* sa signification clinique, et, comme les attaques apoplectiques peuvent se rencontrer dans un certain nombre d'affections cérébrales, on doit renoncer à l'expression d'apoplexie cérébrale pour désigner l'hémorrhagie cérébrale.

Étiologie. — L'hémorrhagie cérébrale est presque toujours une conséquence d'une maladie des artères du cerveau, d'une inflammation qui rend les parois de ces vaisseaux friables et qui, en bonne logique, devrait être considérée comme la maladie principale ; mais les symptômes de l'hémorrhagie cérébrale étant bien plus importants que ceux de la périartérite ou de l'endartérite cérébrale, il est naturel que la complication absorbe ici toute l'attention des cliniciens.

Les causes de l'endartérite et de la périartérite cérébrales sont l'*âge*, l'*abus des alcooliques*, l'*hérédité*, la *syphilis*. C'est après cinquante ans que l'hémorrhagie cérébrale se produit avec le plus de fréquence.

Les efforts, la pléthore sanguine qui suit un repas copieux, l'hypertrophie du cœur, la néphrite interstitielle, les émotions vives, et d'une façon générale toutes les causes capables d'augmenter la tension sanguine dans les artères peuvent être l'occasion d'hémorrhagies cérébrales; mais ces causes, n'ayant d'efficacité que chez les sujets dont les artères sont malades, doivent être rejetées au second plan dans l'étiologie de l'hémorrhagie cérébrale.

DESCRIPTION. — L'hémorrhagie cérébrale est quelquefois annoncée par de la céphalalgie, des vertiges, des bourdonnements d'oreilles, de la somnolence; le plus souvent elle se produit brusquement, brutalement; en quelques instants un individu passe de l'état de santé au coma apoplectique.

Bien que l'*apoplexie* survienne souvent à la suite d'autres lésions du cerveau, telles qu'embolie, thrombose, tumeurs, etc., c'est à la suite de l'hémorrhagie cérébrale qu'on l'observe avec le plus de fréquence, et la description de ce syndrome clinique trouve ici sa place naturelle.

Dans l'attaque d'apoplexie complète, le malade tombe privé de connaissance, de mouvement et de sentiment; la chute n'a pas lieu avec violence comme dans l'épilepsie, les malades ne se raidissent pas avant de tomber et ne sont pas projetés de toute leur hauteur contre le sol; ils s'affaissent sur eux-mêmes.

Les muscles sont dans le relâchement complet; les membres retombent inertes quand on les soulève au-dessus du lit; les piqûres, les brûlures, les irritations de la muqueuse nasale par les vapeurs ammoniacales ne sont pas perçues et ne produisent aucune réaction; l'impression d'une lumière vive ne fait pas contracter les pupilles. La respiration est stertoreuse; les battements du cœur sont forts et de fréquence à peu près normale; la température s'abaisse d'un ou même 2 degrés au-dessous de la normale (Bourneville). Les sphincters se paralysent, et il n'est pas rare que les malades laissent échapper les urines ou les matières fécales.

Cette période comateuse a une durée variable : dans les cas très graves elle peut se prolonger pendant deux ou trois jours; dans les cas ordinaires elle se dissipe au bout de quelques heures, la sensibilité, l'intelligence reviennent peu à peu, et c'est alors seulement qu'on s'aperçoit de l'existence d'une hémiplégie d'un côté du corps. La période comateuse fait parfois défaut, les malades ont un étourdissement sans perte de connaissance et ils peuvent suivre pas à pas les progrès de la paralysie.

Au lieu de la paralysie avec flaccidité des membres qui accompagne la période comateuse, on observe quelquefois des contractures et des mouvements convulsifs peu de temps après l'invasion de l'attaque ; ce fait, nié par Lallemand et Gendrin, qui croyaient que les contractures se produisaient toujours sous l'influence de l'encéphalite, est aujourd'hui bien établi, grâce aux recherches de Boudet, de Durand-Fardel et de Charcot. Ces contractures, auxquelles on a donné le nom de *précoces* pour les distinguer des contractures tardives qui sont la suite des dégénérescences secondaires, sont surtout prononcées au membre supérieur et du côté opposé à la lésion encéphalique ; les convulsions se généralisent quelquefois sous forme d'attaques épileptiformes. Boudet et Durand-Fardel ont établi que les contractures précoces s'observaient dans les cas où les foyers hémorrhagiques venaient s'ouvrir à la surface des méninges ou dans les ventricules, et qu'elles faisaient défaut toutes les fois que les hémorrhagies étaient exactement comprises dans la substance cérébrale elle-même. Suivant toute probabilité, il s'agit de convulsions réflexes dont le point de départ est dans l'irritation des méninges ; il n'est pas nécessaire que le sang s'épanche dans les ventricules ou à la surface des méninges ; il suffit, d'après Charcot, que le foyer hémorrhagique arrive au contact des méninges ou de l'épendyme.

L'hémiplégie consécutive à l'attaque apoplectique est d'abord complète, mais elle va bientôt en diminuant ; les mouvements reviennent progressivement dans le membre inférieur, puis dans le bras et dans la face ; au bout de quelques mois la paralysie peut avoir disparu complètement.

Dans d'autres cas les mouvements ne se rétablissent que très incomplètement, les malades traînent le membre inférieur paralysé sans que le pied se détache du sol, ou bien ils marchent en *fauchant*, c'est-à-dire que pour avancer le membre inférieur paralysé ils projettent le pied en dehors et lui font décrire un demi-cercle ; le bras pend inerte sur le côté du corps et c'est à peine si les doigts peuvent exécuter quelques mouvements ; la face est paralysée du même côté que les membres, mais la paralysie se limite au facial inférieur, le sillon naso-labial est effacé, la commissure labiale est tirée du côté opposé à l'hémiplégie, etc. Au bout de quatre à six semaines environ on voit apparaître des contractures des muscles paralysés, contractures qui augmentent progressivement.

La localisation des foyers hémorrhagiques dans telle ou telle partie des hémisphères cérébraux explique ces différences dans la marche de la maladie : les hémorrhagies qui intéressent la capsule interne donnent lieu à des dégénérescences secondaires et à des contractures tardives, tandis que les foyers hémorrhagiques qui siègent en dehors de la capsule interne peuvent se résorber et se cicatriser complètement sans dégénérescences consécutives.

Pour compléter cette description, nous devons revenir sur quelques-uns des symptômes de l'hémorrhagie cérébrale.

En même temps que l'hémiplégie des membres, on observe assez souvent un mouvement de rotation de la tête, la face étant tournée du côté non paralysé, et une déviation conjuguée des yeux ; nous avons vu que la rotation de la tête se faisait en général du côté paralysé dans les maladies de la protubérance annulaire ; il y a donc là, ainsi que l'a dit M. le docteur Desnos, un signe important mais non infaillible, au point de vue du diagnostic différentiel des maladies du cerveau et de celles du mésocéphale. Nous avons étudié déjà le syndrome classique constitué par la rotation de la tête et la déviation conjuguée des yeux ; nous n'y reviendrons pas. Nous rappellerons seulement que le sens de la rotation de la tête dépend non seulement du siège, mais aussi de la nature des lésions (Landouzy). Si l'hémorrhagie cérébrale détermine d'ordinaire la rotation de la tête du côté non paralysé des membres, c'est qu'elle donne lieu presque toujours à des lésions paralytiques et non irritatives.

D'après Brown-Séquard, il est fréquent d'observer chez les hémiplégiques un affaiblissement du côté qui paraît sain.

Dans la majorité des cas il n'existe pas de troubles de la sensibilité chez les sujets atteints d'hémiplégie consécutive à une hémorrhagie cérébrale ; lorsqu'il existe de l'anesthésie, elle porte sur le côté paralysé et a le caractère tantôt d'une hémianesthésie incomplète et passagère, tantôt d'une hémianesthésie complète et permanente. L'hémianesthésie passagère s'explique par la compression des faisceaux postérieurs de la couronne rayonnante, compression qui disparait à mesure que l'épanchement sanguin se résorbe ; dans les cas où l'hémianesthésie est permanente, on trouve à l'autopsie une destruction des faisceaux postérieurs de la couronne rayonnante et fréquemment aussi des lésions de la couche optique correspondante. L'hémianesthésie peut porter à la fois sur la sensibilité générale, sur le sens du tact, sur l'ouïe, la vue, le goût et l'odorat du côté malade.

L'intelligence est affectée dans une mesure très variable ; au sortir de l'attaque apoplectique, les malades sont dans un état d'hébétude qui se dissipe complètement dans quelques cas, presque toujours il reste de la paresse intellectuelle et un affaiblissement de la mémoire. L'aphasie, si commune dans le ramollissement cérébral, est très rare à la suite de l'hémorrhagie cérébrale.

L'examen de la température fournit des indications précieuses pour le diagnostic et le pronostic. Nous avons dit qu'au moment de l'*ictus* apoplectique la température descendait de 1 à 2 degrés au-dessous de la normale. Lorsque le coma se dissipe, la température remonte à 37°,5 ou 38°,5 ; après quelques oscillations entre ces chiffres, la température revient à la normale si la guérison doit se produire ; dans les cas où la température s'élève au-dessus de 39 degrés, on est presque toujours autorisé à porter un pronostic défavorable, surtout si l'ascension est rapide et si elle ne s'explique par aucune complication inflammatoire ; le pouls devient petit et fréquent, la respiration s'accélère, la face et les extrémités se cyanosent et se couvrent de sueurs ; c'est au moment de la mort ou peu d'instants après que la température atteint son maximum, qui est souvent de 41 à 42 degrés (Charcot, Bourneville).

Les troubles vaso-moteurs et les troubles trophiques ne sont pas très rares : c'est ainsi qu'on a noté du côté paralysé une température plus élevée que du côté sain, au début du moins, car dans les hémiplégies anciennes c'est le contraire qui se produit ; dans quelques cas la paralysie des vaso-moteurs se traduit par un œdème unilatéral. C'est également à des troubles vaso-moteurs que l'on peut rapporter les hémorrhagies pulmonaires, les ecchymoses sous-pleurales, sous-péricardiques, les ecchymoses du péricrâne que l'on trouve souvent chez les malades morts d'hémorrhagie cérébrale, ainsi que les troubles de la sécrétion urinaire, tels que polyurie, diabète, sur la fréquence desquels Ollivier a appelé l'attention.

Des eschares à marche rapide (*decubitus acutus*) se développent parfois à la suite de l'hémorrhagie cérébrale ; elles siègent au niveau de la fesse du côté paralysé et non au niveau du sacrum, sur la ligne médiane, comme les eschares qui se développent dans le cours de la myélite aiguë ou qui sont la suite d'un décubitus dorsal très prolongé. Deux ou trois jours après l'attaque une plaque érythémateuse se montre sur la fesse du côté de l'hémiplégie ; la partie centrale de cette plaque passe au rouge sombre, puis au brun ; il se forme une ou plusieurs phlyctènes, qui, en se déchirant, laissent voir une eschare noirâtre ; la mort arrive le plus souvent par le cerveau avant que l'eschare ait eu le temps de s'étendre beaucoup.

Il se produit parfois des athropathies du côté paralysé ; ces arthropathies, qui sont dues à des synovites végétantes (Charcot), coïncident en général avec l'apparition des contractures secondaires. Des tumeurs ayant pour siège les synoviales des extenseurs se forment dans quelques cas à la face dorsale de la main du côté paralysé. Ces tumeurs, signalées par Gubler, sont surtout fréquentes dans la paralysie des extenseurs d'origine saturnine.

Les contractures secondaires se montrent tout d'abord dans le membre supérieur, les doigts se fléchissent si fortement dans la paume de la main que les ongles tendent à pénétrer dans les chairs ; le poignet est fléchi sur l'avant-bras, l'avant-bras sur le bras ; la main est dans la pronation. Il est rare d'observer la contracture en extension au membre supérieur, au membre inférieur au contraire la contracture en extension est la plus commune. La contracture des muscles faciaux produit une déviation de la bouche du côté paralysé, ce qui pourrait faire supposer qu'il existe une hémiplégie faciale du côté opposé. Dans les cas où la contracture est incomplète ainsi que la paralysie, il existe du tremblement pendant les mouvements volontaires et, en agissant sur la pointe du pied pour la fléchir brusquement, on provoque la trépidation dont il a été question à propos des myélites des cordons latéraux. La contracture post-hémiplégique s'établit lentement, progressivement ; elle est souvent précédée par une période en quelque sorte prodromique pendant laquelle on peut déjà constater le *phénomène du pied* et le *phénomène du genou*. L'administration de la noix vomique accélère l'apparition des contractures. La contracture post-hémiplégique est persistante, incurable ; on observe cependant chez quelques malades des amendements notables.

Anatomie pathologique. — Nous avons à étudier : 1° les foyers hémorrhagiques ; 2° les lésions artérielles qui sont les véritables causes de l'hémorrhagie cérébrale.

Foyers hémorrhagiques. — Leur siège de prédilection est dans les noyaux gris centraux ; les grandes collections sanguines peuvent déchirer la substance blanche et s'étendre jusqu'aux circonvolutions, mais leur point de départ est le plus souvent dans la couche optique ou dans le corps strié.

Les hémorrhagies du corps strié siègent, soit dans le noyau

intraventriculaire, soit dans le noyau extraventriculaire ; quand la bandelette de substance blanche qui constitue la capsule interne est déchirée, l'hémiplégie est incurable et se complique de contractures secondaires. Les hémorrhagies se font souvent en dehors du noyau lenticulaire, entre la surface externe de ce noyau et l'avant-mur ; on sait que plusieurs des branches profondes de l'artère sylvienne cheminent à la surface externe du noyau lenticulaire. Ces foyers hémorrhagiques, situés en dehors des noyaux gris centraux et de la capsule interne, ne se compliquent pas de dégénérescences secondaires ni par suite de contractures.

Le sang peut pénétrer dans les ventricules (inondation ventriculaire) ; cela s'observe surtout lorsque les hémorrhagies siègent dans la couche optique ou dans la tête du corps strié ; l'inondation ventriculaire est suivie de contractures précoces, de phénomènes convulsifs, et la mort arrive presque toujours rapidement ; Rokitansky et Charcot ont cependant cité des exemples de guérison chez des malades qui avaient été atteints d'hémorrhagies ventriculaires.

On rencontre assez souvent plusieurs foyers qui correspondent à des attaques successives et dont les caractères sont très différents, suivant qu'il s'agit d'hémorrhagies récentes ou d'hémorrhagies anciennes.

Les foyers récents renferment du sang liquide ou coagulé et des débris de substance cérébrale mélangés au sang ; les parois sont villeuses, inégales ; en détachant les caillots avec un filet d'eau, on peut apercevoir quelquefois les extrémités des vaisseaux rompus et les anévrysmes capillaires dont la rupture a causé l'hémorrhagie. Les parois du foyer sont rougeâtres, ramollies ; Rochoux pensait que le ramollissement précédait l'hémorrhagie cérébrale et la préparait, d'où le nom de *ramollissement hémorrhagipare ;* le ramollissement est ici une conséquence de l'hémorrhagie cérébrale, il dépend de l'infiltration sanguine des parois du foyer et de l'inflammation concomitante, inflammation qui tend à circonscrire le foyer hémorrhagique et à constituer tout autour une enveloppe de tissu conjonctif.

Les foyers anciens sont plus petits que les foyers récents par suite de la résorption plus ou moins complète du sang épanché ; le contenu se compose d'une boue jaunâtre, ocreuse, qui doit sa coloration à la matière colorante du sang ; l'hématosine se transforme en hématoïdine qui prend parfois la forme cristalline et se présente sous la forme de petites tablettes rhomboïdales ; on trouve en outre dans cette boue ocreuse des granulations graisseuses qui proviennent de la destruction des éléments du sang et de la dégénérescence des lambeaux de substance cérébrale. Les parois sont lisses, blanchâtres ou jaunâtres, et l'examen histologique démontre qu'il existe une membrane limitante de nature fibreuse, dont l'épaisseur est de quelques millimètres ; cette membrane de nouvelle formation n'est pas isolable, elle se continue par sa face externe avec les parties saines.

Au bout de quelques années, les foyers hémorrhagiques ne se reconnaissent plus qu'à une cicatrice fibreuse présentant une coloration ocreuse et produite par l'accolement complet des parois du foyer ; quelquefois la cavité, quoique très réduite, persiste.

Dans les cas d'hémorrhagies anciennes ayant intéressé la capsule interne, on constate des dégénérescences secondaires que l'on peut suivre dans le pédoncule cérébral, dans la protubérance annulaire, dans la pyramide antérieure du bulbe du même côté que la lésion encéphalique, enfin dans le faisceau latéral de la moelle du côté opposé ; cette sclérose descendante a déjà été décrite.

L'inondation ventriculaire récente est facile à constater ; du sang se trouve en quantité plus ou moins considérable dans les ventricules et il existe une déchirure, une fente, qui fait communiquer le foyer hémorrhagique avec la cavité épendymaire. Le sang, après avoir envahi les ventricules latéraux et le troisième ventricule, peut se répandre dans le quatrième et autour de la moelle. Dans les cas cités par Rokitansky et Charcot, d'hémorrhagies ventriculaires anciennes, les ventricules renfermaient de la matière ocreuse.

Lésions vasculaires. — Charcot et Bouchard ont signalé les premiers la fréquence des anévrysmes capillaires des artères cérébrales chez les malades atteints d'hémorrhagie cérébrale. D'après ces auteurs, il faudrait établir une distinction très tranchée entre l'*endartérite*, qui est la cause ordinaire du ramollissement du cerveau, et la *périartérite*, qui donne lieu aux anévrysmes capillaires et à l'hémorrhagie cérébrale. Cette règle est loin d'être absolue ; l'endartérite est très commune chez les malades qui succombent à l'hémorrhagie cérébrale et les anévrysmes capillaires peuvent faire entièrement défaut, ainsi que nous en avons observé des exemples.

Les anévrysmes capillaires ou anévrysmes miliaires se présentent sous forme de granulations souvent visibles à l'œil nu ;

leur diamètre varie entre deux dixièmes de millimètre et 1 millimètre ; on les reconnait facilement à la surface des circonvolutions, à leur teinte jaune ou rougeâtre qui tranche sur la substance grise ; il est facile de dégager l'anévrysme et le vaisseau
qui le porte en se servant d'aiguilles à dissocier, surtout si la
substance cérébrale est un peu ramollie. On peut quelquefois
compter plus d'une centaine d'anévrysmes à la surface des circonvolutions. Les parties internes dans lesquelles se rencontrent
le plus souvent les anévrysmes sont les couches optiques, les
corps striés, la protubérance annulaire, l'avant-mur.

Les anévrysmes capillaires examinés au microscope présentent,
par rapport aux vaisseaux, des dispositions analogues à celles
décrites pour les gros anévrysmes : les dilatations sont cylindriques, fusiformes, sacciformes ou cupuliformes ; quelquefois
la rupture se produit dans les gaines lymphatiques, il en résulte
une variété d'anévrysme disséquant.

D'après Charcot, la lésion initiale qui porte sur la gaine lymphatique et sur l'adventice consiste en une prolifération abondante des noyaux ; la tunique musculeuse s'atrophie ensuite et
l'inflammation de l'endothélium ne vient qu'en dernier lieu. La
destruction de la musculeuse fait que les artérioles ne peuvent
plus résister à la pression sanguine.

Les grosses artères de la base présentent presque toujours les
lésions de l'endartérite, la membrane interne prolifère, il se forme
des plaques dures, blanchâtres, qui enlèvent aux parois artérielles
leur élasticité et qui refoulent la musculeuse. Le centre de ces
plaques subit au bout de quelque temps une transformation
graisseuse, athéromateuse.

Diagnostic. Pronostic. — L'hémorrhagie cérébrale est caractérisée surtout par son début brusque, par la perte subite de connaissance et par l'hémiplégie consécutive ; mais ces symptômes
ne sont pas pathognomoniques de l'hémorrhagie cérébrale ; on
les rencontre à la suite d'autres affections du cerveau, dans l'ischémie cérébrale produite par la thrombose et surtout par l'embolie, dans l'hémorrhagie méningée, dans quelques cas de
tumeurs cérébrales. Nous nous occuperons du diagnostic différentiel de l'hémorrhagie cérébrale avec le ramollissement cérébral et les hémorrhagies méningées, quand nous aurons fait
l'histoire de ces maladies. A propos des tumeurs cérébrales nous
avons dit que le début des accidents pouvait être brusque, apoplectiforme ; dans ces cas, quand aucun symptôme morbide, tel
que céphalalgie, affaiblissement des membres d'un côté du

corps, etc., ne précède l'attaque apoplectiforme, on conçoit que le diagnostic soit très difficile ; ce sont là heureusement des faits exceptionnels. Les attaques apoplectiques consécutives à l'hémorrhagie cérébrale sont en général plus franches, plus prolongées que les attaques apoplectiformes produites par les tumeurs ; l'hémiplégie produite par l'hémorrhagie cérébrale arrive d'emblée à son maximum pour décroître ensuite, tandis que l'hémiplégie des tumeurs cérébrales a en général une marche progressive.

L'hémorrhagie cérébrale peut être confondue avec l'hémorrhagie protubérantielle et avec l'hémiplégie de cause spinale, lorsque cette hémiplégie se produit brusquement. Les caractères de ces maladies ont été indiqués dans les chapitres précédents. L'absence de perte de connaissance au moment de l'apparition de l'hémiplégie ne doit pas faire écarter l'idée d'une hémorrhagie cérébrale.

Le diagnostic avec l'urémie comateuse et les accès pernicieux comateux présente de grandes difficultés si l'on se trouve en présence d'un malade plongé dans le coma, sans aucun renseignement sur les antécédents. La température fournit des indications précieuses ; au début de l'apoplexie, il se produit un abaissement de 1 à 2 degrés, suivi d'une augmentation qui n'atteint 40 degrés que dans les cas très graves ; dans l'urémie, l'abaissement de température est en général plus marqué et il persiste jusqu'à la mort ; enfin, dans la pernicieuse comateuse, la température est toujours très élevée et l'examen histologique du sang révèle la présence des parasites du paludisme. Les conditions de milieu, de climat, fournissent naturellement des données importantes quand il s'agit de savoir si un malade a une attaque d'apoplexie ou un accès comateux ; dans le doute on prescrira le sulfate de quinine et l'on agira en même temps contre la congestion encéphalique. Le coup de chaleur (*heat apoplexy*) est facile à confondre avec l'hémorrhagie cérébrale ; l'âge des malades, les conditions dans lesquelles ils ont été frappés d'apoplexie, l'examen de la température du corps fournissent les éléments du diagnostic différentiel ; dans le coup de chaleur on observe en effet des températures hyperpyrétiques sans abaissement initial. L'urémie, les accès pernicieux et le coup de chaleur ne laissent pas d'hémiplégie à leur suite, de sorte que la question de diagnostic différentiel est à peu près résolue dès que les malades sortent du coma.

Certains empoisonnements, et en particulier l'alcoolisme aigu, peuvent très bien simuler la période comateuse de l'hémorrhagie cérébrale.

Le coma qui suit l'attaque d'épilepsie ne sera pas confondu avec le coma apoplectique, car il se dissipe rapidement sans laisser de paralysies à sa suite. L'existence de morsures à la langue ou de blessures à la face plaide en faveur de l'épilepsie ; les renseignements sur les antécédents morbides lèvent en général tous les doutes.

Dans la *syncope* le cœur s'arrête ou du moins ses battements deviennent extrêmement faibles, la face est pâle, la respiration rare et difficile, tandis que dans l'hémorrhagie cérébrale la respiration et le pouls conservent des caractères àpeu près normaux.

Des attaques apoplectiformes se produisent assez souvent dans le cours de la sclérose en plaques et de la paralysie générale.

Les contractures précoces, qui résultent, dans la plupart des cas, de l'inondation ventriculaire, sont d'un pronostic très grave.

La durée de la période comateuse est en général en rapport avec l'étendue du foyer hémorrhagique ; la mort peut se produire rapidement sans que les malades reprennent connaissance.

L'élévation de la température à 40 ou 41 degrés est un signe presque toujours fatal, ainsi que l'eschare qui se montre dans les jours qui suivent l'attaque apoplectique.

L'apparition de contractures tardives indique que la capsule interne a été lésée et que l'infirmité est incurable.

Alors même que les accidents se dissipent rapidement, le pronostic n'en est pas moins très sérieux, car l'altération des vaisseaux du cerveau subsiste, s'accroît même de jour en jour, si bien que la prédisposition aux hémorrhagies augmente. De fait, il est rare qu'une attaque apoplectique due à une hémorrhagie cérébrale ne se reproduise pas.

TRAITEMENT. — 1° *Pendant l'attaque apoplectique.* — On a beaucoup discuté sur l'utilité de la saignée dans l'hémorrhagie cérébrale. Les partisans des émissions sanguines ont insisté sur la nécessité de combattre la congestion cérébrale qui accompagne l'hémorrhagie et qui, d'après eux, serait la cause de la perte de connaissance, mais la congestion n'est pas démontrée ; Niemeyer a même pu soutenir que les symptômes apoplectiformes dépendaient de l'anémie cérébrale, l'extravasation du sang déterminant une augmentation de volume de la masse encéphalique et par suite une augmentation de pression. Il est bien probable que l'ictus apoplectique ne dépend directement ni de l'anémie, ni de l'hypérémie cérébrale ; des foyers hémorrhagiques très petits peuvent le produire et la moelle est frappée comme le cerveau, les réflexes disparaissent, les sphincters se dilatent, le coma du cerveau se complique d'un véritable *coma de la moelle* qui ne s'explique que par un de ces phénomènes d'*arrêt* dont le mécanisme nous échappe, mais dont l'existence est bien démontrée.

L'emploi des émissions sanguines ne doit être ni adopté pour tous les cas, ni rejeté d'une façon générale ; il faut saigner lorsque les malades sont sanguins, pléthoriques, encore dans la force de l'âge, lorsque la face est congestionnée, que les artères du cou battent avec force, lorsque le pouls est plein, fort, régulier ; il faut s'abstenir des émissions sanguines et surtout de la saignée lorsqu'il s'agit de vieillards, d'individus faibles, anémiques, lorsque, au début de l'attaque, la température s'abaisse de plusieurs degrés au-dessous de la normale. Le refroidissement des extrémités, un pouls petit, inégal, des sueurs froides, une affection organique du cœur sont aussi des contre-indications à la saignée.

L'application de sangsues aux apophyses mastoïdes doit être préférée dans la plupart des cas à la saignée du bras.

Les révulsifs et les dérivatifs sont d'un utile emploi : on appliquera des sinapismes aux membres inférieurs, en ayant soin de ne pas les laisser trop longtemps en place, car ils donnent lieu facilement à la production d'eschares. On tiendra le ventre libre et l'on videra la vessie avec la sonde s'il y a rétention d'urine. Les malades seront couchés dans une chambre vaste et bien aérée ; les soins de propreté doivent être très grands afin de prévenir les érythèmes et les eschares.

2° *Traitement après l'attaque.* — Les principales indications consistent à faciliter le retour des mouvements dans les membres paralysés et à éloigner toutes les causes capables de provoquer de nouvelles hémorrhagies cérébrales.

Le traitement de l'hémiplégie ne doit pas être très actif, surtout dans les premiers mois qui suivent l'attaque; il ne faut employer ni l'électricité, ni les douches, ni la strychnine, ni surtout les bains de vapeur, car on risquerait de provoquer une nouvelle attaque en cherchant à dissiper les suites de la première. Quelques frictions sur les parties paralysées avec une flanelle sèche ou avec l'alcool camphré empêchent l'engourdissement et les douleurs articulaires produites par l'immobilité, en même temps qu'elles font prendre patience au malade. Après le cinquième ou le sixième mois on peut faire usage de l'électricité, mais avec prudence ; on électrisera séparément les muscles paralysés, en ayant soin de rapprocher les électrodes et de ne pas employer un courant très fort. Les bains sulfureux et l'hydrothérapie peuvent aussi rendre des services. Jusqu'ici aucun moyen thérapeutique n'a réussi contre les contractures tardives qui se rattachent à la sclérose latérale descendante de la moelle.

Les malades qui ont subi une première attaque d'apoplexie doivent surveiller avec soin leur hygiène ; ils éviteront toutes les causes capables de produire la congestion cérébrale ou d'augmenter la tension intravasculaire. Les alcooliques, le café, le thé ne seront pris qu'à petite dose ; les repas prolongés, les efforts de toute sorte, le coït, les émotions brusques, les excès de travail, la colère présentent des dangers dont il faut prévenir les malades et les personnes qui les entourent. On combattra avec soin la constipation.

LALLEMAND. Recherches anat. pathol. sur l'encéphale. Paris, 1820.—ROCHOUX. Recherches sur l'apoplexie, 2ᵉ édit., 1833. — ABERCROMBIE. Op. cit. — DURAND-FARDEL. De la contracture dans l'hémorrhagie cérébrale (Arch. gén. de méd., 1843). — Du même. Maladies des vieillards, 1854. — SCHUTZENBERGER et HECHT. Article *Apoplexie* (Dictionn. encyclop. des sc. méd.). — BOUCHARD. Des dégén. secondaires de la moelle épinière (Arch. de méd., 1866). — Du même. Études sur quelques points de la pathogénie des hémorrhagies cérébrales. Paris, 1867. — CHEVALLIER. De la paralysie des nerfs vaso-moteurs dans l'hémiplégie, th., Paris, 1867. — TROUSSEAU. Clinique médicale, 3ᵉ édition, 1868, t. II, p. 49. — CHARCOT et BOUCHARD. Nouvelles recherches sur la pathogénie de l'hémorrhagie cérébrale (Arch. de physiol., 1868). — CHARCOT. Leçons sur les maladies des vieillards, 1868-1869. — PRÉVOST. De la déviation conjuguée des yeux et de la rotation de la tête dans certains cas d'hémiplégie, th., Paris, 1868. — JACCOUD et HALLOPEAU. Des hémorrhagies de l'encéphale, in Nouv. Dictionn. de méd. et de chir., 1870. — BOURNEVILLE. Études clin. et thermométriques sur les malad. du syst. nerveux. Paris, 1872-1873. — BROUARDEL. Article *Hémorrhagie cérébrale*, in Diction. encyclop. des sc. méd. — OLLIVIER. Altérations de l'urine dans l'hémorrhagie cérébrale (Gaz. hebdom., 1875, et Arch. de physiol., 1876, p. 85). — PINEL. Hémorrhagie pulmonaire en rapport avec les lésions du cerveau, th., Paris, 1876. — LANCEREAUX. Des lésions artérielles syphilitiques. Communic. au congrès du Havre, 1877. — B. TEISSIER. Albuminurie d'origine nerveuse. Communic. au même congrès (Gaz. hebdom., 1877). — ROSENTHAL. Op. cit. — SIMONEAU. De la conservation des mouvements associés dans les hémiplégies de cause cérébrale, th., Paris, 1877. — C. HUTIN. De la température dans l'hémorrhagie cérébrale et dans le ramollissement, th., Paris, 1877. — BERNHARDT. De la valeur diagnostique de la déviat. conjuguée des yeux et des attitudes normales de la tête et du tronc dans les malad. cérébr. (Arch. f. Pathol. Anat. u. Phys., t. LXIX, p. 1, anal. in Rev. des sc. méd., 1878).

THROMBOSE ET EMBOLIE CÉRÉBRALES

Synonymie : *Ramollissement cérébral.*

L'expression de *ramollissement cérébral* qui est employée d'ordinaire pour désigner les lésions consécutives à la thrombose et à l'embolie des artères cérébrales, doit être rejetée, croyons-nous, d'abord parce que le ramollissement du cerveau peut se produire sous l'influence d'autres causes que l'ischémie et ensuite parce que, dans bon nombre de cas, il y a *induration* et non *ramollissement* de certaines parties du cerveau à la suite des oblitérations artérielles. Les mots *ramollissement cérébral* n'expriment qu'un caractère passager des lésions produites par l'ischémie cérébrale, tandis que les mots *thrombose* et *embolie cérébrales* caractérisent parfaitement la nature des lésions et donnent une idée exacte de leur pathogénie ; l'expression de *ramollissement cérébral* a cependant l'avantage de s'appliquer aussi bien à la thrombose qu'à l'embolie cérébrales, maladies dont la distinction offre souvent de grandes difficultés ; aussi peut-on prévoir qu'elle sera employée encore pendant longtemps dans la pratique.

ÉTIOLOGIE. — Il est démontré aujourd'hui que l'oblitération de quelques-unes des artères nourricières du cerveau est la cause ordinaire des lésions qui ont été regardées pendant longtemps comme étant d'origine inflammatoire et décrites sous le nom de *ramollissement.*

L'oblitération peut être produite par un thrombus formé sur place, c'est la *thrombose ;* ou bien par des fragments emboliques venus de loin, c'est l'*embolie cérébrale ;* on conçoit que les conséquences de l'oblitération soient les mêmes, bien que les causes qui la déterminent soient différentes. La thrombose se développe presque toujours à la suite de l'endartérite et de l'athérome ; l'embolie cérébrale se produit comme complication des maladies du cœur, de l'endocardite végétante ou ulcéreuse ; aussi est-elle particulièrement fréquente chez les rhumatisants. Les lésions syphilitiques des artères cérébrales peuvent être le point de départ de l'ischémie et du ramollissement.

DESCRIPTION. — On peut distinguer deux formes cliniques caractérisées : la première, par une invasion brusque, apoplectiforme ; la deuxième, par une invasion lente et progressive ; dans tous les cas d'embolie, l'invasion est brusque ; mais dans tous les cas de thrombose, l'invasion n'est pas lente et progressive, ce qui fait que ces deux modes de début ne correspondent pas exactement aux deux causes d'oblitération vasculaire.

1° *Forme apoplectique.* — Le début est celui de l'hémorrhagie cérébrale : les malades tombent sans connaissance, ils restent plongés dans le coma plus ou moins longtemps, après quoi on constate l'existence d'une hémiplégie. L'hémiplégie peut se produire brusquement sans perte de connaissance. Nous ne reviendrons pas sur les caractères du coma et de l'hémiplégie, il nous faudrait répéter ce que nous avons dit dans le chapitre précédent à propos de l'hémorrhagie cérébrale, mais nous devons insister sur un signe qu'il est très fréquent de rencontrer à la suite de la thrombose, et surtout à la suite de l'embolie cérébrale, l'*aphasie.*

Au sortir de l'attaque apoplectiforme, le malade a perdu l'usage de la parole, il ne peut pas parvenir à se faire comprendre, bien que l'intelligence soit revenue et que les mouvements de la langue soient conservés ; l'aphasique peut émettre des sons, il n'est pas aphone ; le plus souvent même il arrive à assembler quelques syllabes, mais les mots qu'il prononce n'ont pas de sens. Les malades répètent presque toujours les mêmes syllabes en leur prêtant dans leur esprit des sens différents, et ils s'impatientent en voyant qu'ils n'arrivent pas à se faire comprendre ; un malade de P. Broca disait à tout propos le mot *tan ;* le vocabulaire d'un malade dont l'observation est rapportée par Trousseau se réduisait au mot *cousisi.* Les autres manifestations de la pensée sont également atteintes chez les aphasiques ; ils ne peuvent pas écrire ou bien ils tracent sur le papier des lettres qui ne forment aucun sens ; certains aphasiques ne sont même plus en état de se faire comprendre par gestes, ils font au hasard des signes qui n'ont pas de rapport avec la pensée qu'ils s'efforcent d'exprimer ; le langage mimique est ordinairement conservé (1).

Les aphasiques comprennent très bien ce qu'on leur dit ; ils peuvent lire mentalement, quelquefois même à haute voix ; ils répètent, quoique difficilement, ce qu'on dit devant eux, et copient assez bien des mots qui sont mis sous leurs yeux, mais d'une façon inintelligible et en commettant de grossières erreurs.

Une hémiplégie du côté droit accompagne presque toujours l'aphasie. Nous avons vu, à propos des localisations cérébrales, que l'aphasie était le résultat d'une lésion de la partie postérieure de la troisième circonvolution frontale du côté gauche ; comme

____

(1) Voy. p. 594, la description des différentes formes d'aphasie.

la thrombose et l'embolie, qui déterminent l'ischémie, puis la nécrobiose de la circonvolution de Broca, portent le plus souvent aussi sur les circonvolutions motrices du côté gauche qui sont nourries, comme la troisième frontale, par l'artère sylvienne, on comprend pourquoi l'aphasie et l'hémiplégie du côté droit coexistent en général.

L'abaissement de température qui se produit au début de l'attaque apoplectique dans l'hémorrhagie cérébrale fait défaut dans le ramollissement, ou du moins il est très peu marqué ; peu de temps après l'attaque résultant de la thrombose ou de l'embolie cérébrale, la température atteint souvent 39 ou 40 degrés, puis elle revient à la normale après quelques oscillations (Bourneville). Le pouls et la respiration ne présentent aucun caractère constant.

La mort peut survenir dans le coma ; dans les cas les plus nombreux, une amélioration se produit au bout de quelques heures ou de quelques jours, le malade reprend connaissance et les mouvements reviennent en partie dans le côté du corps paralysé. L'intelligence reste presque toujours affaiblie, la mémoire est infidèle, les malades n'ont plus d'énergie morale, ils s'émeuvent avec une grande facilité et rient ou pleurent à tout propos.

Lorsqu'il existe de l'aphasie, la mort peut arriver sans que les malades recouvrent l'usage de la parole, mais d'autres fois l'aphasie se dissipe peu à peu, bien que l'hémiplégie persiste du côté droit ; cela s'explique, ainsi que nous l'avons dit à propos des localisations cérébrales, par un phénomène de *suppléance ;* le malade qui avait l'habitude de se servir de son hémisphère gauche dans l'acte de la parole apprend à se servir de son hémisphère droit à peu près comme un malade paralysé du bras droit apprend à écrire de la main gauche.

L'hémiplégie peut être suivie de contractures secondaires qui dépendent, comme dans l'hémorrhagie cérébrale, d'une lésion de la capsule interne et d'une sclérose descendante consécutive. Les contractures précoces sont très rares ; l'hémianesthésie et l'hémichorée se produisent comme dans l'hémorrhagie cérébrale lorsque la lésion porte sur la partie postérieure de la couronne rayonnante.

Après un temps d'arrêt, il est fréquent de voir la paralysie augmenter ; de nouvelles attaques se produisent ; les malades deviennent gâteux, tombent dans le marasme et succombent soit aux symptômes cérébraux, soit à des complications, telles que eschares au sacrum, pneumonie, etc.

2° *Forme lente et progressive.* — C'est surtout dans cette forme qu'on observe les phénomènes décrits par Rostan comme des prodromes du ramollissement cérébral; les malades éprouvent des étourdissements, des vertiges, de la céphalalgie; la tête est lourde, l'aptitude au travail est diminuée, les malades sont tristes, moroses. Ces symptômes dépendent de l'endartérite, qui s'oppose déjà à une irrigation régulière du cerveau, bien que l'ischémie cérébrale ne soit encore complète nulle part. La céphalalgie a une intensité exceptionnelle dans les cas de lésions syphilitiques des artères cérébrales. Les troubles de la motilité ne tardent pas en général à se montrer; il se produit un affaiblissement des membres d'un côté du corps, affaiblissement qui augmente progressivement, ou bien qui présente une marche irrégulière, paroxystique. L'*hémiplégie variable* est un des caractères de la thrombose cérébrale; lorsque la thrombose se forme lentement, on comprend que les conditions de vascularisation des hémisphères cérébraux soient assez variables; l'ischémie cérébrale, très marquée à un moment, se dissipe en partie quelques heures ou quelques jours plus tard, grâce au déplacement des caillots ou à l'établissement d'une circulation collatérale. L'aphasie est plus rare que dans la forme à début rapide.

L'hémiplégie se complète peu à peu ou bien à la suite d'une attaque apoplectiforme; l'intelligence continue à s'affaiblir et la mort arrive comme dans la forme précédente, dans le coma consécutif à une nouvelle attaque ou bien par suite de complications.

La durée de la maladie est très variable : la mort peut survenir au bout de quelques jours ; dans d'autres cas, au contraire, les malades survivent pendant plusieurs années.

Les lésions cérébrales consécutives à la thrombose et à l'embolie ne donnent lieu à aucune paralysie, ni même, parfois, à aucun symptôme morbide appréciable, lorsque le ramollissement siège en dehors des circonvolutions motrices, au niveau des lobes postérieurs par exemple ; aux deux formes décrites ci-dessus, il faut donc en ajouter une troisième : le *ramollissement cérébral latent*.

ANATOMIE PATHOLOGIQUE. — Comme pour l'hémorrhagie cérébrale il y a lieu de considérer ici les lésions vasculaires d'une part et, d'autre part, les lésions cérébrales qui en sont la conséquence.

Les lésions vasculaires se divisent naturellement en deux catégories, suivant qu'elles relèvent de la thrombose ou de l'embolie. La thrombose est presque toujours une complication de l'endartérite ; des plaques jaunâtres, dures, se forment à la surface interne des artères cérébrales et subissent au bout de quelque temps la transformation athéromateuse ou calcaire ; la fibrine se dépose sur les aspérités des vaisseaux altérés et donne lieu à une oblitération sur place ou thrombose. Comme l'endartérite siège indifféremment sur toutes les artères cérébrales, on comprend que le siège de la thrombose soit très variable.

L'embolie cérébrale est dans presque tous les cas une complication de l'endocardite ; un fragment des végétations produites sur les valvules ou bien un débris des stratifications fibrineuses qui se déposent sur les valvules malades est entraîné par le courant sanguin et vient s'échouer dans une artère cérébrale ; l'embolus pénètre presque toujours dans l'artère sylvienne gauche, ce qui tient à ce que la carotide gauche est bien plus dans l'axe du courant sanguin de la crosse de l'aorte que la carotide droite. Si l'embolus est volumineux, il s'arrête dans le tronc même de l'artère sylvienne ; s'il est plus petit, il n'oblitère qu'une des branches secondaires de ce tronc, la branche de la troisième circonvolution, par exemple, d'où l'aphasie sans hémiplégie, ou bien les branches des circonvolutions motrices, d'où une hémiplégie sans aphasie. Pour comprendre que l'oblitération d'une artériole aussi peu volumineuse que celle qui se distribue à la partie postérieure de la troisième circonvolution frontale puisse produire des accidents indélébiles, il faut se rappeler qu'il s'agit d'artères *terminales* qui ne communiquent pas avec les artères des parties profondes et dont les anastomoses avec les artères corticales sont très peu développées.

Dans les vaisseaux oblitérés par embolie, on distingue quelquefois l'embolus dur, blanchâtre, de forme irrégulière au milieu des caillots qui l'entourent ; si l'embolus est fibrineux et si la mort n'arrive que longtemps après l'accident, il est impossible de reconnaître le caillot migrateur parmi les caillots formés sur place. Les altérations des vaisseaux qui se produisent quelquefois dans ces cas sont secondaires, elles se limitent aux vaisseaux oblitérés.

Les lésions syphilitiques des artères cérébrales sont caractérisées par la formation, au niveau des tuniques artérielles, de petites gommes ayant une certaine analogie avec des tubercules. Les gommes qui font saillie dans l'intérieur des vaisseaux déterminent au bout d'un certain temps des thromboses.

Qu'il s'agisse d'une thrombose ou d'une embolie, le résultat est le même, le sang artériel n'arrive plus au département vasculaire qui est sous la dépendance des vaisseaux oblitérés, d'où une anémie partielle ou ischémie du cerveau, puis une altération de nutrition qui se traduit par la désagrégation des éléments nerveux. Tantôt la pulpe cérébrale est réduite au niveau des points malades en une bouillie blanchâtre, molle, diffluente, qui est entraînée facilement par un mince filet d'eau (ramollissement blanc) ; tantôt et le plus souvent les parties ramollies présentent une coloration rouge plus ou moins foncée (ramollissement rouge).

C'est un fait bien connu que, lorsqu'une artère vient à être oblitérée, il se produit presque toujours une congestion très vive des branches terminales situées au delà de l'obstacle ; le sang des veines reflue dans les branches artérielles vides dont le contenu ne subit plus la *vis a tergo*, peut-être y a-t-il aussi paralysie vasculaire. La congestion consécutive à l'embolie cérébrale peut être assez forte pour donner lieu à la production d'hémorrhagies ; c'est seulement dans ces cas qu'on peut admettre la théorie du ramollissement *hémorrhagipare*. Au microscope les parties ramollies présentent à considérer : des débris de tubes nerveux, des hématies en plus ou moins grand nombre, des granulations graisseuses, des débris de myéline, enfin des corps granuleux qui paraissent être constitués par des cellules du tissu connectif tuméfiées, arrondies et renfermant des granulations de myéline. Ce sont ces corps qui se chargent avec les leucocytes d'absorber la myéline désagrégée. Les gaines lymphatiques sont remplies de leucocytes et de corps granuleux.

Dans les cas où la mort n'arrive que quelques mois ou quelques années après le début des accidents, la lésion cérébrale est caractérisée non plus par des foyers de ramollissement, mais par des *plaques jaunes, indurées*, ou par une *infiltration celluleuse* (Durand-Fardel). Les plaques jaunes ne se rencontrent qu'à la périphérie ; à leur niveau les circonvolutions sont atrophiées, déformées. Les plaques, dures au toucher, de coloration ocreuse, sont souvent circonscrites exactement au département d'une artère cérébrale, comme la sylvienne, ou d'une branche artérielle secondaire, comme celle qui nourrit la partie postérieure de la troisième circonvolution frontale. Les éléments nerveux ont disparu complètement au niveau de ces plaques, dans lesquelles le microscope permet de constater du tissu conjonctif de nouvelle formation, des granulations graisseuses et quelquefois de l'hématoïdine. La substance blanche centrale présente l'aspect suivant des filaments vasculaires ou conjonctifs s'entre-croisent dans tous les sens et forment un tissu spongieux, les alvéoles sont remplis par un liquide blanchâtre que Cruveilhier a comparé avec raison à un lait de chaux ; ce liquide est parfois réuni sous forme de collection kystique dont l'origine peut être douteuse lorsqu'il n'existe pas en même temps des plaques jaunes et qu'on n'a pas de renseignements précis sur la marche de la maladie. La formation de l'infiltration celluleuse est facile à comprendre : le tissu conjonctif s'hypertrophie sous l'influence de l'irritation qui succède au ramollissement, les éléments nerveux sont résorbés et de la sérosité s'épanche entre les mailles du tissu conjonctif pour combler les vides résultant de la résorption de la myéline.

Les dégénérescences secondaires consécutives au ramollissement cérébral se produisent dans les mêmes conditions et avec les mêmes caractères que celles qui dépendent de l'hémorrhagie cérébrale.

DIAGNOSTIC. PRONOSTIC. — Le ramollissement cérébral à début brusque, apoplectiforme, a une grande analogie avec l'hémorrhagie cérébrale ; les principaux éléments du diagnostic différentiel peuvent se résumer ainsi qu'il suit : l'abaissement de température, qui marque presque toujours le début de l'apoplexie par hémorrhagie cérébrale, fait défaut dans le ramollissement cérébral ; la perte de connaissance manque plus souvent chez les malades atteints de thrombose ou d'embolie cérébrale que chez ceux qui sont frappés d'hémorrhagie cérébrale ; l'hémiplégie variable appartient exclusivement au ramollissement et l'aphasie presque exclusivement (Charcot). A la suite du ramollissement l'intelligence est en général plus fortement atteinte qu'à la suite de l'hémorrhagie cérébrale.

La pachyméningite hémorrhagique présente, comme nous le verrons plus loin, une grande analogie symptomatique avec le ramollissement cérébral, et le diagnostic différentiel de ces deux affections est souvent impossible. Les tumeurs cérébrales peuvent également simuler la marche du ramollissement.

Si l'individu atteint d'hémiplégie à la suite d'une attaque apoplectiforme est jeune, s'il est atteint d'une affection organique du cœur, on peut admettre qu'il s'est produit une embolie cérébrale et un ramollissement consécutif ; à plus forte raison devrat-on conclure à l'embolie s'il existe des signes d'infarctus dans d'autres viscères, tels que douleur vive et gonflement de la rate, hématuries, eschares aux extrémités des membres. L'aphasie est très commune dans ces cas et l'hémiplégie siège le plus souvent à droite.

Si le malade est vieux, si les artères périphériques (radiale et temporale) sont athéromateuses, si l'hémiplégie a été précédée de quelques prodromes et en particulier d'étourdissements, s'il n'y a pas d'affection organique du cœur, le diagnostic de ramollissement cérébral par thrombose est le plus probable. L'existence d'une hémiplégie variable rendra ce diagnostic à peu près certain.

On ne confondra pas le ramollissement cérébral avec la paralysie générale, qui donne lieu à des troubles psychiques très prononcés, à l'embarras de la parole, au tremblement des lèvres et de la langue, etc. Les paralysies des membres qui se produisent dans le cours de la paralysie générale peuvent être variables, mais elles ne prennent pas d'ordinaire la forme hémiplégique et elles sont presque toujours moins marquées, moins durables que dans le ramollissement cérébral.

La syphilis cérébrale se traduit quelquefois par des symptômes qui ont une grande analogie avec ceux du ramollissement cérébral, notamment par l'aphasie. Nous ne parlons pas des cas où des lésions syphilitiques des artères cérébrales entraînent des oblitérations artérielles ; le diagnostic différentiel est alors impossible. En cas de doute on emploiera le traitement spécifique dont les résultats jugeront la question.

Le pronostic varie en raison de l'âge du malade et de la nature de la cause qui a produit le ramollissement. Le jeune homme chez lequel une hémiplégie se développe par embolie peut survivre pendant longtemps ; les vaisseaux cérébraux ne sont malades que sur un point et il n'y a pas de raison pour que l'altération s'étende si de nouvelles embolies ne se produisent pas ; au contraire, le vieillard dont toutes les artères cérébrales sont malades ne résiste pas longtemps à une première atteinte ; les foyers de ramollissement s'étendent et se multiplient. L'aphasie aggrave le pronostic ; cependant il faut se rappeler que l'usage de la parole peut revenir au bout de quelque temps.

Traitement. — Les émissions sanguines sont encore moins indiquées que dans l'hémorrhagie cérébrale ; toute médication active doit être rejetée dans les premiers temps ; on se contentera de prescrire des mesures hygiéniques : repos physique et moral, exclusion des excitants, des alcooliques, etc. ; on combattra la tendance habituelle à la constipation, les pilules d'aloès et celles d'Anderson rendent à cet effet de grands services.

Lorsque les accidents aigus ont disparu depuis cinq ou six mois, qu'il ne reste plus qu'une hémiplégie, on peut employer l'électrisation localisée et l'hydrothérapie, mais avec beaucoup

de prudence; l'hydrothérapie doit être proscrite s'il s'agit de
malades âgés, usés et réagissant avec peine.

Dans les cas d'aphasie, il faut provoquer la suppléance des
hémisphères cérébraux en donnant au malade des leçons de lecture, comme à un enfant qui ne sait pas encore ses lettres.

Les toniques et les reconstituants sont indiqués dans la plupart des cas.

ROSTAN. Recherches sur le ramollissement du cerveau. Paris, 1820. — LALLEMAND,
ABERCROMBIE, DURAND-FARDEL. Op. cit. — SCHUTZENBERGER. De l'oblitération subite
des artères, etc. (Gaz. méd. de Strasbourg, 1857). — EHRMANN. Des effets produits
sur l'encéphale par l'oblitération des vaisseaux artériels. Paris, 1860. — LANCE-
REAUX. De la thrombose et de l'embolie cérébrales, th., Paris, 1862. — PANUM. Rech.
expér. sur l'embolie (Virchow's Arch., 1862). — LABORDE. Rech. sur le ramolliss.
cérébral (Gaz. méd., 1863). — PRÉVOST et COTARD. Rech. physiol. et pathol. sur le
ramolliss. cérébral (Gaz. méd. de Paris, 1866). — PROUST. Des différentes formes de
ramolliss. du cerveau, th. d'agrég., Paris, 1866. — J. FALRET. Article *Aphasie*, in
Dict. encycl. des sc. méd., 1866. — VAUTTIER. Essai sur le ramolliss. cérébral
latent, th., Paris, 1868. — TROUSSEAU. Clin. méd., 3ᵉ édit., t. II, p. 639. — BATEMAN.
De l'aphasie (Gaz. hebd., 1870). — PROUST. De l'aphasie (Arch. de méd., 1872). —
PARROT. Étude sur le ramolliss. de l'encéphale chez le nouveau-né (Arch. de physiol.,
1873). — Du même. Article *Ramollissement cérébral*, in Dict. encycl. des sc. méd.,
1873. — JACCOUD et HALLOPEAU. Nouv. Dict. de méd. et de chirurg. prat. Art. *Encé-
phale*. — A. LEGROUX. De l'aphasie, th. d'agrégation, Paris, 1875. — Fr. RABOT.
Contribution à l'étude des lésions syphilitiques des artères cérébrales, th., Paris, 1875.
— BOURNEVILLE, ROSENTHAL. Op. cit.

ANÉMIE ET CONGESTION CÉRÉBRALES

L'anémie cérébrale partielle ou ischémie cérébrale rentre dans
l'étude de la thrombose et de l'embolie cérébrales; quant à
l'anémie qui porte sur la totalité de l'encéphale, elle ne constitue
pas une espèce morbide distincte, bien que son rôle en pathologie soit considérable. Chez les individus qui ont fait des pertes
de sang abondantes et dont le cerveau est anémié comme les
autres organes, on observe de la céphalalgie, des vertiges, des
bourdonnements d'oreilles, une tendance marquée aux syncopes,
des nausées, des vomissements; tous ces symptômes ont été men-
tionnés déjà dans le chapitre consacré à l'étude de l'*anémie*.

Il y a quelques années, la congestion cérébrale était regardée
comme une affection très commune, et il faut avouer qu'au point
de vue de la facilité du diagnostic et de la clarté des indications
thérapeutiques, il était très commode d'invoquer à tout propos
l'hypérémie cérébrale. Un malade se plaignait de céphalalgie,
de lourdeur de tête, *congestion cérébrale;* un autre perdait con-

naissance et tombait dans le coma, *congestion cérébrale ;* un troisième éprouvait tout à coup des vertiges, il était pris de nausées, de vomissements ou de convulsions, *congestion cérébrale.* Dans tous ces cas on mettait en usage les antiphlogistiques et le traitement ne différait que par le nombre des saignées et le chiffre des sangsues.

Trousseau a combattu un des premiers cette tendance à voir partout des congestions cérébrales, et il a montré que sous ce titre on décrivait souvent des attaques d'épilepsie ou des vertiges qui devaient être rattachés à des affections de l'estomac ou de l'oreille interne. Depuis la publication de la remarquable leçon sur la *congestion cérébrale apoplectiforme* (Trousseau, *Clin. méd.*), l'étude des maladies du système nerveux a fait de grands progrès et les idées émises par Trousseau ne trouvent plus de contradicteurs. La congestion cérébrale est devenue aussi rare qu'elle était fréquente autrefois, parce que peu à peu on a éliminé de son cadre toutes les manifestations morbides qui étaient confondues avec elle et qui se rattachent à d'autres causes, telles que l'épilepsie, l'hémorrhagie, la thrombose, l'embolie cérébrale, le vertige *a stomacho læso*, la maladie de Ménière, l'anémie cérébrale, les tumeurs encéphaliques, les attaques apoplectiformes de la sclérose en plaques ou de la paralysie générale, etc. La congestion cérébrale a donc perdu beaucoup de son importance ; ce serait cependant aller trop loin que de l'effacer du cadre nosologique.

Parmi les causes les plus communes de la congestion cérébrale, nous citerons : l'alcoolisme, l'insolation, le refroidissement brusque après un repas copieux et d'abondantes libations, le bain froid pris au moment de la digestion, les émotions vives, la colère. Les maladies du cœur et du poumon donnent lieu souvent à une stase dans les vaisseaux cérébraux, autrement dit à une hypérémie passive.

Au point de vue clinique on peut distinguer une forme *légère* de la congestion cérébrale et une forme *grave.*

Les malades atteints de congestion cérébrale au premier degré ont la face colorée, les carotides battent avec force ; il existe de la céphalalgie, de la lourdeur de tête, des vertiges, des bourdonnements d'oreilles ; le sommeil est troublé par des rêves et des cauchemars, ou bien il existe une insomnie habituelle.

Dans la congestion à forme grave les symptômes précédents s'exagèrent. Les malades éprouvent de la céphalalgie, des bourdonnements d'oreilles ; leur vue se trouble ; enfin ils perdent connaissance et restent plongés plus ou moins longtemps dans le coma. La mort peut se produire rapidement, mais en général les accidents se dissipent, soit spontanément, soit sous l'influence d'un traitement approprié. Au sortir de cet état, il existe de la fatigue, de l'engourdissement des membres et parfois une hémiplégie incomplète.

L'hypérémie cérébrale passive ou *stase*, qu'on observe en particulier chez les cardiaques à la période ultime, se traduit par la paresse de l'intelligence, la somnolence, la stupeur, les rêvasseries, le subdélire, puis le coma. Le défaut d'oxygénation du sang et l'excès d'acide carbonique compliquent les symptômes dus à l'hypérémie elle-même.

Le cerveau des malades qui succombent à la congestion cérébrale est turgescent; il distend fortement la dure-mère, les circonvolutions sont aplaties, les scissures tendent à s'effacer; lorsqu'on enlève les méninges, la surface des circonvolutions se couvre de petites gouttelettes de sang qui suintent par l'orifice des artérioles corticales; ce phénomène n'est que l'exagération de ce qui se passe à l'état normal; il en est de même du piqueté qu'on observe sur les coupes de la substance cérébrale. La position dans laquelle le cadavre a été placé après la mort a une grande influence sur le degré de vascularisation de telle ou telle partie de l'encéphale; si la tête est dans une situation déclive, le sang s'y accumule; comme les cadavres sont généralement placés sur le dos, il en résulte que la partie postérieure du cerveau est la plus vasculaire.

Les principales maladies avec lesquelles il est possible de confondre la congestion cérébrale sont l'hémorrhagie cérébrale, la thrombose et l'embolie cérébrales, l'épilepsie, le vertige stomacal et la maladie de Ménière. Le coma est en général moins complet, moins profond que dans l'apoplexie produite par hémorrhagie cérébrale, et lorsqu'on observe une hémiplégie, elle est beaucoup moins marquée et moins persistante que les hémiplégies qui résultent de la formation de foyers hémorrhagiques ou de ramollissements. Pour expliquer l'hémiplégie par congestion, on peut admettre que la dilatation vasculaire persiste plus longtemps d'un côté que de l'autre, ou bien qu'il s'est produit dans l'un des hémisphères cérébraux des exsudats dont la résorption se fait lentement.

Lorsqu'on assiste aux attaques, il est facile de distinguer l'épilepsie de la congestion cérébrale, mais le plus souvent il faut se contenter de renseignements incomplets ou inexacts; comme le fait remarquer Trousseau, les malades et les personnes de leur entourage cherchent à se faire illusion ou même à donner le change sur la véritable nature des accidents ; l'épilepsie inspire un sentiment de terreur et de répulsion ; la congestion est une maladie bien plus avouable. Il faut se défier des *congestions cérébrales* qui surviennent sans cause connue chez de jeunes sujets, qui se reproduisent à intervalles plus ou moins éloignés et qui se dissipent rapidement. En interrogeant avec soin les personnes qui ont vu tomber les malades, on apprendra le plus souvent qu'il y a eu au début de l'attaque quelques mouvements convulsifs. Dans le vertige épileptique comme dans l'attaque complète, les malades ne gardent aucun souvenir de ce qui s'est passé, contrairement à ce qui a lieu dans les congestions cérébrales légères.

Le vertige stomacal survient comme complication d'une affection de l'estomac, le vertige de Ménière comme complication d'une maladie de l'oreille ; dans ce dernier cas, il existe de la surdité d'un côté et les vertiges sont précédés de bourdonnements ou de sifflements dans l'oreille malade.

L'alcoolisme aigu et l'insolation s'accompagnent de congestion cérébrale, de sorte que le diagnostic se réduit ici au diagnostic *étiologique*, qui est en général facile.

Dans le cours de certaines affections cérébrales et en particulier dans le cours de la sclérose en plaques, de la paralysie générale et des tumeurs cérébrales, on voit se produire des attaques apoplectiformes dont la véritable nature n'est pas très bien connue, peut-être s'agit-il de congestions passagères de l'encéphale ; en tout cas il ne faut pas prendre le symptôme pour la maladie ; sans s'arrêter au diagnostic de congestion cérébrale, on recherchera avec soin s'il n'existe pas d'autres signes d'une affection organique des centres nerveux.

Le pronostic de la congestion cérébrale varie beaucoup avec l'âge des sujets : les congestions qui se produisent chez des vieillards dont les artères sont malades peuvent provoquer des hémorrhagies cérébrales.

Les antiphlogistiques sont parfaitement indiqués lorsqu'il est bien démontré qu'on a affaire à une congestion cérébrale. On peut employer la saignée ou les émissions sanguines locales ; un des meilleurs procédés consiste à appliquer deux ou trois sangsues aux apophyses mastoïdes et à les renouveler d'heure en heure, de façon à établir un écoulement permanent. Gama a préconisé ce mode d'application des sangsues dans le traitement des plaies de tête. Des compresses froides ou mieux une vessie de glace seront appliquées sur la tête ; on combattra la constipation à l'aide de lavements purgatifs. On prescrira le repos au lit dans un endroit frais et bien aéré, la diète complète, les boissons glacées.

Lorsque la congestion cérébrale a disparu, il faut s'efforcer d'en prévenir le retour à l'aide d'une hygiène appropriée.

Trousseau. Clin. méd. 6ᵉ édit., 1868, t. II. — Jaccoud et Hallopeau. Article *Encéphale*, in Nouv. Dict. de méd. et de chir. prat., 1870. — Potain. Article *Cerveau* (anémie, hypérémie), in Dict. encycl. des sc. méd., 1873. — Rosenthal. Op. cit.

MALADIES DU CERVELET

CONSIDÉRATIONS ANATOMIQUES ET PHYSIOLOGIQUES

L'occipital et la tente du cervelet forment une loge profonde, à parois résistantes, ce qui permet de comprendre pourquoi l'augmentation de volume du cervelet produite par la présence d'une tumeur, par exemple, se traduit souvent par des symptômes de compression des tubercules quadrijumeaux et du bulbe qui sont situés au niveau de l'orifice antérieur de la fosse cérébelleuse.

Les troubles de la vue, les paralysies par compression d'une moitié latérale du bulbe figurent en effet parmi les symptômes des affections cérébelleuses ; mais, comme ces symptômes dépendent de phénomènes de voisinage et non de l'altération du cervelet lui-même, ils sont très inconstants.

Le voisinage des sinus veineux et du confluent principal de ces sinus au pressoir d'Hérophile explique la gêne de la circulation de retour et les hydropisies ventriculaires qui sont quelquefois la conséquence des affections cérébelleuses.

La substance corticale du cervelet se compose : 1° d'une couche superficielle composée en grande partie de ce tissu conjonctif délicat auquel on a donné le nom de *névroglie* ; 2° d'une couche grise riche en cellules nerveuses pyramidales ; 3° d'une lamelle de substance blanche ; 4° d'une couche de noyaux dont la nature n'est pas exactement connue. La substance blanche comprend des fibres intrinsèques ou anastomotiques qui unissent entre elles les différentes parties du cervelet, et des fibres extrinsèques qui constituent les pédoncules cérébelleux, divisés en *pédoncules cérébelleux supérieurs* qui vont se perdre au-dessous des tubercules quadrijumeaux, *pédoncules cérébelleux moyens* qui constituent en partie la protubérance annulaire, et *pédoncules cérébelleux inférieurs* qui se rendent aux corps restiformes.

Nos connaissances sur les fonctions du cervelet se résument presque entièrement dans les faits découverts par Flourens : si chez un oiseau on enlève le cervelet couche par couche, on remarque que l'ablation des couches superficielles détermine de la faiblesse et que celle des couches moyennes entraîne un grand désordre dans les mouvements; l'oiseau ne peut plus ni sauter, ni voler, ni marcher. Flourens avait conclu de cette expérience que le cervelet présidait à la coordination des mouvements, si bien que Duchenne (de Boulogne) ayant découvert l'ataxie locomotrice pensa tout d'abord qu'il s'agissait d'une maladie du cervelet. Nous savons aujourd'hui que l'ataxie locomotrice dépend de la sclérose des cordons postérieurs; les conclusions de Flourens doivent donc être rejetées, mais ses expériences subsistent. Ainsi que l'a dit Bouillaud, le cervelet est bien plutôt le *centre d'équilibration* du corps que le *centre de coordination des mouvements ;* les vertiges constituent un des symptômes les plus caractéristiques des affections cérébelleuses : il semble aux malades qu'ils sont entraînés d'un côté, qu'ils vont perdre l'équilibre, etc.

On a fait tour à tour du cervelet le siège de la mémoire (Willis), de l'instinct génital (Gall), du *sensorium commune,* des fonctions organiques, du sens musculaire (Lussana). La clinique ne confirme aucune de ces hypothèses ; les maladies du cervelet n'entraînent généralement aucun désordre de la sensibilité ; si la vue est affectée dans bon nombre de cas, cela tient à la compression exercée sur les tubercules quadrijumeaux.

Les parties corticales du cervelet ne sont pas excitables ; les cordons blancs profonds le sont au contraire beaucoup, principalement au voisinage des pédoncules cérébelleux ; en agissant sur la substance blanche corticale on détermine de la douleur, des convulsions des membres, de la face et des yeux (Budge, Wagner, Vulpian), de plus il se produit des mouvements de rotation dans un sens ou dans l'autre.

Les maladies les plus fréquentes du cervelet sont les *tumeurs* et les *hémorrhagies.* La *cérébellite* primitive est extrêmement rare, de même que le ramollissement ischémique; on a observé quelquefois la sclérose du cervelet.

TUMEURS CÉRÉBELLEUSES

Parmi les tumeurs cérébelleuses les plus fréquentes, il faut citer les gros tubercules; viennent ensuite le cancer, les syphilomes, les tumeurs anévrysmales ou parasitaires, les myxomes, les gliômes. Les principaux caractères anatomiques de ces tumeurs ont été indiqués à propos des maladies cérébrales, nous n'y reviendrons pas.

SYMPTOMES. — Les tumeurs cérébelleuses peuvent rester à l'état latent; il n'est pas très rare de trouver, à l'autopsie, des tubercules assez volumineux du cervelet qui pendant la vie n'ont donné lieu à aucun trouble morbide. Les symptômes les plus fréquemment notés sont : la *céphalalgie*, les *vertiges*, les *vomissements* et les *troubles de la vue*.

La céphalalgie est presque toujours occipitale; elle est assez souvent intermittente.

Les vertiges constituent un des traits les plus caractéristiques des tumeurs cérébelleuses; les malades maintiennent la tête dans l'immobilité, leur regard est fixe, ils évitent tous les mouvements qui exagèrent la sensation vertigineuse; lorsqu'on les fait lever, ils chancellent, leur démarche a été comparée avec raison à celle de l'homme ivre (Duchenne). Dans quelques cas les malades se sentent attirés sans cesse d'un côté, ils s'imaginent que leur chute est imminente alors même qu'ils sont assis tranquillement dans leur lit, et leur facies exprime une inquiétude continuelle ; la position horizontale diminue ou même fait disparaitre les vertiges. Dans quelques cas on observe des mouvements qui rappellent le mouvement de manège produit chez les animaux par la section des pédoncules cérébelleux, la tête est inclinée sur le tronc et le corps se courbe en arc ; Ollivier et Leven ont noté ce symptôme dix-huit fois sur soixante-seize observations d'affections du cervelet. Il est rare d'observer un véritable mouvement de manège.

Les vomissements sont très communs, parfois ils rappellent par leur intensité et leur longue durée les vomissements incoercibles de la grossesse. Y a-t-il chez ces malades irritation des noyaux d'origine des pneumogastriques comme le veulent quelques auteurs, ou bien les vomissements sont-ils la conséquence d'une sensation vertigineuse comme dans le mal de mer? Cette dernière explication nous paraît très plausible.

Les troubles de la vision consistent dans l'amblyopie ou

l'amaurose ; le strabisme, le nystagmus ont été notés plusieurs fois. L'ouïe est bien moins souvent atteinte que la vue. La compression exercée par les tumeurs cérébelleuses sur les tubercules quadrijumeaux et sur le bulbe explique ces symptômes et permet aussi de comprendre comment l'hémiplégie peut se produire avec une assez grande fréquence.

Notons encore parmi les plus fréquents symptômes des tumeurs cérébelleuses une *asthénie* profonde et l'embarras de la parole qui paraît dépendre de la compression des noyaux d'origine des nerfs hypoglosses.

Les convulsions épileptiformes, les contractures sont beaucoup plus rares que dans les tumeurs cérébrales.

La mort est souvent rapide, précédée d'accidents analogues à ceux de la congestion cérébrale, ou bien elle est subite, par syncope. Dans le premier cas on peut supposer que les tumeurs ont entraîné une congestion cérébrale ou une hydrocéphalie en gênant la circulation de retour du sang au niveau des sinus veineux ; la mort par syncope s'explique par la compression et l'anémie du bulbe.

Diagnostic. — La céphalalgie occipitale, les vertiges, la marche titubante, les vomissements, les troubles de la vue constituent, lorsqu'ils se trouvent réunis, un tableau clinique très complet ; la démarche et le facies des malheureux malades atteints de tumeurs cérébelleuses avec vertiges intenses sont particulièrement caractéristiques ; on ne les oublie pas quand on les a observés une seule fois. Malheureusement quelques-uns de ces symptômes peuvent faire absolument défaut et le diagnostic est rendu alors beaucoup plus difficile.

On peut confondre les tumeurs cérébelleuses avec des névralgies occipitales, avec des maladies de l'estomac, avec l'ataxie locomotrice, enfin avec des maladies des yeux ou de l'oreille interne. La névralgie occipitale est toujours unilatérale et elle s'accompagne de points douloureux qui manquent dans la céphalalgie symptomatique des tumeurs cérébelleuses ; la syphilis donne lieu assez souvent à des douleurs occipitales qui s'exaspèrent pendant la nuit ; le traitement spécifique fait disparaître rapidement ces douleurs et dans les cas douteux il constitue un excellent moyen de diagnostic.

Les vomissements d'origine cérébelleuse se produisent généralement sans douleur, ils sont de nature bilieuse, on ne trouve à l'épigastre ni tumeurs, ni points douloureux ; enfin d'autres symptômes, tels que troubles de la vue, hémiplégie, démarche titubante, céphalalgie occipitale, permettent de distinguer les affections cérébelleuses des affections stomacales, qui du reste peuvent s'accompagner de vertiges. L'amblyopie, l'amaurose, le strabisme, le nystagmus n'indiquent l'existence d'une tumeur cérébelleuse que lorsqu'ils s'unissent à d'autres symptômes plus précis. Les maladies de l'oreille interne compliquées de vertiges (maladie de Ménière) ne s'accompagnent ni de céphalalgie occipitale, ni de troubles de la vue, ni en général de vomissements, la surdité est unilatérale et des sensations de sifflements, de bourdonnements dans l'oreille malade précèdent l'apparition des attaques vertigineuses. Pour le diagnostic de la nature des tumeurs cérébelleuses, pour le pronostic et le traitement nous n'aurions qu'à répéter ce qui a été dit à ce propos dans le chapitre consacré à l'étude des tumeurs cérébrales.

HÉMORRHAGIES CÉRÉBELLEUSES

Les hémorrhagies du cervelet ont été confondues pendant long-temps dans une même description avec les hémorrhagies céré-brales, dont elles se distinguent cependant, ainsi que l'a démontré Hillairet, par plusieurs traits essentiels.

Les hémorrhagies du cervelet reconnaissent les mêmes causes que celles du cerveau, elles sont presque toujours la conséquence de l'artérite et la rupture des vaisseaux est souvent précédée de la formation d'anévrysmes capillaires.

DESCRIPTION. — Le début des accidents est généralement brus-que, apoplectiforme ; mais, contrairement à ce qui se passe dans l'hémorrhagie cérébrale, l'intelligence est presque toujours con-servée. Les vomissements qui se produisent dans plus d'un tiers des cas (Hillairet) persistent quelquefois jusqu'à la mort sans qu'il soit possible de les arrêter. Les vertiges, la titubation sont notés dans la plupart des observations, ainsi que les troubles de la vue. L'hémiplégie est signalée dans un tiers des cas environ ; elle ne paraît pas être une conséquence directe de la lésion du cervelet, et il est très probable que l'on doit la rattacher à la compression que le cervelet hypertrophié exerce sur une des moitiés du bulbe (Vulpian).

Il existe en général de la céphalalgie occipitale.

D'après Hillairet, il faudrait distinguer une forme rapide et une forme lente de l'hémorrhagie cérébelleuse.

Les lésions anatomiques sont les mêmes que dans l'hémor-rhagie cérébrale.

Le *diagnostic* n'est possible que dans les cas où il existe des vomissements, des troubles de la vue, des vertiges, une démarche titubante ; lorsque l'hémorrhagie cérébelleuse se traduit seulement par une hémiplégie à début rapide, elle est le plus souvent confondue avec l'hémorrhagie cérébrale.

Le pronostic est très grave : la mort est la terminaison habituelle.

Les indications thérapeutiques sont les mêmes que dans l'hémorrhagie cérébrale.

Flourens. Physiologie du système nerveux, 1842. — Hillairet. Archives de méd., 1858. — Brown-Séquard. The Lancet, 1861. — L. Colin. Gaz. hebd., 1861. — Pothier-Duplessy. Note sur la cérébellite (Rec. mém. méd. milit., 2° série, t. XIV, p. 126). — Leven et Ollivier. Physiol. et pathol. du cervelet (Arch. de méd., 1864). — Duchenne (de Boulogne). Diagnostic différentiel des affections cérébelleuses et de l'ataxie locomotrice (Gaz. hebd., 1864). — Vulpian. Leçons sur la physiologie du système nerveux, 1866. — Hammond. Physiologie et pathologie du cervelet (Quart. J. of psychol., 1869). — Luys et Voisin. Contribution à l'anat. pathol. du cervelet, du bulbe et des corps striés dans l'épilepsie (Arch. de méd., 1870). — Steffert. Essai sur les tumeurs du cervelet, th., Paris, 1872. — Blachez. Article *Cervelet*, in Dict. encycl. des sc. méd., 1873. — Raymond. Tumeur du cervelet ; rapport des maladies du nerf optique avec les maladies cérébelleuses (Progr. méd., 1874). — Cariou. Contrib. à l'étude de l'hémorrhagie cérébell., th., Paris, 1875. — Couty. Tumeur du pédoncule cérébell. inférieur (Gaz. hebd., 1877). — Huglings Jackson. Sur les tumeurs du cervelet (The Lancet, 24 janv. 1880).

MALADIES DES MÉNINGES CÉRÉBRALES

CONSIDÉRATIONS ANATOMIQUES ET PHYSIOLOGIQUES

On décrit d'ordinaire trois enveloppes ou méninges du cerveau : la *dure-mère*, l'*arachnoïde* et la *pie-mère*, et comme l'arachnoïde a deux feuillets, un feuillet pariétal et un feuillet viscéral, il s'ensuit qu'après avoir enlevé la boîte crânienne, on devrait trouver quatre membranes avant d'arriver sur la surface du cerveau ; en réalité on n'en trouve que deux qui sont formées : la plus superficielle par la dure-mère, la plus profonde par la pie-mère et le feuillet viscéral de l'arachnoïde. Le feuillet pariétal de l'arachnoïde qui tapisse la face profonde de la dure-mère n'est représenté que par une couche de cellules épithéliales et non par une membrane distincte de la dure-mère.

Au point de vue pathologique, il est également impossible de décrire séparément les maladies de la dure-mère, de l'arachnoïde et de la pie-mère, et il faut encore se contenter d'une division en deux classes : 1° maladies de la dure-mère doublée à sa face profonde par le feuillet pariétal de l'arachnoïde ; 2° maladies de la pie-mère et du feuillet viscéral de l'arachnoïde.

On sait que la pie-mère et le feuillet viscéral de l'arachnoïde tapissent les circonvolutions cérébrales et sont si intimement accolés, qu'il est très difficile de les isoler ; la pie-mère s'enfonce, il est vrai, entre les circonvolutions, tandis que le feuillet viscéral de l'arachnoïde passe au-dessus des scissures sans y pénétrer ; il résulte de cette disposition une série d'espaces, dits *espaces sous-arachnoïdiens*, qui sont remplis de liquide. Les méninges externes se continuent avec les méninges internes ou ventriculaires ; la toile choroïdienne, les plexus choroïdes et la membrane qui tapisse les cavités ventriculaires doivent être considérés comme des prolongements de la pie-mère.

Les branches corticales des artères cérébrales forment dans la pie-mère un réseau très riche d'où partent les artérioles qui s'enfoncent directement dans la substance cérébrale.

Il existe dans la dure-mère et dans la pie-mère des filets nerveux en assez grand nombre ; les nerfs de la dure-mère proviennent tantôt des gros troncs et principalement du trijumeau, tantôt des nerfs vasculaires ; ils sont surtout développés à la convexité et sur l'étage moyen ; après un certain trajet, ils se ramifient sous forme de tubes nerveux sans myéline et constituent des mailles souvent très étroites (Alexander).

L'irritation des méninges encéphaliques (dure-mère, pie-mère, épendyme) donne lieu à des phénomènes réflexes très intenses et en particulier à des mouvements convulsifs (Marshall Hall, Brown-Séquard) ; à propos des contractures précoces de l'hémorrhagie cérébrale, nous avons eu déjà l'occasion de signaler le rôle important que l'irritation des méninges joue dans la pathogénie de ces accidents ; des faits cliniques très nombreux témoignent de la fréquence des convulsions épileptiformes à la suite des lésions des méninges.

L'irritation expérimentale de la dure-mère produit souvent des convulsions ou des contractures localisées au côté du corps correspondant au côté des méninges qui a été irrité, c'est-à-dire que si l'on a mis à nu une petite partie de la dure-mère qui recouvre l'hémisphère droit du cerveau, on produira par l'irritation de cette partie des convulsions du côté droit du corps ; les mouvements convulsifs s'étendent parfois au côté opposé. L'irritation réflexe est transmise par les nerfs des méninges non à l'hémisphère cérébral sous-jacent, mais à l'hémisphère cérébral du côte opposé, qui produit des mouvements convulsifs à droite si l'irritation a porté sur le côté droit des méninges ; peut-être pourrait-on expliquer de même les cas d'hémiplégie *directe* qui ont été signalés à la suite de tumeurs des méninges.

Les étroits rapports qui existent entre les méninges et le cerveau font que la plupart des symptômes des maladies des méninges sont en réalité des symptômes d'origine cérébrale ; c'est ainsi que l'histoire des tumeurs des méninges se confond avec celle des tumeurs et de la compression du cerveau ; le délire, les paralysies qui tiennent une si grande place dans l'histoire de la méningite dépendent de l'encéphalite superficielle qui accompagne presque toujours la méningite.

Nous ne ferons pas ici l'histoire des tumeurs des méninges : cancer, gros tubercules, etc.... Cette histoire se confond avec celle des tumeurs cérébrales, ainsi que nous venons de le dire ; quant aux hémorrhagies méningées, elles se rattachent presque toujours à la pachyméningite ; on voit donc que la classification des maladies des méninges se réduit presque à une classification des *méningites*, comme celle des maladies de la moelle à une classification des *myélites*. Nous étudierons successivement : la *pachyméningite* et l'*hémorrhagie méningée*, la *méningite franche* et la *méningite tuberculeuse*. La méningite cérébro-spinale a été étudiée avec les maladies générales ; la méningite inflammatoire franche peut prendre, il est vrai, la forme cérébro-spinale en dehors de toute influence infectieuse, mais il s'agit alors d'une forme compliquée de la méningite cérébrale ou spinale, bien plutôt que d'une espèce morbide distincte. La symptomatologie de la méningite cérébro-spinale franchement inflammatoire et sporadique présente du reste les plus grandes analogies avec celle de la méningite cérébro-spinale épidémique.

La méningite chronique qui accompagne la paralysie générale a été étudiée précédemment.

ARCHAMBAULT. Article *Méninges* (pathologie), in Diction. encyclop. des sc. méd., 1873. — W. T. ALEXANDER. Les nerfs de la dure-mère (Arch. f. mikrosc. Anat., 1875). — JACCOUD et LABADIE-LAGRAVE. Article *Méninges* (Pathologie), in Nouv. Diction. de méd. et de chir. prat., 1876. — DURET. Communic. à la Soc. de biologie, 4 août 1877.

PACHYMÉNINGITE — HÉMORRHAGIES MÉNINGÉES

Les hémorrhagies méningées ont été observées et décrites bien avant que la pachyméningite fût connue, et, si nous voulions suivre l'ordre historique, nous aurions d'abord à parler des différentes théories qui ont été proposées pour expliquer la formation des foyers sanguins intra-arachnoïdiens ou *hématomes de la dure-mère*. Mais l'anatomie pathologique démontre que les hémorrhagies méningées sont presque toujours une complication de la pachyméningite et par suite l'inflammation de la dure-mère doit être considérée comme la maladie principale.

ÉTIOLOGIE. — La pachyméningite s'observe surtout chez les vieillards, elle est particulièrement fréquente chez les aliénés ; parmi ses causes les mieux démontrées il faut citer l'alcoolisme.

Les jeunes enfants depuis la naissance jusqu'à l'âge de quatre ans sont sujets à des hémorrhagies méningées dont la pathogénie n'est pas encore bien connue.

Nous n'avons pas à nous occuper ici des hémorrhagies méningées consécutives à des traumatismes, non plus que des suffusions sanguines méningées qui se produisent dans le cours de quelques maladies à tendance hémorrhagique.

DESCRIPTION. — Les symptômes se rapportent : les uns, à la pachyméningite proprement dite ; les autres, à l'hémorrhagie méningée, à l'hématome de la dure-mère.

L'inflammation de la dure-mère peut se produire lentement, insidieusement, c'est ce qui arrive en particulier chez les aliénés ; le diagnostic de la pachyméningite est alors presque impossible jusqu'au jour où se fait l'hémorrhagie.

La *céphalalgie* constitue un des principaux symptômes de la pachyméningite ; il s'agit d'une douleur sourde, persistante, généralisée ou plus marquée sur quelques points qui correspondent assez exactement aux parties les plus enflammées de la dure-mère. En même temps les malades éprouvent des vertiges, l'intelligence s'affaiblit, la mémoire devient paresseuse, plus tard on observe de la somnolence, de l'apathie, de la faiblesse des membres. En général il n'y a pas de fièvre et toutes les fonctions s'exécutent assez régulièrement.

Lorsque l'hémorrhagie méningée est brusque et abondante, elle est marquée par une attaque apoplectiforme identique à celles qui caractérisent l'hémorrhagie cérébrale, les malades tombent sans connaissance, et s'ils ne succombent pas dans le coma, on constate quand ils reviennent à eux l'existence d'une hémiplégie. L'hémiplégie est en général *croisée*, c'est-à-dire qu'elle siège du côté opposé à celui de l'hémisphère cérébral comprimé, mais dans quelques cas l'hémiplégie est directe. Il peut arriver que les quatre membres soient atteints, la paralysie est alors presque toujours plus marquée d'un côté que de l'autre. L'hémiplégie faciale est plus rare qu'à la suite des hémorrhagies de la pulpe cérébrale. Les convulsions et les contractures sont notées dans un grand nombre d'observations : tantôt il s'agit de convulsions épileptiformes généralisées, tantôt de contractures et de convulsions partielles qui souvent prédominent du côté de l'hémorrhagie méningée, ce qui est en rapport avec ce que nous apprend l'expérimentation sur les animaux.

Les attaques épileptiformes consécutives aux hématomes ou aux autres tumeurs de la dure-mère ont la plus grande analogie avec les véritables attaques d'épilepsie ; elles ont seulement de la tendance à se répéter coup sur coup sous forme d'accès très courts, qui se succèdent rapidement comme dans l'état de mal des épileptiques.

Les pupilles sont ordinairement contractées et inégales, la contraction étant plus forte du côté de l'extravasation sanguine que du côté opposé (Griesinger).

Les phénomènes convulsifs et paralytiques ne sont pas exactement en rapport avec l'abondance de l'épanchement ; ils sont en général d'autant plus marqués que l'hémorrhagie se fait plus rapidement ; les convulsions et les contractures varient aussi avec le degré d'irritation de la dure-mère et sont par suite très inconstantes.

La sensibilité est conservée ou seulement diminuée dans les parties paralysées. Il existe parfois du délire.

Le pouls est accéléré, régulier, la respiration normale.

Au moment où se produisent les hémorrhagies méningées, les malades vomissent quelquefois, mais les vomissements ne se répètent pas comme dans les autres formes de méningite.

La mort arrive au milieu des convulsions, ou bien dans le coma à la suite de nouvelles attaques apoplectiformes ; enfin elle est souvent hâtée par des complications, notamment par des maladies de l'appareil respiratoire.

La durée de la pachyméningite est en général de quelques mois ; les auteurs qui ont assigné à la maladie une durée de quelques jours seulement n'ont tenu compte que de la période d'épanchement.

Anatomie pathologique. — Calmeil et Cruveilhier avaient déjà remarqué que les hémorrhagies méningées se produisaient souvent au milieu de fausses membranes préexistantes ; mais c'est Virchow qui le premier a bien décrit l'inflammation de la dure-mère ou *pachyméningite*, qui est le point de départ des hémorrhagies. Les produits inflammatoires se déposent à la face interne de la dure-mère sous forme de couches stratifiées, le feuillet le plus jeune étant en rapport avec la dure-mère ; le siège ordinaire de la pachyméningite est la voûte crânienne des deux côtés de la faux de la dure-mère. Les membranes de nouvelle formation sont riches en vaisseaux dont les parois très minces, très friables, se rompent facilement en donnant lieu à des hémorrhagies. Les foyers sanguins ou hématomes de la dure-mère sont circonscrits par les fausses membranes et situés au-dessous de la dure-mère, ou bien le sang se fraie une route entre les fausses membranes et inonde la cavité arachnoïdienne. Dans les cas récents, le sang est rouge, fluide ; dans les cas anciens, il est noirâtre, en partie coagulé ou réduit à l'état de bouillie ocreuse, comme dans les hémorrhagies cérébrales anciennes.

Lorsque les hématomes de la dure-mère sont volumineux, ils produisent comme les autres tumeurs une dépression de l'hémisphère cérébral correspondant, dépression qui persiste après qu'on a retiré le cerveau du crâne.

Quelquefois l'hématome siège à la surface externe de la dure-mère, il est la conséquence d'une *pachyméningite externe*.

DIAGNOSTIC. PRONOSTIC. — La pachyméningite est d'un diagnostic difficile, surtout au début, lorsqu'il n'existe pas encore d'épanchement ; une céphalalgie persistante, des vertiges, un affaiblissement de l'intelligence doivent faire soupçonner son existence, surtout s'il s'agit d'un vieillard ou d'un malade atteint d'alcoolisme chronique.

Au moment où l'épanchement sanguin se produit, la pachyméningite peut être confondue avec l'hémorrhagie ou avec le ramollissement. Dans l'hémorrhagie cérébrale, l'attaque apoplectique survient plus brusquement, d'une manière plus inopinée que dans l'hémorrhagie méningée ; les symptômes qui caractérisent le début de la pachyméningite, céphalalgie, vertiges, etc., font défaut ; l'hémiplégie faciale est enfin plus commune lorsque les foyers sanguins siègent dans la pulpe cérébrale que lorsqu'ils occupent les méninges ; par contre, les convulsions et les contractures sont plus fréquentes dans l'hémorrhagie méningée que dans l'hémorrhagie cérébrale. Le ramollissement cérébral peut donner lieu à des symptômes prodromiques analogues à ceux de la pachyméningite. Dans certains cas, le diagnostic différentiel présente des difficultés presque insurmontables.

Le diagnostic avec les tumeurs cérébrales n'est pas moins difficile ; de fait, les hématomes de la dure-mère constituent des tumeurs qui agissent par compression ou par irritation sur les hémisphères cérébraux ; l'âge avancé des malades, les habitudes alcooliques, l'aliénation mentale sont autant de présomptions en faveur de l'hémorrhagie méningée.

Les attaques épileptiformes symptomatiques des hématomes de la dure-mère ne seront pas confondues avec l'épilepsie essentielle ; ces attaques surviennent en effet à un âge avancé, où il est très rare de voir débuter l'épilepsie ; elles s'accompagnent de paralysies, de céphalalgie, de troubles intellectuels, etc. ; enfin les attaques épileptiformes symptomatiques des affections de la dure-mère ne présentent pas d'ordinaire la régularité des attaques d'épilepsie, elles se composent d'une série d'attaques qui se succèdent à de courts intervalles, et s'accompagnent assez souvent de contractures des extrémités.

La pachyméningite hémorrhagique se termine presque toujours assez rapidement par la mort ; cependant on cite des cas dans lesquels les foyers hémorrhagiques ont pu se résorber en partie et dans lesquels une guérison plus ou moins complète a été obtenue.

TRAITEMENT. — A la première période de la maladie, les principales indications consistent : 1° à éteindre l'inflammation de la dure-mère ; 2° à éloigner toutes les causes capables d'augmenter la tension vasculaire et d'amener la rupture des vaisseaux de nouvelle formation contenus dans les fausses membranes.

Si les malades sont vigoureux, on peut employer les émissions sanguines locales ; des applications de sangsues aux apophyses mastoïdes sont indiquées surtout lorsque la céphalalgie est très vive et que la face est congestionnée. Les révulsifs et les dérivatifs seront mis aussi en usage ; on appliquera des vésicatoires à la nuque, des ventouses sèches le long du rachis, on prescrira des bains de pieds sinapisés et des pilules d'aloès.

On recommandera une grande sobriété ; les malades devront s'abstenir de tous les actes qui nécessitent des efforts prolongés et renoncer aux travaux intellectuels qui augmentent la congestion encéphalique ; les abus alcooliques seront sévèrement proscrits.

L'iodure de potassium et la liqueur de Fowler ont donné quelquefois de bons résultats.

Lorsque l'hémorrhagie méningée se produit et donne lieu à une attaque apoplectiforme, le traitement doit être le même que dans l'hémorrhagie cérébrale.

BAILLARGER. Du siège de quelques hémorrhagies méningées, th., Paris, 1837. — VIR-
CHOW. Das Hæmatom der Dura Mater (Verhandl. der phys. med. Ges. zu Würzb., 1856).
— CHARCOT et VULPIAN. Sur les néo-membranes de la dure-mère (Gaz. hebd.,
— 1860). LANCEREAUX. Des hémorrhagies méningées (Arch. de méd., 1862-1863). —
PIROTAIS. De la pachyméningite hémorrhagique, th., de Strasbourg, 1863. — CHRIS-
TIAN. Même sujet, th. Strasbourg, 1864. — PAUVERT. Même sujet, th., Paris, 1865.
— BERTRAND, th., Paris, 1869. — ARCHAMBAULT. Loc. cit.— FURSTNER. Arch. f. Psy-
chiatrie, 1877. — LANCEREAUX. Observ. de pachyméningite syphilitique. (Académie de
médecine, 1878).

MÉNINGITE AIGUË

La méningite aiguë franche ou inflammation de la pie-mère et
du feuillet viscéral de l'arachnoïde a reçu aussi le nom de
méningite de la convexité, par opposition à la méningite tuberculeuse qui est une *méningite de la base.* Ces localisations différentes du processus inflammatoire sont importantes à signaler,
car elles expliquent en grande partie les différences symptomatiques qui existent entre la méningite franche et la méningite
tuberculeuse; nous chercherons plus tard à comprendre pourquoi l'inflammation prédomine à la convexité des hémisphères
dans le premier cas, à la base du cerveau dans le deuxième.

ÉTIOLOGIE. — La méningite aiguë franche, idiopathique, n'est
pas très commune ; lorsqu'on a éliminé tous les cas dans lesquels l'inflammation des méninges est la suite de traumatismes
ou d'otites, ainsi que ceux qui relèvent de la méningite cérébro-
spinale épidémique, le champ de la méningite aiguë se trouve
singulièrement rétréci. La méningite s'observe assez souvent
comme complication de la pneumonie, elle a été notée également
dans le cours du rhumatisme articulaire, de la fièvre typhoïde et
de la scarlatine. Quelques auteurs ont prétendu que l'érysipèle
de la face et du cuir chevelu provoquait facilement l'inflammation
des méninges : il paraît démontré que le plus souvent les accidents cérébraux qui accompagnent l'érysipèle du cuir chevelu
ne dépendent pas d'une méningite de voisinage; en tous cas, il
est rare de voir les malades atteints d'érysipèle de la face succomber à une méningite.

Parmi les circonstances qui favorisent l'éclosion de la méningite, il faut citer l'insolation, les fatigues intellectuelles et les
excès alcooliques.

DESCRIPTION. — La méningite aiguë a un début brusque et elle
présente à considérer deux périodes distinctes : une *période
d'excitation* et une *période de dépression* ou *de paralysie.*

A. *Période d'excitation.* — Les principaux symptômes de cette période sont la *fièvre*, la *céphalalgie*, les *vomissements* et le *délire*.

La température du corps s'élève rapidement à 39 ou 40 degrés et se maintient à ce chiffre avec peu de variations pendant la période d'état; l'ascension brusque de la température s'accompagne assez souvent d'un violent frisson chez l'adulte et de convulsions épileptiques chez les jeunes enfants. La respiration est accélérée ainsi que le pouls.

La céphalalgie, par sa constance et par son effrayante intensité, constitue un des symptômes les plus caractéristiques de la méningite aiguë. La douleur présente d'ordinaire son maximum d'intensité à la région frontale, il semble aux malades que leur tête va éclater, ou bien au contraire ils éprouvent une sensation de constriction et des douleurs lancinantes qui leur arrachent des cris ou des gémissements. Le moindre mouvement, toutes les impressions venues du dehors exagèrent les souffrances ; les malades restent immobiles dans leur lit, ils fuient la lumière et le bruit ; leurs réponses sont brèves et empreintes d'une certaine impatience.

Les vomissements, d'abord alimentaires, puis bilieux, se répètent avec une fréquence variable.

Le délire, qui ne tarde pas à se produire, est bruyant, agité ; les malades prononcent des phrases sans suite ou poussent des cris aigus, ils sont tourmentés par des hallucinations et cherchent sans cesse à sortir de leur lit ; on est parfois obligé d'employer la camisole de force pour les empêcher de s'échapper.

On observe chez la plupart des malades une raideur du cou et un renversement de la tête en arrière ; les muscles moteurs des yeux en se contracturant produisent le strabisme ; les pupilles sont rétrécies ; les muscles des extrémités peuvent aussi se contracturer.

La face est tantôt pâle, tantôt injectée ; la physionomie exprime la douleur ou la colère, les mâchoires serrées permettent difficilement l'introduction des boissons ; les grincements de dents ont parfois une horrible intensité.

Du côté des voies digestives, il faut noter, outre les vomissements, la constipation et l'affaissement de l'abdomen qui se creuse en bateau. Il existe d'ordinaire de la rétention d'urine.

B. *Période de dépression.* — L'agitation diminue ou disparaît et fait place à la somnolence, les muscles contracturés se relâchent et se paralysent, l'anesthésie succède à l'hyperesthésie. Les pupilles qui étaient contractées se dilatent. Le pouls se ralentit, il ne bat souvent que 40 ou 50 fois à la minute, bien que le thermomètre marque encore 39 ou 40 degrés. Cette discordance entre la fréquence du pouls et l'élévation de la température a été signalée avec raison par tous les auteurs comme un des principaux caractères de la méningite aiguë. Le calme succédant à l'agitation et au délire bruyant de la première période pourrait faire croire à une amélioration ; la somnolence de plus en plus marquée, l'élévation persistante de la température, la diminution de la sensibilité et de la contractilité musculaire ne permettent pas de longues illusions sur la terminaison de la maladie. Les paralysies augmentent, les sphincters se relâchent, le coma remplace la somnolence, la respiration s'embarrasse de plus en plus, la mort arrive enfin par asphyxie ou au milieu de phénomènes convulsifs.

La durée de ces deux périodes est très variable ; tantôt la période d'excitation est très courte et fait place rapidement à la période dépressive, tantôt elle se prolonge aux dépens de la deuxième période.

La marche n'est pas toujours continue, on peut observer des améliorations passagères bientôt suivies de rechutes.

Lorsque la méningite cérébrale se complique de méningite spinale, des douleurs vives se font sentir le long du rachis, la pression des apophyses épineuses des vertèbres est douloureuse, l'opisthotonos est très marqué ; les symptômes de la méningite spinale sont du reste effacés le plus souvent par ceux bien plus graves de la méningite cérébrale.

La durée moyenne est de cinq à six jours.

Dans les cas très rares où la maladie doit se terminer par guérison, la fièvre tombe, un sommeil naturel remplace la somnolence et la stupeur, enfin l'intelligence se réveille peu à peu et les paralysies disparaissent ; la convalescence est toujours très longue.

Anatomie pathologique. — C'est du côté de la convexité des hémisphères cérébraux que les lésions anatomiques de la méningite aiguë se développent avec le plus d'intensité ; si la mort arrive très rapidement pendant la période d'excitation, on trouve à l'autopsie une injection vive de la pie-mère et des exsudats jaunâtres ou blanchâtres, disposés le long des vaisseaux de la pie-mère et dans les espaces sous-arachnoïdiens. Si la mort survient à une période plus avancée, on constate l'existence d'une *méningite suppurée ;* il est assez rare de trouver du pus dans la cavité de l'arachnoïde ; les leucocytes s'accumulent d'abord le long des vaisseaux et dans les replis que forme la pie-mère entre les circonvolutions ; lorsque le pus n'est pas très abondant, il forme des traînées jaunâtres entre lesquelles les méninges laissent encore apercevoir certains points des circonvolutions cérébrales ; à un degré plus avancé, le pus forme une couche continue, opaque, qui cache partout les circonvolutions ; les grosses veines gorgées de sang noirâtre se dessinent vivement sur ce fond jaunâtre ou verdâtre. Après avoir détaché les méninges épaissies et infiltrées de pus, on découvre la substance corticale du cerveau qui présente en général des traces d'encéphalite superficielle.

Du côté de la base, les exsudats se montrent surtout autour des nerfs, particulièrement autour du chiasma des nerfs optiques. Il existe assez souvent de la névrite et de la périnévrite optiques, qui peuvent être constatées pendant la vie à l'aide de l'ophthalmoscope.

Ainsi que nous l'avons dit à propos de la méningite spinale, M. Vulpian a expliqué la prédominance des exsudats inflammatoires à la partie postérieure des méninges spinales par la richesse des éléments nerveux, plus grande en ce point qu'à la partie antérieure ; la même explication est admissible pour la méningite cérébrale, les filets nerveux méningés sont plus abondants à la convexité qu'à la base et c'est à la convexité que les exsudats inflammatoires prennent le plus de développement. D'autre part les méninges de la convexité des hémisphères sont plus exposées aux influences extérieures, et en particulier au froid et à la chaleur, que les méninges de la base.

La toile choroïdienne et les plexus choroïdes participent souvent à l'inflammation des méninges externes, les ventricules sont distendus par de la sérosité louche et même quelquefois par du pus liquide.

DIAGNOSTIC. PRONOSTIC. — La fièvre, la céphalalgie, les vomissements, le délire, les contractures, la raideur de la nuque, le strabisme, le ralentissement du pouls coïncidant avec une élévation notable de la température, sont les principaux caractères de la méningite aiguë. L'existence d'une plaie de tête ou d'une otite suppurée chez un malade présentant quelques-uns de ces symptômes confirmera le diagnostic.

La variole et la scarlatine à leur période initiale peuvent être confondues avec la méningite : dans la variole les douleurs lombaires l'emportent sur la céphalalgie ; la scarlatine s'accompagne d'une angine caractéristique ; enfin dans ces deux fièvres éruplives la température s'élève plus rapidement et plus haut que dans la méningite aiguë. Pour ces diagnostics différentiels il faut consulter en outre l'âge des malades, les antécédents morbides et l'épidémicité des fièvres éruptives. Chez les jeunes enfants, les fièvres éruptives débutent volontiers par des convulsions aussi bien que la méningite ; il faut donc être très réservé sur le diagnostic et le pronostic lorsqu'on est appelé à soigner un enfant qui présente une fièvre vive et des convulsions épileptiformes. Le diagnostic ne présente plus de difficultés dès que les éruptions de la variole ou de la scarlatine apparaissent.

La fièvre typhoïde à forme cérébrale a une assez grande analogie avec la méningite ; cependant la céphalalgie est moins intense, le début moins brusque que dans cette dernière maladie ; de plus il existe de la diarrhée, du gargouillement dans la fosse iliaque droite et souvent des taches rosées qui font défaut dans la méningite ; les vomissements sont rares chez les typhoïdiques ; le ralentissement du pouls avec élévation de la température est particulier à la méningite, bien que dans la fièvre typhoïde l'accélération du pouls ne soit pas exactement en rapport avec l'élévation de la température.

Les accès pernicieux peuvent simuler la méningite ; on est presque toujours mis sur la voie du diagnostic exact par l'endémicité des fièvres palustres et par l'existence chez le malade d'accès de fièvre antérieurs ; dans le doute on fera l'examen du sang et l'on administrera le sulfate de quinine.

La confusion avec l'urémie n'est pas possible, car l'urémie s'accompagne d'un abaissement de la température ; de plus, il y a presque toujours de l'albumine dans les urines.

Le délire et les autres symptômes cérébraux qui compliquent fréquemment les pneumonies du sommet peuvent faire croire à l'existence d'une méningite ; il est du reste à noter que la méningite n'est pas rare chez les pneumoniques.

Le diagnostic différentiel de la méningite aiguë franche et de la méningite tuberculeuse sera fait dans le chapitre suivant.

Le *pronostic* est extrêmement grave ; les rémissions qui se produisent quelquefois et le calme qui succède à la période d'excitation ne doivent pas tromper le médecin sur l'issue probable de la maladie. L'intensité de la céphalalgie et de la fièvre, le délire précoce et violent sont généralement d'un très fâcheux pronostic.

TRAITEMENT. — La médication antiphlogistique doit être employée dès le début ; la saignée générale est rarement indiquée ; des sangsues, au nombre de deux à dix pour les enfants, de quinze à vingt pour les adultes, seront appliquées successivement au niveau des apophyses mastoïdes, de façon à obtenir un écoulement de sang continu pendant douze ou vingt-quatre heures.

Le froid donne d'excellents résultats lorsqu'il est employé avec méthode; il ne suffit pas d'appliquer sur la tête des malades des compresses trempées dans l'eau froide, il faut raser la tête et appliquer sur le cuir chevelu une vessie dans laquelle on introduit de temps à autre des morceaux de glace. Malheureusement l'agitation des malades ne permet pas toujours d'employer cette médication avec suite. Les applications de glace ne sont véritablement utiles qu'à la première période ; leur efficacité est très contestable à la période de dépression.

Les révulsifs cutanés, tels que vésicatoires à la nuque ou aux membres inférieurs, sont indiqués surtout lorsqu'il existe de la somnolence, de la stupeur; à la période de l'excitation ils ne font le plus souvent qu'augmenter les souffrances ; il en est de même des frictions sur le cuir chevelu avec l'huile de croton.

Le calomel a été préconisé par un grand nombre d'auteurs; on l'a donné soit à dose massive, soit à dose *réfractée* (calomel, 0^{gr},05, sucre en poudre; 1 gramme, en six paquets; à prendre un paquet toutes les deux heures), et l'on a prétendu que la salivation, rapidement obtenue à l'aide de ce dernier mode d'administration, avait de sérieux avantages; la plupart des purgatifs paraissent pouvoir rendre des services analogues à ceux du calomel.

L'opium a été proscrit pendant longtemps du traitement de la méningite aiguë, sous prétexte qu'il augmentait la congestion encéphalique; rien n'est moins démontré, et il ne faut pas hésiter à employer l'opium ou ses alcaloïdes pour combattre la céphalalgie et l'insomnie.

Les malades seront couchés dans une chambre bien aérée, à l'abri de la lumière et du bruit: ils garderont la diète; on prescrira seulement des boissons acidulées et de la glace si les vomissements se répètent souvent; la glace n'arrête pas les vomissements qui sont d'origine cérébrale, mais elle soulage la soif des malades et leur épargne l'ingestion d'une grande quantité de boisson qui serait rejetée presque aussitôt.

Lorsque la fièvre tombe et que les accidents cérébraux tendent à disparaître, il faut mettre en usage les toniques et l'iodure de potassium, qui facilite la résorption des exsudats.

Parent-Duchatelet et Martinet. Rech. sur l'inflammation de l'arachnoïde cérébrale et spinale. Paris, 1821. — Bayle. Traité des maladies du cerveau et de ses membranes. Paris, 1836. — Guersant. Art. *Méningite*, in Diction. en 30 vol. — Abercrombie. Op. cit. — L. Gross. Sur la méningite cérébro-spinale sporadique (Union méd., 1859).— Rilliet et Barthez. Traité des malad. des enfants, 1861, t. I, p. 94. — Siredey. Des caractères du pouls dans la méningite (Union méd., 1868). — Bouchut. Sur la méningite rhumatismale et de son diagnostic par l'ophthalmoscope (Gaz. des hôp., 1868). — Galezowski. Des affections des nerfs optiques dans la méningite (Arch. de méd., 1868-1869). — L. Laveran. Art. *Méningite*, in Diction. encyclop. des sc. méd., 1873. — A. Laveran. De la méningite comme complication de la pneumonie (Gaz. hebd., 1875). — Rosenthal. Op. cit. — Barth et Poulin. Contrib. à l'étude de la méningite compliquant la pneumonie (Gaz. hebd., 1879, p. 310). — A. Robin. Des troubles oculaires dans les maladies de l'encéphale, th. d'agrégation, Paris, 1880. — D'Espine et Picot. Maladies de l'enfance. — Heusinger. Pneumonie croupale compliquée de méningite (Deutsch. med. Woch., 1886). — Netter. De la méningite due au pneumococcus avec ou sans pneumonie (Arch. de méd., 1887).

MÉNINGITE TUBERCULEUSE

La méningite tuberculeuse ou granuleuse n'est qu'une des formes cliniques de la tuberculose. Les tubercules des méninges prennent quelquefois un développement considérable; on en rencontre qui ont le volume d'une noisette ou d'une noix; ils se creusent une loge dans la substance cérébrale sous-jacente et donnent lieu à des symptômes analogues à ceux des autres tumeurs de l'encéphale; le plus souvent les granulations tuberculeuses sont très petites, elles siègent principalement le long des artères de la base, d'où le nom de *méningite de la base* que l'on donne quelquefois à la méningite tuberculeuse. L'importance des granulations dans la pathogénie des accidents de la méningite tuberculeuse a été méconnue pendant longtemps; on attribuait le principal rôle à l'accumulation de sérosité dans les ventricules, d'où les noms d'*hydrocéphalie interne*, d'*hydrocéphalie aiguë*, employés par les auteurs qui ont donné les premières descriptions de la maladie (Whytt, Odier, Coindet). Les travaux de Guersant, de Papavoine, de Rufz, de Bayle, de Valleix, de Rilliet et Barthez ont démontré que l'accumulation de sérosité dans les ventricules ne constituait qu'une lésion secondaire, et le nom d'hydrocéphalie a été abandonné définitivement pour celui de *méningite tuberculeuse.*

Étiologie. — Les causes de la méningite tuberculeuse sont les mêmes que celles de la tuberculose en général; il faut noter en première ligne toutes les influences débilitantes, telles que : alimentation insuffisante, fatigues excessives, privation d'air et d'exercice, etc..... La fréquence de la méningite tuberculeuse est

plus grande chez l'enfant que chez l'adulte : c'est de deux ans
à sept ans que la maladie fait le plus de victimes (Rilliet et Barthez) ; à partir de l'âge de onze ans, la méningite tuberculeuse
devient moins commune ; dans la vieillesse, elle constitue une
rareté pathologique.

DESCRIPTION. — Trois cas peuvent se présenter : 1° la tuberculose, après s'être localisée pendant un certain temps dans un
organe, dans l'appareil pulmonaire par exemple, envahit tout à
coup les méninges (*méningite tuberculeuse secondaire*); 2° la
tuberculose envahit presque en même temps les méninges, les
plèvres, les poumons et les organes abdominaux (*tuberculose
aiguë généralisée*); 3° la tuberculose se localise primitivement
sur les méninges cérébrales et l'évolution de la maladie est trop
rapide pour que les tubercules puissent se développer dans les
autres parties de l'économie (*méningite tuberculeuse primitive*).
Nous devons surtout nous occuper de cette dernière forme.

La méningite tuberculeuse n'a pas le début brusque de la
méningite aiguë franche ; il existe une période prodromique plus
ou moins longue suivant les cas. Les malades accusent un
malaise général, une fatigue insolite, des douleurs dans les
membres ; les enfants deviennent maussades, taciturnes ; l'appétit se perd, le sommeil est agité, l'amaigrissement se prononce
de plus en plus ; une fièvre irrégulière, rémittente, précède ordinairement l'apparition des symptômes méningitiques proprement dits.

On peut distinguer, comme dans la méningite aiguë franche,
une période d'excitation et une période de dépression, mais ces
deux périodes sont ici moins bien tranchées ; il est assez fréquent de voir la méningite tuberculeuse suivre une marche irrégulière, paroxystique, les aggravations correspondant à des
poussées successives de granulations dans les méninges.

La céphalalgie n'a pas la même intensité que dans la méningite de la convexité, cependant elle arrache souvent des plaintes
aux jeunes malades qui portent sans cesse la main à leur tête en
disant : « *Oh! ma tête, ma tête!* » Pendant le sommeil, les malades
poussent parfois des cris inarticulés, *cris hydrencéphalique*, ou
bien ils grincent des dents. Les vomissements sont bilieux, verdâtres, *porracés*, de fréquence variable. La température du
corps est généralement supérieure à la normale, mais il est rare
qu'elle s'élève aussi haut que dans la méningite franche ; le plus
souvent elle ne s'élève pas au-dessus de 38°,5 à 39 degrés ; la
fièvre a le caractère rémittent avec des exacerbations vespérales.

Le pouls s'accélère tout d'abord, mais bientôt il se ralentit et ne bat plus que quarante ou cinquante fois par minute. La respiration s'accélère et devient assez souvent irrégulière; les malades font plusieurs inspirations coup sur coup, puis ils s'arrêtent et semblent oublier de respirer; la respiration s'accélère de nouveau et ainsi de suite (respiration de Cheyne-Stokes). La peau de la face s'injecte et pâlit tour à tour; lorsqu'on trace un trait avec l'ongle sur la peau du tronc, il se produit une rougeur qui persiste assez longtemps. Trousseau a décrit ce phénomène sous le nom de *tache cérébrale*, et il a voulu en faire un caractère de la méningite tuberculeuse; on peut provoquer l'apparition de ces taches dans beaucoup d'autres maladies, dans la fièvre typhoïde en particulier; la facilité avec laquelle elles se produisent atteste seulement un état particulier des vaso-moteurs qui se paralysent facilement; il n'y a pas d'autre conclusion à en tirer au point de vue du diagnostic.

La méningite tuberculeuse donne lieu assez souvent, surtout chez les enfants, à des convulsions épileptiformes, à des *attaques éclamptiques*, comme on dit encore. Ces convulsions peuvent se répéter un certain nombre de fois avant d'aboutir au coma et à la mort.

Chez l'adulte, le délire est beaucoup plus tardif et bien moins violent que dans la méningite de la convexité, il peut même manquer complètement. La langue est blanche, humide, la constipation opiniâtre; le ventre est rétracté, en bateau.

Les contractures sont très communes, et parmi les plus fréquentes il faut noter celles de quelques-uns des muscles moteurs des yeux, d'où le strabisme; les contractures des masséters et des muscles des extrémités sont également fréquentes; plus tard ces contractures sont remplacées par des paralysies dont le siège et l'étendue sont variables.

Chez quelques malades la vue se trouble, et l'examen ophthalmoscopique permet de constater l'existence de granulations tuberculeuses de la choroïde; ces granulations, très faciles à voir lorsque la pupille est dilatée, se présentent sous forme de petites taches blanches, arrondies, plus opaques au centre qu'à la circonférence.

A la dernière période, la respiration s'embarrasse de plus en plus, le pouls s'accélère, la sensibilité disparaît, les malades tombent dans la somnolence, puis dans le coma; parfois ils sont pris de convulsions et la mort vient presque invariablement terminer cette triste scène.

La durée de la maladie varie beaucoup; dans les cas les plus aigus la mort arrive en quatre ou cinq jours; d'autres fois, au contraire, des améliorations temporaires se produisent et la vie se prolonge pendant plusieurs semaines.

Lorsque la méningite tuberculeuse est secondaire et qu'il existe dans d'autres parties du corps des lésions tuberculeuses anciennes, le tableau clinique se complique par l'addition des symptômes correspondant à ces lésions; si les granulations tuberculeuses, au lieu de se localiser dans les méninges cérébrales, envahissent à la fois un grand nombre d'organes, on observe, outre les signes de la méningite, ceux de la tuberculose aiguë généralisée qui a été décrite précédemment; la dyspnée s'exagère et la poitrine se remplit de râles, le ventre devient sensible à la pression et l'état typhoïde s'ajoute à l'état méningitique.

ANATOMIE PATHOLOGIQUE. — Le siège d'élection des granulations tuberculeuses est à la base du cerveau et principalement dans les scissures de Sylvius. Lorsque les malades succombent rapidement, les granulations tuberculeuses sont très petites, difficiles à voir; les méninges sont seulement rouges, injectées le long des scissures de Sylvius; les exsudats sont peu abondants. Pour mettre en évidence les granulations, il faut écarter les circonvolutions qui bordent la scissure de Sylvius et suivre les branches de l'artère sylvienne, on aperçoit alors de petits points blanchâtres disséminés sur les parois artérielles; on arrache ensuite l'artère sylvienne avec son chevelu de racines et on la place dans un vase rempli d'eau, de façon à faire flotter les plus petites ramifications que l'on détache avec des ciseaux, en ayant soin de choisir celles qui présentent des renflements; l'examen histologique de ces artérioles permet de constater la structure typique des granulations tuberculeuses au niveau des renflements; tantôt les tubercules entourent complètement le vaisseau, tantôt ils sont développés d'un seul côté comme des anévrysmes sacciformes.

Lorsque l'évolution de la maladie est moins rapide, les tubercules deviennent plus volumineux, ils gagnent les plexus choroïdes, la toile choroïdienne et ils s'étendent même à la convexité des hémisphères. Des exsudats jaunâtres existent presque toujours alors au voisinage des tubercules, le long des scissures de Sylvius et autour des nerfs crâniens, en particulier au niveau du chiasma des nerfs optiques.

Les ventricules sont distendus par de la sérosité en quantité variable; nous avons vu que cette lésion avait été regardée pendant longtemps comme la principale. Le trigone cérébral qui baigne dans l'épanchement ventriculaire est généralement ramolli, diffluent, ainsi que la surface des ventricules latéraux. Les méninges se détachent assez difficilement au niveau des points enflammés, la substance cérébrale sous-jacente est injectée, ramollie.

Pour rechercher les tubercules de la choroïde, il faut énucléer les yeux, pratiquer une coupe perpendiculaire à l'axe antéro-postérieur et décoller avec soin la rétine, qui, devenue opaque sur le cadavre, empêcherait de voir les granulations tuberculeuses. La rétine une fois enlevée, les tubercules de la choroïde apparaissent sous forme de petites taches blanchâtres, arrondies, facilement visibles à l'œil nu sur le fond noir de la choroïde.

En général, il existe en même temps des tubercules dans les organes thoraciques et abdominaux.

Landouzy a cherché à expliquer par la théorie des localisations cérébrales quelques-uns des symptômes de la méningite tuberculeuse; il a fait remarquer avec raison que l'inflammation se propageant le long des scissures de Sylvius arrive au voisinage des circonvolutions motrices (frontale et pariétale ascendantes); les paralysies qui s'observent à une période avancée de la méningite s'expliqueraient par une encéphalite superficielle localisée aux points psycho-moteurs; il est possible aussi que l'irritation des zones motrices joue un rôle dans les phénomènes d'excitation, tels que contractures et convulsions; mais nous savons que l'irritation des méninges peut donner et donne très souvent lieu à ces phénomènes. L'excitation des points psycho-moteurs n'est donc pas indispensable et de fait les circonvolutions motrices sont souvent intactes chez des malades qui ont succombé à la méningite tuberculeuse, après avoir présenté des contractures et des convulsions. L'intégrité de la surface convexe des hémisphères explique pourquoi le délire a beaucoup moins d'intensité que dans la méningite inflammatoire. Les exsudats qui entourent les nerfs oculo-moteurs rendent compte du strabisme.

DIAGNOSTIC. PRONOSTIC. — La céphalalgie, les vomissements, la fièvre rémittente, la diminution de fréquence du pouls, le strabisme, les convulsions épileptiformes, les contractures, puis les paralysies des extrémités, l'existence de lésions tuberculeuses dans d'autres parties de l'économie, tels sont les principaux signes de la méningite tuberculeuse; la constatation de granulations tuberculeuses de la choroïde est pathognomonique.

Nous avons eu déjà l'occasion de signaler dans le cours de la description les principaux caractères différentiels de la méningite aiguë franchement inflammatoire et ceux de la méningite tuberculeuse; ces caractères peuvent se résumer ainsi :

Méningite aiguë franche : Début brusque, fièvre très vive, continue, céphalalgie intense, délire précoce et violent.

Méningite tuberculeuse : Début lent, insidieux, marche moins rapide et moins continue que dans la forme précédente, fièvre rémittente dépassant rarement 38°,5 à 39 degrés, céphalalgie moins intense, en général, que dans la méningite de la convexité, délire nul ou tardif.

Le diagnostic est encore facilité lorsqu'il existe des lésions tuberculeuses manifestes dans d'autres parties de l'économie; l'examen ophthalmoscopique peut trancher d'un coup la question, en permettant de constater l'existence de granulations tuberculeuses des choroïdes.

L'élévation peu considérable de la température, les vomissements, la céphalalgie, le ralentissement du pouls, l'absence de diarrhée, de douleur dans la fosse iliaque et de taches rosées séparent nettement la méningite tuberculeuse de la fièvre typhoïde.

La présence de vers intestinaux peut occasionner des troubles nerveux analogues à ceux de la méningite; la physionomie prend un air étrange, les pupilles se dilatent; il se produit des vomissements et des convulsions. La température du corps ne s'élève pas dans ce dernier cas au-dessus de la normale; l'administration des vermifuges tranche du reste la question lorsqu'elle est douteuse. Il ne faut pas oublier que les malades atteints de méningite tuberculeuse ont souvent des ascarides; l'élimination de ces vers n'a alors aucune influence sur la marche de la maladie, tandis que les accidents d'origine vermineuse disparaissent aussitôt après l'expulsion des parasites.

La méningite tuberculeuse se termine presque toujours par la mort; quelques faits tendent à démontrer que la guérison est possible, quoique tout à fait exceptionnelle.

Le *traitement* est analogue à celui de la méningite aiguë; les émissions sanguines seront employées seulement avec plus de réserve. L'application continue du froid sur la tête, le bromure de potassium à haute dose et les purgatifs constituent la médication la plus rationnelle et la moins inefficace d'après notre propre expérience. Lorsque les accidents aigus ont disparu, on peut insister sur les révulsifs et prescrire l'iodure de potassium, qui a été beaucoup préconisé par quelques auteurs.

Whytt. Observ. on the dropsy of the brain. Édinb. 1768. — Odier. Mém. sur l'hydrocéphale interne (Mém. de la Soc. roy. de méd., 1779).— Coindet. Mém. sur l'hydrocéphale. Genève et Paris, 1817. — Rufz. Quelques rech. sur les symptômes et les lésions anat. de la maladie connue sous les noms d'hydrocéphale aiguë, fièvre cérébrale, etc. Paris, th., 1835. — Bayle, Guersant. Op. cit. — Piet, th., Paris, 1836. — Lediberder, th., Paris, 1837. — Valleix. De la méningite tuberculeuse chez l'adulte (Arch. de méd., 1838). — Rilliet et Barthez. Op. cit. — Archambault. Art. Méningite, in Dict. encycl. des sc. méd. — Le Bouteillier. De la méningite spinale tuberculeuse, th., Paris, 1872.— Rendu (H.). Rech. clin. et anat. sur les paralysies liées à la méningite tuberculeuse, th., Paris, 1873. — Landouzy (L.). Paralysies liées aux méningo-encéphalites, th., Paris, 1876. — Dreyfous. Essai sur les symptômes protubérantiels de la méningite tuberculeuse, th., Paris, 1879. — D'Espine et Picot. Malad. de l'enfance.

DES NÉVROSES

DÉFINITION — CLASSIFICATION

Les névroses sont des maladies apyrétiques caractérisées par des troubles divers du système nerveux sans lésion matérielle *appréciable*.

La classe des névroses est destinée à disparaître, car tout effet a une cause, et il n'est pas admissible que des troubles morbides aussi graves que ceux du tétanos ou de l'épilepsie, aussi persistants que ceux de la paralysie agitante, par exemple, se produisent sans modifications préalables de quelques parties du corps. Déjà les progrès de l'anatomie pathologique ont rétréci le cadre des névroses qui comprenait, il n'y a pas bien longtemps : l'ataxie locomotrice, la paralysie infantile, la paralysie générale et l'éclampsie ; les lésions des trois premières de ces maladies sont aujourd'hui bien connues ; quant à l'éclampsie, elle ne constitue pas une entité morbide distincte ; elle est caractérisée par des convulsions épileptiformes qui peuvent se développer sous l'influence de différentes causes et en particulier dans l'urémie. Les épilepsies symptomatiques ont été séparées de l'épilepsie idiopathique et l'hémichorée post-hémiplégique de la chorée véritable. Enfin des faits déjà nombreux tendent à démontrer que le tétanos est une maladie infectieuse, mais de nouvelles recherches sont nécessaires pour trancher définitivement la question.

Il est impossible de classer les névroses au point de vue anatomique, puisqu'on ignore absolument quel est leur siège ; la clinique seule peut fournir les bases d'une classification provisoire ; nous décrirons :

1° Les névroses caractérisées par des contractures : *spasmes fonctionnels, crampe des écrivains, tétanie, tétanos ;*

2° Les névroses caractérisées par un tremblement ou une incoordination motrice : *chorée, pseudo-chorées, paralysie agitante ;*

3° Les névroses caractérisées principalement par des attaques convulsives : *hystérie, épilepsie ;*

4° Les névroses caractérisées par le vertige : *vertige stomacal, maladie de Ménière ;*

5° Les névroses caractérisées par des troubles de l'appareil vaso-moteur : *migraine, asphyxie locale et gangrène symétrique des extrémités.*

L'histoire des névralgies a été faite aux *maladies des nerfs ;* la gastralgie et l'entéralgie seront décrites avec les maladies du tube digestif; l'angine de poitrine et l'asthme avec les maladies des appareils circulatoire et respiratoire.

La *catalepsie* est un symptôme qui peut se rencontrer dans plusieurs états morbides bien plutôt qu'une maladie ; on l'observe en particulier dans certaines formes d'aliénation mentale et dans l'hystérie ; nous en dirons quelques mots à propos de cette dernière maladie.

On a décrit sous les noms de *nervosisme* (Bouchut) et de *névropathie cérébro-cardiaque* (Krishaber) une névrose très complexe dont les principaux symptômes sont des vertiges, des éblouissements, des palpitations de cœur survenant au moindre mouvement et une hyperesthésie des sens. Ce type clinique n'est pas encore assez bien caractérisé pour trouver sa place dans un livre classique. Le mot *nervosisme* ne sera employé par nous que dans le sens qui lui est attribué en général par les auteurs, c'est-à-dire pour désigner une irritabilité particulière du système nerveux qui prédispose à toutes les névroses.

Nous nous conformerons à l'usage en renvoyant le lecteur aux traités spéciaux des maladies mentales pour l'étude des névroses de l'intelligence : manie, monomanie, lypémanie, etc.

GEORGET. Art. *Névroses*, in Diction. en 30 vol. — VALLEIX. Guide du médecin praticien, 5° édit., par LORAIN. Paris, 1866, t. I, avec additions de MOTET.— A. LUTON. Art. *Névroses*, in Nouv. Dict. de méd. et de chir. pratiques. — KRISHABER. Art. *Névropathie cérébro-cardiaque*, in Dict. encycl. des sc. méd., 1873. — BOUCHUT. Du nervosisme et des maladies nerveuses, 2° édit., Paris, 1877. — HAMMOND. Traité des malad. du syst. nerveux, trad. par LABADIE-LAGRAVE. Paris, 1879. — ROSENTHAL. Op. cit. — AXENFELD. Névroses, 2° édit., par HUCHARD, 1883.

SPASMES FONCTIONNELS

Certains actes, lorsqu'ils sont répétés trop souvent, peuvent amener des troubles de la motilité, tels que : crampes, contractures, mouvements spasmodiques involontaires, paralysies, dans les muscles surmenés ; la *crampe des écrivains* est la mieux connue de ces névroses, mais cette dénomination ne s'applique, comme nous le verrons, qu'à un petit nombre des faits qui rentrent dans la classe des spasmes et impotences fonctionnels.

ÉTIOLOGIE. — La principale cause de ces névroses est sans contredit la fatigue résultant de la répétition de certains mouvements, aussi les muscles atteints sont-ils très variables suivant les professions ; chez les écrivains et chez les pianistes l'impotence fonctionnelle et les spasmes se localisent dans les mains ; la main droite seule est atteinte dans les crampes des écrivains, au moins au début ; chez les violonistes l'impotence fonctionnelle commence, au contraire, par la main gauche, qui fatigue plus que la droite. Dans d'autres professions ce sont les muscles des épaules, des membres inférieurs ou du cou qui sont affectés, tandis que les mouvements des mains s'exécutent régulièrement.

Toutes les causes capables d'augmenter le travail musculaire favorisent l'apparition des spasmes ; c'est ainsi que la crampe des écrivains se produit souvent chez des personnes qui sont obligées d'écrire à main levée ; l'avant-bras et la main ne reposant pas sur un plan horizontal, il en résulte une grande fatigue.

L'hérédité, les diathèses goutteuse et rhumatismale paraissent jouer également un certain rôle dans l'étiologie des spasmes fonctionnels (Gallard).

DESCRIPTION. — Nous nous occuperons d'abord de la maladie connue sous le nom de *crampe des écrivains,* puis nous montrerons par quelques exemples quelle est la variété des spasmes fonctionnels.

Un individu chargé, par exemple, de la tenue des livres dans une maison de commerce s'aperçoit un beau jour que ses doigts se raidissent lorsqu'il tient la plume, il est obligé d'interrompre son travail ; les accidents disparaissent, mais ils se montrent de nouveau, dès qu'il essaye de le reprendre ; l'écriture devient tremblée, irrégulière, le malade n'est plus maître des mouvements des doigts que nécessite l'action d'écrire ; le pouce, l'index et le médius de la main droite exercent sur la plume des pressions tantôt trop fortes, tantôt trop faibles, par suite des contractions brusques suivies de relâchement dont leurs muscles moteurs sont le siège. La contracture est quelquefois persistante, douloureuse, et alors le nom de *crampe* lui convient parfaitement, mais le plus souvent il n'y a pas de douleurs et les mouvements spasmodiques qui se produisent ne sont ni des crampes, ni des contractures. Dans quelques cas la main se place tout à coup dans la supination, le bec de la plume tenue dans la main droite se tourne en l'air et le malade se trouve dans l'impossibilité de continuer à écrire, enfin certains malades éprouvent seulement une faiblesse qui les oblige à déposer leur plume.

Ces troubles de la motilité sont d'abord passagers, ils disparaissent pendant le repos et même dans les mouvements de la main autres que ceux nécessités par l'action d'écrire ; mais bientôt, surtout si les malades s'obstinent à écrire, les troubles s'exagèrent et accompagnent la plupart des mouvements de la main.

Dans quelques cas l'impotence fonctionnelle de la main se complique d'un mouvement spasmodique de la tête ; dès que les malades prennent la plume pour écrire, dès qu'ils ouvrent un livre pour le lire, la face est entraînée à droite ou à gauche, par suite de la contracture de quelques-uns des muscles rotateurs de la tête.

Lorsque les malades atteints de crampe des écrivains de la main droite essayent de se servir de la main gauche pour écrire, il arrive assez souvent que la crampe et l'impotence fonctionnelles gagnent l'extrémité gauche.

L'anesthésie qui accompagne quelquefois les spasmes fonctionnels augmente la gêne des mouvements.

Duchenne cite l'exemple d'une dame qui ne pouvait pas rester au piano plus de quelques minutes sans ressentir des douleurs vives dans tout le membre supérieur droit ; bientôt un affaiblissement considérable de la main droite la forçait à quitter le piano et les troubles morbides disparaissaient aussitôt.

M. Onimus a observé chez des violonistes des crampes dans les doigts de la main gauche ; chez des employés du télégraphe qui maniaient l'appareil de Morse il a constaté des troubles analogues, consistant principalement en une raideur spasmodique des doigts qui saisissent le manipulateur.

Duchenne cite les exemples suivants de spasmes fonctionnels localisés dans d'autres muscles que ceux des mains. Chez un tailleur le bras tournait violemment en dedans, par suite de la contracture du sous-scapulaire dès que le malade avait fait quelques points; ce trouble fonctionnel ne se produisait à l'occasion d'aucun autre mouvement. — Chez un maître d'armes l'humérus du côté qui tenait l'épée tournait sur son axe en dedans et l'avant-bras s'étendait vivement sur le bras, dans l'action de se mettre en garde. — Chez un ouvrier ferblantier, le deltoïde et le biceps se contracturaient douloureusement dès que le malade saisissait son marteau. — Chez un tourneur, les fléchisseurs du pied sur la jambe se contracturaient dès que le malade essayait de faire mouvoir son tour; ce phénomène n'apparaissait pas pendant la marche, ni dans les autres mouvements des membres inférieurs. — Un savetier éprouvait des contractures dans le splénius, dans le deltoïde droit et dans quelques muscles de la face dès qu'il se mettait au travail.—Un savant qui avait fatigué sa vue en déchiffrant des manuscrits était pris de strabisme et de diplopie dès qu'il fixait un objet avec attention. — Un étudiant, après un travail forcé, fut pris de contractures des muscles frontaux et des orbiculaires, contractures qui se reproduisaient dès qu'il essayait de lire. — Chez un paveur, les deux sterno-mastoïdiens se contracturaient et fléchissaient fortement la tête chaque fois que le malade soulevait l'instrument qui sert à enfoncer les pavés.—Un curé de campagne, qui jouait avec passion du *serpent*, avait une contracture spasmodique et douloureuse des muscles de l'abdomen du côté droit et surtout du grand oblique.

Weir Mitchell a rapporté les faits suivants : Un fabricant de montres qui s'occupait à saisir et à ajuster des vis très ténues fut pris d'un spasme fonctionnel qui consistait en ceci : dès que le malade saisissait une des petites vis, le pouce et l'index de la main droite se rapprochaient avec tant de force qu'il était très difficile de les séparer pour enlever la vis. — Un scieur de bois était pris d'un spasme du biceps dès qu'il essayait de scier. — Dans plusieurs cas l'action de mastiquer provoquait les troubles de la motilité qui suivent : la tête se jetait en arrière, la colonne vertébrale se courbait et une contracture du mollet se produisait; le malade prenait alors une posture accroupie.—Dans les observations V et VI de W. Mitchell, la marche provoquait des contractions spasmodiques des muscles des jambes et en particulier des gastro-cnémiens. — Un garçon de dix-sept ans était pris, lorsqu'il se tenait debout, de contracture des muscles de la colonne vertébrale, et lorsqu'il marchait ses gastrocnémiens se contractaient spasmodiquement tour à tour, de sorte qu'il avait l'air de sauter à la corde. — Un tailleur était pris, dès qu'il sautait sur ses pieds, d'une attaque convulsive pendant laquelle la jambe

gauche était jetée par-dessus l'autre, tandis que le bras droit
étendu était levé et le bras gauche jeté en arrière et en dehors
dans une pronation exagérée ; le corps était tordu à droite ainsi
que la tête.

L'anatomie pathologique ne fournissant aucun renseignement
sur la nature des spasmes fonctionnels, on est réduit à chercher
une interprétation de ces troubles morbides en rapport avec la
physiologie du système nerveux. Il est bien probable, comme le
dit Duchenne (de Boulogne), qu'il faut accuser l'excitation trop
répétée de certains points des centres nerveux ; le point surexcité
ou épuisé fait une décharge nerveuse trop considérable et il
envoie l'excitant nerveux irrégulièrement, d'où les contractures,
les tremblements, les mouvements involontaires ; ou bien il cesse
momentanément de distribuer aux muscles l'influx nerveux. Les
troubles de la motilité, qui tout d'abord ne surviennent qu'à l'occasion de certains mouvements, finissent par devenir persistants ;
la crampe des écrivains peut s'étendre de la main droite à la
main gauche ; enfin des troubles de la sensibilité accompagnent
parfois les troubles de la motilité ; ce sont là autant de raisons
pour admettre que la maladie n'est pas d'origine périphérique et
que son point de départ n'est ni dans les nerfs, ni dans les
muscles, mais dans la moelle.

Diagnostic. Pronostic. — Le principal caractère des spasmes
et des impotences fonctionnels est de se produire toujours à l'*occasion de certains mouvements*, qui deviennent de plus en plus
difficiles.

Le pronostic n'est pas grave en ce sens que la vie n'est pas
menacée, mais le plus souvent les spasmes fonctionnels constituent une infirmité gênante et très difficilement curable. Les
malades atteints de crampe des écrivains sont obligés de changer
de profession ; quelques-uns apprennent à écrire de la main
gauche, mais cela exige beaucoup de temps et de patience, sans
compter que le spasme fonctionnel peut gagner la main gauche
après la main droite.

Traitement. — Les mouvements méthodiques (spontanés ou
communiqués) des extrémités malades, le massage, la distension
et pour ainsi dire l'élongation des muscles qui se contractent
spasmodiquement ont donné de très beaux résultats ; on prescrira
aux malades d'éviter autant que possible les mouvements qui
provoquent les spasmes.

L'électricité a donné dans quelques cas des résultats favorables ; il faut se servir du courant continu en appliquant les

deux pôles sur la colonne vertébrale. Le courant interrompu paraît moins efficace. Duchenne recommande d'exercer, à l'aide d'une gymnastique appropriée, les muscles antagonistes de ceux qui sont le siège des contractures.

Stromeyer, Dieffenbach, Langenbeck ont pratiqué la section des tendons des muscles contracturés, mais les résultats de l'opération ont été en général très peu satisfaisants.

On a inventé plusieurs petits appareils qui permettent aux malades atteints de crampe des écrivains de conduire leur plume sans avoir besoin de rapprocher les doigts.

Gallard a obtenu dans un cas une amélioration très notable à l'aide d'un traitement général consistant dans l'emploi de l'arsenic.

ROMBERG. Lehrbuch der Nerven Krankh. Berlin, 1857, 3ᵉ édit. - - DUCHENNE (de Boulogne). Traité de l'électris. localisée, 3ᵉ édit., Paris, 1872, p. 1021. — J. SIMON. Art. *Crampes*, in Nouv. Diction. de méd. et de chir. pratiques. — A. C. SIMON. D'une nouvelle variété de spasmes musculaires fonctionnels, th., Paris, 1875. — W. MITCHELL. Des spasmes fonctionnels (Progrès méd., 1877). — GALLARD. De la crampe des écrivains (Progrès méd., 1877, et Clinique méd. de la Pitié, 1877). — R. VIGOUROUX. Du traitement de la crampe des écrivains par la méthode de Wolff (Progrès médical, 1882, p. 37).

TÉTANIE

La tétanie est caractérisée par des contractures qui se localisent particulièrement dans les extrémités et qui ne se rattachent à aucune lésion connue du système nerveux, d'où le nom de *contracture essentielle des extrémités* qui lui a été donné par quelques auteurs ; contrairement à ce qui arrive dans le tétanos, les contractures de la tétanie s'étendent rarement aux muscles de la respiration, et la maladie se termine presque toujours par la guérison.

ÉTIOLOGIE. — La tétanie peut s'observer à tous les âges, mais elle est particulièrement fréquente chez les enfants d'un à cinq ans (Rilliet et Barthez) et chez les femmes en lactation ; Trousseau avait même proposé le nom de *contracture rhumatismale des nourrices* pour désigner cette névrose.

L'influence du froid est manifeste ; L. Corvisart, G. Sée, Rilliet et Barthez, Trousseau, Colas ont insisté avec raison sur les rapports qui existent entre le rhumatisme et la tétanie.

Toutes les causes débilitantes prédisposent à l'invasion de la tétanie ; parmi les principales nous citerons : l'allaitement, la diarrhée chronique et les affections organiques de l'estomac (cancer, ulcère rond), la convalescence des maladies graves, comme la fièvre typhoïde et le choléra. Rilliet et Barthez disent avoir observé plus souvent la contracture secondaire survenant dans le cours d'autres maladies que la contracture primitive, idiopathique.

M. le docteur J. Simon a rapporté l'histoire d'une épidémie de tétanie observée en 1876 à Gentilly dans une école de filles ; pendant les mois d'octobre et de novembre, vingt-huit cas de tétanie se développèrent dans cette école, que l'on dut fermer ; la simulation ou du moins l'imitation, la *contagion nerveuse*, paraît avoir joué dans ce cas le principal rôle.

Description. — Les contractures apparaissent d'emblée, sans douleurs vives, ou bien elles sont précédées par une sensation d'engourdissement, par des fourmillements et des irradiations douloureuses dans les membres supérieurs, qui sont presque toujours atteints les premiers et dans lesquels la maladie se localise fréquemment.

La main prend une forme conique, les doigts se serrent les uns contre les autres dans la demi-flexion, la paume de la main se creuse, le poignet se fléchit sur l'avant-bras et la main s'incline sur le bord cubital ; plus rarement la flexion des doigts est complète à ce point que les ongles pénètrent dans la paume des mains (Hérard), ou bien au contraire les doigts sont dans l'extension et écartés les uns des autres (Hardy et Béhier) ; les efforts pour vaincre les contractures provoquent des douleurs et, dès qu'on abandonne les parties à elles-mêmes, la contracture reparaît.

Les deux extrémités supérieures sont ordinairement prises en même temps.

La contracture des pieds est la plus fréquente après celle des mains : le gros orteil, dans l'adduction, recouvre les autres orteils qui sont fortement fléchis, la plante du pied est creusée en gouttière ; en même temps la cambrure du dos du pied s'exagère et le pied tout entier prend la position du varus équin. Les orteils peuvent aussi se contracturer dans l'extension. La tétanie se présente le plus souvent sous forme d'*accès* de durée variable, interrompus par des rémissions plus ou moins incomplètes.

La contracture peut s'étendre à tous les muscles des membres et du tronc et simuler le tétanos : les muscles de la nuque et de la colonne vertébrale, en se contracturant, produisent l'opisthotonos ; les mâchoires se serrent à ce point que les malades ne peuvent ni parler ni boire ; les muscles thoraciques se prennent enfin, la respiration s'embarrasse, la face se tuméfie, mais il est rare que les contractures soient assez persistantes pour entraîner la mort.

Le docteur Crisanto Zuradelli a vu dans quelques cas la contracture se limiter aux muscles biceps, coraco-brachial et long supinateur, tandis que les doigts conservaient toute la liberté de leurs mouvements.

Les muscles contracturés sont durs, rigides ; ceux qui sont superficiels, comme le biceps, forment sous la peau des cordons saillants, ils sont le siège de tressaillements douloureux et de douleurs analogues aux crampes, si pénibles parfois qu'elles arrachent des gémissements aux malades. L'extension lente, jointe au massage, diminue en général ces sensations douloureuses ; en plongeant les extrémités contracturées dans l'eau froide, on obtient quelquefois la cessation des accès (Trousseau) ; après un temps d'arrêt, les contractures ne tardent pas à reparaître.

Dans les intervalles des attaques, on peut faire renaître les contractures en exerçant une compression soit sur les principaux troncs nerveux, soit sur les vaisseaux des membres affectés (Trousseau).

La contracture du diaphragme et le spasme de la glotte (Hérard) sont des complications dangereuses, mais heureusement rares.

Les troubles de la motilité s'accompagnent assez souvent de troubles de la sensibilité, tels que douleurs, fourmillements, engourdissements, anesthésie. D'après Manouvriez, il existerait constamment, du moins chez l'adulte, en dehors des accès de tétanie et après leur cessation définitive, une paralysie plus ou moins accentuée des sensibilités au tact, à la douleur, à la température et au chatouillement, ayant son siège de prédilection dans les parties affectées de contracture. L'anesthésie paraît manquer le plus souvent chez les enfants atteints de tétanie.

Les symptômes généraux font presque toujours défaut dans les cas de tétanie simple primitive ; il n'y a pas de fièvre.

L'intelligence est conservée même dans les formes les plus graves. La symétrie des contractures, leur extension à la plupart des muscles dans les cas graves, leur caractère d'instabilité et la facilité avec laquelle les accidents disparaissent tendent à faire croire qu'il s'agit de troubles vaso-moteurs de la moelle et de ses enveloppes ; dans quelques cas de tétanie, terminés par la mort, on a noté en effet une hypérémie des méninges et de la moelle épinière.

Tantôt la tétanie ne dure que quelques heures, tantôt elle se prolonge pendant plusieurs semaines ; les récidives sont communes.

DIAGNOSTIC. PRONOSTIC. — L'apparition brusque des contractures des extrémités, leur retour sous forme d'accès, l'absence de fièvre et de paralysies constituent les principaux caractères de la tétanie. Les contractures qui surviennent à la suite des maladies organiques de la moelle, par exemple, sont faciles à distinguer de la tétanie, car elles sont persistantes et permanentes ; elles durent des mois ou des années et s'accompagnent d'autres troubles morbides, tels que paralysies, ou atrophies.

Le tétanos a été confondu plus d'une fois avec les formes graves de la tétanie ; il survient presque toujours comme complication des plaies, et les contractures auxquelles il donne lieu portent tout d'abord sur les masséters et sur les muscles du cou qui, dans la tétanie, sont épargnés ou du moins ne se prennent qu'en dernier lieu. Les attaques de tétanos, bien plus violentes que celles de tétanie, s'accompagnent d'une élévation considérable de la température qui n'a pas été notée dans la tétanie et de symptômes d'asphyxie qui ne tardent pas à entraîner la mort.

L'ergotisme et l'acrodynie ont une certaine analogie avec la contracture essentielle des extrémités ; quelques épidémies d'ergotisme sont caractérisées par la fréquence des convulsions et des contractures, d'où le nom d'*ergotisme convulsif*. L'ergotisme est une maladie d'alimentation qui se produit à la suite des années de disette et qui prend d'ordinaire une extension épidémique ; quant à l'acrodynie, c'est une maladie rare, qui a régné épidémiquement à Paris en 1828 et qui est caractérisée non seulement par des contractures des extrémités, mais aussi par des troubles gastro-intestinaux et des érythèmes suivis de desquamations.

Il est très rare que la contracture des muscles de la respiration ou le spasme de la glotte déterminent l'asphyxie et la mort ; presque toujours la tétanie se termine par guérison ; chez les individus affaiblis par d'autres maladies, la tétanie constitue une complication gênante. Quelques muscles peuvent rester contracturés, d'où des déviations et des déformations fâcheuses.

TRAITEMENT. — Dans les cas légers, lorsque la tétanie est limitée aux extrémités, on peut se contenter d'un traitement peu actif, surtout si les douleurs ne sont pas vives ; on prescrira des bains de vapeur tous les deux jours ; les parties malades seront frictionnées avec un liniment opiacé ou chloroformé et enveloppées avec de la ouate.

Si les contractures s'étendent aux muscles du tronc, on fera appliquer des ventouses sèches ou scarifiées le long de la colonne vertébrale et l'on donnera à l'intérieur du bromure de potassium (4 à 6 grammes par jour pour un adulte) ou l'hydrate de chloral (2 à 4 grammes pour un adulte) ; les préparations opiacées, la valériane, le chloroforme et la belladone ont été également conseillés. Le massage et les frictions sur les parties malades calment les douleurs.

Dance. Observ. sur une espèce de tétanos intermittent (Arch. de méd., 1831). — Imbert-Gourbeyre, th., Paris, 1844. — Hérard. Contracture des membres par accès (Gaz. des hôp., 1845). — Du même. Du spasme de la glotte, th., Paris, 1847. — Delpech, th., Paris, 1846. — L. Corvisart, th., Paris, 1852. — Aran, Lasègue. Communic. à la Soc. méd. des hôp., 1855. — Rilliet et Barthez. Op. cit. — Crisanto-Zuradelli. Gaz. hebd., 1861. — Colas, th., Paris, 1868. — Trousseau. Clinique, 6ᵉ édit., t. II. — Simon. Art. Contracture, in Nouv. Diction. de méd. et de chir. prat., 1868. — I. Straus. Des contractures, th. de concours pour l'agrégation (médecine), Paris, 1875. — Simon. De l'épidémie de tétanie de Gentilly (Progrès méd., 1876). — Tocito. De la tétanie dans la convalescence des fièvres graves, th., Paris, 1876. — Paynel. De la tétanie, th., Paris, 1876. — A. Manouvriez. Sur les troubles de la sensibilité dans la tétanie (Arch. de physiol., 1877, p. 334). — Segur. De la tétanie, th., Paris, 1879. — D'Espine et Picot. Maladies de l'enfance. — F. Raymond. Art. Tétanie, in Diction. encyclop. des sc. méd.

TÉTANOS

Le tétanos (de τείνω, *je tends*) est caractérisé par des contractures paroxystiques des muscles volontaires, contractures qui, en s'étendant aux muscles respiratoires, déterminent presque toujours la mort par l'asphyxie.

Étiologie. — Le *traumatisme* et le *froid* sont les causes principales du tétanos; chacune de ces causes, agissant isolément, est capable de provoquer le tétanos qui apparaît chez des blessés en dehors de tout refroidissement et chez des individus qui, sans présenter aucune blessure, ont subi l'action du froid; lorsque ces causes se trouvent réunies, leurs effets s'ajoutent; c'est ainsi qu'on a vu le tétanos régner avec une grande fréquence chez des blessés qui, après une bataille, étaient restés exposés au froid du dehors ou qui étaient soignés dans un endroit humide et froid.

Les blessures qui prédisposent le plus à l'invasion du tétanos sont celles qui siègent sur les parties les plus riches en filets nerveux, comme la face et les extrémités, et aussi les blessures irrégulières, par écrasement ou par arrachement ; la gravité du traumatisme importe peu, de simples piqûres faites par des épines ou par des écharpes de bois enfoncées dans les pieds ou dans les mains peuvent devenir le point de départ du tétanos aussi bien, sinon mieux, que les larges plaies produites par les projectiles de guerre.

Le tétanos des nouveau-nés, très fréquent autrefois, paraît-il, chez les négrillons, peut être considéré comme d'origine traumatique, puisqu'il existe une plaie consécutive à la section du cordon ombilical.

Avant d'admettre qu'un cas de tétanos s'est développé sous la seule influence du froid, il faut, sans se contenter des renseignements fournis par le malade, rechercher avec soin s'il n'existe pas quelque plaie, quelque écorchure à la surface du corps.

Le tétanos est commun dans les pays chauds où les variations nycthémérales de température sont très marquées ; il est plus fréquent chez l'homme que chez la femme, mais il faut tenir compte de ce fait que l'homme s'expose bien plus souvent aux traumatismes que la femme.

Verneuil a émis l'idée que le tétanos était une maladie infectieuse transmise du cheval à l'homme. Cette opinion qui repose déjà sur un certain nombre de faits mérite d'être examinée avec soin, mais il serait prématuré de se prononcer.

DESCRIPTION. — Le tétanos débute presque toujours par de la raideur des mâchoires, *trismus*, et du cou. Les malades ouvrent difficilement la bouche, ils ont de la peine à manger, à tourner la tête ; les muscles de la nuque se raidissent, deviennent douloureux, puis la tête se renverse en arrière. Les symptômes généraux sont très peu marqués, il n'existe pas de fièvre, l'intelligence est conservée, si bien que l'excessive gravité de ces symptômes ne frappe que le médecin ; le malade et les personnes qui l'entourent ne voient que des raideurs musculaires, analogues à celles du rhumatisme musculaire dans cette contracture des muscles des mâchoires et de la nuque qui évoque aussitôt dans l'esprit du médecin l'effrayant tableau du tétanos.

Les contractures, d'abord limitées à quelques groupes de muscles, se généralisent plus ou moins complètement ; les muscles se relâchent par instants sans tomber toutefois dans la résolution complète, puis, après un intervalle de repos de durée variable, il se produit une attaque violente de contractures.

Pendant les paroxysmes tous les muscles se raidissent ; la tête, le tronc, les membres, sont dans un état de rigidité absolue ; la raideur est telle que si l'on prenait le malade par les pieds on pourrait le soulever tout d'une pièce ; le plus souvent la contracture des muscles de la partie postérieure du tronc est la plus forte, la tête est renversée en arrière, le corps tout entier forme un arc rigide qui ne repose sur le lit que par les deux extrémités, la tête et les pieds (opisthotonos) ; au moment où l'attaque commence, le malade peut être lancé hors du lit par suite de ce brusque mouvement de flexion du tronc. Lorsque les contractures prédominent dans les muscles de la paroi antérieure du tronc, le corps se fléchit en avant, le menton touche la poitrine, et les muscles de la paroi antérieure de l'abdomen impriment à la colonne vertébrale une courbure antérieure (emprosthotonos) en même temps qu'ils dépriment fortement le ventre ; dans des cas assez rares l'inflexion est latérale soit à droite, soit à gauche (pleurosthotonos).

Les mâchoires sont serrées et il est impossible de les séparer pour faire pénétrer les boissons ou les médicaments ; les muscles de la face également contracturés donnent à la physionomie une expression étrange, les commissures labiales sont entraînées en arrière (rire sardonique), les rides du front s'accusent, les yeux sont tantôt immobiles, tantôt agités de mouvements convulsifs.

L'intelligence et la sensibilité sont conservées même au milieu des paroxysmes les plus violents ; les malades éprouvent des douleurs extrêmement vives dans les muscles contracturés ; la réflectivité de la moelle est augmentée à ce point que presque toutes les impressions du dehors : le moindre attouchement, une secousse légère communiquée au lit du malade, suffisent pour provoquer le retour des crises comme dans l'empoisonnement par la strychnine.

La déglutition, rendue déjà très difficile par la contracture des muscles moteurs de la mâchoire inférieure, est encore empêchée par le spasme des muscles du pharynx ; la soif est très vive. Il existe en général de la constipation ; d'autres fois les selles et les urines sont involontaires.

Pendant les paroxysmes, la température du corps s'élève beaucoup ; il n'est pas rare d'observer des températures de 41 à 42 degrés (Wunderlich, Leyden) ; le pouls s'accélère et des sueurs abondantes se produisent souvent.

Pendant les accès, les muscles de la respiration se prennent ; le thorax immobilisé empêche le renouvellement de l'air dans les poumons, les symptômes d'asphyxie s'accusent, la face se tuméfie et se cyanose ; la courte durée des paroxysmes permet d'abord à la fonction respiratoire de se rétablir dans les intervalles de rémission. Mais à mesure que les accès se prolongent et se répètent plus fréquemment, l'asphyxie se prononce de plus en plus et elle finit par entraîner la mort. La température du corps monte beaucoup pendant la période terminale, sous l'action combinée des convulsions toniques et de l'asphyxie ; on a observé des températures de 43 et même de 44 degrés ; la chaleur augmente encore dans les premières heures qui suivent la mort.

La durée du tétanos est variable : tantôt les paroxysmes se succèdent à de courts intervalles et la mort arrive au bout de trois ou quatre jours (tétanos aigu), tantôt les paroxysmes sont plus éloignés, les rémissions plus longues et plus franches et la maladie se prolonge pendant trois ou quatre semaines (tétanos subaigu).

Anatomie et physiologie pathologiques. — Dans ces dernières années, on a publié un grand nombre de faits qui tendent à prouver que le tétanos se développe sous l'influence de lésions irritatives de la moelle ; Rokitansky, Demme, Wunderlich, Arloing et Tripier, Quinquaud, ont constaté les caractères de la myélite diffuse dans la moelle des tétaniques ; Lokhart-Clarke a décrit sous le nom de *désintégration granuleuse* une altération de la substance grise de la moelle des tétaniques ; dans quelques cas on a noté une névrite ascendante aiguë (Lepelletier, Froriep, Arloing et Tripier, Michaud), et l'un de nous a publié l'observation d'un malade, mort de tétanos à la suite d'un écrasement des membres inférieurs, chez lequel il existait une névrite ascendante aiguë, limitée à quelques faisceaux primitifs du nerf tibial postérieur du côté gauche et une myélite diffuse.

L'existence d'une névrite ascendante dans certains cas de tétanos traumatique, sinon dans tous, est encore démontrée par la fréquence des douleurs prodromiques (Blain d'Épernay, Verneuil) et par les bons résultats qui ont été obtenus dans quelques cas au moyen de l'amputation ou de la névrotomie.

Aux faits déjà nombreux dans lesquels on a rencontré des altérations de la moelle ou des nerfs, on peut, il est vrai, en opposer d'autres dans lesquels d'excellents observateurs n'ont découvert aucune altération du système nerveux ; mais tous les cas de tétanos ne sont pas également favorables à la recherche des lésions, et les faits négatifs disparaîtront peut-être quand nous aurons appris à mieux connaître ces lésions et à les chercher là où elles existent ; quoi qu'il en soit, le tétanos devra être maintenu dans le cadre des névroses jusqu'à ce qu'on ait démontré que les altérations sont constantes.

Quelques auteurs ont prétendu que le tétanos était dû à un empoisonnement par les matières septiques des plaies (théorie humorale du tétanos); c'est là une hypothèse sans aucun fondement; on n'a jamais démontré l'existence dans le pus d'une matière toxique ayant les propriétés de la strychnine, et d'autre part le tétanos peut se développer à la suite de simples écorchures, voire même sous la seule influence du froid.

En dehors des lésions du système nerveux, on trouve chez les malades qui succombent au tétanos des congestions des sinus de la dure-mère et des poumons, quelquefois des ecchymoses sous-pleurales ou sous-péricardiques qui sont la suite de la gêne apportée à la circulation pendant la période asphyxique.

Diagnostic. Pronostic. — Le trismus et la raideur de la nuque sont des signes presque pathognomoniques du tétanos, surtout lorsqu'ils se montrent chez des blessés en dehors de toute cause locale capable de les expliquer ; plus tard, les contractures généralisées revenant sous forme d'attaques ne peuvent être confondues avec aucune autre maladie. L'intégrité de l'intelligence chez les tétaniques ne permet pas la confusion avec la méningite cérébrale ou cérébro-spinale; les troubles intellectuels ne se produisent qu'à la dernière période du tétanos, comme conséquence de l'asphyxie ; du reste, les contractures qui surviennent dans le cours de la méningite n'ont pas le caractère violent et paroxystique de celles du tétanos. Dans la méningite aiguë spinale, ce sont les douleurs rachidiennes qui dominent la scène ; les contractures des muscles de la nuque et du dos sont permanentes et les paroxysmes n'ont pas la violence de ceux du tétanos, enfin la paralysie succède à la période d'excitation.

Les attaques d'épilepsie et d'éclampsie s'accompagnent de convulsions cloniques et de perte de connaissance, le diagnostic différentiel de ces attaques avec le tétanos ne présente pas de difficultés.

La tétanie, lorsqu'elle se généralise, peut simuler le tétanos ; dans le chapitre précédent, nous avons signalé les principaux caractères distinctifs de ces deux maladies, si différentes au point de vue du pronostic ; nous rappelons seulement que la tétanie commence presque toujours par les extrémités, tandis que le tétanos envahit tout d'abord les muscles moteurs de la mâchoire inférieure.

L'empoisonnement par la strychnine a une grande analogie

avec le tétanos, mais on est presque toujours guidé dans ce cas par les circonstances étiologiques.

Certaines affections de la bouche, la stomatite ulcéreuse et la gingivite liée à l'évolution de la dent de sagesse, peuvent s'accompagner de trismus ; il suffit d'être prévenu pour éviter cette cause d'erreur ; la contracture se localise du reste dans les muscles de la mâchoire et n'a aucune tendance à se généraliser. Le rhumatisme des muscles de la nuque s'accompagne de douleurs vives, surtout pendant les mouvements, et d'une contracture modérée quand on la compare à celles du tétanos.

Au point de vue du pronostic, on peut distinguer le *tétanos aigu* et le *tétanos subaigu ;* dans la première de ces formes, les contractures se généralisent rapidement, les paroxysmes se succèdent à de courts intervalles et la mort arrive en quelques jours, malgré toutes les médications mises en usage ; dans le tétanos subaigu, les contractures n'ont pas autant de violence, les paroxysmes sont plus espacés, les muscles de la respiration restent libres pendant les périodes de rémission ; la guérison est possible dans cette seconde forme. Le tétanos des blessés est beaucoup plus grave que le tétanos qui se développe sous la seule influence du froid.

TRAITEMENT. — Les antiphlogistiques et les révulsifs sont d'une efficacité douteuse et d'une application difficile chez les malades affectés de tétanos ; la principale indication paraît être de diminuer la réflectivité de la moelle, et à cet effet on a mis en usage la plupart des médicaments antispasmodiques. L'hydrate de chloral, l'opium et le bromure de potassium ont donné d'assez bons résultats ; la tolérance des malades atteints de tétanos pour les préparations opiacées en particulier est très grande, et pour obtenir des résultats, il faut employer souvent des doses très fortes. Le meilleur mode d'administration de l'opium consiste dans l'emploi des injections hypodermiques de chlorhydrate de morphine ; lorsqu'il existe du trismus et du spasme pharyngien, c'est le seul applicable. On commencera par injecter un centigramme de chlorhydrate de morphine ; les injections sont répétées plus ou moins souvent suivant les résultats obtenus. L'hydrate de chloral administré à l'intérieur (4 à 6 grammes dans une potion ou dans un lavement) agit dans le même sens que l'opium ; c'est de l'emploi combiné de ces deux médicaments qu'il faut attendre les résultats les plus favorables ; le bromure de potassium convient surtout dans la forme subaiguë, lorsque les paroxysmes n'ont pas une grande violence.

On a conseillé l'emploi des bains de vapeur, des inhalations d'éther ou de chloroforme : il faut se défier de ces moyens qui peuvent favoriser l'asphyxie. Les bains tièdes n'ont pas le même inconvénient, et ils procurent assez souvent un soulagement notable.

Le curare a donné pendant quelque temps de grandes espérances ; son action physiologique le désignait comme le spécifique naturel du tétanos, et M. le docteur Vella avait obtenu un cas de guérison par ce moyen, mais les déceptions n'ont pas manqué depuis. On peut injecter un milligramme de curare toutes les deux ou trois heures en se servant de la seringue hypodermique ; ce médicament, comme on sait, n'est pas absorbé par la voie intestinale. Le curare est, du reste, un médicament très infidèle et très difficile à doser. On a préconisé également la fève de Calabar.

Lorsqu'il existe des blessures, on doit veiller à faire disparaître toutes les causes d'irritation ; on extraira les corps étrangers, on débridera les aponévroses, on écartera les pansements irritants. La névrotomie a donné de bons résultats (Letiévant) ; il ne faudrait pas hésiter à la pratiquer si, au début du tétanos, les douleurs s'irradiaient manifestement dans un tronc nerveux.

WUNDERLICH. Arch. des Heilkunde, 1861 et 1862. — LEYDEN. Beitrage zur Pathologie der Tetanos (Virchow's Archiv., XXVI, 1863). — LOCKHART-CLARKE. On the pathology of tetanus (Medic. chirurg. Transact., 1865). — DU CAZAL. Du curare, th., Strasbourg, 1867. — A. VOISIN. Art. *Curare*, du Nouv. Diction. de méd. et de chir. pratiques, 1869. — ARLOING et TRIPIER. Arch. de physiol., 1870, p. 244. — CONOR. Du tétanos spontané a frigore, th., Paris, 1870. — SOUBISE, th., Paris, 1870. — MICHAUD. Lésions du système nerveux dans le tétanos (Arch. de physiol., 1872, p. 50). — LECLERC, th., Paris, 1872. — BUDIN, th., Paris, 1872. — JOURDAN. Du chloral dans le tétanos, th., Paris, 1874. — RICHELOT, thèse de concours pour l'agrégation (chirurgie), Paris, 1874. — CHOPARD, th., Paris, 1876. — THOMAS. De la température dans le tétanos, th., Paris, 1876. — A. LAVERAN. Contribution à l'étude du tétanos et de la névrite ascendante aiguë (Arch. de physiol., 1877). — RICHELOT. Nature et traitement du tétanos (Revue des sc. méd., 1877, t. X, p, 727). — ROSENTHAL. Op. cit. — BLACHEZ. Tétanos spontané (Gaz. hebdom., 1878, p. 3). — Nouveau Dict. de méd. et de chirurg. Art. *Tétanos.* — VERNEUIL. De l'origine équine du tétanos (Gaz. heb., 1886, p. 597, 780, 798, 813). — VERNEUIL. Du tétanos spontané (Bull. méd., 1887, p. 1181). — THOINOT et NOCARD. Le tétanos ; son inoculabilité; sa nature (Rec. de méd. vétérinaire, 15 janv. 1886 et 15 oct. 1887). — E. MATHIEU et F. RAYMOND. Art. *Tétanos* in Diction. encyclop. des sc. méd. — RINDFLEISCH. Histol. pathol., trad. par Fr. Gross et Schmitt, 1888.

CHORÉE

La chorée (de χορεία, danse) est une névrose caractérisée par des contractions musculaires involontaires qui persistent pendant le repos et par une incoordination très remarquable des mouvements voulus.

On emploie généralement comme synonymes les dénominations de *chorée* et de *danse de Saint-Guy;* le mot *chorée* est bien préférable à l'expression bizarre de *danse de Saint-Guy*, expression qui a été du reste détournée de son sens véritable pour désigner la maladie qui nous occupe; au quatorzième siècle des bandes d'individus se disant possédés parcouraient les villes et les campagnes en dansant jusqu'à complet épuisement. Saint Guy avait, paraît-il, le pouvoir de guérir cette maladie, d'où le nom de *danse de Saint-Guy;* la chorée n'a aucun rapport avec cette névrose convulsive épidémique, du quatorzième siècle.

A côté de la véritable chorée, de la chorée névrose qui ne se rattache à aucune lésion connue du système nerveux, il y a des chorées symptomatiques, des mouvements choréiformes se rattachant à des lésions matérielles des centres nerveux, de même qu'à côté de l'épilepsie, il y a les convulsions épileptiformes et les épilepsies symptomatiques.

ÉTIOLOGIE. — La chorée est une maladie de la seconde enfance et de l'adolescence; c'est de six à quinze ans qu'elle se présente avec le plus de fréquence; il est exceptionnel de l'observer chez les très jeunes enfants et chez les vieillards. L'influence du sexe est très remarquable; la statistique démontre en effet que la chorée est trois fois moins commune chez les garçons que chez les filles.

Parmi les causes prédisposantes, il faut noter le nervosisme héréditaire, l'anémie, la chlorose et surtout la diathèse rhumatismale. Les rapports du rhumatisme avec la chorée, entrevus déjà par quelques auteurs, notamment par Stoll, Copland, Bouteille, Abercrombie, Botrel, ont été mis hors de doute par G. Sée. Dire que la chorée est toujours de nature rhumatismale est assurément une exagération, mais la fréquente coïncidence du rhumatisme et de ses complications cardiaques avec la chorée peut être considérée comme une loi pathologique bien démontrée et digne de toute l'attention des cliniciens.

La chorée débute souvent à la suite d'émotions morales vives, particulièrement à la suite de frayeurs.

DESCRIPTION. — Il existe parfois des prodromes, tels que malaise, céphalalgie, courbature; les enfants sont tristes, inquiets, irritables, leur aptitude au travail est diminuée, mais le plus souvent les troubles de la motilité se limitent d'abord à quelques muscles de la face ou des membres supérieurs; les traits de la face sont tirés tout à coup dans un sens ou dans l'autre, comme si l'enfant faisait une grimace, ou bien les mains deviennent inhabiles et laissent facilement échapper les objets saisis; la nature véritable de ces accidents est souvent méconnue et les jeunes malades sont réprimandés pour leurs grimaces, que l'on croit volontaires, ou pour leur maladresse.

Les troubles de la motilité s'étendent peu à peu à la plupart des muscles et les caractères de la chorée sont alors impossibles à méconnaître. Le malade exécute sans cesse des mouvements involontaires, il lui est impossible de rester au repos, la figure grimace, la tête tourne à droite ou à gauche, puis s'incline en avant ou en arrière, les épaules se soulèvent, le tronc s'incline tantôt d'un côté, tantôt de l'autre, les extrémités supérieures et inférieures exécutent les mouvements les plus variés; ce désordre augmente lorsque le malade sait qu'il est l'objet de l'attention de personnes étrangères ou qu'il éprouve une émotion quelconque; il ne disparaît que pendant le sommeil. Les mouvements volontaires ont un caractère d'incoordination très prononcé; lorsque le choréique essaye de porter un verre d'eau à ses lèvres, sa main, au lieu de suivre la ligne droite, est portée successivement à droite et à gauche d'une façon désordonnée avant d'atteindre la bouche et de pouvoir s'y arrêter. La préhension est difficile et les mains laissent souvent échapper les objets saisis; lorsqu'on se fait serrer la main par les malades, on ressent une série de secousses, de force inégale, au lieu d'une pression continue.

La démarche est incertaine et vacillante, les jambes fléchissent tout à coup; les chutes sont fréquentes, et, dans les formes graves, les malades ne peuvent ni marcher ni se tenir debout.

Trousseau analyse ainsi qu'il suit l'incoordination motrice des choréiques : « Il semble que la volonté, assez puissante pour mettre en jeu les actions musculaires, ne le soit plus pour les diriger ni pour les modérer à l'aide des muscles antagonistes, une fois l'impulsion donnée; il semble qu'au lieu d'obéir alors à une seule volonté, chaque muscle se contracte à sa guise ou obéisse à des volontés diverses » (*Clinique*, t. II, p. 229).

Les muscles de la langue et des lèvres participent quelquefois à cette incoordination : il en résulte un grand embarras de la parole. Les muscles du larynx et du pharynx peuvent aussi être atteints, la déglutition se fait avec une grande rapidité ou bien avec une gêne notable, et la voix prend un caractère particulier.

Les muscles lisses (estomac, intestins, vessie) ne semblent pas participer à ce désordre.

Les mouvements choréiques sont souvent plus forts du côté gauche que du côté droit, mais presque toujours les deux côtés du corps sont atteints (Rilliet et Barthez); l'*hémichorée* est ordinairement symptomatique de maladies organiques des centres nerveux ou de nature hystérique.

Dans les cas graves, l'agitation est continuelle, elle ne disparaît même pas pendant le sommeil, tous les muscles du corps se contractent les uns après les autres en produisant les mouvements les plus bizarres; suivant l'heureuse expression de Bouillaud, il existe une véritable *folie musculaire;* les malades ne peuvent même plus rester dans leur lit; on est obligé de les nourrir, car ils sont incapables de porter un verre ou une cuiller à leurs lèvres; les parties du corps qui subissent le plus souvent la pression ou les frottements des draps, des murs, du plancher, s'écorchent, et il en résulte des plaies étendues et très rebelles. Cette forme grave de la chorée est heureusement beaucoup plus rare que les formes légères et moyennes.

Quelques auteurs ont noté de l'affaiblissement des membres (Trousseau); il est tout à fait exceptionnel d'observer de véritables paralysies. Les troubles de la sensibilité sont peu marqués; il existe quelquefois des fourmillements dans les extrémités, de l'hyperesthésie sur quelques points du corps; l'anesthésie est très rare. Malgré les mouvements incessants qu'ils exécutent, les malades ne se plaignent pas de fatigue.

L'expression bizarre de la physionomie qui ne reflète plus les pensées, l'embarras de la parole, la gaucherie et la timidité qui résultent de l'impossibilité où se trouvent les malades de commander à leurs mouvements donnent à l'observateur l'impression d'un affaiblissement notable de l'intelligence, qui existe bien réellement dans quelques cas. Marcé, dans sa remarquable étude de l'*état mental dans la chorée*, a signalé la fréquence des hallucinations; les malades voient des animaux fantastiques, ils croient entendre des voix connues et les troubles intellectuels peuvent aboutir à la manie ou à la lypémanie.

Il n'existe de fièvre à aucune période de la chorée; toutes les fonctions s'exécutent régulièrement; la nutrition seule souffre beaucoup dans les cas où les malades éprouvent de la gêne de la déglutition, et où l'agitation, ne disparaissant pas pendant le sommeil, donne lieu à un rapide épuisement.

Parmi les complications les plus communes de la chorée, il faut noter le rhumatisme articulaire; le plus souvent le rhumatisme précède et la chorée suit. La chorée peut se montrer chez un rhumatisant peu de temps après une attaque de rhumatisme aigu, mais en général le rhumatisme a disparu depuis longtemps quand apparaissent les mouvements choréiques; l'existence d'une endocardite est fréquente dans ces cas; il faut se rappeler que les souffles cardiaques des choréiques dépendent assez souvent de l'anémie; les souffles anémiques sont doux, ils se prolongent dans les vaisseaux et présentent leur maximum à la base du cœur.

Les maladies fébriles intercurrentes, telles que les fièvres éruptives, ont souvent pour effet de faire disparaître temporairement les mouvements choréiques ; *febris spasmos solvit.*

La durée ordinaire de la chorée est de six semaines à deux mois et demi (Rilliet et Barthez). Les troubles de la motilité disparaissent lentement, progressivement. Les cas très légers et les cas très graves se terminent plus rapidement, les premiers par la guérison, les autres par la mort. Dans les cas où la chorée doit avoir une issue funeste, on voit les mouvements acquérir progressivement une violence excessive; on a peine alors à maintenir les jeunes malades, même en employant une force considérable. Ils brisent les liens dont on les entoure et roulent en bas de leur lit; en un mot, le désordre est presque aussi grand que celui qu'on observe dans certaines attaques d'épilepsie. Puis, subitement, la violence des contractions diminue pour faire place à des soubresauts de tendons, l'intelligence est abolie, les pupilles sont contractées, la mâchoire serrée, la respiration difficile et la mort vient terminer la scène (Rilliet et Barthez, *Traité des malad. des enfants*, t. II, p. 573).

Les récidives sont fréquentes et quelquefois la chorée passe à l'état chronique, mais la plupart des exemples de chorée chronique cités par les auteurs doivent être rapportés à l'hémichorée symptomatique.

On n'a découvert jusqu'ici chez les individus morts de chorée aucune lésion constante capable d'expliquer les troubles de la motilité; les faits dans lesquels il est question de sclérose de la moelle ou de tubercules des centres nerveux n'ont aucun rapport avec la chorée simple, idiopathique.

Diagnostic et pronostic. — Les troubles de la motilité décrits plus haut caractérisent parfaitement la chorée; on ne les rencontre au même degré dans aucune autre affection, si bien que le diagnostic est en général très facile : il suffit d'examiner pendant quelques instants un choréique, sans même lui poser aucune question, pour reconnaître la nature de la maladie dont il est atteint.

Dans l'hémichorée symptomatique les mouvements sont également involontaires et incoordonnés, mais il existe en général de l'hémiplégie ou de l'hémianesthésie du côté du corps qui est affecté ; la maladie a une marche chronique, elle remonte souvent à l'enfance et son début a été marqué par des symptômes cérébraux très graves ; les mouvements involontaires de l'hémichorée sont moins brusques et moins étendus que ceux de la chorée-névrose ; dans l'athétose, qui est une variété de l'hémichorée symptomatique, les mouvements des extrémités se produisent avec assez de lenteur pour qu'on puisse photographier les positions successives que prennent les mains ou les pieds.

La chorée peut venir compliquer l'hystérie ; il en résulte alors une névrose complexe, l'hystéro-chorée ; l'un de nous en a observé récemment un exemple chez un jeune militaire qui, à la suite d'une vive contrariété et d'un accès de colère, avait été pris de chorée et d'attaques hystériformes.

L'incoordination motrice qui est la conséquence de la sclérose des cordons postérieurs ne devient apparente que lorsque les malades exécutent des mouvements volontaires ; il en est de même du tremblement de la sclérose en plaques ; il n'est donc pas difficile de distinguer ces maladies de la chorée, même en ne tenant compte que des troubles de la motilité.

La paralysie agitante donne lieu à des mouvements involontaires qui persistent à l'état de repos comme ceux de la chorée, mais ces mouvements ont un caractère de régularité qui les sépare nettement des mouvements désordonnés des choréiques (voy. *Paralysie agitante*). Les tremblements alcoolique, sénile, mercuriel ne seront pas confondus davantage avec la chorée. On donne souvent à tort le nom de *chorée sénile* au tremblement sénile.

La chorée se termine d'ordinaire par la guérison ; cependant la mort peut se produire, soit par l'effet de l'épuisement et de l'inanition, soit par suite de complications, telles que : endocardite ou péricardite, accidents cérébraux, phlegmons et plaies profondes résultant des frottements et des traumatismes de toute sorte. Dans les cas très rares, où la chorée survient chez des vieillards, elle est presque toujours incurable.

Il faut tenir compte dans le pronostic de la coïncidence fréquente du rhumatisme articulaire et de la chorée ; on recherchera avec soin s'il n'existe pas d'affection cardiaque.

Traitement. — Dans la chorée idiopathique les traitements ont d'autant plus de chances de succès qu'ils sont appliqués à une époque plus éloignée du début de la maladie, et cela se conçoit facilement, puisque la chorée a une durée normale, régulière, de six semaines environ ; tel médicament qui, chez un malade atteint de chorée depuis quelques jours seulement, ne donne aucun résultat, paraîtra très efficace chez un autre malade choréique depuis cinq ou six semaines. Cette remarque explique comment les médications les plus différentes et souvent les plus opposées ont été préconisées tour à tour par des médecins qui ne tenaient pas compte dans leurs statistiques de l'époque à laquelle le traitement avait été institué ou qui même considéraient les médications mises par eux en usage comme d'autant meilleures que d'autres avaient été employées précédemment sans succès, chez les mêmes malades et que la chorée était plus *invétérée*.

L'efficacité des bains sulfureux a été reconnue par Baudelocque, Ruiz, G. Sée, Rilliet et Barthez ; ces bains doivent être pris tous les jours ; ils sont préparés avec 20 ou 30 grammes de sulfure de potassium pour 100 litres d'eau ; leur température doit être de 34 à 35 degrés et leur durée d'une heure au plus. On a conseillé également les bains froids, les douches, les enveloppements froids ; mais ces moyens inspirent souvent beaucoup de crainte aux enfants et ils augmentent l'agitation au lieu de la diminuer. Les pulvérisations d'éther le long de la colonne vertébrale préconisées par le docteur Lubelski n'ont pas, d'après notre propre expérience, une action bien efficace.

Tous les médicaments antispasmodiques ont été mis en usage ; parmi les plus utiles, nous citerons : le bromure de potassium, le bromure de camphre et le chloral ; les doses varient nécessairement avec l'âge des malades.

La gymnastique rend de réels services ; il faut faire exécuter aux malades des mouvements simples et très réguliers.

Si la chorée se complique d'anémie, on prescrira le vin de quinquina et les préparations ferrugineuses. L'arsenic est aussi indiqué dans quelques cas comme reconstituant.

Dans les cas graves, lorsque les mouvements sont incessants, il faut prendre toutes les mesures pour que les malades ne se blessent pas : un matelas sera étendu sur le sol et environné de tous côtés d'oreillers ; une surveillance continuelle est nécessaire, on s'efforcera de nourrir les malades.

Blache. Art. *Chorée*, in Diction. en 30 vol., 1834. — G. Sée. De la chorée et des affections nerveuses, etc. (Mém. de l'Acad. de méd., 1850). — Leudet. Sur les chorées sans complications terminées par la mort (Gaz. méd. de Paris, 1854).— Trousseau. Cliniq. méd., 7ᵉ édit., t. II. — Rilliet et Barthez. Op. cit. — Marcé. De l'état mental dans la chorée (Mém. de l'Acad. de méd., 1860), — J. Simon. Art. *Chorée*, du Nouv. Diction. de méd. et de chir. prat., Paris, 1867. — H. Roger. Rech. clin. sur la chorée, sur le rhumatisme et sur les maladies du cœur chez les enfants (Arch. gén. de méd., 1868). — Charcot. De la chorée chez les vieillards (Leçons de la Salpêtrière, 1877). — Rosenthal. Op. cit. — Guertin. D'une névrose convulsive et rythmique, dite chorée électrique, th., Paris, 1881. — D'Espine et Picot. Malad. de l'enfance, 1884. — Lannois (M.). Nosographie des chorées. Paris, 1886.

PSEUDO-CHORÉES

En dehors de la chorée proprement dite qui est décrite dans le chapitre précédent, il existe un certain nombre d'affections qui se rapprochent de la chorée par ce fait qu'elles donnent lieu à des mouvements désordonnés, à l'incoordination motrice, mais qui s'en éloignent par d'autres caractères et qui méritent le nom de *pseudo-chorées*.

Parmi les pseudo-chorées nous rangerons : la chorée épidémique ou danse de Saint-Guy proprement dite et le tarentisme, les chorées électriques, les tics convulsifs et le tic de Salaam, les pseudo-chorées du larynx et du diaphragme.

CHORÉE ÉPIDÉMIQUE. — TARENTISME

La première épidémie de chorée ou danse de Saint-Guy paraît avoir été observée en 1374. Des troupes d'hommes et de femmes quittaient leurs habits, se couronnaient de roses et se tenant par la main dansaient pendant des heures entières jusqu'à ce que, épuisés, ils tombassent par terre (Hecker) ; ils accusaient alors une angoisse que la compression du ventre faisait disparaître.

En quelques mois ce mal étrange fit de grands progrès dans les Pays-Bas et sur les bords du Rhin ; il disparut en 1380, mais une nouvelle épidémie prit naissance à Strasbourg en 1418 et s'étendit de là à l'Alsace, à la Bavière et même à la Bohême. C'est alors qu'on eut recours à l'intercession de saint Guy pour guérir les malades atteints de chorée, et c'est à partir de ce moment que la maladie prit le nom de danse de Saint-Guy. Des processions dansantes étaient organisées en l'honneur de ce saint, et la tradition s'en est conservée jusqu'à nos jours dans la petite ville d'Echternach.

Le *tarentisme*, qui fait son apparition en Italie au dix-septième siècle, présente une grande analogie avec la danse de Saint-Guy épidémique. D'après une croyance populaire, la maladie était due à la piqûre de l'araignée venimeuse connue sous le nom de tarentule ; le nom de tarentisme est resté à la maladie. Le tarentisme était caractérisé surtout par des troubles sensoriels et intellectuels ; la musique produisait un soulagement marqué chez les malades qui se mettaient à danser lentement d'abord, puis avec des mouvements désordonnés.

La danse de Saint-Guy et le tarentisme paraissent relever de l'hystérie bien plus que de la chorée ; on peut rapprocher de ces névroses épidémiques les phénomènes observés dans certaines sectes de méthodistes du pays de Galles et des Cornouailles connues sous le nom de *Jumpers* et dans les camps-meetings et les revivals des méthodistes américains du Far-West ; dans les cérémonies religieuses de ces sectes il n'est pas rare de voir tous les assistants se mettre à hurler et à sauter jusqu'à entier épuisement.

CHORÉES ÉLECTRIQUES

On a donné le nom de chorée électrique à deux maladies bien différentes qu'il importe de distinguer.

1° *Chorée électrique de Dubini* ou *Maladie de Dubini*, décrite en 1845 par Dubini.

La maladie est caractérisée d'abord par des douleurs qui siègent dans la tête, la nuque et les lombes, puis par des secousses musculaires analogues à celles que provoque le passage du courant électrique. Ces contractions, d'abord limitées à un doigt, à un membre, s'étendent au bout de quelques jours ou de quelques semaines à toute une moitié du corps. Il existe de l'hyperesthésie, des douleurs plus ou moins vives. Les secousses sont souvent suivies de véritables attaques convulsives et d'un affaiblissement des membres (hémiplégie).

L'évolution de la maladie est en général progressive; sa durée varie de quelques jours à plusieurs mois. Le pronostic est très grave; d'après Bianchi, la mort surviendrait 90 fois sur 100. Dans les cas mortels les attaques convulsives se multiplient et les malades tombent dans le coma.

La nature de cette maladie, qui a été observée presque exclusivement en Italie, est inconnue; on a constaté dans la plupart des autopsies des lésions inflammatoires plus ou moins marquées de l'axe cérébro-spinal et des méninges.

2° *Chorée électrique de Bergeron.*

Observée chez les enfants âgés de sept à quatorze ans. Le début
est brusque. La maladie est caractérisée par la contraction brusque, rythmique et involontaire de certains muscles du corps. Les
contractinos sont limitées tantôt aux muscles du cou ou de la
face, tantôt à ceux des épaules ou d'un des membres.

Les secousses sont brusques comme si elles étaient produites
par le passage d'un courant électrique, elles se produisent à des
intervalles plus ou moins courts, elles n'empêchent pas les mouvements volontaires, mais elles peuvent les contrarier. La chorée
électrique de Bergeron se termine toujours par la guérison.

L'arsenic, le bromure de potassium, les douches froides, l'émétique ont donné de très bons résultats dans le traitement de cette
affection.

TICS CONVULSIFS. — TIC DE SAALAM

Les tics convulsifs occupent le plus souvent les muscles de la
face et ils se localisent dans tel ou tel groupe de muscles. Les
contractions se produisent à intervalles variables ; un effort de la
volonté réussit parfois à arrêter quelque temps ces contractions,
qui au contraire s'accélèrent sous l'influence des émotions lorsque,
par exemple, les malades se sentent observés.

Les tics convulsifs siègent fréquemment aussi dans les muscles
du cou ; les malades exécutent des mouvements de rotation de
la tête d'une épaule à l'autre comme dans un geste négatif, ou
bien la tête s'abaisse comme dans le geste positif; ce dernier tic,
qui se rencontre surtout chez les jeunes enfants, a reçu le nom
de *tic de Salaam*. Si les muscles sterno-cléido-mastoïdiens se
contractent également tous les deux, la tête s'incline directement
en bas ; si l'un de ces muscles se contracte seul ou d'une
manière prédominante, l'inclinaison de la tête s'accompagne
d'un mouvement de rotation. L'épaule s'élève souvent du côté
où la tête s'incline.

Le mouvement de salutation est régulièrement rythmé ou
bien il se reproduit à intervalles irréguliers.

La maladie des tics convulsifs se présente sous les aspects les
plus variés.

Le sommeil fait complètement disparaître les secousses.

On a décrit sous le nom de *paramyclonus multiplex* une maladie
qui se rapproche beaucoup des tics convulsifs. Cette affection est
caractérisée par des secousses brusques dues à des contractions

de certains groupes de muscles des membres ou du tronc. Ces secousses musculaires n'atteignent pas les muscles de la face et les mouvements qu'elles occasionnent n'ont pas le caractère de coordination que présentent souvent les mouvements des malades atteints de tics convulsifs.

Sous le nom de *chorée du larynx* on a réuni des faits disparates et en particulier des faits qui relèvent de l'hystérie (toux et aboiements hystériques).

Le *hoquet* se montre quelquefois dans le cours de la chorée vulgaire et quelques auteurs ont proposé le nom de *chorée dia-phragmatique* pour désigner certaines formes de hoquet chronique.

HECKER. Chorée épid. du moyen âge (Ann. d'hyg. publ. et de méd. lég., 1834, t. XII). — DUBINI (Gaz. méd., 1846. — HAESER. Epid. krankh. Jena, 1865. — BER-LAND, th., Paris, 1880. — RICHER. Études sur l'hystéro-épilepsie, 1881. — M. LAN-NOIS. Nosographie des chorées, th. d'agrégation, Paris, 1886. — G. GUINON. Sur la maladie des tics convulsifs (Revue de médecine, 1886, n° 1) et tics convulsifs et hystérie (Même Rec., 1887, p. 509)

PARALYSIE AGITANTE

Synonymie : Maladie de Parkinson.

La *paralysie agitante* a pour principaux caractères, comme son nom l'indique, un tremblement qui imprime aux différentes par-ties du corps une agitation continuelle et un affaiblissement des membres ; comme le tremblement fait quelquefois défaut au début et que l'affaiblissement des membres va rarement jusqu'à la para-lysie, l'expression de paralysie agitante a été critiquée, et Charcot a proposé de donner à la maladie le nom de l'auteur anglais qui l'a décrite le premier, Parkinson.

Parmi les auteurs qui ont le plus contribué après Parkinson à faire de la paralysie agitante une entité morbide bien distincte des autres maladies du système nerveux avec lesquelles on l'a longtemps confondue, nous citerons G. Sée, Trousseau, Charcot et Vulpian ; Charcot et ses élèves, Ordenstein, Bourneville et Guérard ont définitivement séparé la paralysie agitante de la sclé-rose en plaques.

ÉTIOLOGIE. — La paralysie agitante, comme la chorée, débute assez souvent à la suite d'émotions morales vives ; un père se met à trembler après avoir vu tuer son fils sous ses yeux (Hillairet) ; un bourgeois est effrayé par l'éclatement d'une bombe à ses côtés, et aussitôt la paralysie agitante se déclare (Oppolzer) ; un autre est atteint après avoir été dévalisé par les Cosaques ; pendant le bombardement de Strasbourg (1870) plusieurs personnes furent prises de paralysie agitante. Les émotions agréables ne paraissent pas produire les mêmes effets ; mais il faut noter qu'elles sont plus rares et qu'elles atteignent rarement à l'intensité des impressions douloureuses et des *bouleversements* occasionnés par de grandes frayeurs.

L'habitation dans un endroit froid et humide paraît jouer un rôle important dans l'étiologie de la paralysie agitante.

D'après Charcot, l'irritation de certains nerfs périphériques résultant de blessures ou de contusions pourrait être le point de départ de la maladie.

La paralysie agitante débute presque toujours après quarante ans ; elle est aussi commune chez l'homme que chez la femme. On ne sait rien de précis relativement à l'influence de l'hérédité.

DESCRIPTION.— Dans les cas où la maladie est la conséquence d'une frayeur, d'une émotion vive, le tremblement caractéristique peut se produire et se généraliser rapidement ; il est plus fréquent d'observer un début lent et insidieux. Le tremblement se limite à une main, à un pied ; il est si léger que les malades ne s'en inquiètent pas, mais peu à peu il augmente d'intensité et il s'étend à presque toutes les parties du corps. Cet envahissement se fait en général dans l'ordre suivant : si la main droite a été prise la première, le tremblement gagne ensuite le pied droit, puis la main et le pied du côté gauche. Le tremblement reste parfois limité pendant quelque temps à l'un des côtés du corps (forme hémiplégique) ou aux membres inférieurs (forme paraplégique) ; il est beaucoup plus rare qu'un des membres supérieurs soit pris en même temps que le membre inférieur du côté opposé.

A la période d'état, le tremblement est très marqué, continu ; à certains moments il s'exagère, d'autres fois il diminue ; il ne disparaît jamais complètement, sauf pendant le sommeil. Les mouvements involontaires de la main n'ont pas le caractère d'une simple oscillation rythmique comme dans les tremblements sénile ou alcoolique, ils sont complexes et les muscles paraissent obéir encore à une espèce de coordination fonctionnelle ; le plus souvent le pouce se meut sur les autres doigts comme dans l'acte de rouler une plume ou une boulette de pain, les quatre derniers doigts sont réunis et agissent tout d'une pièce, de sorte que la main se trouve réduite à une espèce de pince. L'écriture est irrégulière, les jambages des lettres sont sinueux, formés par une série de lignes brisées (Charcot). Le poignet est animé de mouvements successifs de flexion et d'extension sur l'avant-bras et le tremblement finit par s'étendre à l'avant-bras et au bras.

Les orteils présentent en général la disposition en griffe et les pieds sont animés de mouvements de latéralité, ou bien ils s'étendent et se fléchissent rapidement sur la jambe ; le tremblement des membres inférieurs est quelquefois assez fort pour communiquer au lit des malades une véritable trépidation.

La tête participe au tremblement lorsque les malades sont assis, mais il s'agit d'un tremblement communiqué qui disparaît lorsqu'on fournit à la tête un point d'appui (Charcot) ; les muscles de la face ne prennent aucune part à l'agitation générale, les traits sont immobilisés ; la physionomie calme, impassible, ne reflète plus que très imparfaitement les impressions morales ; les paupières sont moins mobiles que chez les personnes saines. La langue tremble légèrement, la parole est lente, saccadée, sans embarras bien prononcé.

Le tremblement s'exagère sous l'influence des mouvements et des émotions ; il se produit parfois des exacerbations sans cause connue.

A côté du tremblement qui constitue le symptôme fondamental de la paralysie agitante, les troubles de la motilité se caractérisent encore par un *affaiblissement des membres,* par de la *raideur musculaire* et assez souvent par des *mouvements de propulsion ou de rétropulsion ;* aux raideurs musculaires on doit rattacher les attitudes vicieuses et la démarche spéciale dont nous parlerons plus bas.

L'affaiblissement des membres est en général assez marqué et facile à apprécier à l'aide du dynamomètre (Bourneville) dès le début de la maladie, mais c'est seulement à la période terminale qu'il prend les caractères d'une véritable paralysie. Les membres qui sont plus particulièrement affectés par le tremblement sont aussi les plus faibles.

Le professeur Charcot a appelé avec raison l'attention sur la raideur musculaire qui fait rarement défaut à la période d'état et qui peut même précéder l'apparition du tremblement. Les muscles des membres, du tronc, du cou, se prennent successivement ; les muscles fléchisseurs sont affectés les premiers, ce qui explique l'attitude vicieuse des malades atteints de paralysie agitante. La tête est dans la flexion, le malade ne la redresse qu'avec peine ; le menton touche quelquefois le sternum (Parkinson) ; le tronc est incliné en avant comme chez les vieillards. Les mains subissent des déformations qui rappellent celles du rhumatisme noueux ; tantôt les doigts sont allongés et

serrés les uns contre les autres comme pour tenir une plume ;
tantôt les phalanges, les phalangines et les phalangettes présentent une série de flexions et d'extensions alternatives ; ces
déformations s'expliquent par la prédominance d'action de certains muscles ; il n'y a du reste ni douleurs ni tuméfactions
articulaires comme dans le rhumatisme noueux. Les avant-bras
sont légèrement fléchis sur les bras, les coudes sont faiblement
écartés du tronc et, le plus souvent, les mains, fléchies sur les
avant-bras, reposent sur la ceinture. Les membres inférieurs
sont rigides et dans la demi-flexion, les genoux sont serrés
l'un contre l'autre, les pieds étendus dans la position du varus
équin et les orteils recourbés en griffe. La rigidité est quelquefois telle qu'on pourrait croire à des contractures consécutives
à une sclérose des cordons latéraux (Charcot).

Cette raideur des muscles imprime à tous les mouvements et
particulièrement à la démarche un caractère spécial. Lorsqu'on
commande aux malades de marcher, ils se lèvent lentement.et
avec un effort visible, en appuyant leurs mains sur leur chaise,
puis ils se mettent en marche, le corps penché en avant ; bientôt
leur allure s'accélère, et quelques malades ne s'arrêtent que
devant un obstacle mécanique. L'inclinaison du corps en avant
et le déplacement du centre de gravité ne suffisent pas à expliquer ce mouvement de propulsion qui s'observe parfois avant
que la flexion du corps en avant se soit produite. Il existe souvent de la *rétropulsion* en même temps que de la *propulsion ;*
lorsqu'on se place derrière les malades et qu'on exerce une
légère traction sur leurs vêtements, on constate un mouvement
de recul qui entraînerait la chute si l'on n'avait soin de soutenir
les malades ou de leur fournir un point d'appui solide. On dirait
une machine montée sur laquelle la volonté n'a plus d'action
(Trousseau). Le mouvement de rétropulsion se produit quelquefois lorsque les malades essayent de se redresser.

Les troubles de la sensibilité sont peu nombreux et en général
peu marqués. Les malades éprouvent dans les membres une
sensation d'engourdissement, de pesanteur ; les changements de
position diminuent ce malaise : de là un besoin continuel de
déplacement. La sensibilité cutanée n'est pas altérée ; certains
malades se plaignent seulement d'une sensation de chaleur
excessive ; en plein hiver ils ne peuvent supporter ni vêtements
chauds, ni couvertures sur leurs lits ; le thermomètre n'accuse
cependant aucune élévation de la température du corps
(Charcot).

Il n'existe en général aucun trouble de la respiration, de la circulation, ni de la digestion.

A la période terminale, la difficulté des mouvements est si grande que les malades ne peuvent plus quitter le lit ; on est obligé de les aider à se tourner tantôt à droite, tantôt à gauche ; le tremblement diminue ou disparaît à mesure que la paralysie augmente ; l'intelligence, restée intacte jusque-là, s'affaiblit et la nutrition s'altère, les muscles subissent l'atrophie graisseuse ; il se forme des eschares, etc. La mort est souvent la conséquence de la pneumonie, qui s'explique peut-être par l'habitude qu'ont les malades de se découvrir sans cesse (Charcot).

La durée de la paralysie agitante est très longue ; il n'est pas rare de rencontrer des malades qui depuis quinze ou vingt ans présentent le tremblement caractéristique. La guérison est exceptionnelle, mais on peut observer des améliorations temporaires.

Les recherches entreprises pour découvrir les lésions anatomiques de la paralysie agitante n'ont abouti jusqu'ici qu'à des résultats négatifs (Charcot, Joffroy).

DIAGNOSTIC. PRONOSTIC. — La paralysie agitante a été confondue pendant longtemps avec la sclérose en plaques ; mais on peut dire qu'aujourd'hui, grâce aux travaux de Charcot et de ses élèves, le diagnostic différentiel de ces deux maladies ne présente plus de difficultés sérieuses. Les caractères du tremblement suffiraient à eux seuls à séparer la sclérose en plaques de la paralysie agitante ; dans la première de ces maladies, le tremblement ne se montre qu'à l'occasion des mouvements voulus ; il disparaît complètement pendant le repos, et il consiste en des oscillations progressivement croissantes avec l'étendue des mouvements ; au contraire, le tremblement de la paralysie agitante persiste lors même que les malades sont au repos et ne disparaît que pendant le sommeil ; de plus, il se caractérise aux extrémités supérieures par des mouvements assez compliqués des doigts, et non par une simple oscillation. Un grand nombre d'autres symptômes séparent du reste les deux maladies ; le nystagmus, l'embarras de la parole, la paralysie précoce des membres inférieurs, les contractures, appartiennent exclusivement à la sclérose en plaques, tandis que la raideur musculaire, l'attitude spéciale du corps et la démarche décrites plus haut, les sensations de chaleur, le besoin de déplacement, la propulsion et la rétropulsion, sont des caractères propres à la paralysie agitante. La marche des deux maladies est aussi très différente, la mort arrivant bien plus rapidement dans la sclérose en plaques que dans la paralysie agitante.

Le tremblement sénile commence presque toujours par les muscles du cou et de la face : les malades ont le chef branlant ; les lèvres s'agitent dans un marmottement continuel ; les mains n'exécutent pas des mouvements compliqués comme dans la paralysie agitante. D'après Charcot et Luys, le tremblement sénile est rare, et il ne se rattache pas directement à l'état de sénilité, il fait défaut chez un grand nombre de vieillards.

D'après le docteur Demange, le tremblement dit sénile ne serait qu'une forme atténuée de la paralysie agitante.

Le tremblement alcoolique n'a pas non plus les caractères du tremblement de la paralysie agitante, et il s'accompagne des autres symptômes de l'alcoolisme chronique.

Les mouvements choréiques sont brusques, très variés, étendus, incoordonnés, contrairement à ce qui a lieu dans la paralysie agitante. La chorée est d'ailleurs une maladie de la jeunesse, tandis que la paralysie agitante est très rare avant quarante ans.

Dans la paralysie générale, les troubles intellectuels se produisent de bonne heure ; le tremblement est surtout marqué dans la langue et dans les lèvres ; l'embarras de la parole est très caractéristique ; la plupart des signes de la paralysie agitante : mouvements associés et involontaires des doigts, raideurs musculaires, déformation des mains, propulsion et rétropulsion, etc., font défaut.

Nous avons dit que les déformations des mains dans la paralysie agitante avaient une certaine analogie avec celles du rhumatisme noueux ; l'absence de tuméfaction et de douleur et l'existence du tremblement ne permettent pas la confusion Il faut se rappeler que la paralysie agitante peut être caractérisée tout d'abord par des raideurs articulaires sans tremblement appréciable ; ces formes irrégulières sont souvent confondues avec le rhumatisme musculaire.

La paralysie agitante ne menace pas rapidement l'existence, et à ce point de vue son pronostic n'est pas très grave ; sa marche en général progressive, et l'état d'infirmité où elle jette les malades qui en sont atteints, en font néanmoins une maladie redoutable.

Traitement. — Parmi les médications les plus efficaces, il faut citer l'électricité employée sous forme de courants continus (R. Reynolds, Remak, Benedikt) ou de bains galvaniques (C. Paul), et l'iodure de potassium, qui est indiqué même chez les sujets non syphilitiques. L'hydrothérapie et les bains sulfureux ont paru produire de bons résultats chez quelques malades. Le nitrate d'argent, la strychnine, l'opium, exagèrent l'agitation et le malaise : on doit les écarter complètement ; la fève de Calabar, l'ergot de seigle, la belladone, les arsenicaux, sont sans efficacité (Charcot).

Parkinson. Essay on the shaking Palsy, 1817. — Charcot et Vulpian. Gazette hebd., 1861-1862. — Trousseau. Clinique, 7ᵉ édit., t. II. — Sanders. Art. *Paralysie agitante*, in System of Medicine de Reynolds. — Ordenstein. Sur la paralysie agitante et la sclérose en plaques généralisée, th., Paris, 1868. — Charcot. Paralysie agitante et sclérose en plaques disséminées. Leçons clin. sur le système nerveux. — Villemin. Observ. de paralysie agitante (Rec. mém. méd. milit., 1871). — Ch. Fernet. Des tremblements, th. d'agrég. (médecine), Paris, 1872. — Claveleira, th., Paris, 1872. — A. Boucher. De la maladie de Parkinson et en particulier de la forme fruste, th., Paris, 1877. — De Saint-Léger. Maladie de Parkinson, th., Paris, 1879. — C. Paul. Traitement du tremblement par les bains galvaniques (Association pour l'avancement des sciences, Reims, 1880). — E. Demange. Le tremblement sénile et ses rapports avec la paralysie agitante (Revue de médecine, 1882).

HYSTÉRIE

Il n'est certainement pas de maladie plus difficile à définir et à décrire que l'hystérie : nous ignorons sa nature, ses causes, les modifications du système nerveux qui lui donnent naissance; enfin, sa symptomatologie est très variée, ainsi que tous les auteurs l'ont fait remarquer. *Passio hysterica unum nomen est, varia tamen et innumera accidentia sub se comprehendit* (Galien). — *Non morbus simplex*, dit Rivière, *sed morborum iliada.* — L'affection hystérique se montre, dit Sydenham, sous une infinité de formes diverses, et elle imite presque toutes les maladies connues. — *Morbus ille aut potius morborum cohors...*, dit Fr. Hoffmann. Dans sa forme la plus commune et la mieux connue, l'hystérie se caractérise par des attaques de convulsions cloniques ; mais elle peut se traduire seulement par des douleurs siégeant à la périphérie ou dans les organes internes, par des paralysies, des contractures, des anesthésies, des troubles intellectuels, etc...

Étiologie. — Le mot hystérie, de ὑστέρα, matrice, prouve toute l'importance que les anciens attribuaient aux organes génitaux de la femme dans la production de l'hystérie. Pythagore, Empédocle et Hippocrate considèrent l'utérus comme une espèce d'animal qui se meut librement dans le corps de la femme et dont les déplacements vers la région du cœur ou du cerveau produisent l'hystérie; pour Aristote et Platon, « la matrice est un animal qui veut à toute force concevoir et qui entre en fureur s'il ne conçoit pas ». Le nom de *fureur utérine* est resté pendant longtemps dans la science.

D'après Galien, l'hystérie est la conséquence de la rétention de la semence muliébrale ou du sang menstruel; Aétius attribue les attaques hystériques à des vapeurs qui, parties de l'utérus, s'élèvent vers les parties supérieures du corps en suivant les nerfs.

La théorie *génitale* de l'hystérie a été acceptée pendant longtemps; elle est encore défendue dans les ouvrages de Louyer-Villermay et de Landouzy, avec cette différence seulement que ce sont les lésions de l'utérus et des ovaires qui sont mises en cause, bien plus que la rétention de la semence ou du sang menstruel et les altérations de ces humeurs; le solidisme a remplacé l'humorisme. Parmi les auteurs qui ont protesté le plus vivement contre cette théorie et qui ont fourni le plus d'arguments pour la combattre, il faut citer Sydenham et Briquet; il est certain que l'appareil génital n'est pas tout dans l'étiologie de l'hystérie, mais Briquet a été trop loin en soutenant qu'il n'était rien. Nous aurons plus d'une fois à revenir sur la relation évidente qui existe souvent entre la sensibilité ovarienne et les symptômes hystériques.

D'après Sydenham, peu de femmes sont tout à fait exemptes d'hystérie; Briquet arrive à cette conclusion que le quart des femmes, prises en général, est atteint d'hystérie, et qu'un peu plus de la moitié d'entre elles est ou hystérique ou très impressionnable (*Traité clinique de l'hystérie*, p. 37).

Il existe des faits incontestables, et de plus en plus nombreux, d'hystérie chez l'homme.

C'est de douze à dix-huit ans que l'hystérie se développe avec le plus de fréquence; la prédisposition diminue à partir de l'âge de dix-huit ans. D'après Briquet, l'hystérie éclate dans un cinquième des cas avant l'âge de la puberté; elle peut persister après la ménopause.

Toutes les causes capables d'augmenter la susceptibilité du système nerveux, ou autrement dit le nervosisme, favorisent le développement de l'hystérie. Forget a même pu dire que l'hystérie n'était que le produit d'une susceptibilité spéciale du système nerveux. Parmi les plus importantes de ces causes nous citerons :

1° Le nervosisme héréditaire ;

2° L'anémie et toutes les causes débilitantes, telles que fatigues excessives, privations, chagrins prolongés ;

3° Les émotions morales vives, surtout les émotions désagréables qui résultent, par exemple, de la perte ou du départ d'une personne chérie, de la vue d'objets émouvants, de la frayeur, de la surprise, etc... ;

4° Les peines de cœur produites par des inclinations contrariées ou non satisfaites ; les excitations génésiques qui résultent de la vue de certains spectacles ou de la lecture de mauvais livres, l'onanisme ;

5° Les troubles de la menstruation. Les maladies organiques de l'utérus ou de ses annexes se compliquent rarement d'hystérie, contrairement à ce qui a été avancé par quelques auteurs ;

6° La vue d'une personne atteinte d'une attaque d'hystérie. Il existe dans la science bon nombre d'exemples d'épidémies hystériques nées sous l'influence de l'imitation ou, comme on l'a dit, de la *contagion nerveuse*.

Un jour de première communion à Saint-Roch, une jeune fille fut prise tout à coup de convulsions hystériques pendant la messe, et dans l'espace d'une demi-heure, cinquante à soixante femmes eurent des convulsions semblables (Bailly cité par Briquet, *op. cit.*, p. 170). Les ursulines de Loudun en 1634, et les convulsionnaires de Saint-Médard en 1127, n'étaient que des hystériques que l'ignorance et la crédulité transformaient en possédées. Aujourd'hui encore l'hystérie est la source ordinaire des guérisons dites miraculeuses.

7° Des douleurs périphériques, des traumatismes peuvent être le point de départ des attaques hystériques chez des personnes prédisposées d'ailleurs.

DESCRIPTION. — On se ferait une fausse idée de l'hystérie, si l'on s'imaginait que les symptômes si variés auxquels elle donne lieu se rencontrent dans tous les cas ; il n'y a pas ici d'évolution régulière, pas de périodes bien caractérisées, mais une série de manifestations morbides qui se produisent isolément ou se groupent de la façon la plus capricieuse ; aussi faut-il renoncer à faire un tableau d'ensemble, et se contenter d'une étude successive des principales manifestations morbides de la névrose.

L'hystérie peut débuter progressivement : les malades maigrissent et pâlissent, leur caractère change, ils deviennent très impressionnables, le rire ou les pleurs éclatent à la moindre émotion, l'intelligence prend un tour bizarre ; il existe de l'oppression à l'épigastre, des sensations d'étouffement, de malaise, des frissonnements sans élévation de la température; l'appétit se perd, les digestions deviennent difficiles, des douleurs névralgiques ou musculaires occupent différents points du corps. Dans d'autres cas, la névrose éclate brusquement, sans phénomènes précurseurs, par une attaque convulsive, par une contracture ou par tel autre symptôme de l'hystérie confirmée.

A. *Attaques convulsives.* — D'après les recherches de Briquet, les attaques convulsives se produisent chez les trois quarts des hystériques; leur symptomatologie tapageuse était bien propre à attirer l'attention; aussi la plupart des auteurs s'accordent à leur attribuer la première place dans la description de l'hystérie.

Les convulsions hystériques sont souvent provoquées par des émotions vives, par des frayeurs, par des contrariétés, par la vue de certains objets, par certaines odeurs, etc... Il se produit une sensation de malaise, de dyspnée, de la constriction de la gorge, de la céphalalgie, des vertiges, des bourdonnements d'oreilles, puis une douleur à l'épigastre ou à l'hypogastre; ces sensations permettent ordinairement aux malades de prévoir l'attaque et de gagner leur lit avant que les convulsions éclatent.

Le malaise épigastrique dure quelques minutes, puis les malades éprouvent la sensation d'un corps rond, dit *globe hystérique* ou *boule hystérique,* qui de l'épigastre remonte jusqu'au larynx, où il s'arrête en déterminant une sensation d'étouffement, de strangulation; la douleur est parfois si vive que les hystériques portent les mains vers la partie antérieure du cou comme pour se débarrasser de l'obstacle qui gêne la respiration; les convulsions ne tardent pas à se produire. Les malades tombent à terre, quand elles n'ont pas pris soin de se coucher, et toutes les parties du corps sont agitées par des convulsions cloniques très violentes; le plus souvent les mouvements sont absolument désordonnés; quelques hystériques semblent se débattre pour se débarrasser d'une étreinte, pour éloigner un objet qui leur fait horreur; ou bien elles se roulent à terre avec une grande violence; la tête s'agite latéralement, puis d'avant en arrière, mais les muscles de la face se convulsent rarement comme dans l'épilepsie. Les mouvements du bassin rappellent ceux qui accompagnent le coït.

Les malades poussent souvent des cris aigus au début de l'attaque. Tantôt la conservation de l'intelligence est complète : les malades entendent ce qui se dit autour d'elles et gardent le souvenir de tout ce qui s'est passé pendant l'attaque; tantôt (dans la majorité des cas d'après Briquet), il y a perte complète de connaissance et la sensibilité est également abolie; la brûlure, les piqûres, ne sont pas senties. Il existe souvent du délire et des hallucinations; le délire est presque toujours bruyant, agité; il a généralement rapport soit à des scènes auxquelles la malade se croit présente ou auxquelles elle se reporte, soit aux pensées qui l'occupent habituellement ou qui l'ont beaucoup frappée; il faut le considérer comme une sorte de rêve (Briquet, *op. cit.*, p. 363).

La face est animée, injectée, le cœur bat violemment, mais il n'existe pas d'état asphyxique.

La durée de l'attaque varie de quelques minutes à plusieurs heures; les convulsions cessent, l'intelligence revient; les malades sont prises alors de sanglots, ou bien il y a une émission abondante d'urines très claires et très pauvres en principes solides. Dans quelques cas, on voit survenir à la suite de l'attaque des syncopes, des extases, de la catalepsie.

Les attaques qui naissent sous l'influence de causes accidentelles se produisent naturellement à intervalles très variés; quant aux attaques spontanées, elles ont de la tendance à affecter la forme périodique (Briquet).

L'attaque hystérique n'est pas toujours complète; elle peut se limiter aux phénomènes initiaux : douleur épigastrique, sensation du globe hystérique, suffocation, spasme du pharynx, bâillements, hoquet prolongé, sanglots.

B. *Troubles de la sensibilité. Hyperesthésie ovarienne. Clou hystérique. Névralgies. Myosalgies. Hémianesthésie.* — Les auteurs qui avec Briquet ont combattu la théorie *génitale* de l'hystérie ont été conduits à nier toute influence de l'utérus et des ovaires sur la marche de l'hystérie, et en cela ils ont dépassé la mesure. Briquet reconnaît que les hystériques éprouvent souvent des douleurs dans la partie inférieure de l'abdomen ; mais, d'après lui, il s'agirait de douleurs musculaires. Les recherches de Schutzenberger, de Piorry, de Négrier et de Charcot tendent à démontrer, au contraire, que les ovaires sont le siège principal de ces douleurs, et que l'hyperesthésie ovarienné exerce une influence remarquable sur plusieurs manifestations de l'hystérie, notamment sur les attaques convulsives.

Lorsque chez une hystérique on déprime fortement la paroi abdominale, on arrive assez souvent à reconnaître vers la partie moyenne du rebord osseux qui constitue le détroit supérieur du bassin un corps ovoïde, du volume d'une olive ou parfois d'un petit œuf, qui glisse sous le doigt et qui est douloureux à la pression, au moins d'un côté ; la douleur locale s'accompagne souvent d'épigastralgie, puis de la sensation de globe hystérique et d'étranglement ; enfin une attaque complète d'hystérie peut être la conséquence de cette manœuvre, pour peu qu'on la prolonge. La pression des ovaires hyperesthésiés, qui peut provoquer les crises hystériques, peut aussi les arrêter. Au milieu d'une attaque d'hystérie, la compression ovarienne est assez difficile, parce que la paroi abdominale est tendue et le ventre ballonné ; mais, dès qu'on a vaincu cette résistance et qu'on peut agir sur l'ovaire, les convulsions se calment et l'attaque ne tarde pas à prendre fin. L'hyperesthésie ovarienne siège toujours du même côté que l'hémianesthésie ; lorsqu'il existe chez une femme une hémianesthésie droite, par exemple, on peut en conclure presque à coup sûr que cette femme est *ovarienne droite*, et que, interrogée sur le siège des douleurs abdominales, elle indiquera le flanc droit.

L'hyperesthésie ovarienne ou *ovaralgie* n'est pas constante ; d'autre part, des pressions exercées sur l'épigastre ou sur le rachis provoquent chez quelques hystériques des attaques comme la pression sur les ovaires. En somme, il existe souvent chez les hystériques des zones *hystérogènes*, c'est-à-dire des zones dont l'excitation fait naître des attaques, et les ovaires constituent un des points hystérogènes les plus communs ; mais il n'y a aucune conclusion générale à tirer de ces faits quant aux rapports de l'hystérie avec l'appareil génital.

Après l'ovaralgie viennent, par ordre d'importance, l'hyperesthésie cutanée et les douleurs névralgiques, dont le siège est très variable ; quelques malades accusent, vers le sommet de la tête, une douleur térébrante, bien limitée : c'est le *clou hystérique ;* ou bien les seins deviennent très douloureux (*mastodynie*) ; d'autres fois on constate de la migraine ou *hémicrânie*, des névralgies intercostales ou sous-occipitales, de la gastralgie, de l'entéralgie ; des douleurs musculaires dans les parois de l'abdomen (*myosalgie*), dans les muscles du rachis (*rachialgie*), de la poitrine (*pleuralgie*), ou bien encore de l'hyperesthésie des grandes lèvres, et du vaginisme. Les douleurs dorsales sont presque constantes, ainsi que le fait remarquer Sydenham ; elles s'exagèrent par la pression et font penser quelquefois à une maladie de la moelle.

L'arthralgie hystérique est souvent confondue avec une arthrite véritable (Brodie); limitée en général à une articulation, elle peut aussi s'étendre à plusieurs. Les douleurs sont parfois tellement vives que les malades réclament l'amputation.

Les malades accusent spontanément les douleurs ; l'anesthésie, au contraire, doit être recherchée ; c'est ce qui explique pourquoi sa fréquence dans l'hystérie a été pendant longtemps méconnue. L'hémianesthésie constitue la variété la plus commune de l'anesthésie hystérique ; elle est souvent complète, étendue à toute une moitié du corps, y compris la face et les sens supérieurs ; identique, en un mot, à l'hémianesthésie d'origine cérébrale. L'anesthésie n'est pas limitée à la peau ; elle s'étend aux parties profondes, aux muscles en particulier ; si bien qu'on peut traverser à l'aide d'une longue aiguille le bras ou l'avant-bras des malades sans provoquer ni douleur, ni même une sensation de contact ; dans d'autres cas, il y a analgésie sans anesthésie complète. L'hémianesthésie est beaucoup plus fréquente à gauche qu'à droite.

L'anesthésie s'accompagne souvent d'une ischémie très prononcée de la peau ; les piqûres, les coupures, ne donnent lieu à aucune hémorrhagie, fait qui a été cité plus d'une fois comme miraculeux.

Burq a montré qu'en appliquant des pièces métalliques sur les parties anesthésiées, on pouvait faire reparaître la sensibilité ; la nature des métaux capables de rappeler la sensibilité varie avec les malades ; l'application ne doit pas être trop prolongée ; si on laisse trop longtemps les pièces de métal en contact avec la peau, il se produit un malaise général et l'anesthésie reparaît. Chose remarquable, à mesure que l'anesthésie se dissipe d'un côté sous l'action des métaux, elle reparaît aux points symétriques du côté opposé. Burq a conclu de ses expériences que certaines malades sont sensibles à l'or, d'autres à l'argent ou au cuivre, et il est parti de là pour recommander l'usage *à l'intérieur* des métaux qui avaient réussi, sous forme d'application externe, à dissiper l'anesthésie. D'après les recherches les plus récentes, les pièces métalliques agiraient dans la métallothérapie externe, en provoquant un courant électrique très faible ; les métaux purs, exempts de tout alliage, sont sans action sur la sensibilité, et, d'autre part, en employant un courant électrique très faible, comparable comme intensité à celui que développent des pièces de monnaie appliquées sur la peau, on obtient des résultats analogues à ceux de Burq.

Les aimants et les solénoïdes exercent sur l'hémianesthésie

hystérique une influence identique à celle de la métallothérapie (Charcot et Regnard).

Cette action des métaux et des courants faibles sur la sensibilité ne s'observe pas seulement dans l'hystérie, elle a été constatée dans des hémianesthésies d'origine cérébrale.

L'anesthésie de la muqueuse de l'isthme du gosier a été décrite par Chairou comme un symptôme pathognomonique de l'hystérie; en effet, chez bon nombre de malades, on peut introduire le doigt jusque sur l'épiglotte et à l'entrée du larynx sans provoquer aucun réflexe; mais ce symptôme n'est pas constant chez les hystériques, et l'on peut le rencontrer dans d'autres maladies, en particulier dans le saturnisme (Bernutz).

C. *Troubles de la motilité. Paralysies. Contractures.* — Nous ne reviendrons pas sur les convulsions qui accompagnent les crises hystériques; mais nous devons signaler parmi les symptômes les plus importants de l'hystérie, les paralysies et les contractures.

L'*hémiplégie* et la *paraplégie* sont les formes les plus communes de la paralysie hystérique. Ces paralysies débutent en général brusquement, à la suite d'une attaque convulsive ou d'une émotion vive; les malades atteints de paralysie s'aperçoivent avec étonnement qu'ils ne peuvent plus marcher; l'hémiplégie est flasque et s'accompagne d'hémianesthésie du même côté. La marche de la paralysie est très variable; il suffit parfois d'une émotion vive pour que les mouvements reviennent tout à coup. L'hémiplégie hystérique atteint très rarement les muscles de la face; c'est là un caractère important au point de vue du diagnostic différentiel de l'hémiplégie hystérique et de l'hémiplégie consécutive aux maladies de l'encéphale, laquelle porte presque toujours sur les muscles de la face aussi bien que sur ceux des membres.

Dans ces dernières années, on a publié des faits, en assez grand nombre déjà, qui démontrent que chez des hystériques les traumatismes peuvent provoquer l'apparition de paralysies, telles que : monoplégie, hémiplégie, qui présentent tous les caractères des paralysies hystériques et qui peuvent guérir instantanément, ce qui démontre bien l'absence d'une lésion organique profonde.

La distribution de l'anesthésie fournit en général des signes précieux pour le diagnostic des paralysies hystéro-traumatiques. Soit une paralysie d'un des membres supérieurs; dans la paralysie hystérique, l'anesthésie occupe tout le membre supérieur ainsi que l'épaule, et même elle s'étend parfois aux parties voisines du dos et de la poitrine ; dans les paralysies consécutives à la compression, par exemple, du plexus brachial, la sensibilité persiste à la face interne du bras et à l'épaule.

L'état de la contractilité électrique des muscles, l'existence ou l'absence de douleur fournissent aussi des signes importants.

La contractilité électrique est presque toujours conservée dans les muscles atteints par la paralysie hystérique, même lorsque la paralysie dure depuis plusieurs années ; de plus les paralysies hystériques s'accompagnent souvent d'anesthésie cutanée et musculaire. La marche de ces paralysies est souvent caractéristique, la paralysie disparaît pour reparaître bientôt après ou bien elle change brusquement de siège.

On a noté quelquefois des paralysies du larynx (d'où une aphonie complète et subite), du diaphragme, du rectum, de la vessie, etc... La paralysie hystérique des muscles moteurs des yeux est très rare ; cependant il en existe quelques exemples dans la science.

Les contractures ont en général, comme les paralysies, un début très brusque ; la contracture des membres succède souvent à une paralysie flasque ; mais, au lieu de se produire lentement, progressivement, comme dans la sclérose latérale descendante de la moelle, elle atteint en quelques heures ou en quelques jours son maximum d'intensité. La contracture prend la forme hémiplégique ou paraplégique, ou bien elle se limite à quelques groupes de muscles ; les membres supérieurs se mettent dans la demi-flexion et s'appliquent fortement contre le tronc; les membres inférieurs sont dans l'extension forcée, le pied prend la position du varus équin le plus prononcé, les adducteurs de la cuisse fixent le membre inférieur sur le bassin ; si bien qu'en saisissant le pied, on peut soulever le bassin et le tronc tout entier comme avec un levier rigide. En redressant fortement la pointe du pied, on provoque la trémulation, comme chez les malades atteints de sclérose latérale de la moelle (Charcot). Des contractures partielles peuvent produire le torticolis hystérique, le pied bot varus équin, ou simuler la coxalgie.

La contracture persiste dans le sommeil physiologique ; sous l'influence du chloroforme, les muscles se relâchent momentanément. La contracture hystérique paraît dépendre d'une réflectivité exagérée de la moelle.

La compression ovarique a réussi quelquefois à faire disparaître des contractures récentes (Bourneville).

De même que les paralysies, les contractures peuvent disparaître tout à coup à la suite d'une émotion vive.

D. *Troubles de l'intelligence.* — Le plus souvent les hystériques se font remarquer par la bizarrerie de leur caractère, par leur sensibilité exagérée ; toutes les superstitions, tous les événements mystérieux, ont accès dans leur esprit ; les faiseurs de miracles trouvent en elles des complices dévoués quoique souvent involontaires.

Des accès de délire peuvent se produire en dehors des attaques hystériques et simuler la méningite (Bernutz) ; tantôt le délire se dissipe rapidement, tantôt il aboutit à l'aliénation mentale et à la démence. La déchéance intellectuelle est cependant beaucoup plus rare et beaucoup plus tardive dans l'hystérie que dans l'épilepsie.

E. *Troubles de la respiration, de la digestion, des sécrétions. Toux hystérique. Gastralgie, vomissements, tympanite, pseudo-péritonite, ischurie, etc...* — La toux hystérique se produit en général sous forme de quintes bruyantes ; les sons émis sont criards, désagréables à entendre ; quelquefois ils affectent le caractère de l'aboiement ou du miaulement. L'expectoration est nulle, et à l'auscultation de la poitrine on ne constate aucun signe morbide. Les impressions désagréables, les contrariétés, augmentent la fréquence des quintes. Chez quelques malades, le spasme des muscles de la glotte donne lieu à des attaques de dyspnée qui simulent l'asthme et pour lesquelles on a pratiqué plusieurs fois la trachéotomie. La toux, les douleurs dorsales, l'amaigrissement et la faiblesse des malades, les hémoptysies, qui sont assez souvent la conséquence de la suppression de la menstruation, peuvent faire croire à l'existence de la phthisie chez des jeunes filles qui sont seulement hystériques. L'apyrexie, l'absence d'expectoration et de signes physiques à l'examen de la poitrine, fournissent les principaux éléments du diagnostic différentiel ; quelques auteurs ont signalé un mouvement fébrile chez les hystériques, mais en général les sensations de frissonnement ou de chaleur fébrile ne s'accompagnent pas chez elles d'élévation de la température.

La gastralgie et l'épigastralgie sont presque constantes chez les hystériques ; il existe de la douleur à la pression de l'épigastre, et les troubles de la digestion sont extrêmement communs ; l'appétit est capricieux : les malades ne digèrent pas tel ou tel aliment, tandis qu'elles ont une appétence singulière pour certaines substances absolument impropres à la nutrition ; les mots *pica, malacia,* expriment cette perversion du goût. Les vomissements sont communs ; ils se produisent quelquefois sous forme de crises gastriques très douloureuses, mais peu durables ; ou bien ils sont incoercibles, ils empêchent pendant des mois entiers toute alimentation, et la mort peut en être la conséquence.

Le ventre est généralement ballonné ; la tympanite augmente au moment des attaques convulsives, par suite d'un développement très abondant de gaz intestinaux ; mais elle peut se produire aussi dans l'hystérie non convulsive, et parfois elle a donné lieu à de graves erreurs de diagnostic. Les douleurs abdominales très vives ressenties par les hystériques, et les symptômes de collapsus qui sont la conséquence de cet état de souffrance, le météorisme, les vomissements, simulent parfaitement la péritonite chez quelques malades ; le diagnostic différentiel de ces *pseudo-péritonites* (*spurious peritonitis* des auteurs anglais) et de la péritonite vraie est souvent très délicat. Le tympanisme hystérique a fait croire quelquefois à l'existence d'une grossesse. La constipation est opiniâtre.

On peut observer chez les hystériques des douleurs néphrétiques ou hépatiques qui simulent les coliques produites par la présence de calculs dans les canaux excréteurs des reins ou du foie. Il existe tantôt de la polyurie, tantôt une anurie plus ou moins complète (ischurie hystérique). Lorsque la quantité des urines est très notablement diminuée, il se produit des vomissements, et les matières vomies renferment de l'urée en assez grande quantité (Charcot, Fernet), comme si la sécrétion gastrique était chargée de la suppléance des reins.

Des troubles de la sécrétion de la salive (ptyalisme), de la sueur et du lait (galactorrhée) ont été notés dans quelques cas (Briquet).

Complications. — *Hystéro-épilepsie. Chorées hystériques. Catalepsie. Hypnotisme.* — L'hystérie se combine à l'épilepsie de deux façons : 1° l'épilepsie et l'hystérie coexistent chez un même malade qui a tantôt des crises hystériques, tantôt des attaques d'épilepsie ; les deux névroses « marchent sans agir l'une sur l'autre d'une manière sérieuse, chacune d'elles conservant ses allures et le pronostic qui lui est propre » (Charcot, *Maladies du syst. nerv.*, t. I, p. 325). 2° Les caractères de l'épilepsie et ceux de l'hystérie se trouvent mélangés dans les attaques ; d'où le nom d'*hystéro-épilepsie à crises combinées,* ou *à crises mixtes,* qui a été donné à cette forme. Le début de ces attaques rappelle complètement l'épilepsie ; mais cette *phase épileptique*, au lieu de se terminer par le coma, se continue par des convulsions cloniques, hystériformes avec délire, et se termine par des pleurs, des rires, des sanglots. Les malades voient presque toujours dans leur délire les mêmes objets, les mêmes scènes, et à la fin de leur crise elles racontent ce qu'elles ont vu ou entendu, comme on ferait d'un rêve.

L'hystéro-épilepsie à crises mixtes relève bien plutôt de l'hystérie que de l'épilepsie ; la compression des ovaires, qui est sans action sur l'épilepsie vraie, permet souvent d'arrêter les crises d'hystéro-épilepsie ; l'hémianesthésie, très rare dans l'épilepsie, est commune chez les hystéro-épileptiques, qui au contraire n'ont jamais de vertiges épileptiques. Les troubles de l'intelligence, très précoces chez les épileptiques, font longtemps défaut dans l'hystéro-épilepsie, alors même que les crises sont fréquentes ; enfin l'élévation de la température du corps est beaucoup plus considérable dans l'état de mal épileptique que dans l'état de mal hystérique ; on peut donc admettre avec Briquet et Charcot que l'hystéro-épilepsie à crises mixtes rentre dans l'histoire de l'hystérie, dont elle constitue seulement une variété.

La chorée s'observe souvent chez les hystériques avec les caractères que nous lui connaissons déjà ; ou bien les mouvements choréiformes ont un caractère rythmique : les malades exécutent sans cesse des mouvements coordonnés, comme dans l'action de danser (chorée saltatoire), de marteler (chorée malléatoire), ou de nager, etc…

La *catalepsie*, l'*extase*, le *somnambulisme*, la *léthargie*, succèdent quelquefois aux crises hystériques. La catalepsie est caractérisée par un état de raideur et de contracture des muscles; la malade frappée de catalepsie reste dans la position qu'elle occupait ; si elle était debout, les bras en l'air, elle conserve cette position tout le temps que dure l'attaque de catalepsie ; lorsqu'on essaye de modifier la position des membres, on y arrive sans trop de peine ; les membres conservent la position dans laquelle on les place, ils n'obéissent plus aux lois de la pesanteur, on dirait un de ces mannequins auxquels les peintres impriment les poses les plus variées ; la catalepsie s'accompagne souvent d'un état extatique avec abolition de l'intelligence et de la sensibilité. La syncope et la léthargie qui se produisent chez certaines hystériques à la suite des attaques peuvent faire croire à la mort ; le pouls et la respiration s'arrêtent ou sont insensibles ; l'état de mort apparente se prolonge parfois assez longtemps ; dans ces cas il faut attendre les premiers signes de putréfaction pour procéder à l'inhumation.

Chez la plupart des hystériques, on peut provoquer à volonté et à l'aide de procédés très simples le sommeil (hypnotisme) ou la catalepsie. Ces symptômes de l'hystérie ont été exploités pendant longtemps et sont encore exploités tous les jours par des charlatans sous le nom de somnambulisme et de magnétisme.

Toutes les hystériques ne s'endorment pas avec la même facilité ; les meilleurs sujets au point de vue de l'étude de l'hypnotisme sont les hystériques jeunes, sensibles, sentimentales, très impressionnables.

Bourneville et Regnard ont décrit ainsi qu'il suit les procédés dont on se sert à la Salpêtrière pour produire l'hypnotisme.

On fait asseoir la malade devant soi et on la regarde dans les yeux ; l'expérimentateur doit tenir son regard fixe et cligner des yeux le moins possible. On tient les pouces de la malade uniquement pour fixer les mains et nullement pour permettre le passage d'un fluide quelconque. Après deux ou trois minutes d'immobilité, on voit les yeux de la malade rougir, s'injecter légèrement, les larmes viennent baigner les paupières et roulent sur ses joues ; il faut persister à regarder fixement ; souvent le sujet ferme de lui-même les yeux et tombe en arrière. Si cet effet ne se produit pas spontanément, on laisse aller les mains du sujet et on lui applique les pouces sur les globes oculaires en refermant les paupières supérieures. Le sommeil est alors immédiat ; la malade tombe en arrière en poussant quelques soupirs. La simple application des pouces sur les globes oculaires provoque chez quelques sujets l'hypnotisme sans fixation préalable.

Un autre procédé consiste à placer entre les yeux de la malade un corps quelconque (un crayon, un porte-plume en argent sont excellents) ; on ordonne à la malade de regarder ce corps fixement et le sommeil ne tarde pas à survenir dans les mêmes conditions que par le procédé précédent.

Lorsqu'une hystérique a été endormie plusieurs fois par un même individu, l'hypnotisme peut se produire chez elle par l'effort seul de la volonté ; la seule idée qu'elle va être endormie fait que la malade s'endort en effet presque subitement.

L'hyperesthésie musculaire est telle pendant le sommeil hypnotique, qu'il suffit d'exciter légèrement les muscles avec la main pour les voir se contracter aussitôt ; un crayon ordinaire, appliqué sur la face, par exemple, détermine la contraction des muscles sous-jacents comme ferait un courant électrique (Charcot

et P. Richer). Une excitation un peu plus forte produit facilement des contractures partielles analogues aux contractures
hystériques, mais qui disparaissent dès que l'état d'hypnotisme
se dissipe.

Cette hyperesthésie musculaire permet de comprendre pourquoi la catalepsie accompagne souvent l'hypnotisme.

Le moyen le plus simple de produire la catalepsie chez les
hystériques consiste à faire passer le sujet directement du
sommeil hypnotique dans l'état cataleptique.

Pour produire la catalepsie chez une malade hypnotisée par
un des procédés décrits ci-dessus, il suffit d'entr'ouvrir les
paupières; le malade tombe immédiatement en catalepsie; en
refermant les paupières, on fait repasser la malade au sommeil
hypnotique. Lorsqu'on ouvre les paupières d'un seul côté, on
détermine une *hémicatalepsie*, c'est-à-dire que du côté où l'œil
est resté clos, l'état particulier à l'hypnotisme persiste, et que
l'état cataleptique ne se prononce que du côté correspondant à
l'œil dont on a entr'ouvert les paupières. Une lumière vive, un
bruit subit et inattendu peuvent donner lieu à une attaque de
catalepsie.

DIAGNOSTIC. — L'hystérie peut simuler un si grand nombre de
maladies qu'il faudrait un volume pour faire le diagnostic différentiel de chaque manifestation hystérique en particulier; tout
en esquissant les principaux symptômes de l'hystérie, nous
avons indiqué quelques-uns des caractères qui permettent de
reconnaître leur véritable nature; nous n'y reviendrons pas,
d'autant plus que le diagnostic doit se baser plus encore sur les
symptômes concomitants de l'hystérie que sur l'examen de telle
ou telle manifestation morbide en particulier; une contracture,
une arthralgie, une gastralgie hystériques, ne diffèrent pas notablement d'une contracture par lésion organique de la moelle,
d'une arthrite rhumatismale, ou d'une gastralgie liée à une
affection organique de l'estomac; c'est dans la marche de la
maladie, dans l'étude des antécédents morbides, dans la recherche
des caractères concomitants de l'hystérie, qu'on trouve les principaux éléments d'un diagnostic. Ce qui importe surtout, c'est
qu'en présence d'une névralgie, d'une paralysie, d'une contracture, d'une arthralgie, d'une dyspepsie, d'une gastralgie, d'une
tympanite, d'une pseudo-péritonite, de quintes de toux, d'accès de suffocation, d'aphonie, de délire, etc., le médecin ne
s'arrête pas immédiatement à l'idée d'une affection *locale*, et
qu'après avoir reconnu quel est l'organe qui souffre, il cherche

à s'élever jusqu'à la connaissance de la *nature* du mal. Peu de maladies sont plus capables que l'hystérie de donner lieu à de graves erreurs de diagnostic et de pronostic ; on a pratiqué des amputations sur des femmes atteintes d'arthralgies et dont les articulations étaient parfaitement saines ; la toux hystérique a été confondue avec la phthisie pulmonaire, la gastralgie hystérique avec le cancer de l'estomac ; des paralysies ou des contractures relevant de l'hystérie ont été traitées et sont encore traitées tous les jours comme des maladies organiques du système nerveux ; aussi des contractures, des paralysies déclarées incurables, guérissent en quelques heures. Il faut se rappeler que l'hystérie peut s'observer chez l'homme.

Les paralysies hystériques se produisent en général d'une façon brusque et assez fréquemment à l'occasion d'un traumatisme ; elles s'accompagnent ou non de contracture, et presque toujours on constate de l'anesthésie limitée aux parties paralysées ou sous forme d'hémianesthésie. La contractilité électrique persiste et l'atrophie musculaire est rare. Il n'est pas exact cependant de dire que l'atrophie musculaire ne s'observe jamais dans les paralysies hystériques ; plusieurs observateurs ont cité, dans ces dernières années, des faits qui démontrent que l'absence d'atrophie n'est pas un caractère constant des paralysies hystériques.

Nous avons vu que l'hémianesthésie pouvait exister dans les lésions cérébrales à foyer, d'autre part elle peut manquer dans l'hémiplégie hystérique.

L'hémiplégie hystérique s'accompagne très rarement d'hémiplégie faciale ; Brissaud et Marie ont observé, chez des hystériques atteints d'hémiplégie, une déviation très marquée de la face et de la langue, mais cette déviation était due à la contracture de certains muscles de la face ou de la langue et non à leur paralysie ; la déviation de la langue était beaucoup plus prononcée qu'elle ne l'est dans l'hémiplégie faciale.

Dans l'hémiplégie hystérique, la paralysie est souvent plus marquée au membre inférieur qu'au membre supérieur, contrairement à ce qui se passe d'ordinaire dans l'hémiplégie de cause organique.

Dans les cas douteux, on recherchera avec soin les stigmates hystériques : zones hystérogènes, sensibilité des ovaires ou des testicules à la pression, anesthésie du pharynx, etc...

Le diagnostic différentiel des attaques d'hystérie et d'épilepsie sera fait dans le chapitre suivant, lorsque nous aurons appris à connaître l'épilepsie.

PRONOSTIC. — Il est rare que l'hystérie entraîne la mort; il n'en est pas moins vrai que son pronostic est très sérieux; ainsi que le dit Briquet, les hystériques sont condamnées à une vie de souffrances et de malaises; quelques-unes passent au lit une ou plusieurs années de leur existence. La durée de la maladie est très incertaine, les rechutes sont fréquentes; en général, l'hystérie s'use avec l'âge (Briquet) et, à partir de vingt-cinq à trente ans, ses manifestations diminuent d'intensité; mais la maladie devient parfois incurable; les attaques d'hystérie ou d'hystéro-épilepsie se répètent à de courts intervalles; il existe des paralysies, des contractures, les troubles de l'intelligence s'accusent de plus en plus.

Le pronostic des accidents hystériques est très difficile à formuler; une contracture existe depuis quinze jours, combien de temps durera-t-elle encore? il est impossible de le dire. Cette contracture peut en effet se dissiper en quelques heures ou durer toute la vie. Lorsque les contractures persistent depuis plusieurs années, il faut craindre une sclérose latérale consécutive (Charcot) et, par suite, le pronostic est d'autant plus grave que la maladie est plus ancienne. Lorsque la guérison se produit, c'est presque toujours d'une façon brusque, à la suite d'une émotion. Les paralysies hystériques peuvent aussi se dissiper brusquement: une malade paraplégique se met à marcher tout à coup, une autre atteinte d'aphonie recouvre subitement l'usage de la parole, etc.....

Les troubles de la digestion, la gastralgie, l'anorexie, les vomissements, jettent l'organisme dans un état d'épuisement qui favorise l'éclosion de la tuberculose.

L'hystérie est une cause très fréquente de stérilité (Bernutz); les hystériques font, dit Briquet, presque autant de fausses couches que d'accouchements à terme.

Il ne faut pas oublier dans le pronostic de l'hystérie les souffrances imposées aux personnes qui entourent les malades; peut-on, dit J. Frank, imaginer quelqu'un de plus malheureux que le mari d'une hystérique?

TRAITEMENT. — Les principales indications sont les suivantes : 1º rechercher les causes qui ont produit l'hystérie et s'efforcer de les faire disparaître; 2º modifier l'état général; 3º remplir les indications symptomatiques.

Pour les anciens auteurs, qui considéraient l'hystérie comme une fureur utérine, l'indication causale était facile à remplir : il fallait marier l'hystérique, en ayant soin seulement de choisir un mari *rigoureux;* Briquet a fait justice de cette grossière doctrine, il a montré que le mariage pouvait aggraver l'hystérie ou même la faire naître; si une jeune fille, hystérique à un faible degré, se marie dans de bonnes conditions, si elle est heureuse dans son ménage, l'hystérie peut sans doute disparaître; mais, si le mariage est mal assorti, si les ennuis, la misère, les privations, en sont la conséquence, l'hystérie s'aggrave infailliblement.

Les conditions de milieu exercent la plus grande influence sur la marche de la maladie; telle jeune fille qui, grondée sans cesse et maltraitée dans sa famille, présente de fréquentes attaques, guérira après avoir été envoyée en pension; les voyages, les distractions, font souvent disparaître les accidents hystériques, au moins d'une façon temporaire.

Si les hystériques sont anémiques, il faut prescrire le fer et le quinquina.

Tous les antispasmodiques ont été employés contre l'hystérie, l'asa fœtida, la valériane, le castoreum, jouissent encore d'une grande réputation; ces médicaments peuvent certainement rendre des services, mais d'une façon temporaire, dans le traitement de certains accidents hystériques, et non dans le traitement de l'hystérie elle-même. Le bromure de potassium, administré même à très haute dose, ne donne aucun résultat favorable dans l'hystérie (Charcot).

L'éther et le nitrite d'amyle, sous forme d'inhalations, provoquent souvent chez les hystériques des crises convulsives, à la suite desquelles certaines manifestations morbides, telles que paralysies ou contractures, peuvent disparaître; il est du reste très difficile de prévoir les résultats de cette médication perturbatrice.

De toutes les indications symptomatiques, la plus importante est sans contredit de calmer la douleur qui se présente sous tant de formes chez les hystériques; l'opium et ses alcaloïdes, la belladone, l'hydrate de chloral, rendent à ce point de vue de grands services. Certaines hystériques ont une grande tolérance pour les opiacés (Briquet, Bernutz); l'opium sera employé en potions, sous forme de lavements, ou bien on pratiquera des injections hypodermiques au niveau des points les plus douloureux.

Contre les paralysies hystériques, on fera usage de l'électricité; l'électrisation localisée avec le courant interrompu donne, d'après Duchenne (de Boulogne), de meilleurs résultats que le courant continu.

L'électricité statique donne de très bons résultats dans le traitement des paralysies et des anesthésies hystériques. Les malades sont placés sur un tabouret isolant ; bain électro-statique (Charcot).

Pendant les attaques hystériques il faut avoir soin de maintenir les malades de façon qu'elles ne se fassent pas de mal ; on enlèvera ou on desserrera les vêtements qui pourraient gêner la respiration. La compression des ovaires donne de bons résultats ; elle permet de maîtriser les attaques trop longues ou trop violentes ; elle fait même disparaître parfois certains symptômes, tels que contractures récentes (Bourneville) ou paralysies. Liouville et Debove ont réussi, dans un cas, à guérir une aphonie hystérique par la compression des ovaires.

La métallothérapie permet d'apprécier la réalité de la guérison ; si chez une hystérique qui présentait, par exemple, une hémianesthésie gauche, et qui était sensible à l'or, l'application de pièces d'or sur le côté gauche du corps fait reparaître l'hémianesthésie, on peut en conclure que la malade est encore en puissance d'hystérie, et par suite il y a lieu de continuer le traitement (Charcot). Les aimants fournissent des résultats identiques à ceux de la métallothérapie ; ils sont d'un emploi très utile dans le traitement de l'hémianesthésie hystérique.

SYDENHAM. In Encyclop. des sc. méd., trad. de Jault, Paris, 1835, p. 133. — LOUYER-VILLERMAY. Traité des malad. nerveuses, 1816. — SCHUTZENBERGER. Études sur les causes organiques et le mode de production des affections dites hystériques (Gaz. méd. de Paris, 1846).— LANDOUZY. Traité de l'hystérie, Paris, 1848. — MESNET (E.). Études sur les paralysies hystériques, th., Paris, 1852. — LASÈGUE. De la toux hystérique (Soc. méd. des hôp., 1855). — NÉGRIER. Recueil de faits pour servir à l'histoire des ovaires et des affections hystér. de la femme, 1858. — BRIQUET. Traité clinique de l'hystérie, Paris, 1859.— AXENFELD. Des névroses, Paris, 1863, 2ᵉ édit., 1882. — CHAIROU. Étude clinique sur l'hystérie, Paris, 1870. — BREUILLARD. De l'hystérie chez l'homme, th., Paris, 1870. — HÉLOT. De l'hémiplégie hystérique, th., Paris, 1870. — BOURNEVILLE et VOULET. De la contracture hystérique permanente, Paris, 1872. — BOURNEVILLE. Rech. clin. et thérap. sur l'épilepsie et l'hystérie. — VOULET. De la contracture hystér., th., Paris, 1872. — BOUCHARD. Leçons sur les vomissements incoercibles hystér. (Mouv. médical, 1873). — CHARCOT. Leçons sur les malad. du système nerveux, 1873. — SECOUET. Vomissements urémiques chez les hystér., th., Paris, 1873. — BENJOLIN. Consid. sur la rachialgie hystér., th., Paris, 1873. — CORONEL. De l'hémiplégie hystér., th., Paris, 1873. — BINET DE JASSENEIX. Même sujet, th., Paris, 1873. — G. BERNUTZ. Art. *Hystérie*, in Dict. de méd. et de chir. pratiques. — LAFON. De la toux hystérique, th., Paris, 1874. — DUPONCHEL. De la folie hystér., th., Paris, 1874. — FERRAN (L.). Du vomissement de sang dans l'hystérie, th., Paris, 1874. — BACH. De la coxalgie hystér., th., Paris, 1874. — DESBROSSE. De l'hémiplégie hystér., th., Paris, 1876. — HAMMOND. Des contractures hystér. (Philadelph. med. Times, 1876). — O. LALLEMANT. Observ. d'hystérie chez l'homme, th., Paris, 1877. — MARICOURT. Même sujet, th., Paris, 1877. — Rech. sur la métallothérapie (Soc. de biol., 1877). — LANDOLT et P. OULMONT. Du retour de la sensibilité sous l'infl. des applications métalliques dans l'hémianesthésie (Progrès méd., 1877, p. 381). — BOURNEVILLE. Influence de la compression ovarienne sur la contracture hystér. (Même Rec., 1877, p. 385 et 487). — BOURNEVILLE et REGNARD. Iconographie photographique de la Salpêtrière, 1876-1877. — ROSENTHAL. Op. cit. — CHARCOT. Leçons de la Salpêtrière, 1877. — Du même. Des troubles de la vision chez les hystér. (Progrès médical, 1878, p. 37). — BARON. Étude clinique sur les troubles de la vue chez les hystériques, th., Paris, 1878. — CHARCOT. Catalepsie et somnambulisme hystér. provoqués. Leçons cliniques de la Salpêtrière (Progrès médical, 1878-1879). — RICHER. De l'hystéro-épilepsie ou grande hystérie, th., Paris, 1879. — GUIRAUD. Essai sur l'hystérie précoce se développant chez les jeunes filles avant la puberté, th., Paris, 1880. — JANNET. De l'hystérie chez l'homme, th., Paris, 1880. — MORA. Des hémorrhagies dans l'hystérie, th., Paris, 1880. — BRISSAUD et Ch. RICHET. Faits pour servir à l'histoire des contractures (Progrès méd., 1880). — BRODIE. Leçons sur les affections nerveuses locales, traduction in Progrès médical, 1880. — GOUGUENHEIM. Du spasme laryngé d'origine hystér. (Association pour l'avancement des sciences, Reims, 1880). — P. RICHER. Des zones hystérogènes (Progrès méd., 1880). — CHARCOT et P. RICHER. Contrib. à l'étude de l'hypnotisme chez les hystériques (Progrès médical, 1881). — BOURNEVILLE et REGNARD. Procédés employés pour déterminer les phénomènes d'hypnotisme (Progrès médical, 1881). — H. HUCHARD. Troubles vaso-moteurs et sécrétoires de l'hystérie (Gaz. hebd., 1882). — LEGRAND DU SAULLE. Les hystériques, état physique et état mental, Paris, 1883. — TROUSSEAU. Clinique, 7ᵉ édit., 1885, t. II. — TROISIER, JOFFROY, CHAUFFARD. Des paralysies hystériques (Soc. méd. des hôp., 1885-1886). — GRASSET. Traité des maladies du syst. nerveux. Montpellier. — BRISSAUD et MARIE. De la déviation faciale dans l'hémiplégie hystérique (Progrès méd., 1887, p. 84). — ACHARD. De l'apoplexie hystérique (Arch. de médecine, 1887). — MECHIN. Contrib. à l'étude clinique des monoplégies brachiales hystériques, th., Paris, 1887. — CULLERRE. Hypnotisme; exposé des phénomènes observés pendant le sommeil nerveux provoqué au point de vue clinique, etc., Paris, 1887. — LICHTWITZ. Les anesthésies hystériques des muqueuses et des organes des sens. Recherches cliniques, th. de Bordeaux, 1887.

ÉPILEPSIE

Synonymie : *Morbus divinus, sacer, herculeus ; mal caduc, haut mal.*

L'épilepsie (de ἐπιλαμβάνω, je saisis) est une névrose caractérisée par des attaques convulsives ou par de simples vertiges, avec perte de connaissance et troubles intellectuels. Dans l'épilepsie invétérée, les troubles de l'intelligence deviennent permanents et les attaques se répètent sans intermission notable (état de mal).

En dehors de l'épilepsie essentielle, il existe un grand nombre d'autres maladies qui peuvent donner lieu à des attaques épileptiformes, en tout semblables à celles qui caractérisent l'*épilepsie-névrose*. Nous avons eu plusieurs fois l'occasion de signaler les attaques épileptiformes parmi les symptômes des maladies de l'encéphale, notamment à propos des tumeurs cérébrales et des affections des méninges, et nous avons distingué l'épilepsie hémiplégique, qui est produite presque toujours par des lésions des circonvolutions motrices, des convulsions épileptiformes géné-

ralisées, si communes dans les maladies des méninges. Les trau
matismes, les fractures du crâne, les plaies de tête avec enfoncement des os, donnent souvent lieu à des attaques épileptiformes
qui reviennent seulement à intervalles plus ou moins éloignés,
bien que la lésion soit permanente. Enfin, ces attaques figurent
dans la symptomatologie de l'urémie et de l'alcoolisme.

Toutes ces convulsions épileptiformes secondaires, symptomatiques, doivent être séparées complètement de l'épilepsie-
névrose qui se caractérise non seulement par des attaques convulsives, mais aussi par des vertiges avec perte de connaissance,
et par des troubles de l'intelligence sans altération appréciable
des centres nerveux.

ÉTIOLOGIE. — Les causes de l'épilepsie sont encore plus obscures que celles de l'hystérie ; l'hérédité est la seule influence
prédisposante manifeste. Il y a dans l'histoire de l'épilepsie un
caractère de fatalité qui avait frappé les anciens, comme l'indiquent les dénominations de *morbus sacer, morbus divinus ;* à
Rome, on interrompait les comices quand un des assistants tombait du haut mal, d'où le nom de *morbus comitialis.*

Lorsqu'on coupe le nerf sciatique chez un cobaye, ou lorsqu'on
pratique une hémisection de la moelle épinière dans la région
dorsale, on voit apparaître, après un laps de temps qui varie de
quelques jours à plusieurs mois, une *zone épileptogène* d'un côté
de la face et du cou ; c'est-à-dire qu'en irritant légèrement la peau
de cette région, on fait naître des mouvements convulsifs d'abord
partiels, puis généralisés et semblables à ceux qui caractérisent
l'attaque d'épilepsie. Ces expériences, dues à Brown-Séquard,
sont assurément très intéressantes ; mais on ne produit pas plus
l'épilepsie en coupant le nerf sciatique, que le diabète en piquant
le plancher du quatrième ventricule ; on provoque l'apparition
de symptômes morbides, on ne crée pas une maladie ; l'épilepsie
expérimentale ne tarde pas à guérir, comme la glycosurie provoquée par la piqûre du bulbe. Certains faits observés chez l'homme
peuvent cependant être rapprochés de ceux qui ont été découverts
par Brown-Séquard ; en effet, on a constaté chez quelques malades
l'existence d'une zone épileptogène dont l'excitation provoquait
des attaques, et l'on a vu, dans d'autres cas, des lésions des nerfs
ou de la moelle provoquer des attaques épileptiformes ; mais ce
sont là des faits exceptionnels ; dans l'immense majorité des cas,
il n'existe ni zone épileptogène, ni lésions apparentes du système
nerveux.

D'après Lasègue, l'épilepsie dépend d'une malformation du

crâne, consistant principalement dans un rétrécissement du trou occipital ; l'examen et la mensuration de la tête révèlent toujours chez les épileptiques une asymétrie soit latérale soit antéro-postérieure, ordinairement accompagnée d'une asymétrie de la face et en particulier de la bouche. L'épilepsie vraie, dépendant d'une malformation non traumatique du crâne, n'apparaît jamais avant que l'ossification du crâne soit achevée et se développe invariablement de quatorze à dix-huit ans (Lasègue).

L'épilepsie est un peu plus fréquente chez la femme que chez l'homme, il est rare qu'elle débute chez des sujets âgés de plus de vingt ans.

Parmi les circonstances prédisposantes, on a cité les excès de toute sorte, les chagrins, les inquiétudes, les frayeurs ; mais il faut remarquer que les malades aiment beaucoup à trouver une cause extérieure à leurs maux ; les femmes atteintes de cancer du sein invoquent presque toutes un traumatisme ; l'épileptique fait volontiers remonter le début de son mal à une frayeur ou à telle autre émotion morale vive, et il cherche à éloigner l'idée d'une prédisposition individuelle qu'il considère comme une espèce de tare.

DESCRIPTION. — Les manifestations symptomatiques de l'épilepsie sont très simples, surtout quand on les compare à celles de l'hystérie.

On peut les réduire à trois :

1° Grandes attaques avec convulsions toniques, puis cloniques et perte de connaissance, *grand mal.*

2° Petites attaques sans convulsions, mais avec perte de la conscience des actes accomplis, *vertiges, absences épileptiques, petit mal.*

3° *Troubles mentaux* très importants à étudier, surtout au point de vue médico-légal.

Les *grandes attaques* sont rarement précédées de prodromes consistant en malaise général, modifications dans le caractère, douleurs sur différents points du corps, etc...; elles se produisent brusquement, sans que les malades aient le temps d'éviter la chute ; certains épileptiques éprouvent avant l'attaque des sensations variées, mais toujours très fugitives. Il leur semble, par exemple, qu'un courant d'air froid se dirige des extrémités vers le tronc ; de là, le nom d'*aura* qui par extension a été appliqué à toutes les sensations qui précèdent immédiatement les attaques d'épilepsie ; quelques malades éprouvent une crampe, d'autres entendent des sons extraordinaires, voient des objets lumineux ou sentent des odeurs fétides, etc.

La *grande attaque* d'épilepsie présente à considérer trois phases distinctes qui se succèdent presque toujours avec une grande régularité ; ces trois phases peuvent se caractériser ainsi :

A. Chute et convulsions toniques ;

B. Convulsions cloniques ;

C. Coma.

Le malade pousse un cri, puis se raidit et il est précipité contre le sol tout d'une pièce, comme une statue tombant de son piédestal. La chute a lieu presque toujours de la même manière, sur la face le plus souvent ; d'où la fréquence des blessures des parties les plus saillantes de la face (front, nez, lèvres).

Les épileptiques peuvent se tuer, lorsque la chute a lieu d'un endroit élevé, ou se faire de profondes brûlures, lorsqu'ils tombent dans le feu. L'insensibilité est complète dès le début, ainsi que la perte de connaissance. La face est pâle. Cette première phase ne dure que quelques secondes.

Le cri initial n'est pas constant ; quelques auteurs l'ont attribué à la douleur ; il est bien plus probable qu'il est produit d'une façon mécanique par l'air qui s'échappe à travers la glotte contractée ; en tout cas, s'il y a douleur au début de l'attaque, les malades n'en conservent aucun souvenir.

Le thorax étant immobilisé par la convulsion tonique de tous les muscles du tronc, la respiration est impossible et la circulation de retour difficile ; la face s'injecte, les lèvres sont violacées comme dans l'asphyxie, les veines du cou se gonflent, le pouls est petit et fréquent.

Bientôt la raideur tétanique fait place à une série de secousses suivies de convulsions cloniques généralisées qui caractérisent la deuxième phase de l'attaque. Les convulsions prédominent souvent dans un des côtés du corps ; il en résulte que la bouche est tirée soit à gauche, soit à droite ; la langue est entraînée entre les arcades dentaires, ce qui explique la fréquence de ses déchirures ; tous les muscles du tronc et des membres se contractent avec une grande violence, mais les mouvements sont moins étendus que dans l'hystérie ; l'épileptique ne tombe pas ou tombe rarement de son lit pendant une attaque, tandis que plusieurs personnes ont souvent de la peine à contenir une hystérique.

Les convulsions de la face sont horribles à voir et bien faites pour frapper l'imagination ; les arcades dentaires sont fortement serrées et leurs déplacements latéraux donnent lieu à des grincements de dents, la bouche se remplit d'une écume sanguinolente. Le sang mêlé à la salive provient le plus souvent de morsures de la langue ou des lèvres, mais dans quelques cas il est impossible de découvrir aucune déchirure des muqueuses, et il faut admettre que les globules sanguins s'échappent par diapédèse au travers des tissus congestionnés (Aug. Voisin).

Le pouls est petit, très fréquent ; la face est congestionnée, couverte de sueur ; quelques malades ont des évacuations involontaires d'urine et de matières fécales. Comme dans la première phase, la perte de connaissance et l'insensibilité sont absolues ; les piqûres, les brûlures les plus profondes ne provoquent aucune douleur, aucune réaction ; la lumière n'agit plus pour faire contracter les pupilles ; les vapeurs les plus irritantes, celles de l'ammoniaque par exemple, mises en contact avec la muqueuse nasale, ne donnent plus lieu à aucun réflexe.

La phase des convulsions cloniques a une durée qui varie de trente secondes à trois ou quatre minutes ; les convulsions cessent, la respiration se rétablit, la cyanose de la face disparaît, mais les malades ne reprennent pas immédiatement connaissance ; ils restent plongés pendant quelque temps dans le coma ; la respiration est bruyante, stertoreuse ; les membres sont dans le relâchement complet et la sensibilité ne reparaît que lentement ; le coma peut se dissiper au bout de quelques minutes ou se prolonger pendant une heure et plus. Les malades reprennent enfin connaissance, ils ouvrent les yeux et peuvent prononcer quelques mots ; puis, sous l'influence de la fatigue produite par l'attaque, ils s'endorment profondément, et c'est seulement à leur réveil qu'ils reprennent entièrement possession d'eux-mêmes ; ils ne se souviennent de rien, et ne peuvent fournir aucun renseignement sur ce qui leur est arrivé ; ils se plaignent seulement de céphalalgie, de courbature, de fatigue.

L'élévation de la température du corps est peu marquée dans les attaques isolées ; mais dans l'état de mal, lorsque les attaques se répètent coup sur coup, elle atteint souvent 40 ou 41 degrés : c'est là un caractère important des convulsions épileptiques. D'une façon générale, on peut dire que les affections du système nerveux qui donnent lieu à des convulsions *toniques*, comme l'épilepsie et le tétanos, s'accompagnent d'une élévation considérable de la température ; tandis que les convulsions cloniques de l'hystérie, les mouvements incoordonnés des choréiques, ont très peu d'influence sur la température ; ce fait s'explique par la théorie de la transformation des forces ; dans le tétanos et dans l'épilepsie, la chaleur produite par la contraction des muscles n'est pas dépensée en mouvement.

M. le docteur Aug. Voisin a appelé l'attention sur les caractères
sphygmographiques du pouls dans l'attaque d'épilepsie. Pendant
la période convulsive, les tracés dénotent une tension très forte
du pouls : les pulsations se traduisent par de simples oscillations ; au contraire, à la fin de l'attaque, les pulsations deviennent
trois ou quatre fois plus hautes qu'à l'état normal, la ligne d'ascension est presque verticale, l'angle supérieur est aigu, et la
ligne descendante montre l'encoche profonde du dicrotisme. Le
pouls conserve souvent ce caractère une demi-heure ou même
une heure après l'attaque (A. Voisin).

Un grand nombre de théories ont été proposées pour expliquer
la production des grandes attaques d'épilepsie ; aucune d'elles
n'est complètement satisfaisante. D'après Brown-Séquard, la
perte de connaissance est due à la contraction des petits vaisseaux des hémisphères cérébraux et à l'anémie consécutive ; les
vaisseaux de la base de l'encéphale se congestionnent, au contraire, au début de l'attaque, et l'excitation du bulbe a pour
conséquence les convulsions toniques et l'asphyxie ; quant aux
convulsions cloniques, elles dépendent surtout de la présence
d'un excès d'acide carbonique dans le sang (Brown-Séquard, *Leç.
sur les vaso-moteurs*, p. 86).

Le *petit mal* présente deux variétés principales : le *vertige* et
l'*absence épileptiques*. Le malade pris de vertige épileptique pâlit
tout à coup et s'affaisse sur lui-même. La chute n'est pas violente
comme dans la grande attaque, et même, lorsque le malade est
assis, il reste dans la position qu'il occupe ; les convulsions
toniques et cloniques font défaut, ou bien elles ne sont représentées que par des contractions partielles de certains muscles ;
les malades prononcent souvent des paroles sans suite ; au bout
d'une ou deux minutes au plus, tout est rentré dans l'ordre.

Trousseau a fait une étude très intéressante de l'*absence* épileptique, et les nombreux exemples qu'il en a cités sont devenus
classiques ; un épileptique s'arrête au milieu d'une partie de
cartes ; s'il causait avec quelques personnes, il se tait tout à
coup, pâlit, fait quelques gestes inexplicables ou prononce des
mots sans suite, des injures, des mots obscènes ; puis, au bout
de quelques secondes, il revient à lui, continue sa partie de
cartes ou reprend sa conversation ; l'absence dure quelquefois
plus longtemps, et les épileptiques peuvent exécuter des actes
très compliqués dont ils ne conservent aucun souvenir. Le corps
continue à agir d'une façon en quelque sorte automatique, tandis
que l'intelligence et la volonté subissent une véritable éclipse.

*Troubles intellectuels. Délire, manie, démence épileptique ;
impulsions involontaires.* — Il est rare que l'intelligence ne soit
pas affectée à un degré quelconque chez les épileptiques. Les
troubles intellectuels peuvent se présenter chez eux sous quatre
formes principales : 1° modifications dans le caractère, qui est
sombre, maussade, rancunier ; les malades sont irascibles et se
laissent facilement entraîner aux voies de fait ; en même temps
l'intelligence s'affaiblit ; 2° les malades, à la suite d'une attaque
ou d'un vertige, sont pris de délire : ils ont des hallucinations
effrayantes, sous l'empire desquelles ils se livrent souvent à des
actes criminels ; ils tuent sans motif une personne qu'ils ne con-
naissent même pas, ou bien ils allument des incendies, etc. ; ce
délire se produit parfois en dehors des attaques et des vertiges ;
3° la manie épileptique ne se distingue de la forme précédente
que par sa persistance ; elle donne lieu à des accès qui durent
de huit à quinze jours et même davantage. Les maniaques épileptiques sont extrêmement dangereux, la colère, la haine, l'envie
de nuire, semblent diriger toutes leurs actions et donnent à leurs
traits une expression farouche ; quelques-uns sont tranquilles,
sombres, taciturnes, mais la moindre observation les fait entrer
aussitôt en fureur ; 4° chez les vieux épileptiques, il existe une
déchéance très marquée de l'intelligence ; les malades tombent
dans un état de stupeur, d'abrutissement, qui est traversé par
des crises d'agitation furieuse (Aug. Voisin).

Les impulsions irrésistibles, les mauvais instincts qui dominent
dans le délire des épileptiques, font que ces malades se livrent
souvent à des actions criminelles, et que les médecins légistes
sont appelés à se prononcer sur le degré de leur responsabilité.
Cette question ne peut pas être résolue d'une façon générale ; il
faut la débattre à propos de chaque cas particulier. Si l'acte cri-
minel a été accompli peu d'instants après une attaque ou un
vertige épileptique ; si, de plus, le malade a agi en dehors des
mobiles ordinaires du crime, on peut affirmer presque à coup
sûr que l'accusé a obéi à une impulsion morbide ; mais ce serait
aller beaucoup trop loin que de rendre tous les épileptiques
irresponsables de leurs actes.

La *marche* de l'épilepsie est chronique ; la fréquence des
attaques varie beaucoup suivant les cas : certains épileptiques
n'ont d'attaques que tous les ans ; d'autres en ont tous les mois,
tous les jours, ou même plusieurs fois par jour. En général, les
attaques se répètent d'autant plus souvent que l'épilepsie est plus
ancienne ; lorsqu'elles deviennent *subintrantes*, elles constituent

l'*état de mal*; quelques malades ont jusqu'à quatre cents attaques dans les vingt-quatre heures (Aug. Voisin).

DIAGNOSTIC. PRONOSTIC. — Les attaques d'épilepsie peuvent être confondues avec les attaques épileptiformes symptomatiques de lésions de l'encéphale, l'épilepsie alcoolique, l'urémie convulsive, les crises d'hystérie ou d'hystéro-épilepsie, certaines attaques d'apoplexie, enfin avec les attaques simulées.

L'épilepsie consécutive à des lésions du cerveau ou des méninges s'accompagne presque toujours de symptômes autres que les attaques convulsives, tels que céphalalgie persistante, vomissements, hémiplégie. Chaque fois que l'on a à faire le diagnostic différentiel de l'épilepsie et d'une autre affection convulsive, il faut se rappeler : 1° que l'épilepsie essentielle débute rarement après l'âge de vingt ans ; 2° qu'elle ne se caractérise pas seulement par de grandes attaques convulsives, mais souvent aussi par des vertiges, par des absences, par des troubles de l'intelligence. L'épilepsie hémiplégique se distingue nettement de l'épilepsie essentielle : les membres sont envahis l'un après l'autre, et il n'y a presque jamais perte de connaissance.

L'épilepsie alcoolique doit toujours être soupçonnée chez des hommes qui ont fait des excès de boisson et chez lesquels l'épilepsie ne s'est montrée qu'après l'âge de vingt ans ; le diagnostic se confirme si le séjour à l'hôpital et la sobriété forcée qui en est la suite entraînent la disparition des attaques.

L'éclampsie urémique se caractérise par des attaques convulsives identiques à celles de l'épilepsie ; la répétition de ces attaques, chez un malade souvent assez âgé et jusque-là indemne, éveille tout de suite l'attention ; l'analyse des urines et la recherche des symptômes de l'albuminurie font le reste. La thermométrie sépare nettement l'urémie de l'état de mal épileptique ; dans l'urémie, la température du corps s'abaisse presque toujours au-dessous de la normale, tandis qu'elle s'élève à 40 ou 41 degrés dans l'état de mal épileptique.

La distinction des attaques d'hystérie et d'épilepsie est en général facile, les principaux caractères différentiels peuvent se résumer ainsi :

Crise hystérique. — Elle est presque toujours annoncée par une douleur épigastrique et par la sensation spéciale du globe hystérique ; si bien que les malades peuvent éviter la chute ; les convulsions sont purement cloniques et elles se rapportent souvent à la mimique des passions. La perte de connaissance n'est pas absolue. Il y a rarement de l'écume à la bouche. La température ne s'élève pas, alors même que les attaques se prolongent. La crise hystérique se termine par des sanglots, par des pleurs ou par une émission abondante d'urines claires.

Attaque d'épilepsie. — La perte de connaissance est instantanée et absolue ; alors même qu'il existe une *aura*, les malades peuvent rarement éviter la chute. Les convulsions sont d'abord toniques, puis cloniques, ces dernières sont moins étendues que dans l'hystérie, et elles n'ont aucun rapport avec des actes physiologiques. La température du corps s'élève lorsque les attaques se répètent coup sur coup ; il y a presque toujours de l'écume à la bouche et les morsures de la langue sont fréquentes ; lorsque les convulsions cessent, les malades tombent dans le coma. L'attaque d'épilepsie dure en général moins longtemps que la crise hystérique.

L'attaque d'hystéro-épilepsie présente à son début les caractères de l'épilepsie, mais elle se termine comme la crise hystérique ; nous avons donné plus haut les raisons qui permettent de rattacher ces attaques mixtes à l'hystérie plutôt qu'à l'épilepsie. Les deux grandes névroses peuvent du reste coexister chez un même malade qui présente alternativement des crises d'hystérie et des attaques d'épilepsie.

L'hémorrhagie cérébrale, accompagnée d'inondation ventriculaire et de contractures primitives, survient d'ordinaire chez des personnes âgées qui, antérieurement, n'ont présenté aucun signe d'épilepsie, et lorsque le coma se dissipe, il reste une hémiplégie. La température s'abaisse au début de l'attaque apoplectique, contrairement à ce qui a lieu dans l'épilepsie.

L'épilepsie est assez souvent simulée par des individus qui veulent s'attirer la commisération publique ou par des hommes qui cherchent à se soustraire au service militaire. Les principaux caractères qui permettent de reconnaître si des attaques sont simulées sont les suivants : 1° le simulateur prépare en général sa chute de façon à ne pas se faire de mal ; 2° les convulsions ne prédominent pas chez lui dans un des côtés du corps, comme dans l'épilepsie véritable, et elles se prolongent beaucoup plus longtemps sans produire des symptômes d'asphyxie bien accentués ; 3° l'insensibilité n'est pas absolue, les pupilles se contractent sous l'influence de la lumière, un flacon d'ammoniaque promené à l'orifice des fosses nasales provoque l'éternûment ; les piqûres, les brûlures, donnent lieu à des mouvements réflexes ; quelques simulateurs ont cependant assez d'empire sur eux-mêmes pour ne pas réagir contre ces excitations, surtout lors-

qu'ils sont prévenus; 4° les morsures de la langue sont rares;
il n'y a pas d'écume à la bouche, ou bien cette écume est très
abondante, blanchâtre, les simulateurs se mettant pour la provoquer un petit morceau de savon dans la bouche; 5° à la suite
des attaques d'épilepsie vraie, surtout lorsqu'elles sont violentes,
on observe à la face et au cou de petites ecchymoses ressemblant
à des piqûres de puces et produites par de légères extravasations
sanguines; ces hémorrhagies capillaires font défaut chez les simulateurs; 6° les caractères sphygmographiques du pouls, signalés
par M. Voisin, fournissent aussi un élément de diagnostic; 7° la
flexion forcée du pouce dans la main n'a pas l'importance qu'on
lui attribuait autrefois, d'autant plus que ce caractère est souvent
connu des simulateurs; 8° en dehors des attaques convulsives,
il n'y a chez les simulateurs ni vertiges, ni troubles mentaux.

Le vertige épileptique peut être confondu avec le vertige stomacal ou avec la maladie de Ménière, avec des attaques apoplectiques lorsque les foyers hémorrhagiques sont très peu étendus;
enfin, avec des lipothymies; nous nous occuperons dans le chapitre suivant du diagnostic différentiel du vertige épileptique et
de la maladie de Ménière; les petit foyers cérébraux (hémorrhagies, ramollissements) donnent lieu à des vertiges, à des
éblouissements, à des chutes; mais il est rare que les malades
perdent connaissance, et l'on n'observe chez eux ni délire, ni
hallucinations, ni impulsions irrésistibles. Les lipothymies surviennent chez des individus faibles, anémiques, ou bien à l'occasion d'émotions vives, et s'accompagnent d'un arrêt des battements du cœur.

L'épilepsie peut être méconnue pendant longtemps, lorsque les
attaques se produisent seulement la nuit; les malades ignorent
eux-mêmes qu'ils en sont atteints; l'incontinence nocturne
d'urine, revenant à intervalles variables sans cause apparente,
met quelquefois sur la voie du diagnostic.

Le pronostic de l'épilepsie est toujours grave; alors même que
les malades n'éprouvent que des vertiges ou des absences, on
peut prévoir que des troubles graves de l'intelligence et de
grandes attaques convulsives ne tarderont pas à se produire. Les
épileptiques sont obligés d'abandonner toutes les professions qui
les exposent aux regards du public, et la facilité avec laquelle ils
commettent des actes violents rend leur société très dangereuse; ils peuvent vivre longtemps, mais l'état d'abrutissement
dans lequel ils tombent au bout de quelques années est pire que
la mort. Chez les jeunes enfants l'épilepsie est une cause d'idiotie.

Les malades succombent souvent à la suite des attaques répétées qui constituent l'*état de mal*.

L'épilepsie essentielle ne guérit presque jamais.

TRAITEMENT. — Parmi les médicaments les moins inefficaces il faut citer : 1° la belladone, préconisée surtout par Bretonneau et Trousseau ; 2° l'oxyde et le lactate de zinc, trop vantés par Herpin ; 3° le bromure de potassium, qui produit des améliorations temporaires bien plutôt qu'il ne guérit l'épilepsie.

La médication par la belladone est formulée ainsi qu'il suit par Trousseau : on prescrit des pilules qui renferment chacune un centigramme d'extrait de belladone et un centigramme de poudre de feuilles de belladone ; le malade prend chaque jour une de ces pilules, le matin, si les accès ont lieu surtout dans la journée, et le soir si les accès se produisent plus particulièrement la nuit. Chaque mois on donne une pilule de plus et l'on continue la médication jusqu'à production d'effets toxiques : dilatation de la pupille, sécheresse de la gorge. La médication doit être continuée pendant plusieurs années.

Le bromure de potassium doit être donné longtemps et à forte dose, 6 à 8 grammes par jour.

Chez quelques malades qui ont des *auras* périphériques, on parvient à arrêter les attaques par une constriction de la partie des membres qui est le point de départ de l'aura, mais c'est là un fait exceptionnel.

Les épileptiques doivent être surveillés avec soin et placés dans des asiles d'aliénés lorsque les troubles de l'intelligence sont très marqués et lorsqu'ils s'accompagnent d'impulsions irrésistibles ou d'accès de fureur.

TISSOT. Traité de l'épilepsie, Paris, 1770. — CALMEIL, th., Paris, 1824. — GEORGET. Art. *Épilepsie*, Diction. en 30 vol. Paris, 1835. — LEURET. Rech. sur l'épilepsie (Arch. de méd., 1843). — HERPIN. Du pronostic et du traitement de l'épilepsie, Paris, 1852. — DELASIAUVE. De l'épilepsie, Paris, 1854. — FALRET. Des théories de l'épilepsie (Arch. de méd., 1859). — MOREL. Traité des malad. mentales, Paris, 1860. — BAILLARGER. De la responsabilité des épileptiques (Union méd., 1861). — TROUSSEAU. Clinique méd., 7ᵉ édit., t. II. — A. VOISIN. Art. *Épilepsie*, in Nouv. Dict. de méd. et de chir. pratiques, 1870. — BROWN-SÉQUARD. Leçons sur les vaso-moteurs et sur l'épilepsie; trad. de Béni-Barde, Paris, 1872. — BOURNEVILLE. Ét. clin. et thermom. sur les malad. du syst. nerveux, Paris, 1873, p. 243. — JANNIN. De l'épilepsie larvée., th., Paris, 1875. — MAGNAN. Des rapports entre les convulsions et les troubles circulatoires et cardiaques dans l'attaque d'épilepsie (Gaz. méd., 1877). — TOIGNE. Du vertige épileptique, th., Paris, 1877. — A. FERRAND et E. VIDAL. Art. *Convulsions*, in Dict. encycl. des sc. méd. — LASÈGUE. De l'épilepsie par malformation du crâne (Acad. de méd., 1877, et Arch. de méd., 1877, t. II, p. 5). — LEGRAND DU SAULLE. Étude médico-légale sur les épilep., Paris, 1877. — JOBARD. Étude clin. sur l'épilepsie par malformation du crâne, th., Paris, 1878. — MÉDIEUX. Même sujet, th., Paris, 1879. — VIARD. De l'épilepsie d'origine syphilitique, Paris, 1878.— LASÈGUE. Pathogénie de l'épilepsie (Arch. gén. de méd., 1880). — Du même. Communic. au Congrès internat. de Londres, 1881. — MAGNAN. Leçons sur l'épilepsie (Progrès médical, 1882). — BURLUREAUX. Art. *Épilepsie* (Diction. encyclop. des sc. méd.).

DES VERTIGES — DE LA MALADIE DE MÉNIÈRE

Le *vertige* est un symptôme commun à un grand nombre de maladies ; on l'observe chez les anémiques, dans l'ischémie cérébrale consécutive aux lésions des artères ; il figure parmi les symptômes les plus caractéristiques des tumeurs du cervelet ; enfin il est souvent la conséquence de lésions de l'estomac, *vertigo a stomacho læso, vertige stomacal;* ou de l'oreille, *vertigo ab aure læsa ;* les maladies du larynx le provoquent aussi quelquefois, *vertige laryngé* (Charcot). Le vertige peut être produit encore par une altération survenue dans les conditions normales de la vision. La cause principale du vertige oculaire est dans la perturbation survenue dans le jeu des forces musculaires qui meuvent symétriquement nos deux yeux, c'est-à-dire dans la déviation d'un des yeux (Cuignet). Le vertige oculaire s'observe quelquefois avec une grande persistance chez des personnes qui ont beaucoup fatigué leurs yeux en se livrant à des travaux minutieux.

Les vertiges et les nausées qui surviennent chez des personnes qui se balancent ou qui ont le mal de mer constituent seuls un état pathologique distinct; cet état se lie du reste si étroitement à sa cause, et il disparaît si vite quand celle-ci vient à cesser, qu'il mérite à peine le nom de maladie. Le vertige stomacal et le vertige laryngé se rattachent naturellement à l'histoire des maladies de l'estomac et du larynx; nous nous occuperons plus spécialement dans cet article du vertige *ab aure læsa*, qui est souvent confondu avec des affections des centres nerveux ou avec le vertige épileptique.

C'est à Ménière que revient le mérite d'avoir démontré que des lésions de l'oreille interne ou de l'oreille moyenne pouvaient provoquer des vertiges, des nausées, des vomissements; de là le nom de *maladie de Ménière.*

Ce sont les lésions de l'oreille interne, et en particulier celles des canaux demi-circulaires, qui provoquent les vertiges et les nausées; il n'est pas nécessaire, du reste, que les lésions portent directement sur l'oreille interne; une simple augmentation de pression dans le labyrinthe ou les canaux demi-circulaires suffit. Aussi le vertige de Ménière peut s'observer à la suite de lésions de l'oreille moyenne, telles que l'ankylose de la chaîne des osselets ; le seul attouchement de la membrane du tympan provoque parfois des nausées. Les lésions primitives de l'oreille interne sont rares ; cependant le froid semble pouvoir provoquer l'otite labyrinthique qui existait probablement chez cette malade de Ménière qui fut prise de surdité complète et de vertiges continuels, après avoir voyagé pendant une nuit très froide sur l'impériale d'une diligence. La syphilis peut être la cause des lésions labyrinthiques.

Description. — Au début, la maladie de Ménière se présente sous forme d'accès qui reviennent à intervalles irréguliers. Les malades éprouvent tout à coup des bourdonnements d'oreilles ; ils entendent des sifflements analogues à ceux d'une locomotive (Charcot) ; puis ils se sentent entraînés en avant ou en arrière, comme s'ils allaient faire la culbute ; ou bien ils ont la sensation du mal de mer ; la rotation du corps semble quelquefois s'opérer autour de l'axe vertical ; la chute se produit quand les malades ne rencontrent pas à temps un point d'appui solide, mais il n'y a jamais perte de connaissance. La fin de l'accès est marquée par des nausées et des vomissements, puis tout rentre dans l'ordre.

À mesure que l'affection devient plus ancienne, les crises tendent à se rapprocher ; l'état vertigineux est continu avec des paroxysmes ; les sons un peu forts, tous les mouvements volontaires ou communiqués, augmentent la sensation de vertige ; les malades restent couchés, il leur semble qu'ils sont menacés sans cesse de tomber dans un précipice ouvert à côté d'eux.

Les vertiges, les nausées, les vomissements, attirent généralement toute l'attention des malades, et, préoccupés de cet état si grave en apparence, ils ne songent pas à parler au médecin de quelques troubles de l'appareil auditif peu gênants et sans relation évidente avec les phénomènes nerveux. Si cependant on les interroge dans ce sens, on apprend qu'ils éprouvent habituellement des bourdonnements ou des sifflements dans les oreilles, et que l'ouïe est diminuée d'un côté ; d'autres fois il existe ou il a existé une otorrhée purulente. L'exploration à l'aide de la montre permet de constater l'affaiblissement de l'ouïe, et l'examen otoscopique révèle les lésions du conduit auditif externe et de la membrane du tympan, lésions qui du reste peuvent manquer complètement.

Chez un malade atteint de vertiges de Ménière avec surdité presque complète d'un côté, l'un de nous a constaté l'existence d'une sialorrhée abondante qui dépendait probablement de l'irritation de la corde du tympan.

Les vertiges qui se rattachent à des troubles de la vue ou à une maladie de l'estomac, ont une grande analogie avec ceux que nous venons de décrire, seulement ici les sifflements d'oreilles font défaut et sont souvent remplacés par des troubles oculaires, si le point de départ est dans les yeux, ou par des troubles digestifs, si c'est l'estomac qui est en cause. Les malades se sentent entraînés d'un côté ou de l'autre, ils craignent de s'aventurer dans la rue, et la sensation de vertige augmente d'ordinaire quand ils marchent sur une surface très unie.

ANATOMIE ET PHYSIOLOGIE PATHOLOGIQUES. — Dans une autopsie faite par Ménière, les canaux demi-circulaires étaient remplis par des exsudats qui remplaçaient le liquide de Cotugno. Dans une observation de Moos, il y avait également des lésions des canaux demi-circulaires. Dans d'autres cas, on a trouvé une ankylose de la chaîne des osselets, une otite moyenne avec rétention du pus, etc. Il n'existe aucune lésion concomitante des centres nerveux.

La physiologie expérimentale montre bien que ce sont les lésions des canaux demi-circulaires qui jouent le principal rôle dans les sensations vertigineuses de la maladie de Ménière. Il résulte, en effet, des expériences de Flourens, de Brown-Séquard et de Vulpian, que lorsqu'on blesse chez un animal les canaux demi-circulaires, il se produit des mouvements de culbute en avant ou en arrière, ou des mouvements de rotation, suivant la disposition des canaux lésés. Brown-Séquard a pu provoquer des effets analogues en agissant sur le nerf auditif lui-même, ce qui prouve que les mouvements déterminés par les lésions des canaux semi-circulaires doivent être rapportés à un vertige auditif. Signol et Vulpian ont vu ces troubles de motilité survenir spontanément chez un coq qui avait reçu un violent coup de bec sur la tête, et chez lequel les canaux demi-circulaires avaient été fortement lésés.

DIAGNOSTIC. PRONOSTIC. — La véritable nature des accidents qui caractérisent la maladie de Ménière est souvent méconnue; le vertige *ab aure læsa* est confondu avec une maladie du cerveau, du cervelet, ou bien encore avec le vertige épileptique. L'existence de troubles de l'ouïe, tels que : bourdonnements, surdité plus ou moins complète, etc., les sifflements qui précèdent d'ordinaire les vertiges, et la conservation de l'intelligence, même pendant les accès les plus forts, suffisent à séparer la maladie de Ménière des maladies organiques de l'encéphale et du vertige épileptique. Dans la maladie de Ménière, on n'observe ni paralysies, ni troubles de la sensibilité, ni embarras de la parole; les malades rendent très bien compte des sensations qu'ils éprouvent.

Le vertige stomacal s'accompagne de douleurs d'estomac, de troubles digestifs, tandis que l'appareil auditif est intact; de même il est facile de distinguer le vertige laryngé de la maladie de Ménière.

Le vertige des anémiques s'accompagne de bourdonnements d'oreilles, mais il acquiert rarement l'intensité du vertige *ab aure læsa;* il se produit principalement lorsque les malades lèvent trop brusquement la tête, et s'accompagne des symptômes ordinaires de l'anémie : pâleur de la face, souffles dans les vaisseaux, etc.; enfin il n'y a pas de surdité ni de sifflement précédant les vertiges; les nausées et les vomissements sont rares.

Westphal a décrit sous le nom *d'agoraphobie* ou *peur des espaces,* une névrose qui présente les caractères suivants : les malades n'éprouvent rien de particulier lorsqu'ils se trouvent chez eux; ils n'ont ni douleurs, ni vertiges, ni affaiblissement des membres; mais dans la rue, surtout lorsqu'ils ont à traverser une place, ils sont pris d'angoisse, leurs membres inférieurs fléchissent sous eux, ils ne peuvent plus avancer et croient à une chute imminente. Cet état, qui est dû, chez bon nombre de malades, à la faiblesse de la vue et à des troubles de l'accommodation, ne ressemble en rien au vertige de Ménière, il se rapproche davantage du vertige stomacal avec lequel, du reste, il paraît avoir été plus d'une fois confondu.

La maladie de Ménière a une marche presque toujours chronique, et souvent elle ne disparaît qu'avec la vie; on peut cependant espérer de la voir guérir, soit spontanément lorsque la surdité devient complète du côté lésé, soit sous l'influence des médications que nous allons passer en revue.

Le vertige oculaire peut être confondu avec l'ataxie commençante. Dans le cas de vertige oculaire, on n'observe pas les symptômes ordinaires de l'ataxie, tels que les douleurs fulgurantes; de plus, tandis que chez l'ataxique le vertige augmente avec l'incertitude de la démarche quand les paupières sont closes, l'action de fermer les yeux diminue ou fait disparaître le vertige oculaire, loin de l'augmenter.

Traitement. — Le traitement doit être dirigé autant que possible contre la maladie, qui est le point de départ des accidents ; des faits nombreux démontrent que les antispasmodiques mis en usage contre les vertiges ne donnent aucun bon résultat.

Si le vertige se rattache à une maladie de l'estomac, on traitera la maladie de l'estomac, si à l'anémie, on prescrira les toniques et les ferrugineux, enfin si le vertige paraît avoir pour point de départ une affection des yeux ou des oreilles, on s'efforcera de traiter et de guérir ces affections.

Lorsque la maladie de Ménière débute brusquement à la suite d'un refroidissement, et qu'il y a lieu de soupçonner une otite labyrinthique, il faut employer les émissions sanguines locales et ensuite les révulsifs, tels que vésicatoires, pointes de feu au niveau de l'apophyse mastoïde. Si le malade est syphilitique, le traitement spécifique est indiqué.

Lorsqu'il existe des maladies de l'oreille externe ou de l'oreille moyenne, il faut les traiter avec soin. La guérison d'une otorrhée purulente a quelquefois amené une notable amélioration dans les symptômes de la maladie de Ménière ; dans un cas observé par Hillairet, les vertiges cessèrent après l'ouverture d'un abcès de l'oreille moyenne.

Le sulfate de quinine à haute dose produit, comme on le sait, des bourdonnements d'oreilles, ce qui semble indiquer que ce médicament a une action spéciale sur l'appareil auditif ; on pouvait espérer, d'après cela, qu'il modifierait l'état de cet appareil dans la maladie de Ménière. Ces prévisions se sont justifiées et la médication par le sulfate de quinine compte déjà des succès remarquables (Charcot). Le sulfate de·quinine doit être administré à la dose de 0^{gr},60 à 1 gramme par jour et pendant longtemps.

Flourens. Op. cit. — Ménière. Bullet. de l'Acad. de méd., t. XXVI, p. 241, et Gaz. méd., 1861. — Knapp et Moos. Arch. of Ophthalm. and Otology, New-York, 1870. — De Trœltsch. Traité pratique des malad. de l'oreille, trad. franç. de Kühn et Lévi, 1870. — Amanieu. Vertiges, siège et causes, th., Paris, 1871. — Duplay. Arch. de méd., 1872, t. II, p. 711. — Westphal. De l'agoraphobie (Arch. f. Psychiatrie, 1872). — Cordes. Même rec., 1872. — Clément. Étiologie du vertige, th., Paris, 1873. — Bertrand (J.). De la maladie de Ménière, th., Paris, 1874. — Voury (Ed.). Même sujet, th., Paris, 1874. — Lasbats. Diagn. différentiel des vertiges, th., Paris, 1875. — Leo (Hipp.). Du vertige auriculaire simple, th., Paris, 1876. — Charcot. Leçons sur les malad. du système nerveux. — Du même. Du vertige laryngé (Soc. de biol. et Gaz. méd. de Paris, 1876). — Moos. Des lésions du labyrinthe dans la syphilis secondaire (Anal. in Rev. des sc. méd., t. X, p. 197). — Legrand du Saulle. De la peur des espaces (Ann. méd. pysch., 1876, et Gaz. des hôp., 1877). — A. Ritti. De l'agoraphobie (Gaz. hebd., 1877, p. 677). — E. Cyon. Rech. expér. sur les fonctions des canaux semi-circulaires, th., Paris, 1878. — N. Gueneau de Mussy. Clinique médicale, t. I, p. 78. — Cuignet. Du vertige oculaire (Bullet.

de la Soc. de méd. d'Alger, t. V, p. 7). — DUHAUT. Consid. sur l'agoraphobie, th., Paris, 1879. — DE CHAMPEAUX. Contrib. à l'étude de la maladie de Ménière, th., Paris, 1881. — FÉRÉ et DEMARS. Note sur la maladie de Ménière (Revue mens. de méd., 1881, p. 790). — ABADIE. Du vertige oculaire (Progrès méd., 1881-1882). — A. ROBIN. Des affections cérébrales consécutives aux lésions non traumatiques du rocher et de l'appareil auditif, th. d'agrég., Paris, 1883. — TROUSSEAU. 7e édit., 1885, t. III. — WEILL. Des vertiges, th. d'agrégation, Paris, 1886.

MIGRAINE

La migraine est caractérisée par des accès de céphalalgie qui se terminent souvent par des nausées et des vomissements ; les douleurs de tête, très intenses, sont d'ordinaire unilatérales, d'où le nom d'*hémicrânie* qu'on lui donne quelquefois.

ÉTIOLOGIE. — La migraine se rattache fréquemment aux diathèses arthritique ou goutteuse ; l'hérédité joue un rôle important. Des veilles prolongées, des travaux intellectuels trop soutenus, des inquiétudes morales, certaines odeurs, une lumière trop vive, sont les causes occasionnelles les plus fréquentes des accès. La migraine est plus commune chez la femme que chez l'homme ; elle est très rare chez l'enfant et chez le vieillard.

DESCRIPTION. — La fréquence des accès est très variable, ils reviennent tous les mois, tous les quinze jours, quelquefois même ils se rapprochent davantage ; dans les intervalles, les malades vivent de la vie commune et n'éprouvent aucune douleur, aucune gêne ; la description de la maladie se réduit donc à celle des accès.

L'accès de migraine est assez souvent annoncé par un malaise général, de l'inaptitude au travail, des horripilations, une irritabilité très grande avec hyperesthésie des organes des sens. La douleur de tête, d'abord limitée à un point d'une des régions temporales ou circumorbitaires, s'étend bientôt à tout un côté de la tête. Le côté gauche est plus fréquemment pris que le côté droit ; lors même que la céphalalgie se généralise, elle est presque toujours plus intense d'un côté. « La douleur est lancinante, gravative ; elle revient dans le cours de l'accès par une série de petits accès dont l'intermittence n'est jamais complète et va *crescendo* à partir de son début ; le moindre mouvement, la marche, l'ascension d'un escalier, l'exaspèrent ; les malades comparent alors la douleur qu'ils éprouvent à celle que déterminerait une masse liquide ballottée dans la boîte crânienne, ou bien à celle que produirait la pression du crâne par un étau » (Gubler et A. Bordier, art. MIGRAINE, in *Dict. encycl. des sc. méd.*).

La face est tantôt pâle, tantôt injectée ; l'état de dilatation de la pupille est aussi variable. Les battements de l'artère temporale du côté de l'hémicrânie sont exagérés et les vaisseaux rétiniens paraissent dilatés (Mollendorff). Dans quelques cas, les muscles de la face sont animés de mouvements convulsifs. Les malades fuient la lumière et le bruit, ils s'enferment chez eux et restent souvent couchés et immobiles jusqu'à la fin de la crise, dont la durée est en moyenne de huit à douze heures, vingt-quatre heures au plus ; pendant tout ce temps, ils ne peuvent se livrer à aucun travail intellectuel. Vers la fin de l'accès, les douleurs se compliquent fréquemment d'un état analogue au *mal de mer*, les malades éprouvent des nausées très pénibles et ils sont pris de vomissements bilieux qui terminent l'accès.

La circulation et la respiration s'accomplissent régulièrement. Gubler et Bordier ont même remarqué que la facilité de la respiration augmentait et que des sujets affectés de palpitations en étaient exempts pendant le cours de l'accès.

Les douleurs se calment progressivement, les malades s'endorment, et en se réveillant il ne leur reste plus qu'une légère courbature qui ne tarde pas à se dissiper ; ils se sentent même plus dispos qu'avant l'accès, si bien qu'il leur arrive parfois de désirer une crise.

La migraine dépend-elle d'une excitation du sympathique, comme le veut Dubois-Raymond, ou de sa paralysie, suivant l'opinion de Mollendorff? Ces deux théories ne sont pas inconciliables : il est possible qu'au début il y ait excitation des nerfs vaso-moteurs, contraction des vaisseaux, ischémie des tissus, et que la paralysie vasculaire se produise au bout d'un certain temps, variable suivant les sujets.

Diagnostic. Pronostic. — Le diagnostic est en général fait par les malades eux-mêmes, qui savent très bien reconnaître les accès de migraine dès qu'ils en ont éprouvé un seul.

L'apyrexie, la prédominance des douleurs dans un des côtés de tête, la rapidité avec laquelle les accidents disparaissent, permettent de séparer la migraine de la méningite et des autres affections fébriles qui s'accompagnent d'une céphalalgie violente.

Les tumeurs cérébrales donnent lieu à des douleurs bien plus persistantes que celles de la migraine ; de plus, il existe souvent d'autres symptômes morbides, tels que paralysies, attaques épileptiformes, etc. Si les tumeurs sont syphilitiques, les douleurs reviennent surtout la nuit et elles cèdent à la médication spécifique.

Les névralgies sont unilatérales et reviennent souvent par accès comme la migraine, mais elles siègent sur le trajet d'un nerf et s'accompagnent de points douloureux à la pression.

Le clou hystérique se distingue de la migraine par la fixité de la douleur et par son caractère térébrant. Il n'est pas rare, du reste, de rencontrer la migraine chez les hystériques.

La migraine est une affection plus gênante que grave ; la fréquence des accès va en général en diminuant à mesure que les malades vieillissent.

TRAITEMENT. — Il faut traiter : 1° l'état général sous l'influence duquel la migraine se développe souvent ; 2° les accès.

Le traitement général varie naturellement beaucoup suivant les malades : aux anémiques on prescrira le fer, le quinquina, l'hydrothérapie ; aux arthritiques, les alcalins ; aux herpétiques, les arsenicaux, etc.

Parmi les médicaments les plus efficaces pour combattre les crises, il faut citer l'opium, le café, la quinine, la digitale, la paullinia, le bromure de potassium, l'antipyrine. Ce dernier médicament a été préconisé par G. Sée dans le traitement de la migraine, et son efficacité paraît dès aujourd'hui bien démontrée ; on prescrira un gramme d'antipyrine dès le début de l'accès et un gramme une heure après.

Il est impossible, d'ailleurs, de donner une formule unique pour le traitement de la migraine, car tel médicament qui réussit chez un malade, peut très bien échouer complètement chez un autre.

PROSPER MARTIN. Traité de la migraine, Paris, 1829. — CALMEIL. Art. *Migraine*, Dict. en 30 vol., 1839. — PELLETAN. De la migraine et de son traitement, Paris, 1843. — DUBOIS-REYMOND. Müller's Archiv., 1860. — MÖLLENDORFF. Ueber Hemicranie (Archiv. de Virchow, 1867). — GARRETT. Sur la migraine, th., Paris, 1870. — A. GUBLER et BORDIER. Art. *Migraine*, Dict. encycl. des sc. méd., 1873. — HIRTZ. Art. *Migraine*, in Nouv. Dict. de méd. et de chir. pratiques. — N. GUENEAU DE MUSSY. Clinique méd., t. I, p. 323. — GALEZOWSKI. De la migraine ophthalmique (Arch. de méd., 1878). — CHAUMIER, th., Paris, 1878. — Ch. FÉRÉ. Contrib. à l'étude de la migraine ophthalmique (Revue de médecine, 1881). — RAULLET. De la migraine ophthalmique, th., Paris, 1883. — G. SARDA. Des migraines, thèse d'agrégation, Paris, 1886. — G. SÉE. Du traitement des maux de tête par l'antipyrine (Acad. de méd., 23 août 1887).

ASPHYXIE LOCALE ET GANGRÈNE SYMÉTRIQUE
DES EXTRÉMITÉS

Synonymie : *Maladie de Raynaud.*

En 1862, Maurice Raynaud a décrit sous les noms d'*asphyxie locale* et de *gangrène symétrique des extrémités*, une maladie qui jusque-là avait été confondue avec d'autres espèces morbides, et qui peut être considérée comme une *névrose des centres vaso-moteurs,* car elle se caractérise surtout par des troubles de la circulation capillaire des extrémités, et l'on ignore encore si elle possède une anatomie pathologique.

ÉTIOLOGIE. — L'asphyxie locale des extrémités est plus commune chez la femme que chez l'homme ; son maximum de fréquence correspond à l'âge de vingt-cinq ans. Parmi les causes prédisposantes, il faut citer l'anémie et le nervosisme.

Le froid est la cause occasionnelle dont l'action est le mieux démontrée. La coïncidence du paludisme et de l'asphyxie locale des extrémités a été notée dans un certain nombre de cas par MM. Raynaud, Rey, Marroin, Calmette, Vaillard, Moursou. Le paludisme nous paraît jouer seulement le rôle d'une cause prédisposante.

DESCRIPTION. — Les extrémités supérieures sont, en général, envahies les premières : un doigt s'engourdit par instants, il devient blanchâtre et froid, les malades disent qu'ils ont un *doigt mort;* les autres doigts se prennent successivement et symétriquement aux deux mains, qui présentent un aspect caractéristique pendant les accès. La peau est quelquefois pâle, cireuse, comme dans l'anémie la plus prononcée ; plus souvent elle présente une teinte grisâtre ou bleuâtre et violacée, comme dans l'asphyxie, avec des marbrures noirâtres sur le trajet des veines. Les parties cyanosées donnent à la main qui les touche une sensation de froid dont les malades eux-mêmes ont parfaitement conscience, le thermomètre placé dans la paume de la main ne marque que 20 à 21 degrés ; en pressant légèrement sur la peau, on produit une tache blanchâtre qui ne se dissipe que lentement, preuve évidente de la difficulté avec laquelle le sang circule dans les capillaires. La peau des doigts paraît œdématiée, épaissie ; elle n'est plus souple comme à l'état normal, ce qui rend les mouvements de flexion difficiles ; l'œdème dur des extrémités est quelquefois le premier phénomène morbide qui attire l'attention.

L. et T. — Pathol. méd.   II. — 48

Les parties malades sont le siège d'une sensation d'engourdissement analogue à celle qu'on éprouve en plaçant ses mains dans
de l'eau très froide, ou bien de fourmillements comme dans
l'onglée. Les douleurs sont constantes et parfois extrêmement
vives.

Aux extrémités inférieures, les choses se passent à peu près
de même : le refroidissement, l'engourdissement, la cyanose,
envahissent successivement les orteils des deux côtés, puis les
pieds jusqu'aux articulations tibio-tarsiennes, qui sont rarement
dépassées.

Chez quelques malades, le nez et les oreilles participent à ces
troubles de la circulation périphérique.

Ces accidents se présentent au début sous forme d'accès intermittents de durée variable ; l'impression du froid provoque souvent leur apparition et exagère l'intensité de la cyanose et des
douleurs. Les accès se produisent quelquefois avec un type intermittent quotidien bien caractérisé. Au bout d'un certain temps,
la cyanose ne se dissipe plus complètement dans les intervalles
des accès.

Les extrémités sont faibles et la sensibilité cutanée est notablement diminuée ou même abolie.

De petits abcès sous-épidermiques se forment souvent au bout
des doigts ; les phlyctènes remplies d'un liquide séro-purulent
s'ouvrent et donnent lieu simplement à une petite cicatrice
blanche et déprimée, ou bien la peau se dessèche et se desquame ;
les doigts, effilés, amincis, ridés, ont un aspect parcheminé
(M. Raynaud). D'autres fois, lorsque les phlyctènes sont ouvertes,
on voit apparaître au fond un point noirâtre, gangreneux, qui ne
tarde pas à s'étendre à une phalange ou à un doigt tout entier ;
les parties mortifiées deviennent noires comme du charbon et
sont éliminées lentement. La gangrène sèche peut se produire
d'emblée sans abcès ni phlyctènes. Chez quelques malades, les
ongles se détachent.

La radiale et la pédieuse battent comme à l'état normal, cependant le pouls devient souvent imperceptible à la radiale, au
moment des accès, quand tout le membre est pris.

Les symptômes généraux n'ont aucune importance. Quelques
malades éprouvent un obscurcissement de la vue au moment des
accès de cyanose ; l'examen ophthalmoscopique permet de constater, dans ces cas, que les artères rétiniennes deviennent très
petites, filiformes, tandis que les veines sont volumineuses et
présentent parfois des battements ; chez une malade de M. Ray-

naud les troubles de la vue par anémie rétinienne alternaient avec les accès de cyanose des extrémités.

D'après Raynaud, la cyanose et le refroidissement des extrémités s'expliquent, comme les troubles de la vue, par un spasme des artérioles périphériques qui a pour effet d'empêcher l'arrivée du sang artériel et de permettre l'accumulation du sang veineux dans les capillaires : les résultats fournis par l'examen ophthalmoscopique des malades qui présentent des troubles oculaires donnent à cette théorie un argument très sérieux, car *on voit* les artérioles se contracter au moment des accès. On a objecté qu'il était très difficile de comprendre un spasme vasculaire qui persisterait plusieurs jours, plusieurs semaines. Bon nombre de faits démontrent que cette objection n'a pas toute la valeur qu'on lui attribuait autrefois : il paraît certain que des artérioles peuvent rester contractées spasmodiquement pendant plusieurs mois ou même plusieurs années; chez les hystériques affectées d'hémianesthésie il existe presque toujours une ischémie très marquée des tissus du côté de l'hémianesthésie.

La symétrie des accidents permet de supposer que les centres vaso-moteurs eux-mêmes sont le point de départ de la maladie; ces centres vaso-moteurs sont distribués, comme on le sait, dans toute la longueur de la moelle épinière; l'efficacité des courants continus appliqués le long du rachis vient encore à l'appui de cette opinion. « L'asphyxie locale des extrémités doit être considérée, dit Raynaud, comme une névrose caractérisée par l'énorme exagération du pouvoir excito-moteur des portions grises de la moelle épinière qui tiennent sous leur dépendance l'innervation vaso-motrice » (*Arch. gén. de méd.*, 1874, t. I, p. 205).

Vulpian pense que la constriction vasculaire réflexe est·produite par les ganglions situés sur le trajet des fibres vaso-motrices, tout près des parois vasculaires et que la moelle est en général hors de cause. La symétrie des lésions (qui comporte du reste des exceptions) s'expliquerait dans cette théorie par une prédisposition locale identique pour les parties homologues des deux côtés du corps.

DIAGNOSTIC. PRONOSTIC. — L'intermittence des crises, la symétrie des lésions qui se limitent presque toujours aux extrémités, l'absence de lésions du cœur ou des vaisseaux capables d'expliquer la gêne de la circulation et les gangrènes périphériques, fournissent les principaux éléments du diagnostic. On ne confondra pas l'asphyxie locale des extrémités avec la cyanose des maladies du cœur, qui est généralisée, quoique plus apparente sur certains points, et qui s'accompagne d'oppression, d'œdème des membres inférieurs, de bruits de souffle au cœur, etc.

La gangrène sénile se limite presque toujours à l'un des membres inférieurs, et elle prend une marche ascendante plus ou moins rapide ; les artères sont indurées, sinueuses (radiale, temporale). L'âge des malades fournit une indication importante ; la gangrène symétrique des extrémités est très rare chez les vieillards.

L'ergotisme règne en général épidémiquement sur des populations misérables ; les gangrènes qu'il produit sont moins symétriques et beaucoup plus étendues que dans la maladie décrite par Raynaud.

L'asphyxie locale des extrémités a été confondue plus d'une fois avec l'acrodynie, maladie qui a régné à Paris en 1828, et qui, depuis cette époque, a donné lieu à plusieurs épidémies beaucoup moins importantes. L'acrodynie se caractérise par de vives douleurs dans les extrémités, principalement dans les pieds, par des érythèmes suivis de desquamation, et enfin par des troubles gastro-intestinaux.

La sclérodermie limitée aux extrémités, ou *sclérodactylie*, est quelquefois très difficile à distinguer de l'asphyxie locale des extrémités ; dans la sclérodactylie la peau des doigts est indurée, il semble qu'elle adhère aux os sous-jacents ; les doigts sont crochus, immobilisés dans des positions bizarres ; les extrémités s'amincissent, s'effilent, la phalange unguéale s'atrophie, les ongles s'altèrent, se recourbent. La sclérodactylie présente du reste en général la même disposition symétrique des deux côtés du corps que l'asphyxie locale des extrémités. La sclérodermie reste rarement limitée aux extrémités, elle envahit peu à peu les mains, les poignets, les avant-bras, et enfin elle se généralise plus ou moins complètement à toute la surface du corps (B. Ball, art. SCLÉRODERMIE, in *Diction. encyclop. des sc. méd.*).

Les engelures ont une grande analogie avec l'asphyxie locale des extrémités ; les circonstances dans lesquelles la maladie est survenue, l'asymétrie des lésions, permettront en général de faire le diagnostic.

L'asphyxie locale des extrémités, alors même qu'elle est arrivée à son degré de gravité le plus élevé et qu'elle a donné lieu à des gangrènes symétriques de plusieurs doigts et de plusieurs orteils, se termine presque toujours par la guérison. Ce pronostic favorable ne constitue pas un des traits les moins curieux de cette affection. Les récidives sont assez communes.

TRAITEMENT. — Raynaud a employé avec succès les courants

continus. On peut, dit-il, commencer avec vingt-cinq ou trente
éléments de la pile de Daniell ou de la pile de Trouvé ; on place
le pôle positif sur la cinquième vertèbre cervicale, le pôle négatif vers la dernière lombaire ou sur le sacrum ; au bout de quelques minutes on fait remonter un peu le rhéophore négatif. Une
seule séance, de dix à quinze minutes chaque jour, suffit en
général ; sous l'influence du courant la circulation et la respiration s'accélèrent, la peau des mains se couvre de sueurs, et la
coloration violacée ne tarde pas à disparaître. On conçoit combien il est important de rétablir la circulation, ne serait-ce que
temporairement, afin d'éviter les gangrènes.

Dans les cas où l'asphyxie locale des extrémités a une marche
intermittente bien caractérisée, il y a lieu de donner le sulfate
de quinine, surtout si l'on est en pays palustre, et si le malade
a déjà subi une atteinte de fièvre intermittente.

Contre les douleurs on prescrira l'opium, etc. Dans la paralysie vaso-motrice la faradisation des membres supérieurs donne
de bons résultats (Duchenne).

M. Raynaud. De l'asphyxie locale et de la gangrène symétrique des extrémités, th., Paris,
1862.— Du même. Art. *Gangrène*, in Nouv. Diction. de méd. et de chir. pratiques.—
Du même. Nouvelles recherches sur la nature et le traitement de l'asphyxie loc. des
extrémités (Arch. de méd., 1874, t. I, p. 5 et 189). — Daffas, th., Paris, 1872.
— Thèse, th., Paris, 1872. — Foulquier, th., Paris, 1874. — Brehier, th., Paris,
1874. — A. Laveran. Contrib. à l'étude de l'acrodynie (Rec. mém. méd. milit., 1876,
p. 113). — Calmette. Des rapports de l'asphyxie locale des extrémités avec la fièvre
interm. palud. (Même rec., 1877, p. 24). — Vaillard. Contrib. à l'étiologie de l'asphyxie loc. des extrémités (Même rec., 1877, p. 585). — Vulpian et Raymond. Clinique médicale de la Charité, 1879. — Grasset. Leçons sur les maladies du système
nerveux, t. II.—Rondot. Des gangrènes spontanées, thèse d'agrégation, Paris, 1880.
— Moursou. Étude clinique sur l'asphyxie locale des extrémités (Arch. de médecine
navale, 1880). —Boy, th., Paris, 1881. — Verneuil et Petit. Du paludisme considéré
au point de vue chirurgical, Paris, 1883.

PARALYSIE VASO-MOTRICE DES EXTRÉMITÉS
ÉRYTHROMÉLALGIE

A côté de l'asphyxie locale des extrémités, il convient de placer
une affection de même ordre qui a été décrite pour la première
fois par Duchenne (de Boulogne) et Sigerson, et qui est caractérisée par une congestion douloureuse des extrémités. Weir
Mitchell, qui a bien décrit cette maladie, a proposé de lui donner
le nom d'*érythromélalgie* (ἐρυθρὸς, rouge ; μέλος, membre ; ἄλγος,
douleur) qui a l'avantage de rappeler deux des principaux sym-

ptômes : la rougeur et la douleur, et d'indiquer le siège du mal.

La thèse de M. le docteur Lannois (Paris, 1880) est une monographie excellente de cette affection. L'érythromélalgie est une maladie rare.

ÉTIOLOGIE. — Le froid, les fatigues, sont les causes dont l'influence paraît le mieux établie; la diathèse rhumatismale et le nervosisme sont signalés comme des causes prédisposantes. Plusieurs des malades atteints de paralysie vaso-motrice des extrémités qui se présentèrent à diverses époques à la clinique de Duchenne (de Boulogne) travaillaient le cuivre. Peut-être ne s'agit-il là que d'une simple coïncidence.

La paralysie vaso-motrice des extrémités est plus commune chez l'homme que chez la femme; elle présente son maximum de fréquence de vingt-huit à quarante ans.

DESCRIPTION. — La maladie siège toujours aux extrémités; tantôt elle n'occupe qu'une des extrémités, le pied et la partie inférieure de la jambe, par exemple; tantôt elle envahit les deux extrémités inférieures ou les deux extrémités supérieures; il est rare que les quatre extrémités soient intéressées.

Le premier symptôme est presque toujours la *douleur*. Les malades éprouvent dans les extrémités inférieures, par exemple, une sensation de brûlure tantôt légère, tantôt assez vive pour leur arracher des gémissements et pour empêcher tout mouvement. A la sensation de brûlure s'ajoute parfois celle de fourmillements, d'élancements extrêmement douloureux. La sensation de brûlure est exaspérée par la marche et par la chaleur, tandis qu'elle disparaît d'ordinaire dans la position horizontale ou par l'action du froid. La douleur revient presque toujours par accès plus ou moins irréguliers; dans l'intervalle de ces accès les malades n'éprouvent dans les parties frappées de paralysie vaso-motrice qu'une sensation d'engourdissement.

La *rougeur érythémateuse* ne survient que quelque temps après l'apparition des douleurs, elle se limite aux parties qui en ont été le siège. Le plus ordinairement la rougeur est intermittente comme la douleur, et les mêmes influences qui ramènent les accès douloureux : position verticale, action de marcher, chaleur, ramènent aussi la rougeur érythémateuse; en quelques secondes les extrémités qui sont le siège du mal deviennent turgescentes, la peau prend une coloration rosée ou violacée, hortensia, les veines se gonflent, les artères battent avec force. La peau se couvre souvent de sueurs.

La congestion semble être active (Weir Mitchell); elle s'accompagne d'une élévation de température qui est souvent de 3 ou 4 degrés; il est facile de constater par le simple toucher cette augmentation de chaleur.

Dans l'intervalle des accès les extrémités malades sont quelquefois plus froides et plus pâles que les extrémités saines.

La sensibilité tactile et la sensibilité au froid et à la chaleur sont généralement conservées.

Le plus souvent les muscles ne sont pas atrophiés et ils se contractent d'une façon normale sous l'action de la volonté ou de l'électricité.

L'existence de troubles trophiques n'a pas été signalée dans les observations publiées jusqu'ici.

L'érythromélalgie est une maladie essentiellement chronique. Après une période d'augment plus ou moins longue, la maladie arrive à la période d'état et persiste souvent pendant des années.

Tantôt la maladie finit par s'amender et par guérir, tantôt on voit survenir des symptômes de myélite (W. Mitchell).

DIAGNOSTIC. — L'érythromélalgie est facile à distinguer de la cyanose symptomatique des maladies du cœur qui ne se limite pas aux extrémités; les parties cyanosées ont du reste une teinte violacée qui diffère notablement de celle que prennent les extrémités dans l'érythromélalgie; enfin on constate les signes locaux d'une affection cardiaque.

L'acrodynie donne lieu à des douleurs dans les extrémités, qui ont une grande analogie avec celles de l'érythromélalgie, mais cette maladie, qui prend souvent une forme épidémique, s'accompagne de symptômes gastro-intestinaux et d'érythèmes suivis de desquamation.

Le rhumatisme, lorsqu'il se limite aux petites articulations des pieds, peut simuler l'érythromélalgie : dans le rhumatisme, le gonflement et la rougeur siègent surtout au niveau des petites articulations; de plus, le rhumatisme évolue d'ordinaire assez rapidement.

PATHOGÉNIE. — Il paraît évident que dans l'érythromélalgie il y a paralysie des vaso-moteurs des extrémités, de même que dans la maladie de Raynaud il y a spasme des vaso-moteurs; par suite, les théories pathogéniques des deux maladies peuvent être calquées l'une sur l'autre.

La cause de la paralysie des vaso-moteurs réside-t-elle dans une diminution du pouvoir excito-moteur de la moelle? Ou bien s'agit-il d'une névrose des nerfs des extrémités déterminant par action réflexe une dilatation des vaisseaux de ces parties (Vulpian)? Pour décider cette question, il faut attendre les révélations de l'anatomie pathologique.

TRAITEMENT. — L'emploi du froid est très utile pour combattre les douleurs; les malades y recourent souvent spontanément; quand les douleurs sont trop vives, ils plongent les extrémités malades dans l'eau froide.

Les traitements curatifs les plus efficaces sont l'électricité sous la forme de faradisation localisée aux membres malades (Duchenne, de Boulogne) et l'hydrothérapie.

On conseillera le repos et le séjour des climats froids.

SIGERSON. Note sur la paralysie vaso-motrice généralisée des membres supérieurs (Progrès, méd., 1874, p. 229). — W. MITCHELL. Sur une névrose vaso-motrice rare des extrémités (Americ. Journ. of med. sc., 1878). — STRAUS. Observ. de névrose vaso-motrice de l'extrémité infér. (Soc. méd. des hôp., 1880). — LANNOIS. Paralysie vaso-motrice des extrémités ou érythromélalgie., th., Paris, 1880.

MALADIES DU SYSTÈME LOCOMOTEUR

CONSIDÉRATIONS GÉNÉRALES

Le système locomoteur comprend les *muscles*, les *os* et les *articulations*. Les altérations des muscles, des os et des articulations, celles au moins qui rentrent dans l'étude de la pathologie médicale, sont souvent secondaires, consécutives à des maladies étudiées dans d'autres parties de cet ouvrage, et sur lesquelles nous n'aurons pas à revenir, ce qui enlève beaucoup de son importance à ce chapitre.

La solidarité étroite qui existe entre les muscles et les nerfs tant au point de vue anatomique qu'au point de vue physiologique et qui a fait considérer ces deux éléments anatomiques comme constituant un système unique *névro-musculaire* (Ranvier), se retrouve également à l'état pathologique.

Les altérations du tissu musculaire sont très fréquentes dans les maladies du système nerveux et peuvent même constituer les symptômes les plus apparents de ces affections; c'est ce qu'on observe dans l'atrophie musculaire progressive, la sclérose latérale amyotrophique, la myélite antérieure aiguë. L'atrophie musculaire progressive, à laquelle Duchenne a attaché son nom, dépend le plus souvent d'une lésion de la moelle épinière, ainsi que nous l'avons vu. Quelques faits publiés récemment semblent prouver cependant que l'atrophie musculaire peut être une affection protopathique; nous ferons une place à la myopathie atrophique progressive considérée comme affection primitive des muscles, bien que son existence ne repose encore que sur un très petit nombre de faits.

Les altérations des muscles sont souvent la conséquence des maladies générales, des pyrexies ou des empoisonnements. Nous avons décrit dans le chapitre consacré à la *fièvre* l'altération granulo-vitreuse des muscles, signalée d'abord par Zenker dans la fièvre typhoïde et retrouvée ensuite dans un grand nombre de maladies ; nous n'aurons pas à revenir ici sur l'histoire de ces dégénérescences qui ne se montrent jamais à l'état primitif, non plus que la dégénérescence graisseuse des muscles.

Les altérations des *os* sont aussi le plus souvent secondaires ; elles se rattachent à des maladies générales, à la tuberculose, au cancer, aux maladies du système nerveux, à l'ataxie locomotrice en particulier, ou à la syphilis. Nous aurons cependant à décrire deux affections protopathiques du système osseux : le rachitisme et l'ostéomalacie.

Quant aux lésions des *articulations* qui relèvent de la pathologie interne, elles sont toujours secondaires. Les principales localisations du rhumatisme et de la goutte se font sur les articulations ; la tuberculose donne lieu souvent à des arthrites ; les arthropathies sont très fréquentes dans les maladies du système nerveux ; signalées d'abord dans le mal de Pott, en 1831, par Mitchell (*Am. Journ. of med. sc.*), ces arthropathies ont été surtout étudiées dans l'ataxie locomotrice par Charcot, Ball, Vulpian.

BICHAT. Anatomie générale. — ROMBERG. Lehrbuch der Nerven-Krankheiten, 1857. — GUBLER. Arch. de méd., 1860. — ZENKER. Ueber die Veränderungen der willk. Muskeln in Typhus abdominalis. Leipzig, 1864. — DUCHENNE (de Boulogne). De l'électrisation localisée, 3ᵉ édit., 1872. — HAYEM. Art. *Muscles* (Pathologie générale), in Dict. encyc. des sc. méd., 1876. — STRAUS. Art. *Muscle*, in Nouv. Dict. de méd. et de chir. pr., 1877. — RANVIER. Leçons sur l'histologie du système nerveux, 1878, et Leçons d'anatomie générale, 1880. — CHARCOT. Maladies du système nerveux, 1880. — LANDOUZY. Des paralysies dans les maladies aiguës, th. d'agrég., 1880.

PARALYSIE MUSCULAIRE HYPERTROPHIQUE

Synonymie : *Atrophie lipomateuse des muscles* (Seidel). — *Paralysie pseudo-hypertrophique ou myo-sclérosique* (Duchenne). — *Sclérose musculaire progressive* (Jaccoud).

Duchenne (de Boulogne), le premier, a signalé cette affection dans son *Traité de l'électrisation localisée* (2ᵉ édition, 1861) ;

avant lui elle avait été confondue avec l'atrophie musculaire progressive (E. Meryon, Rinecker). De nouvelles observations furent publiées par Schützenberger et Spielmann, par Oppolzer, par Griesinger, etc., tandis qu'Eulenburg et Cohnheim, Heller, Seidel, recueillaient des faits dont ils pouvaient étudier l'anatomie pathologique. Duchenne (de Boulogne) a nettement tracé les caractères cliniques de cette affection dans un mémoire (1867) où ont puisé tous ceux qui depuis se sont occupés de la paralysie musculaire pseudo-hypertrophique. Les recherches histologiques de Charcot, les monographies d'Eulenburg, de Straus, tels sont les travaux les plus importants qu'il nous reste à signaler.

ÉTIOLOGIE. — L'*âge* a une influence très marquée sur la paralysie musculaire hypertrophique; la maladie atteint presque exclusivement les enfants. Dans un relevé d'Eulenburg portant sur 80 cas avec époque du début bien notée, 45 fois la maladie avait commencé entre 1 et 5 ans, 22 fois entre 5 et 10 ans, 8 fois entre 14 et 16 ans et 5 fois seulement après 26 ans. La pseudo-hypertrophie musculaire a été observée un certain nombre de fois chez les adultes (Berger, Benedikt, Brünnicke, etc.), surtout chez des femmes, contrairement à ce qu'on observe chez les enfants; les garçons sont, en effet, beaucoup plus souvent frappés que les filles, dans la proportion de 9 à 2 d'après le relevé d'Eulenburg, qui a trouvé 70 enfants du *sexe masculin* sur 86 observations.

L'*hérédité* joue un rôle incontestable dans la production de la paralysie pseudo-hypertrophique; de nombreuses observations ont montré la maladie se développant sur plusieurs enfants d'une même famille (Heller, Seidel, Lutz, Eulenburg, etc.).

Dans quelques familles, tandis que les garçons étaient atteints, les filles échappaient à l'affection, mais jouissaient du fâcheux privilège de la transmettre à leurs descendants mâles; les mariages entre consanguins ont été signalés au nombre des causes prédisposantes (Hohenstadt, Lutz).

Comme causes occasionnelles, on a invoqué l'influence du froid humide, le traumatisme, la scrofule; dans quelques observations, la paralysie pseudo-hypertrophique avait été précédée de fièvres éruptives, surtout de rougeole.

ANATOMIE PATHOLOGIQUE. — Billroth constata le premier sur une portion de muscle excisée sur le vivant que les fibres musculaires, non dégénérées, sans transformation granulo-graisseuse, étaient séparées par une grande quantité de tissu adipeux. Eulenburg et Cohnheim constatèrent de même l'existence d'un tissu adipeux interstitiel abondant avec intégrité presque absolue des fibres musculaires qui avaient conservé leur striation, mais qui étaient diminuées de volume. Duchenne arriva aux mêmes résultats. La dégénérescence graisseuse est généralement si marquée, qu'il est difficile de distinguer un fragment de muscle du tissu adipeux ordinaire. Il faut noter aussi que parfois quelques faisceaux primitifs ont été trouvés augmentés de diamètre.

M. Charcot, d'après les résultats de l'autopsie du malade de J. Bergeron, est arrivé, comme Duchenne et Griesinger, à cette conclusion, qu'il faut admettre deux périodes dans l'évolution de la maladie, caractérisées, la première par l'hyperplasie conjonctive interstitielle, la seconde par la dégénérescence graisseuse interstitielle.

Friedreich pense qu'il y aurait lieu de scinder la paralysie myosclérosique de Duchenne en deux espèces distinctes, et de décrire une pseudo-hypertrophie avec prolifération et dégénérescence graisseuse du tissu conjonctif interstitiel suivie d'une atrophie secondaire du tissu musculaire, et une hypertrophie vraie constituée par l'augmentation des fibres sans dégénérescence ni prolifération du tissu conjonctif interstitiel. Friedreich a observé deux cas dans lesquels la paralysie musculaire hypertrophique coïncidait avec l'atrophie musculaire progressive, et il en conclut à l'identité des deux maladies, la première n'étant qu'une *forme* de l'atrophie musculaire progressive modifiée par une prédisposition morbide et par l'âge infantile. L'atrophie musculaire existe comme espèce distincte chez l'enfant ; de plus, la paralysie musculaire pseudo-hypertrophique ne s'accompagne d'aucune lésion du système nerveux, tandis qu'on est aujourd'hui d'accord pour ranger l'atrophie musculaire progressive au premier rang des amyotrophies d'origine spinale. Le cas de Lockhart-Clarke et Gowers, dans lequel on trouva des altérations médullaires, est resté isolé : dans la généralité des autopsies on n'a réussi à constater aucune lésion appréciable du système nerveux central, périphérique ou sympathique (Cohnheim, Charcot). On a décrit à la vérité dans ces derniers temps une forme d'atrophie musculaire protopathique qui se rencontre spécialement chez les enfants (voy. plus loin *Myopathie atrophique progressive*).

Description. — Le début de la paralysie pseudo-hypertrophique est toujours insidieux ; les premiers symptômes peuvent exister pendant des mois sans attirer l'attention. C'est surtout chez les enfants qui n'ont pas encore marché que ce début est obscur, car, en présence de membres inférieurs bien développés, on est peu porté à considérer le retard de la marche comme le résultat d'une paralysie. Chez les enfants qui ont déjà marché, le premier symptôme, avant l'apparition de tout trouble trophique, est l'affaiblissement graduel des membres inférieurs. En même temps que l'enfant marche mal et se fatigue facilement, on voit apparaître les désordres caractéristiques de la station et de la déambulation : ce sont l'écartement insolite des jambes, l'oscillation du tronc pendant la marche, l'exagération de la courbure lombo-dorsale ou ensellure (Duchenne), l'apparition d'un équin varus bilatéral.

A ces symptômes fonctionnels s'ajoute bientôt le signe caractéristique de la maladie, l'*hypertrophie musculaire*. L'hypertrophie débute en général par les muscles du mollet et s'étend ensuite aux autres muscles de la jambe, à ceux de la fesse et de la cuisse ; elle peut rester longtemps localisée aux membres inférieurs ; elle gagne ensuite la région lombaire, le tronc, le deltoïde, les membres supérieurs, les temporaux (Bergeron); on a signalé quelquefois l'hypermégalie de la langue et l'hypertrophie du cœur. Un signe très important à connaître et sur lequel Friedreich avait établi sa théorie de la connexité de l'hypertrophie musculaire et de l'atrophie progressive, c'est l'amaigrissement considérable de certains groupes de muscles, amaigrissement qui porte surtout sur les muscles des bras (Friedreich, Eulenburg) et qui contraste d'une façon frappante avec le développement exagéré des autres parties.

Les muscles atteints d'hypertrophie présentent toujours une diminution très marquée de leur puissance motrice. Le malade ne peut plus se tenir debout ni même assis sur son lit; il reste dans une immobilité absolue, les mouvements étant très pénibles ou même impossibles.

Les muscles hypertrophiés donnent à la palpation une sensation de mollesse analogue à celle d'une masse lipomateuse; ils se contractent et peuvent encore donner lieu à un relief bien marqué ; leur contraction s'accompagne parfois de tension et de douleur. Quelquefois la consistance des muscles est notablement augmentée.

La contractilité électrique est variable; le plus souvent elle diminue et se perd à mesure que la maladie fait des progrès, et cela aussi bien pour la contractilité galvanique que pour les courants de faradisation; l'excitation des nerfs provoque plus facilement la contraction que celle des muscles, mais dans les cas avancés elle disparaît aussi presque complètement.

Quant aux différents troubles vaso-moteurs qui ont été signalés:

coloration rouge de la peau, sueurs localisées à un côté du corps, abaissement de la température des membres, etc., ils n'offrent rien de spécial ; on les rencontre dans toutes les paralysies musculaires. On a noté dans quelques cas une diminution marquée de la sensibilité cutanée.

La paralysie musculaire hypertrophique est une maladie apyrétique à évolution lente mais presque fatalement progressive ; la durée est souvent de plusieurs années. A la période ultime les malades tombent dans un affaiblissement profond et la mort peut survenir par épuisement ou être déterminée par une affection intercurrente, surtout par une maladie de l'appareil respiratoire (bronchite, pneumonie, phthisie).

Le traitement est fort restreint : les médicaments internes (iodure de potassium, strychnine, etc.) sont restés sans succès. L'électrisation, accompagnée de l'hydrothérapie et du massage, a donné deux guérisons à Duchenne (de Boulogne) dans des cas peu avancés ; plus tard l'efficacité des courants est absolument illusoire.

SCHUTZENBERGER et SPIELMANN. Gaz. méd. de Strasbourg, 1862. — GRIESINGER. Arch. der Heilkunde, 1865. — EULENBURG et COHNHEIM. Verandb. der berliner med. Gesellsch., 1866. — DUCHENNE (de Boulogne). De la paralysie pseudo-hypertrophique ou myo-sclérosique (Arch. de méd., 1868). — HELLER. Deuts. Arch. f. klin. Med., 1866-67. — SEIDEL. Die Atrophia musculorum lipomatosa, 1867. — DUCHENNE (de Boulogne). Électrisation localisée, 3ᵉ édit., 1872, p. 595. — BERGER. Deust. Arch. f. klin. Med., 1872. — CHARCOT. Arch. de physiol., 1872. — FRIEDREICH. Ueber progressive Muskelatrophie. Berlin, 1873. — LOCKHART-CLARKE et GOWERS. Med. chir. Trans., 1874. — BRUNNICKE. Hospital's Tidende, 1874. — EULENBURG. Krankheiten des Nervensystems in Ziemssen's Handbuch der sp. Path. und Therap., 1875.— KELSCH. Art. Muscle (Pathol.) in Dict. Encyc. des sc. méd., 1876. — I. STRAUS. Art. Muscle, in Nouv. Dict. de méd. et de chir. pr., 1877.— BRIEGER. Deuts. Arch. f. klin. Med., 1878. — HAMMOND. Traité des maladies du système nerveux, trad. Labadie-Lagrave, Paris, 1879.

MYOPATHIE ATROPHIQUE PROGRESSIVE

Nous avons vu (p. 512) que d'après Duchenne (de Boulogne) l'atrophie musculaire progressive présentait chez les enfants une forme particulière, caractérisée surtout par ce fait que les muscles de la face étaient les premiers atteints, contrairement à ce qui arrive dans l'atrophie musculaire progressive de l'adulte. Duchenne (de Boulogne) n'avait pas eu l'occasion d'observer les lésions anatomiques de cette maladie de l'enfance et c'est par analogie qu'il l'attribuait à une myélite des cornes antérieures comme l'atrophie musculaire progressive de l'adulte.

M. Debove a publié en 1878 un cas d'atrophie musculaire qui lui a paru mériter la qualification de *protopathique*.

MM. Landouzy et Déjérine ont eu l'occasion de faire l'examen histologique de la moelle et des nerfs d'un sujet qui avait succombé à l'atrophie musculaire progressive de l'enfance et ils n'ont pas constaté les lésions de la téphro-myélite chronique, caractéristique de l'atrophie musculaire progressive de l'adulte. C'est en se basant sur ce fait que ces observateurs ont décrit la *myopathie atrophique progressive* comme une affection distincte de l'atrophie musculaire progressive (type Duchenne-Aran); d'après eux, la myopathie atrophique progressive doit prendre place parmi les maladies primitives des muscles, tandis que l'atrophie musculaire progressive a sa place bien marquée parmi les myélites chroniques systématiques.

De nouveaux faits sont nécessaires pour établir d'une façon définitive cette séparation absolue, basée principalement sur l'anatomie pathologique, entre des formes morbides qui présentent une grande analogie au point de vue clinique; nous croyons cependant devoir consacrer ici un court chapitre à la myopathie atrophique progressive.

La myopathie atrophique progressive est souvent héréditaire, c'est même là un de ses caractères les plus importants; l'hérédité peut être directe ou collatérale.

La maladie se déclare presque toujours pendant la seconde enfance, elle paraît plus commune chez les garçons que chez les filles.

DESCRIPTION. — Les muscles de la face sont atteints les premiers et ce sont les déformations produites par l'atrophie de ces muscles qui fournissent dans presque tous les cas les premiers signes de la maladie : la bouche se déforme, les lèvres épaissies, peu mobiles, restent entr'ouvertes au repos; pendant le rire la bouche s'élargit singulièrement, ce qui donne à la physionomie une expression bizarre. L'action de siffler devient de plus en plus difficile à mesure que l'atrophie fait des progrès. L'occlusion des paupières est incomplète pendant le sommeil et même sous l'influence de la volonté; les plis du front ne se produisent plus; le facies exprime l'hébétude, l'indifférence.

Les muscles innervés par le facial sont seuls atteints; les muscles masticateurs, les muscles des yeux, de la langue, du pharynx et du voile du palais restent indemnes (Duchenne, Landouzy et Déjérine); on n'observe aucun trouble de la sensibilité.

L'atrophie reste d'ordinaire localisée aux muscles de la face pendant plusieurs années avant d'atteindre les muscles des membres ; la généralisation de l'atrophie se fait presque toujours dans l'ordre suivant ; muscles des épaules et des bras, muscles des mains et des avant-bras, muscles du tronc et enfin en dernier lieu les muscles des membres inférieurs.

Contrairement à ce qui a lieu dans l'atrophie musculaire progressive du type Duchenne-Aran, les muscles malades ne présentent pas ici de contractions fibrillaires ; d'après Landouzy et Déjérine, il y aurait quelquefois des rétractions musculaires, notamment au bras.

Les muscles se contractent sous l'influence de la volonté tant qu'ils ne sont pas complètement atrophiés, mais les contractions deviennent naturellement d'autant plus faibles que les muscles sont plus malades.

Les muscles malades n'augmentent jamais de volume, ce qui sépare très nettement la myopathie atrophique de la paralysie musculaire hypertrophique. L'épaississement des lèvres souvent noté est dû à une infiltration graisseuse.

La myopathie atrophique progressive ne s'accompagnerait, d'après les recherches de MM. Landouzy et Déjérine, d'aucune altération de la moelle ni des nerfs périphériques ; il s'agirait d'une atrophie simple et primitive des muscles. Les fibres musculaires diminuent progressivement de volume en conservant leur striation caractéristique ; à la dernière période, les gaines de sarcolemme sont complètement vides, on constate de la myosite interstitielle et quelquefois un léger degré d'infiltration graisseuse.

Dans tous les cas connus jusqu'ici, la maladie a présenté une marche lente mais progressive.

Les toniques et les reconstituants sont indiqués. L'électrisation localisée paraît retarder la marche de la maladie.

Duchenne (de Boulogne). De l'électrisation localisée, 3e édit., 1872, p. 518. — Debove. Note sur un cas d'atrophie musculaire protopathique (Progrès méd., 1878, p. 856). — Landouzy et Déjérine. De la myopathie atrophique progressive (Rev. de méd., février et avril 1885). — P. Parisot. Pathogénie des atrophies musculaires, th. d'ag., Paris, 1886.

RACHITISME ET OSTÉOMALACIE

Nous décrirons pour terminer ces deux importantes affections du squelette ; affections longtemps confondues, puisque Trousseau lui-même n'y voyait qu'une même maladie évoluant à deux âges différents de la vie ; mais qui, malgré leurs nombreux points de contact, doivent être considérées comme absolument distinctes. L'une en effet (le rachitisme) est un trouble de croissance ; l'autre (l'ostéomalacie) est une lésion de déclin ; et si la première trouve sa condition génératrice primitive dans un arrêt, une suspension de la calcification de l'os, la seconde a pour condition essentielle un travail de décalcification. Ce sont là des distinctions capitales et qui légitiment une description séparée.

RACHITISME

Nous résumerons en quelques mots pouvant servir de définition rationnelle du rachitisme, l'idée qu'on doit se faire de sa nature, de ses causes les plus communes, et des lésions générales qu'il détermine. Considéré à ce point de vue, le *rachitisme* est une affection du jeune âge ayant son point de départ dans l'existence d'une dyscrasie constitutionnelle dont la caractéristique anatomique est un trouble dans l'ossification normale de l'os : cette déviation nutritive consiste dans la production d'un tissu spongoïde nouveau ne subissant jamais l'ossification complète; elle a son point de départ dans une insuffisance d'apport, d'absorption, ou de précipitation des sels de chaux. Cette aptitude spéciale trouve dans la nature acide de la dyscrasie sa raison d'être, et dans la syphilis héréditaire le terrain le plus favorable à son développement.

Historique. — D'après Beylard, le rachitisme aurait peut-être été connu dans l'antiquité; mais la première date certaine, relative à son histoire, est celle de 1554, époque à laquelle Théodosius rapporta une observation de rachitisme constaté chez un sujet de dix-sept ans (c'est-à-dire soixante-cinq ans après l'apparition de la syphilis). Le rachitisme apparaît en Angleterre vers 1630 et il sévit avec une intensité considérable et une fréquence telle qu'en 1645 une commission fut nommée pour en élucider les causes; Glisson fut le rapporteur de cette commission et son important mémoire parut cinq ans plus tard en même temps que le travail de Wisthler (de Leyde). Glisson décrivit la maladie sous le nom de *rachitide,* mais les expressions de *the rickets,* de *morbus anglicus, d'articuli duplicati* servirent longtemps encore à désigner cette affection, ainsi que le démontrent les ouvrages de Mayow (1660), Duverney (1751), Levacher de la Feutrie (1771).

D'importants travaux dans notre siècle ont été consacrés au

rachitisme. Nous citerons surtout ceux de Rufz, Bouvier, J. Guérin (1837), basés sur 646 observations ; les recherches de Broca et la thèse aujourd'hui classique de Beylard (1852). L'école anatomo-pathologique n'est point restée en retard, elle a produit les publications capitales de Kölliker, Virchow, Muller, Cornil et Ranvier, J. Renaut, qui ont complété les belles observations cliniques de Trousseau, Charcot, Parrot, etc., et les recherches pathogéniques si ingénieuses du professeur Bouchard.

ÉTIOLOGIE. — Le rachitisme est un état pathologique commun dans les grandes villes, où il atteint surtout les enfants de la classe pauvre qui se trouvent dans de mauvaises conditions d'hygiène et d'alimentation ou qui ont à souffrir de maladies gastro-intestinales ; ce n'est pas là cependant une règle absolue, car on peut voir le rachitisme apparaître chez des sujets robustes en apparence et bien portants jusqu'alors.

C'est surtout dans la seconde moitié de la première année ou dans le cours de la deuxième que se développe le rachitisme (98 cas pour la première, 176 pour la seconde, sur un relevé de 346 observations, J. Guérin). Toutefois les cas de rachitisme congénital ne sont point exceptionnels (Sartorius, Siebold, J. Guérin), de même qu'il peut se rencontrer aussi à un âge plus avancé de la vie (5 cas de six à douze ans, Guérin ; 1 à dix-sept ans, Ollier). On a vivement incriminé à une certaine époque le sevrage prematuré (J.-L. Petit, N. Guillot), ou l'alimentation inappropriée à l'âge ou aux besoins de l'enfant (Guérin, Trousseau) et l'usage précoce de la viande et des pommes de terre. Cette dernière manière de voir était fondée sur les expériences de J. Guérin qui avait rendu de petits chiens rachitiques en les nourrissant avec de la viande. Toutefois des recherches plus récentes instituées par Léon Tripier avant abouti à des résultats contradictoires, la question demande à être reprise avant de conclure définitivement. Le rachitisme est plus commun dans les pays froids et humides : c'est en Angleterre, en Hollande, en Suisse ou sur les bords du Rhin qu'il se développe de préférence. Enfin les affections aiguës, les fièvres éruptives, peuvent agir comme causes occasionnelles et hâter l'apparition du rachitisme.

L'influence de l'hérédité, admise déjà par Trousseau et par Dugès, reniée depuis par d'Espine et Picot, semble devenir aujourd'hui parfaitement évidente grâce aux minutieuses recherches de Parrot. Toutefois cette influence héréditaire ne s'exercerait que d'une façon indirecte, le rachitisme ne se transmettant pas ordinairement sous sa forme commune, mais ayant dans la grande majorité des cas comme point de départ la syphilis héréditaire, ainsi que l'enseignaient depuis longtemps déjà Boerrhave, Portal, Boyer.

Frappé des rapports si fréquents que l'on constate entre le rachitisme et la syphilis héréditaire, rapports qui se traduisent par la présence chez l'enfant rachitique d'un certain nombre des stigmates ordinaires de la syphilis (dents à altérations spécifiques, cicatrices fessières, ostéophytes crâniennes, ulcérations buccales, lichénoïde lingual, etc.), Parrot en était même arrivé à assimiler complètement les deux affections, et à ne voir dans le *rachitisme que la dernière étape de la syphilis* héréditaire. Les recherches modernes ont bien prouvé que cette théorie était trop exclusive, et bien des considérations semblent d'ailleurs corroborer la notion de la dualité pathologique. D'abord le rachitisme n'est pas justiciable du traitement spécifique ; il ne met pas à l'abri de la syphilis, et peut se rencontrer chez des enfants absolument indemnes de syphilis ; enfin il peut être reproduit expérimentalement chez des animaux complètement réfractaires à la vérole. Il n'en est pas moins vrai que la syphilis héréditaire accompagne l'évolution du rachitisme dans un très grand nombre de faits : c'est un point dont nous nous sommes assuré à notre consultation hospitalière, où nos statistiques nous montrent les deux maladies évoluant simultanément dans la moitié des cas. A ce titre, la syphilis doit figurer au premier rang parmi les causes du rachitisme, comme créant dans l'organisme de l'enfant une déchéance constitutionnelle spéciale, un état de dépression et d'amoindrissement favorable au développement de cette affection.

ANATOMIE PATHOLOGIQUE. — Le rachitisme est *local* lorsqu'une seule région est atteinte, *général* quand les déviations osseuses s'étendent à un grand nombre de parties. Les extrémités antérieures des côtes et les os du crâne, les os de la jambe et de l'avant-bras sont plus souvent le siège de la dystrophie que les os du bassin et les vertèbres.

Les os présentent des incurvations qui tantôt sont l'exagération de courbures naturelles, tantôt se produisent sous l'influence des contractions musculaires. On observe souvent un gonflement noueux au niveau des épiphyses, les os alors sont dits *noués*.

C'est dans les parties où le travail d'ossification est le plus actif, au niveau du cartilage épiphysaire et des points d'ossification que les lésions sont le plus marquées. La néoformation

osseuse, entrevue par Rufz, en 1832, a été décrite par J. Guérin
sous le nom de *tissu spongoïde*, à cause de son aspect spongieux ;
ce tissu spécial se forme au niveau du cartilage translucide, de
coloration bleuâtre, qui tranche sur celle du cartilage ordinaire
et du tissu osseux, et auquel Broca a donné le nom de *tissu
chondroïde*. Le tissu spongoïde de Guérin, qui s'étend le plus
souvent du cartilage jusqu'à la diaphyse, est rouge, contient
beaucoup de sang, offre la consistance d'une éponge fine et renferme souvent dans son épaisseur des ilots de cartilage hyalin. Il
est nettement limité du côté du cartilage, mais, du côté de l'os
primitif, la limite est impossible à préciser.

Mais ce tissu spongoïde, dans la conception de Guérin, était
une véritable néoplasie, à laquelle il assignait même une évolution s'opérant en trois phases successives : d'épanchement, de
tuméfaction, de résorption ou d'organisation. On sait maintenant
que cette conception était erronée. Déjà d'ailleurs, dès 1837, Bouvier avait émis l'idée que ce tissu spongoïde n'était pas un produit hétéromorphe, mais bien un *trouble dans le mécanisme de
l'ossification*. Il devait appartenir à Broca de démontrer cette
vérité (1852) et de formuler des conclusions analogues à celles
auxquelles Cornil et Ranvier, Virchow, Muller, sont arrivés
depuis.

Donc, le rachitisme a sa condition anatomique génératrice
dans un trouble de l'ossification, qu'il s'agisse de l'ossification
aux dépens du cartilage épiphysaire, de l'ossification périostique
(Ollier) ou de l'ossification médullaire (J. Renaut), et ce trouble
dans l'ossification a son point de départ, comme l'a parfaitement
mis en lumière le professeur Renaut, dans l'absence *dans l'os rachitique des vaisseaux de l'ossification hawérienne*. C'est ce dont on
peut s'assurer par l'examen des belles préparations qu'il a bien
voulu mettre à notre disposition. A l'état normal, on constate au
niveau du cartilage chondroïde de l'os en voie de développement
deux espèces de vaisseaux : 1º les *vaisseaux de l'ossification*,
qui viennent s'aboucher directement à l'extrémité des bandes
de cellules cartilagineuses groupées en séries et que séparent
ces larges travées dont l'ensemble constitue le phénomène de la
rivulation de Broca; c'est dans ces espaces intermédiaires que
filent : 2º les *vaisseaux de la nutrition ;* or ceux-là seuls existent
dans l'os rachitique.

La conséquence directe de cette anomalie est d'entraver nécessairement la formation de l'os; les capsules du cartilage proli-
féré ne s'ouvrent plus les unes dans les autres pour former les

boyaux d'ossification qui, à l'état physiologique, sont envahis par les vaisseaux de l'ossification hawérienne et par des cellules embryonnaires dont les plus périphériques doivent constituer les ostéoplastes de Gegenbauer et former plus tard par leur réunion les lamelles concentriques des canalicules de Hawers. Ces capsules s'incrustent de sels calcaires et ne se détruisent plus ; elles constituent alors des travées anguleuses que l'on retrouve dans le tissu spongoïde où elles forment, par leur réunion, des mailles qui iront s'élargissant de plus en plus ; ces mailles sont remplies par les vaisseaux de la nutrition dilatés, et qui vont dissocier le cartilage, et par de la moelle rouge qui contribue à donner au tissu spongoïde sa couleur caractéristique.

Des phénomènes de même ordre se passent pour l'ossification périostique et médullaire. Nous ne pouvons entrer ici dans de longs détails, et nous ne saurions mieux faire que de renvoyer le lecteur à l'excellente thèse d'Assada, où les idées du professeur Renaut se trouvent très explicitement exposées. Les lésions de l'os périostique ont du reste une importance capitale, puisque ce sont elles qui impriment à l'os rachitique ses principales déformations (nouures, renflement de la diaphyse en forme de fuseaux) ; ce qui les caractérise aussi, *c'est l'absence d'ossification hawérienne*, l'os périostique étant exclusivement constitué par un canevas de travées directrices (ossification osseuse périostique), au milieu desquelles serpentent les fibres de Sharpey (tissu ostéoïde de Virchow). Ici, le tissu spongoïde est entouré d'une série de lamelles ossiformes emboîtées.

On sait enfin que la moelle rouge est l'agent par excellence de l'ossification hawérienne. C'est pour cela qu'on la voit disparaître là où les lésions rachitiques sont poussées au maximum. Tant qu'elle persiste, on peut assister encore à la production de lamelles types de tissu osseux ; quand elle a disparu à son tour, on ne retrouve dans tout l'os rachitique que des phénomènes de préossification : le processus ostéoformateur est partout aboli.

Disons enfin pour compléter ces notions d'anatomie pathologique que l'analyse chimique a démontré dans l'os rachitique une diminution considérable de sels calcaires (20 pour 100 au lieu de 63) ; et une augmentation de l'eau, de la graisse et de l'acide carbonique (Friedleben). Puis, on a rencontré de l'acide lactique dans le sang, et, dans les urines, une augmentation notable des phosphates (Gory, Lehmann).

PATHOGÉNIE. — Ces deux dernières notions : diminution des sels calcaires du squelette, et diminution de l'alcalinité du sang, sont les deux seuls renseignements précis que nous possédions jusqu'ici, et qui puissent nous permettre de concevoir les conditions pathogéniques possibles du rachitisme.

Or nous savons actuellement, grâce aux recherches de Beneke et de Bouchard, que le phosphate de chaux, pour être absorbé, nécessite une série de transformations successives. 1° Le suc gastrique le transforme d'abord en chlorure ou en carbonate de chaux ; puis, 2° en présence du suc intestinal alcalin, l'acide phosphorique mis en liberté dans l'estomac s'unit à la glycérine pour former de l'acide phospho-glycérique (Beneke), qui s'unit à la chaux pour former les phosphates tribasiques d'ossification. Or cette série de mutations nécessite l'intégrité des fonctions de l'estomac, une alimentation suffisante en phosphate et en graisse, l'alcalinité du suc intestinal et le dédoublement des graisses par le ferment pancréatique ; toutes conditions que nous voyons précisément manquer chez les enfants rachitiques, chez lesquels nous notons le plus souvent des troubles digestifs marqués, l'insuffisance de l'alimentation et des fermentations acides qui neutralisent l'alcalinité du suc intestinal. À ces conditions déjà si importantes et bien faites pour entraver le défaut d'absorption des phosphates tribasiques, il faut joindre encore la présence de l'acide lactique, qui s'oppose au dépôt des phosphates dans les os ou les dissout à mesure qu'ils se condensent, ainsi que le prouvent les expériences d'Heisenmann et nos recherches personnelles, qui nous ont permis de faire résorber le cal d'une fracture chez le lapin nourri avec du son imprégné d'acide lactique, en même temps que les phosphates apparaissaient en grande quantité dans les urines. Il faut ajouter enfin l'absence des vaisseaux de l'ossification havérienne, qui retarde ou empêche leur apport dans le tissu osseux en voie de formation. Dans de telles conditions, le défaut de calcification devient facilement compréhensible.

Du reste, l'expérience a confirmé cette conception pathogénique et a très bien montré l'influence de l'insuffisance alimentaire des sels de chaux dans la production du rachitisme. Bibra, Milne Edwards, Friedleben, Wegner, Heitzmann ont supprimé la chaux dans l'alimentation des animaux mis en expérience et produit les déformations rachitiques.

Assurément, il y a des expériences contradictoires (Papillon. Heiss, Tripier) ; mais elles ne sauraient prévaloir contre les faits positifs, elles prouvent seulement que, chez les animaux comme chez l'homme, il faut tenir compte des prédispositions individuelles

C'est pour cela que nous sommes conduit à nous demander si, chez l'homme, la syphilis héréditaire ne constituerait pas ce terrain spécial, si favorable, qu'on a pu confondre les deux maladies. Nous le croyons quant à nous et pensons que cette façon d'envisager l'étiologie du rachitisme est la meilleure manière de mettre d'accord les faits de la clinique et les enseignements de l'anatomie pathologique et de l'expérimentation.

DESCRIPTION. — Lorsque la maladie survient chez des enfants du premier âge, les déformations osseuses sont presque toujours précédées de troubles gastro-intestinaux qui débilitent beaucoup le petit malade.

Le développement des altérations osseuses s'accompagne le plus souvent de douleurs vives qui immobilisent les membres et qui font pousser des cris à l'enfant lorsqu'il veut se remuer ou qu'on lui imprime des mouvements. Les déformations commencent en général par les jambes, puis par le fémur, pour gagner ensuite les os de l'avant-bras, du tronc et du crâne (J. Guérin) ; mais il arrive fréquemment aussi que la diffusion des lésions osseuses se fait d'une façon très irrégulière, atteignant le thorax ou le crâne avant les membres. Sur les os longs les déformations rachitiques apparaissent au niveau des épiphyses qui se gonflent et se nouent, tandis que la diaphyse subit une courbure plus ou moins marquée ; le bassin se déforme et se rétrécit et la colonne vertébrale s'incurve fortement en avant, toutes lésions qui ont pour conséquence un raccourcissement de la taille qui est parfois excessivement réduite. Les mouvements respiratoires déterminent une projection de l'extrémité antérieure des côtes et du sternum, ce qui donne à la poitrine la forme en carène ; il en résulte une difficulté notable pour la respiration qu'un catarrhe bronchique habituel vient rendre plus difficile encore. Le crâne est généralement augmenté de volume, en disproportion avec le reste du corps, mais ce développement exagéré ne porte souvent que sur des points limités, ce qui rend le crâne asymétrique ; c'est surtout la région frontale qui devient saillante, comme chez l'adulte ; les sutures sont larges, les fontanelles persistent pendant fort longtemps. Les dents présentent des altérations que l'on a fréquemment rapprochées de celles de la syphilis ; ce sont des *érosions,* des dépressions d'aspect noirâtre au niveau desquelles on constate une absence plus ou moins complète d'émail et une disposition globulaire de l'ivoire (Nicati). On signale parmi ces altérations dentaires deux types principaux : 1° la dent *en escalier* de Nicati, ou dent sulciforme, et 2° la dent *cannelée,* caractérisée par trois cannelures parallèles, à sa surface, et dont les extrémités aboutissent à trois érosions cupulaires ; mais, en dehors de ces déformations particulières, bien propres au rachitisme, on peut rencontrer encore les altérations bien décrites par Hutchinson sur les dents syphilitiques et dont les principales sont : les dents divergentes ou en encoche, la dent en hache de Parrot, et la dent cuspidienne (déformation propre aux premières molaires).

Lorsque le rachitisme est plus tardif, les douleurs font défaut ; elles sont remplacées par une sensation de fatigue, une grande tendance au repos, etc. Les altérations osseuses sont à peu près les mêmes que chez les tout jeunes enfants, mais leur développement est beaucoup plus lent.

Il est une complication du rachitisme sur laquelle il importe d'attirer l'attention, c'est la cataracte et notamment la cataracte zonulaire. Il est probable que cette cataracte n'est qu'une variété des cataractes phosphaturiques, le rachitisme s'accompagnant d'une augmentation très notable dans la proportion des phosphates, et surtout du phosphate de chaux, éliminés par les urines (Harley). Nos recherches nous ont montré (et elles ont été confirmées par Dor) que le diabète phosphatique pouvait être une cause de cataracte (3 fois sur 20 cas). L'opacification du cristallin dépend de la présence d'un excès de phosphates dans les liquides qui baignent cette lentille, la lymphe et le sang : dans quelques expériences que nous avons pu faire, des cristallins placés dans des solutions faibles de phosphates se sont exfoliés et ont perdu leurs principes aqueux, condition qui semble très favorable à l'opacification.

Pronostic. — La mort peut survenir chez les enfants du premier âge par les progrès de la cachexie qui accompagne l'évolution du rachitisme. Dans la forme plus tardive, la terminaison fatale est beaucoup plus rare : et les os sont plus susceptibles de se consolider grâce à la transformation des néoformations juxta-épiphysaires et sous-périostiques en un tissu osseux très dur, comme *éburné*. Mais cette consolidation, qui se fait toujours avec une extrême lenteur, peut entraîner avec elle des conséquences fâcheuses : en provoquant des épiphyses des os longs, elle s'oppose à l'accroissement de l'os, ou bien elle fixe dans leur forme les déformations du squelette : ces déformations peuvent avoir les inconvénients les plus graves à cause de la gêne qu'elles apportent au fonctionnement des divers organes, notamment à la respiration ; et, en effet, il n'est pas rare de voir en ces circonstances des affections bronchiques, bénignes en apparence, revêtir promptement de sérieux caractères de gravité et entraîner la mort dans l'asystolie. Chez les femmes, les déformations rachitiques du bassin sont une des causes les plus fréquentes de dystocie.

TRAITEMENT. — L'indication principale est de soustraire l'enfant aux mauvaises conditions diététiques et hygiéniques dans lesquelles il se trouve; on se souviendra que l'évolution du rachitisme est presque toujours marquée, à son début, par des accidents gastro-intestinaux, et qu'il faut avant tout fournir à l'enfant une alimentation appropriée à ses besoins. S'il n'est pas trop tard, il faut rendre à l'enfant une bonne nourrice; si l'âge de l'allaitement est passé, on prescrira une alimentation tonique, à laquelle on ajoutera quelques médicaments reconstituants comme l'huile de foie de morue et le phosphate de chaux. L'huile de foie de morue, conseillée depuis longtemps par Bretonneau, Trousseau, Guersant, rend quotidiennement d'importants services, et nous saisissons bien aujourd'hui, grâce aux notions pathogéniques que nous avons exposées plus haut, pourquoi cette préparation, contenant de la graisse, du phosphore et de l'iode, est particulièrement indiquée dans l'espèce. L'iodure de potassium a quelquefois aussi rendu des services signalés (Drewitt).

Le *traitement hygiénique* sera l'objet de soins spéciaux : on conseillera le séjour dans des lieux bien aérés, bien exposés au soleil, à la campagne de préférence, car la radiation solaire est un des stimulants les plus énergiques de la fonction cutanée. Le séjour au bord de la mer est aussi très favorable. On prescrira encore la gymnastique, mais faite très prudemment. Enfin on surveillera avec soin la position du petit malade, afin d'éviter le plus possible les déformations au moment où la consolidation commence.

GLISSON. Tractatus de rachitide. London, 1660. — J. GUÉRIN. Rech. sur le rachitisme chez les enfants (Gaz. méd. de Paris, 1834 et 1839). — VIRCHOW's Archiv., 1853, Band. V.— BROCA. Bull. de la Soc. anat., 1852.— BOUVIER. Leçons clin. sur les maladies de l'appareil locomoteur, 1858. — VALLIN. Du rachitisme et de l'ostéomalacie (Gaz. hebd., 1865). — CORNIL et RANVIER. Manuel d'histologie pathologique, 1869-1873.— L. TRIPIER. Art. *Rachitisme*, in Dict. encycl. des sc. méd., 1874. — HARLEY. De l'urine et de ses altérations pathologiques, 1875. — J. TEISSIER. Du diabète phosphatique, th. de Paris, 1877. — H. DOR. De la cataracte chez les diathésiques, etc. (Revue mensuelle, 1878). — NICATI. Cataractes et lésions dentaires des rachitiques (eod. loc., 1879). — VAN DAM. De PhosphorzuurUitscheiding by den Mendsch. Leiden, 1880. — PARROT. La syphilis héréditaire et le rachitis (Progrès médical, 1880, p. 623); Discussion de la Société pathologique de Londres, nov. 1880. — H. FASBNEDER. Réunion dans le bassin des caractères du rachitisme et de l'ostéomalacie

(Zeitschrift für Geburt. und Gynekologie, Bd XVI, Heft 1). — A. BAGINSKI. Recherches expérimentales sur le rachitisme (Berliner klinische Wochenschr., 1881). — LANNELONGUE. Rachitisme (Nouv. Dict. de méd. et de chir., 1881, t. XXX). — UNNA. Desquam. de la paume de la main et de la langue (Viertelj. für Derm. und Syph., 1881). — D'ESPINE et PICOT. Maladies de l'enfance, 3ᵉ édit., 1884. — — KASSOWITZ. Jahrbuch. medicinis. Woch., 1884. — BOUCHARD. Mal. par ralentissement de la nutrition, 1884. — COLRAT et RENAUT. Soc. méd. Lyon, 1886. — ASSADA. Rachitisme et syphilis osseuse, th., Lyon, 1886. — GIRAUDEAU. Rachitisme et syphilis (Fr. méd., 1886). — COMBY. Arch. gén. de méd., 1887. — CAZIN et ISCOVESCO. Des rapports du rachitisme avec la syphilis (Arch. génér. de médecine, 1887). — RINDFLEISCH. Traité d'hist. pathologique, trad. Gross et Schmitt, 1887.

OSTÉOMALACIE

L'*ostéomalacie* est une maladie toute différente ; car, malgré ses analogies fréquentes avec le rachitisme, elle s'en distingue par ses lésions, par ses symptômes, par sa terminaison et surtout par sa nature.

Nous avons déjà dit comment Trousseau avec Beylard, faisant revivre la vieille opinion de Glisson, avaient cherché à fusionner ces deux affections, considérant l'ostéomalacie comme le rachitisme de l'adulte. Mais cette doctrine n'a pu prévaloir contre les vieilles observations de Duverney et de Morand (fait de la femme Supiot, 1762) et les recherches de Lobstein, de Virchow, Guérin, Broca et de l'école clinique ou anatomo-pathologique moderne.

Actuellement l'ostéomalacie est presque universellement considérée comme une maladie à part, plus spéciale à l'âge adulte ou chez les vieillards, et caractérisée par le ramollissement du tissu osseux par suite de la disparition des sels calcaires : ce ramollissement du squelette peut donner lieu à des déformations extrêmement prononcées.

ÉTIOLOGIE. PATHOGÉNIE. — L'ostéomalacie est une maladie rare en France et en Poméranie ; on l'observe plus fréquemment en Bavière, en Westphalie. Elle atteint principalement les femmes, (8/9) entre trente et cinquante ans ; mais on a signalé des exceptions : Demange l'a observée chez le vieillard et Rehn chez six enfants dans le cours de la deuxième année. Quelques auteurs l'envisagent même comme une affection exclusivement propre au sexe féminin ; cependant sur les cinquante observations rassemblées par Collineau sept se rapportent à des hommes, dont le fameux tailleur poméranien de Mores.

On a invoqué comme causes occasionnelles les mauvaises conditions hygiéniques, le froid humide, l'alimentation insuffisante, etc. L'influence du cancer, du scorbut, de la goutte, du rhumatisme, est beaucoup plus douteuse ; celle de la *grossesse* est au contraire indéniable : d'après Litzmann, sur cent vingt femmes atteintes d'ostéomalacie, quatre-vingt-cinq ont présenté les premiers symptômes de la maladie pendant la grossesse ou après l'accouchement. Dans certains cas la maladie débute à la suite d'une première grossesse, et augmente après un nouvel accouchement, ce qui explique l'influence des grossesses répétées admises par Beylard.

Nombre d'observateurs admettent que la maladie est produite par la résorption des sels calcaires sous l'influence d'un acide, tel que l'acide lactique (O. Weber), l'acide carbonique (Rindfleisch), l'acide phosphorique (Schmidt). Pour Follin, Virchow, Jaccoud, l'ostéomalacie est une inflammation spéciale de l'os, une variété d'ostéite; on a invoqué aussi un vice de nutrition des os.

ANATOMIE PATHOLOGIQUE. — L'ostéomalacie est essentiellement caractérisée par la résorption des sels calcaires des os, par la *décalcification*.

A la première période, les os conservent à peu près leur volume et leur consistance : les travées osseuses sont décalcifiées sur les bords seulement. La moelle est rouge et foncée, gorgée de sang; souvent même les vaisseaux se rompent et donnent lieu à des hémorrhagies en foyer ou à des taches ecchymotiques; ces ecchymoses se rencontrent également sous le périoste. L'os présente à peu près l'aspect extérieur des lésions de l'ostéomyélite rouge, d'où le nom d'*osteomalacia rubra* adopté par Polly.

Plus tard, l'os est plus friable et se laisse couper au couteau, les lamelles continuent à se décalcifier, et se transforment en une substance spéciale (Bence Jones, Kuhne) qui n'est plus susceptible de se transformer en gélatine; en même temps, d'après Kuhne, on trouverait une substance collagène dans les urines.

A la seconde période qui présente au contraire les caractères de l'ostéo-myélite jaune, les travées osseuses décalcifiées se résorbent et les espaces médullaires se creusent de cavités connues sous le nom de lacunes de Howship; celles-ci se confondent et se remplissent d'un magma rouge brunâtre renfermant une grande quantité de pigment sanguin. Les os ainsi altérés offrent une friabilité extrême, mais au-dessous du périoste épaissi on trouve une mince couche de tissu osseux persistante qui maintient la forme primitive de l'os. Les fractures sont très fréquentes; on n'est pas d'accord sur la question de savoir si le cal se forme comme dans un os sain (Volkmann), ou si, au contraire, il lui est impossible de se constituer. Suivant Bouley, le cal, lorsqu'il se forme, n'est jamais que temporaire, destiné qu'il est à se ramollir comme le reste du tissu osseux.

L'ostéomalacie sénile, décrite par Ribbert et par Demange, présente des lésions analogues et doit par cela même être absolument distinguée de l'ostéoporose sénile, ou raréfaction simple des os, avec envahissement des espaces médullaires par de la graisse, sur laquelle Durand-Fardel a particulièrement attiré l'attention.

L'analyse chimique a montré une diminution considérable des sels de chaux dans les os affectés d'ostéomalacie et qui peut tomber de 54 à 20 pour 100 (Bostock) ; elle coïncide avec une réaction acide de la moelle osseuse, réaction qui serait due à la présence de l'acide lactique (Schmidt, Drivon, etc.) ; cependant il n'y a pas toujours augmentation de l'excrétion des phosphates par l'urine ; il est probable alors que ces sels sont éliminés par l'intestin (Pagenstecher), comme dans le fait de la femme Supiot dont l'estomac à l'autopsie fut trouvé garni de stalactites calcaires ; mais l'acide lactique est presque constamment retrouvé dans l'urine.

DESCRIPTION. — La maladie survient généralement d'une façon insidieuse pendant le cours d'une grossesse ou après la délivrance. La douleur est un symptôme constant au début de l'affection ; les douleurs sont tantôt fixes, circonscrites au niveau des points où débute l'altération osseuse, tantôt diffuses et généralisées ; elles sont continues, sourdes et profondes, ou bien aiguës et lancinantes ; elles s'exaspèrent par la chaleur du lit, le poids des couvertures, la position assise, la station debout, la marche ; en même temps il survient un sentiment de faiblesse qui empêche tous les mouvements.

Les déformations osseuses se montrent dès ce moment et commencent généralement par l'os iliaque : l'altération du bassin se traduit par le rétrécissement des détroits supérieur et inférieur, la saillie en avant du promontoire et de la symphyse pubienne, le rapprochement des cavités cotyloïdes ; les pressions exercées latéralement par les têtes des fémurs expliquent ces déformations. La colonne vertébrale se dévie à la fois dans le sens antéropostérieur et latéralement ; l'affaissement des corps vertébraux amène parfois une diminution surprenante de la taille. Les déformations du thorax sont le plus souvent analogues à celles du rachitisme, le sternum est fortement bombé en avant sous forme de carène ; les doigts et les orteils subissent une déformation caractéristique produite par l'épaississement et l'élargissement de la dernière phalange (Charcot). Les fractures sont fréquentes, elles se produisent spontanément à la suite d'efforts musculaires ou de traumatismes très légers, témoin le fait du fameux tailleur de

Mores qui se fit trois fractures à l'humérus en appuyant la main sur une machine à coudre. Ces fractures, qui se consolident en général d'une façon vicieuse, entraînent des déformations considérables des membres.

Chez les vieillards, les lésions osseuses restent le plus souvent limitées à la colonne vertébrale, à la cage thoracique, plus rarement au bassin (Charcot et Vulpian).

Ces altérations, qui ne s'accompagnent d'abord d'aucun trouble dans les grandes fonctions de l'économie, se compliquent au bout de quelque temps de diarrhée, de bronchite, de troubles nerveux dus à la compression du crâne par les os déformés; les changements de forme du thorax déterminent de la dyspnée et de la gêne dans la circulation, et le malade finit par succomber au milieu des symptômes d'une cachexie profonde (diarrhée, albuminurie, etc.).

La *marche* de l'ostéomalacie est essentiellement chronique et progressive avec des rémissions de plus ou moins longue durée. La *durée*, qui est généralement de plusieurs années, peut dépasser dix ans; la mort est la terminaison ordinaire; les malades sont enlevés par les progrès de la cachexie, ou succombent à une affection intercurrente. La guérison n'a été signalée que 5 fois sur 150 cas (Jaccoud). Le *pronostic* est donc fort grave; les rémissions qui peuvent survenir ne sont le plus souvent que temporaires.

Le *traitement* donne lieu aux mêmes considérations que celui du rachitisme : on prescrira l'huile de foie de morue, le phosphate de chaux, l'emploi des bains de mer ou de rivière (Trousseau et Lasègue), un régime tonique et fortifiant, une alimentation réparatrice, le séjour à la campagne.

MORAND. Mém. de l'Ac. des sc., 1743. — Histoire d'une maladie singulière, etc. Paris, 1752. — SOLLY. Med.-chir. Trans., 1844. — BUISSON, th. de Paris, 1851. — O. WEBER. Inaug. Dissert. Bonn, 1851. — BEYLARD, th. de Paris, 1852. — COLLINEAU, th. de Paris, 1859. — PAGENSTECHER. Ueber Osteomalacie (Monatsch. f. Geburtskunde, 1862). — TEISSIER. Union médicale, 1868. — VOLKMANN. Neuo Beit. zur Path. und Therap. der Krankh. der Bewegungsorganen, 1861. — CORNIL et RANVIER, RINDFLEISCH. Histologie. — BOULEY et HANOT. Arch. de physiologie, 1874. — BOULEY. De l'ostéomalacie chez l'homme et les animaux, th. de Paris, 1874. — SENATOR. Ostéomalacie, in Ziemssen's Handbuch. — MONDAN. Un cas d'ostéomalacie (Lyon médical, 1876). — E. SCHWARTZ. Art. *Os* (Pathologie), in Nouv. Dict. de méd. et de ch. pr., 1878. — RIBBERT. Ueber senile Osteomalacie (Arch. für path. Anat. und Phys., t. LXXX). — Émile DEMANGE. De l'ostéomalacie sénile (Revue de médecine, 1881). — BOUCHARD. Maladies p. ralentis. de la nutrition, 1884. — DEMANGE. Maladies des vieillards, 1887.

TABLE DES MATIÈRES

DU TOME PREMIER

I. — MALADIES GÉNÉRALES

II. — MALADIES LOCALES

MALADIES DU SYSTÈME NERVEUX

DESPRÈS (A.). La Chirurgie journalière. Leçons de clinique chirurgicale, 1888, in-8°.
GALLOIS. Manuel de la sage-femme. 1 vol. in-18 jésus . . . .   6 fr.
HALLOPEAU. Traité élémentaire de Pathologie générale, comprenant la Pathogénie
    et la Physiologie pathologique. 1 vol. in-8°, avec 115 figures . . . .   12 fr.
HARDY. Traité pratique et descriptif des Maladies de la peau. 1 vol. in-18 .   18 fr.
LAVERAN et TEISSIER. Nouveaux éléments de Pathologie médic. 2 vol. in-8°   20 fr.
LE BEC. Précis de Médecine opératoire, aide-mémoire de l'élève et du praticien.
    1 vol. in-18 jésus . . . .   6 fr.
NAEGELE. Traité pratique de l'art des Accouchements, traduit, annoté et mis au cou-
    rant des progrès de la science, par AUBENAS, professeur a la Faculté de Médecine
    de Strasbourg 1 vol. in-8° . . . .   12 fr.
PÉNARD (L.). Guide de l'Accoucheur. 1 vol. in-8° avec figures . . . .   6 fr.
RACLE, FERNET et STRAUS. Traité de Diagnostic médical. Guide clinique pour
    l'étude des signes caractéristiques des maladies, contenant un précis des procédés
    physiques et chimiques d'exploration clinique. 1 vol in-18 jésus. Cart. .   8 fr.
RINDFLEISCH. Éléments de Pathologie. 1 vol. in-8° . . . .   6 fr.
SCHMITT. Microbes et Maladies. 1 vol. in-16 . . . .   3 fr. 50

Quatrième Examen. — **Matière médicale, Pharmacologie,
Thérapeutique, Hygiène, Médecine légale.**

ANDOUARD. Nouveaux éléments de Pharmacie. 1 vol. in-8°, avec 150 figures   16 fr.
ARNOULD. Nouveaux éléments d'Hygiène. 1 vol, in-8°. Cartonné . . . . . .   20 fr.
BRIAND et CHAUDÉ. Manuel complet de Médecine légale, contenant un Traité élé-
    mentaire de Chimie légale, par J. BOUIS. 2 vol. in-8°. . . . .   24 fr.
BROUARDEL. Secret médical. 1 vol. in-16. . . . .   3 fr. 50
CAUVET. Nouveaux éléments de Matière médicale. 2 vol. in-18. . . . . . .   15 fr.
CHAPUIS, Précis de Toxicologie. In-18. Cartonné. . . . .   8 fr.
FERRAND (A). Thérapeutique. In-18 . . . .   9 fr.
FERRAND (E.). Aide-mémoire de Pharmacie, vade-mecum du pharmacien à l'officine
    et au laboratoire. 1 vol. in-18 jésus. Cartonné. . . . .   7 fr.
FONSSAGRIVES. Principes de Thérapeutique générale. In-8°. . . . .   9 fr.
GALLOIS. 1.200 formules. In-18 . . . .   3 fr. 50
GUBLER. Cours de Thérapeutique. 1 vol. in-8°. . . . .   9 fr.
— Commentaires thérapeutiques du Codex. 1 vol. in-8°. Cartonné. . . . .   16 fr.
JAMMES. Manuel des Étudiants en pharmacie. 2 vol. in-18 jésus. . . . . .   10 fr.
JEANNEL. Formulaire officinal et magistral, international, contenant environ 1,000 for-
    mules tirées des pharmacopées légales de la France et de l'étranger. 4° édition,
    en concordance avec le Codex medicamentarius. 1 vol. in-18. Cartonné.   6 fr. 50
LÉVY (MICHEL). Hygiène publique et privée. 2 vol. in-8°. . . . .   20 fr.
NOTHNAGEL et ROSSBACH. Matière médicale et thérapeutique. 1 vol. in-8°.   11 fr.
VIBERT. Précis de Médecine légale. 1 vol. in-18 jésus. Cartonné . . . . .   8 fr.

Cinquième Examen. — **Clinique interne, Clinique externe et obstétricale.
Anatomie pathologique.**

CHURCHILL et LEBLOND. Maladies des Femmes. 1 vol. in-8° . . . . . .   18 fr.
EMMET. Pratique des Maladies des Femmes, traduit et annoté par A. OLIVIER, avec
    une préface par le professeur TRÉLAT. 1 vol. in-8°. . . . .   15 fr.
GALLARD. Clinique médicale de la Pitié. 1 vol. in-8°. . . . .   10 fr.
— Maladies des Ovaires. 1 vol. in-8°. . . . .   8 fr.
— Menstruation et ses troubles. 1 vol. in-8° . . . .   6 fr.
GILLETTE, Chirurgie journalière des Hôpitaux de Paris. 1 vol. in-8°. Cart..   12 fr.
GOSSELIN, Clinique chirurgicale de la Charité. 3 vol. in-8° . . . .   36 fr.
LABOULBÈNE. Anatomie pathologique. 1 vol. in-8°, avec figures. Cartonné.   20 fr.
RINDFLEISCH. Traité d'Histologie pathologique, traduit sur la 6° édition, par Fr.
    GROSS et J. SCHMITT. 1 vol in-8°, avec 359 figures.. . . . .   15 fr.
TROUSSEAU et PETER. Clinique médicale de l'Hôtel-Dieu. 3 vol. in-8°. . .   32 fr.

TRAITÉ ÉLÉMENTAIRE DE PATHOLOGIE GÉNÉRALE
Par le docteur H. HALLOPEAU
Professeur agrégé à la Faculté de médecine, médecin de l'hôpital Saint-Louis.
Deuxième édition. 1 vol. in-8° de VII-800 pages, avec 250 figures. . . . 12 fr.

Parmi les ouvrages consacrés à cette science, « les uns, dit M. Hallopeau dans sa préface, sont de véritables traités de philosophie médicale ; les autres ont surtout pour objet d'étudier les causes morbifiques, les processus morbides, les troubles fonctionnels et l'évolution des maladies. »

C'est la seconde manière qu'a adoptée M. Hallopeau, et il faut l'en féliciter. La seule pathologie générale sérieuse, la seule vraiment scientifique, est celle qui prend l'anatomie pathologique, la chimie et la physiologie pour bases.

Le *Traité de pathologie générale* de M. Hallopeau a l'avantage de présenter sous une forme concise et sous un petit volume, l'exposé complet de la science, il comble une lacune qui existait dans les bibliothèques médicales. Cet ouvrage, conçu avec méthode, au courant de la médecine contemporaine, fondé à la fois sur l'observation clinique, sur les recherches histologiques et physiologiques, sera consulté avec profit par les élèves et les médecins.

ERN. GAUCHER, *La France médicale.*

TRAITÉ D'HISTOLOGIE PATHOLOGIQUE
Par E. RINDFLEISCH
Professeur d'anatomie pathologique à l'université de Wurtzbourg.
TRADUIT SUR LA SIXIÈME ÉDITION ALLEMANDE ET ANNOTÉ PAR F. GROSS, PROFESSEUR
À LA FACULTÉ DE MÉDECINE DE NANCY ET J. SCHMITT, PROFESSEUR AGRÉGÉ
1 vol. gr. in-8°, 870 pages avec 359 figures. . . . . 15 fr.

. L'Allemagne nous a suivi de près dans l'étude de l'histologie et les auteurs qu'elle a produits ont donné une suite de travaux dont l'utilité et l'importance ne sont plus à discuter. Plusieurs d'entre eux ont pris rang parmi les classiques, et après Laennec, Cruveilhier, Velpeau, Lebert, Robin, il faut citer Virchow, Kölliker, Redcklinghausen, dont les ouvrages traduits et édités en France sont devenus des livres que tout travailleur possède. Rindfleisch, professeur à l'Université de Wurtzbourg, peut se ranger parmi ces auteurs dont le talent et le savoir ont vaincu notre répulsion naturelle pour tout ce qui vient d'outre-Rhin et ont amené deux professeurs de Nancy, MM. Gross et Schmitt, à donner une nouvelle édition de ses œuvres.

Le livre de M. Rindfleisch n'a rien perdu de son originalité, il s'est tenu au courant des recherches modernes, et il peut encore retrouver son succès d'il y a quatorze ans. La véritable révolution qui s'est opérée dans la pathologie générale, a fait apporter par l'auteur de nombreuses et importantes modifications.

Nous signalerons deux appendices que le professeur de Wurtzbourg a ajoutés à son travail : l'un est un résumé succinct de la technique microscopique, ce sont les conseils de l'expérience ; l'autre une excellente méthode de diagnostic des tumeurs, due à la plume d'un des assistants de l'institut anotomo-pathologique de Wurtzbourg, le Dr Fütterer.

Le professeur Gross (de Nancy), dans une courte mais substantielle préface, présente le livre et montre d'une manière claire et synthétique le plan général de l'ouvrage.

Un côté du livre est dû tout entier à MM. Gross et Schmitt qui, avec raison, ont eu soin d'indiquer par des [| ce qui leur est personnel ; c'est la nomenclature des publications françaises les plus récentes et le résumé des travaux des anatomo-pathologistes et des histologistes français.

Dr F. VERCHÈRE, *France médicale*, 15 décembre 1887.

ENVOI FRANCO CONTRE UN MANDAT SUR LA POSTE

NOUVEAUX ÉLÉMENTS DE PATHOLOGIE GÉNÉRALE

COMPRENANT

La nature de l'homme, l'histoire générale de la maladie,
les différentes classes de maladies, l'anatomie pathologique générale
et l'histologie pathologique, le pronostic, la thérapeutique générale,

Par le docteur E. BOUCHUT

Professeur agrégé à la Faculté de médecine de Paris.

Quatrième édition. 1 vol. gr. in-8° de X-880 pages avec 245 figures. . . 16 fr.

TRAITÉ DE DIAGNOSTIC ET DE SÉMÉIOLOGIE

COMPRENANT

L'exposé des procédés physiques et chimiques d'exploration médicale
(auscultation, percussion, cérébroscopie, sphygmographie, laryngoscopie,
microscopie, analyse chimique) et l'étude des symptômes fournis
par les troubles fonctionnels,

Par le docteur E. BOUCHUT

1 vol. grand in-8° de XII-692 pages, avec 160 figures. . . . . 12 fr.

ARSENAL DU DIAGNOSTIC MÉDICAL

MODE D'EMPLOI ET APPRÉCIATION DES PROCÉDÉS ET DES INSTRUMENTS D'EXPLORATION
EMPLOYÉS EN SÉMÉIOLOGIE ET EN THÉRAPEUTIQUE
avec les applications au lit du malade

Par le docteur MAURICE JEANNEL

Professeur à l'École de médecine de Toulouse.

1 vol. in-8° de 440 pages avec 262 figures. . . . . 7 fr.

TRAITÉ DE DIAGNOSTIC MÉDICAL

GUIDE CLINIQUE POUR L'ÉTUDE DES SIGNES CARACTÉRISTIQUES DES MALADIES
CONTENANT UN PRÉCIS
DES PROCÉDÉS PHYSIQUES ET CHIMIQUES D'EXPLORATION CLINIQUE

Par V.-A. RACLE

Médecin des hôpitaux de Paris, professeur agrégé de la Faculté de médecine.

Sixième édition, présentant l'exposé des travaux les plus récents

Par les docteurs Ch. FERNET et I. STRAUS

Médecins des hôpitaux, professeurs à la Faculté de médecine.

1 vol. in-18 jésus de XII-60 pages, avec 99 figures, cartonné. . . . . . 8 fr.

PRÉCIS D'AUSCULTATION

Par le docteur COIFFIER (du Puy)

1 vol. in-18 jésus avec 71 figures coloriées, intercalées dans le texte . . 3 fr.

NOUVEAUX ÉLÉMENTS D'ANATOMIE PATHOLOGIQUE

DESCRIPTIVE ET HISTOLOGIQUE

Par le docteur J. A. LABOULBÈNE

Professeur à la Faculté de médecine de Paris, médecin de la Charité.

1 vol. in-8° de 1078 pages, avec 298 figures, cartonné. . . . . . . 20 fr.

11583. — Imprimeries réunies, A, rue Mignon, 2, Paris. Sept. 1888.

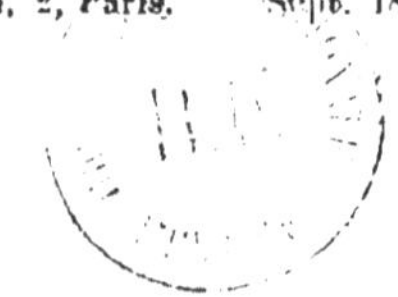